寄中文版读者

…It was imagined to realize a scientific dream, to unite many distant specialists in a single roof, that of the scientific knowledge of hysteroscopy, with the help of so many colleagues who believed in this initiative. Thanks to all our colleagues and friends who have been valuable adventure companions and have been walking our way.

This book is dedicated to all those who have a dream in the drawer, who are constantly trying to improve, who do not want to stop at current scientific knowledge. Because only those who are tenacious, who are stubborn and those who seek to improve the future can realize their dreams…

Andrea Tinelli

Luis Alonso Pacheco

Sergio Haimovich

Hysteroscopy

宫腔镜学

主　编　[意] Andrea Tinelli

　　　　[西] Luis Alonso Pacheco

　　　　[西] Sergio Haimovich

主　审　夏恩兰

主　译　薛　翔

副主译　徐　珊　赵金燕　白　莉

译　者（按姓氏笔画排序）

　　　　王海艳　公丕军　白　莉　赵金燕

　　　　姚金梦　贺婷婷　徐　珊

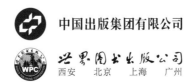

中国出版集团有限公司

世界图书出版公司

西安　北京　上海　广州

图书在版编目（CIP）数据

宫腔镜学 /（意）安德烈亚·堤内利（Andrea Tinelli），（西）路易斯·阿朗索·帕切科（Luis Alonso Pacheco），（西）塞尔吉奥·海莫维奇（Sergio Haimovich）主编；薛翔主译 . — 西安：世界图书出版西安有限公司，2024.3
书名原文：Hysteroscopy
ISBN 978-7-5232-1049-9

Ⅰ . ①宫… Ⅱ . ①安… ②路… ③塞… ④薛… Ⅲ . ①子宫疾病—内窥镜检 Ⅳ . ① R711.740.4

中国国家版本馆 CIP 数据核字〔2024〕第 038891 号

书 名	宫腔镜学
	GONGQIANGJING XUE
主 编	[意]Andrea Tinelli　　[西]Luis Alonso Pacheco
	[西]Sergio Haimovich
主 译	薛 翔
责任编辑	杨 菲
装帧设计	新纪元文化传播
出版发行	世界图书出版西安有限公司
地 址	西安市雁塔区曲江新区汇新路 355 号
邮 编	710061
电 话	029-87214941　029-87233647（市场营销部）
	029-87234767（总编室）
网 址	http://www.wpcxa.com
邮 箱	xast@wpcxa.com
经 销	新华书店
印 刷	西安市久盛印务有限责任公司
开 本	889mm×1194mm　　1/16
印 张	38.25
字 数	846 千字
版次印次	2024 年 3 月第 1 版　2024 年 3 月第 1 次印刷
版权登记	25-2023-308
国际书号	ISBN 978-7-5232-1049-9
定 价	468.00 元

医学投稿　xastyx@163.com　‖　029-87279745　029-87285296
☆如有印装错误，请寄回本公司更换☆

谨以此书献给那些心怀梦想、不断努力进取、不愿止步于现有科技水平的人。因为只有那些坚韧不拔、深耕不辍、勇于改变现状的人才能实现梦想。

　　多年来，我们尝试着探索我们的科学梦，也许，在许多响应我们倡议的同行的帮助下，梦想已经成功实现了。

　　感谢所有与我们一路同行、一起筑梦的同事与朋友。

Andrea Tinelli
Department of Obstetrics and Gynaecology
Ospedale Vito Fazzi
Lecce
Italy

Luis Alonso Pacheco
Hysteroscopy Unit
Gutenberg Institute
Malaga
Spain

Sergio Haimovich
Hysteroscopy Unit
Hospital Del Mar
Barcelona
Spain

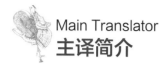
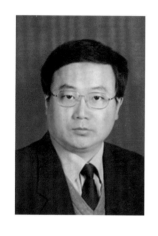

　　薛翔，西安交通大学第二附属医院妇产科及妇产科学系主任，主任医师。曾赴美国耶鲁大学纽海文医院、法国奥弗涅大学医疗中心、澳大利亚新南威尔士大学利物浦医院和墨尔本大学妇女儿童医院进行妇科肿瘤及腔镜高级临床培训。

　　任中华医学会妇产科学会委员，中国医师协会妇产科医师分会常务委员，中国医师协会妇产科学会微创分会宫腔镜学组副组长，中华医学会陕西省妇产科分会主任委员，中华医学会陕西省妇产科分会妇科腔镜学组组长，中华医学会陕西省腔镜外科学会副主任委员。任国家妇产疾病临床医学研究中心分中心主任，卫生部（现卫健委）第一批"四级妇科内镜手术培训基地"主任，美国妇科腔镜学会会员，美国机器人外科学会会员。任《全球宫腔镜通讯》科学委员会委员。

　　从1998年开始，在全国率先开展妇科宫腔镜、腹腔镜手术，至今已完成手术近3万例。擅长腹腔镜宫颈癌、子宫癌的治疗，子宫切除术，子宫肌瘤剔除术，子宫内膜异位症病灶剥除术，盆底重建手术，盆腔神经手术等；精通宫腔镜子宫内膜疾病的处理，子宫肌瘤手术，畸形和粘连手术等。在机器人妇科手术领域有着丰富的临床经验，开展2年手术达1000余例，是国内第一位、国际第二位SP单孔机器人妇科临床研究主要临床研究者之一。

Translators
译者名单

主　审　夏恩兰

主　译　薛　翔

副主译　徐　珊　赵金燕　白　莉

译　者（按姓氏笔画排序）

王海艳　西安交通大学第二附属医院妇产科

公丕军　西安交通大学第二附属医院妇产科

白　莉　西安交通大学第二附属医院妇产科

赵金燕　西安交通大学第二附属医院妇产科

姚金梦　西安交通大学第二附属医院妇产科

贺婷婷　西安交通大学第二附属医院妇产科

徐　珊　西安交通大学第二附属医院妇产科

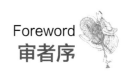

　　宫腔镜技术的问世，实现了妇产科医生的百年梦想，是妇产科学术界里程碑式的突破和变革。先进的宫腔镜技术让临床医生可以采用微创的方式准确、全面地了解宫腔情况，直视下切除宫腔内病变，治愈疾病，保留子宫，保持女性盆底结构的完整性，甚至保留生育功能，被誉为诊断宫腔内病变的"金标准"、21世纪手术的方向和妇产科医生必备的基本技能，无可替代！

　　学习宫腔镜技术是从基础到临床、从理论到实践的过程。基本理论来源于教科书和参考书，精品教材一直是我们的期待！当我读到由薛翔教授团队翻译的《宫腔镜学》一书时，立即被此书独具的特质深深吸引！

　　首先，三位主编都是继北美洲 Rafeal F Valle 教授、欧洲 Jacques Hamou 教授等世界宫腔镜"教父"之后的新生代，在宫腔镜方面造诣深厚，甚至有突破性进展，以他们在全球的巨大影响力，组织全球宫腔镜及宫腔镜专业相关的麻醉、肿瘤、内分泌、超声医学专家们共同撰写了此部巨著，极具权威性。

　　其次，全书内容丰富、新颖，结构严谨、完整，图文并茂，易于理解。众多作者参考了大量近期文献，对宫腔镜及宫腔镜相关技术的发展史、现状、设备、手术选择、操作细节、并发症、争议及进展等，进行了系统归纳和高度概括，并且提出问题，引导读者思考，有很强的可读性，是目前宫腔镜专业领域的经典教材。

　　第三，本书的各位译者来自一线，在繁忙的临床工作之余，全身心地投入到翻译出版工作中，全书译文精准（信）、完整（达）、流畅（雅）。

　　基于上述亮点，我隆重向妇产科学界推荐这部巨著，期待本书中文版的出版，在宫腔镜的临床应用、教学培训和科学研究等方面，对广大妇产医生、生殖医生、妇科肿瘤医生、阴道镜医生、超声影像医生、妇幼保健工作者和研究生们有所帮助，并对我国妇科内镜事业的国际交流和发展起到重要的推动作用。

　　感谢三位主编、众多作者和薛翔教授团队为撰写和翻译此书所作出的不懈努力和卓越贡献！

夏恩兰

2023 年 10 月 25 日

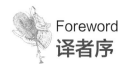

Foreword
译者序

宫腔镜是妇科医生的"听诊器"，是每一个妇产科医生必备的技能，这一点越来越被现代的妇产科医生所认可。本书是阐述当代宫腔镜相关理论与实践的巨著，围绕着 14 个热点课题，从基础到临床，通过 65 个章节，完整、全面地介绍了各个课题的基础理论和临床实践，探讨了有关问题及其发展方向。本书旨在帮助临床妇产科医生提高宫腔镜诊断和治疗的技能，解决在临床实践中出现的共性问题，是每一位不断要求进步的妇产科医生必备的参考书。

第一次读到这本书时，恰似老友重逢，内心充满激动。书中对近年来宫腔镜的操作技术以及各种新器械的应用与发展进行了讨论，同时，详细阐述了宫腔镜诊断与治疗疾病的特点，尤其对应用宫腔镜技术后学界对相关疾病认识、诊断、治疗方面的改变和创新以及这些进步带来的患者预后的改善进行了深入探讨。本书内容来自全球近百位活跃在宫腔镜学术舞台的著名妇产科专家的实践与理论，权威性与实用性并重。书中也列出了许多争议内容，启发我们进一步面对、研究、解决这些棘手的问题。

本书主编 Andrea Tinelli 是意大利国际知名的宫腔镜专家，他不仅具有丰富的妇产科临床经验，在基础研究方面也开展了大量的工作，发表了许多立意新颖而影响深远的文章，在子宫肌瘤的发病、子宫肌瘤的包膜结构、子宫瘢痕的愈合和子宫手术创面愈合的基础和分子研究领域有着惊人的独特发现。两位西班牙的国际著名宫腔镜专家 Luis Alonso Pacheco 和 Sergio Haimovich 也是本书的主编，他们长期工作在宫腔镜临床第一线，活跃在全球宫腔镜学术领域，组织了许多全球性大会以及地区性会议，主持了《全球宫腔镜通讯》的编辑工作，在宫腔镜的全球应用推广以及宫腔镜技术的研究和创新方面作出了巨大贡献。

我们有幸邀请到夏恩兰教授作为本书中文版的主审。她开创、发展了中国的宫腔镜事业，在国际宫腔镜领域享有盛誉。第一届全球宫腔镜大会为表彰她对世界宫腔镜发展所作的贡献，授予她"世界宫腔镜之父"的称号。夏教授在百忙之中多次仔细而全面地审阅本书的中文版，为本书的翻译质量保驾护航。

希望本书的出版为广大妇产科医生的日常工作提供帮助，有益于他们从宫腔镜临床应用的角度更加深刻地理解疾病、认知疾病，进而开拓其在宫内及子宫疾病的临床诊治、临床研究和临床基础研究方面的思路。最后，也希望本书成为医学生包括研究生学习和研究的助手。

薛　翔

2023 年 12 月 16 日

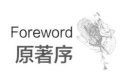

多年来，宫腔镜一直是每位妇科医生主要的诊断工具，更是他们医学"文化行囊"中的一部分。宫腔镜在门诊或手术室可以进行许多阴道内和宫腔内的诊断和手术治疗，包括非常复杂的病例。

随着宫腔镜技术的发展与成熟，我们目前可以通过"观察到即可治疗"的模式在门诊完成诊断和治疗。长期深耕于宫腔镜领域，我们积累了许多宫腔镜方面的理论基础和临床经验，希望通过本书将其毫无保留地展示出来。

在几次学术会议中交流后，我们三人结下了深厚的友谊，并惊喜地发现我们的梦想出奇地一致：以宫腔镜为主题，召开一次世界大会；邀请国际顶级专家（其中一些将在我们召开的世界大会中应邀担任会议讲者和主席）组成一个团队，编写一本尽可能全面、纳入最新信息的宫腔镜学专著。

因此，一个伟大的项目诞生了：全球宫腔镜大会于 2017 年 5 月 3 日至 5 日在巴塞罗那举行，来自 60 多个国家和地区的 750 余名同道参加了此次大会。同时，Hysteroscopy 也提交给大会，全书由 60 多个章节组成，纳入了 700 多幅图片，其中 600 多幅是彩色图片。每一章都涵盖了该领域权威专家所能提供的尽可能全面的信息，并附有尽可能多的照片、示意图以及图注。实际上，这是一部宫腔镜图谱集，旨在帮助大多数妇科医生提高他们的宫腔镜专业知识，并解答一些在其日常工作中可能遇到的问题。

希望这本 Hysteroscopy 成为所有在工作中充满好奇且渴望持续提升的妇科医生的有益工作伴侣，这是我们编写本书的初衷以及最终能编写成功的原因。最终成果如何尚未可知，但我们知道，我们已经竭尽全力，在为所有同道和妇科医学生提供严谨、科学的宫腔镜诊治方法和教学方面迈出了一大步。

Andrea Tinelli, Lecce, Italy

Luis Alonso Pacheco, Malaga, Spain

Sergio Haimovich, Barcelona, Spain

郑重声明

由于医学是不断更新并拓展的领域，因此相关实践操作、治疗方法及药物都有可能会改变，希望读者可审查书中提及的器械制造商所提供的信息资料及相关手术的适应证和禁忌证。作者、编辑、出版者或经销商不对书中的错误或疏漏以及应用其中信息产生的任何后果负责，关于出版物的内容不作任何明确或暗示的保证。作者、编辑、出版者和经销商不就由本出版物所造成的人身或财产损害承担任何责任。

Contents
目 录

▎**第一部分　诊室宫腔镜**

第 1 章　诊室宫腔镜 25 年 ………………………………………………………… 2

第 2 章　如何建立宫腔镜诊室? ……………………………………………… 5

第 3 章　诊室宫腔操作中麻醉剂与镇痛药的使用 ………………………… 16

第 4 章　诊室宫腔镜 ……………………………………………………………… 29

第 5 章　有必要在宫腔镜操作前预防性应用抗生素吗? ……………… 36

第 6 章　宫腔镜操作时如何克服来自子宫颈的阻力? ………………… 40

▎**第二部分　子宫畸形**

第 7 章　女性生殖系统畸形分类的新进展 ……………………………… 50

第 8 章　三维超声在评估子宫畸形中的作用 ………………………… 57

第 9 章　单角子宫:还有宫腔镜治疗的空间吗? ……………………… 68

第 10 章　子宫纵隔 ……………………………………………………………… 73

第 11 章　复杂中肾旁管畸形中宫腔镜的应用 ………………………… 84

▎**第三部分　宫腔镜与绝经**

第 12 章　月经后出血 …………………………………………………………… 92

第 13 章　绝经后女性诊室宫腔镜手术疼痛的管理 ………………… 99

第 14 章　多薄算薄?绝经患者的子宫内膜临界值 ………………… 106

第 15 章　宫腔镜还是刮宫? ……………………………………………… 114

▎**第四部分　宫腔镜与生殖**

第 16 章　宫腔 – 胚胎镜在治疗自然流产及反复妊娠丢失中的作用 ………… 122

第 17 章　妊娠期宫腔镜检查 ·· 129

第 18 章　宫颈异位妊娠：宫腔镜的作用 ······································ 136

第 19 章　宫腔镜与妊娠物残留 ·· 143

第 20 章　宫腔镜下胚胎移植：HEED 和 SEED ······························ 152

第 21 章　宫腔镜在胚胎反复种植失败患者中的应用 ·························· 156

第 22 章　门诊宫腔镜在反复妊娠丢失患者中的应用 ·························· 163

第 23 章　子宫畸形与妊娠结局 ·· 172

第 24 章　体外受精前的宫腔镜检查 ·· 179

第 25 章　宫腔镜检查在改善不孕夫妇生殖结局中的作用 ······················ 184

第 26 章　难治性子宫内膜与宫腔镜 ·· 197

第五部分　宫腔镜与肿瘤

第 27 章　子宫内膜增生 ·· 202

第 28 章　宫腔镜下子宫内膜癌的分类 ·· 207

第 29 章　早期阶段：宫腔镜可以用于治疗吗？ ································ 217

第 30 章　他莫昔芬的最新进展 ·· 224

第六部分　宫腔镜与避孕

第 31 章　宫腔镜与避孕：概述 ·· 232

第 32 章　宫腔镜用于避孕的副作用——真的有问题吗？ ······················ 243

第 33 章　Essure 的管理：放置与取出困难 ···································· 249

第七部分　宫腔镜与黏膜下肌瘤

第 34 章　子宫肌瘤假包膜的生理学与重要意义 ································ 260

第 35 章　诊室宫腔镜下子宫肌瘤切除术的限制因素 ·························· 277

第 36 章　保留假包膜的宫腔镜下子宫肌瘤切除术：冷刀子宫肌瘤切除术 ········ 283

第 37 章　子宫肌瘤的分类及其与手术结局的关系 ······························ 292

第 38 章　子宫肌瘤与浆膜之间的距离是一个限制因素吗？ ······················ 301

第八部分　剖宫产瘢痕憩室

第 39 章　为什么一些女性患有剖宫产瘢痕憩室？ ······························ 312

第 40 章　剖宫产瘢痕憩室恢复生育能力的手术治疗 ·································· 317

第 41 章　子宫发病率：剖宫产瘢痕的并发症 ·································· 326

第九部分　子宫腺肌病

第 42 章　宫腔镜与子宫腺肌病：最新观点 ·································· 372

第 43 章　囊性子宫腺肌病 ·································· 379

第 44 章　囊性子宫腺肌病：宫腔镜技术的地位 ·································· 391

第 45 章　子宫内膜异位症患者的宫腔镜表现 ·································· 397

第十部分　子宫内膜切除术

第 46 章　子宫内膜切除术前子宫内膜预处理 ·································· 410

第 47 章　子宫内膜切除术失败的预测因素 ·································· 413

第十一部分　有关宫腔镜的争议

第 48 章　可选择的诊室子宫肌瘤切除技术：限制因素有哪些？ ·································· 422

第 49 章　宫腔镜检查前的准备和治疗 ·································· 431

第 50 章　打破诊室宫腔镜子宫肌瘤切除术的限制 ·································· 438

第 51 章　宫腔镜检查的并发症 ·································· 444

第 52 章　与宫腔镜诊治相关的医学法律问题 ·································· 458

第十二部分　宫腔镜技术培训

第 53 章　新时代的宫腔镜培训 ·································· 470

第 54 章　宫腔镜下子宫内膜切除术在现代妇科学中有作用吗？ ·································· 499

第 55 章　手术性宫腔镜的刨削技术 ·································· 508

第 56 章　阴道病变的宫腔镜诊断与治疗 ·································· 521

第十三部分　感染与炎症

第 57 章　慢性子宫内膜炎 ·································· 530

第 58 章　结核病与宫腔镜 ·································· 533

第 59 章　近端输卵管阻塞的治疗 ·· 542

第 60 章　子宫内膜骨化生 ··· 548

▌第十四部分　Asherman 综合征

第 61 章　宫腔粘连：发病机制 ·· 554

第 62 章　粘连与流产 ··· 559

第 63 章　Asherman 综合征的宫腔镜治疗 ··· 567

第 64 章　宫腔镜手术后再次粘连的预防 ··· 576

第 65 章　难治性 Asherman 综合征的宫腔镜与干细胞治疗 ····················· 581

第一部分
诊室宫腔镜

第 1 章 诊室宫腔镜 25 年

Paola Cramarossa, Fabiana Divina Fascilla, Oronzo Ceci, Stefano Bettocchi

1.1 引 言

宫腔镜的重要地位在我们对宫腔的探索过程中是毋庸置疑的。它的出现颠覆了传统的宫颈扩张、内膜诊刮、Vabra 宫腔吸刮法以及 Pipelle 子宫内膜采集法。这项变革的出现使得操作简化，并大大减轻了患者的痛苦，且无需麻醉。因此，宫腔镜已经成为理想的妇科检查手段[1-2]。

在过去，还没有现在的设备的时候，宫腔镜的操作流程首先需要用窥器扩张阴道，并且暴露足够的视野以给宫颈钳固定宫颈前唇（有时为后唇），以此达到将器械送入宫颈口的目的。许多内镜医生在宫腔镜操作过程中会使用窥器，一旦宫颈固定并且器械进入之后就会取下。即便使用的窥器是大小合适的、润滑过的且缓慢放入也会给患者带来不适，尤其是检查过程中过度焦虑的患者。

宫颈钳固定宫颈，提供反牵引力使宫腔镜可以快速进入宫腔。宫颈钳的使用通常会使患者感到疼痛并且会对宫颈造成一定的损伤，因此，一些内镜医生在操作过程中会应用少量局部麻醉药。宫颈旁阻滞术的实施只要不到 1min 的时间，但是根据我们的经验，这并不是一个有效的办法，并且有时会给患者带来额外的痛苦。宫颈固定之后，宫腔镜即可顺利进入宫颈，使得操作者能够看到镜头拍摄的图像，彼时的膨宫介质为二氧化碳。显然，这样的

操作并不适用于没有性生活史、有阴道痉挛、下段生殖道狭窄或严重生殖道感染的女性患者，对她们而言，不仅无法确保能顺利置入宫腔镜，操作的过程更会带来剧烈的疼痛。因此，因患者不适而使得操作不得不终止而未能达到预期目标的情况时有发生。

诊室宫腔镜发展的 25 年历程肯定了我们之前对于这项技术的直觉——是否可能在暴露宫颈的过程中废除窥器和宫颈钳的使用，以此来减轻患者的不适以及在没有性生活史和生殖道狭窄的女性患者人群中的可行性。而且，宫颈钳的使用也会限制内镜的垂直和水平移动。

事实上，对于严重前屈或后屈的子宫，不用窥器和宫颈钳更加有益于宫腔镜操作的成功实施：由于垂直方向内镜可以活动的范围更大，在丰富操作经验的基础上，在这种情况下我们可以完成很理想的操作。在格外留意子宫的解剖结构的前提下正确且平缓地送入内镜可有效减少外界因素引起的患者不适。同时，密切留意患者的反应也可以适当地避免由操作而带来的不适。

1.2 操作步骤

暴露视野时只需将 4mm 的宫腔镜自阴道口伸入，保持液体灌注直至充满阴道即可，只有极少数的时候需要保持阴唇闭合以保证液体在阴道内形成足够的压力以分离阴道壁。首先，这一操作相当于实施了阴道镜检查，阴道壁及穹隆部分清晰可见，并使得病灶暴露在视野中。其次，在光源指引下，沿阴道后壁及穹隆向前随着宫颈黏液的流出即可看见宫颈外口。如果操作人员对于屏幕上显示的局部

P. Cramarossa, M.D. • F.D. Fascilla, M.D. • O. Ceci, M.D. •
S. Bettocchi, M.D. (✉)
II Unit of Gynecology and Obstetrics, Department "D.I.M.O.",
University "Aldo Moro" of Bari, Policlinico,
Piazza Giulio Cesare 11, 70124 Bari, Italy
e-mail: stefanoendo@tin.it; stefano.bettocchi@uniba.it

© Springer International Publishing AG 2018
A. Tinelli et al. (eds.), *Hysteroscopy*, https://doi.org/10.1007/978-3-319-57559-9_1

生理结构与 30° 镜头在宫颈中的确切位置之间的关系不熟悉，那么将对宫腔镜顺利经过宫颈管并通过宫颈内口带来一定的困难。

1.3 使用仪器

在使用生理盐水代替二氧化碳作为膨宫介质后，宫腔镜技术不再依赖于传统的器械。诊室宫腔镜（Karl Storz，Tuttlingen，Germany）倾向于使用灵活的光纤器械或小口径宫腔镜，由于此类器械的光学视管所成的像质量更高。在过去的几年里，5mm 宫腔镜得到了广泛应用。而现如今使用频率最高的是 4mm 内镜，而这也是在我们看来最好的内镜。这类小口径的内镜可以在无损清晰度的前提下减少操作带来的不适感。

阴道壁及子宫的膨起利用的是 Hamou Endomat 内镜用冲洗系统（Karl Storz，Tuttlingen，Germany）或更新一代的 Hysteromat EASI 内镜冲洗系统（Karl Storz，Tuttlingen，Germany），膨宫介质采用的是生理盐水。光源采用的是 250W 的 LED 光源（Karl Storz，Tuttlingen，Germany）。HD Endocamera 高清内镜摄像头则与显示器相连，负责传输信号并且成像。

1.4 操作技巧

患者取截石位，若发现阴道内有疑似感染或炎症迹象，则应于内镜操作前在倒置相差显微镜下进行阴道细胞学检查。这会有助于宫腔镜操作者在无需进行细胞培养的前提下作出及时的诊断。

在进行上述检查后，内镜医生将宫腔镜送入患者阴道内，同时使膨宫介质——生理盐水经宫腔镜流出以充盈阴道。此时应记录阴道壁的形状、扩张情况以及表面形态，此类阴道镜检查应作为宫腔镜操作的一部分。

宫颈内口的方向可根据膨宫介质的流向而判断。宫腔镜进入时应考虑到 30° 镜的前倾视野，直至宫腔镜完全进入宫腔。进入后应进行全景检查，首先通过顺时针或逆时针将宫腔镜旋转 90° 观察宫底及双侧输卵管口，而后应继续旋转镜体检查子宫前后壁有无异常。

在此列出 25 年前我们的第一项研究数据（表 1.1），该项目是研究阴道镜的作用，但这并非我们在此讨论的内容。

1.5 单独阴道镜检查

阴道镜的问世使得我们可以在不带来过多痛感的同时经阴道进行清晰可视的宫腔操作，这宛如一个新的世界展现在了我们的医生面前。在此之前，阴道检查主要通过触诊、视诊以及需借助窥器的传统阴道镜检查进行。现今，当我们需要全面检查阴道内状况时，则会默认使用阴道镜，这一 360° 全景内镜，并且可以说完全无痛[3-4]。

可想而知，这类阴道镜在小儿妇科的应用领域更加受到欢迎。在小儿患者群体中，高雌激素患者（多为新生儿及青春期前的儿童）的处女膜组织受到医源性拉扯后不易破裂，而低雌激素患者（多为 3~8 岁儿童）则较易破裂[5]。最后，对医生而言，这一伟大的器械终于可以使我们更近地探索子宫——这一之前无法触及的器官。医生在检查时可

表 1.1　不同检查时患者不适感对比

	窥器 + 宫颈钳	窥器 + 宫颈钳	仅用窥器	阴道镜
	无麻醉	有麻醉	无麻醉	无麻醉
不适感	（n=49）	（n=163）	（n=308）	（n=680）
无不适感或疼痛	2.1%	11.7%	66.2%	96.0%
轻度不适或疼痛	53.0%	69.3%	31.9%	4.0%[a]
中度疼痛	24.5%	11.0%	1.9%	–
严重疼痛（操作终止）	20.4%[b]	8.0%[c]	–	–

[a] 所有女性均发现宫颈及宫颈内口呈纤维状粘连

[b] 这些女性中，4.1% 因迷走神经反应需采取医学措施

[c] 这些女性中，1.2% 因阴道反应需采取医学措施

以便捷的获得清晰的视野，并且在不损坏儿童患者处女膜的情况下取得活检。这有着非凡的诊断和法律意义。

宫腔镜代替了传统阴道镜的应用在女性外阴部和阴道病变的治疗领域也带来了以下几点深远的影响：①良性增生在诊断时可与恶性病变更好地区分开；②更容易取到目标位置的活检；③囊肿在发现时即可同时排尽囊液；④局部图像的放大可轻易地呈现出不易发现的病灶，医生可根据图像初步诊断局部黏膜的状态，而病理学检查可在随后加以证实；⑤已知妇科疾病的病理学诊断分级可更加准确，例如子宫内膜异位症，高级别子宫内膜癌与宫颈癌，以及瘘管等；⑥宫腔及阴道内异物可轻易取出；⑦在良性病例如息肉和阴道完全／不完全纵隔的治疗中，可先进行手术切除再送病理学检查；⑧性虐待及性侵案件调查时更易取证；⑨异常出血病例的检查中更易找到出血点并进行止血；⑩有助于解剖异常及两性畸形（IS）患者的诊断。

此外，医生普遍认为，以上深远的影响不单单存在于阴道病变的治疗领域，在病理学诊断领域也产生了深远的影响。

结 论

正如我们 25 年前预料的那样，基于对于结果的探索和认知的完善，我们终于确认了经阴道的内镜技术才是诊室宫腔镜操作的金标准。毫无疑问，这是一个有效的、可重复的门诊诊断手段。在宫腔镜操作时不再需要使用窥器及宫颈钳，这不仅为患者大大减少了操作带来的不适感，而且减少了完成这项操作所需要的器械用量[6]。

在使用液体膨宫介质时，仅有少量的液体会经阴道流出并且可被收集在座位下方的小收集袋中。因此，小口径内镜的使用很有必要。

参考文献

请登录 www.wpcxa.com "下载中心" 查询或下载。

推荐阅读

Chapa HO, Venegas G. Vaginoscopy compared to traditional hysteroscopy for hysteroscopic sterilization. A randomized trial. J Reprod Med,2015,60(1-2):43–7.

第**2**章　如何建立宫腔镜诊室？

Antonio Simone Laganà, Salvatore Giovanni Vitale, Onofrio Triolo

2.1 引　言

妇科诊断及手术技术在过去的 15~20 年内有了突飞猛进的发展。实际上，我们现如今日常使用的很多工具在数年前仍是难以想象的。这些迅猛的发展在某些宫腔内病变的治疗领域为我们揭开了新的篇章。例如，宫腔镜技术在整合多项技术及各项技术不断更新的支持下，如今更加适用于为患者量身定制个性化医疗方案[1]。这些里程碑式的革新是由我们许多勇敢的同事迎难而上，具有长远的目光以及将远见融入实践而得来的[2-4]，这使得宫腔镜成为探索宫腔内世界的金标准[5]。在本章，我们将"回到基础"，来探索是什么构成了一个基本的宫腔镜。

2.2 主要部件

不论目的是诊断还是手术，不论在哪里施术（门诊或手术室），一台宫腔镜的正常使用需要两大主要部件：腔内成像及膨宫设备。这两大因素便像是一组密码，适时适当地使用可保证宫腔镜操作安全可靠的实施。

2.2.1 腔内成像

腔内成像这一技术十分关键：一个清晰的视野可使操作速度大大加快，同时也可减少并发症的发生[6]。为获得足够清晰的腔内成像视野，以下几项设备均必不可少：摄像机，显示器，冷光源，光缆，内镜。它们的作用将在下文分别讨论。

2.2.1.1 摄像机

虽然我们的前辈先驱们能够通过肉眼观察，用最原始的内镜原型进行宫腔镜操作[4]，但是截至目前，摄像机可以很好地代替我们的双眼履行职责（图 2.1）。对此，在评估一个摄像机时需要考虑以下几个因素：

（1）图像的定义：直接由单个电荷耦合装置（CCD）所包含的像素数量（图像元素）所决定。电荷耦合装置或微处理器将光信号转化为电信号。具体而言，就是在宫腔镜操作过程中摄像头采集的图像经过分解转化为红、绿、蓝三种颜色（三原色），随后分别被传送到一个单一芯片（虽然也可以将三种颜色传送到同一个芯片）。色彩的准确度则由芯片的数量决定。

（2）图像灵敏度（Sensitivity）：灵敏度由照度单位勒克斯（lx）表示，其数值与图像灵敏度呈反比，物理意义是需要获取图像所需的最小光通量。

（3）分辨率（Resolution）：定义是某一屏幕上垂直像素线数量。具体而言就是高分辨率的屏幕拥有较多的垂直像素线。

（4）信噪比（Signal-Noise Ratio，SNR）：定义是输出信号功率（有用信息）与背景噪声功率（无用信号）的比值。具体而言，高的信噪比可以避免图像画质突然变差（例如在发生腔内出血时光通量会突然变小，不过当然，这是可以由内膜准备而避免的）。

（5）放大功能（Zoom）：可把图像放大的功能，由于宫腔镜的光缆口径很小，因此，这一功能对宫腔镜操作十分有利。

A.S. Laganà (✉) • S.G. Vitale • O. Triolo
Unit of Gynecology and Obstetrics, Department of Human Pathology in Adulthood and Childhood "G. Barresi", University of Messina, Via C. Valeria 1, 98125 Messina, Italy
e-mail: antlagana@unime.it

© Springer International Publishing AG 2018
A. Tinelli et al. (eds.), *Hysteroscopy*, https://doi.org/10.1007/978-3-319-57559-9_2

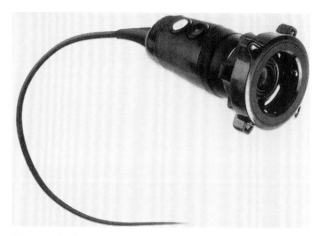

图 2.1　摄像头

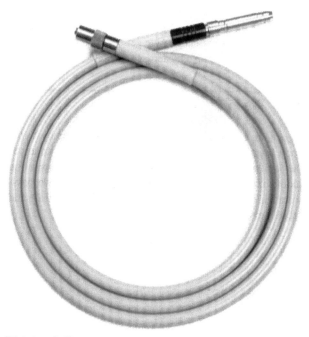

图 2.3　光缆

2.2.1.2 冷光源

自 1960 年起，就实现了将外部光源通过内镜传递到检查视野中[10]。虽然宫腔内的自然红色色调会导致固有的光吸收量大大增高，但随后的冷光源技术进步使得我们可以得到清晰的宫腔内视野。目前有两种常用的冷光源：氙气灯和卤素灯。由于氙气光源（图 2.2）在它们极长的寿命（约 500h 照射时长）中可以产生更强的光线，并且它的光为白色并且其"色温"适宜人眼（5000~6400K），因此比起卤素光源，人们更倾向于氙气光源。

2.2.1.3 光　缆

光缆的作用是将冷光源的光线从外部传导至内镜。主要使用的光缆有以下两种。

（1）纤维光缆：这种光缆多适用于直径为 5mm，长度为 180cm 的宫腔镜（图 2.3）。光在这种光缆中的传导是基于光在光缆内部的全反射：光由一端进入光缆经过多次反射最终以与入射角相同的角度到达光缆另一端。尽管纤维光缆灵活可弯曲，但它们却较易损坏，任何轻微的损坏都可影响光传

导的强度。

（2）液晶光缆：这种光缆内部被可以传导光的液态介质（胆固醇盐）填满。它的优势是可以传导更高强度的光，且比纤维光缆更耐用，但灵活性稍差。

2.2.1.4 内　镜

内镜是整个系统中最重要的部分，它由光学镜头构成，使得光线可以抵达待检查的解剖学部位，同时将收集的光线传导回摄像机。这些光学镜头集成在一个允许膨宫介质流过的镜鞘中。Hopkins 发明的圆柱状镜头[11]优化了气室与镜头的比例，在极大程度上增强了图像分辨率并且降低了光学畸变（图 2.4）。现有的内镜镜头根据视野角度有以下几种：0°、12°、30°/45° 和 70°。对于相对缺乏经验的妇科医生而言，0° 更容易上手，使用这种内镜时，只需要水平移动即可看到宫腔内不同位置的情况。然而，需要注意的是，这种水平移动镜子的操作会压迫宫颈内口从而刺激神经纤维，因此有可能会在非手术麻醉条件下给患者带来不适[12]。相反，使用 12° 或 30°/45° 的镜头时，无需水平移动，仅需转动镜体即可获得与 0° 镜头相同的视野范围。因此，使用这类镜头可避免患者不必要的疼痛，这使得该类内镜在诊室操作时成为首选。

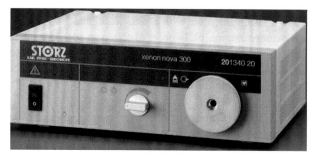

图 2.2　氙气冷光源

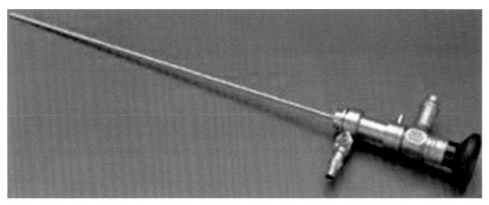

图 2.4 内镜

2.2.1.5 数据采集

在医学诊断 / 手术过程中，对于图片与影片的需求日渐增长促使了精确、便捷的数据采集系统的快速发展。截至目前，最常用的数据采集系统可在操作过程中通过按键、脚踏、摄像头按钮或语音给予指令，控制其录制并储存静态图像、视频序列及语音备注。此外，患者详细的数据亦可以轻松被记录。最后，目前已经可以做到在医院数据网络系统中将患者病历（超声影像或 X 线图片）或其他信息进行实时共享。

2.2.2 膨 宫

第二个保证宫腔镜检查 / 手术正常进行的重要因素就是膨宫。其重要性主要有以下两点：首先，膨宫可使宫腔内表面及双侧输卵管口有更加全面和清晰的成像；其次，膨宫可避免内镜与脆弱的子宫内膜表面进行不必要的接触，从而避免出血。膨宫介质主要分为两类：气体和液体。

唯一可以用作膨宫介质的气体是二氧化碳，并且仅被用于宫腔镜诊断中。二氧化碳用作膨宫介质时的压力约为 100~120mmHg，流速约为 30~60mL/min，宫腔内压力维持在 40~80mmHg。对此，应注意的是宫腔内压力不可超过 100mmHg，以避免发生气体栓塞[13]。

液体膨宫介质分为高黏度（大分子）和低黏度（小分子）两种。在此，虽然高黏度液体现已不再被使用，但以教学为目的，我们向大家举例介绍葡聚糖——32% 右旋糖酐溶液（分子量约为 70 000Da）[14]。虽然葡聚糖有高透光性并且不易与血液混溶，但曾有数例报道，有患者在使用中 / 使用后发生严重不良反应[15-17]。

虽然低黏度膨宫介质在使用时需要连续灌流以维持腔内扩张，但在目前的宫腔镜操作中依然普遍使用此类介质。低黏度膨宫介质大体分为以下两类。

（1）非电解质溶液（甘氨酸与山梨醇 – 甘露醇），这类溶液中不含有正负离子，因此不导电。由于这一特点，这一类灌流液体多被用在使用单极的宫腔镜手术中（由于膨宫介质不导电，因此不会对子宫壁造成伤害）。虽然甘氨酸与山梨醇 – 甘露醇可提供清晰的手术视野，但也有可能造成血管内吸收，从而导致血浆电解质失衡[18-20]。

（2）电解质溶液，例如生理盐水。这类膨宫介质在宫腔镜诊断时经常使用，并且性价比较高。尽管近期关于随机对照试验的系统性综述与大数据分析发现在宫腔镜诊断中生理盐水优于二氧化碳[21]，但相关争论仍热度不减。例如，Petraglia 的近期研究发现，即使二氧化碳可提供更加清晰的操作视野，患者的痛感与操作难度与上述两种膨宫介质并无关系[22]。相反，有其他学者指出，生理盐水对于门诊宫腔镜患者而言，应是最佳选择[23-24]。

此外，在使用双极宫腔镜的手术中，为避免电手术损伤，使用电解质溶液作为膨宫介质则很有必要。

在多种提供膨宫介质灌流的手段中，其中一种是将 3L 或 5L 的输液袋悬挂于患者骨盆上方 90cm 处以提供 70mmHg 的灌流压力。此外，通过使用与血压计类似的挤压球囊，可将压力提升至 80~120mmHg。最后，也可使用精细的微处理器控制的膨宫液体泵（图 2.5）。这类膨宫机可通过设置，

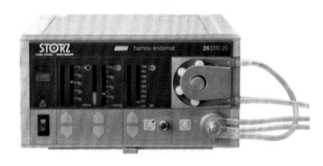

图 2.5　微处理器控制灌流吸引系统

维持宫内压力在 30~40mmHg，流速为 200mL/min，灌流压力在 50~75mmHg 以及吸引压力为 0.25bars。需要特别指出的是，这种灌流装置维持的宫腔压力较低，可避免膨宫介质经输卵管流至腹腔而导致的迷走神经综合征或腹痛。上述灌流 – 吸引泵可通过电子系统实时监控液体情况，确保流入 – 流出平衡，避免血管内吸收综合征。

2.3 诊室宫腔镜用于诊断与手术的操作步骤

　　如果我们回顾 20 世纪 70 年代的医学先驱们使用的宫腔镜并与现代设备做对比，我们会深切体会到宫腔镜的演变如何极大地优化了现代宫腔镜的使用。第一代宫腔镜的直径有 5.5~6mm，且视野很差；随后，镜体的直径减小到了 2.9~4mm；现在，我们的宫腔镜直径可低至 2mm 并且视野清晰。带来这一变革的两大主要因素是镜体微型化技术以及图像传输技术（见之前章节）。对此，我们应考虑的是，镜体直径每缩小 1~2mm（对应外径相应缩小）所对应的是镜鞘缩小 50%~75%。这会大大改善诊室宫腔镜诊断及手术过程中的患者依从性且减少痛

感[25]，并会更容易通过宫颈的解剖学狭窄处[26]。

　　尽管宫腔镜的直径迅速缩小，带有手术操作通道及灌流液体通道的新镜鞘也悄然问世。这使得在诊室同时进行多种操作成为可能（如切除小息肉或进行一些简单的纵隔子宫成形术），并带来了宫腔镜技术领域的革命[27-29]。诊室用于诊断或手术的常用宫腔镜操作步骤如下。

　　· Bettocchi Hysteroscope（Karl Storz, Germany）：这类宫腔镜有两种，第一种是由 2mm 镜体与 4mm 外鞘组成（图 2.6a）；第二种是由 2.9mm 的 30° 前倾内镜与 5mm 外鞘组成（图 2.6b）。这两种宫腔镜都有灌注和吸引两条通道（目的是为了连续灌流），以及一个 5-Fr 的手术通道。

　　· Bettocchi Integrated Office Hysteroscope（B.I.O.H.；Karl Storz, Germany）：这类宫腔镜同上面提到的一样，拥有同样的 2mm 镜体，但有更加精细的符合人体工程学的一体化设计（图 2.7）。光纤电缆和用于灌流及吸引的管道系统与镜体握把的末端相连，摄像头的连接位置位于镜体中部。操作器械可以通过顶端的 5-Fr 通道插入。

　　· TROPHY scope（由 Rudi Campo 设计，Karl Storz, Germany）：直径 2.9mm 并且可使用两种不同镜鞘。一种是 3.7mm 持续灌流镜鞘，另一种为 4.4mm 且有 5-Fr 操作通道的镜鞘（图 2.8）。这种独特设计使得镜鞘拥有两种操作模式：当接通"被动"模式时，使用小直径镜鞘，仅限于诊断；当接通"激活"模式，可用于手术。

　　· 软质宫腔镜：这类镜子的外径为 3.5mm，前端与 4-Fr 手术通道相连用以操作特殊的手术器械。这种特殊的设计可使得镜头前端弯曲至 90°，从

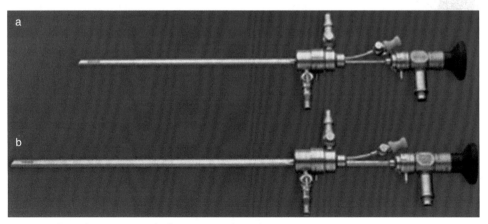

图 2.6　（a）Bettocchi 宫腔镜"4 级"。（b）Bettocchi 宫腔镜"5 级"

而使得不论是通过子宫峡部解剖学内口还是对整个宫腔内的探查都简单可行（图2.9）。

2.4 诊室手术器械

2.4.1 "冷刀"器械

这类器械通过宫腔镜的手术通道伸入宫腔，以进行以下操作，包括取活检、粘连松解或纵隔切除、息肉切除或取出嵌顿的宫内节育器。在众多器械中（图2.10），最常用的有齿抓钳（又名鳄鱼嘴钳）、活检钳、尖头剪刀（在子宫成形术中常用，特别是较小的子宫纵隔[30-31]）以及单爪钳（多用于息肉切除或小肌瘤残留组织剔除[32]）。此外，Di Spiezio Sardo 不久前设计了一款新的抓钳和前端

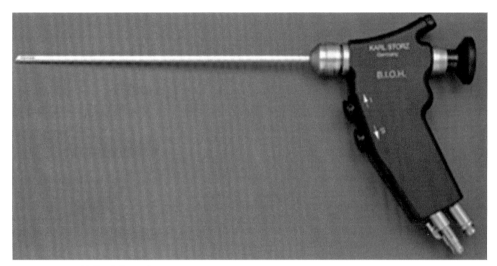

图2.7 Bettocchi B.I.O.H. 整合型宫腔镜

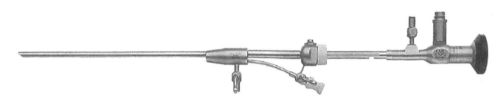

图2.8 TROPHY 宫腔镜

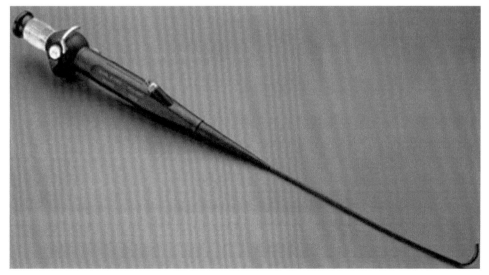

图2.9 软质宫腔镜

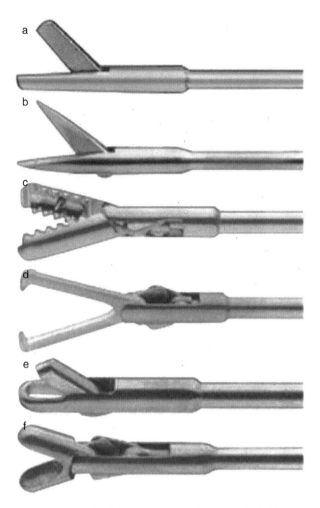

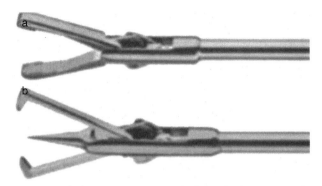

图 2.11 （a）Di Spiezio Sardo 抓钳。（b）Hesseling 与 Di Spiezio Sardo 倒刺把持钩

图 2.10 （a）钝头剪刀。（b）尖头剪刀。（c）活检钳。（d）Hesseling 把持钩。（e）打孔器。（f）活检抓勺

带刺的单爪钳（图 2.11）。近期，Bettocchi 和 Di Spiezio Sardo 设计了一种可在诊室使用的带刻度的子宫测量器（图 2.12），专门用来精确测量宫腔、宫颈管及诊室子宫成形术中切除的纵隔长度[33]。

2.4.2 双极器械

这类器械可在诊室操作中配合电解质溶液（多为生理盐水）共同使用。常用的高频双极有两种。

· Versapoint（Gynecare，Ethicon Endo–Surgery Inc.）：包含一个高频双极发生器，可与 3 种 5–Fr 电极头联合使用（图 2.13；旋转钻电极，广泛用于精细组织汽化切割；簧状电极，用于较大范围的组织汽化切割；以及滚球电极，广泛用于止血）。特别需要指出的是，Versapoint 为子宫成形术[34–36]和宫腔粘连松解术[37]带来了便捷与高效。

· Autocon II 400（Karl Storz，Germany）：此

类高频双极发生器与 Versapoint 类似，但可重复使用。因此，用此类电极可大大减小手术开支。

2.5 手术室用宫腔镜器械

2.5.1 电切镜

虽然上述器械既可以在诊室使用，也可以用于手术室内（当有理由怀疑宫颈管扩张可能会有困难时），但是仍有一些器械，如特定的电切镜（图2.14），使用前需进行宫颈管扩张，因此要在手术室全身麻醉下使用。目前，我们可以使用的有数种，但最常用的包括：22–Fr（7.3mm）、26–Fr（8.7mm）以及 27–Fr（9mm），上述均可配备单极或双极能量设备。典型的电切镜包含一个操作部件、两路灌流液（流入和流出）以及电切环（工作或不工作状态）。在这几个部分中，最重要的部分即操作部件，包含精细控制电切环前后伸缩的机械装置。有些"被动"操作部件，不工作时位于镜头内最大回缩位置；相反，工作状态时操作部件可伸出，最远可超过灌流液体的远端。一方面，鞘内灌流通路主要负责使得膨宫液体通过 Luer lock 冲水口旋塞与膨宫机相连，并在压力下顺利进入宫腔；另一方面，鞘外灌流通路负责保证让宫腔内液体有顺畅的通路回流入电切镜中，并因此维持稳定的灌注流循环。与镜鞘相连的流入流出的通路通常会由电切镜上的一个简单的装置保证互不相通，这个装置负责保证操作部件的正常运转并且避免膨宫液体回流。

2.5.2 非能量器械、单极和双极在手术中的应用

在手术操作中，可伴随电切镜使用的手术器械

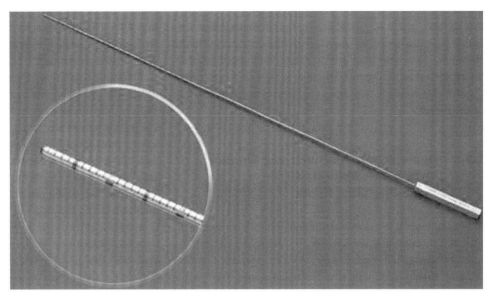

图 2.12 Bettocchi 与 Di Spiezio Sardo 探针

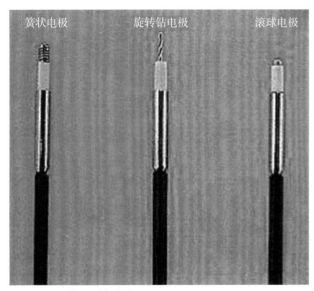

簧状电极　　旋转钻电极　　滚球电极

图 2.13 5-Fr 电极

中，有几种被特殊设计的用于精细操作的器械。其中包括带有切除部分向肌壁间凸入的黏膜下肌瘤的"冷刀"非电切环，如长方形切环、耙形切环及刀形切环（图 2.15）。此外，也可以使用单极电切环（有角度或直角）或许多其他的电极（柯林斯电极、滚球电凝电极、钉状电极、滚动式点电极和气化电切等，图 2.16）。最后，除上述电极之外，也可使用双极器械，如电切环、滚球电凝及电针。

考虑到安全性与性价比，双极器械比单极器械更受欢迎。在单极手术器械操作系统中，电子经电流发生部件流入至手术部件电极（如电切环或电刀），经过待切组织到达中性电极，随后流回至手术部件电极；由于无法准确预计电子通过的途径，这有可能导致周围组织甚至更远端组织的灼伤。相对而言，在双极手术器械操作系统中，电流发生部件在两个电极之间生成电弧：电弧将氯化钠电解质溶液转化为含有钠晶体的等离子体（所谓的"等离子体效应"）。随后，组织与活性钠离子接触时会导致分解（碳—碳键及碳—氢键断裂，水分子中 H^+ 与 OH^- 分离），产生"切断效果"。

2.5.3 宫内粉碎器

近几年，宫内粉碎器（IUM）被广泛应用在临床大型息肉或子宫肌瘤的切除术中，可减少手术时间以及包含 TURP 综合征在内的可能并发症的发生[38]。宫内粉碎器包含两件一次性中空硬质金属导管，其上可配套使用 5~9mm 口径的宫腔镜。Noventa 等近期总结，可配套使用的器械如下[39]。

·Truclear （图 2.17； Smith & Nephew Inc.，USA）：直径 4mm，装在特殊定制的 9mm 0° 宫腔镜上，进入宫腔进行操作。内鞘的转动可通过脚踏控制，并且方向可随意转动。外鞘尖端包含一个侧向的刀刃。切除的组织经真空吸引系统排出并且收集在标本袋中，供组织学分析。

·Truclear 5.0（Smith & Nephew Inc.，USA）：与上述器械相似，但口径较小（2.9mm 口径，适用于 5mm 宫腔镜）。

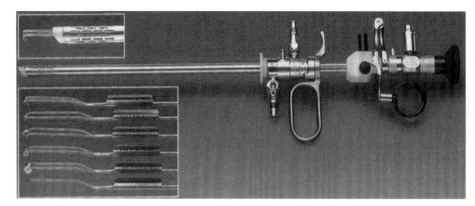

图 2.14 电切镜

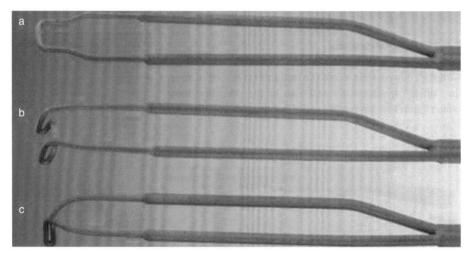

图 2.15 非能量切环（"冷刀"）。（a）长方形切环。（b）耙形切环。（c）刀形切环

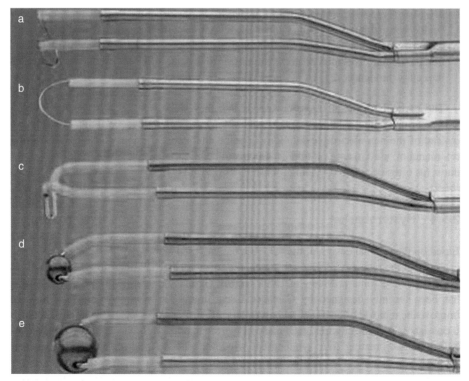

图 2.16 单极电切环。（a）直角电切环。（b）5mm 水平电切环。（c）Collins 尖头电极。（d）3mm 滚球电凝电极。（e）5mm 滚球电凝电极

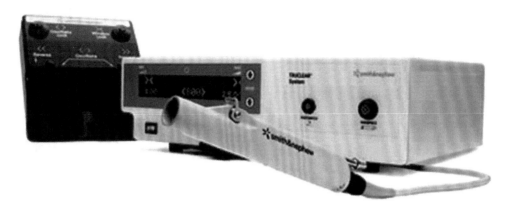

图 2.17 Truclear（宫内粉碎器）

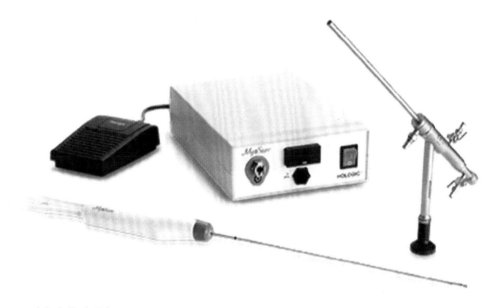

图 2.18 MyoSure（宫内粉碎器）

· MyoSure（图 2.18；Hologic，USA）：一次性器械，包含一个 2.5mm 内切刀刃，刀刃可在 3mm 外鞘内旋转，转速可达 6000 转 / 分。此粉碎器适用于 6.25mm 的 0° 宫腔镜。

此类器械操作时均可使用生理盐水作为膨宫介质，而不是在单极电切手术过程中（通常为手术室手术）使用的非电解质溶液（甘氨酸与山梨醇 - 甘露醇）。

2.5.4 宫腔镜下网篮

基于泌尿外科的"输尿管取石网"的原始设计，Gaetano Zizza 设计出了"宫腔镜下网篮"（图 2.19；Tontarra Medizintechnik GmbH，Germany），目的在于改进大于 1cm 的宫腔息肉的取出。其结构包含 4 根线型金属丝，每根金属丝又由两根相互缠绕的细丝构成，从而形成 4 个对称的区域，使得捕捉面积覆盖约 40mm^2；网篮的金属丝在一端顶点处（0mm 尖端）相互连接，在另一端，金属丝汇合于一处，形成约 34cm 长的垂直主干，其中不包含手持部件。手持部件位于单独的鞘中，鞘直径为 4.6–Fr。根据大数据对照研究分析，与传统手术器械相比，使用"宫腔镜下网篮"可改善手术结果，减少由宫腔内取出病灶的时间 [40]。

2.6 诊室宫腔镜和手术室宫腔镜的准备：一些注意事项

为节约时间及开销成本，有经验的宫腔镜医生小组（医生及助手）应该熟知所有的设备部件及其工作原理。在诊室或手术室操作的环境应足够宽敞，所有的器械都应在术前由护士 / 助产士检查过，并

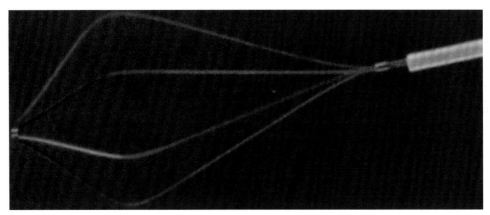

图 2.19　宫腔镜抓篮

且手术台应符合人体工程学（图 2.20）。我们借此机会建议大家制作并使用详细的每日操作步骤及流程图：这不仅方便管理日常操作，也可应对随时可能发生的技术问题。同时，建议大家有详细的操作簿来总结诊室及手术室的所有操作流程，并且每 3 个月制定一次近期开销汇总及短期未来计划（包

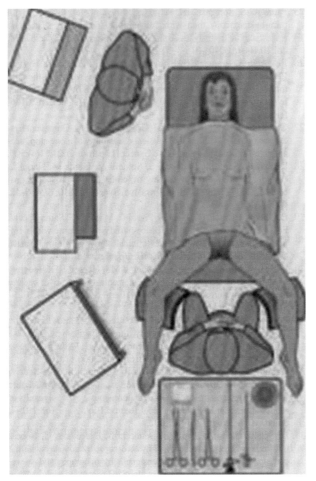

图 2.20　患者的理想体位，与手术室内麻醉师与医生的站位

含耗材、器械、消毒、药物及人工）。此外，我们建议在患者预约诊断 / 诊室宫腔镜时（转诊患者最好仅限由全科医生或其他专家接收）或安排宫腔镜手术时就给予其以上详细的信息。特别需要提出的是：条件允许的情况下可向患者提供相关手册介绍手术操作并建议患者前来就诊时有亲友陪伴（有时诊断 / 诊室宫腔镜过程可持续数小时，而宫腔镜手术则通常为日间手术）。最后，尽管本章并未提供详细的建议列表供大家参考，我们希望可以借此机会强调诊室宫腔镜操作的药物保存有专门独立区域的重要性，包含镇痛药（非甾体消炎药、麻醉剂、抗焦虑药、用于宫颈旁阻断作用的局部麻醉剂）以及其他有助于减小多数常见并发症的药物（如血管迷走神经反应、局部麻醉药物中毒、镇痛药不足、过度镇静或过敏反应）。最后，我们要强调的是，麻醉师应时刻待命，在严重的并发症发生时采取必要的措施。

2.7 器械消毒与保养

考虑到器械昂贵并且易损坏，清洗、消毒与保养器械等都应由专门的护士 / 助产士进行。对此，器械的准确收集、去污以及清洗在送去消毒之前成为必要步骤：首先，器械需进行拆解，浸泡于热水中洗净，宫腔镜与镜头应用棉布擦干（以防划伤）并多次检查确保清除残留污染物。纤维光缆应用特殊消毒剂消毒并用肥皂水清洗，随后用清水洗净。手术电线不得用液体浸泡，但可以用清水简单清洗，用特定消毒剂消毒，并应确保完全干燥方可使用，以避免设备损坏及对患者和医护人员带来伤害。

清洗后，有两种常见消毒方式：便宜又好用

的方式为高压蒸汽灭菌法，121℃消毒 20min 或 134℃消毒 7min。然而，高压蒸汽灭菌法仅适用于部分器械，并且需放于有孔的金属容器内，由合适的纱布包裹并自然冷却。

另一种消毒方式是气体消毒：虽然在理论上讲，此方法实行时温度较低，因此优于高压蒸汽灭菌法，但该方法较昂贵并且可行性低。此外，所有器械在消毒前都需拆解并在消毒结束后置于特制容器托盘内于通风处放置 4h 以上以确保消毒气体完全挥发（对橡胶或塑料部件，通风时间则更长）。

参考文献

请登录 www.wpcxa.com "下载中心" 查询或下载。

第3章 诊室宫腔操作中麻醉剂与镇痛药的使用

Malcolm G. Munro

由于先进设备的投入使用、手术技术的改革、对盆腔神经分布的了解以及局部麻醉药的使用，越来越多的妇科手术可在无需全身麻醉的情况下在诊室或者专门诊室进行。这些操作包括超声监控下经宫腔镜的宫腔操作以及包含子宫内膜活检及非电切镜下的子宫内膜切除等一系列"盲操作"。此类诊室就可实行的操作若能在过程中让患者具有舒适的体验，则对于医患双方而言都具有莫大的吸引力。舒适是众多因素共同的产物，其中包括设备、操作过程、手术时间、患者个体差异以及适当的镇痛药及麻醉药的配合使用。需要说明的是，在局部麻醉药的使用方面确实存在一定的争议，但是，同时，我强烈认为现有科学文献并未充足地论证其真正的重要性。

3.1 引 言

诊室宫腔内手术的成功实行需有几点因素支持。操作环境必须干净舒适，设备及相关耗材必须为现有操作服务，并且达到一定的清洁程度，有必要的话应做到无菌，且有充足的准备以应对仪器故障或意外污染等突发状况。妇科医生应保证在患者的选择方面做到因地制宜，并且应排除某些患有特殊疾病的患者有可能因局部麻醉药的使用而带来危险的情况。当然，有效的子宫麻醉是至关重要的。

子宫麻醉过程的设计与实施需要了解子宫周围相对复杂的神经网络，并且在某种程度上考虑到患者的个体差异。对妇科医生而言，了解常用局部麻醉药物基本的药代动力学原理是非常重要的，特别是从药物使用/注射到达到最大麻醉效果的时间。然而，不可否认的是，局部注射某些药物可带来即刻的局部麻醉效果，而对于某些局部用药，达到最大效应的时间有可能长达20min。

宫腔内操作通常需要暴露宫颈，至少需要进入宫腔，并且通常是为了局部麻醉药的使用。经典的暴露宫颈的操作需要放置窥器，这是另一有可能带来不适甚至痛感的操作。当然，并非所有的情况都需要用到窥器。对于绝境后阴道萎缩的女性而言，这一操作会更加痛苦，所以患者的主观感受会直接负面影响诊室宫腔操作的体验。阴道操作过程中另一潜在的痛感来源是肛提肌。当肛提肌痉挛时，多数患者会觉得阴道操作带来的痛感更明显且难以忍受。

在这一过程中，局部麻醉下患者体会到的痛感与多个因素息息相关，这一现象被称为"患者-器械界面效应"。例如，大口径的扩宫棒或宫腔镜外鞘可导致疼痛继发于扩张宫颈激活的痛感纤维。患者因素在这一效应中也很重要。例如，有经阴道生育史的育龄女性宫颈直径通常大于没有生育史、剖宫产分娩以及绝经多年并且未使用雌激素替代疗法的女性。子宫内膜神经网的差异同样存在。例如，子宫内膜功能层的神经纤维在患有子宫内膜异位症的女性体内有可能增多[1-2]。许多方面的差异，包括许多仍未被阐明的个体差异因素，都可能对使用工具在宫颈或宫腔操作时在相同张力下对疼痛的感

M.G. Munro, M.D., F.R.C.S.(C.), F.A.C.O.G.
Department of Obstetrics and Gynecology, David Geffen School of Medicine at UCLA, Los Angeles, CA, USA
Kaiser Permanente, Los Angeles Medical Center, Los Angeles, CA, USA
e-mail: mmunro@ucla.edu

© Springer International Publishing AG 2018
A. Tinelli et al. (eds.), *Hysteroscopy*, http://doi.org/10.1007/978-3-319-57559-9_3

受造成影响。

另一影响患者感受的因素是操作的性质及时间长短。例如小口径导管进行低压宫腔超声造影术仅需要 1min，而在热水循环子宫内膜去除术中则需维持压力球囊在宫腔中 10min，二者相比，患者的主观感受必然不同。

了解上述问题，同时严格遵守治疗时间以达到最佳治疗效果，这两者为在患者主观体验最优的条件下达到最佳诊断或治疗效果的重要因素。在尊重这些常识的前提下，我们可以在我们的"宫腔操作与影像中心（UPIC）"相应舒适并且成功地实行许多宫腔操作，其中包括需要扩张宫颈的、需要用到能量器械的以及涉及宫腔内切除的操作，并且进行这些操作时均无需全身麻醉或使用镇静剂。

3.2 局部麻醉药

3.2.1 作用原理及代谢特征

局部麻醉药通过阻断敏感细胞的细胞膜表面钠离子通道从而改变神经细胞去极化过程，以此来阻断痛觉向高级神经元的传导。这类物质多数通过肝脏代谢，半衰期在 1.5~3h 并且存在一定差异，且受到以下因素的影响。虽然现有的局部麻醉药物类型广泛，但大多数属于酰胺类及苯甲酸酯类；后者包含对氨基苯甲酸（PABA）的结构类似物（表 3.1）。

3.2.2 影响药物效能、起效及作用时间的因素

局部麻醉药的作用效果与起效时间、达到最大

表 3.1 局部麻醉药分类

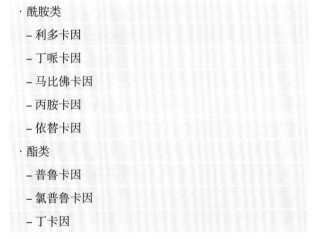

· 酰胺类
  – 利多卡因
  – 丁哌卡因
  – 马比佛卡因
  – 丙胺卡因
  – 依替卡因
· 酯类
  – 普鲁卡因
  – 氯普鲁卡因
  – 丁卡因

局部麻醉药可分为酰胺类和酯类。酯类含有对氨基苯甲酸结构，此结构会增加过敏反应的风险

效应所需时间以及作用时间有关，这些都与药物本身特性有关（表 3.2）。

然而，除此之外，仍有其他重要因素可影响局部麻醉药注射后的起效时间及作用时间。其中一个决定起效时间的重要因素就是药物的 pKa——药物本身的 pH 越接近注射局部组织内的 pH，则非离子型的药物分子在富含脂质的神经细胞膜表面的穿透力越强[3-5]。由于局部麻醉药的合成环境通常为酸性，在注射组织环境中加入肾上腺素或碳酸氢钠可增加局部 pH，从而增加非离子型药物分子数量，增加药物脂溶性。药物的效能影响其起效时间与最大浓度，最直接影响效能的因素就是药物制剂中有效成分的浓度——局部麻醉药制剂中有效成分的浓度通常用百分数表示（例如：1% 利多卡因及 0.5% 丁哌卡因）①。

个体或患者自身因素也可影响药物起效时间。例如，对于较大直径的神经纤维则需较长时间达到麻醉效果，此外，有局部炎症反应的组织 pH 较低，因此也会减慢药物起效时间以及达到最大效应的时间。局部血管较丰富的组织对药物效能也存在负面影响，因为这会使得药物快速向血管转移并被血液带走，从而降低局部浓度及药效。

局部麻醉药的作用时间在极大程度上与药物蛋白结合率有关，蛋白结合率高的药物通常作用时间较长。作用时间也可通过局部使用肾上腺素来提高，二者均可降低局部药物的系统吸收，并且增加局部 pH。

最常用的局部麻醉药为利多卡因，可以单独使用或与其他药物如丁卡因和丙胺卡因联合使用。值得注意的是，局部麻醉药物的药代动力学特征与注射用局部麻醉药不同，它们达到最大效应所需时间通常为 20min 以上（表 3.3）。

药物起效时间、麻醉深度以及作用时长取决于一系列因素，如有效成分浓度、使用时间、药物载体特性、局部表皮细胞特征及其是否存在破损。一个最常用的例子是在利多卡因试剂中使用脂质体基质载体，这可大大加快利多卡因的起效时间，有可能是改善了透皮吸收能力及透过神经细胞膜的能力[6]。另一影响外用局部麻醉药物使用的因素是系

————————
① 以 mg/mL 为单位的浓度可直接将百分浓度中小数点右移一位来计算，如 1% 利多卡因 = 10mg/mL 利多卡因

表 3.2　注射用局部麻醉药

麻醉药物	浓度	起效时间（min）	持续时间（h）	最大剂量（mg/kg）	最大剂量（mL/70kg）
利多卡因（Xylocaine®）	1%，2%	< 2	1.5~2	4mg/kg，不超过 280mg	28mL（1%） 14mL（2%）
甲哌卡因（Carbocaine®）	1%	3~5	0.75~1.5	4mg/kg，不超过 280mg	28mL
丙胺卡因（Citanest®）	1%	< 2	>1	7mg/kg，不超过 500mg	50mL
利多卡因联合肾上腺素	利多卡因 0.5%，2% 肾上腺素 1∶100 000，1∶200 000	< 2	2~6	7mg/kg，不超过 500mg	100mL（0.5%） 50mL（1%） 25mL（2%）
丁哌卡因（Marcaine®）	0.25%	5~8	2~4	2.5mg/kg，不超过 175mg	50mL
依替卡因（Duranest®）	0.25%，1%	4~6	2~3	4mg/kg，不超过 300mg	50mL（0.5%） 25mL（1%）

作用的显现与几个变量有关，包括神经直径和局部因素，如局部 pKa。添加了肾上腺素的溶液减少了全身分布，因此可以增加剂量。注射时的疼痛感可以通过添加碳酸氢盐来减少

表 3.3　表面局部麻醉药

麻醉药物	起效时间	持续时间	不良反应
0.5% 丁卡因，1∶2000 肾上腺素，11.8% 可卡因（TAC®）	10~30min	不明	罕见严重中毒反应包括抽搐与心源性死亡
4% 利多卡因，1∶2000 肾上腺素，0.5% 丁卡因（LET®）	20~30min	不明	未见报道严重不良反应
2.5% 利多卡因，2.5% 丙胺卡因	1h	0.5~2h	接触性皮炎，高铁血红蛋白血症（罕见）
4% 利多卡因脂质体	0.5h	0.5~2+h	无严重不良反应

这些药物需要一段时间才能生效。包括在脂溶性载体中加入麻醉药（例如脂质体利多卡因）可增加神经元摄取率

统吸收速度，这一因素是多个因素共同作用的结果，其中包括使用的部位以及局部上皮的特性、完整性及血管分布情况等。

3.2.3 不良反应

在使用合理的条件下，局部麻醉药物的严重不良反应是很罕见的。但是，此类事件仍可发生，并且根据研究，可能与其血浆药物浓度过高有关。而血浆药物浓度过高可能是由于使用过量、药物清除或代谢延迟或者不慎注射入血液而导致。血浆药物浓度过高带来的潜在神经效应包括震颤、头晕、视线模糊、口周麻痹以及抽搐——严重时可导致呼吸抑制及窒息。心血管系统的副作用通常来源于对心肌细胞的抑制作用，主要包括心动过缓及心力衰竭，这一副作用在使用丁哌卡因时较常见。另一种不良

反应为 IgE 介导的过敏反应，这一类不良反应多与酯类麻醉药有关，由 PABA 的免疫原性导致。氨基酸为基质的麻醉药物，如利多卡因、丁哌卡因和甲哌卡因等，不含有 PABA，因此，这些药物在临床上较受欢迎。

注射型局部麻醉药带来的不良反应几乎都通过过敏筛选而排除了，并且会在使用时严格注意用量（mg/kg）及注射技巧，应尽量避免注射药物进入血管。另一常用避免局部麻醉药物系统吸收的方法是与低浓度肾上腺素溶液配合使用。

即使是外用药物也可带来不良反应，包括涂抹在破损表皮时可发生的高浓度系统吸收。局部不良反应包括灼热感或刺痛感，虽然严重的系统不良反应极为罕见，但与注射用麻醉药物十分相似。

3.3 子宫神经分布

如前文所述，子宫周围的神经网分布复杂，并且会因个体差异而不同。此处神经全部为自主神经，其中包含来自下腹下丛的交感神经以及起源于骶 2、3、4 的盆腔内脏神经丛所发出的副交感神经（图 3.1）。

传入神经纤维通过交感神经传送至 T10~12 及 L1 的神经根。解剖结构上，右侧和左侧的下腹神经与次级下腹神经丛在盆腔后外侧相连，通过髂总动脉后侧，随后汇入子宫骶韧带及主韧带，并延伸至子宫及阴道上 2/3 处，支配局部神经活动 [7]。内脏神经丛来自次级下腹神经丛，除支配直肠和膀胱外，对子宫及阴道也有部分支配作用。子宫的主要神经支配来自位于主韧带周围的 Frankenhausers 神经丛（子宫阴道神经丛）。子宫肌层的神经可沿子宫动脉分支找到，会因不同的疾病而改变分布情况，例如子宫腺肌病与子宫内膜异位症 [1]。这些神经可

由肌层进入内膜下区域，形成较清晰的神经丛。子宫内膜的底部 1/3 处仍有神经支配，浅表层及功能层也有少数神经纤维，这一特点在患有子宫腺肌病的女性子宫内膜中尤为突出 [2]。此外，宫颈表皮下也存在大量神经丛，有丰富的神经支配。

3.4 麻醉目标及技巧

阴道及子宫的广泛神经支配使得我们在设计麻醉方式时有更多的选择，这些选择包括一系列的组织靶点、麻醉方式和给药途径。

3.4.1 阴　道

现有调查显示，经阴道麻醉的使用较少并且通常为外用局部麻醉药物。最早的研究为设置安慰剂的随机对照试验，评估了在针对宫颈癌进行近距离放射治疗的女性中使用浓度为 10% 的局部麻醉喷剂的效果。研究表明，在放疗过程中，患者的疼痛感觉显著降低 [8]。近期，一组随机试验对比了在对

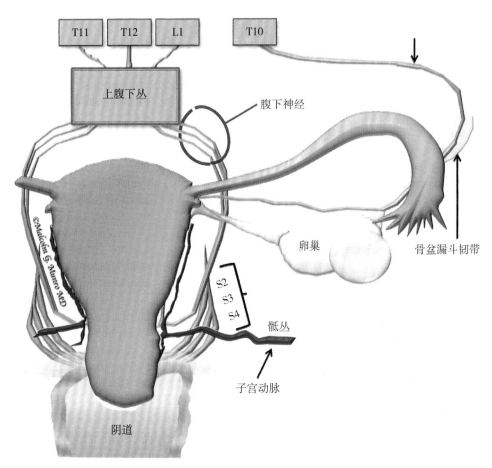

图 3.1 子宫神经分布。如作者所见，这一示意图展示了子宫至少可以接收来自 3 条神经通路的信号传导——卵巢神经丛经宫角传至宫底部分区域；上腹下丛支配子宫体；Frankenhausers 神经丛，部分经子宫骶韧带支配宫颈。当制定局部麻醉方案时，必须同时考虑上述 3 条神经通路

绝经后女性使用窥器检查前的数分钟内，使用 2.5% 塞洛卡因和 2.5% 丙胺卡因外用局部麻醉剂与安慰剂凝胶对痛感的影响，并发现试验组女性的痛感显著减轻[9]。显然，我们需要更加系统的研究来评估这一方法的有效性。

3.4.2 宫 颈

麻醉宫颈的方法有很多中，其中包括在宫颈或宫颈旁注射一种或多种麻醉药物，以及在宫颈外口或宫颈内涂抹局部麻醉药。

3.4.2.1 宫颈旁阻滞

宫颈旁阻滞的理念是在子宫骶韧带和（或）阔韧带处注射局部麻醉药从而达到麻醉宫颈的效果。在注射位置、注射深度以及麻醉药物的选择、浓度及预留时间等这些方面，可以选择的范围很广。诚然，一些可信度很高的随机试验评估了宫腔镜或诊刮时可用于宫颈旁阻滞的药物，在使用它们后，患者表现出了完全相同[10-11]或截然不同[12-14]的疼痛等级。因此，一项关于随机试验的大样本分析对宫颈旁阻滞药物的实用性提出质疑也并不惊奇了[15]。但是，回顾这些试验时可看出，在那些得出宫颈旁阻滞药物对患者痛感无明显改善的研究中，药物注射与宫腔操作之间间隔的时间相对较短。这种情况表明，预留较长的药物注射与宫腔操作的间隔时间对于获取可衡量的局部麻醉效应是非常必要的。

3.4.2.2 宫颈局部麻醉

宫颈局部麻醉需将麻醉药物直接注射进入宫颈间质，注射方式有多种，然而并没有详细的介绍。此外，注射 – 操作间隔时间不同、药物性质的差异以及使用剂量的不同使得麻醉效果的评估更加困难。在一项相对较大规模的研究中，对因月经量过多行电切镜下子宫内膜切除术的患者使用了宫颈局部麻醉。这项研究共纳入了 278 例患者，其中有 3 例因为疼痛中止[16]。另一项近期研究中报道使用了 7.2mL 的 2% 利多卡因配合 1/100 000 肾上腺素溶液，平均分成 4 次，于宫颈深部注射[17]。研究者进行了 110 例息肉切除及 122 例肌瘤切除，在术中用到了一系列的单极 RF 电切镜，直径从 8mm 到 10mm 不等。术中患者平均疼痛等级为 3 级。在唯一的一项用到安慰剂对照组的随机试验中，虽然

患者描述注射痛感与宫腔镜操作时的痛感相同，但宫腔镜操作时痛感等级小于利多卡因组[18]。

3.4.2.3 外用麻醉给药

外用麻醉凝胶、软膏或喷剂均可用在宫颈外口或宫颈口内作为麻醉药物。现有证据表明，外用麻醉喷剂用于宫颈外口时并不能减少宫颈活检时的痛感[19]。但有一项带有安慰剂对照的试验表明，外用麻醉药物可以有效减少使用宫颈钳带来的疼痛[20]。

在现有可对比的试验中，在宫颈内使用外用麻醉药物的效果也各不相同。一项带有安慰剂对照组的试验表明，诊室宫腔镜操作下，使用 10% 的利多卡因溶液并未达到缓解疼痛的效果[20]。其他随机对照试验表明，5% 的利多卡因凝胶[21]、2.5% 利多卡因 /2.5% 丙胺卡因软膏或者利多卡因喷雾都可有效减轻患者痛感[22]。

3.4.3 宫 体

综上所述，宫体的神经分布多数是从 T11 至 L1 的根部发出，经 Frankenhausers 神经丛或子宫血管旁的阔韧带进入子宫。另一种个体差异明显的并且研究不明确的是从 T10 发出于宫角部位经子宫 – 卵巢韧带进入子宫的神经分布。理论上讲，通过宫颈周围注射麻醉药物，针对主韧带或 Frankenhausers 神经丛进行麻醉，是可以实现宫体上至少部分麻醉。其他宫体麻醉的方法包括经宫颈进入宫腔后于子宫内膜表面涂抹外用麻醉药以及在子宫体注射麻醉药物尤其是注射在宫角部位。

通过外用麻醉药对子宫进行麻醉的方法其实是有迹可循的，在超声造影等简单的操作中可见报道。例如，在一项随机双盲试验中，提前 10min 通过缓慢灌注的方法将 5mL 2% 利多卡因溶液送入宫腔，随后进行了生理盐水为介质的超声造影，在这一过程中，患者的痛感显著降低[23]。另一项随机试验使用了宫腔镜的灌流鞘，向宫腔内注射了安慰剂或 2% 的利多卡因溶液，随后进行宫腔镜操作及子宫内膜定位活检。在这一试验中，针对宫腔镜进入时的痛感有待考量，然而，虽然麻醉药使用的时间与子宫内膜活检之间仅仅间隔 2min，但患者普遍表示，活检时的痛感有明显降低[24]。一项随机试验评估了宫腔镜操作前 3~5min 时，使用外用麻醉剂 2% 的甲哌卡因可使得术中痛感显著降低[25-26]，

并且在其中一组分析中，降低了迷走神经反射[26]。另一项随机对照试验比较了对绝经前女性患者单独使用米索前列醇或米索前列醇联用 5mL 2% 利多卡因溶液，2min 后进行宫腔镜操作和内膜负吸采样时患者对疼痛的感受[27]。在使用利多卡因组的患者中，不论是做宫腔镜（平均 VAS 评分 3.8，对照组 5.2）还是内膜负吸采样（平均 VAS 评分 3.1，对照组 4.2），患者痛感都有明显降低。但是并无针对宫腔镜进入宫腔时的考察。此外，另有一项随机试验中，向宫腔内推入 2% 的利多卡因与宫腔镜操作之间间隔时间为 5min，患者痛感并无显著改变。但在这一报道中，患者仅仅是接受了宫腔镜探查，并无其他宫腔操作[28]。在一项近期的随机对照试验研究中发现，于术后使用局部麻醉药可显著减少术后疼痛[29]。与生理盐水对照组相比，56%的患者表示在接受了 10mL 0.75% 左丁哌卡因后，术后 2h 仍有疼痛，而对照组为 70%。关于这类报道的总结可在一篇综述中找到[30]。另一篇综述中总结到，在宫腔镜操作中使用宫腔内给药这种麻醉方式的支持程度是"中等"[31]。

关于子宫内膜麻醉法的效果，研究结论并不一致。子宫内膜神经分布网会因个体差异而有较大差异，但术前如何确定这种差异至今仍是一个问题。麻醉药的使用与达到最大效应所需间隔时间也是未知的，根据子宫内膜表皮细胞情况与麻醉药的药效学特征，子宫内膜达到最佳麻醉状态所需时间甚至可以高达 20min。而且，与单纯的宫腔镜操作相反，宫腔内麻醉对需要与内膜接触的操作的效果可能更佳，例如内膜组织取样或息肉切除等。显而易见的是，我们需要更多的临床试验来丰富我们对外用麻醉药物作用于宫腔内的了解。

子宫内膜基底层注射法给予麻醉药已经应用了一段时间，近期开始有证据支持这种麻醉方法是有效的，至少对于某些宫腔操作而言非常有效。对于子宫内膜消融术，采取子宫内膜下向子宫肌层注射麻醉药的方式最初发表于 2011 年，直到几年后才出现于杂志中[32]。这是个单臂描述性试验，在这项研究中，69% 的患者描述在高频子宫内膜消融术中并无痛感，92% 的患者描述痛感在 2/10 甚至更低。在另一项前瞻性研究中，患者接受热球子宫内膜去除术前仅用了 1mL 的 3% 甲哌卡因与 0.5% 丁哌卡

因的 1∶1 混合液注射到子宫内双侧输卵管口连线中点的子宫内膜肌层下[33]。手术患者接受了宫颈阻滞的同时，也接受了上述麻醉方法，术中平均疼痛等级为 3.5 ± 2.7，而在接受了宫颈麻醉的历史性队列研究中，受试者的平均疼痛等级为 5.8 ± 2.7。同一研究学者近期发表了另一篇文章，文中采用了随机对照试验并证实，在热球与高频子宫内膜消融术中，基底层阻断与宫颈旁阻滞或宫内麻醉联合使用，可下降 VAS 疼痛分级约 1.44 分（5.98 ± 3.01 vs 4.54 ± 2.86）[34]。我们的临床经验与这些研究所报道的结论高度一致，特别是在子宫内膜去除术与 ASRM 分类中第 V 类（米勒管吸收异常导致的子宫畸形）的纵隔子宫成形术中[35]，相当于 ESHRE 规定的 U2、C0-1、V0-1[36]。

3.5 全身使用药物

在诊室进行宫腔内操作时使用的镇痛药及镇静类药物为医生们带来了些许的困扰，因为这些都需要特殊的设备及相关工作人员来监测血氧饱和度及血压。此外，由于造成了"意识镇静"，因此在操作后，需要术后监测，并需要专门的人员将患者转移回家中。当然，有些宫腔内操作确实需要此类术中及术后的考量，具体问题在本书其他章节进行讨论。

不过，值得指出的是，有些作用于全身的药物可在无需进行意识镇静的前提下为患者所使用。术前使用环氧化酶（COX）抑制剂在一项随机试验中被证明可减少术后疼痛。研究者评估了术前 1h 给患者口服 500mg 的甲芬那酸，发现对术中疼痛并无帮助，然而术后疼痛可明显减轻。

3.6 其他辅助手段

除上述方法之外，有些其他减轻疼痛或缓解焦虑的方法也在进行诊室宫腔镜操作时使用。

有报道研究了促使宫颈成熟的药物对于缓解宫腔镜操作带来的不适或疼痛的作用。在一项随机双盲试验中，患者接受宫腔镜操作前给予米索前列醇，结果表明，米索前列醇可有效缓解宫腔镜伴随的疼痛[38]。研究者对比了患者自行于宫腔镜检查前 3h 或 12h 放置 400mg 的阴道内米索前列醇栓剂，检查中使用 5mm 口径的镜鞘，结果表明，患者的

VAS 评分分别为：3h 组为 51.98 ± 20.68，12h 组为 37.98 ± 13.13，较长时间间隔的试验组明显优于短时间给药的试验组。然而遗憾的是，试验中并无与安慰剂组的对比，而且该方法伴随着较多的副作用，如腹部痉挛疼痛（20%）、恶心（15%）、阴道出血（15%）以及腹泻（6.67%）。这些副作用都会为具体的临床应用带来困难。

术前焦虑可严重影响术中疼痛及患者主观感受 [26,39~40]。诚然，术前可考虑采取一系列措施来减少宫腔镜及其他宫腔操作给患者带来的焦虑。根据我们的经验,相关操作医生及人员的自信极其重要。当操作人员表现得很自信时，操作往往进行得极为顺利，伴随患者的焦虑往往也较少。此外，一系列环境因素也起着重要的作用，例如环境温度、设备情况、清洁度甚至外界声音。例如，很多研究都显示，音乐可以缓解焦虑并降低宫腔镜带来的痛感 [41]。在一项随机试验中，意大利学者发现，当没有音乐播放时，患者 VAS 痛感为 4.83（s=2.67），而在进行宫腔镜操作同时播放音乐的情况下，患者平均痛感为 2.95（s=3.16）。这些数据与宫腔镜探查（4.8 vs 2.9）及宫腔镜手术（4.9 vs 3.1）一致。在研究中，偶然发现，50% 的女性偏向于古典音乐，45% 喜欢流行音乐，另外 5% 喜欢爵士乐，然而，并没有人愿意在这个时候听摇滚乐 [41]。

一项最新被研究的方法是使用经皮神经刺激（TENS）法。在一项随机对照试验中，138 例受试者接受了宫腔镜检查，其中部分在过程中取了内膜活检，并且没有使用镇痛或麻醉药物。研究者发现，当把 TENS 组与对照组及安慰剂 TENS 组对比时，VAS 疼痛等级可受多种因素影响而降低 [42]。TENS 组的受试者 VAS 评分为宫腔镜进入时 5.1、接触宫腔表面时 8.6、活检时 23.2 及术后 2.1，这显著低于安慰剂 TENS 组（16.0、30.6、53.7 及 9.3）和对照组（19.9、39.2、57.2 及 10.5）。这一方法很有前景，但需要更多的试验来评估它在其他手术操作中及与其他麻醉药物共同使用时的作用。

最后，操作的细微差别也可以对患者的痛感带来巨大影响。可视下使用宫腔镜通过宫颈是一项未研究过的因素，但在我看来，若想减少宫腔镜进入时带来的创伤与痛感，这有可能是一个很重要的方法。有证据表明，宫腔内压力也是一个重要的因素，宫腔内压力在 30~80mmHg 时，痛感与压力成正比 [43]。

3.7 现有研究小结

关于局部麻醉药在宫腔内操作中的应用证据现在仍存在很大的争议。但是，在我们考察这些研究时，不得不考虑这些研究的设计及结果的诠释。无数的干扰因素都会影响我们的结论，例如患者人群、操作流程及麻醉药物的配方、浓度、用量及 pKa。此外，有一些差异是微小但是却很重要的，例如如何给药及给药后至手术操作之间预留的时间长短。患者群可带来很大的差异，例如是否分娩过或其他特征，都有可能使得未经麻醉的宫颈扩张对某些人而言很痛苦而对另一些人而言却没那么痛。在息肉切除术中，宫腔操作的总时长可受息肉大小的影响，而时间的长短则又是一个影响患者痛感的因素。

一些学者发现，宫腔镜其实完全可以在没有任何麻醉的情况下进行 [44~46]，但显而易见的是，在这些研究中，大量的女性感受到了强烈的痛感，当然，也有少数例外。于是，在漫长的研究探索过程中，我们发明了不同的麻醉技术协同使用以提供可预知的缓解疼痛的方法，用以在子宫内膜活检、放置宫内节育器、宫腔镜下息肉切除及肌瘤剔除术中为患者提供更优的体验 [47]。

3.8 子宫麻醉方法

3.8.1 背 景

在诊室操作下，我们确定子宫麻醉方法之前需要考虑到几点。首先，我们希望完全避免使用会使患者失去意识的全身麻醉药物，或者使患者进入"意识镇静"状态。这样做的原因有几点，其中包括我们希望尽快转移无人陪伴的患者，以及降低患者宫腔镜操作的花销。此外，"意识镇静"状态同样需要配置人员与设备，如血氧监测、血压监测以及操作这些设备的专业人员等，这也提高了成本。当然，为给患者提供舒适安全的就医条件，所有的这些条件都应该达到。我始终相信，清醒的患者可以清晰地看到宫腔环境，因此会更加了解医生的操作并且会对结果有较强的信心，不论是宫腔镜检查还是手术。现有操作流程在设计时是基于对药物和上述操作双方的考量，不论是使用单一器械操作还是多种器械并用，都需要将麻醉药物的用量控制在合理范围内。我们发表了第一批包含 650 例受试者的试验结果，其中出现了 3 例短暂的血管迷走神经反应，除此之外几乎没有并发症，由于其他原因未能完成试验的比例不足 1%[47]。我们后续的试验至今已达到了 1000 例患者，尽管这其中进行肌瘤剔除术、子宫成形术及息肉切除术等各类手术的患者比例有所升高，但上述数据基本维持不变。

实际上，至少有 5 处，有时可以有 6 处位置可供给药选择（图 3.2）。1% 利多卡因与 1/200 000 肾上腺素溶液混合液通常可于宫颈两侧进行注射，以达到麻醉子宫骶韧带的作用；2% 的利多卡因外用凝胶通常于阴道内或宫腔内使用，而 4% 的脂质

体载体的利多卡因软膏常用于宫颈内。我相信，与操作技巧同样重要的是，医生愿意在给药后等足够的时间使得麻醉药物达到最大药效。尤其是外用麻醉药物，因为这类药物通常需要更多时间来穿透表皮到达神经纤维。

我们也加入了某些操作独有的子宫内膜基底层麻醉法，如子宫内膜去除术和子宫成形术。使用宫腔镜直接注入 0.5% 利多卡因与 1/200 000 肾上腺素溶液混合液，在使用此方法时，通常会将药物直接注入在子宫纵隔处或宫底输卵管口周围部位，以麻醉子宫卵巢韧带于此处的分支（图 3.3）。

正如之前所述，我们教患者于术前 48h 内自行使用非处方药环氧化酶抑制剂，通常为布洛芬（每次 600mg，每天 3 次）或萘普生（每次 440mg，每天 2 次）。

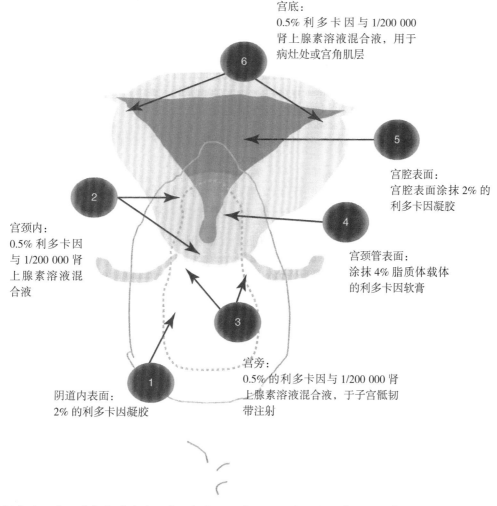

宫底：
0.5% 利多卡因与 1/200 000 肾上腺素溶液混合液，用于病灶处或宫角肌层

宫腔表面：
宫腔表面涂抹 2% 的利多卡因凝胶

宫颈管表面：
涂抹 4% 脂质体载体的利多卡因软膏

宫颈内：
0.5% 利多卡因与 1/200 000 肾上腺素溶液混合液

宫旁：
0.5% 的利多卡因与 1/200 000 肾上腺素溶液混合液，于子宫骶韧带注射

阴道内表面：
2% 的利多卡因凝胶

图 3.2　宫腔操作时可使用局部麻醉药的区域。包含 5 处常用的标准区域和第 6 处与第 7 处备选区域。通用药物为利多卡因——局部外用的浓度为 2%~4%；注射使用的是 0.5% 利多卡因与 1/200 000 肾上腺素混合液。第 6 处区域为宫底，使用药物相同，可注射于双侧输卵管口连线中点处或于子宫内膜下肌层分散注射

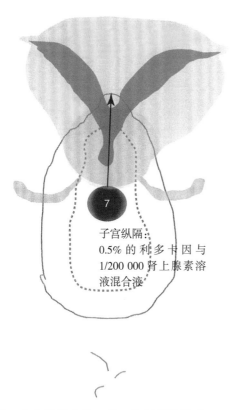

子宫纵隔:
0.5% 的利多卡因与
1/200 000 肾上腺素溶
液混合液

图 3.3 子宫纵隔麻醉。第 7 处区域适用于 ASRM 第五类米勒管吸收异常导致的子宫畸形;子宫纵隔术中可直接在纵隔处注射麻醉药减少疼痛

在我们宫腔操作与影像中心,麻醉药物的用法如图 3.4 所示。不论是在宫腔镜探查还是宫腔镜下的其他操作中,我们通常会联合使用。在某些情况下,由于解剖学原因,我们会修改麻醉药的用法,如触不到子宫骶韧带或无法于宫颈或宫腔内使用外用麻醉药。虽然我们知道,有些女性也许并不需要使用麻醉,但在我们看来,宁可为无需麻醉的女性提供麻醉,也好过让真正需要麻醉的女性得不到应有的麻醉。在这个麻醉药物疗法的指导下,我们所有宫腔下操作的平均"最痛体验"为 4.2(区间 0~10,10 为最痛),其中不同操作的评分见表 3.4。在这个表格中,我们分别展示了麻醉药给药部位与宫腔镜操作时的疼痛级别——其中最高分为"总分"。在我们最初前来就诊的 1/4 患者中,我们并未施行此方案。在开始记录这些数据的时候,我们从分别于宫颈内口和宫颈旁给药变成了于宫颈周围注入 35mL 的 0.5% 肾上腺素与利多卡因混合溶液。结果表明,不论是对于麻醉效果还是宫腔镜操作,后者均更优。

3.8.2 基本操作

3.8.2.1 开始之前

患者于术前 48h 内开始服用环氧化酶抑制剂。我们在此推荐萘普生(每次 440mg,每 12h 1 次)或布洛芬(每次 600mg,每天 3 次),但并无数据表明这两种药物就优于其他药物。至于术前 48h 这个时间范围,并无理论支持,因为我们并没有对比这个给药方法与另一已发表的于术前 1h 使用甲芬那酸的优劣[37]。对于忘记服用环氧化酶抑制剂的患者,我们通常会于术前 20~30min 给予 60mg 的酮咯酸肌注。但我们并没有资料支持这一方法的有效性。

当预计到可能会出现宫颈扩张困难时,如前文所述,可以考虑于术前一晚使用米索前列醇(200~400mg),然而,我们现在已经很少用这一方法了。首先,这一方法有可能会带来麻烦的并发症。同时,我们也发现导致宫颈狭窄的主要原因是宫颈生理性弯曲,而直接在宫腔镜直视下通过宫颈会更有效。我们确定或怀疑有敏感阴道上皮细胞的女性通常为绝经后未使用雌激素的女性,对此,我们通常会为她们开具 2% 利多卡因凝胶与特殊上药工具的处方,并且教患者在术前 1h 将 5mL 涂抹于阴道内。

3.8.2.2 患者术前准备

施术的房间应该有非常轻松的气氛,任何有助于营造轻松气氛的措施都值得一用(音乐、壁画或房间色彩)。房间应该既温暖又看起来干净整洁。工作人员应当展示出完全能胜任工作的一面,并且应该热情,以使得患者有充分的自信。当患者需要在术中有人陪同时,我们会设置一把椅子专门给该陪同人员。这把椅子会靠墙放置在患者头部位置的旁边,并且应该不阻碍操作器械及推车等。坐在这个位置的人最好可以方便离开房间,并且避免为操作带来不良影响。

手术操作台应当舒适,最好能方便调节高度和姿势,具有托住膝盖的脚蹬,并且适用于长时间保持改良的膀胱截石位。患者摆好姿势后,将双脚置于脚蹬上,调节至舒适的姿势,随后放置合适大小的窥器以暴露宫颈,窥器事先涂抹过 2% 的利多卡因凝胶。我认为,这样使用利多卡因凝胶应该在初

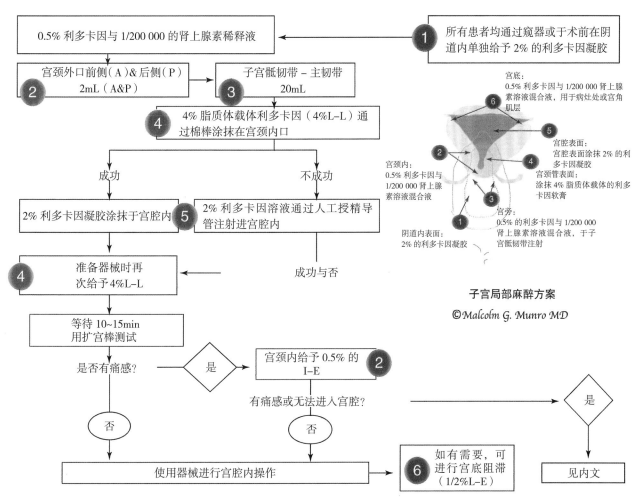

图 3.4　子宫局部麻醉方案。此为诊室宫腔镜操作下建议使用的麻醉方法。这是个多方考量的方法，有部分证据支持，但仍需要更多的资料来验证。窥器表面涂有 2% 的利多卡因凝胶，部分患者于术前 30~60min 自行使用 5mL 利多卡因凝胶。放入窥器后，使用 22G 的脊髓穿刺针向宫颈表皮下 12 点与 6 点钟方向处注射少量 0.5% 利多卡因与 1/200 000 肾上腺素混合液（以下用"0.5% L–E"代替），以便于使用宫颈钳。使用宫颈钳将宫颈后唇固定，随后直接暴露子宫骶韧带——可通过使用大号棉签于韧带之间放入并向患者头顶方向施加压力。宫颈旁阻滞可由两侧向子宫骶韧带－主韧带联合处注射麻醉药物，此时需注意不要将针头插入过深，避免于将药物推入腹腔。我通常于左右两侧分别使用 20mL 的 0.5% L–E，希望麻醉药可以同时作用于骶神经与下腹神经丛。随后，我用蘸有 4% 脂质体载体利多卡因的无菌棉签伸入宫颈内口观察患者反应，判断麻醉情况以及是否需要追加外用局部麻醉药。于宫腔内涂抹 5~10mL 的 2% 利多卡因凝胶，宫颈中此时仍保留蘸有 4% 脂质体载体利多卡因凝胶的棉棒。适当时间后，操作可以开始。有些患者可能需要 20min 才可达到最佳麻醉状态。如果在尝试进入宫颈内口时仍有疼痛感，我会在宫颈内口处直接用脊柱穿刺针通过宫颈管注射麻醉药物

期没有大的影响，临床认为 10~15min 内对病例有临床影响，这种说法至少得到现有证据的支持[9]。

3.8.2.3 注射类药物

　　我们常用的方法是使用 0.5% 利多卡因与 1/200 000 的肾上腺素的混合溶液。由于药物浓度很低，因此，在注射时的使用量较大。如前文所述，肾上腺素可以延长麻醉药物的效用时间，并且通过增加局部 pH 来促进药物向神经纤维扩散，

从而减少系统吸收。因此，此方法可使得药物使用的最大剂量从 4mg/kg 增加到 7mg/kg。很多人都会因为肾上腺素的心血管效应而望而却步，但是 1/200 000 的肾上腺素仅会造成可控且短暂的（40~60s）心悸，随后就会自行消失。对于有其他合并症以至于使用肾上腺素风险过大的患者，可使用其他麻醉方式或麻醉配方。例如，我会用更加稀释的浓度，比如 1/400 000，并且减小注射量，于

表 3.4　"宫腔操作与影像中心（UPIC）"判定疼痛等级

操作	病例数	总评分 /10		麻醉评分 /10		操作评分 /10	
		均数	标准差	均数	标准差	均数	标准差
诊断	282	3.2	2.5	2.7	2.1	2.3	2.5
粘连松解	31	4.0	2.6	4.0	2.5	3.3	2.5
宫颈狭窄	15	4.2	3.0	2.8	2.4	3.7	3.6
子宫内膜切除	9	5.3	2.9	2.5	1.1	5.3	3.0
绝育	139	4.7	2.7	3.2	2.2	3.7	2.9
取环	23	3.9	2.2	3.5	2.5	2.3	2.3
子宫成形术	20	4.3	1.8	3.6	2.5	3.2	2.4
肌瘤切除	81	4.7	2.7	2.3	2.1	4.0	2.9
息肉切除	227	3.9	2.2	2.9	1.9	2.9	2.6
总和 / 均数	827	4.2	2.5	3.1	2.1	3.4	2.7

表中更新了之前发表的数据（Keyhan 和 Munro，2014）[14]。疼痛等级数字化，并非 VAS，代表患者所述的最大痛感，与所感知到的疼痛长短无关。我们的麻醉方案缓解疼痛失败率低于 0.3%，该方案下进入宫腔操作失败率为 0.6%

子宫骶韧带注射 5mL 后再追加不含有肾上腺素溶液的 0.5% 利多卡因溶液。

3.8.2.4 宫颈内及周围结构

我们的常规操作默认的宫颈麻醉方式是宫颈旁阻滞，对于宫颈旁麻醉不成功或因解剖学结构无法实现这一手段的患者而言，我们会采用宫颈内注射麻醉药物的方式。但是，为缓解使用宫颈钳的疼痛，我们也会于宫颈前后唇注射少量麻醉药物，通常是使用 22G 的脊髓穿刺针，注射 0.5% 利多卡因与 1/200 000 的肾上腺素混合液。注射时将针头置于宫颈表皮表面，随后吩咐患者咳嗽，这一方法可减缓注射时疼痛[48-49]，并且可以将宫颈推向针头的方向。咳嗽时宫颈被针头刺入，并且深度可恰好维持在表皮以下。随后，于宫颈外口 11 点至 1 点钟方向及 5 点至 7 点钟方向注射 1~3mL 药物。

宫颈外侧注射药物之后，于后唇药物注射处固定宫颈并向前方牵拉，这个小技巧是为了便于识别子宫骶韧带的附着处。这部分结构可进一步通过其他器械来辨别，例如触诊或扩宫棒。对我们而言，常用的方法是于直肠处使用沾有抗菌溶液的棉签探查后穹隆。同样，让患者咳嗽一下，同时向子宫骶韧带与子宫颈交界处的阴道上皮处注射少量麻醉

剂。随后将针头继续深入 4~5mm 的皮下，与韧带呈一定的角度但注意不要进入腹腔。通常而言，我们会在两侧通过这种方式各注射 15~20mL 的 0.5% 利多卡因与 1/200 000 的肾上腺素混合液，注射前先进行抽吸。之后，从宫颈后唇取下宫颈钳，固定于宫颈前唇。

3.8.2.5 局部麻醉药物

其余局部麻醉药物的使用要根据注射用麻醉药物的使用指南配合使用。首先，使用蘸有 4% 利多卡因脂质体软膏（LMX4，Eloquest Healthcare，Ferndale，MI）的棉棒通过宫颈管到达宫颈内口，如果通过时没有阻力，则说明患者的容受性尚可，此时可移除棉棒。随后，将 5~10mL 的 2% 利多卡因凝胶通过锥型注射器推入宫腔。如果因为生理解剖结构导致棉棒无法进入宫颈，则可使用 6 英寸 14-Fr 的女性尿管（GentleCath™ Convatec，Skillman，NJ），固定于棉棒前端。在这一过程中应密切注意患者反应。移除注射器后，使用 2~3 根蘸有利多卡因脂质体软膏的棉棒伸入宫颈，停留在宫颈外口刚刚进入少许即可。之后让患者静躺 5~15min，取决于患者对于棉棒的感觉以及对于宫腔内注射的反应，同时也要将即将进行的手术复杂程度考虑在内。

3.8.2.6 不同操作流程的细节与个体化

操作流程的细节通常根据术前对患者的判断与术中患者的反应而进行个体化调整。如前所述，阴道上皮敏感的患者，通常为绝经后女性，可使用 5mL 的 2% 利多卡因凝胶于术前 1h 自行进行涂抹。

无法对骶韧带进行麻醉药物注射的情况很罕见，但发生时可于宫颈内两侧深部注射 10mL 的 0.5% 利多卡因溶液与 1/200 000 肾上腺素溶液，左侧位于 4~5 点钟位置，右侧位于 7~8 点钟位置，这样可覆盖最大面积的神经分布，但注射时应不断调整针尖的位置，以防注射入血管。然而，当进行宫颈内注射时，由于对于宫颈峡部注射时如何避开血管的经验很少，因此我们通常会适当减少药物的注射量。

当宫颈外口太过狭窄，棉棒或注射器很难进入时，可使用人工授精导管疏通宫颈，通过这根导管向宫腔内注射 2% 的利多卡因溶液。如果这个方

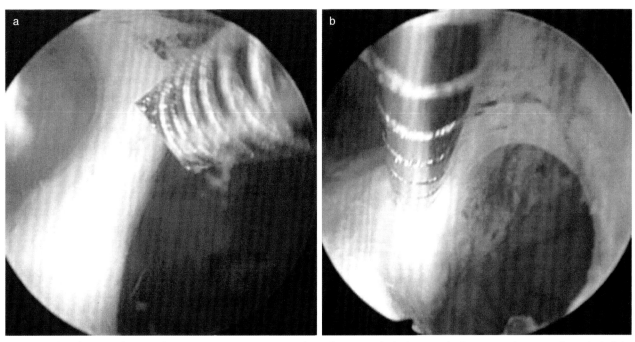

图 3.5　(a,b) 纵隔部位麻醉。17G 的针头 5-Fr 的取卵针进入纵隔前（a）、后（b）。针头进入纵隔或肌层前应提前吸取药物

法仍不可行，则使用涂有 4% 利多卡因脂质体软膏的无菌棉棒将宫颈管尽可能填充。患者等待至少 10min 后，将带有 5-Fr 手术通道的适当直径的硬质宫腔镜插入宫颈，进入宫腔。如有必要，可先扩张宫颈。如果在进入途中遇到粘连，则可通过宫腔镜剪刀进行简单分离。如果仍有困难，我们通常使用的方法是，通过超声引导，辨别宫颈管的方向和宫腔位置。一旦进入宫腔，可通过灌流系统输入利多卡因，根据操作的复杂程度，等待片刻后再进行操作。

　　宫腔内注射麻醉药物前文也有简单介绍。在宫腔镜下子宫成形术中，通常使用一根针，穿过 5-Fr 的手术通道进行给药（图 3.5a,b），这种方法也常见于其他涉及宫底肌层的手术操作（图 3.6）[34]。例如，可使用 5-Fr 的膀胱检查镜注射针头或在体外受精过程中用于取卵的取卵针。在注射器内吸取药物后，我们通常使用 3~10mL 的 0.5% 利多卡因溶液与 1/200 000 肾上腺素溶液的混合液，直接注射入纵隔组织，使用的总药量在很大程度上取决于纵隔的深度和宽度。同样的麻醉方式也可见于子宫内膜热消融或宫腔镜下肌瘤切除术中需要扩大麻醉范围时。对于子宫内膜消融术，麻醉药物通常注射在子宫内膜下，在宫角部位通常每个宫角使用 2~3mL（图 3.6）[34]。

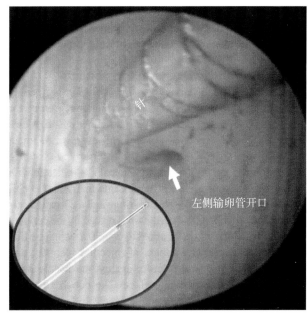

左侧输卵管开口

针

图 3.6　宫角或宫底阻断。输卵管麻醉是针对支配宫底的 T10 神经 。可使用 23G 的 5-Fr William 针或 IVF 针，于各输卵管开口中间注射少量局部麻醉药

3.9 总　结

　　上述的操作容易在很多简单的子宫操作中被"过度使用"，例如子宫内膜活检和放置宫内节育器。在这些操作中，有时需要适当校正操作的方式，这取决于临床医生的经验以及患者具体的情况。但

我们的经验表明，这类操作通常是安全的，因为利多卡因的使用剂量被控制在处方的剂量范围内，而且也考虑到了局部麻醉药物被全部吸收的这一罕见情况。我们也了解到，很多女性患者，特别是经阴道分娩过的患者在进行宫腔镜诊断时完全不需要麻醉，即使如此，还是很难预见到某位患者是否需要麻醉。因此，局部麻醉药物的放开使用，同时配合给予患者充分麻醉的时间，有助于很多宫腔镜操作在诊室条件下成功完成，且患者也比较舒适。

参考文献

请登录 www.wpcxa.com "下载中心" 查询或下载。

第 **4** 章 诊室宫腔镜

Alicia Ubeda Hernandez

4.1 引　言

目前，子宫内膜息肉、黏膜下肌瘤以及某些子宫纵隔和宫腔粘连已经可以在诊室条件下成功得到治疗[1]。第二代电切技术非常适合诊室宫腔镜操作。此外，节育器置入输卵管内的永久性避孕法、子宫内膜定向活检以及宫内节育器（IUD）、子宫内膜骨化生与输尿管支架的移除都可在诊室操作下进行。未来的目标是离开手术室，进一步向急诊与诊室发展[2]。患者的选择与宫腔镜操作医生的技术对于临床结果是十分重要的，同时可降低并发症的发生率，并且在目前的高医疗费用下达到最佳的"性价比"。最后，诊室宫腔镜是有效的，但不是针对宫腔病变的唯一选择，无论如何，患者的安全都应是首要考虑的因素。

4.2 术前准备

在判断患者是否应当接受诊室宫腔镜手术时最常见的危险因素是，我们常常会忘记这种手术条件对患者以及疾病的要求较严格。疼痛是术中以及术后我们需要面临的最大的问题，因此，不论是何种操作或使用何种手术器械[4]，医生常常会建议患者使用口服镇痛药或针对宫颈进行麻醉[3]。国际上可查阅的文献提醒我们，宫腔镜手术失败的主要原因是个人因素（如未生育女性、绝经后女性、黄体酮避孕药使用者）或生理结构差异（如有宫颈手术史）

A.U. Hernandez, M.D.
Department of Obstetrics, Gynecology and Reproductive Medicine, Hospital Universitari Dexeus, Grupo QuirónSalud, Gran Via Carlos III, 71–75, 08028 Barcelona, Spain
e-mail: ALIUBE@dexeus.com

A. Tinelli et al. (eds.), *Hysteroscopy*, https://doi.org/10.1007/978-3-319-57559-9_4

导致的宫颈僵硬[5]。算上所有的病例，这类手术的成功率为 44%~99.5%[1,5-6]。

在有些病例中，患者清醒条件下实施镇静也被认为是有效的诊室宫腔镜操作；但仅限于健康的患者，并且手术过程安排妥当，同时，这也应当考虑到医院针对并发症发生时转移患者的相关设施[7]。

有一些手术特别适合"即看即治"的手术方式，这要归功于 5-Fr 的手术通道与各类抓钳的发明：

· 移除放置不当的 IUD 或折断的 IUD。
· 移除子宫内膜骨化生。
· 移除输尿管导管。
· 子宫内膜定向活检。

在其他情况下，需要推迟手术计划，一方面有可能需要患者签署知情同意书，例如永久性绝育；另一方面有可能需要更好地制定手术方案。最后，择期手术的优点如下：

· 深入了解病理。
· 患者选择准确。
· 患者准备充分。
· 器械选择准确。

基于已发表的数据以及医生的经验，对不同手术操作的建议有所不同。息肉切除术、G0 < 1cm 的肌瘤切除术、宫腔粘连以及子宫成形术更适合使用诊室宫腔镜手术进行治疗[8]。然而，显而易见的是，不同患者的息肉大小以及数量都是不同的。患者对于疼痛的耐受也不同。所有的患者都可接受针对宫颈的麻醉和阻断，然而并非所有的宫腔镜诊所都具备这样的条件。而且，并非所有的宫腔镜医生都具备这样的技术。因此，统一化操作在这里并不合适。

首先，在目前看来，诊断型宫腔镜操作耗时短，痛苦小，毫无疑问应该在诊室开展。偶有少数患者宫颈狭窄或极度焦虑，在这种情况发生时，可在手术室进行操作，如果需要的话，可同时进行手术治疗。此外，接受宫腔镜探查或手术之前不应进行其他操作，例如盲目取活检，因为这种方法准确率低且会为后续的可视下诊断带来困难[9]。

对于抗生素预防性治疗的说法仍存在争议。一些学者认为，所有的患者在宫腔镜手术时都应给予抗生素保护，但另有一些学者认为 35% 的手术操作都存在滥用抗生素的行为[10]。在 Medline 与 Cochrane 图书馆中查阅相关文献时，我们发现了一个 Ⅱ-2D 的证据，证据表明，需要进行宫腔镜手术时或需要预防心内膜炎时，可以预防性使用抗生素，除去输卵管扩张病例，这类病例应该使用多西环素[11]。

4.3 宫腔镜技巧

文献表明，培训是让医生获取宫腔镜技巧的重要方法，在专业素养很高的医生指导下，这一技术会有显著的提高[12-13]。此外，当问到接受过较少培训的宫腔镜医生时，他们普遍表示，虽然有些器械已经可以大大提高学员的上手度[15]，但难度较大的手术和诊室宫腔镜手术所需要的技巧更多[14]。不论诊断操作的数量多少，诊室宫腔镜手术都需要监督并且顾及患者的感受。设立宫腔镜诊室包括相关设备及专门培训的护理人员。一位有经验的宫腔镜医生曾说："口服麻醉药是最佳且最经济的麻醉方式"（Arjona，2003 年个人交流时）。

前面章节重点讲述了如何借助麻醉的方法使宫腔镜顺利通过宫颈。但术前 2h 于阴道内放置米索前列醇、术前 21d 持续于阴道内使用雌激素以及术前 4h 使用自然或渗透性宫颈扩张器均可促进宫颈成熟[16-19]。一些较新的研究指出，昆布在促宫颈成熟方面优于米索前列醇，因为前者在预防疼痛、阴道出血或宫颈撕裂方面的效应优于后者[20-21]。在宫颈扩张器、微型剪刀、双极或宫腔镜下粉碎器的协助下，目前也可以进行机械扩张了[22]。

4.4 宫腔镜器械

电切镜（Karl Storz，Germany，图 4.1；Olympus，Germany，图 4.2）是现在多数宫腔镜操作的最佳选择，它们的直径小，电极种类多（图 4.3）。例如大体积肌瘤切除与广泛粘连松解（图 4.4）时，直径

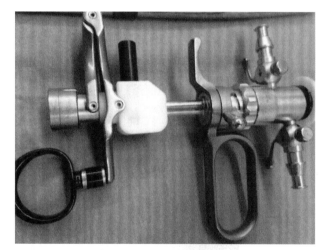

图 4.1 27-Fr 单极电切手柄

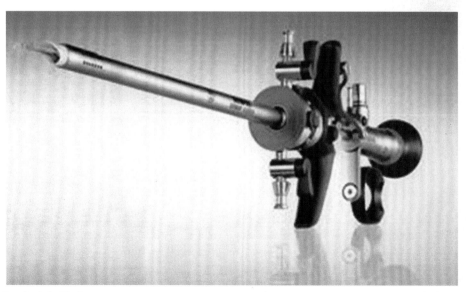

图 4.2 26-Fr 的双极电切镜（http://medical. olympusamerica.com）

在 3~6mm 的小型器械的发明使得很多曾经在手术室进行的手术可以在诊室进行[23]，其中典型的是，子宫内膜息肉是一种较容易切除的病灶，切除过程较快且安全性高，如今可在多数诊室宫腔镜下进行切除，且成功率为 80%~96%[24-29]。口服镇痛药与抗焦虑药物的研究结果尚不统一，因此使用与否大多取决于宫腔镜医生的个人经验。

机械与能量器械都得益于手术器械直径的不断缩小。Bettoocchi 宫腔镜（Karl Storz，Germany，图 4.5）使我们可以使用微型剪刀、抓钳（图 4.6）、

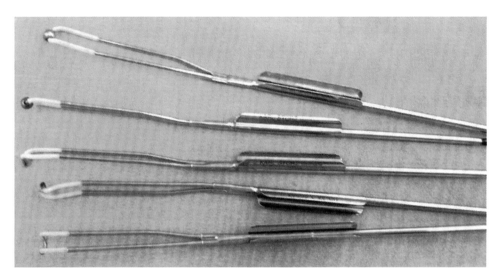

图 4.3　单极电切（电切环与电刀）与滚球电凝电极

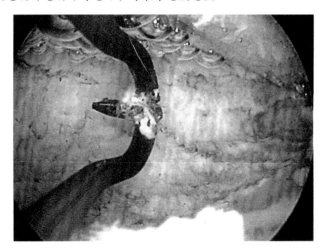

图 4.4　使用 27-Fr 的单极电切电极进行粘连松解

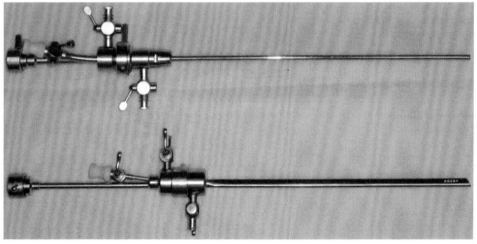

图 4.5　有 5-Fr 工作通道的 Bettocchi 宫腔镜镜鞘

拉钩（图4.7）、活检钳、机械篮（图4.8）及永久性避孕用的输卵管阻塞装置。此外，这些器械的发展也得益于双极的联合使用（Gynecare Versapoint™ Bipolar Electrosurgery System，Ethicon，图4.9）。与传统机械器械相比，使用能量器械可在诊室宫腔镜术后减少息肉复发，虽然这种区别仅在育龄期女性群体中存在[29]。

器械口径的逐渐缩小也使得16-Fr的活检镜得到了很大的改善（图4.10），最主要的就是因为有了电切与电凝电极，所有的宫腔镜操作都可以开展（图4.11）[28]。最新的组织粉碎器（Truclear System，Smith&Nephew，USA，图4.12；

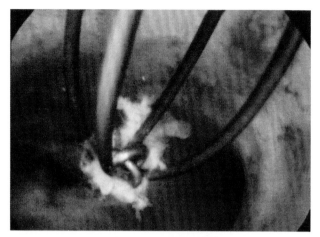

图4.8 机械篮去除子宫内膜息肉与肌瘤碎片（www.cookmedical.com）

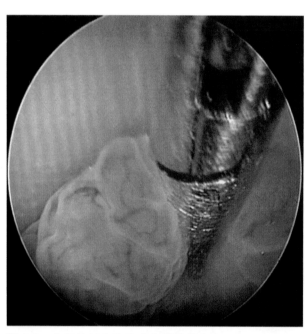

图4.6 使用抓钳去除子宫内膜前壁息肉

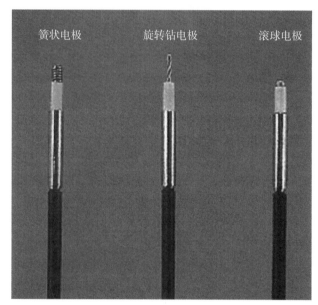

图4.9 3种电极：旋转电极，专为精确组织汽化使用（类似电切）；弹簧电极，用于扩散组织汽化；球状电极，直接接触用于凝血（www.ethicon.com/healthcare-professionals/products/uterine-pelvic）

Myosure，Hologic，USA，图4.13）使得诊室宫腔镜操作时间缩短，不再需要长时间手术，这也使得它们更适用于没有很多经验的宫腔镜医生，同时，也在保证疗效的前提下最大限度地降低了复发率[30-31]。

器械口径的扩大则有利于在诊室进行更加复杂以及耗时更长的手术；5.0与8.0的Truclear System®、LITE、CLASIC及XL直径的Myosure®主要用于摘除器质性病变，例如子宫内膜息肉、黏膜下肌瘤以及胎盘残留。较小口径的，例如5.0 Truclear®是最好的选择，其性价比与安全性最高[32]。

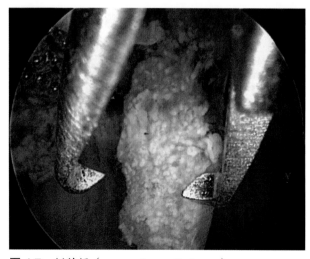

图4.7 倒钩镊（www.palexmedical.com）

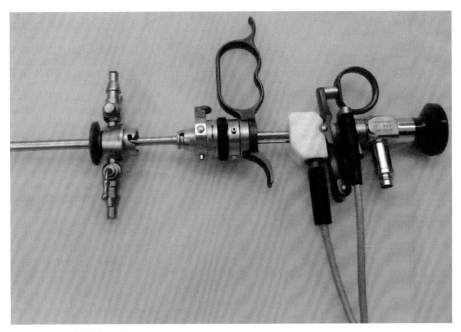

图 4.10　Gubbini 16-Fr 双极迷你电切镜

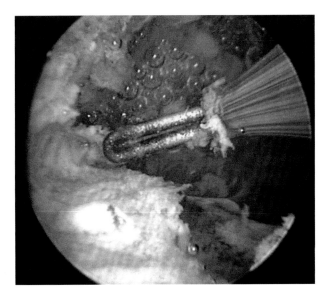

图 4.11　使用 16-Fr 双极电切镜从发育不良的宫腔侧面对肌瘤组织进行分解

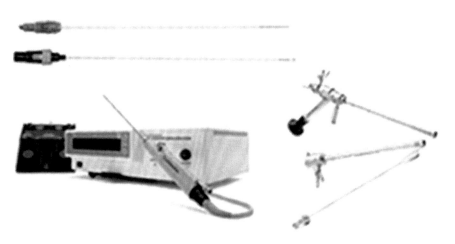

图 4.12　Truclear System®：主机、全套宫腔镜与外鞘以及可旋转的内部电极（www.smith-nephew.com）

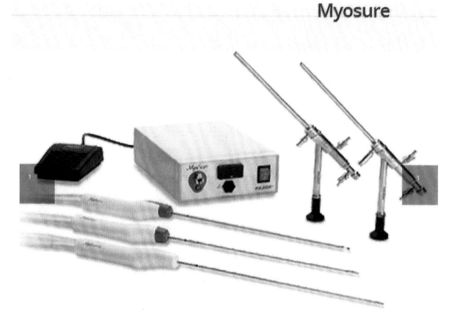

图 4.13 Myosure®：全套主机系统，宫腔镜，一次性旋转内部系统（www.comequi.com）

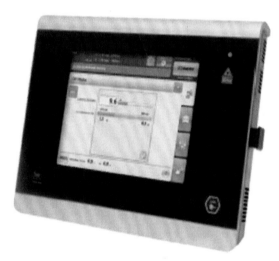

图 4.14 双波长激光系统（DWLS）主机（Leonardo®，Biolitec）（www.biolitec.com）

由于 20 世纪 70 年代与 80 年代美国医疗领域激光在宫腔镜技术中的应用，更加先进的系统被发明出来了。二极管激光（Biolitec，Germany）使得EVOLVE® 双激光（图 4.14）与 Twister™ 纤维（图4.15，图 4.16）得以问世。双波长激光与 Twister™纤维相结合，可摘除或汽化宫腔内有机病变组织（内膜息肉及 G0~G1 的肌瘤），且可避免损伤周围正常组织。这项技术与双极电切器械相比主要优点在于可以避免疼痛，减少复发，患者满意度高 [33-34]。手术结果则与病灶大小与数量无关，在一项术后

12 个月的随访调查中发现，复发率与并发症的发生率都比较低 [24,35-36]。

子宫内膜电切或消融用于治疗经血过多的使用率已经随着 20 世纪 90 年代左炔诺孕酮（LNG）缓释系统（Mirena®，Jaydess®，Bayer，Germany）的问世而越来越少见 [37-38]。宫腔内左炔诺孕酮的效果使得患者在不经过手术的条件下月经期生活质量得到了显著改善。但一些不容忽视的问题也随之出现，如乳腺增生、血压升高、体重增加以及情绪波动，因此也有一些女性拒绝使用此方法。同时，随着腹腔镜下全子宫切除术的普及，宫腔镜用于经血过多的治疗愈发减少。但对于子宫大小正常的患者而言，一旦排除恶性病变可能，若想避免激素或手术副作用的影响，子宫内膜电切或子宫内膜消融术则是性价比最高的选择，因为恢复快，且并发症发生率很低。

第一代技术是在 20 世纪 80 年代问世的，通过电切镜使用激光进行子宫内膜切除。但这一操作需要全身麻醉。第二代技术包括球囊、不导热溶液、冷冻技术、高频电磁波或光力学技术等，操作更加简单，配合宫颈旁麻醉使得手术可在诊室进行。第二代技术的培训周期短、临床效果与第一代技术一样优越，需在术前进行活检，因为术后子宫内膜会变成灼烧创面。

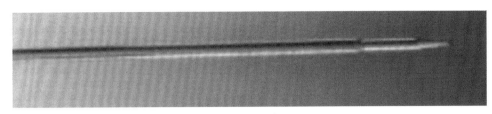

图 4.15　用于组织切割的 DWLS 锥形纤维（www.biolitec.com）

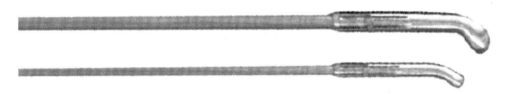

图 4.16　分别用于肌瘤和息肉组织汽化的 DWLS Myofiber® 与 Polypfiber®（www.biolitec.com）

参考文献

请登录 www.wpcxa.com "下载中心" 查询或下载。

第5章 有必要在宫腔镜操作前预防性应用抗生素吗?

Pasquale Florio, Raffaele Fimiani, Mario Franchini, Giampietro Gubbini

近年来,我们见证了内镜技术在妇科领域取得的显著进步。技术的发展使得图像质量大幅提高,手术器械日益微型化。新的技术和方法也开始出现。这是一个不断前进、不断变化的过程,也还有很长的路要走。在妇科内镜领域,与其他技术相比,宫腔镜正在蓬勃发展,因为它能够直接观察子宫腔和相关的病理性疾病 [1-3]。越来越多的妇科医生希望学习这种技术,以便在日常临床实践中用到这一技术。因此,可以看到世界上所有医院的宫腔镜实践操作在不断增加。然而,通过新的微型化器械和新的手术方法,诊室微创宫腔镜手术的数量已经增长,希望通过其可诊断和治疗门诊患者的各种子宫、宫颈和阴道病变。该方法不需要扩张宫颈(参考"宫腔镜即诊即治"或"诊室手术性宫腔镜")[4]。

是否应该在宫腔镜手术时预防性使用抗生素尚未明确。人们知道阴道内正常存在丰富的细菌菌群,并且经宫颈手术本身可能会增加潜在的感染风险 [5-8]。此外,使用液体膨宫液,可使细菌在受创伤的子宫内膜表面被吸收,同时因为反复的宫腔镜操作(插入和移出),可使阴道和宫颈的菌群进入子宫腔,这便是术后宫腔感染的潜在原因。

另一方面,妇科手术预防性使用抗生素已成为减少手术后并发症如伤口感染、阴道断端蜂窝组织炎、子宫内膜炎(图 5.1)、尿路感染和异物感染的普通做法。许多医院、认证机构和国家组织建议在手术开始前不久静脉给药。事实上,保险公司和其他机构正在评估包括尿路感染在内的一些并发症,并作为报销的质量标准和条件。尽管通常认为预防性使用抗生素是安全的,但不必要地使用抗生素是不可取的,因为它可能导致细菌耐药、不必要的花费成本、不良反应和正常菌群改变等 [9]。

由于下生殖道菌群丰富,在这些区域附近或需经下生殖道的手术可能会发生中到高度的感染。已有指南指出,在经阴道 / 经腹部子宫切除术和剖宫产等主要手术中使用抗生素 [10] 可以减少感染的发生率;然而,没有明确的证据表明预防性使用抗生素有助于预防微创手术中的感染。

我们在文献回顾中发现,尚无随机临床试验(RCT)评估宫腔镜手术后预防性使用抗生素的效果,因此,无法就预防性使用抗生素的价值得出任何结论。有关该话题的现有文献显示,诊室宫腔镜检查后的感染并发症并不常见 [1-4,9,11-15],近期一项 Cochrane 综述显示,仍然缺乏有关经宫颈手术前预防性应用抗生素的重要性的高质量证据(表 5.1)。

在一项前瞻性研究中,Agostini 等 [15] 研究了一组接受宫腔镜手术而未应用抗生素的妇女。在 2116 例手术中报道了 30 例(1.42%)感染,其中 18 例(0.85%)子宫内膜感染,12 例(0.57%)泌尿道感染。

P. Florio, Ph.D., M.D. (✉) • R. Fimiani, M.D.
Division of Gynecology and Obstetrics, "San Jacopo" Hospital, via Ciliegiole, 1, 51100 Pistoia, Italy
e-mail: floriop@hotmail.com

M. Franchini, M.D.
Regional Health Agency of Tuscany, Florence, Italy

G. Gubbini, M.D.
Division of Gynecology, "Madre Fortunata Toniolo" Hospital, Bologna, Italy

© Springer International Publishing AG 2018
A. Tinelli et al. (eds.), *Hysteroscopy*, https://doi.org/10.1007/978-3-319-57559-9_5

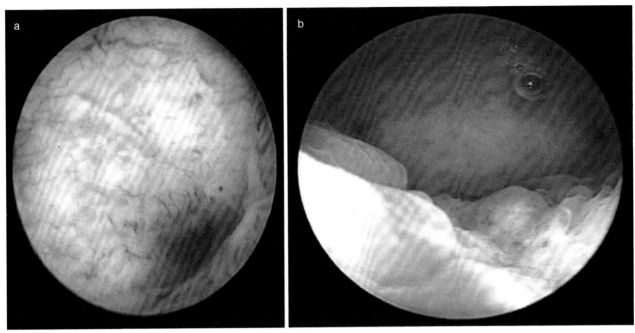

图 5.1 两幅不同的子宫内膜炎的宫腔镜图像，典型的子宫内膜和间质充血（a）以及微小息肉（b）

表 5.1 本章文献回顾中所分析的研究论文结果

文章	主要目的	研究设计	结果	结论
Agostini 等 [15]	宫腔镜手术后未应用抗生素感染的发生率	前瞻性观察研究，共 2116 例患者	30 例（1.42%）感染	无明确证据证实抗生素有效
McCausland 等 [16]	宫腔镜手术后感染的发病率	前瞻性观察研究，200 例患者未预防性应用抗生素	3 例（1.5%）严重盆腔感染	无明确证据证实抗生素有效
Kasius 等 [17]	感染性并发症的发生率和预防性应用抗生素治疗的预防作用	随机对照研究，631 例不孕症患者；预防性应用抗生素	未应用抗生素的患者中 1 例（0.4%）发生感染	不必常规应用抗生素
Gregoriou 等 [18]	诊断性宫腔镜中预防性应用抗生素的效果	随机对照研究，364 例患者；预防性应用抗生素	两组之间无显著性差异（0.57% vs 0.53%）	不必常规应用抗生素
Bhattacharya 等 [19]	预防性应用抗生素对预防菌血症的作用	前瞻性随机对照研究，106 例妇女	术后临床感染特征之间无差异	无明确证据证实抗生素有效
Muzii 等 [20]	宫腔镜手术中预防性应用抗生素的效果	多中心随机对照研究，180 例妇女	术后感染方面无统计学差异	不必常规应用抗生素
Nappi 等 [21]	宫腔镜手术中预防性应用抗生素的效果	双盲、随机、安慰剂对照研究；1064 例妇女	术后感染方面无统计学差异	不必常规应用抗生素

在一项回顾性队列研究中，200 例行宫腔镜手术的患者未预防性应用抗生素[16]，研究者报告了 3 例（1.5%）严重盆腔感染病例。所有术后感染患者均有盆腔炎性疾病（PID）（图 5.2）或输卵管积水（图 5.3）的既往病史。

Kasius 等的研究是在 631 例接受诊断性宫腔镜检查的妇女中随机应用或不应用抗生素[17]。研究

发现术后感染的发生率在两组之间无显著差异。同样，Gregoriou 等的随机对照试验中纳入了 364 例女性[18]，研究发现接受抗生素预防治疗的妇女与未接受抗生素预防治疗的妇女的术后感染发生率无显著差异。

Bhattacharya 等分析了宫腔镜下子宫内膜激光消融或切除术前预防性应用抗生素的有效性[19]。

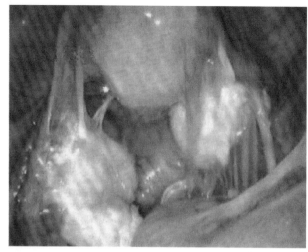

图 5.2　腹腔镜检查时发现盆腔炎性疾病。附件与肠管、子宫之间广泛粘连，引起输卵管变形，最终因输卵管梗阻引起不孕症

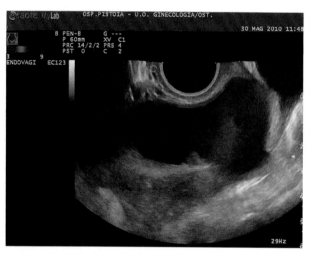

图 5.3　输卵管脓肿的超声表现：囊内有透声内容物，囊壁规则，不伴血管化和（或）内部乳头，但有数个压迹

他们评估了 116 例接受子宫内膜激光切除术或经宫颈子宫内膜切除术的患者，随机将患者分配到研究组，在诱导麻醉之前给予 1.2g 沃格孟汀静脉滴注，而另一组没有给予任何治疗。手术结束后所有患者行血培养。研究发现非抗生素组中菌血症的发生率（16%）显著高于抗生素组（2%）；然而，术后需行抗生素治疗的感染在有或没有预防性应用抗生素组之间没有显著差异（9% vs 11.4%）。这些发现的临床意义并不大，因为两组之间没有明显的临床差异。因此，作者得出结论，尚无明确证据表明预防性应用抗生素在宫腔镜手术中具有价值。

Muzii 等也分析了宫腔镜手术后感染的发生率[20]。作者进行了一项多中心随机对照试验

（RCT），研究者随机将患者分为手术前 30min 静脉注射头孢唑啉 2g 组和未进行处理组。研究发现术后两组在发热（2.4% ： 2.3%）、 子宫内膜炎（0% ： 0%）、宫颈炎 – 阴道炎（0% ： 0%）、盆腔脓肿（0% ： 0%）、盆腔炎性疾病（0% ： 0%）、出血（0% ： 0%）等方面无统计学差异。因此，作者得出结论，在宫腔镜手术（如息肉手术）之前不要常规给予预防性抗生素（图 5.4）。

我们之前开展了一项大规模双盲、随机、安慰剂对照随机试验[21]，分析了诊室宫腔镜手术后感染性并发症的发生率以及预防性应用抗生素的保护作用。共招募了 1046 例患者，随机将其分配到对照组（肌内注射 1g 头孢唑啉）和研究组（给予 10mL 等渗氯化钠溶液）。他们发现 12 例患者出现了感染并发症，其中研究组 7 例（即未治疗组），对照组 5 例（即治疗组）。两组之间无显著差异。所有术后感染的患者均应用相同的抗生素治疗，直到所有症状都消失。此外，没有出现严重的附件区感染。总之，本研究结果支持美国妇产科学会（ACOG）的建议，即在宫腔镜手术时不需常规预防性应用抗生素。

评 述

与其他技术相比，诊室宫腔镜是妇科实践领域一项令人兴奋且快速发展的技术，它可以在直视下观察宫腔和相关的病理性疾病。直到 20 世纪 90 年代，妇科医生在诊室应用宫腔镜仅基于诊断目的，

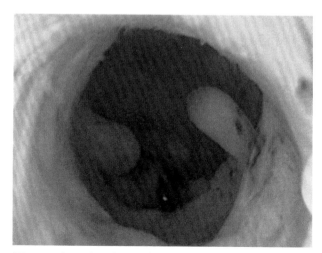

图 5.4　宫腔镜检查时发现子宫内膜息肉。息肉位于子宫后壁，靠近输卵管口处

若患者需手术切除病变或治疗则被安排到手术室应用电切镜进行治疗。目前，诊室手术性宫腔镜缩小了诊断和手术之间的差异，将重点从住院患者的诊断和治疗转移到医疗保健上来。此外，在诊室进行宫腔镜手术的特点是：①时间相对较短；②比需在手术室完成的手术简单；③应用微型化器械，将创伤风险降低，因此更适用于邻近肌层较薄和较弱一类病例的手术。因此，来自关于感染并发症的各种研究的注意事项和结果均支持在宫腔镜手术之前不需常规预防性应用抗生素的建议。

担心可能源于这样一个事实：阴道是身体的一部分，具有丰富的正常细菌菌群[5-6]，并且宫颈内绝不是无菌的[6-8]。然后，反复将器械插入宫颈管及液体膨宫介质的应用可能促进阴道和宫颈菌群转移到宫腔及输卵管中，这可能增加盆腔炎性疾病的风险。这种假设是合乎逻辑的：膨宫介质（二氧化碳和生理盐水溶液）在宫腔内压力的作用下可将子宫内膜细胞、阴道和宫颈内菌群或细菌经过输卵管播散到腹腔中。有人可能会认为很小量的冲洗液进入盆腔，不足以引起炎症反应。相反，若有输卵管受损则可能导致盆腔感染：McCausland 等的回顾性研究[16]发现，有盆腔炎性疾病史的妇女行宫腔镜手术后出现 3 例输卵管脓肿，这进一步支持了输卵管疾病史在引发诊室宫腔镜手术术后感染中的意义。

总之，一些报道表明，在诊断性和手术性宫腔镜后，感染性并发症的发生率非常低，并且不能通过预防性应用抗生素来解决。因此，预防性应用抗生素是否能给行宫腔镜手术的患者带来益处仍然是不确定的。

Morrill 等[22]回顾分析了关于宫腔镜手术前预防性应用抗生素的数据，结论称，没有明确的证据证明预防性应用抗生素是有价值的。根据这些已发表的研究，大多数专业学会都不建议在一般患者群体中在宫腔镜操作之前常规预防性应用抗生素[23-24]。

参考文献

请登录 www.wpcxa.com "下载中心" 查询或下载。

第 **6** 章　宫腔镜操作时如何克服来自子宫颈的阻力？

Alessandro Favilli, Mario Grasso, Sandro Gerli, Ivan Mazzon

6.1 引　言

有一句经典的医学谚语叫"腹腔是外科医生的坟墓"。同样，我们也可以说"宫颈是宫腔镜学家的坟墓"。在诊断和手术操作时，宫颈管是我们进入子宫腔必须经过的通道。我们知道，该通道并不是畅通无阻的，有时候医生在克服宫颈阻力时可能会遇到困难。首先，由于宫颈的解剖学特征，要进入宫腔，先穿过宫颈是宫腔镜操作者必须面对的第一个问题[1]。在过去的几十年里，宫腔镜已经在操作技巧方面得到了发展[2]。然而，通常来自宫颈的阻力和疼痛仍然是诊断性和手术性宫腔镜操作失败的最常见原因[3-4]。此外，类似宫颈管狭窄这样的问题，可能给医生在胚胎移植或进行宫腔内人工授精操作方面带来挑战[5]。

对宫颈管的特征和病理学知识以及可解决这一阻力的宫腔镜技术的了解，可以帮助外科医生轻松克服宫颈阻力。

6.2 解剖学

子宫分为子宫体、峡部和子宫颈。子宫颈，简称宫颈，来自拉丁语"颈部"，是子宫的最下部，突出到阴道上段。成年未产妇子宫颈长度为2.5~3.0cm，正常体位时，它略微向下和向后倾斜。宫颈阴道部，也称为宫颈下部，以阴道前后穹隆为界限，表面呈椭圆向外凸出。宫颈下部的中央是宫颈外口。未产妇的宫颈外口呈椭圆形，经产妇呈横裂样。宫颈外口通过宫颈管（宫颈内口）与子宫峡部相连[6]。宫颈管最大直径为8mm，管内有纵向的黏膜皱襞，拉丁文称"*arbor vitae*"，表面由能分泌黏蛋白的柱状上皮覆盖。由于宫体和宫颈之间是有角度的，所以宫颈管的走向并不总是笔直的，其方向也可能有变化[7]（图6.1a,b）。

6.3 宫颈的宫腔镜检查

1991年，Hamou强调了手术后诊断性宫腔镜随访对评估手术效果有重要作用[8]。同样重要的是，我们认为宫腔镜手术前通过诊断性宫腔镜对宫颈管进行准确的研究，可能会给外科医生提供大量关于宫颈和宫腔的宝贵信息[9]。实际上，在看似有宫颈阻力的背后，通常会有宫颈内病理学或形态学的改变，这可能会增加进入宫腔的难度。

无论采用何种技术（无接触技术或应用阴道窥器）[10]，妇科医生应该在宫腔镜检查的第一阶段，即进入宫颈管之前注意研究子宫的分段。

6.3.1 宫颈的评价标准

宫颈的评估应从宫腔和宫颈外口（UEO）的研究开始。为了更好地描述确切的异常，子宫体可以被理想地分为4个部分，影响宫颈管的病变可以根据其与宫体的位置（前、后、左或右侧）和水平（下、中、上）来描述。

A. Favilli, M.D. (✉)
Department of Surgical and Biomedical Sciences, Translational Medicine and Surgery Research Doctoral Program, University of Perugia, Perugia, Italy
e-mail: alessandrofavilli.mail@gmail.com
M. Grasso, M.D. • I. Mazzon, M.D.
"Arbor Vitae" Centre, Clinica Nuova Villa Claudia, Rome, Italy
S. Gerli, M.D.
Department of Surgical and Biomedical Sciences, Section of Obstetrics and Gynecology, Centre of Reproductive Medicine, University of Perugia, Perugia, Italy

© Springer International Publishing AG 2018
A. Tinelli et al. (eds.), *Hysteroscopy*, https://doi.org/10.1007/978-3-319-57559-9_6

6.3.1.1 数　目

对宫腔的研究可为妇科医生提供可能影响整个子宫的形态学信息。子宫体可以显示为单个，或者在异常情况下显示为两个[11]。然而，在双宫体的病例中，外科医生应该考虑到可能存在宫颈粘连的情况，这可能累及 UEO，从而造成宫颈异常的假象（图 6.2a,b，图 6.3）。

6.3.1.2 走　行

宫颈管的走行在宫腔镜诊断和手术中都非常重要。此外，对宫颈管特征的正确描述可以帮助医生提高胚胎移植或宫腔内人工授精的成功率[5,10,12]。

如之前所报道的，宫颈管的走向并不总是直的，可能走向有变化，并且有时是复杂且难以定位的。4 种不同的宫颈管形态学模式为：正常走形（图 6.4），前倾（图 6.5），后倾（图 6.6），侧边倾斜（图 6.7）。此外，宫颈管可能呈现混合走行，但很少见[7,13]。

6.3.1.3 长　度

子宫颈长度通常为 2~3cm。其长度可以根据患者的产次和既往如宫颈锥切等手术的情况而变化。

6.3.1.4 直　径

宫颈管的最大直径为 8mm（图 6.8）。其直径

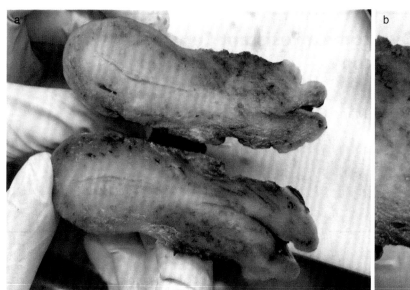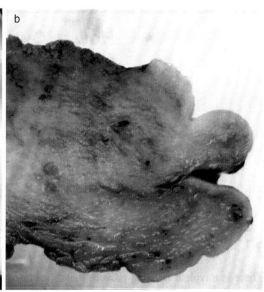

图 6.1　（a,b）在宫体和宫颈的组织学切面上，可以观察到不规则的宫颈管走行

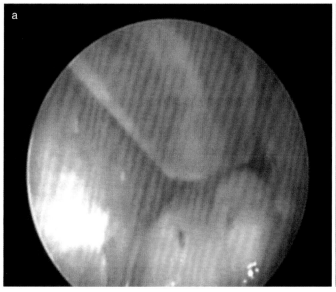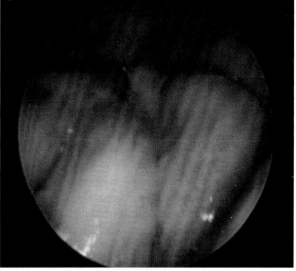

图 6.2　（a,b）双宫体伴两个不同的宫颈外口

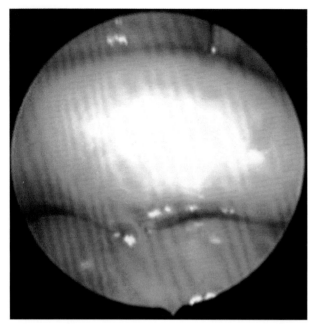

图 6.3　宫颈粘连累及宫颈外口从而造成宫颈异常的假象

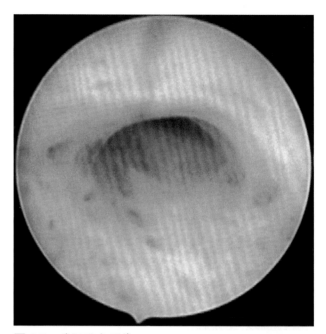

图 6.5　前倾的宫颈管

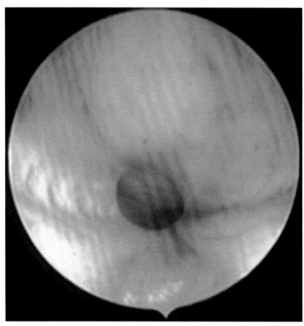

图 6.4　笔直的（正常的）宫颈管

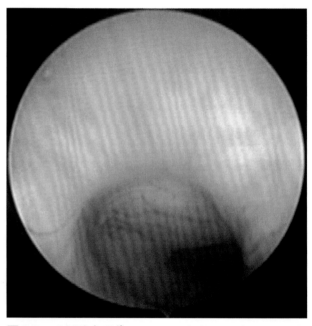

图 6.6　后倾的宫颈管

可以根据患者的产次和绝经状态而变化。经产妇宫颈管可能表现为横形（图 6.9）。

　　这种特征可能会在应用二氧化碳膨宫的宫腔镜检查时，由于膨宫介质的扩散，带来问题。相反，绝经期患者经常因黏膜皱襞萎缩及宫颈管狭窄，使得宫腔镜通过宫颈管时非常困难（图 6.10）。

6.3.1.5 病理特征

　　几种病变可能会影响宫颈管。这些情况可能需要一个特殊的章节来论述。在本节中，我们的讨论仅限于可能引起宫颈阻力的病理情况。

　　出于教学目的，可以将那些需要医生解决的影响宫颈管的病理情况分为以下两种：

　　• 机械性阻力，包括阻塞宫颈管或使宫腔镜通过困难的物理阻碍。

　　EUO 狭窄：部分或完全性 EUO 阻塞可能是一种先天性或获得性的并不罕见的疾病[14-15]。先天性宫颈口狭窄，其宫颈完整，宫颈口梗阻，是一种先天性宫颈闭锁[14]。相反，获得性类型的病因似乎

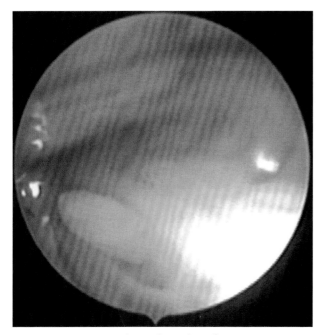

图 6.7 向一侧倾斜（右侧）的宫颈管

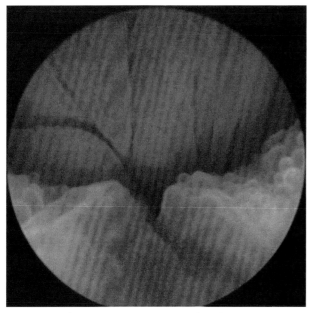

图 6.8 伴有纵向黏膜皱襞的宫颈管形成的"树枝状褶皱"，表面由能分泌黏蛋白的柱状上皮覆盖

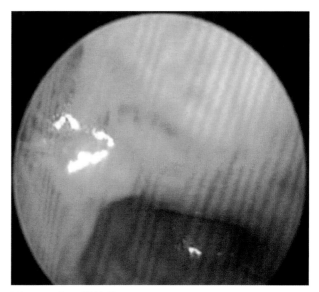

图 6.9 宫颈管横裂

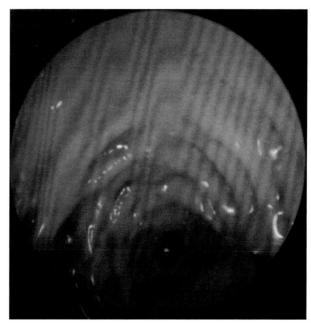

图 6.10 宫颈管狭窄伴黏膜皱襞萎缩

与既往感染史、绝经状态、未生育过以及用于评估和治疗宫颈上皮内瘤变（CIN）[15] 的手术如宫颈环形电切除术（LEEP）有关。EUO 的狭窄也与伴有慢性盆腔痛的子宫内膜异位症相关[16]。宫颈外口狭窄是指宫颈外口直径约 < 4.5mm[17]。即使是用细小的器械，宫腔镜要进入也会非常困难（图 6.11）。

- 肌瘤：宫颈平滑肌瘤占所有子宫平滑肌瘤的比例不到 5%（图 6.12）。根据其大小，肌瘤可能在诊断性宫腔镜检查中引起问题[18]。

- 子宫峡部纤维化：这是一种病理状态，由于既往手术创伤史（即诊刮），表现为子宫峡部伸展能力下降。如果有这种情况，宫腔镜检查时很难通过宫颈管，患者也很痛苦。宫腔镜手术时，医生应在应用 Hegar 扩宫棒扩张宫颈时注意避免产生假道或子宫穿孔。

• 空间定向障碍，是一种难以识别宫颈管正确方向的异常状态。

- 息肉：宫颈息肉是成年女性常见的良性病变，发生率为 2%~5%。它是宫颈内膜腺上皮局灶性增生的结果。通常，是有蒂或无蒂的，大小在

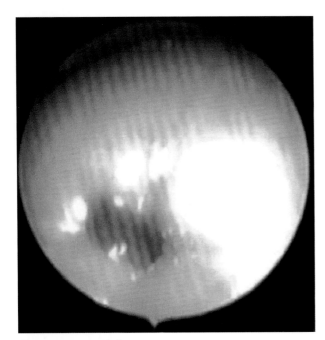

图 6.11 EUO 狭窄

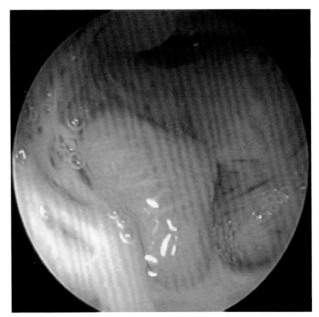

图 6.13 位于宫颈管后壁的无蒂息肉

构被病变破坏，同时阻碍了宫腔镜通过。

－宫颈粘连：宫颈粘连可能是造成宫颈阻力和诊断性宫腔镜检查失败的首要原因，也是导致子宫穿孔、宫颈撕裂、假道形成（图 6.16a,b）和后期因创伤引起的宫颈瘢痕的原因[21]。宫颈粘连似乎是引起宫腔镜检查时患者疼痛的主要因素，并且与衰老、应用孕激素、未生育、刮宫和宫颈手术有关[4,7]。实际上，这种病变不仅同时引起机械阻碍和空间定向障碍，而且由于黏附物的裂解而引起疼痛，增加了手术的失败率[7,13]。宫颈粘连可以是局灶性的或弥漫性的，薄膜状的或纤维状的，并且可能侵及宫颈管的下部、中部、上部或整个宫颈管（图 6.17a~c）。

6.4 如何克服宫腔镜检查时来自宫颈的阻力？

6.4.1 宫颈管解剖学

首先，鉴于宫颈管的解剖结构，有时宫颈管是很复杂且难以辨别方向的。如果宫腔镜检查时未认清宫颈管方向，即使是正常的且没有任何可见病变的宫颈，也可能对宫腔镜的进入带来"阻碍"。宫腔镜的顶端对宫颈管壁的损伤可导致患者疼痛和出血，这就更难看清宫颈的正确方向，同时，要进入宫腔就变得更加困难了。事实上，必须强调一个概念，即手术操作不当可能是宫腔镜检查时带来痛苦

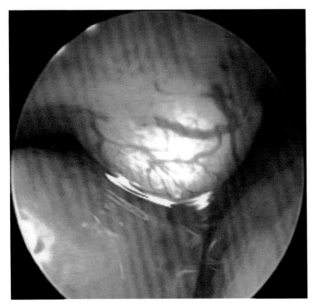

图 6.12 宫颈管前壁肌瘤外突

2~30mm（图 6.13）。经典的宫颈息肉可出现在宫颈管的任何部位，特别是带蒂的息肉，它们可以到达 EUO 并穿过去[19]。宫颈管息肉或来自宫腔的带蒂的息肉可能误导医生对宫颈管走行的判断，从而有可能形成假道（图 6.14a~e）。

－憩室：憩室是峡部或宫颈管前壁上 1/3 或不常见的中下 1/3 处的袋状缺损（图 6.15a,b）。缺损的位置主要取决于剖宫产部位，这与采用的手术技术以及分娩和子宫颈变化相关的手术的时间有关[20]。

• 机械阻碍和空间定向障碍，即宫颈管解剖结

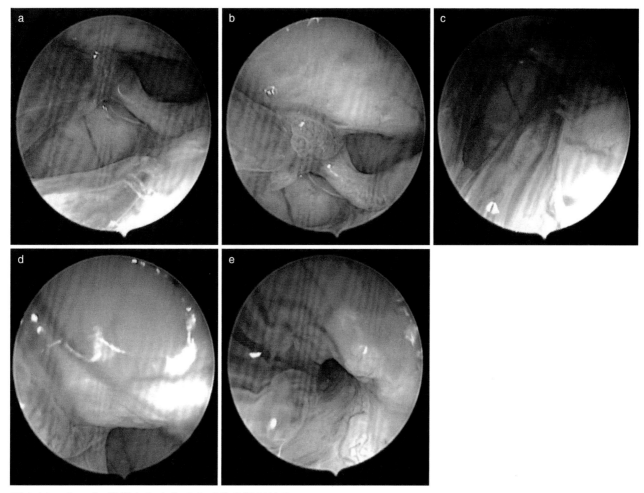

图 6.14 （a~e）带蒂息肉改变了宫颈管的解剖结构

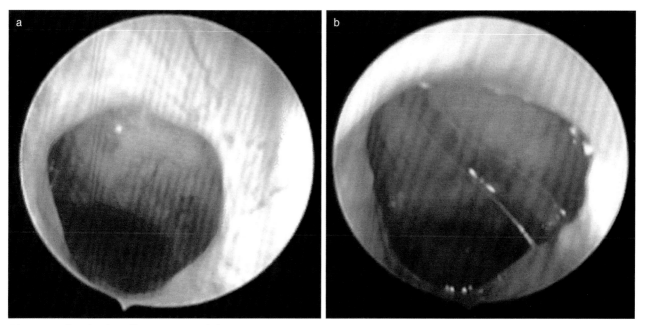

图 6.15 （a,b）宫颈管上 1/3 处的憩室

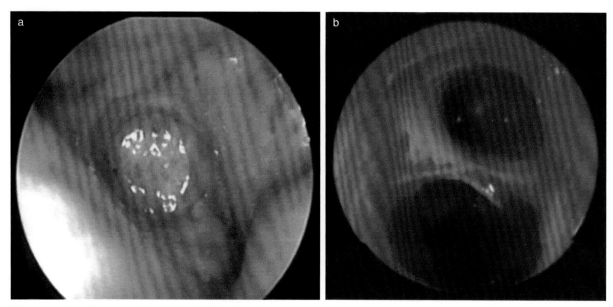

图 6.16　（a,b）5mm 诊断性宫腔镜造成的假道

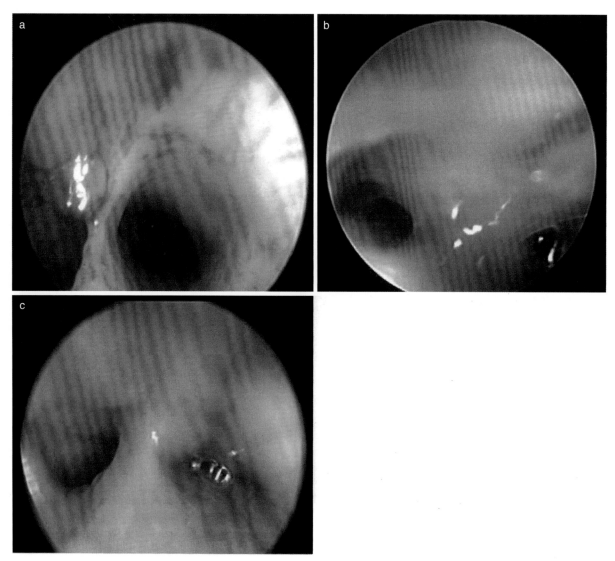

图 6.17　（a~c）宫颈管内粘连

的隐藏原因，而并非"患者不适宜做"宫腔镜[2,7,13]。

通常，应用30°倾斜的镜子探查宫颈管，并且为了正确地辨别宫颈管，图像应放置在屏幕6点钟的位置。此外，医生可以利用宫颈管内纵向的黏膜皱襞，因其有助于识别宫颈管方向。正确的操作应该不需要应用宫颈钳钳夹宫颈，也不需要宫颈扩张或给予前列腺素或麻醉剂[7,13]。

目前，诊断性宫腔镜仍被视为一种痛苦的手术，患者耐受性差[22]，并且由于这一原因，该操作通常需在全身麻醉或局部麻醉下进行。由于技术的进步，新一代宫腔镜直径较小，可提高对宫颈管方向的辨别，减少了对患者造成的创伤。然而，良好的宫腔镜检查结果并不依赖于膨宫介质或应用的器械，而主要取决于对宫颈管的解剖结构的重视。直径越来越小的新型宫腔镜的研发应该与努力提高诊室宫腔镜检查技术密切相关[23]。

6.4.2 EUO 狭窄

在应用圆形宫腔镜时，医生会将器械顶端放入 EUO 中，并且通过缓慢而温和的旋转动作来克服狭窄。也可以通过阴道镜或窥器进行这种机械操作。

另一种方案是，可以使用连续灌流式诊室宫腔镜 5-Fr 器械，来扩开狭窄以达到治疗的可能性。"抓取和旋转技术"应用一个 5-Fr 的带齿的抓钳，插进 EUO 并轻轻打开狭窄，使其能拓宽。EUO 直径小、宫颈管狭窄的患者，可以使用 5-Fr 剪刀或双极或单极在 EUO 的 3 点、6 点、9 点和 12 点的位置做切口，目的是为了扩大其直径[4]。

6.4.3 肌　瘤

就像处理息肉患者时一样，医生应该小心赘生物而不去碰它，利用纵向黏膜皱襞来给宫腔镜操作定位，避免出血。带蒂息肉可以移动，影响方向辨别，与带蒂息肉不同的是，肌瘤是静态的，因此更容易克服阻碍。

建议在手术时对宫颈肌瘤采用保留治疗方法，因为很难克服子宫颈的阻碍，手术区视野差，缝合较困难，易失血。此外，行宫颈肌瘤切除术时，必须注意避免对膀胱、直肠、子宫动脉以及输尿管等邻近结构的损伤[18]。

6.1.1 子宫峡部纤维化

如前所述，EUO 狭窄的患者，通过将宫腔镜

顶端缓慢而温和的旋转，可以打开峡部的纤维化。手术可能引起患者疼痛。在这种情况下，使用小直径的宫腔镜可能有所帮助。

6.4.5 息　肉

对于宫颈息肉，医生应注意赘生物，不要用宫腔镜的顶端碰它，以避免出血，这可能会影响手术视野。这种情况下，纵向黏膜皱襞可以提供子宫颈管正确方向的参照。在使用连续灌流式诊室宫腔镜手术时，建议镜子已经到达宫腔且在撤出器械之前行息肉切除术。

6.4.6 憩　室

这种情况可能误导宫腔镜操作者，因为在宫腔镜检查时，憩室的形状类似于宫腔[20]。医生应注意不要将这种膨大混淆为宫腔，可以沿着子宫颈管的管道，通过两个输卵管开口来识别。实际上，由于剖宫产引起的子宫的解剖学改变（后倾），宫颈管的远端和宫腔可能会移位到憩室的下方。此外，在手术室，外科医生应注意正确使用 Hegar 扩宫棒，以避免子宫穿孔。

6.4.7 宫颈粘连

在使用圆形宫腔镜时，通过缓慢温和地转动宫腔镜的顶端来松解粘连，使宫颈管的图像保持在屏幕6点钟的位置。可以根据粘连的质地和范围重复该操作，但注意保持宫颈管的正确方向。为了避免造成假道，在继续往前深入之前，可将宫腔镜退回几毫米来判断所进入的通道是否与纵向黏膜皱襞走行一致。

另一种方案是，可以使用 5-Fr 器械如剪刀、双极、单极、CO_2 激光，通过连续灌流式诊室手术宫腔镜，在可视下逐步切除粘连组织[4,21,24]。

近期，Salari 等描述了一种新技术，即宫腔镜旋切器技术，他在 2 例患有严重宫颈管狭窄和宫内病变的患者中安全地使用了这一技术，将潜在的子宫穿孔和假道形成的风险降至最低[21]。

6.5 手术中遇到宫颈阻力

诊断性宫腔镜检查时，宫颈管的方向需在直视下把握，而宫腔镜手术时，为了让电切镜通过，手术的第一步是用 Hegar 扩宫棒扩张宫颈。大约一半的宫腔镜并发症是在宫腔镜进入宫腔时出现的[25-26]。宫颈有阻力时，宫腔镜手术可能会引起与

诊刮操作类似的损伤：宫颈裂伤、假道形成和子宫穿孔[27-29]。在未生育过、绝经后、使用 GnRH 激动剂、有宫颈锥切活组织检查史、子宫显著后倾的患者及操作用力过度时，更易发生子宫穿孔[27]。

然而，必须强调的是，出现宫颈阻力的情况很罕见。实际上，通常宫颈阻力或顽固性狭窄只不过是宫颈管扭曲或宫体和宫颈之间存在明显角度造成的。尽管如此，也有些病理情况如肌瘤，可能会使 Hegar 扩宫棒难以扩张子宫颈，这是一个难以克服的难题。

6.5.1 诊断性宫腔镜对宫颈管的评估

诊断性宫腔镜进行检查时，对宫颈管准确的观察和描述，并报告其走行和最终发现的病变，对手术医生而言可能是非常重要的。只有这样，外科医生才能获得宝贵的信息，以便更好地用 Hegar 扩宫棒，根据宫颈管的走行扩张宫颈，同时最大限度地减少假道形成或子宫穿孔的风险。

6.5.2 第一支 Hegar 扩宫棒必须顺利进入宫腔

扩张宫颈时，由于外科医生克服宫颈管阻力时用力过大，出现了很多子宫穿孔。然而，正如之前报道的那样，能够阻碍 Hegar 扩宫棒穿过宫颈管到达宫腔的情况很少见。因此，选用的第一支 Hegar 棒应该毫无阻力地顺利地进入宫腔内。建议第一次选用 3.5mm 的 Hegar 扩宫棒；较细的扩宫棒可能更容易被宫颈管的黏膜皱襞阻碍，会增加穿孔的风险。如果有必要，可以借助宫颈钳钳夹宫颈前唇（如果有必要则再用一个抓钳钳夹宫颈后唇，以避免宫颈撕裂），以便拉平宫颈和宫体之间的角度，以促进 Hegar 扩宫棒进入宫腔。

6.5.3 扩张部分宫颈和直视宫颈管方向

如果未找到正确的方向，第一支 Hegar 扩宫棒扩张宫颈时可能会遇到困难，建议逐渐扩张宫颈，避免用力来对抗阻力。当扩张到足够宽松时（最好扩到 10 号），可以将宫腔镜插入宫颈管中，以便在直视下观察宫颈管的方向和情况。然后进一步引导 Hegar 扩宫棒完成宫颈扩张[9]。

6.5.4 应用海藻棒或米索前列醇

一些研究报道了在宫腔镜检查前应用海藻棒或米索前列醇来准备宫颈[26,30-31]。这些方法可促进宫颈扩张和预防宫颈裂伤[30]。2011 年，Selk 和 Kroft 发表了一项系统综述和荟萃分析，目的是评估在准备做宫腔镜手术的患者中应用米索前列醇扩张宫颈的利弊，作者得出结论称米索前列醇对宫颈扩张或预防手术并发症没有益处。此外，有报道指出宫腔镜手术患者应用米索前列醇后副作用增加[32]。近期，一项 Cochrane 综述得出了米索前列醇有效的结论，研究显示了一个中等质量的证据，在宫腔镜手术前应用米索前列醇软化宫颈比安慰剂或不治疗更有效[31]。Zhuo 等也在近期的一项系统综述和荟萃分析中已经证明米索前列醇在宫腔镜检查前对宫颈成熟有显著影响，但绝经后人群除外。然而，也有更多不良反应已被证实[33]。

目前，没有科学证据支持在宫腔镜手术前可应用米索前列醇来准备宫颈。

6.5.5 宫颈管狭窄患者行宫腔镜下宫颈切除术

2013 年 Lin 等提出了一种新的安全、有效的技术来克服宫颈管狭窄。该手术是在超声引导下用宫腔镜来完成的。从宫颈外口开始，用环形电极逐渐切除突起和宫颈组织，直到宫腔镜可以进入宫腔[5]。

结　论

诊断性和手术性宫腔镜操作时，宫颈阻力是医生必须面对的主要问题之一。如上描述，在一系列的宫颈阻力背后，缺乏的是宫腔镜检查时对宫颈管的充分研究以及对可能遇到的病变和不正确操作的了解。事实上，大多数所谓的"狭窄"是使用器械（Hegar 扩宫棒或宫腔镜）时没有正确面对宫体和宫颈之间的角度或宫颈本身的弯曲。

我们认为诊断性宫腔镜对准备手术和及时手术意义重大。我们希望可以再次强调这样一个概念，即尤其是在诊断性宫腔镜中，只要根据外科医生的能力、患者的依从性和可用的器械进行正确的操作，就可以很容易地避免宫颈阻力。

现代科技为外科医生提供了各种各样的器械来克服宫颈阻力，但技术的进步必须与宫腔镜手术技术的提高同步。

在生活中，我们不能盲目期待不会遇到困难，更重要的是要知道如何克服困难。

参考文献

请登录 www.wpcxa.com "下载中心" 查询或下载。

第二部分
子宫畸形

第 **7** 章　女性生殖系统畸形分类的新进展

Grigoris F. Grimbizis, Rudi Campo

7.1 引言：为什么要分类？

系统地归纳总结知识对于科学地理解和解释自然现象很重要。在医学中，更重要的是能够很好地理解疾病的发展过程及病理变化并能够治疗患者[1]。

对疾病的理解及治疗是对具有相似特征的患者进行分类而实现的。分类系统使得我们能够对每个类别的患者系统性地评估其临床意义、诊断进展以及临床治疗。值得注意的是，一个疾病可能会有不同的分类系统，这些分类系统主要的不同点在于对基本特征的选择及如何对患者进行分类。一个能满足临床医生进行疾病诊断和治疗的很有效的分类系统是和系统本身的实用性息息相关的。

为了能够达到这一目标，一个分类系统必须有能够清楚、准确表述每一类疾病的定义，包括所有可能的变异，能体现患者的临床表现、预后和治疗，而且越简单越好。同时，还得注意的是，这个分类系统是通过没有偏倚的、能够经得起考证的方式来满足以上条件的[1]。

7.2 欧洲分类系统形成之前的时代

美国生育学会（AFS）即目前的美国生殖医学会（ASRM）提出的米勒管发育畸形的分类系统是针对先天性子宫畸形分类的系统[2]，这基于

G.F. Grimbizis, M.D., Ph.D. (✉)
Department of Obstetrics and Gynecology, Medical School,
Aristotle University of Thessaloniki,
Tsimiski 51 Street, 54623 Thessaloniki, Greece
e-mail: grigoris.grimbizis@gmail.com
R. Campo, M.D.
European Academy of Gynaecological Surgery, Leuven, Belgium

© Springer International Publishing AG 2018
A. Tinelli et al. (eds.), *Hysteroscopy*, https://doi.org/10.1007/978-3-319-57559-9_7

Buttram 和 Gibbons[3] 以前的贡献，也反映了当时的诊断水平，除了妇科检查，只有子宫输卵管造影和腔镜可以使用。这些技术也使得对女性生殖系统解剖尤其是子宫解剖得以了解。

AFS 分类系统对于生殖系统畸形的分类在大类上主要基于子宫的畸形包括宫体、宫颈和阴道畸形，亚分类基于子宫畸形的程度[1-2]（表 7.1）。合并或不合并宫体畸形的宫颈畸形及阴道畸形没有被包含在该系统内。

近年来，AFS 分类系统在临床实践和研究中的局限性变得越来越明显：① AFS 分类系统委员会在最初的出版物上只提供了一个示意图但没有定义这些分类，这给不同类别畸形的鉴别诊断带来了很大的麻烦。②关于吸收融合畸形，包括了两类——子宫纵隔和弓形子宫。弓形子宫被定义为"具有正常子宫功能的纵隔子宫"，而没有提供弓形子宫和正常子宫的鉴别诊断标准，这就会造成各种不同的理解，给临床实践和研究造成了混乱。③ AFS 分类系统 I 型中包含不同临床表现的患者，包括有些患有不同严重程度的复杂畸形的患者，需要高难度的手术治疗；这种无效的分类在临床上有很大的问题。④还有些畸形没有被包含到 AFS 分类系统中。⑤由于对宫颈和阴道的畸形缺乏特殊的分类，阻塞性畸形没有在 AFS 分类系统中明确的体现。它们主要被分在 I 型中，但又根据子宫的解剖，也会被分到其他类型中[1]。

然而，迄今，AFS 分类系统是最被大家广泛接受以及使用的关于畸形的分类系统，这可能是因为：①大多数先天性畸形是子宫畸形，因此 AFS 分类系统正好能对大多数患者的畸形进行分类且被

表 7.1 AFS 分类系统（AFS[2]）

主要分类		亚级分类	
I	发育不全或未发育	（a）阴道	（b）宫颈
		（c）宫底	（d）输卵管
II	单角子宫	（a）残角与宫腔相通	（b）残角与宫腔不相通
		（c）残角无宫腔	（d）无残角
III	双子宫		
IV	双角子宫	（a）完全	（b）部分性
V	纵隔子宫	（a）完全	（b）部分性
VI	弓形子宫		
VII	己烯雌酚相关		

表 7.2 胚胎 – 临床分类系统（Acien 等 [6]）

分类	胚胎学上的畸形	临床表现
1	泌尿生殖嵴发育不全或不发育	子宫，卵巢，输卵管存在的单角子宫，伴对侧肾脏缺如
2	中肾管在泌尿生殖窦开口和输尿管芽生长缺失的中肾管异常（因此肾脏缺如）；同时中肾管对中肾旁管的诱导作用缺失，因此常有双子宫双阴道，单侧阴道阻塞伴同侧肾脏缺如。	（a）单侧阴道积血 （b）阴道前侧壁 Gardner 假囊肿 （c）阴道纵隔部分再吸收不全，阴道前侧壁上可见一小孔，通过这个小孔可进入肾发育不全同侧的生殖系统。 （d）单侧阴道或宫颈阴道发育不全伴同侧肾缺如，两半边子宫宫腔可不相通或者相通（交通子宫）
3	孤立的中肾旁管发育异常的影响	
	（a）中肾旁管发育异常	常见的子宫畸形如单角子宫（常伴有残角子宫）、双角子宫、纵隔子宫和双子宫
	（b）中肾旁结节发育异常	完全性或部分性宫颈阴道闭锁，如阴道横隔
	（c）中肾旁管和中肾旁管结节发育异常	MRKH（单侧或双侧）综合征
4	泌尿生殖窦发育异常	泄殖腔畸形和其他
5	多种畸形	中肾管、中肾旁管和泄殖腔发育异常

证明是有效的；② AFS 分类系统设计的分类基础是子宫畸形的程度，而子宫畸形程度正好似乎与患者的预后尤其是妊娠结局有关；③ AFS 分类系统使用起来方便简单 [1]。

总之，AFS 能够为描述畸形提供一个框架，但不能对所有畸形进行清楚有效的分类，并且在分类系统中引入了主观标准 [1,4]。

由于 AFS 系统的缺点和不足，其他学者随后提出了另外两个关于女性生殖系统的分类标准。Acien 等提出了胚胎 – 临床分类系统（表 7.2）；此分类建议将泌尿生殖系统不同胚胎学起源的畸形作为分类的基础，因此将分类原则从解剖学转换到胚胎学 [5-6]。1 年后，Oppelt 等 [7] 提出了阴道、宫颈、宫体、附件及相关的女性生殖系统畸形分类（VCUAM）（表 7.3）；这个分类的贡献是引入了与肿瘤学中与肿瘤淋巴结转移（TNM）原则相对应的女性生殖道不同部分的独立分类。

值得注意的是，一些临床上重要的女性生殖系统畸形分类的亚分类已经发表，其旨在克服临床中关于那些解剖学多种畸形患者处理的问题 [8-14]。

然而，不论是上面两个新的分类系统还是一些细分类的提议，都没有被学界广泛接受，这意味着它们并不能满足临床医生对女性生殖器畸形有效分类的要求。

表 7.3　阴道、宫颈、宫体、附件及相关畸形（VCUAM）的分类系统（Oppelt 等[7]）

阴道（V）			子宫（U）		
	0	正常		0	正常
	1	（a）处女膜部分闭锁 （b）处女膜完全闭锁		1	（a）弓形子宫 （b）子宫纵隔 < 50% 宫腔 （c）子宫纵隔 > 50% 宫腔
	2	（a）不完全性阴道纵隔 < 50% （b）完全性阴道纵隔		2	双角子宫
	3	阴道口狭窄		3	发育不全
	4	阴道发育不全		4	（a）单侧残角子宫 / 发育不全
	5	（a）一侧阴道闭锁 （b）完全阴道闭锁			（b）双侧残角子宫 / 发育不全
	S	1. 泌尿生殖道窦道（深处汇合） 2. 泌尿生殖道窦道（中央汇合） 3. 泌尿生殖道窦道（高处汇合）		+	其他
	C	泄殖腔		#	不明
	+	其他			
	#	不明			
宫颈（C）	0	正常	附件（A）	0	正常
	1	双宫颈		1	（a）单侧输卵管畸形，卵巢正常 （b）双侧输卵管畸形，卵巢正常
	2	（a）单侧闭锁 / 发育不全 （b）双侧闭锁 / 发育不全		2	（a）单侧发育不全 / 条索状性腺 （b）双侧发育不全 / 条索状性腺
	+	其他		3	（a）单侧发育不全 （b）双侧发育不全
	#	不明		+	其他
				#	不明
相关畸形（M）	O	无			
	R	肾脏			
	S	骨骼			
	C	心脏			
	N	神经			
	+	其他			
	#	不明			

7.3 ESHRE/ESGE 分类系统

考虑到现存分类系统的优点和局限性以及建立一个新的分类系统的需要，欧洲人类生殖与胚胎学会（ESHRE）和欧洲妇科内镜学会（ESGE）成立了专门的先天性子宫畸形（CONUTA）工作组，旨在建立一个新的女性生殖器官畸形的分类系统。2013 年，新的 ESHRE/ESGE 分类系统已经发表[15-16]（图 7.1，图 7.2）。

值得注意的是，该新系统的制定用的是 DEPLHI 专家共识[17-19]，除了 CONUTA 专家组成员，还有近 100 位欧洲在该领域的专家参与并发表意见[15-16]。

7.3.1 欧洲分类系统制定的原则

在欧洲分类系统中关于畸形分类的基础是解剖，宫体、宫颈和阴道解剖被独立分类。子宫解剖

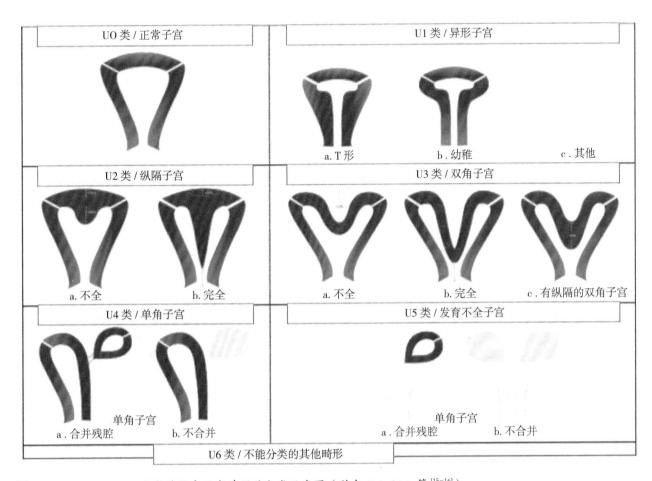

图 7.1 ESHRE/ESGE 分类系统中子宫畸形的分类示意图（引自 Grimbizis 等[15-16]）

是制定分类的主要基础，同时也考虑了胚胎源性。这就使得来自同一胚胎组织的不同子宫畸形在主要分类中能够显现出来。

子宫体畸形亚分类是基于具有临床意义的子宫体解剖畸形程度。采用同样的方法，宫颈和阴道在独立共存的亚分类中也进行了分类。

7.3.2 子宫畸形主要的分类及亚分类

子宫畸形主要被分为 5 大类。下面的 5 个因素在分类的制定中是很重要的：①分类系统中，所有分类及亚分类的定义要明确；②所有分类及亚分类的畸形是按从轻到重排序的；③正常子宫应被归为 0 类，宫体正常伴有宫颈或阴道畸形的应有明确的分类[9,12,20]；④由于正常子宫的大小特别是宫壁厚度在不同患者中有些许在正常范围内的变化，因此子宫畸形应拿畸形部分占子宫的解剖标志（宫壁厚度）的比例来定义；⑤应有第 6 个分类来包括目前不能分类的其他畸形。

U0 类 / 正常子宫：任何内膜间质线是直的或者弯曲的正常子宫，宫底部中线向内凹陷不超过宫壁厚度的 50% 属于正常子宫。

U1 类 / 异形子宫：除纵隔子宫以外的其他子宫外部轮廓正常但宫腔形态异常的子宫被定义异形子宫。

U1a/T 形子宫：由于子宫两侧壁增厚而导致宫腔狭窄（呈 T 形），但宫体宫颈比例仍为 2∶1 的这类子宫，叫 T 形子宫。

U1b/ 幼稚子宫：没有宫壁增厚但宫腔狭窄，宫体宫颈比例为 1∶2 的这类子宫，叫幼稚子宫。

U1c：其他具有微小的宫腔形态异常的子宫。分类目的是能为这类患者的临床研究提供方便，同时能明确与纵隔子宫进行区分。

U2 类 / 纵隔子宫：子宫外部形态正常但宫底中间部分向宫腔内凸出超过宫壁厚度 50% 的子宫被定义为纵隔子宫。宫底向宫腔内凸出的这部分就称为纵隔组织，这是由于胚胎在发育过程中宫腔中间部分吸收障碍而导致的，也可以同时出现宫颈或

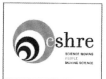

ESHRE/ESGE 关于女性生殖系统畸形的分类表

姓名:			年龄:	
检查日期:			检查方法:	

子宫体畸形			宫颈 / 阴道畸形		
主要分类	亚分类		分类		
U0	正常子宫				
U1	异形子宫	a.T 形 b.幼稚 c.其他	C0	正常宫颈	
			C1	纵隔宫颈	
			C2	双宫颈（正常）	
U2	纵隔子宫	a. 不全 b. 完全	C3	单侧宫颈发育不全	
			C4	宫颈发育不全	
U3	双角子宫	a. 不全 b. 完全 c. 双角纵隔			
			V0	正常阴道	
U4	单角子宫	a. 合并残腔（交通 / 不交通） b. 没有残腔（有残迹 / 没有残迹）	V1	非阻塞性阴道纵隔	
			V2	阻塞性阴道纵隔	
U5	发育不全	a. 有残腔（单侧 / 双侧） b. 没有残腔（单侧 / 双侧子宫残迹或 未发育）	V3	阴道横隔 / 无孔处女膜	
			V4	阴道发育不良	
U6	未分类的其他畸形				
U			C	V	

非中肾旁管起源的其他相关畸形：

图 7.2 ESHRE/ESGE 关于女性生殖系统畸形的分类

阴道的发育异常（见宫颈 / 阴道畸形）。根据畸形程度，U2 类又被细分为 2 个亚类。

U2a/ 不完全纵隔子宫：宫底部纵隔组织在宫颈内口水平以上，部分分隔宫腔。

U2b/ 完全纵隔子宫：宫底部纵隔组织达到宫颈内口水平，完全将宫腔一分为二。

U3 类 / 双角子宫：子宫底部外侧向内凹陷超过宫壁厚度的 50% 被定义为双角子宫，很明显，这需要从宫腔内确认在子宫中线处宫底向内凸出分隔宫腔。正常融合失败意味着胚胎发育缺陷。从外部观察可分为部分或完全宫体分离并是否合并宫颈或阴道畸形。根据子宫体畸形程度，双角子宫又被

分为 3 个亚类。

U3a/ 不完全性双角子宫：子宫底部外侧向内凹陷未达到宫颈内口水平，使宫体部分分离。

U3b/ 完全双角子宫：子宫底部外侧向内凹陷达到宫颈内口水平，使宫体被完全分离。部分或完全双角子宫可能合并宫颈畸形（如双宫颈，这在AFS 分类系统中称此为双子宫），也还可能合并阴道畸形（如阻塞性或非阻塞性阴道纵隔）。

U3c/ 有纵隔的双角子宫：宫底中线内凹的宫壁厚度大于宫壁厚度的 150%。这是由于子宫在发育过程中除了融合障碍还存在吸收障碍导致的。有纵隔的双角子宫可以利用宫腔镜切除纵隔而部分恢

复宫腔形态。

U4 类 / 半子宫（单角子宫）：由单侧子宫发育而对侧未发育或者发育不全而形成。这是子宫在发育过程中出现异常导致的。根据对侧是否有残存功能宫腔的残角子宫，单角子宫被分为 2 个亚类。这个因素也是临床上出现残角宫腔积血或者异位妊娠等并发症的唯一因素。

U4a/ 单角子宫伴残腔：单角子宫合并对侧有功能残腔的残角子宫，宫腔与残迹宫腔相通或不相通。

U4b/ 单角子宫不伴残腔：单角子宫伴对侧没有内膜腔的残角或对侧完全未发育。

U5 类 / 发育不全的子宫：是由单侧或双侧子宫未发育而形成的，包括所有胚胎发育过程中子宫形成异常导致的发育不全的子宫[26-27]。发育不全子宫往往并存其他畸形，例如阴道发育不全、子宫阴道未发育综合征（MRKH 综合征）等[27]。根据有无有功能的残腔，发育不全的子宫又被分为 2 个亚类。这也是临床上出现盆腔痛、宫腔积血等并发症的重要原因。

U5a/ 有残腔的发育不全子宫：单侧或双侧有功能的残腔。

U5b/ 没有残腔的发育不全子宫：无任何子宫残迹或者仅有子宫残迹。

U6 类 / 未分类的畸形：欧洲分类系统是一个综合分类系统[29]，它的制定旨在希望能够包含所有胚胎发育过程中形成、融合、吸收异常导致的畸形。但还是有些复制方面的畸形以及异位中肾旁管畸形没有被分类，这些畸形以及其他一些不能被主要类别分类的畸形归为第 6 类。

7.3.3 宫颈畸形分类

宫颈畸形被分为 4 个类别，正常宫颈被归为 0 类，这使得正常宫颈合并子宫体和阴道的先天性畸形能够被独立分类。

C0 类 / 正常宫颈：胚胎发育正常，宫颈解剖正常。

C1 类 / 纵隔宫颈：宫颈外形呈正常的圆柱状，但由于宫颈在发育过程中吸收障碍导致的宫颈中间有一纵隔。

C2 类 / 双宫颈：有两个完全分离或者部分融合的外形呈圆柱状的宫颈，这是由于宫颈在发育过程中融合障碍导致的。双宫颈可以合并完全性双角子宫。因此，ESHRE/ESGE 分类里面的 U3b/C2 也就是 AFS 分类系统中的双子宫。

C3 类 / 单侧宫颈发育不全：只有单侧宫颈发育良好，对侧没有发育或者发育不全，这是宫颈在发育过程中形成障碍导致的。这使得一些很罕见的畸形，如一个很严重的阻塞性畸形：完全双角子宫合并单侧宫颈发育不全可以分在此类（U3b/C3）。尽管单角子宫患者常有单侧宫颈发育不全，但在最终书写诊断分类的时候只写 U4，而不是 U4/C3。

C4 类 / 宫颈发育不全：完全没有宫颈组织或宫颈存在严重的缺陷如条索状宫颈、宫颈闭塞、宫颈片段[8-9,20]。这是宫颈发育障碍。这一分类结合正常或畸形子宫体，可使因宫颈缺陷而导致的阻塞性畸形得以分类。

7.3.4 阴道畸形分类

阴道畸形被分为 4 个补充类别，正常阴道被归为 0 类，这使得正常阴道合并子宫体和宫颈的先天性畸形能够被独立分类。

V0/ 正常阴道：胚胎发育正常，具有正常的阴道解剖结构。

V1/ 非阻塞性阴道纵隔：这一类特征很明显，并且可使纵隔或双角子宫合并纵隔或双宫颈得到了归类。

V2/ 阻塞性阴道纵隔：这一类特征亦很明显，且用以特殊因阴道发育缺陷而导致的阻塞性畸形。

V3/ 阴道横隔和（或）无孔处女膜：阴道横隔和无孔处女膜的胚胎起源是不一样的，但它们被归为同一类是因为具有相同的临床表现（阻塞性）。它们常表现为独立的阴道发育缺陷。阴道横隔的厚度因人而异。

V4/ 阴道发育不良：是一种融合缺陷，包含所有的完全性和不完全性阴道发育不良。

7.4 总　结

欧洲分类系统是基于子宫体、宫颈及阴道畸形而独立分类的，这使得我们能够准确地对女性生殖器官畸形的解剖进行描述。它也被证实是一个对女性生殖器畸形综合分类的可信赖的工具[29]，同时，它也为畸形的描述提供了术语，避免了各类报道描述的不一致性。

欧洲分类系统基于可测量的参数来定义全部不同类型的畸形，这使得我们能够利用现有的影像学技术来对这些畸形进行客观的诊断和鉴别诊断。这也是制定欧洲分类系统的基础，因为它可以成为管理无症状到有严重症状的青春期患者的工具。

更重要的是，新的 ESHRE/ESGE 分类系统可以成为研究不同类型女性生殖器官畸形临床结局的工作基础，从而促进这类疾病治疗指南的制定。

参考文献

请登录 www.wpcxa.com "下载中心" 查询或下载。

第 **8** 章 三维超声在评估子宫畸形中的作用

Betlem Graupera, Maria Àngela Pascual, Lourdes Hereter, Cristina Pedrero

8.1 引　言

先天性子宫畸形，由于其在胚胎期起源于中肾旁管（米勒管），因此也叫米勒管畸形（MDA）。该种畸形可以在子宫胚胎期发育的任何时间点发生，可以是孤立的或者复合畸形。

在第 6 周的男性和女性胚胎中都有两套生殖管道：中间的中肾管或沃尔夫管和两侧的中肾旁管或米勒管，两侧中肾旁管尾端向中肾管内侧迁移并最终在中线处与对侧融合。在女性胚胎基因中由于缺乏抗米勒管激素，使得中肾旁管能够最终发育成输卵管、子宫、宫颈和阴道上段。在胚胎第 6~18 周，中肾旁管经历了延伸、融合、管道形成和再吸收的过程[1-3]。两侧中肾旁管的融合始于泌尿生殖窦和将来形成的宫颈峡部的中点上；中央部分的再吸收也始于这个中线点上并向头端和尾端两个方向同步进行，头端的吸收使得宫腔里面的隔膜消失并产生一个内膜腔，尾端的吸收产生了宫颈管腔和阴道上段[4]。

这些畸形在不同的研究人群中患病率不同，普通人群中患病率大约为 5.5%，而在有流产史的不孕人群中患病率可高达 25.4%。

关于子宫畸形的分类系统最常用的是美国生育学会（AFS）[6]的分类系统。近期，欧洲人类生殖与胚胎学会与欧洲妇科内镜学会（ESHRE/ESGE）也新建立了一个女性生殖道先天畸形的分类共识[7]。

患有先天性子宫畸形的女性有的无症状，有的伴有妇科或产科的症状如阴道积血、宫腔积血、不孕和流产。患有先天性子宫畸形的女性的自然流产、早产、分娩时的胎先露异常、低体重儿及围生儿死亡率均高于无米勒管畸形的妊娠女性。先天性子宫畸形可能合并其他的先天性畸形，常见的是泌尿道畸形。

8.2 影像学技术

很多影像学技术可以用来诊断先天性子宫畸形。首先是经阴道二维超声（2DUS）。经阴道二维超声可以从矢状位和水平位提供子宫的解剖信息，从而筛查先天性子宫畸形[12]。但二维超声缺乏冠状位，这降低了诊断的准确性，虽然一些专家证明可以用二维超声来评估子宫畸形[13-16]，但目前并没有全球统一的关于二维超声对先天性子宫畸形诊断的标准。

二维盐水灌注宫腔超声造影（2D-SIS），子宫输卵管造影和宫腔镜可以用来研究宫腔，腹腔镜可以用来观察子宫的外部轮廓。但 MRI 和三维超声（3DUS）与以上几种方式比较具有明显的优势，二者都能同时获得宫腔和子宫外部轮廓的信息[17-18]。三维超声与三维盐水灌注宫腔超声造影（3D-SIS）的诊断价值并无较大差异。

8.3 三维超声

三维超声是一项无创性的、可靠的、低成本的检查技术。由于三维超声比二维超声能够更清晰地

B. Graupera, M.D., Ph.D. (✉) • M.À. Pascual, M.D., Ph.D.
L. Hereter, M.D. • C. Pedrero, M.D.
Department of Obstetrics, Gynecology and Reproduction,
Hospital Universitari Dexeus, Gran Via Carles III, 71–75,
08028 Barcelona, Spain
e-mail: betgra@dexeus.com

© Springer International Publishing AG 2018
A. Tinelli et al. (eds.), *Hysteroscopy*, https://doi.org/10.1007/978-3-319-57559-9_8

提供冠状位的子宫形态及解剖细节[21]，能对盆腔脏器进行三维重建，因此它是研究子宫畸形的首选技术。与二维超声相比，三维超声可以做到对先天性子宫畸形进行鉴别诊断并评估其严重程度，从而决定治疗方法，并预测生殖预后。

三维超声对子宫畸形的诊断具有非常好的准确性，这是与子宫输卵管造影[12]、子宫输卵管造影联合腹腔镜[20]、宫腔镜[22-24]、宫腔镜联合腹腔镜[25-29]、MRI[17,22,25,30]对比后得到证实的。而且，三维超声对子宫畸形的诊断在不同研究者中具有很好的重复性。

其可以在中央矢状平面上（从宫颈到宫底）测出子宫容积。子宫内膜线与超声波的夹角必须是90°，以确保子宫内膜线能够被全部扫到。一旦关于子宫容积的参数被全部采集后，数据就会显示在子宫的三维平面视图中（矢状面、冠状面和横截面）（图8.1）。

在大横径的子宫畸形中，可以在横切面获得三维容积从而双侧宫角都可以被观察到。在月经周期的黄体期行三维超声检查可以提高诊断的准确性[25]。

在矢状平面使超声波与宫颈夹角90°，我们也可以单独获得宫颈的体积来评估宫颈情况。

阴道的三维超声是用阴道探头在会阴部获得的。在骨盆底的矢状位从前往后显示耻骨联合、尿道、膀胱、阴道、直肠和肛管来获取体积数据（图8.2）。

在体积的测量过程中，必须全程紧握探头，同时，也要求患者尽量保持静止，包括尽量减小呼吸动度。

一旦获得三维体积，我们就可以获得多平面模式图，可以通过三个垂直平面相交的选定点来旋转和平移。任何平面的任何变动都可以实时处理和更新，同时另外两个垂直平面及重建图像也会同时同步。

三维重建的目的是获得以双侧输卵管间质部位为参考点的子宫冠状位图像（图8.3），根据所感兴趣区域的方向位置，有不同的方法可以实现此目的。

也有不同的重建模式来使我们更好地评估宫腔与宫底外形轮廓的关系。

三维超声通过提供不同的工具来计算畸形结构

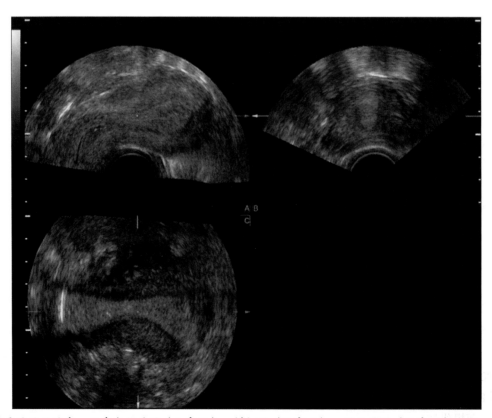

图8.1 多维平面显示子宫：正中矢状平面（A窗口），横切面（B窗口），冠状平面（C窗口）

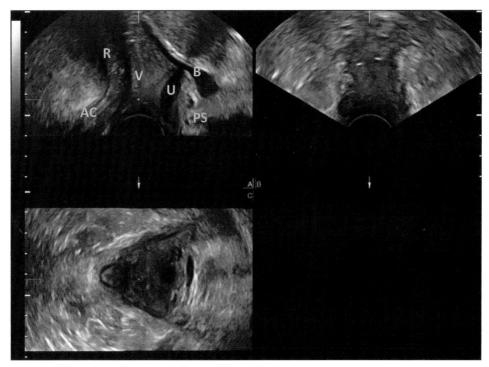

图 8.2　多维平面显示盆底：在盆底矢状位采集体积数据（窗口 A），从前往后显示耻骨联合（PS）、尿道（U）、膀胱（B），阴道（V）、直肠（R）和肛管（AC）

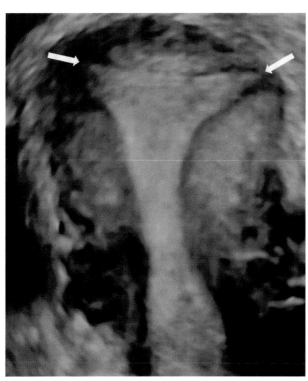

图 8.3　三维超声冠状位重建图像显示：以双侧输卵管间质部为指示点正常的宫底向外隆起

的体积，从而为需要手术的患者决定最适合的手术方式[21]（图 8.4）。超声断层成像技术（TUI）能在不同垂直平面提供连续平面和多维图像，从而正确分析宫颈和阴道畸形[32]（图 8.5）。

对于子宫形态的描述，或者采用修订版的 AFS 分类[31,33]，或者采用 ESHRE/ESGE 共识[7]。虽然 ESHRE/ESGE 分类建立了明确的标准来区分不同类别的畸形，但它最先并没有指出如何测量子宫壁厚度。在我们之前的工作[30] 中，我们把子宫壁厚度定义为子宫冠状面上宫底外部轮廓到双侧输卵管内口连成的线之间的最大距离，然后再根据 ESHRE/ESGE 共识[7] 测量其他参数（图 8.6，图 8.7）。后来塞萨洛尼基 ESHRE/ESGE 共识[34] 详细说明了在哪里以及怎么测量子宫壁厚度以及其他参数，如宫腔中线处向内凹陷的数值。

8.4 米勒管畸形分类

8.4.1 正常子宫

正常子宫的横切面在二维超声上是椭圆形的，子宫内膜呈一条亮线并指向宫角。子宫的形态在二维超声矢状位上呈典型的"梨形"。

正常子宫在三维超声冠状位的重建图像上，宫底轻微的向外隆起。正常宫腔呈三角形，在冠状面上子宫肌层向内凹或凸起，呈略低回声，而子宫内膜呈强回声（图 8.3）。

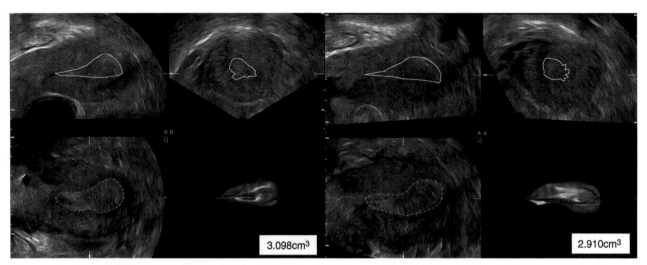

图 8.4　完全性双角子宫的三维超声 VOCAL 功能成像，该技术可以计算解剖结构的体积（如宫腔），来决定最好的治疗方案

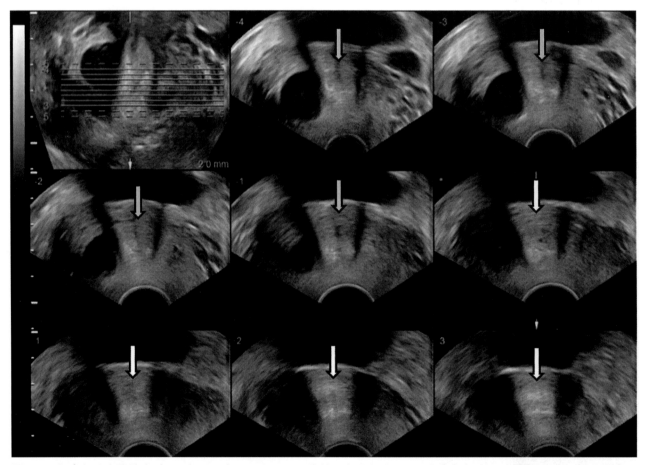

图 8.5　超声断层成像技术（TUI）显示宫颈不全纵隔。获得 8 个平行的 2mm 的厚度宫颈平面图像。-4、-3、-2、-1 断层图显示一层薄薄的纵隔将宫颈管分隔（黄色箭头）。有绿点和 1~3 断层图显示单个宫颈（白色箭头）

8.4.2 异形子宫或己烯雌酚相关畸形

胚胎或胎儿期暴露于己烯雌酚的女性有 69% 患有子宫畸形[35]。这种畸形主要表现为独特的 T 形宫腔。

患有 T 形子宫的患者出现流产、早产和其他产科并发症的概率更大；同时由于以胶原蛋白、弹性蛋白和平滑肌的减少为特点的结构和组织学改变，宫颈功能不全的发生率也增加[36-37]。

有时候这种特殊宫腔形态也可在未暴露于己烯雌酚的女性中发现，这是由于这类患者宫腔有边缘性粘连，宫腔呈 T 形[38]。这种宫腔形态归为 AFS 分类系统中的Ⅶ类[6] 或者 ESHRE/ESGE 共识中的 U1 类即异形子宫[7]，这个类别应包括除纵隔子宫以外所有子宫外部形态正常、宫腔形态异常的畸形。U1 类被分为 3 个亚类：U1a 类 /T 形子宫：由于两侧宫壁增厚而导致宫腔狭窄，宫体宫颈比例为 2∶1；U1b 类 / 幼稚子宫：宫壁没有增厚但宫腔狭小，宫体宫颈比例为 1∶2；U1c 类：包括宫底中央向宫腔内凸但不超过 50% 宫壁厚度在内的其他宫腔形态的微小畸形。大多数异形子宫的宫体都比较小。

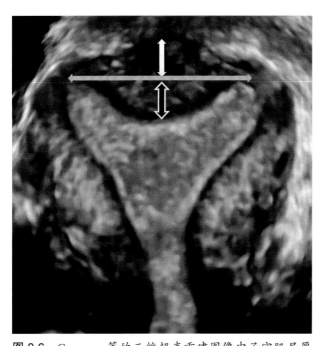

图 8.6 Graupera 等的三维超声重建图像中子宫肌层厚度的测量（白色双向箭头）[30]，肌层厚度为冠状位图像上宫底外侧到间质间线（黄线）的距离。宫底中部向宫腔内凹陷的距离为宫腔内最低点到间质间线之间的距离（黑色双向箭头）

异形子宫在二维超声中的表现没有特异性。根据经验，所有子宫较小的患者都要怀疑是否患有异形子宫。三维超声下可以看到 T 形子宫的宫腔垂直部分呈典型的管状（图 8.8）。

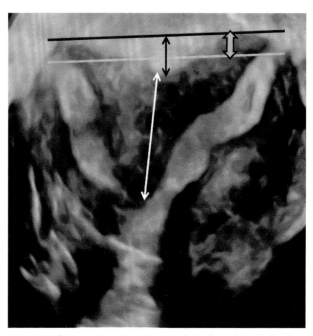

图 8.7 有纵隔的双角子宫。三维超声重建图像中的子宫壁厚度测量（黄色箭头），宫底外侧向内凹陷的程度测量（黑色箭头），宫底中部向宫腔内凹陷的程度测量（白色箭头）。根据 Graupera 等[30] 的测量方法，宫底外侧向内凹陷的程度（黑色箭头）为宫底外侧向内凹陷的最低点到双侧宫角连线（黑线）的距离；宫底中部向宫腔内凹陷的程度（白色箭头）为宫底外侧向内凹陷的最低点到宫腔最低点的距离；子宫壁厚度（黄色箭头）为双侧宫角连线（黑线）到间质间线（黄线）的距离

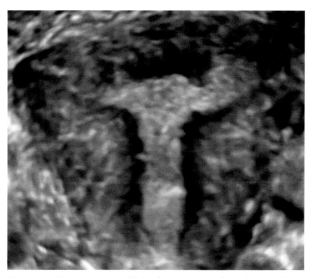

图 8.8 异形子宫。三维超声冠状位重建图中可以看到子宫宫腔形态为 T 形的宫腔垂直部分呈现典型的极度狭窄的管状

8.4.3 纵隔子宫

双侧中肾旁管融合后中间部分吸收障碍从而导致纵隔子宫，因而这种畸形位于子宫里面，子宫的外部轮廓是正常的。

普通人群中纵隔子宫的患病率为2.3%，不孕女性中为3.0%，具有流产史的女性患病率为5.3%，不孕和流产女性中患病率为15.4%[5]。

在所有畸形子宫中，纵隔子宫的妊娠结局最差：流产率44.3%（23%~67%），异位妊娠率为0.6%，早产率为22.4%，活产率仅为50.1%[39]。

与正常女性相比，患有不全或完全纵隔的女性妊娠率下降，相对危险度为0.86，早期妊娠流产率明显增高，相对危险度为2.89，对中期妊娠流产率没有影响，相对危险度为2.22。但完全纵隔子宫患者中期妊娠流产率增加，相对危险度为3.74，早产率也增加，相对危险度为2.14。分娩时胎先露异常率也增加，相对危险度为6.24[40]。

在AFS分类系统中[6]，根据纵隔是否到达宫颈内口或外口或者纵隔到达宫腔水平的位置，将纵隔子宫分为完全纵隔（Va类）和不全纵隔（Vb类）。在ESHRE/ESGE共识中，纵隔子宫定义为子宫外部形态正常，但宫底中央向宫腔内凸出超过宫壁厚度的50%。同样也被分为U2a和U2b两类，U2a类/不全纵隔子宫为纵隔在宫颈内口水平以上，将宫腔不完全分开；U2b类/完全纵隔子宫为纵隔到达宫颈内口水平，将宫腔完全分开[7]。

在二维超声的横切面上，可以看到纵隔子宫的外部轮廓呈微凸的形状，虽然有时显得扁平或凹陷，在较高的横切面水平可以看到被类似于子宫肌层的纵隔组织分隔的两个内膜回声；二维超声下，在较低的横切面水平，可以看到完全纵隔子宫的纵隔到达宫颈，有两个内膜回声，而在不全纵隔子宫只有一个内膜回声。

在三维超声中，纵隔子宫的外部轮廓稍平、微凹或者微凸，不完全性纵隔子宫在宫底水平被中等回声的肌层组织分成两个腔，而完全纵隔子宫的宫腔被纵隔整个分为两个，且由于纤维组织增多，纵隔组织越往宫腔下部延伸，回声越低（图8.9，图8.10）。

ESHRE/ESGE共识认为不全纵隔应超过宫壁厚度的50%[7]；Salim等认为宫腔里的纵隔末端的顶

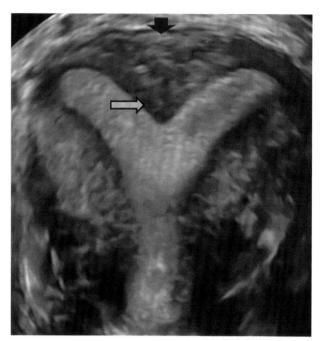

图8.9　在三维超声重建图像中，不全纵隔子宫的外部轮廓稍凸（黑色箭头），纵隔将宫腔部分分割开（黄色箭头）

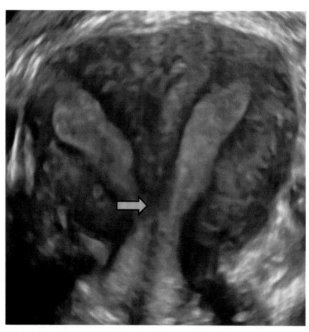

图8.10　在三维超声重建图像中，完全纵隔子宫的外部轮廓稍凸，纵隔将宫腔完全分割开（黄色箭头）

点应为锐角，而宫底外部轮廓为稍凸或者向内凹陷的深度小于10mm[31]；Ludwin等认为从interostial线到宫腔底之间的纵隔组织长度应大于15mm，而宫底外部顶点到双宫角内侧连线的距离应小于10mm[19]。

8.4.4 弓形子宫

弓形子宫的特点是宫底的肌层组织向宫腔内凸起，这是由于双侧中肾旁管融合后未完全吸收而造成的。

患有 AFS 分类系统中弓形子宫的女性异位妊娠率是 2.9%，流产率为 25.7%，早产率为 7.5%，足月分娩率为 62.7%，活产率为 66%[39]。

在所有女性中弓形子宫的患病率为 3.9%，有流产史的女性中患病率为 2.9%~8.9%[5]。

弓形子宫女性与正常女性的妊娠率没有统计学差异，相对危险度为 1.03；早期妊娠流产率没有统计学差异，相对危险度为 1.35；中期妊娠流产率显著增加，相对危险度为 2.39；早产率没有统计学差异，相对危险度为 1.53；分娩时胎先露异常率增加，相对危险度为 2.53[40]。

弓形子宫的分类经历过几次修订。例如在 Buttram 和 Gibbons 分类中认为弓形子宫是双角子宫的一种，但弓形子宫的外部形态是正常的；在 AFS 分类系统中独自成一类，大家质疑弓形子宫可能属于不全纵隔的一类，但考虑到它可能是一种正常的子宫，最终还是被独立分类了。

由于缺乏明确的定义，ESHRE/ESGE 分类系统里 [7] 没有弓形子宫的分类。ESHRE 和 ESGE 组成的 CONUTA 工作组提出的新分类系统中认为弓形这个术语本身定义不明确，它可以包括不同程度的子宫畸形，甚至不全纵隔。

有人认为，宫底凹陷的深度大于双侧输卵管口连线距离的 10% 者生殖结局不良 [42]。

二维超声横切面上，弓形子宫的外部轮廓通常为椭圆形，有时候呈扁平形或者稍微凹陷。在冠状面向上可以看到子宫内膜向两侧宫角延伸，伴 / 不伴子宫肌层组织轻微向宫腔内凸出。

在三维超声冠状面上，可以看到弓形子宫的外部形态是正常的，宫底的肌层组织轻微地向宫腔内凸起（图 8.11）。对于弓形子宫的定义：Salim 等认为宫底肌层组织向宫腔内凸出导致宫腔宫底部向内凹，这个凹陷顶点的角度应为钝角，而子宫外部形态正常或者宫底外部凹陷的深度小于 10mm[31]。Ludwin 等认为宫腔内宫底部最低点到双侧输卵管开口连线的距离应为 10~15mm，宫底外侧的顶点到两侧宫角的连线的距离应小于 10mm[19]。Bermejo

等提出了一个 15mm 的临界值来区分弓形和不全纵隔子宫。

8.4.5 融合障碍：双角子宫和双子宫

根据双侧中肾旁管部分未融合还是完全未融合，其产生的子宫畸形分为两个类别。

在 AFS 分类系统中，双侧中肾旁管部分融合障碍导致的畸形叫双角子宫（Ⅳ型），而双角子宫再根据宫底内陷的深度分为完全双角子宫（Ⅳa 型）和不全双角子宫（Ⅳb 型），完全双角子宫的宫底内陷至宫颈内口水平，而不全双角子宫的宫底内陷未至宫颈内口水平，其内陷的深度因人而异；双侧中肾旁管完全未融合产生的畸形为双子宫（Ⅲ型），两个中肾旁管均各自独立发育成半个子宫，因此会有两个宫颈，两个宫腔没有相通。

在 ESHRE/ESGE 共识 [7] 中，双侧中肾旁管部分或完全未融合产生的畸形被分为 U3 类（双角子宫）。该类又被分为 3 个亚类：U3a 类（部分性双角子宫）为宫底中线部的凹陷在宫颈水平以上，将子宫体分成两部分；U3b 类（完全性双角子宫）为宫底中线部的凹陷至宫颈内口水平，将子宫体完全分为两个部分；U3c 类（有纵隔的双角子宫）即除了融合障碍，还有吸收障碍，宫底中部向宫腔内凹陷的厚度大于宫壁厚度 50%。

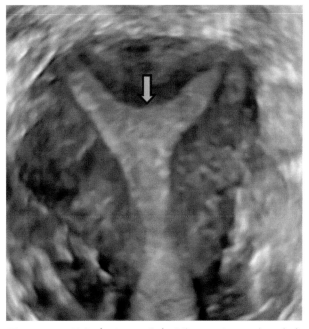

图 8.11 三维超声冠状位重建图像显示弓形子宫：宫底部肌层组织向宫腔内凸起（黄色箭头）

双角子宫在普通人群中的患病率为 0.4%，不孕女性中的患病率为 1.1%，具有流产史的女性中患病率为 2.1%，不孕和流产的女性中患病率为 4.7%；双子宫在普通人群中的患病率为 0.3%，不孕女性中的患病率为 0.3%，具有流产史的女性中患病率为 0.6%，不孕和流产的女性中患病率为 2.1%[5]。

双子宫患者的异位妊娠率为 1.3%，流产率为 32.2%，早产率为 28.3%，足月分娩率为 36.2%，活产率为 55.9%；双角子宫患者的异位妊娠率为 0.3%，流产率为 36%，早产率为 23%，足月分娩率为 40.6%，活产率为 55.2%[39]。

与正常子宫的女性相比，双角子宫女性的妊娠率没有统计学差异，相对危险度为 0.86；双角子宫的女性更容易发生早期和中期妊娠流产，相对危险度分别为 3.40 和 2.32；双角子宫的女性早产率和分娩时的胎先露异常率明显增加，相对危险度分别为 2.55 和 5.38[40]。

与子宫正常的女性相比，双子宫女性的妊娠率没有统计学差异，相对危险度为 0.90；早期妊娠流产率也没有统计学差异，相对危险度为 1.10；中期妊娠流产率增加，相对危险度为 1.39；双子宫女性的早产率和分娩时的胎先露异常率也明显增加，相对危险度分别为 2.58 和 3.70[40]。

根据 ESHRE/ESGE 共识，在部分性双角子宫、完全性双角子宫及有纵隔的双角子宫的二维超声横断面的较高平面，可以看到子宫底外侧有一凹陷将子宫体分成两个角，每个宫角内都有内膜回声，根据这两个内膜回声向下是否到达宫颈内口水平还是在宫腔某处汇合成一个内膜回声再到达宫颈内口，来判断是完全性双角子宫或部分性双角子宫还是有纵隔的双角子宫。

对于双角子宫和纵隔子宫的区分，Troiano 和 McCarthy 认为，如果宫底外侧的顶点低于双侧输卵管口连线或比双侧输卵管口连线高 5mm，则为双角子宫，若宫底外侧的顶点比双侧输卵管口连线的高度大于 5mm，则为纵隔子宫[43]。

根据 ESHRE/ESGE 共识，在三维超声中，完全双角子宫包括两个分离的子宫角，宫底外侧的裂缝一直到达宫颈；不全双角子宫的图像为宫底外侧的裂缝将两子宫角在宫颈内口水平以上分离；双角

纵隔子宫的图像为宫底外侧的裂缝将两个子宫角分离，同时宫腔内有一纵隔分隔宫腔，纵隔长度大于 50% 的宫壁厚度（图 8.12 至图 8.14）。

8.4.6 单角子宫 / 半子宫

单角子宫是由单侧中肾旁管发育而来的，而对侧中肾旁管发育异常导致出现没有内膜腔的残角或者有与单角子宫宫腔相通 / 不相通的内膜腔的残角。在 AFS 分类中[6]，单角子宫被分成了 4 个类别：残角内膜腔与单角子宫宫腔相通；残角内膜腔与单角子宫宫腔不相通；残角内没有内膜腔；没有残角的单角子宫。在 ESHRE/ESGE 共识中[7]，这种单侧形成异常的畸形叫半子宫，即 U4 类。U4 类根据有无合并有功能的残腔进一步分为 2 个亚类：U4a

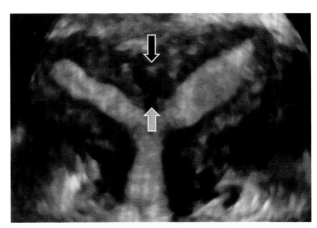

图 8.12　部分性双角子宫的三维超声图像，可以看到两个宫角被宫底部外部的凹陷分开（黑色箭头），宫腔在宫颈内口水平以上被部分分离（黄色箭头）

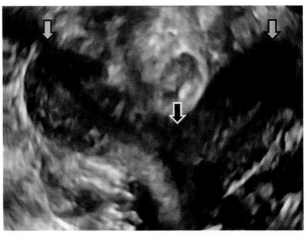

图 8.13　完全性双角子宫的三维超声图像，可以看到两个被分离的子宫角（黄色箭头）和外侧一直延伸到宫颈的凹陷（黑色箭头）

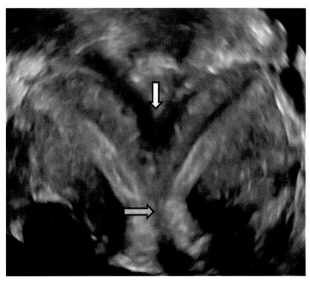

图 8.14　有纵隔的双角子宫的三维超声图像，可以看到双角之间的凹陷（白色箭头）和纵隔组织将宫腔分开，纵隔长度大于宫壁厚度的 150%，在这个病例中，纵隔一直延伸到宫颈管，因此宫颈管也被分隔开了

类（半子宫合并残腔）为半子宫合并有与之相通或不相通的内膜腔的残角；U4b 类（半子宫不合并残腔）为半子宫合并没有内膜腔的残角或者对侧完全没有发育。

单角子宫在普通人群中的患病率为 0.1%，不孕女性中的患病率为 0.5%，有流产史的女性中的患病率为 0.5%，有不孕和流产史女性中的患病率为 3.1%[5]。

据报道，单角子宫伴有与之不相通的内膜腔的残角的患者残角发生子宫腺肌症以及其他地方出现子宫内膜异位症的概率增加。这些患者会出现盆腔疼痛、盆腔肿块、由于经血流出道阻塞而出现宫腔积血输卵管积血以及不孕；也有些患者没有任何症状直到有生育要求时才得到诊断[9,44-47]。

单角子宫患者异位妊娠的发病率为 1.2%，流产率为 36.5%，早产率为 16.2%，足月分娩率为 44.6%，活产率为 54.2%[39]。

与子宫正常女性相比，单角子宫女性的妊娠率没有统计学差异，相对危险度为 0.74；单角子宫的女性更容易发生早期和中期妊娠流产，相对危险度分别为 2.15 和 2.22；单角子宫的女性早产率和分娩时的胎先露异常率也明显增加，相对危险度分别为 3.47 和 2.74[40]。

用二维超声来诊断这种畸形还是很困难的，因

为超声下很难发现。我们一般可以看到一个较小的与中线偏离的单角子宫，在大部分横切面可以看到内膜回声。应仔细检查盆腔以排除有无残角的存在，残角是一个更小的单角子宫，有时候会有内膜线或看不到内膜，但二维超声目前还不能确定单角子宫与残角子宫内膜腔是否相通。

单角子宫的内膜腔在三维超声冠状面下显示为梭形或者呈"香蕉形"（图 8.15）。有残角的单角子宫在三维超声中显示残角与单角子宫相似但形态较小，可以看到残角的内膜线，而且三维超声中也更容易显示残角与单角子宫内膜腔的关系。无内膜腔的残角比有内膜腔的残角更小，这使得诊断更加困难（图 8.16），很难与盆腔包块例如子宫肌瘤、附件包块区分。

8.4.7　子宫发育不全或未发育

这种由于单侧或双侧中肾旁管完全未发育而导致的单侧 / 双侧有内膜腔的残角或者仅为子宫残迹的畸形在 AFS 分类系统中属于 I 类，ESHRE/ESGE 共识中属于 U5 类。

有些患者若残角有内膜腔而阴道发育不全或闭锁，则导致经血流出受阻而出现宫腔积血，因此这些患者在青春期就因为闭经以及严重的盆腔痛被确诊。

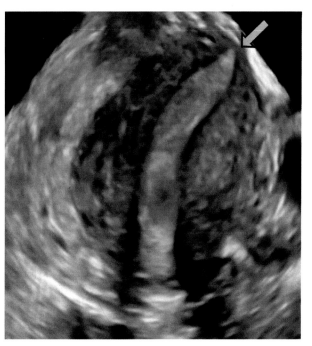

图 8.15　三维超声重建图像上单角子宫内膜腔呈梭形或者"香蕉形"（黄色箭头）

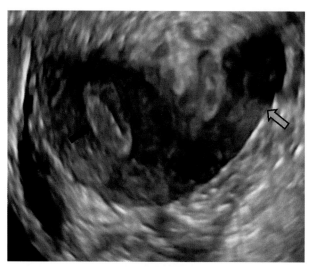

图 8.16 三维超声冠状位重建图像上，右边有一个单角子宫，内膜能清楚显示（黑色箭头），左边可以看到一个没有内膜腔的残角（黄色箭头）

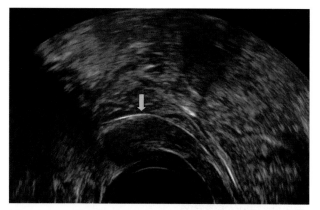

图 8.17 二维超声下显示子宫残迹（黄色箭头）

患有这种畸形的患者很少见，有无生殖能力取决于发育不全的程度以及有无有功能的内膜[43]。

子宫未发育属于 MRKH[Mayer–Rokitansky–Kuster–Hauser（子宫阴道未发育）] 综合征畸形的一部分，每 4500 个新生儿才有一个患有 MRKH 综合征，这些患者的染色体核型仍为 46XX，但子宫体、宫颈及阴道上端未发育或者有一个小子宫、阴道伴或不伴输卵管残迹。30%~40% 的患者同时合并有上泌尿道畸形[48]。

在 AFS 分类系统中[6]，子宫发育不全或未发育又分为 5 个亚类：阴道、宫颈、宫体、输卵管或者它们的组合。在 ESHRE/ESGE 共识中[7]，U5 类被分为两个亚类：U5a 类（有残腔的发育不全子宫）：单侧或双侧有内膜腔的残角子宫；U5b 类（没有残腔的发育不全子宫）：仅有残迹或者完全未发育。

对于这种畸形，超声检查结果不是很具体，二维超声及三维超声都能显示非常小的残角子宫，有的患者有内膜腔。若子宫未发育，则超声看不到子宫，大多数也看不到宫颈和阴道。由于没有阴道，因此超声应经腹检查（图 8.17）。

8.5 宫颈和阴道畸形

AFS 分类[6] 仅主要根据子宫的畸形进行分类，而 ESHRE/ESGE 共识中[7] 还为宫颈和阴道畸形提供了 5 个分类。C0 类（正常宫颈）：包括所有发育形式的正常宫颈。C1 类（纵隔宫颈）：宫颈外形呈正常的圆柱状，但由于宫颈在发育过程中吸收障碍导致的宫颈中间有一隔膜。C2 类（双宫颈）：有由于宫颈在发育过程中融合障碍导致的 2 个完全分离或者部分融合的外形呈圆柱状的宫颈。C3 类（单侧宫颈发育不全）：只有一侧宫颈发育良好。C4 类（宫颈发育不全）：完全没有宫颈组织或宫颈存在严重的缺陷。

ESHRE/ESGE 共识将正常阴道及阴道畸形也分为 5 个类别。V0 类：正常阴道，包括发育形式的正常阴道。V1 类：非阻塞性阴道纵隔。V2 类：阻塞性阴道纵隔。V3 类：阴道横隔和（或）无孔处女膜。V4 类：阴道发育不全：包括所有的阴道未发育及发育不全。

对于利用三维超声分析宫颈，Bermejo 等[17] 利用对宫颈管的方向的描述，认为有两个分离的宫颈管即为双宫颈。由于排卵期宫颈黏液便于检查，他们提议在排卵期单独测量宫颈管的体积，也通过引进阴道耦合剂来提高经阴道测量时的图像清晰度（图 8.18 至图 8.20）。这些作者认为三维超声是检查宫颈的首选方法，而 MRI 是检查阴道的首选方法；单独测量宫颈管的体积有助于区别宫颈管的界线；利用阴道耦合剂也有助于三维超声对阴道畸形的诊断[32]。

8.6 总　结

三维超声已被证实在诊断子宫畸形方面十分高效。已经有很多研究用 AFS 分类来评估三维超声对于子宫畸形诊断的有效性和准确性，评估子宫畸形女性的生育能力和生殖预后以及这些畸形的治疗[12,17,20,22–29]。

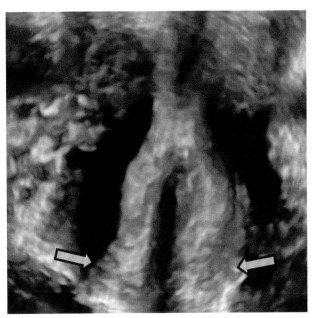

图 8.18 三维超声冠状位重建图像中纵隔子宫合并两个宫颈。黄色箭头指向两个分离的宫颈管。黄色箭头指的是两个宫颈管

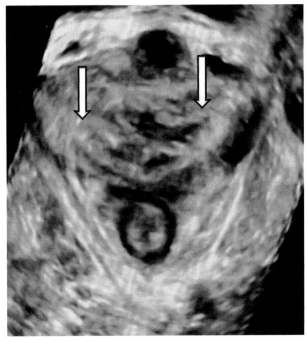

图 8.20 经会阴三维超声图像中双阴道。阴道里面填充了耦合剂，白色箭头指的是两个分离的阴道

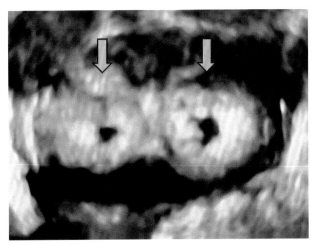

图 8.19 经阴道三维超声重建图像中的双宫颈。在宫颈外口水平的横切面上可以看到两个宫颈口（黄色箭头）

ESHRE/ESGE 分类系统不仅介绍了子宫畸形的分类，同时也把宫颈和阴道的畸形进行了独立的分类 [7,49]。

在这个章节中，我们可以看到三维超声技术对于子宫畸形、宫颈及阴道畸形的评估非常实用，对于中肾旁管畸形导致的罕见病例的诊断和分类非常重要。同时，三维超声为手术患者制定最佳治疗方案提供了新的参考依据 [21]。

参考文献

请登录 www.wpcxa.com "下载中心"查询或下载。

第9章　单角子宫：还有宫腔镜治疗的空间吗？

Sunita Tandulwadkar, Manasi Naralkar

胚胎时期双侧中肾旁管形成、融合和吸收障碍导致了先天性子宫畸形，这些畸形的总体患病率为1%~10%，不孕女性的患病率为2%~8%，有流产史女性的患病率为5%~30%[1]。先天性子宫畸形有一系列的临床表现：大多数无临床症状，少数人则表现出严重并发症，影响健康、生育，甚至危及生命[2]。

9.1 胚胎学

在女性生殖系统中，一对中肾旁管发育形成输卵管、宫体、宫颈和阴道上 2/3。卵巢和阴道下 1/3 则起源于不同的胚胎组织，卵巢起源于从原始卵黄囊迁移而来的生殖细胞，阴道下 1/3 则起源于从尿生殖窦迁移而来的生殖细胞。

双侧中肾旁管的正常发育包括 3 个阶段：器官的形成、融合和隔膜的吸收。器官的形成即为双侧中肾旁管的形成，形成异常则导致子宫发育不全 / 未发育或者形成单角子宫；融合即为两侧中肾旁管融合形成子宫，融合异常则导致形成双角子宫或双子宫；隔膜的吸收即为双侧中肾旁管融合后中间隔膜的吸收，吸收异常则导致出现纵隔或弓形子宫[3]。

9.2 分　类

美国生育学会（AFS）提出的关于女性生殖系统畸形的分类得到了业界的接受和广泛应用，然而，其对于畸形分类的有效性依然有着各种限制（图 9.1）。

因此，目前使用的一个分类系统是由欧洲人类生殖与胚胎协会与欧洲妇科内镜协会（ESHRE/ESGE）组成的CONUTA（CONgenital UTerine Anomalies）工作组建立的[2]（图 9.2）。

CONUTA 工作组的分类：

0：正常子宫。

Ⅰ：异形子宫。Ⅰa：T 形子宫，Ⅰb：幼稚子宫。

Ⅱ：纵隔子宫。Ⅱa：不全纵隔子宫，Ⅱb：完全纵隔子宫。

Ⅲ：融合异常子宫。Ⅲa：部分融合异常子宫，Ⅲb：完全融合异常子宫。

Ⅳ：单侧形成的子宫（单角子宫）。Ⅳa：合并残腔（相通或不相通），Ⅳb：合并没有内膜腔的残角或对侧未发育。

Ⅴ：发育不全 / 未发育子宫。Ⅴa：双侧 / 单侧有内膜腔的残角，Ⅴb：双侧 / 单侧仅有残迹或完全未发育。

Ⅵ：不能分类的其他畸形。

ESHRE/ESGE 标准取代了对于纵隔子宫 ASRM 的主观性诊断标准和绝对的形态学诊断标准。然而，由于 ESHRE/ESGE 标准对纵隔子宫过度诊断的风险较高，从而提高了纵隔子宫术后剩余纵隔的

S. Tandulwadkar, M.D. (✉)

Department of Obstetrics & Gynaecology, Ruby Hall Clinic, Pune, India

Ruby Hall IVF & Endoscopy Centre, Pune, India

Solo Clinic, Centre of Excellence in Infertility & Endoscopy, C- 50/51, Sharadaram Park, CTS No. 37/37/1, Sassoon Road, Pune 411001, India

e-mail: sunitart@hotmail.com

M. Naralkar, M.D.

Ruby Hall IVF & Endoscopy Centre, Pune, India

Solo Clinic, Centre of Excellence in Infertility & Endoscopy, C- 50/51, Sharadaram Park, CTS No. 37/37/1, Sassoon Road, Pune 411001, India

© Springer International Publishing AG 2018

A. Tinelli et al. (eds.), *Hysteroscopy*, https://doi.org/10.1007/978-3-319-57559-9_9

0. 正常子宫	I. 异形子宫		II. 纵隔子宫	
	a. T 形子宫	b. 幼稚子宫	a. 不全纵隔子宫	b. 完全纵隔子宫

III. 融合异常子宫		IV. 单角子宫		V. 发育不全/未发育子宫	
a. 部分融合异常子宫	b. 完全融合异常子宫	a. 合并残腔（相通或不相通）	b. 合并没有内膜腔的残角或对侧未发育	a. 双侧/单侧有内膜腔的残角	b. 双侧/单侧仅有残迹或完全未发育

VI. 不能分类的其他畸形

图 9.1 AFS 分类系统的修正版（0：正常子宫；I：异形子宫；II：纵隔子宫；III：融合异常子宫；IV：单角子宫；V：发育不全/未发育子宫；VI：不能分类）

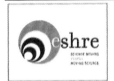

ESHRE/ESGE 关于女性生殖系统畸形的分类表

子宫体畸形			宫颈/阴道畸形	
主要分类	亚分类		分类	
U0 正常子宫			C0	正常宫颈
U1 异形子宫	a. T 形 b. 幼稚 c. 其他		C1	纵隔宫颈
			C2	双宫颈（正常）
U2 纵隔子宫	c. 不全 d. 完全		C3	单侧宫颈发育不全
			C4	宫颈发育不全
U3 双角子宫	a. 不全 b. 完全 c. 双角纵隔		V0	正常阴道
U4 单角子宫	a. 合并残腔（交通/不交通） b. 没有残腔（有残迹/没有残迹）		V1	非阻塞性阴道纵隔
			V2	阻塞性阴道纵隔
U5 发育不全	a. 有残腔（单侧/双侧） b. 没有残腔（单侧/双侧子宫残迹或未发育）		V3	阴道横隔/无孔处女膜
			V4	阴道发育不良
U6 不能分类的其他畸形				

图 9.2 ESHRE/ESGE 分类

诊断率，这在疾病的管理上就出现了问题，因此，ESHRE/ESGE 分类系统还很难应用到日常临床实践中。

9.3 单角子宫

在所有子宫畸形中单角子宫占 4.4%[4]。单角子宫是由于一侧中肾旁管部分或完全发育异常而导致的，可分为 4 个亚类：①不合并残角；②合并残迹（没有内膜腔的残角）；③合并有内膜腔的残角并与之相通；④合并有内膜腔的残角但与之不相通。最后一类由于阻塞而导致出现盆腔痛，需要手术干预[3]。

在中肾旁管畸形中的患者约 29% 合并肾脏畸形，而且大多数为单角子宫合并肾脏畸形，发生率高达 40%，且发生在残角子宫同侧。据报道，肾缺如是最常见的合并畸形，约有 67% 的患者。其他的畸形还包括异位肾、马蹄肾、肾缺如和拥有两套集合系统；合并卵巢畸形的也有报道，这意味着由泌尿生殖嵴的发育异常导致的畸形有可能同时出现[5]。

9.4 单角子宫的产科结局

无论有无残角子宫或者残角子宫被切除，单角子宫的早期妊娠流产、中期妊娠流产、宫颈功能不全以及产科并发症如胎儿宫内生长受限（IUGR）、早产、胎先露异常以及胎儿宫内死亡的风险均增加[6-7]。具体而言，根据文献数据，自发性流产率为 19.5%，早产率为 19.1%，足月分娩率仅为 21.0%（图 9.3）[4]。

有人认为，这些产科不良结局与宫腔扩张受限以及胎盘的异常种植有关[8]。

9.5 宫腔镜子宫成形术在单角子宫中的作用

传统观念认为，单角子宫无法手术修复，也不能妊娠[9]。

很少有关于单角子宫宫腔镜修复以及术后妊娠结局的报道。Xia 等在 2013 年报道了 3 例单角子宫患者在宫腔镜下行宫腔切开术（TCUI）后成功

作者	年份	研究对象	受孕	妊娠	流产（妊娠早期，妊娠中期）	早产	足月产	活产
Baker 等[4]	1953	4	4	5	0/0	0	5	4
Wajntraub 等[5]	1975	1	1	2	0/2	0	0	0
Beernink 等[6]	1976	5	4	8	1/0	3	5	7
Heinonen 等[7]	1982	13	10	15	7/0	3	5	6
Andrews 和 Jones[8]	1982	5	5	13	4/3	1	4	5
Fedele 等[9]	1987	19	13	29	15/2	3	8	11
Golan 等[10]	1990	7	NA	12	0/1	3	8	NA
Stein 和 March[11]	1990	12	NA	16	0/0	5	11	16
Ludmir 等[12]	1990	5	5	5	1/0	1	3	4
Moutos 等[13]	1992	23	20	36	11/2	3	19	21
Donderwinkel 等[14]	1992	45	23	45	10/7	8	20	28
Acién[15]	1993	23	21	55	10/2	9	33	40
Heinonen[16]	1997	42	36	93	13/2	10	48	57
Raga 等[17]	1997	8	NA	16	6/1	4	5	7
Dicker 等[18]	1998	1	1	2	0/0	1	0	1
Daskalakis 等[19]	2002	1	1	3	1/1	0	0	0
Airoldi 等[20]	2005	12	NA	12	NA	2	NA	NA
Akar 等[21]	2005	55	38	65	9/10	28	15	19
Haydardedeoglu 等[22]	2006	1	1	3	0/1	0	3	3
McAvey 和 Chasen[23]	2009	19	NA*	39	14/0	17†	NA	NA
Anderson 和 Chasen[24]	2013	27	NA	37	0/1†	10§	NA	NA
Watson 等[25]	2013	120	NA	341	NA	62	NA	227
本研究	2017	33	28	69	43/0	3	1	4
合计		486	211	921	180（19.5）†	176（19.1）†	193（21.0）†	460（49.8）†

图 9.3 单角子宫的产科结局。*数据来自产科学数据库；†包括早产和中期妊娠流产；‡只包括 > 12 周的妊娠

分娩活婴，这提示 TCUI 可以通过扩大单角子宫的宫腔来改善妊娠结局。

根据文献描述，TCUI 手术方式为：利用环形电极或者电针在单角子宫狭窄的宫底部位横向浅浅切开，使宫底宽度大于 2cm；然后在子宫侧壁纵向切开约 4cm，在宫底的切割深度约为 1cm，然后逐渐减少切割深度直到子宫峡部。手术后就创造了一个倒三角的宫腔形态，然后将 Foley 球囊放入宫腔 5~7d 后取出；同时使用雌激素和黄体酮建立人工周期治疗 2 个周期。术后 1 个月进行宫腔镜复查 [4,10]。

近期，同一位作者（Xia）又报道了一项关于 31 例单角子宫患者接受 TCUI 治疗的病例系列研究。这 31 例患者 TCUI 术后积极备孕，最后 20 例妊娠，包括 1 例妊娠终止、1 例中期妊娠流产、1 例宫外孕、5 例早产、11 例足月妊娠分娩和 1 例正在妊娠期，最终共有 16 个活婴。TCUI 手术明显降低了早期妊娠流产率，增加了足月妊娠分娩率和活产率。因此，作者总结，TCUI 可以改善不孕和流产的单角子宫患者的妊娠结局 [4]。

Roddick 等认为宫颈功能不全是由宫颈的肌纤维和结缔组织的比例异常而导致的，这种肌纤维增加而结缔组织减少的现象在先天性子宫畸形的患者中也能看到；而且畸形子宫会向下施加一个不均匀的力，这在妊娠期间更加明显，这也是造成宫颈功能不全的原因之一。因此，TCUI 手术或许可以通过去除多余的肌纤维、恢复子宫的对称性，从而纠正以上两个造成宫颈功能不全的因素 [11]。

据报道，在所有子宫畸形中，单角子宫宫颈管缩短的发生率最高，而宫颈管缩短使自发性早产的概率大大增加。目前没有证据表明具有中肾旁管畸形的患者需要常规环扎宫颈，但需要在孕期经阴道超声连续监测宫颈管长度，若长度小于 25mm 时应该考虑选择宫颈环扎 [4]。

TCUI 通过降低早期妊娠流产率，增加足月分娩率和活产率而改善单角子宫患者的妊娠结局，但 TCUI 术后早产率仍居高不下。我们还需要前瞻性研究来证实 TCUI 的益处，尤其是确认 TCUI 是否只能用于有不良生育史的患者 [4,10]。

9.6 关于单角子宫宫底和单侧宫壁成形术的经验

考虑到单角子宫的不良产科结局与宫腔容积小和管状宫腔有关，而且未手术纠正的单角子宫的患者在不同的孕期都会出现反复流产，因此治疗的目标应是通过手术增加宫腔容积，把管状宫腔转变为三角形宫腔。但这个手术要非常小心和仔细，因为术中的膨宫液会膨胀子宫，使肌层变薄，增加穿孔的风险。

本着谨慎仔细的原则，我们对 9 例妊娠中期流产的单角子宫患者实施了宫底和单侧宫壁成形术，在术中我们于宫底和宫壁均进行切开，同时也谨记子宫肌层厚度和宫腔的薄弱点来避免子宫穿孔。

在这 9 例患者中，术后有 6 例成功妊娠（3 例妊娠到 32 周，2 例到 36 周，1 例正在孕 23 周），2 例截至目前还未妊娠，1 例流产。术后患者口服戊酸雌二醇 6 周，后 2 周加服黄体酮。6 周后在月经周期的 4~8d 进行宫腔镜复查，复查时看到宫腔容积明显增大（图 9.4 至图 9.8）。

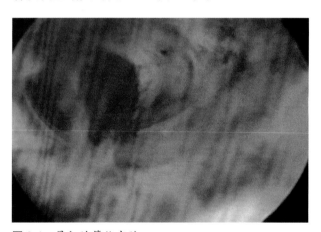

图 9.4 最初的管状宫腔

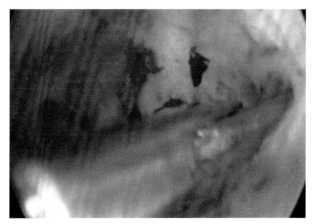

图 9.5 切割宫底的过程

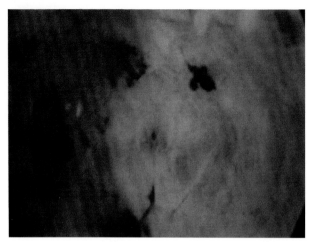

图 9.6　扩大的宫底

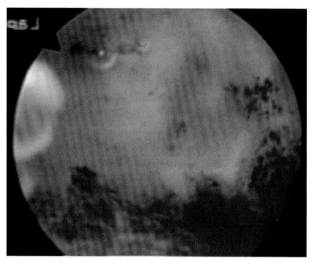

图 9.8　6 周后的宫腔镜复查——宫腔明显扩大

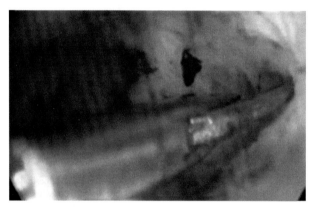

图 9.7　切割侧壁的过程

在我们的研究中，虽然关于单角子宫的这一创新的手术方法可以改善妊娠结局，但制定适用于全球的指南还需要大样本研究。单角子宫严重影响着女性，同时对产科医生也是一种挑战。然而，通过对宫腔的改造，这一局势可能会改变，并减少并发症的发生，给这些女性带来新的希望。宫腔镜是治疗单角子宫的一种好办法，但是，这种手术只有在宫腔镜专家那里才能给予患者理想的结果。

参考文献

请登录 www.wpcxa.com "下载中心" 查询或下载。

第 **10** 章 子宫纵隔

Osama Shawki, Yehia Shawki

10.1 引　言

先天性子宫畸形手术被长期誉为治疗不孕不育手术的巅峰，这是因为宫腔作为生育圣殿具有绝对重要的地位。子宫是女性生殖器官中受孕和顺利妊娠最重要的器官，对于输卵管因素、卵巢功能减退以及男方因素造成的不孕，都可以通过 IVF 来为这些渴望妊娠和分娩的人解决问题。但是子宫不行，没有其他选择，它给胚胎从种植到最终分娩提供了生长和发育的环境。在本章，我们将详细讨论一种最常见的先天性子宫畸形——子宫纵隔。本章内容包括：概述疾病的发生率、纵隔的组织学起源、临床检查以及用于疾病确诊的检查技术；讨论对于这种畸形的治疗以及用于解决宫内手术困难的各种技术。

10.2 子宫纵隔的发病率

一项评估子宫先天性畸形患病率的大样本研究发现：畸形的总体患病率为 5.5%，这些人群中，不孕女性占 8.0%（95%CI 5.3%~12%），具有流产史的女性占 13.3%（95%CI 8.9%~20.0%），不孕和流产的女性占 24.5%（95%CI 18.3%~32.8%）[1]。不同的研究结果各不相同，但普遍的共识是有 2%~6% 的患有子宫畸形的人未受影响。之前很多人认为弓形子宫属于正常子宫的一种变异，但现在把弓形子宫归为畸形的条件已经标准化了：宫腔内宫底下沉约 1cm，而子宫纵隔是宫底下沉大于 1.5cm[2]。子宫纵隔是最常见的子宫畸形，约占 35%，与 ASRM 分类比较，用新的 ESHRE 分类时这个数字还会扩大，这是由于 ESHRE 分类没有弓形子宫，只有宫底部分下沉（未达到宫颈内口）或完全下沉（到达宫颈内口），因此，对于子宫纵隔的诊断就更加普遍[4]。子宫纵隔的普遍诊断促使学者充分研究了其对于妊娠结局的影响，这恰恰也是治疗这种疾病的基础。三维超声可以显示宫底下沉的程度，从而将子宫纵隔分为不全纵隔、完全纵隔、子宫纵隔合并宫颈纵隔（图 10.1）。

10.3 分　类

这几年关于子宫畸形的分类有很多方法，但 ESHRE/ESGE 分类系统更加全面，它把女性生殖系统畸形分为 3 个主要类别：U——子宫体；C——宫颈；V——阴道。

U 类进一步分为 7 个类别，其中 U2 类就是子宫纵隔。

U2a 是不全纵隔，即宫底肌层向宫腔内凸出，但未达到宫颈内口；

U2b 是完全纵隔，即宫底向宫腔内凸出的隔膜一直到达宫颈内口水平，将宫腔完全分隔。

宫颈纵隔分为 C1 类，阴道纵隔包括：

V1 类：非阻塞性阴道纵隔。

V2 类：阻塞性阴道纵隔，与阻塞侧阴道积血有关（图 10.2）。

10.4 组织学起源和形成

子宫纵隔与反复流产或不孕的关系迫使学者们

O. Shawki (✉) • Y. Shawki
Cairo University, 10 Abol Magd Amer St., Heliopolis, Cairo
11341, Egypt
e-mail: Osamashawki@yahoo.com; yehiashawki@hotmail.com

© Springer International Publishing AG 2018
A. Tinelli et al. (eds.), *Hysteroscopy*, https://doi.org/10.1007/978-3-319-57559-9_10

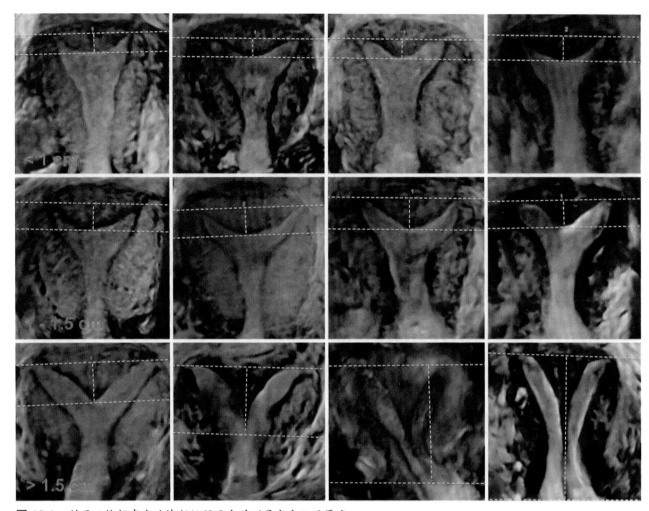

图 10.1 利用三维超声准确诊断纵隔子宫并测量宫底肌层厚度

开始思考子宫纵隔的组织学性质。一些假说认为是隔膜将子宫腔一分为二，这种机械限制作用导致了不良孕产史；也有人认为纵隔由纤维组织构成，没有血供导致了胚胎种植的失败；后来又有人发现纵隔的细胞组成成分与正常子宫肌层相似甚至含有更多的肌纤维[6]，这与纵隔的生物学行为也完全符合：Dabirashrafi 就认为纵隔子宫的自发性流产与纵隔肌纤维的不协调收缩有关系，而且，这也能解释临床上有些患者会表现为痛经。

在胚胎发育期间，双侧中肾旁管在中间融合后就形成了两个腔隙，然后中间这个隔膜通过吸收最后变成一个宫腔，根据这个过程就可以推测子宫的纵隔和宫壁应起源于同一类细胞。组织学分析也发现纵隔的组织成分就是子宫平滑肌，还有不同程度的血管分布，这也可以解释不同子宫纵隔患者的流产率和不孕率为什么不同：纵隔的血管分布越少，不孕的概率越大[7]。

更重要的是，很多关于纵隔子宫患者患有纵隔平滑肌瘤的报道使得这一理论在临床实际中更有说服力。如果肌瘤的细胞来源于子宫平滑肌，那么纵隔组织中就存在这些细胞，这与上述理论完全一致。

10.5 临床进展与评估

子宫纵隔的诊断通常是偶然的，患者常常有复发性流产、不孕或者少见的痛经等主诉，因此在诊疗过程中就会发现子宫纵隔。但这并不意味着就不开展进一步研究了，研究发现，子宫纵隔与子宫内膜异位症有关[8]，还与多囊卵巢综合征（PCOS）有关[9]。中肾旁管畸形的患者有 31.4% 合并 PCOS，而子宫畸形的患者有 73% 合并 PCOS[10]。有人推测，胚胎缺陷可能参与 PCOS 的发病机制，因此双角子宫或纵隔子宫的患者多合并 PCOS[11]。

这些发现就需要我们采取相应的干预措施，并且调整手术方式。例如在纠正纵隔的同时还需要腹

ESHRE/ESGE 关于女性生殖系统畸形的分类表

	子宫体畸形		宫颈 / 阴道畸形	
	主要分类	**亚分类**	**分类**	
U0	正常子宫			
U1	异形子宫	a. T 形 b. 幼稚 c. 其他	C0	正常宫颈
			C1	纵隔宫颈
			C2	双宫颈（正常）
U2	纵隔子宫	a. 不全 b. 完全	C3	单侧宫颈发育不全
			C4	宫颈发育不全
U3	双角子宫	a. 不全 b. 完全 c. 双角纵隔		
			V0	正常阴道
			V1	非阻塞性阴道纵隔
U4	单角子宫	a. 合并残腔（交通 / 不交通） b. 没有残腔（有残迹 / 没有残迹）	V2	阻塞性阴道纵隔
			V3	阴道横隔 / 无孔处女膜
U5	发育不全	a. 有残腔（单侧 / 双侧） b. 没有残腔（单侧 / 双侧子宫残迹或未发育）	V4	阴道发育不全
U6	不能分类的其他畸形			
U			C V	

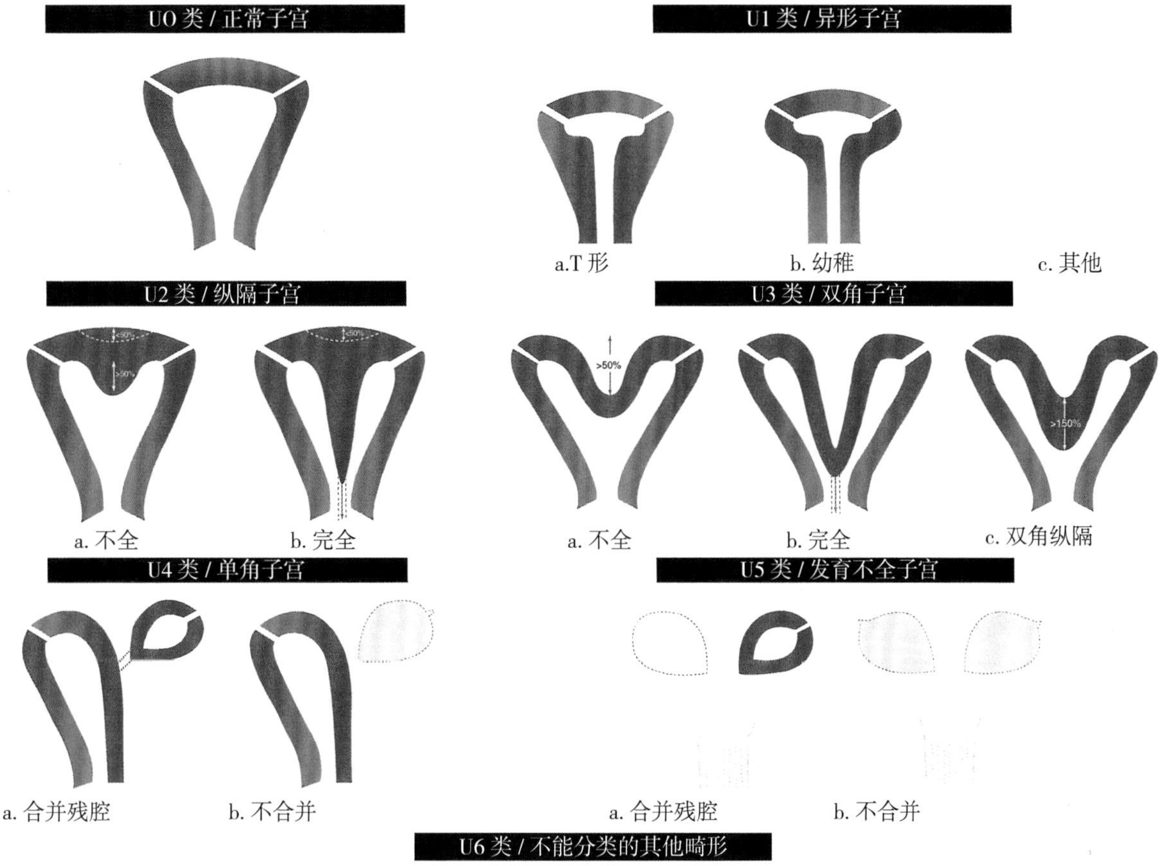

图 10.2 ESHRE/ESGE 关于子宫体、宫颈和阴道畸形的分类

腔镜来治疗子宫内膜异位症和多囊卵巢综合征。

谨慎的临床医生应该要注意到，女性生殖系统畸形常合并泌尿系统畸形，通常生殖泌尿系统的畸形多表现为中肾旁管发育不全。2006 年，Heinonen 在对 55 例完全子宫纵隔合并阴道纵隔患者的观察中发现有 11 例（20%）患有泌尿生殖系统畸形，5 例为同侧肾未发育，6 例为同侧双输尿管[12]。

用于评估子宫纵隔的检查方法包括子宫输卵管造影（HSG）、超声检查、MRI 和宫腔镜检查。

每个检查项目都有自己的优点，我们应该独立对待：

HSG 可以看到宫腔被充盈缺损所分隔，还能显示输卵管的情况，但很多情况都可以造成充盈缺损，因此不能鉴别是纵隔子宫还是双角子宫（图 10.3）。

MRI 可以用来诊断子宫畸形，但其检查费用限制了其使用。其可以用于合并泌尿系统畸形的诊断（图 10.4）。

二维和三维超声检查的推出是一个革命性的变化，已经成了诊断子宫畸形的金标准。它们可以精确地描绘不同畸形子宫的外部轮廓以及宫腔形态（图 10.5）。

诊室宫腔镜是评估宫腔情况的理想工具，宫

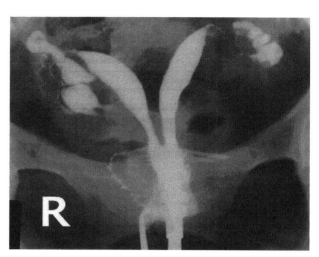

图 10.3　子宫输卵管造影显示有两个宫腔，中间的充盈缺损一直到达了宫颈内口水平，提示可能为完全纵隔子宫

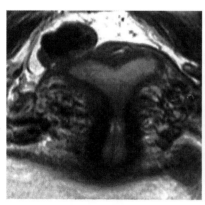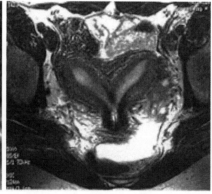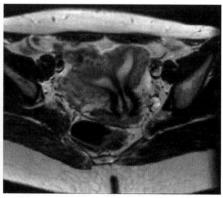

图 10.4　MRI 显示不全纵隔子宫，完全纵隔子宫和子宫纵隔伴宫颈纵隔

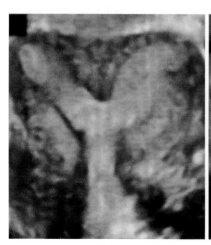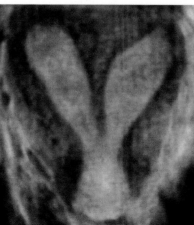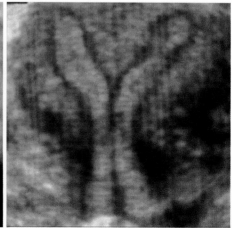

图 10.5　三维超声显示不全纵隔子宫、完全纵隔子宫和子宫纵隔伴宫颈纵隔

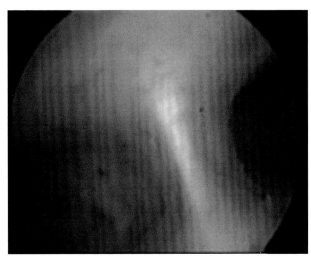

图 10.6 宫腔镜清楚地显示了两个宫腔，被一个纵隔分隔

腔镜检查可以在诊室小剂量镇静剂或者没有镇静剂的情况下实施，而且在专家操作中，利用直径很窄的宫腔镜检查宫腔的过程几乎无痛感；宫腔镜可以观察到宫腔内其他检查未发现的病变；在某些情况下，宫腔镜子宫成形手术甚至都可以在诊室进行（图 10.6）。

10.6 治 疗

10.6.1 术前评估

理想的手术时间是月经周期的增殖早期，这是因为子宫内膜在这个时期最薄，血管分布也最少，因而避免了术中出血多或内膜碎片影响视野。一些术者喜欢术前使用前列腺素类药物来软化宫颈以便于术中顺利扩张宫颈，米索前列醇是用于纵隔手术术前准备一个很有效的促宫颈成熟药物[13]。一项比较米索前列醇有效性和耐受性的前瞻性随机研究发现，舌下含服途径优于口服和阴道给药[14]。但我们认为对宫颈的术前准备并不都是有益的，扩张宫颈会导致过多的膨宫液自宫颈流出，从而阻碍了宫腔的充分膨胀；而且很难把握促宫颈成熟的度，甚至有可能导致宫颈创伤；再者，前列腺素类药物可以引起胃肠道不良反应。不用这类药物就可以避免这些不良反应的发生。

有一些学者使用可以让子宫内膜变薄的药物来用于术前准备。其中主要有 GnRH 类似物，也可以用达那唑，但其效果没有 GnRH 类似物好；口服避孕药 1~3d 也可以使子宫内膜变薄（4.1mm ± 1.6mm）[15]。

相反，Perino 等发现亮丙瑞林对子宫肌瘤和使用宫腔镜治疗异常子宫出血有一定的帮助，但对宫腔镜治疗纵隔的手术却没有帮助[16]。

术前的常规检查是很有必要的，但对于抗生素的使用尚有争议。有证据表明，对于宫颈分泌物培养阴性的患者，抗生素的使用没有益处。但无论如何，抗生素还是在一般的手术中常规使用。

10.6.2 手术治疗

以前纵隔切除的手术方式是经腹切开子宫再把子宫里的纵隔切除，这种手术方式本质上就是一种不成熟的子宫成形术，Jones 和 Tompkins 的这种子宫成形手术方式已经过时了。宫腔镜因其微创和并发症少的特点，成了一种新的选择，宫腔镜手术能够避免盆腔粘连的发生，而且可以通过日间手术完成。

1974 年，Edstrom 首次描述了利用宫腔镜来切除纵隔组织[17]。目前，宫腔镜手术已成为治疗子宫纵隔的金标准。

为了方便手术操作，患者需采用臀部置于手术台边缘的改良膀胱结石位，以使得术者在子宫前屈（AVF）患者的子宫中也有足够的空间来操作手术镜。

在尝试手术治疗前必须行宫腔镜检查来评估宫腔情况，然后决定用什么工具来矫正纵隔。

近期，一个新的共识建议将纵隔切开而不是切除。分离的纵隔组织会与前后壁的子宫平滑肌融合，在冠状平面很精确地均匀分离纵隔会使纵隔组织向前后壁回缩并最终完美愈合。

纵隔手术最常用的器械有宫腔镜微型剪刀[18]和针状电极[19]，以及其他一些器械如激光[20]、粉碎器[21]。这两个常用器械的术后结局没有差异。对于每例特殊病例，术者的喜好和判断非常重要。微型剪刀的优点在于它可以在没有麻醉剂、仅有小直径宫腔镜的诊所就能完成纵隔矫正。它的另一个优点是使用等张膨宫液，与用于单极电手术的甘氨酸膨宫液相比，等张膨宫液的并发症较少。当然，现在也可以用双极来减少手术并发症。电凝刀的止血功能非常好，因此更适用于血供丰富的纵隔手术。需要注意的是，用大直径的手术镜就需要扩张宫颈直到达到符合要求的尺寸，因此扩张宫颈的时候一定要避免损伤纵隔，这要求在扩张的时候扩张器只到达宫颈内口水平，避免过深带来损伤。

手术从纵隔的尾端开始分离，然后逐步向宫底延伸。术中用双侧输卵管开口作为纵隔中间平面，以避免迷失方向。

图10.7显示了宫腔镜下用剪刀切开纵隔的正确平面。

宫腔镜下切割纵隔时，应该用电凝刀从纵隔一边切割到另一边的方式来切割，而不是传统的推进的方法，即从3点钟到9点钟或反之亦然，从最有把握的地方开始切割会事半功倍。当然，宫腔前后壁中间的水平面要固定，同时用双侧输卵管开口作为导向（图10.8）。

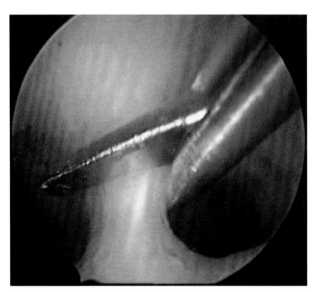

图10.7 宫腔镜下用微型剪刀切割和矫正子宫纵隔，从正中水平面开始分离

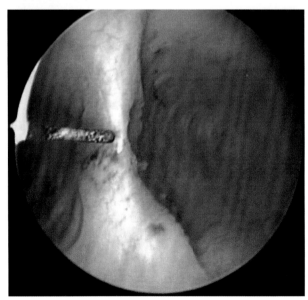

图10.8 用带有针状电极的单极电切镜切割纵隔

这种左右移动的手术方式最大限度地减小了中间平面的变化，使得术者能够更好地控制切割；而且与常用的推进手术方法相比，减少了穿孔的风险。图10.9简要阐明了如何从纵隔的尾端，从下而上，以左右移动的方式逐渐切割到宫底。对于非常宽的纵隔，看清双侧输卵管开口非常重要，从而避免中间的水平方向丢失，如果失去了方向感，应重新调整，找到输卵管开口后再继续手术。

宫腔压力的设定对手术非常重要，压力要足够大以保证宫腔能充分膨胀，从而阻止小血管出血干扰视野。足够大的宫腔压力能使纵隔伸展，从而便于手术分离以及术后纵隔组织回缩。通常来讲，宫腔压力要超过平均动脉压从而防止出血的发生。但设定宫腔压力的值非常困难，因为每个子宫的宫壁厚度都不一样，这就需要术者来判断。我们建议从尾端向宫底切割的过程中，逐渐降低宫腔压力来避免膨宫液造成的高压力使浆膜层变薄最后导致穿孔。

图10.10展示了肌纤维逐渐回缩。如图所示，纵隔组织并未被切除，而是分离后与子宫前后壁肌纤维融合。

在手术末尾，膨宫压力应适当降低以利于显示出血点，然后用电凝止血。但我们在手术时没有发

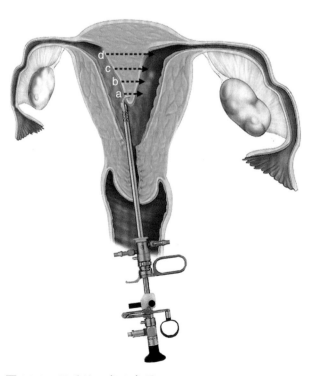

图10.9 隔膜矫正术示意图

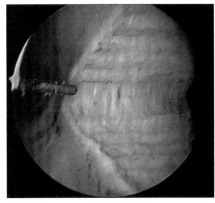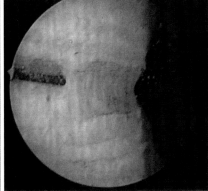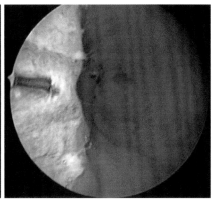

图 10.10 矫正子宫纵隔的手术过程

现一例子宫成形术后需要其他侵入性手段如球囊来止血。这可能是因为，纵隔组织交错的肌纤维收缩以及不完整的子宫壁术后变得完整对血管起到了机械压迫作用。

我们以双侧输卵管开口是否达到同一水平来判断手术是否完成。一些学者建议当有更多的血管出现时意味着到达了子宫肌层，手术应该停止，但这个方法随着纵隔无血管理论的推翻也被弃用。腹腔镜和超声对帮助判断手术终止时机没有必要，除非需要腹腔镜来处理合并的盆腔病变。理论上可以通过利用腹腔镜判断宫腔镜光源通过宫底的透照程度而判断宫底的厚度，以此来决定手术终止的时机。但我们认为腹腔镜的透照法对决策没有帮助，因为在使用透照法时，宫腔镜到达子宫浆膜层时透照会显著增强，而实际上此时子宫已经临近穿孔，子宫肌层已经极其稀疏。如果确实需要引导，术中同步使用超声更加可靠，它可以准确地评估宫底剩余子宫肌层的厚度。

图 10.11 和图 10.12 示例了用微型剪刀有效分离纵隔，两个输卵管口在同一个水平。

10.6.3 术后辅助治疗措施

宫腔镜下子宫成形术后有一系列的办法来预防粘连的发生。激素替代疗法是术后每天使用 2mg 雌激素且连续使用 25d，后 5d 合并使用黄体酮[22]。这种方法的原理是刺激子宫内膜生长，是一种最普通的术后治疗措施，但也有不同的研究发现雌激素治疗不是必需的[23]。

IUD 的使用也被证实不是必需的[24]，证明子宫纵隔术后使用防粘连凝胶的有效性的证据也很少[25]。

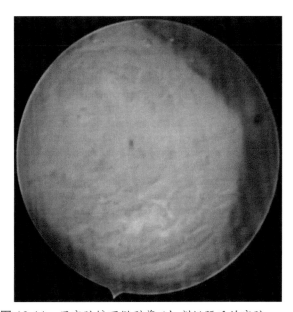

图 10.11 用宫腔镜下微型剪刀切割纵隔后的宫腔

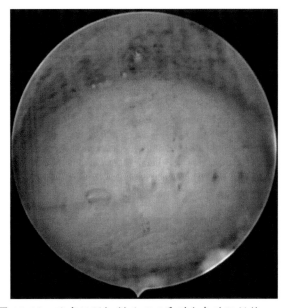

图 10.12 子宫纵隔切割后可以看到白色的肌纤维

10.6.4 术后宫腔镜复查

我们建议术后 3 个周期后再行宫腔镜复查，以确保纵隔被完全切开、检查创面的愈合情况、分离一些可能出现的粘连带或者把剩余的纵隔组织再切开。二维 / 三维超声或者子宫输卵管造影也可作为术后复查手段，但宫腔镜更有利于用来处理粘连或剩余的纵隔组织，但一些学者认为小于 1cm 的剩余纵隔组织对妊娠结局没有影响[26]。图 10.13 可以看到新生的血管和再生的上皮。

10.7 特殊情况

10.7.1 宫颈 – 子宫纵隔

我们要对子宫合并宫颈纵隔引起足够的重视（图 10.14）。由于宫腔里纵隔尾端延伸至宫颈管，因此宫腔镜手术就得从宫颈管开始，这个操作很困难，术野也很受限制，而且为大直径手术镜扩张宫颈几乎不可能，因此，这种情况可以选择微型剪刀。

对于纵隔组织一直延伸到宫颈外口的这类病例，我们还有一种办法可以选择：用宫颈钳钳夹宫颈，把纵隔两侧的宫颈都进行扩张，然后再用 Mayo 微型剪刀将纵隔切开到宫颈内口水平。此时对于大多数患者而言可以扩张宫颈管了，为了使宫腔足够膨胀且避免膨宫液自宫颈漏出，我们可用大直径手术镜来切割宫腔内纵隔组织。有人担心一旦分离开宫颈纵隔就有可能导致宫颈功能不全，Parsanezhad[27] 关于子宫合并宫颈纵隔患者宫颈纵隔是否保留这一问题的随机试验发现，若术中保留宫颈纵隔，则手术时间会延长，术中大量膨宫液丢失，甚至发生大出血以及肺水肿等情况。术中不保留纵隔则会避免这种情况，而且这两种情况最后的妊娠结局并没有差异[27]。

10.7.2 阴道纵隔

阴道纵隔包括非阻塞性（图 10.15）和阻塞性（纵隔与一侧阴道壁融合）（图 10.16），前者通常无任何症状但后者通常会出现初潮后阴道积血和盆腔痛。

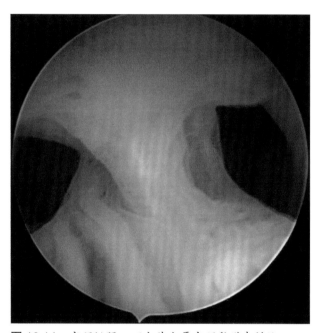

图 10.14 宫颈纵隔，可由其上覆宫颈黏膜来辨认

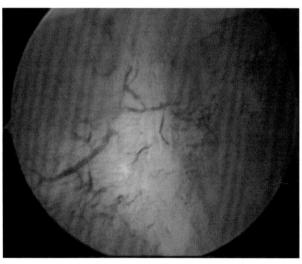

图 10.13 子宫成形术恢复 3 个周期后宫腔镜复查显示新生的血管和愈合

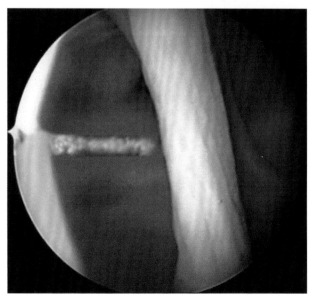

图 10.15 阴道纵隔，新的宫腔镜 Shawki 切割法切开阴道纵隔

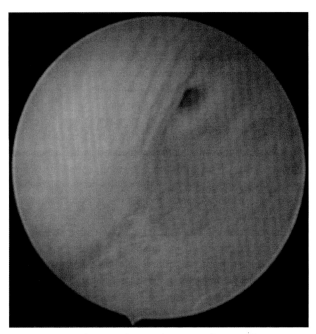

图 10.16　阻塞性阴道纵隔导致的阻塞侧阴道积血，仅可以看到一个宫颈外口

阻塞性阴道纵隔常常合并双宫体、双宫颈以及阻塞侧肾未发育，也叫阴道斜隔综合征（Herlyn-Werner-Wunderlich syndrome，HWWs）。过去阴道纵隔的手术需要将纵隔切除然后再把创面缝合上，这意味着在阻塞性纵隔患者中，还需要同时把处女膜切开[28]。

宫腔镜则为这类患者提供了一个新的选择，宫腔镜手术不需要切开处女膜，而且也不需要缝合，切开的组织会自动回缩，术后宫腔镜复查也不会看到有剩余组织存在。图 10.17 显示了阴道纵隔沿着阴道前后壁愈合的过程。

10.7.3 纵隔合并息肉

纵隔合并息肉很常见，这是由于子宫纵隔而导致不孕的患者常常应用促排卵药物来治疗不孕，等到纵隔被确诊的时候，子宫内膜已经因为药物作用而长了息肉。息肉和纵隔可以在术中一起处理，但因为纵隔危害性较息肉大，建议先处理纵隔，如果息肉长在纵隔尾端，则可先把息肉切除。而且术后要注意尽量不使用激素替代治疗，以避免息肉复发。

10.8 手术并发症

既往治疗纵隔的患者术后并发症较多：住院时间长且在腹部留有瘢痕；发生盆腔粘连概率高从而影响妊娠结局；术后导致宫腔粘连也有可能增加不孕不育的风险；子宫上留下瘢痕会增加妊娠期子宫破裂的风险提高剖宫产率。宫腔镜下子宫成形术手术时间短，是一种相对安全的手术，它的并发症包括一些宫腔镜手术的常见并发症，例如扩张宫颈时用力不当导致的宫颈裂伤或者宫腔镜对宫颈造成的

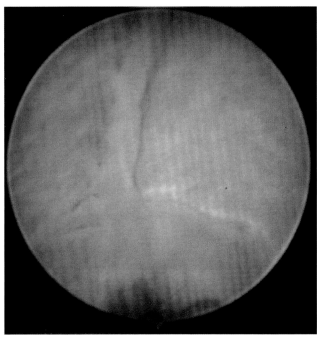
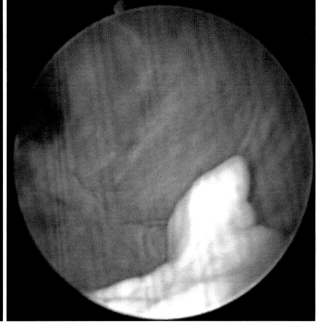

图 10.17　宫腔镜 Shawki 切割法矫正阴道纵隔 3 周期后宫腔镜复查时的阴道前后壁

创伤、出血以及导致急性宫颈和阴道炎症病例中的炎症扩散。Propst[29] 报道子宫纵隔切除手术并发症的发生率为 9.5%，但这个报道只包含了 21 例子宫成形术，2 例发生了并发症，因此这个研究可能夸大了真实并发症地发生率。但重要的是，及时有效地处理这些并发症是宫腔镜手术成功的关键。

10.8.1 宫颈损伤

我们建议为了避免损伤宫颈，应尽量不使用促宫颈成熟剂，当宫颈保持它原来的形状和硬度时，我们在手术操作时能更好地控制操作镜进入宫颈，减少宫颈裂伤的可能；而且并不是所有的纵隔手术都需要扩宫，适合在诊室利用微型剪刀处理的子宫纵隔就不需要扩宫，而且微量的麻醉药就可以使手术既快又相对无痛。

10.8.2 感　染

对于急性的严重阴道炎症，建议延期手术。且必要时先用联合真菌的抗生素来消炎治疗，防止炎症向上蔓延至子宫导致子宫内膜炎，从而进一步致使子宫内膜生长不良，影响后期胚胎种植。

10.8.3 出　血

宫腔镜术中出血是很少危及生命的并发症，它主要导致术野不清，从而增加手术难度。因此为了避免将手术推至上级医院，术者应尽快采取以下措施来恢复手术视野：

（1）增加膨宫压力从而减少损伤血管的出血。

（2）打开液体流出通道，持续冲洗宫腔，清除残留的血液使视野变清楚。

（3）将宫腔镜头靠近宫底，让液体对准宫底冲洗后回流自宫颈流出，使整个宫腔被冲洗干净。

（4）在用电切镜的时候，可使用电凝进行迅速止血。

10.8.4 高血容量和电解质失衡

我们要特别注意监测膨宫液并记录膨宫液的丢失量，与甘氨酸膨宫液相比，等张膨宫液不会过度吸收，而且在冷刀或者双极手术中都能应用。

了解膨宫液过度吸收的风险，关键在于知道什么时候膨宫液吸收得最多。纵隔切到一半至纵隔切完这段时间子宫暴露的创面最大，血管暴露最多，因而吸收也最多。因此术者在这段时间应快速有效地完成手术。膨宫压力对吸收也很重要，足够的压力能使术野清晰，从而既快又有效地完成手术。但压力越大，膨宫液吸收也越快，我们必须要从这两者中找一个平衡点。

10.8.5 子宫内膜水肿

在某些情况下，由于个体差异，某些患者的子宫内膜容易发生水肿。子宫内膜发生水肿时会完全阻挡输卵管开口，使手术视野失去定位标记。在这种情况下，应在较高级别的手术环境中进行手术，且术中应小心谨慎地纠正畸形，注意避免子宫穿孔。

10.8.6 子宫穿孔和破裂

这些并发症在子宫成形术方面应引起特别关注。与子宫内膜消融术、息肉切除术和宫腔镜下肌瘤切除术相比，子宫成形术发生子宫穿孔的相对风险为 6.78[30]。

对于子宫穿孔的处理，根据使用手术器械的不同，处理方法也不同。微型剪刀造成的穿孔无需进一步处理，因为剪刀的刀刃只有 2~3mm 长，不会对其他脏器造成损伤。宫腔镜本身造成的机械性穿孔同样也不需要处理。

当然，我们的首要目标是避免穿孔。当置入宫腔镜的时候，要保持宫颈管在视野中。沿着宫颈管内腺体轨迹进入宫颈内口，始终保持宫颈内口的视图为新月形，以避免后壁穿孔。

为了避免术中宫底穿孔，有两点需要特别注意：

（1）术前利用三维超声进行适当的评估，以确定宫底肌层厚度以及双角间凹陷的可能性。

（2）一旦双侧输卵管开口到同一水平，就意味着手术完成，没有必要进一步手术使宫腔宫底部外凸。

对于电极造成的损伤，我们需要利用腹腔镜来排除电极的热效应造成的肠管损伤。

尽早诊断子宫穿孔非常重要，从而避免进一步的损伤。浆膜变薄后会出现一个小孔，随后宫内压力丢失。图 10.18 显示了一个在压力丢失前很早就发生穿孔的例子。

子宫破裂是宫腔镜下子宫成形术很少出现的并发症，报道的发生率为 1%~2.7%[31]。这种并发症

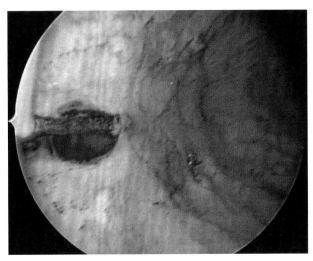

图 10.18　子宫成形术中发生子宫穿孔

有时即使在术中没有出现，也有可能发生在术后正常妊娠期间[32]。但更多的并发症还是会出现在术中[33]。增加子宫破裂风险的因素包括由于术中感染而导致的肌层损伤、电极热效应造成的肌层灼伤以及手术中子宫穿孔带来的损伤[34]。子宫成形术后 1 年内妊娠会使子宫破裂的风险增加 2~3 倍。但根据已发表的数据，不能单单因为这个因素就决定分娩的方式，因为子宫破裂的风险整体而言还是相对较低的。

必须与患者进行有效的沟通，而且建议根据产科指征来决定是否行剖宫产[35]。

10.9 子宫纵隔矫正术后的妊娠结局

子宫纵隔术后的患者与普通人群相比，孕期和分娩时的不良产科结局没有显著差异[32]。

10.9.1 不　孕

一些学者认为纵隔本身不是造成不孕的因素，只有反复流产的患者才有必要接受手术治疗。

Mollo 发表于 2009 年关于对比正常宫腔不孕女性和患有子宫纵隔（没有其他不孕的因素）不孕女性的一项前瞻性研究提到，纵隔组宫腔镜下子宫成形术后的产科结局较正常宫腔不孕女性组明显提高。这表示纵隔本身能造成不孕，不管有无出现反复流产或不孕，都应进行手术治疗[36]。

10.9.2 流　产

一项近期开展的大型前瞻性研究将不全纵隔患者根据既往有无不良产科结局分为两组，然后对每组中的一部分人施行宫腔镜下子宫成形术，结果发现，既往有不良产科结局组的接受了手术的患者的妊娠率从 56.3% 增加到 80.4%，活产率从 22.2% 增加到 73%，流产率从 56.3% 下降至 21.6%[37]。但没有不良产科结局的纵隔患者没有从手术中获益。然而，也有些研究发现手术明显降低了流产率和早产率[3]，同时也提高了不明原因不孕患者的生育能力。

结　论

子宫纵隔是所有女性生殖系统畸形中最常见的畸形，临床医生必须学会诊断它并为患者提供安全、有效的治疗措施。宫腔镜下子宫成形术无疑是治疗这种疾病的金标准，通过这个章节的讨论可以掌握相对简单的手术操作，而且手术的并发症很少见。因此，当患者被诊断为子宫纵隔时，不论之前的孕产史如何，医生都应建议患者考虑子宫纵隔矫正术。

参考文献

请登录 www.wpcxa.com "下载中心" 查询或下载。

第11章 复杂中肾旁管畸形中宫腔镜的应用

Nash S. Moawad, Estefania Santamaria

11.1 引 言

在胚胎时期由于中肾旁管发育异常会导致中肾旁管畸形。目前已经报道了多种多发中肾旁管畸形，他们有着不同的畸形特点、临床表现以及妊娠结局。这些畸形常常是在常规盆腔检查时偶然发现的，或者是通过对有症状的患者进行影像学检查时发现的。这些患者有时会有指向性不强的症状，例如痛经或者性交困难[1]，但更常见的表现是反复流产或者不良妊娠结局[1-2]。针对这种情况，目前有很多影像学技术和手术方法。在所有这些技术中，由于宫腔镜能通过微创的方法评估宫腔、宫颈和阴道，因此它在对中肾旁管畸形的诊断和治疗中独树一帜。

11.2 胚胎学

从胚胎组织发育成子宫和阴道经历了 3 个阶段：横向融合、纵向融合和吸收。在孕期第 8 周（受精的第 6 周），中肾旁管（米勒管）从体腔上皮起源，然后沿着中肾管（沃尔夫管）向泌尿生殖窦延伸，形成一对子宫阴道管道。在孕期第 11 周，中肾旁管侧壁融合，形成一个单独的腔，最终发育成输卵管、子宫体、宫颈和阴道上 2/3。同时，泌尿生殖窦的阴道窦向内延伸，与中肾旁管尾端的窦结

节汇合形成阴道板（垂直融合）。然后阴道板管状化，形成阴道的下 1/3。吸收过程于孕期第 24 周完全完成。阴道窦的远端部分向外生长形成处女膜。

子宫和阴道的畸形是由于上述过程的一个或多个继发性异常导致融合或管状化失败形成的。中肾旁管融合异常导致双子宫、双角子宫或者纵隔子宫，有可能合并阴道纵隔。泌尿生殖窦和中肾旁管垂直融合后管状化失败则导致形成阴道横隔。14% 的阴道横隔发生于阴道下段，40% 发生于阴道中段，46% 发生于阴道上段[3]。中肾旁管侧壁融合异常合并管状化异常则导致阴道横隔合并阴道纵隔，阴道纵隔常常合并双宫颈和双子宫体。这些畸形的实际患病率并不清楚，因为非阻塞性阴道纵隔和部分阴道横隔常常没有症状[4]。

11.3 流行病学

中肾旁管畸形的患病率很难估计，因为很多患者都没有症状，而且有很多类型的畸形以及很多种分类系统[5-6]，因此，有的情况就会被漏诊或者诊断不足。

11.4 分 类

为了方便理解，更好地报道疾病患病率以及使中肾旁管畸形的管理标准化，目前已经提出了很多分类系统，其中最著名的是美国生殖医学会（ASRM）/ 美国生育学会（AFS）在 1988 年提出的分类方法[6]。但自那以后有个别中肾旁管畸形病例并未包含在这个早期的分类系统中，尤其是涉及宫颈和阴道的畸形[11]。2013 年，欧洲人类生殖与胚胎学会（ESHRE）与欧洲妇科内镜学会（ESGE）

N.S. Moawad, M.D., M.S., F.A.C.O.G. (✉)
Minimally Invasive Gynecologic Surgery, Department of Obstetrics and Gynecology, University of Florida College of Medicine, P.O. Box 100294, Gainesville, FL 32610, USA
e-mail: nmoawad@ul.edu

E. Santamaria, B.S.
University of Florida College of Medicine, Gainesville, FL, USA

© Springer International Publishing AG 2018
A. Tinelli et al. (eds.), *Hysteroscopy*, https://doi.org/10.1007/978-3-319-57559-9_11

提出了一个更新的分类，将子宫体畸形分类的同时也将宫颈和阴道畸形进行了分类[5]。此外，ESHRE/ESGE 分类将术语弓形子宫去除，将宫腔内凸出部位的厚度超过平均肌层厚度 50% 的子宫划分为纵隔子宫，没有超过 50% 的则属于正常子宫的一种[12]。分类系统将畸形子宫分为异形子宫、纵隔子宫、双角子宫、单角子宫和发育不全这几类。同时每个类别又分亚类；宫颈畸形分为纵隔宫颈、双宫颈、单侧宫颈发育不全和宫颈发育不全；阴道畸形分为阴道纵隔和阴道横隔。

11.5 诊　断

中肾旁管畸形的患者可能会表现出痛经、盆腔痛等临床症状，但大多数是没有临床表现的，虽然触诊依旧是不可或缺的，但其价值也仅限于对宫颈和阴道畸形的诊断，大多数生殖系统畸形还需通过影像学技术予以诊断。

截至目前，很多种影像学技术已经可以更进一步阐述盆腔的内在解剖，尤其是宫腔、宫底、宫颈管和附件。但没有单一的哪一种技术能正确诊断所有中肾旁管畸形，但是通过巧妙结合其中的几种技术以及针对不同患者设计的个体化诊断手段使得诊断准确率得以大幅提升。过去我们经常使用子宫输卵管造影和二维经阴道超声，但近年来这些技术被更加灵敏的三维超声和 MRI 所替代[1-2,13]。除了这些无创检查技术，宫腔镜检查因其微创性而成为检查阴道、宫颈和宫腔方面非常实用的工具，而且其联合腹腔镜检查已经成了评估中肾旁管畸形的金标准[1-2,13]。

宫腔镜由于其风险小，成本 – 效益比良好，都可以在门诊开展[14]；宫腔镜是用于中肾旁管畸形诊断和治疗的非常重要的工具，其安全性和有效性已经被多项研究证实，而且已经代替了很多中肾旁管畸形的开腹手术。经阴道的宫腔镜在门诊容易操作，患者的耐受性好，不留瘢痕，而且可直接提供阴道、宫颈甚至子宫结构的宝贵信息[15-16]。

对于疑似患有中肾旁管畸形的患者而言，通过宫腔镜进行阴道、宫颈和宫腔的检查，然后作出准确的诊断以及治疗决策是至关重要的。准确的诊断对于预防一些主要的并发症如子宫穿孔很重要，同时也可为患者制定出合适的治疗策略，改善产科结局、降低反复流产风险。

单独的宫腔镜检查并不足以诊断所有中肾旁管畸形，利用经阴道三维超声和 MRI 获取宫底、子宫肌层相关畸形以及附件病变的全面信息也非常重要，同时还应检查泌尿系统以排除并发的泌尿系统畸形如肾缺如。单独进行子宫输卵管造影对于诊断中肾旁管畸形并不可靠，但其联合其他诊断技术就可以成为很有价值的辅助诊断工具，尤其是在不孕女性的检查中[1]。

11.6 治　疗

11.6.1 宫腔镜在治疗复杂中肾旁管畸形中的作用

宫腔镜除了其非常宝贵的诊断价值外，它在某些情况下，替代了腹腔镜或者开腹手术来治疗子宫纵隔[1,13]。过去，开腹治疗子宫纵隔的手术方法有好几种，例如 Jones 手术、Tompkins 手术[13]。1974 年，Edstrom 使用宫腔镜手术的方法治疗子宫纵隔，自此，很多文献已经证实其安全性和有效性与开腹手术相当[13,17-20]。但是，宫腔镜手术由于其微创性，从而具有其他优点：住院时间短甚至不用住院，术后疼痛少，恢复快，盆腔粘连的风险小，后续妊娠无需剖宫产来结束妊娠，而且术中完整保留了宫腔并缩短了术后到妊娠的时间，从而改善了妊娠结局[13]。

宫腔镜下子宫成形术的安全性和有效性得到了很好的验证，但患者的选择、手术过程以及医院的选择这些临床判断很重要，术前检查、知情同意以及手术计划也不可或缺。

对于有反复流产病史等不良产科结局的患者而言，宫腔镜下矫正子宫纵隔手术是必要的。多项研究证实接受宫腔镜下子宫纵隔矫形术患者的流产率从 88% 下降到 5.9%[21-22]，但对于只有一次流产史的患者，是否行宫腔镜下子宫纵隔矫形术存在争议[22]。对于需要接受辅助生殖技术治疗的原发性不孕女性或者因为年龄或其他原因而生育能力下降的女性也可以考虑宫腔镜手术[13]。

11.6.2 手术技术

图 11.1 展示了宫腔镜下子宫纵隔的修复[23]。有很多种宫腔镜技术来治疗子宫纵隔，包括切除、

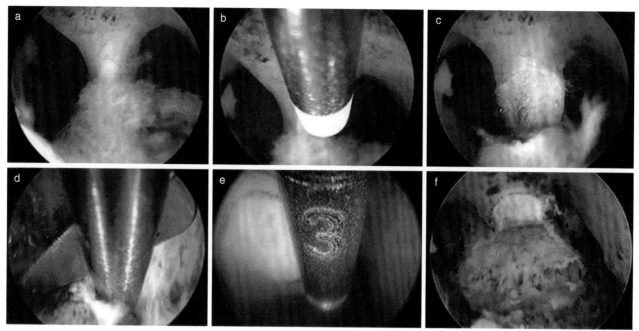

图 11.1 宫腔镜下里利用微型器械对 U2a 类子宫（不全纵隔子宫）进行矫形手术。首先用 5-F 双极（Karl Storz）（a～c）切除纵隔 2.5cm，余下的 0.5cm 用微型钝头剪刀分离（d），应小心避免切断纵隔的血管。图（e）显示通过利用手术镜的操作通道使用毫米级的宫腔内探测仪（KARL STORZ, 德国）检测纵隔的实际长度，也可以联合超声来测量（纵隔长度为 3cm）。图（f）显示了最后的宫腔。经 Elsevier 允许，引自 Attilio Di Spiezio Sardo, Brunella Zizolfi, Stefano Bettocchi, et al. Accuracy of Hysteroscopic Septoplasty With the Combination of Presurgical 3-Dimensional Ultrasonography and a Novel Graduated Intrauterine Palpator: A Randomized Controlled Trial. Volume 23, Issue 4, Pages No. 557-566 Copyright（2016）

粉碎、电手术和激光手术 [24]。但无论如何，手术最好在子宫内膜增殖早期进行，而且一定要避免患者可能出现妊娠但仍不确定的情况，要确保患者术前是一直口服避孕药或者没有性生活的，排除妊娠可能。过去在术前常常用激素对子宫内膜进行预处理，但现在我们发现黄体酮、达那唑或者 GnRH 类似物并没有太大作用 [18]。

对于较窄的子宫纵隔，可以在门诊用较少的设备，不用或用少量麻醉药就可以处理。对于较厚的纵隔以及合并双宫颈、阴道纵隔的子宫纵隔，则可以在门诊手术室完成治疗 [13]。可给予患者宫颈旁阻滞麻醉、静脉镇静或者口服镇痛药。可以利用手术镜的 5-F 操作通道使用微型剪刀进行手术，以避免对子宫内膜和肌层的热损伤，而且微型剪刀更适合于较窄的纵隔。门诊进行宫腔镜下子宫成形术时应该在经腹超声的监测下进行，以确保纵隔被完全切除，并避免子宫穿孔。

不论手术在哪里进行，手术的目的都是切除纵隔组织，恢复宫腔形态。一旦宫底的小血管暴露或者双侧输卵管口在同一水平，则标志着手术完成 [13,18]。

当术中需要使用 27-F 或 23-F 手术镜时，为保证手术镜顺利通过宫颈，术前需要用 Hegaro 或 Pratt 对宫颈进行扩张。但要注意避免宫颈过度扩张，膨宫液从宫颈漏出使得膨宫压力不够。可于手术前一晚阴道放置米索前列醇，便于狭窄宫颈的扩张。有人发现宫颈注射稀释的血管升压素（0.05U/mL）可以减少术中出血以及对膨宫液的吸收 [25]。此外，还有研究发现稀释的血管升压素可以减少扩宫所使用的力度，从而降低子宫穿孔和宫颈损伤的风险 [26]。

通过手术镜的操作通道可利用电极切断较薄的纵隔，从纵隔尾端一直切到宫底。通常来讲，推荐切割功率为 100~120W，用于止血的电凝功率为 50W [1]。因为膨宫压力的存在，子宫纵隔处于张力状态，从而便于手术操作。

宫腔镜下子宫纵隔矫形术的电外科手术中，最早用的是单极，膨宫液为非离子膨宫液，如山梨醇、甘露醇或者甘氨酸。很多医疗机构会选择使用更安全的双极能量器械。双极器械使用的膨宫液为等张溶液，如生理盐水。这可避免电解质失衡、低钠血症、癫痫、昏迷以及过多液体吸收导致的死亡等由非离子膨宫液带来的风险。同时，这也使得人体能耐受的膨宫液最大吸收量从 1000mL（甘氨酸）增加到 2500mL（生理盐水），从而保证手术一次完成。但无论使用何种膨宫液，都必须使用液体管理系统严格监测宫腔镜手术的膨宫液流失量，以避免这些严重并发症的发生。即使膨宫液是生理盐水，如果在手术整个过程中没有严格控制和监控，过多的膨宫液吸收，也会出现体液潴留、充血性心力衰竭和肺水肿[27]。Nd：YAG 激光器也已在类似的技术中使用，并且取得了相似的结果[13,28]。

腹腔镜检查可在宫腔镜手术前实施以评估子宫底的形态，鉴别是双角子宫还是纵隔子宫[29]。同时，三维超声也可以使用。在子宫纵隔切除术中，建议用腹腔镜或者超声监测，通过透照法观察子宫输卵管连接部的对称性（腹腔镜）或者监测宫底肌层厚度（超声）来避免子宫穿孔或者对子宫肌层的电损伤[13]。

11.6.3 双宫颈的困境

大多数的中肾旁管畸形为单个宫颈，双宫颈畸形很少见，因此常常被误诊为双子宫[2]。Smith 等研究了 64 例双宫颈的患者，发现 32 例（50%）被诊断为纵隔子宫，27 例（42%）被误诊为双子宫，5 例（8%）被误诊为双角子宫（图 11.2）。这表

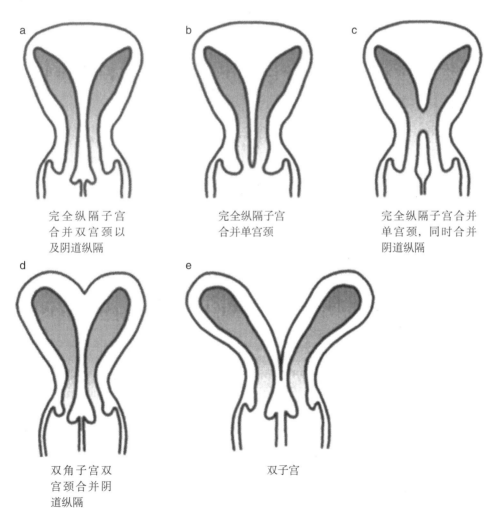

图 11.2 （a）有代表性的完全纵隔子宫合并双宫颈以及阴道纵隔及其他可能被误诊的子宫畸形。（b）完全纵隔子宫合并单宫颈。（c）完全纵隔子宫合并单宫颈，纵隔上有一孔（两个宫腔相通），同时合并阴道纵隔。（d）双角子宫双宫颈合并阴道纵隔。（e）双子宫。经 Elsevier 允许，引自 Phillip E Patton, Miles J Novy, David M Lee, et al. The diagnosis and reproductive outcome after surgical treatment of the complete septate uterus, duplicated cervix and vaginal septum. Vol 190, 1669-75 Copyright（2004）[1]

明传统的认为双宫颈就是双子宫是错误的，有证据发现双宫颈也可以合并其他子宫畸形，研究中最常见的是纵隔子宫。精确的诊断对合理的治疗非常重要，将双子宫或者双角子宫误诊为纵隔子宫实行宫腔镜子宫纵隔矫形术则会导致子宫穿孔。相反，将纵隔子宫诊断为双子宫或者双角子宫，就会错失利用手术矫正来提高妊娠结局、降低流产率的机会[2]。

图 11.3 显示了 MRI 对于子宫畸形的诊断，这项研究是利用 AFS 分类系统对子宫畸形分类的[6]。当宫底肌层劈裂大于 1cm 就被诊断为双角子宫，当劈裂小于 1cm 或者没有劈裂就被诊断为纵隔子宫，当 MRI 显示有两个分离的子宫角而且宫腔不相通者被诊断为双子宫，但如果两个分离的角最后在宫颈内口水平以上融合，则被分类为双角子宫，如果两个分离的角在宫颈内口水平以下融合，则被分类为双子宫[2]。

有两种宫腔镜手术方法被用来治疗完全子宫纵隔合并双宫颈。有些学者建议只切除子宫体的纵隔组织而将宫颈管内的部分保留[30-31]，从理论上讲，这样可以避免继发性宫颈功能不全。在具体操作过程中，首先将探针伸入其中一个宫颈，在宫颈内口上方制造一个凸出标记，然后手术镜从另一个宫颈口进入，用微型剪刀或者电极在纵隔上有凸出标记的地方开一窗口，让探针进入这个窗口，然后再将窗口上端的纵隔组织分离直到宫底，保留宫颈管里的那部分纵隔。手术的时候没有置入宫腔镜的那侧宫颈管可以放一个 Foley 球囊或者拿宫颈钳将其夹闭，以避免膨宫压力不够。

另有些学者直接将包括宫颈管里的纵隔全部切除，也没有报道术中或术后妊娠期间有任何并发症[32]。对于宫颈管里的纵隔，可以在对两侧宫颈管都扩张后用微型剪刀分离，然后跟前面描述的手术步骤一样，将宫体的纵隔完全分离。对于双宫颈合并阴道隔膜的病例，首先要切除阴道隔膜。

对于阴道横隔，可以用宫腔镜切除隔膜的上下表面，暴露宫颈口，阴道的正常解剖结构恢复意味着手术完成[33]。

针对阴道纵隔（图 11.4）的宫腔镜手术也可以在门诊完成。手术步骤包括：首先利用膨宫介质将阴道膨开[34]，然后利用小直径的手术镜切除阴道纵隔，这一过程无需进行全身麻醉或者局部麻醉。切除的时候从纵隔中部开始切到阴道顶端，直至阴道的正常解剖结构恢复。由于阴道纵隔有可能会延伸至膀胱或直肠，因此切割的时候要小心避免损伤阴道壁。患者术后会恢复正常的月经周期（针对阴道横隔患者），也可以经阴道分娩和进行正常性交（针对阴道横隔或阴道纵隔患者）[33]。

11.7 并发症

带电手术导致的穿孔会带来严重的后果，如肠管、膀胱损伤或者血管损伤导致大出血[28]。但是这些并发症可以通过充分的术前评估和精确的畸形分类来预防，同时利用腹腔镜或者超声来监测手术过程也可以减少并发症的发生。

体液潴留是宫腔镜手术的一种已知风险，具有

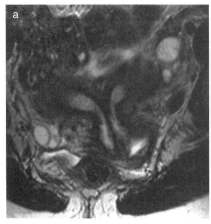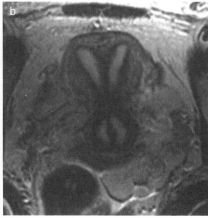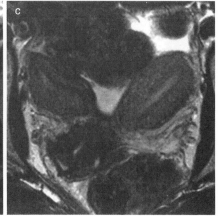

图 11.3 MRI T2 加权像斜冠状位。（a）双角子宫。（b）纵隔子宫。（c）双子宫。经 Elsevier 允许，引自 Benjamin C. Smith, Douglas L. et al. Famuyide.Double cervix: clarifying a diagnostic dilemma, Vol 211, Double cervix: clarifying a diagnostic dilemma. 26.e1-26. e5, Copyright（2014）[2]

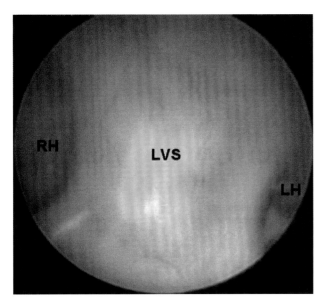

图 11.4 镜下阴道纵隔（LVS），纵隔朝向处女膜孔，RH 表示右边的阴道，LH 表示左边的阴道。经 Elsevier 允许，引自 Attilio Di Spiezio Sardo, Stefano Bettocchi, Silvia Bramante, et al. Office vaginoscopic treatment of an isolated longitudinal vaginal septum: A case report. Vol 14, 512–515, Copyright（2007）

潜在的严重后果；因此，强烈建议使用液体管理系统严格监测宫腔镜手术时膨宫液的丢失量，以避免这种并发症的发生。

宫腔镜下子宫纵隔矫形术术后很少发生宫腔粘连和感染。

11.8 术后管理

有证据表明宫腔镜下子宫纵隔矫形术后使用激素替代治疗、宫内节育器和宫内放置球囊对减少术后宫腔粘连没有意义[35]，体内自身的雌激素足以使子宫内膜 2 个月后完全愈合。

宫腔镜手术后 1~3 个月需进行宫腔镜复查[17]，来分离一些形成的粘连带；子宫输卵管造影对确认宫腔形态是否正常以及评估输卵管情况有益。即使是第一次手术纵隔没有被完全切除，通常也无需进行二次手术。

患者术后 6~8 周就可以开始尝试妊娠，但最好是在术后宫腔镜复查确认宫腔形态正常后。

11.9 妊娠结局

虽然目前并没有前瞻性随机对照研究，但宫腔镜下子宫纵隔矫形术后的良好妊娠结局已经得到了公认。有研究报道，术后的流产率和早产率均下降[36]。一项纳入了 29 项评估宫腔镜下子宫纵隔矫形术后结局的观察性研究的荟萃分析显示：术后没有接受辅助生殖技术的女性的妊娠率为 64%，活产率为 54%[37]。

结 论

宫腔镜在对复杂中肾旁管畸形的诊断和治疗中起着重要作用。宫腔镜技术、设备、光学、电外科以及液体管理系统的重大突破，使得宫腔镜下子宫纵隔矫形术以优异的手术和生殖结局取代了开腹手术。除此之外，具有连续灌流系统和手术通道的小直径宫腔镜的开发使得子宫、阴道、宫颈的畸形手术可以在诊室或门诊手术室进行，不需要全身麻醉或局部麻醉，从而改善了成本 – 效益比，缩短了术后恢复时间，并且减少了并发症的发生。

参考文献

请登录 www.wpcxa.com "下载中心" 查询或下载。

第三部分
宫腔镜与绝经

第 **12** 章 月经后出血

Tirso Pérez-Medina, Laura Calles, Mar Ríos

12.1 引 言

12.1.1 月经后点滴出血的可能原因？

流产或分娩后滋养细胞或胎盘组织持续存在，是导致异常子宫出血（AUB）、残留组织感染、继发性不孕以及反复诊刮并发症（如子宫穿孔、宫腔粘连或 Asherman 综合征等问题）的常见原因。

月经后出血的另一个常见原因是子宫内膜功能失调。这在青春期女性中很常见，因为青春期女性的身体需适应体内激素的变化。这种不规则点滴出血往往是正常的，这和应用一段时间口服避孕药后突然点滴出血是一样的。月经后少量点滴出血时间不超过 1 周是正常的。当身体自我调整适应了高水平激素后，点滴出血往往就会停止。

剖宫产（CS）后瘢痕愈合不良导致的问题近期才被关注到，包括月经后出血问题、继发性不孕、痛经以及潜在的并发症如异位妊娠、妇科手术（宫腔吸刮、子宫切除、子宫内膜切除和宫内节育器的放置）操作困难等风险增加。

骨化生是胚胎或胎儿骨骼的持久残留或转化，导致钙化或骨化。临床上症状不一，包括无症状、月经不规则、子宫出血或继发性不孕。

当宫内残留物在子宫内生长时，月经期间的子宫收缩和子宫内膜的脱落并不能充分发挥作用，从而使得出血持续存在。子宫内膜息肉和黏膜下肌瘤情况与之类似。

12.2 胚胎滋养层组织残留

典型特征是宫腔镜下可见残留的胚胎滋养层组织，表现为白色、局限的致密组织。组织常常凸入宫腔，因被正常子宫内膜包裹很容易被识别（图12.1）。另外，因残留组织块和子宫肌层粘连，手术时或多或少会出血[1]。

诊断往往基于症状（存在 AUB）以及经阴道超声检查（TVUS）[2–3]。

与宫颈扩张及刮宫术（D&C）相比，宫腔镜下切除残留的胚胎组织是一种安全、有效的方法，在诊室，不用麻醉和扩张宫颈就可以手术[4]。剪刀和抓钳就可以将残留组织切除。相反，盲刮会损伤宫腔，造成更大的手术创伤，从而引起宫腔粘连或子宫穿孔。有报道描述了使用电切镜定位残留组织，然后用抓钳或小刮匙取出组织块，或采用更积极的治疗方法，如电切术[5]。我们不推荐使用电器械，避免造成手术损伤，并减少炎症及粘连的可能。在我们的 185 例患者中，170 例（91.8%）采用诊室宫腔镜，症状均得以解决并取得了良好的临床效果，只有 15 例（8.1%）需要在手术室切除残留组织[6]。

12.3 子宫内膜功能失调

子宫内膜功能失调是指所有的子宫内膜变化过程都变得不正常。子宫内膜的病理改变表现为子宫

T. Pérez-Medina (✉) • M. Ríos, M.D.
Department of Obstetrics and Gynecology, Autónoma University of Madrid, Madrid, Spain
Department of Obstetrics and Gynecology, Puerta de Hierro University Hospital, Madrid, Spain
e-mail: tperezm@sego.es, gine.mrios@gmail.com
L. Calles, M.D.
Department of Obstetrics and Gynecology, Puerta de Hierro University Hospital, Madrid, Spain
e-mail: lauracall@hotmail.com

© Springer International Publishing AG 2018
A. Tinelli et al. (eds.), *Hysteroscopy*, https://doi.org/10.1007/978-3-319-57559-9_12

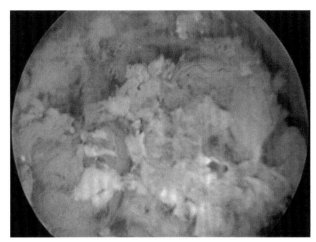

图 12.1　残留的胚胎滋养层组织。大块致密组织被正常子宫内膜包围

形态学改变，肉眼可识别的病变（息肉、肌瘤）和对子宫内膜功能起作用的内在功能性因素的改变，这也是本章主要论述的一个原因。

12.3.1 功能性因素

　　子宫内膜功能失调的原因在临床上转化为生育障碍或功能失调性子宫出血（DUB），归因于卵泡发育后不排卵或黄体期异常，因此也可归类为雌激素或黄体酮的异常。

　　我们首先综述一下病理生理学分类，然后对每个改变进行详细的解剖病理学和宫腔镜分析。

12.3.2 激素变化引起子宫内膜出血的机制

　　月经过后，子宫内膜需受卵巢激素的刺激后才增殖生长，这就要求子宫内膜的基底层是完整的。另一方面，雌激素刺激应该足够促使子宫内膜增殖[7]。

　　子宫内膜阈值的概念是指使子宫内膜增殖到不会出血所需的最低雌激素的理论值，包括刺激强度及持续时间。出血可发生在雌激素达到阈值后雌激素下降的情况。

　　DUB 也可以发生在雌激素缺乏或过量，或黄体酮缺乏或过量（如果子宫内膜已受雌激素的作用）的情况下。

　　虽然有人提到应该谨慎地鉴别我们将要讨论的不同改变，但是宫腔镜术语仅用于说明正常或功能失调的子宫内膜（尽管也可联合其他体征进行说明），病理学家应该精确报告出病理改变。值得注意的是，即使对于病理学家而言，有时也很难将子

宫内膜样本的改变进行分类，因为这些改变经常有重叠。尽管如此，我们可以参考病历进行分析。一位训练有素的宫腔镜医生必须能区分和解释我们下面所讨论的几大类情况。

12.3.3 功能性异常

　　（1）增殖期的改变

　　①雌激素不足

　　当雌激素水平高于阈值，子宫内膜增殖并保持稳定。当雌激素水平下降时，就会出现出血。雌激素不足不是生理性子宫出血的机制，它可能发生在：

　　·排卵前。

　　·青春期或绝经期。

　　·卵巢切除保留子宫患者。

　　·雌激素替代疗法中断时。

　　出血强度取决于子宫内膜增殖的情况，后者取决于雌激素的量和持续时间。如果雌激素水平很高，然后急剧下降，无孕激素时子宫内膜脱落，根据子宫内膜厚度，出血时间可能延长，出血量增多[8]。

　　宫腔镜检查时，可见宫腔变小，宫腔呈米白色或土黄色，失去光泽。表面光滑，没有血管或腺体，伴有孤立的残存囊腔（前面提到的 Schröeder 腺囊性增生，图 12.2）。

　　②雌激素过多

　　在这一类中，出血有两种类型：

　　·与雌激素水平相对较低有关，激素水平持续在阈值附近的子宫内膜出血。然后，部分子宫内膜退化，出现点滴出血。这种类型的出血也可以发生

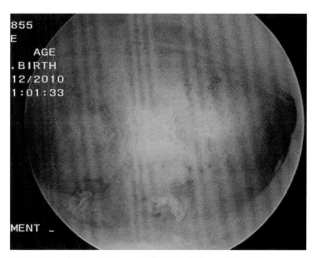

图 12.2　萎缩。小腔，米黄或土黄色，失去光泽

在服用低剂量口服避孕药后。

·与雌激素水平高有关，高于阈值，子宫内膜过度增殖，偶尔会出现增生。

宫腔镜下可见浅表的血管逐渐消失，有明显且丰富的腺体暴露。较深处有子宫内膜出血点。

③不规则增殖；子宫内膜增殖紊乱

腺体和间质较正常增殖期过度生长。子宫内膜增厚。不规则增殖可以看作是出现单纯增生之前的一个过程，可作为雌激素水平持续升高的首个标志[9]。

④增生

最常见的原因是无排卵，无孕激素对抗，雌激素水平升高。

·单纯增生：大多数病例的形态学改变是卵泡持续生长并伴持续的高雌激素水平或长期的无排卵。

·复杂增生：腺体增殖，目前认为只有囊性扩张，演变为腺瘤样增生（腺体分布结构改变）。这一类型有新的腺体形成，间质减少并伴有丰富的表浅血管及短而粗的腺体，使得图像变暗。

·不典型增生：显微镜下与分化良好的腺癌非常相似。与复杂增生类似，含有许多腺体，间质较少。

（2）分泌期的改变

①孕激素不足

黄体功能不全：仅发生在子宫内膜已经受雌激素作用而增殖时。在生理情况下，黄体消失将导致子宫内膜脱落（雌激素和孕激素下降而出血）。从药理学上来看，这与补充孕激素或孕激素撤退（孕激素试验）情况相似。宫腔镜检查表现为子宫内膜增殖伴或不伴分泌期改变[10]。

②不规则成熟

分泌期子宫内膜，腺体处于不同成熟阶段。分泌期转化良好的子宫内膜（腺体和间质）与增殖期内膜共存。这是由黄体期某些区域的子宫内膜缺乏对孕激素的反应而造成的。宫腔镜下增殖样子宫内膜和分泌样子宫内膜交替清晰可见。肉眼就可辨别（图12.3）。

③孕激素过多

这仅在孕激素/雌激素的比值非常高的情况下发生。给予高剂量的孕激素，而雌激素水平相对不足，可引起时间长短不等的间断性出血，这与低剂量雌激素导致的出血类似。子宫内膜呈现白色片状，

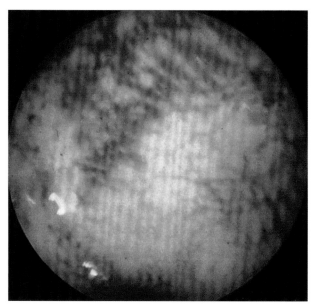

图12.3　不规则成熟。分泌和增殖区域

无血管，息肉样，有程度不等的接触出血。

④黄体持续存在，假性蜕膜化

子宫内膜变白，无血液供应，表面粗糙伴出血灶。间质－腺体分离：子宫内膜肿胀，分泌期改变，触碰时出血。

⑤不规则脱落

子宫内膜缓慢不规则脱落，并伴有增殖、分泌和脱落共存的表现。正常的子宫内膜脱落发生在月经开始后48~72h。在第4天，内膜表面上皮化。不规则脱落是由黄体萎缩缓慢且时间延长引起的。月经周期第4天后宫腔镜检查通常是经后出血伴白色内膜岛改变（图12.4）。

（3）混合改变

分泌性增生：这种情况出现在患有子宫内膜增生的妇女排卵后出现黄体，息肉样子宫内膜。这种情况更常见。

12.3.4 炎　症

子宫内膜炎：表现多样，常表现为子宫内膜内红色点状出血，血管增生，血管营养不良，片状充血等（图12.5）。

12.4 憩　室

既往剖宫产的产科并发症（瘢痕裂开、胎盘植入和前置胎盘）已被广泛认识，并且在许多文章和教科书中提到。然而，子宫瘢痕愈合不良导致的妇科后遗症近期才被发现并描述[11]。这些后遗症包

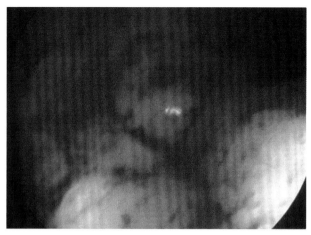

图 12.4 不规则成熟。分泌期子宫内膜岛伴出血

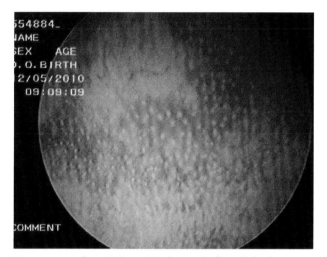

图 12.5 子宫内膜炎。片状充血,红色子宫内膜

括异常出血、继发不孕、痛经、剖宫产瘢痕妊娠,以及妇科手术过程难度增加及潜在并发症风险增加。使难度增加的妇科手术有宫腔吸刮术、子宫切除术、子宫内膜消融术和宫内节育器(IUD)放置等。CSD(剖宫产瘢痕憩室)的可能危险因素包括剖宫产的次数、子宫位置、剖宫产前的分娩情况以及前次子宫切口缝合的方法。

在没有症状的情况下,剖宫产瘢痕缺损或憩室可能是偶然发现的。尽管有症状的 CSD 或临床相关的憩室的发生率难以量化,但有报道指出其发生率为 19.4%~88%[12]。

憩室导致 AUB 的机制可能与血液或残留物积聚在憩室内有关。残留物排出很慢,典型的症状是月经后阴道持续少量出血或月经后点滴出血。月经后点滴出血通常是少量、深红色的黏液。一些作者报道了憩室和不孕症之间的关系:导致不孕的可能

机制是宫颈黏液改变、精子运输困难和子宫内膜的慢性炎症状态。一个最严重的与憩室相关的问题是妊娠囊种植到假腔[6]。这种类型的异位妊娠很难诊治,可被误诊为不完全自然流产、宫内妊娠种植位置低或宫颈异位妊娠等。

12.4.1 CSD 的诊断

经阴道超声检查(TVUS):TVUS 是最常见的用于识别 CSD 的初步诊断技术。当在前次子宫切口部位的肌层中发现一个三角形的低回声缺损,即可诊断为憩室(图 12.6)。有人描述了 4 个关键的超声表现:楔形缺损,瘢痕向内突出,瘢痕向外突出和血肿,瘢痕回缩。另外有人描述了 TVUS 下剖宫产瘢痕缺损是一个三角形的无回声区,缺损顶端指向子宫前部或前段峡部有一个充盈缺损。Ofili-Yebovi 等[13]通过瘢痕处的子宫肌层厚度与邻近子宫肌层的厚度的比值来确定缺损程度。比例为 50% 时定义为严重缺损[14]。

盐水灌注宫腔超声造影(SIS):SIS 通过给缺损处加压来增加诊断剖宫产瘢痕憩室的灵敏度和特异度[15]。SIS 还可以识别可活动、可扩散、可反射波代表陈旧血液的物质。一项研究[16]比较了 TVUS 和 SIS 用于诊断 CSD,发现在缺损形状(通常为三角形)上没有差异,但 SIS 更容易看清缺损的边界。SIS 比 TVUS 更易于发现缺损,但常测得的缺损变大。SIS 发现的瘢痕缺损平均比 TVUS 大 1~2mm,可能是由于盐溶液充盈了缺损,在瘢痕上形成压力。

宫腔镜检查:憩室也可以在宫腔镜直视下作出

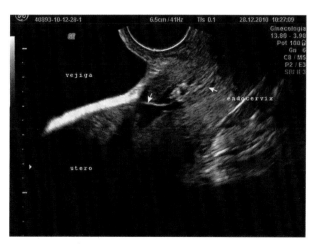

图 12.6 超声下憩室。在子宫峡部可以清楚地看到一个三角形充满液体的图像

诊断。镜下表现为宫颈前部或子宫下段穹隆样缺损[6]，如子宫假腔（图 12.7）。仔细探查时，在假腔后方可以看见宫颈管内口。缺损通常被纤维环包围，缺损窝内可能有积血[17]。

12.4.2 治　疗

有症状的患者，憩室的修补有很多种方法，包括宫腔镜下、腹腔镜下修补缺损，或经阴道修补[18]。宫腔镜是报道最多的治疗憩室的方法[19-22]，主要是切除纤维化组织。Gubbini 等在 41 例伴有继发性不孕和月经后出血的女性患者中采用了这一技术，结果患者的 AUB 症状 100% 消除，所有患者在手术后 24 个月内均妊娠[19]。宫腔镜下处理憩室的一个主要风险是子宫穿孔和膀胱损伤。为了减少这种风险，有人建议如果憩室下子宫肌层厚度小于 2mm，则不应该选择宫腔镜手术[20]。

我们报道了 22 例患者。研究仅纳入有月经后出血症状的患者。其中 15 例患者被安排行诊室宫腔镜手术，另外 7 例患者由于憩室部位子宫肌层薄（小于 2mm）而被安排在手术室手术。我们的方法主要是切除憩室顶部的前段，以减少假腔并恢复解剖结构。每例患者的手术均成功完成。解决了所有患者月经后出血的问题。诊室宫腔镜手术在超声引导下用双极电极连续切除憩室顶部的前段。术后 15 例患者尝试妊娠，其中 10 例妊娠，并通过选择性剖宫产分娩[6]。

腹腔镜也可用于治疗[23]。Marotta 等报道了 13 例因 AUB 和不孕症行腹腔镜手术的子宫憩室患者。方法是腹腔镜下切除腹膜覆盖的薄的纤维化组织，

并间断缝合闭合缺损[24]。

其他人报道了经阴道修补憩室的方法。一项病例分析研究报道了 42 例伴有月经后点状出血症状、超声发现憩室、经阴道修补缺损的病例。文章作者打开膀胱宫颈间隙并分离膀胱，触诊发现了瘢痕，打开并切除瘢痕。所有手术均顺利完成，术后未出现并发症。在长期随访中发现，42 例患者中 39 例患者症状得以改善[25]。

12.5 骨化生

骨化生可以来源于母体组织、多能间充质细胞（尤其是那些来自米勒管或成纤维细胞的细胞[26]，它们有转化为成软骨细胞的能力）或成骨细胞，受局部炎症改变或刮宫创伤的影响，出现月经不规则和继发性不孕。

当 TVUS 在子宫内发现一个强回声团时，首先怀疑骨化生[27]。诊断性宫腔镜图像特点是有多个小梁的骨样结构，形式多样（图 12.8）。

通常通过宫腔镜进行治疗。用宫腔镜切除那些骨样残留很容易。小的组织在诊室宫腔镜就可以切除，但如果这些残留太大，必须特别小心，因为当取出这种坚硬而锋利的组织时，会在宫颈管中引起严重的病变[28-29]。

12.6 宫腔内病变

12.6.1 子宫内膜息肉

子宫内膜息肉（EP）起源于基底部的局灶性

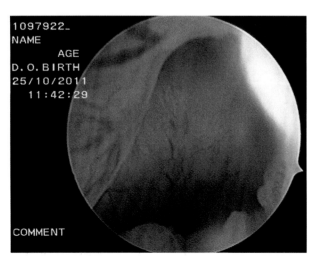

图 12.7　宫腔镜下憩室。在宫颈内口前先看到假腔

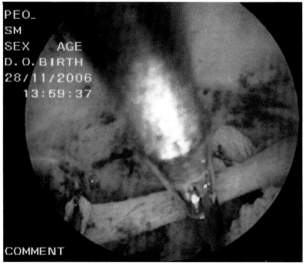

图 12.8　宫腔镜下切除长骨样化生组织

增生，是上皮覆盖的子宫内膜组织的局部良性过度生长（图 12.9）。EP 呈良性生长，无恶变潜能，但偶尔可见肿瘤病例局限于息肉内生长。此外，一些研究指出 EP 与肿瘤恶化有关[30]。尽管如此，息肉也没有被认为是肿瘤发展的主要危险因素。EP 是一种常见的妇科疾病，有些患者可能有症状，其中 AUB 是最常见的表现。大多数有症状的子宫内膜息肉患者伴有 AUB。

因为仅在子宫切除术后的病理标本中发现 EP，故其发病率常被低估了。在刮宫术中也很难发现，因为常被刮成碎屑，或经常漏刮。10%~40% 的 AUB 女性患有 EP。EP 也可在无症状的因其他原因就诊的女性中偶然发现。

EP 在 TVUS 下通常表现为宫腔内高回声改变，轮廓规则[31]。在息肉内可见囊腔，或息肉可能表现为非特异性子宫内膜增厚或局灶性团块。这些超声下表现并不具有特异性，可能合并有其他疾病如肌瘤。在月经周期的增殖期行 TVUS 结果可能更可靠。TVUS 联合 SIS 或凝胶滴注超声检查可以发现 TVUS 中漏掉的小的 EP，可提高诊断准确性。

随着新一代彩色多普勒 TVUS 的出现，TVUS 诊断 EP 与宫腔镜一样准确，虽然宫腔镜被认为是诊断 EP 的金标准。彩色多普勒（TVCD）可以观察和测量正常盆腔结构的血管分布并绘制肿瘤的血管分布（彩图），也包括 EP。一些研究表明彩色

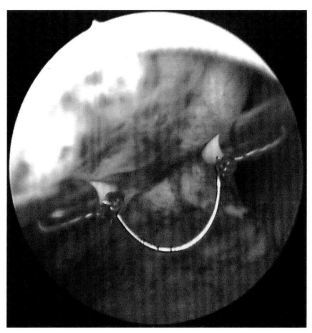

图 12.9　子宫内膜息肉

多普勒血流信号可以辅助诊断子宫内膜癌，因为恶性病变中血流增加[32]。有的 EP 表现为有功能活性的阳性血流彩图。以前已经报道过彩色多普勒用于评估与萎缩相反的有功能活性的检测效果。在功能性息肉的蒂中可探及血流信号。当血管测到多普勒阻力指数（RI）较低时，高度怀疑不典型增生的存在。类似之前的报道，半数的 EP 几乎探测不到彩色血流。这是由于许多萎缩性 EP 中的血管形成很少（如果有的话）[33]。

鉴于大多数 EP 是良性的，因此可以选择期待治疗而无需干预。有 Ⅱ 级证据表明 EP 可能在约 25% 的病例中自然消退，与大于 10mm 的息肉相比而言，较小的息肉更容易消退[34]。

宫腔镜下切除术是子宫内膜息肉最有效的治疗方法，并可进行组织学评估[35]。宫腔镜下，有很多种切除息肉的方法。宫腔镜检查和电外科手术切除息肉通常都是可用的且成本相对较低的技术。其他器械包括双极系统和宫腔镜旋切器[36]。宫腔镜下不同方式切除息肉的预后没有差异[37]。

12.6.2 子宫黏膜下肌瘤

子宫黏膜下肌瘤（SM）是妇科医生在 AUB 患者中经常遇到的。子宫平滑肌瘤是子宫肌层的肿瘤，在 50 岁女性中发病率高达 70%~80%，发病率似乎随着年龄和种族等多种因素的不同而变化。据报道，在 33~40 岁的斯堪的纳维亚地区女性中，无症状者约为 7.8%，而在美国，白人中无症状者接近 40%，非洲裔美国女性中无症状者超过 60%[39]。该良性肿瘤通常无症状，但与许多临床问题相关，包括 AUB，尤其是月经过多、不孕、反复妊娠丢失，以及因子宫增大影响盆腔邻近器官而出现的相关的并发症，通常被称为"体积"症状[40]。

SM 的诊断通常在宫腔镜检查联合影像学技术下完成，包括 TVUS、SIS 和 MRI[41]。检查的目的是确定 SM 的位置、数量、大小、肌瘤向子宫肌层内凸的程度以及 SM 与子宫浆膜的关系（图 12.10）。TVUS、SIS、MRI、宫腔镜与子宫切除后检查宫腔内病变相比较，MRI、SIS 和宫腔镜检查结果同样有效且优于 TVUS，且 MRI 在评估黏膜下肌瘤与子宫肌层的关系方面优于其他技术[42]。

大多数有症状的肌瘤是由于子宫腔形态改变引

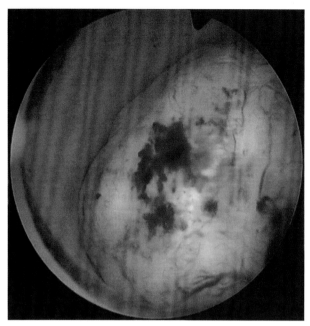

图 12.10 子宫黏膜下肌瘤

起的。宫腔镜定向手术技术的发展给以微创方式经宫颈切除子宫肌瘤提供了机会。宫腔镜下子宫肌瘤切除术最常用的方法是电切环、气化和旋切切除。

宫腔镜下切除术通常是在局部麻醉或全身麻醉下，在手术室中进行。电切时需要膨宫液持续循环流动，通过冲刷血液和子宫内膜碎屑使得宫腔病变肉眼可见[43]。现代双极电切镜需使用可导电的膨宫介质如生理盐水。电切环切除肌瘤是用低电压电极（切割），将肌瘤切成"条带"状，然后将组织条依次取出[44]。

电外科汽化是用表面积较大的球型电极采用低电压，将体积相对较大的组织汽化。理想情况下，这种汽化不会出现组织碎片，汽化过程中肌瘤的体积逐渐减小，直到可以用抓钳取出残余组织[45]。在 EA 随机试验中，与环状电极相比，使用球形电极汽化，有减少膨宫液吸收进入全身的优势，可能是因为邻近的热损伤程度更高[46]。

近期，研发人员在整形外科切除器基础上，研发出了机械式宫腔镜切除系统，切除器包括带有侧孔的中空圆柱形刀片，可用于连续旋切肌瘤。这些系统通常集抽吸系统和去除切割组织碎片系统于一体。这些系统可与盐水膨宫介质一起使用，不需要电流。已有报道称采用机械方式切除 SM，不过尚有局限性。囊括了平滑肌瘤和息肉的单项试验性随机对照研究，认为机械性器械比射频电切镜更有效[47]。

参考文献

请登录 www.wpcxa.com "下载中心"查询或下载。

第 13 章 绝经后女性诊室宫腔镜手术疼痛的管理

Maite Lopez-Yarto

13.1 引 言

门诊宫腔镜手术在异常子宫出血和子宫内膜病变的诊断中有重要作用[1-5]。该技术在可视下对宫腔进行检查,可诊断和治疗子宫内膜病变[6]。

门诊宫腔镜手术是设立于标准手术室中心之外的一种流动的诊断和治疗操作技术,既成熟,成本 – 效益比又好[7]。虽然女性普遍接受,但它也可能与明显的疼痛和焦虑有关,疼痛是手术失败的最重要原因。

患者的不同特征与宫腔镜检查中疼痛评分较高有关。不同的预测因素和适当的决策可以提高诊室宫腔镜手术的成功率。

13.2 疼痛的病理生理学

疼痛的定义即是由外部或内部因素引起的身体部分不适感,或者与真实的或潜在组织损伤相关的令人不愉快的感觉和情绪体验(国际疼痛研究协会,IASP)。

宫腔镜检查时,疼痛主要是宫腔镜进入宫腔引起的,或者为探查宫腔,膨宫液扩宫时,扩张宫颈管的肌纤维而引起的。

13.3 门诊宫腔镜手术带来的疼痛和可接受性

文献报道的门诊宫腔镜检查的总成功率差异较

M. Lopez-Yarto
Servicio de Ginecología y Obstetricia, Hospital del Mar,
Barcelona, Spain

Universidad Autonoma de Barcelona, Barcelona, Spain
e-mail: 94811@parcdesalutmar.cat

© Springer International Publishing AG 2018
A. Tinelli et al. (eds.), *Hysteroscopy*, https://doi.org/10.1007/978-3-319-57559-9_13

大(77%~98%)[8-9]。在没有麻醉的情况下进行宫腔镜检查通常被认为是可以忍受的,女性在 10-模拟量表上的疼痛等级为 3~6(图 13.1)。虽然有些女性(10%~40%)经历过严重的疼痛,但大多数(87%~92%)女性反馈其会向朋友推荐这种手术[10-11]。

焦虑程度与门诊手术的耐受性较差有关[12]。一篇综述总结了目前对焦虑和门诊宫腔镜检查之间相关性的解释和研究,得出的结论是:经历过宫腔镜检查的女性如患有重度的焦虑,对患者疼痛感知、检查成功率和满意度均产生影响。

女性患者的不同特征(如手术时间较长,初始焦虑水平和宫颈粘连的存在)与疼痛评分较高相关[13-19]。产次或阴道分娩史与较低的疼痛评分相关。关于年龄、体重指数、绝经状态和手术者的培训与疼痛评分的相关性结论尚不统一[20]。

在文献中,大多数作者并未发现绝经状态本身与疼痛有直接关系,但一些危险因素在这些女性中更常发生,如宫颈粘连。

13.4 减轻疼痛的方法

已经有人试验了很多种方法来减轻疼痛。 其中一些已有详细记录,并在实际应用中有所改善,但其他的一些研究尚缺乏足够的证据或结果尚不确定[21-23]。

13.4.1 与器械相关的减轻疼痛的方法

在减轻疼痛方面,最重要的创新是减小器械直径(图 13.2),进而减轻手术过程中疼痛和不适感[24-25]。

4 项随机对照试验研究了器械的直径如何影响

疼痛，其中 3 项显示当使用 3.5mm（或更小）的宫腔镜时疼痛明显减轻。数据本身并不具有决定性，根据患者反应，使用可弯曲的宫腔镜时疼痛率较低，但硬式宫腔镜可提供更清晰的图像并缩短手术时间[26]。

1997 年，Stefano Betocchi 博士描述了阴道宫腔镜检查技术，其特点是宫腔镜进入子宫腔时不放置窥器，也不钳夹宫颈，增加了患者的耐受性。直视下精细操作，光源通过宫颈管进入。此后，许多作者都报告了这种操作可改善门诊宫腔镜检查的耐受性[27-29]。

为使宫腔肉眼可视，膨宫介质可以是液体或气体。一项系统综述 [10 项随机对照试验（RCT）/1839 例妇女 / 宫腔镜检查] 显示使用二氧化碳或盐水介质，妇女疼痛反应相似[30]（图 13.3）。

13.4.2 药理学方法

尽管已经使用了不同的药物和不同的宫腔镜方式来缓解疼痛，但仍然缺乏足够的证据支持诊室宫腔镜检查时哪一种特殊的方法可以预防或治疗疼痛。

诊室宫腔镜检查最常见的软化宫颈的方法是宫腔镜检查之前阴道放置米索前列醇，不需要扩宫。然而，阴道放置米索前列醇在有效性、减少疼痛或失败率方面尚无一致结论。一项系统综述（6 项 RCT/468 例女性 / 宫腔镜检查）比较了门诊宫腔镜检查时安慰剂或对照组与做宫颈准备组，结果表明米索前列醇可减轻绝经后妇女的疼痛[31]。一项 Cochrane 系统综述（19 项 RCT/1870 次宫腔镜检查）指出，在检查前使用米索前列醇可减少术中并发症（宫颈裂伤和假道形成）的发生[32]（图 13.4，图 13.5）。

已有研究证实在诊室宫腔镜检查之前经宫颈局部注射麻药可以减轻疼痛。但因经阴道宫腔镜，不需要钳夹宫颈，故临床上到底能减少患者多大

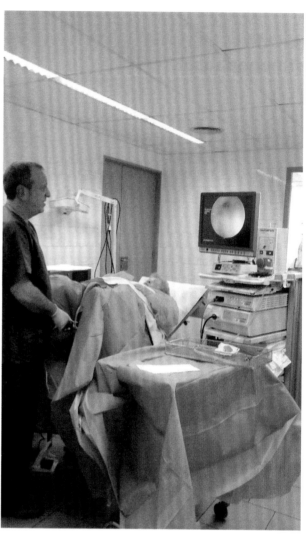

图 13.1 流动的宫腔镜检查，无麻醉。引自 Office Hysteroscopy Unit；CAP Poblenou. Hospital del Mar, Barcelona

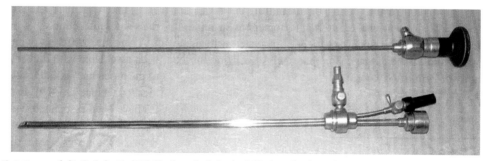

图 13.2 使用 3.5 mm（或更小）的宫腔镜时，疼痛与宫腔镜直径相关性展示。引自 Office Hysteroscopy Unit；CAP Poblenou；Hospital del Mar, Barcelona

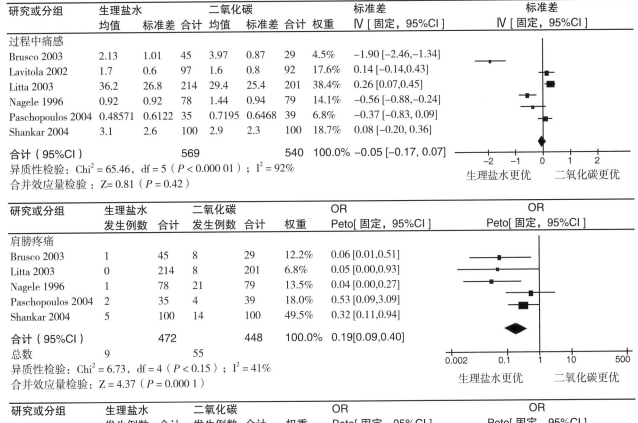

研究或分组	生理盐水			二氧化碳			权重	标准差 IV [固定, 95%CI]	标准差 IV [固定, 95%CI]
	均值	标准差	合计	均值	标准差	合计			
过程中痛感									
Brusco 2003	2.13	1.01	45	3.97	0.87	29	4.5%	−1.90 [−2.46,−1.34]	
Lavitola 2002	1.7	0.6	97	1.6	0.8	92	17.6%	0.14 [−0.14,0.43]	
Litta 2003	36.2	26.8	214	29.4	25.4	201	38.4%	0.26 [0.07,0.45]	
Nagele 1996	0.92	0.92	78	1.44	0.94	79	14.1%	−0.56 [−0.88,−0.24]	
Paschopoulos 2004	0.48571	0.6122	35	0.7195	0.6468	39	6.8%	−0.37 [−0.83, 0.09]	
Shankar 2004	3.1	2.6	100	2.9	2.3	100	18.7%	0.08 [−0.20,0.36]	
合计（95%CI）			569			540	100.0%	−0.05 [−0.17,0.07]	

异质性检验：$Chi^2 = 65.46$, df = 5（$P < 0.00001$）；$I^2 = 92\%$
合并效应量检验：Z = 0.81（$P = 0.42$）

生理盐水更优　　二氧化碳更优

研究或分组	生理盐水		二氧化碳		权重	OR Peto[固定, 95%CI]	OR Peto[固定, 95%CI]
	发生例数	合计	发生例数	合计			
肩膀疼痛							
Brusco 2003	1	45	8	29	12.2%	0.06 [0.01,0.51]	
Litta 2003	0	214	8	201	6.8%	0.05 [0.00,0.93]	
Nagele 1996	1	78	21	79	13.5%	0.04 [0.00,0.27]	
Paschopoulos 2004	2	35	4	39	18.0%	0.53 [0.09,3.09]	
Shankar 2004	5	100	14	100	49.5%	0.32 [0.11,0.94]	
合计（95%CI）		472		448	100.0%	0.19[0.09,0.40]	
总数	9		55				

异质性检验：$Chi^2 = 6.73$, df = 4（$P < 0.15$）；$I^2 = 41\%$
合并效应量检验：Z = 4.37（$P = 0.0001$）

生理盐水更优　　　二氧化碳更优

研究或分组	生理盐水		二氧化碳		权重	OR Peto[固定, 95%CI]	OR Peto[固定, 95%CI]
	发生例数	合计	发生例数	合计			
血管迷走神经反应							
Lavitola 2002	5	97	12	92	79.9%	0.36 [0.12,1.07]	
Nagele 1996	0	78	5	79	11.1%	0.09 [0.00,1.59]	
Paschopoulos 2004	0	35	1	39	9.0%	0.36 [0.01,9.17]	
合计（95%CI）		210		210	100.0%	0.31 [0.12,0.82]	
总数	5		18				

异质性检验：$Chi^2 = 0.83$, df = 2（$P < 0.66$）；$I^2 = 0\%$
合并效应量检验：Z = 2.37（$P = 0.02$）

生理盐水更优　　　二氧化碳更优

研究或分组	生理盐水			二氧化碳			权重	标准差 IV [固定, 95%CI]	标准差 IV [固定, 95%CI]
	均值	标准差	合计	均值	标准差	合计			
手术时长									
Brusco 2003	3.12	0.96	45	5.96	1.55	29	6.7%	−2.30 [−2.90,−1.69]	
Lavitola 2002	4.9	3.7	97	6.9	3.1	92	28.8%	−0.58 [−0.87,−0.29]	
Litta 2003	1.5	0.17	214	1.92	0.2	201	40.0%	−2.26 [−2.51,−2.02]	
Nagele 1996	5.8	3.4	78	7.2	3.7	79	24.5%	−0.39 [−0.71,−0.08]	
合计（95%CI）			434			401	100.0%	−1.32 [−1.48,−1.17]	

异质性检验：$Chi^2 = 124.04$, df = 3（$P < 0.00001$）；$I^2 = 98\%$
合并效应量检验：Z = 16.61（$P = 0.00001$）

生理盐水更优　　二氧化碳更优

图 13.3 森林图显示了一项研究的荟萃分析结果，该研究评估了门诊宫腔镜检查中使用膨宫液对疼痛的影响[30]。引自 Cooper, Natalie A.M. et al. A systematic review of the effect of the distension medium on pain during outpatient hysteroscopy. Fertility and Sterility, Volume 95, Issue 1：264-271

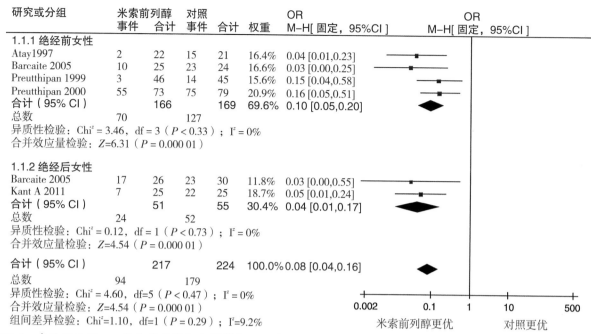

图13.4 森林图比较：1 米索前列醇与安慰剂或不治疗。结果：1.1 轻轻扩宫，机械性扩宫时用[32]。引自 Al-Fozan H, Firwana B, Al Kadri H, et al. Preoperative ripening of the cervix before operative hysteroscopy. Cochrane Database of Systematic Reviews 2015

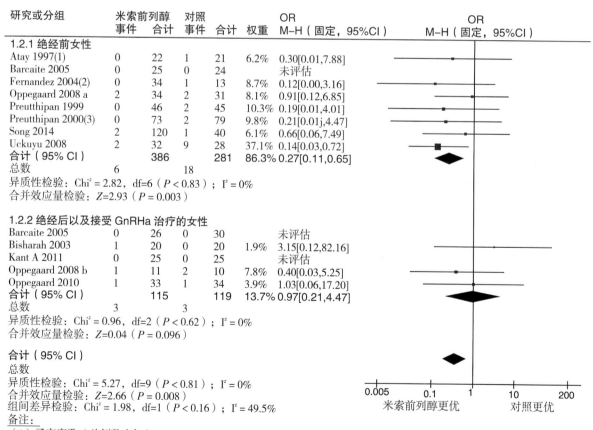

图13.5 森林图比较：1 米索前列醇与安慰剂或不治疗。结果：1.2 术中并发症[32]。引自 Al-Fozan H, Firwana B, Al Kadri H, et al. Preoperative ripening of the cervix before operative hysteroscopy. Cochrane Database of Systematic Reviews 2015

程度疼痛尚不明确。现在，大多数标准方案都不推荐使用这一方法[33-35]（图13.6，图13.7）。近期有人研究了一氧化二氮吸入法（图13.8）（1项RCT/106例患者/宫腔镜检查），与宫颈旁麻醉相比，该方法可以增加患者对疼痛的耐受性，减少疼痛感。但这只是初步结果，还需要更多的研究进一步证实[36]。

宫腔镜检查镇痛时，最好的减少疼痛的方法尚未达成共识。一项Cochrane系统综述（9项RCT/1296例妇女/宫腔镜检查）得出结论称，在所有干预措施中，使用镇痛药对减轻疼痛是有益的，在约定的宫腔镜检查前约30min，使用常规剂量非甾体抗炎药可以缓解疼痛[37]。

13.4.3 非药物方法

在患者经历痛苦时放音乐会转移患者的注意力，该方法被推荐可作为减轻疼痛的方法。一些研究显示该方法有望作为一种在各种卫生保健机构中可有效控制疼痛的方法[38-45]。

一项Cochrane系统综述（26项试验/2051例女性）指出，给手术前焦虑的患者听音乐可能对缓解术前焦虑有益。作者得出结论：缓解术前焦虑时，听音乐是镇静剂和抗焦虑药物的一种替代方案[46]。

只有一项随机对照研究（356例女性/宫腔镜检查）评估了在诊室宫腔镜检查时放音乐的情况。

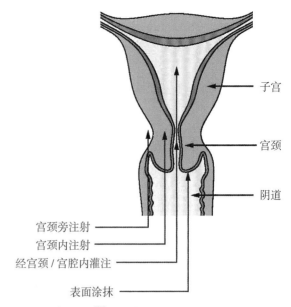

图13.6 局部麻醉[35]。引自Cooper Natalie A M，Khan Khalid S，Clark T Justin. Local anaesthesia for pain control during outpatient hysteroscopy: systematic review and meta-analysis. BMJ，2010，340：c1130

作者们在试验中研究了音乐对诊室宫腔镜检查患者疼痛感知和焦虑的影响[47]。在手术过程中，与无音乐组相比，音乐组患者在宫腔镜检查后焦虑程度显著降低，术中疼痛减轻，宫腔镜检查后焦虑和疼痛评分显著降低（图13.9）。

总之，虽然音乐有望成为控制和减少痛苦和焦虑的方法，但仍需要更高质量的证据。

研究	麻醉		对照		标准化均数差，随机（95%CI）	权重（%）	标准化均数差，随机（95%CI）	质量评分
	均值（标准差）	总数	均值（标准差）	总数				
宫颈内给药								
Broadbent 1992[27]	2.408(0.934)	49	2.771(0.928)	48		6.7	−0.39(−0.79~0.02)	5
Esteve 2002[35]	2.6(2.2)	34	4.3(3.3)	28		6.3	−0.61(−1.12~−0.10)	4
Bellati 1998[21]	8.675(3.79)	40	9.175(3.74)	40		6.6	−0.13(−0.57~0.31)	2
小计		123		116		19.6	−0.36(−0.61~0.10)	

异质性检验：$\tau^2=0.00$，$\chi^2=1.98$，df=2，$P=0.37$，$I^2=0\%$
合并效应量检验：$z=2.72$，$P=0.007$

宫旁给药								
Lau 1999[16]	4.1(3.2)	49	4.1(3.4)	50		6.8	0.00(−0.39~0.39)	5
Cicinelli 1998[15]	1.55(1.38)	36	6.66(3.94)	36		6.2	−1.71(−2.26~−1.17)	5
Vercellini 1994[37]	4.5(2.0)	87	4.9(2.2)	90		7.1	−0.19(−0.48~0.11)	3
Giorda 2000[30]	5.3(1.1)	121	6.3(2.18)	119		7.2	−0.58(−0.84~−0.32)	3
Al−Sunaidi 2007[36]	2.1(0.2)	42	3.2(0.3)	42		5.1	−4.27(−5.06~−3.49)	3
小计		335		337		32.4	−1.28(−2.22~−0.35)	

异质性检验：$\tau^2=1.08$，$\chi^2=115.85$，df=4，$P=0.001$，$I^2=97\%$
合并效应量检验：$z=2.69$，$P=0.007$

经宫颈给药								
Cicinelli 1997[14]	9.22(3.56)	40	11.32(3.75)	40		6.6	−0.57(−1.02~−0.12)	5
Costello 1998[38]	3.1(2.3)	49	3.4(2.6)	50		6.8	−0.12(−0.52~0.27)	5
Lau 2000[32]	4.1(3.6)	45	4.2(3.2)	44		6.7	−0.03(−0.44~0.39)	5
Kabil 2008[39]	4.0(2.1)	42	4.0(2.4)	36		6.6	0.00(−0.45~0.45)	3
Shankar 2004[33]	3.2(2.4)	100	3.1(2.6)	100		7.2	0.04(−0.24~0.32)	3
小计		276		270		33.7	−0.11(−0.31~0.10)	

异质性检验：$\tau^2=0.01$，$\chi^2=5.50$，df=4，$P=0.24$，$I^2=27\%$
合并效应量检验：$z=1.04$，$P=0.30$

表面给药								
Soriano 2000[34]	2.2(1.9)	62	3.7(2.5)	56		6.8	−0.68(−1.05~−0.30)	5
Wong 2000[40]	1.57(0.77)	250	1.58(0.8)	250		7.4	−0.01(−0.19~0.16)	5
小计		312		306		14.3	−0.32(−0.97~0.33)	

异质性检验：$\tau^2=0.20$，$\chi^2=10.00$，df=1，$P=0.002$，$I^2=90\%$
合并效应量检验：$z=0.98$，$P=0.33$

小计		1046		1029		100.0	−0.54(−0.86~−0.23)	

异质性检验：$\tau^2=0.33$，$\chi^2=158.49$，df=14，$P=0.001$，$I^2=91\%$
合并效应量检验：$z=3.43$，$P=0.001$

高质量研究		614		602		60.2	−0.43(−0.73~−0.12)	

异质性检验：$\tau^2=0.17$，$\chi^2=47.15$，df=8，$P=0.001$，$I^2=83\%$

低质量研究		432		427		39.8	−0.77(−1.45~−0.08)	

异质性检验：$\tau^2=0.69$，$\chi^2=110.31$，df=5，$P=0.001$，$I^2=95\%$

-6　-4　-2　0　2

图 13.7 根据给药方法和研究质量，评估局部麻醉对门诊宫腔镜检查疼痛的影响。数字是平均（SMD）疼痛评分[35]。引自 Cooper Natalie AM，Khan Khalid S，Clark T Justin. Local anaesthesia for pain control during outpatient hysteroscopy: systematic review and meta−analysis. BMJ，2010，340：c1130

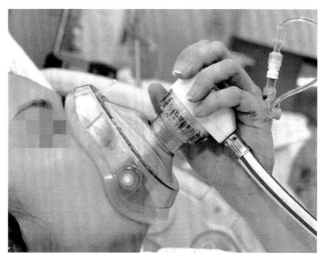

图 13.8 一氧化二氮可
增加疼痛耐受性。引自
Office Hysteroscopy Unit；
CAP Poblenou，Hospital
del Mar，Barcelona

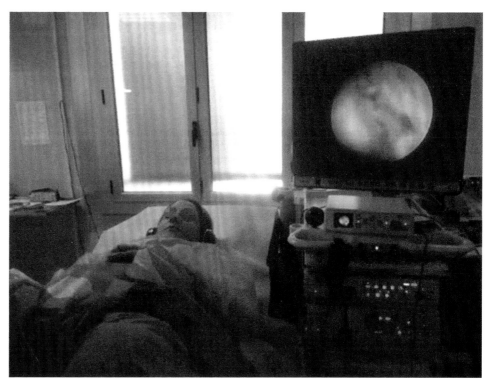

图 13.9 诊室宫腔镜用二
极管激光器行子宫肌瘤切
除术，音乐用于减轻疼痛

参考文献

请登录 www.wpcxa.com "下载中心" 查询或
下载。

第14章　多薄算薄？绝经患者的子宫内膜临界值

Lotte Clevin

缩略词

AH	不典型增生
EH	子宫内膜增生
ET	子宫内膜厚度
HT	激素治疗
PMB	绝经后出血；阴道出血>绝经后1年
SIS	盐水灌注宫腔超声造影
TVUL	经阴道超声

14.1 定　义

边界清楚的子宫内膜：子宫内膜－子宫肌层区域（EMZ）是完整的。

子宫内膜的测量：经阴道超声在矢状面最宽点处测量子宫内膜，小数点后保留一位数字。如果宫腔内有液体，不测量液体；液体两边子宫内膜的距离增加了。同时必须记录子宫内膜与子宫肌层的分界（分别记录清楚的分界或不规则轮廓）；见图14.1至图14.4。

14.2 绝经后有症状女性子宫内膜的临界值

90%以上绝经后子宫内膜癌患者有阴道出血症状[1]。大多数绝经后阴道出血的患者，阴道出血继发于阴道或子宫内膜萎缩。然而，根据年龄和危险因素，1%~14%的患者患有子宫内膜癌[2-5]。当

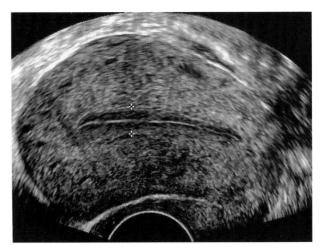

图14.1　子宫内膜的测量

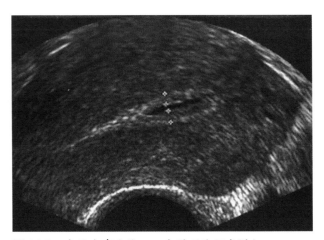

图14.2　宫腔内有液体——内膜两边距离增加

L. Clevin, M.D.
University Hospitals of Copenhagen, Capitol Region,
Bornholms Hospital, Borgmester Jensens Allé 9, 3.tv.,
2100 Copenhagen, Denmark
e-mail: clevin@privatmail.dk, LCLE0005@regionh.dk

© Springer International Publishing AG 2018
A. Tinelli et al. (eds.), *Hysteroscopy*, https://doi.org/10.1007/978-3-319-57559-9_14

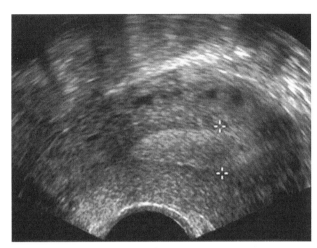

图 14.3 较厚的子宫内膜清楚的边界

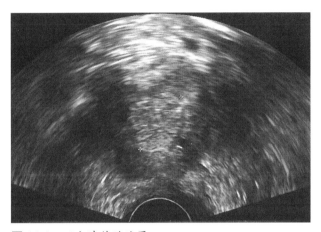

图 14.4 不太清楚的边界

绝经后出血患者的子宫内膜厚度 ≤ 4~5mm 时，可排除子宫内膜癌[6-8]。绝经后出血的诊断方法具有良好的成本 – 效益比，包括分析已知的子宫内膜癌危险因素如年龄、BMI、糖尿病、产次和高血压[9-10]。

在连续纳入 97 例绝经后出血患者的研究中，通过 TVUL 检查和子宫内膜活检评估患者。Pipelle 活检仅适用于 82% 的子宫内膜厚度小于 5mm（n=45）的患者[11]，而这些患者中只有 27% 取样满意，可以作出诊断。这与产次或宫腔深度没有相关性。在其他研究中，绝经后患者使用 Pipelle 取样失败的概率（即样本不足或无法进行活检）为 0~54%[12]（表 14.1）。

PMB 患者中，主要是排除子宫内膜癌，因此灵敏度 100% 的方法是最理想的。当"仅"做子宫内膜活检时，假阴性结果的影响比假阳性结果的影响更为深远，正如近期的一项荟萃分析中所推荐的

那样，临界值降低到 3mm 时，后果将是出现更多的假阳性或"不必要的"宫腔镜检查[10]。因此，我认为应保持目前小于 4mm 的临界值水平。

因为绝经后出血患者行经阴道超声检查的阴性预测值非常高，所以这是一种合理的首选方法。

流程图 14.1 展示了如何评估和随访有阴道出血等症状的绝经后患者。

在处理绝经后阴道出血的妇女时，必须考虑所有子宫内膜癌的危险因素。子宫内膜癌可分为两种类型：1 型为雌激素依赖型，约占 80%；2 型为非雌激素依赖型，约占 20%[13]。

发生子宫内膜癌的遗传因素是 Lynch 综合征，

表 14.1 不同临界值时灵敏度和特异度

临界值（mm）	灵敏度（真阳性）	特异度（真阴性）
<3	98%	35%
<4	95%	47%
<5	90%	54%

引自 Timmermans A. et al, 2010 [10]
该表显示了 2010 年 Timmermans 的一项较新的且方法学上最佳的荟萃分析中对不同临界值时的灵敏度和特异度

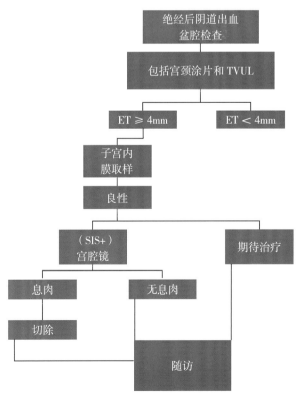

流程图 14.1 引自 Timmermans, et al. BJOG, 2009

该综合征是遗传性非息肉性结直肠癌（HNPCC）的一个亚组，HNPCC 导致患者一生中患子宫内膜癌的风险为 20%~80%[14-16]。与普通人群相比，子宫内膜癌的风险增加 10~20 倍[17-18]。HNPCC 患者子宫内膜癌的发病时间比正常人群可早 10 年。

在丹麦，Lynch 综合征妇女每 2 年接受 1 次盆腔检查，从 35 岁开始行 TVUL 筛查，并在有指征时行子宫内膜取样。但筛查并没有显示出积极的效果[19]。

如果患者患有乳腺癌、卵巢癌或结肠癌，则患子宫内膜癌（如 *BRCA*2）的风险增加。

子宫内膜癌的其他危险因素与生殖有关。如月经初潮早和绝经晚等[14]，无排卵和未产妇通常与内源性雌激素暴露增加相关，这与多囊卵巢综合征（PCOS）和无排卵相关的不孕症类似。内源性雌激素暴露会增加子宫内膜癌的风险。

有胰岛素抵抗的患者如 2 型糖尿病和多囊卵巢综合征（PCOS）会增加风险，部分是有高胰岛素血症，导致肾上腺激素分泌增加，从而干扰雌激素，部分是通过增加内源性雌激素暴露，这与 PCOS 胰岛素增加有关。2 型糖尿病可使子宫内膜癌的风险增加 2~3 倍[5,18]。体力活动不足也会增加风险，而体力活动则可使子宫内膜癌的风险降低 30%[20]。

持续的雌激素治疗[14]、肥胖[14] 和分泌雌激素的卵巢肿瘤会使雌激素水平增加，从而增加子宫内膜癌的风险。肥胖者通过脂肪组织中雄烯二酮在外周组织芳香化转化为雌酮来增加循环血中雌激素的水平。此外，SHBG 的水平降低，慢性无排卵的风险增加[18]。Calle 等[21-22] 发现 BMI > 25kg/m² 者子宫内膜癌风险增加 2 倍，BMI > 30kg/m² 者子宫内膜癌风险增加 3 倍。Smith-Bindman 指出，肥胖导致子宫内膜癌风险增加 10 倍[5]。Armstrong 等[18] 发现 BMI > 30kg/m² 时不典型增生的风险增加 4 倍，BMI > 40kg/m² 时风险增加 13 倍。在校正 BMI 后的研究中，发现高血压不是子宫内膜癌的独立危险因素。

他莫昔芬是一种选择性雌激素受体调节剂，可使子宫内膜癌风险增加 2~8 倍[5,14]。他莫昔芬在子宫内的作用是雌激素受体激动剂[18]，通过刺激基底细胞层中的细胞增加子宫内膜的厚度，从而增加息肉、子宫内膜增生、不典型增生和子宫内膜癌的

风险[23]。见图 14.5。

年龄增加也会增加风险。从 50 岁到 75 岁，子宫内膜癌的风险增加了 1 倍多[5]。老年妇女（> 60 岁）的患病率增加了 5.3 倍[24]。

表 14.2 总结了子宫内膜癌的危险因素。

14.3 绝经后无症状女性中子宫内膜的临界值

有一些研究评估了经阴道超声检查在绝经后出血妇女中的作用；而无出血症状患者的子宫内膜经阴道超声检查数据很少。

绝经后妇女的正常子宫内膜厚度可能各不相同，但我们认为子宫内膜 ≤ 4mm 是正常的。然而，在绝经后的第 1 年，由于持续低激素刺激，子宫内

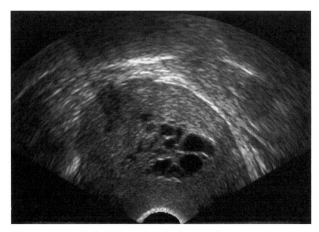

图 14.5 他莫昔芬导致的息肉中的空泡

表 14.2 子宫内膜癌危险因素

子宫内膜癌危险因素
超重（BMI 25~29.9kg/m²）
肥胖（BMI > 30.0kg/m²）
持续雌激素刺激
他莫昔芬
绝经年龄推迟 > 55 岁
未产妇
无排卵
不孕症
糖尿病
HNPCC
年龄（50~75 岁）

引自参考文献 [13,17-18]

膜可能会变厚，在激素治疗的女性中，子宫内膜厚度在 5~11mm 被认为是正常的[5,12,25]。超声检查发现高达 10%~12% 的绝经后无症状妇女，子宫内膜在 5mm 或以上[26]。尚不确定这种情况是否需要进一步诊断或是否采用保守方法。

约 80% 的子宫内膜癌病例发生在绝经后妇女中，并且约 70% 的病例在早期可诊断出；绝经后出血是最常见的症状，85%~95% 的病例都有这一症状[14,27-28]。

一些研究检测了绝经后无症状妇女患子宫内膜癌的风险。子宫内膜病变的患病率介于 0~3.3%[29-35]。瑞典 Jokubkiene 等的一项研究，筛查了 510 例绝经后无症状的妇女，发现了 2 例癌前病变，但未发现子宫内膜癌病例[26]。1998 年，Smith-Bindman 的理论研究中，他们发现当子宫内膜 ≤ 11mm 时子宫内膜癌估计风险低于 0.002%，当子宫内膜 > 11mm 时估计风险为 6.7%。Breijer 等在一项纳入 32 项研究的荟萃分析中发现，11 100 例无症状妇女同时患有子宫内膜癌和非典型增生的概率为 1.2%（估计值）。Breijer 等的结论是，由于绝经后无症状妇女的癌症患病率较低，并且由于子宫内膜测量的灵敏度和特异度都不足以证明是否需要进一步的检测，因此在绝经后无症状妇女中测量子宫内膜厚度是无用的，因此不适用于筛查[28]。

其他一些研究也得出了类似的结论：在绝经后无症状妇女中使用超声筛查子宫内膜癌并不符合成本 - 效益原则[14,28,31-32,36]，并且常常导致不必要的有创手术，使并发症增加，并发症发生率为 3.6%~7.8%。

一项病例对照研究，UKCTOCS（英国卵巢癌筛查协作试验），通过筛查绝经后子宫内膜癌患者来研究 TVUL 的灵敏度[37]。37 000 多例妇女进行了超声检查，得出的子宫内膜厚度临界值是 ≥ 5mm。结果显示 TVUL 检测子宫内膜癌或不典型增生的灵敏度为 80.5%，特异度为 85.7%。临界值 > 5mm 的无症状女性中灵敏度为 77.1%，特异度为 85.8%，阳性预测值（PPV）为 1.4%，阴性预测值（NPV）为 99.9%。该研究表明，在症状出现之前虽然可以检测到子宫内膜癌，但仍不建议进行筛查。绝经后妇女的子宫内膜厚度在许多研究中

都描述过。Fleischer 等发现 4.8% 的绝经后妇女子宫内膜 > 6mm[33]。Gull 等发现 5% 的绝经后妇女子宫内膜 > 8mm[32]。Jokubkiene 等从 2015 年的一项研究中发现，12% 的绝经后无症状妇女子宫内膜 > 5mm[26]。该研究包括了 510 例（12%）使用 HT、替勃龙和局部雌激素治疗的女性。Breijer 等在一项纳入 9 项研究近 300 例女性的荟萃分析中发现，绝经后无症状女性的子宫内膜厚度平均为 2.9mm。所有这些研究表明绝经后无症状妇女子宫内膜厚度具有多样性，并且推荐的临界值各不相同[28]。Ciatto 等提出临界值为 8~10mm[29]。Paraskevaïdis 建议临界值为 9mm[34]。Gull 等则建议临界值 ≥ 8mm[32]。Smith-Bindman 建议临界值为 11mm[5]。Giannella 等提出 8mm 的临界值可以排除子宫内膜病变，当临界值 > 10mm 时子宫内膜癌不会被漏诊[38]。Breijer 的荟萃分析中没有纳入临界值 > 9mm 的研究[28]。

2010 年加拿大妇产科学会发布的临床实践指南提出以下推荐：

·TVUL 不得用于筛查子宫内膜癌。子宫内膜取样不应作为绝经后无症状妇女的常规检查。有子宫内膜增厚和其他超声下异常表现的妇女应进一步检查。绝经后无症状妇女伴有子宫内膜增厚和危险因素时应该行个体化检查。

·有许多关于子宫内膜增厚对绝经后无症状妇女的影响及患子宫内膜癌风险的研究。无论子宫内膜的厚度和类型是什么，所有研究都得出相同的结论：绝经后无症状的女性患子宫内膜癌的风险非常低。当患者需要进一步诊断时，危险因素和临界值可能会有所影响。

通过经阴道超声评估，绝经后无症状妇女的子宫内膜具有较高灵敏度，但特异度低，并且假阳性率高。由于该类人群中不典型增生和子宫内膜癌同时发生的概率较低，存在不必要手术的风险。因此，须考虑进行有创诊断时的子宫内膜厚度的临界值[28,39]。

诊断子宫内膜疾病的有创性检查是有风险的。Explora/Pipelle/vabra 活组织检查不适用于有宫颈管狭窄、疼痛和解剖异常者。这些有创检查的假阴性率（5%~15%）不容忽视，局灶性病变可能被漏掉。宫腔镜检查也存在出血、感染、肠管和周围器官损

伤以及麻醉等并发症的风险[39-40]。

在绝经后出血且子宫内膜界限清楚的病例中，已达成一个共识，即临界值＞4mm时，可进行有创的诊断性检查。该临界值不适用于无症状的女性，因其有不同的临界值[41-42]。

在一项新的研究中，Louie发现，子宫内膜厚度＞11mm时，子宫内膜不典型增生和癌的风险分别为3.63%和3.7%[43]。同样，Laiyemo发现（n=63）子宫内膜＞11mm时癌症风险为9.1%，当＜11mm时无癌症发生。子宫内膜≤11mm时，不典型增生和癌的风险分别为0.04%和0.03%[44]。Smith-Bindman发现子宫内膜＞11mm时癌症风险为6.7%，子宫内膜≤11mm时癌症风险为0.002%。

当临界值11mm用于有创诊断时，将意味着需要很多的活组织检查（0.25%）来发现大多数隐匿性癌症（87%）[5]。

在UKCTOCS的队列研究中，发现临界值为10mm时，其灵敏度、特异度、PPV和NPV分别为50.0%、97.2%、4.5%和99.9%，癌症风险为5.9%[37]。

Jokubkiene发现子宫内膜厚度≥8mm时，子宫内膜息肉的发生率增加[26]。

EMAS临床指南建议仅在子宫内膜＞11mm的绝经后无症状妇女中可进行有创检查[39]。

没有危险因素且子宫内膜规则的绝经后无症状妇女患恶性肿瘤的概率较低[40]。在绝经后的前5年内，可能会发生单纯性子宫内膜增生。

不推荐在绝经后无症状妇女中为检查出子宫内膜癌而进行子宫内膜筛查[28,39]。没有关于患者对超声检查或观察治疗的担心方面的综述文章。临界值为10~11mm时进行子宫内膜检查比较有效，但在排除子宫内膜病变方面效果较差[28]。这在恶性肿瘤患病率低的人群中是可以接受的，并且可以最大限度地减少假阳性结果，从而避免不必要的手术。

临床推荐对存在危险因素的患者进行全面的病史询问和临床检查，对存在危险因素的绝经后无症状妇女行有创诊断的阈值（ET＞8mm）低于没有任何危险因素绝经后无症状女性阈值（ET＞11mm）。

此外，对无危险因素、子宫内膜规则、厚度范围在8~11mm的绝经后无症状妇女，应6个月后复查（警惕阴道流血）。如果子宫内膜厚度在6个月后未变厚或变薄，可不再复查。否则，应进行SIS及子宫内膜活检或宫腔镜引导下活检。对于无危险因素且子宫内膜规则、厚度＞11mm的绝经后无症状妇女，推荐行SIS及子宫内膜活检或宫腔镜引导下活检；见流程图14.2。

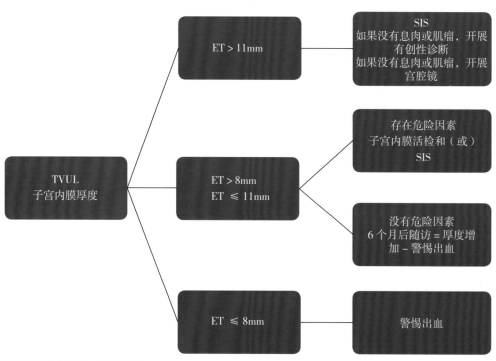

流程图14.2 绝经后无症状患者流程图

14.4 经阴道超声检查发现不规则线性内膜

绝经后出血且子宫内膜界限清楚、厚度<4~5mm的女性患者，子宫内膜癌的发病率较低。推荐可以观察治疗的子宫内膜必须是规则的[45]。不规则子宫内膜要考虑到有子宫内膜癌的可能，但子宫内膜–肌层结合带也可能被肌瘤和子宫腺肌病等破坏[46-47]。

Dueholm等检查了不同的用于预测绝经后出血且子宫内膜≥5mm的女性患子宫内膜癌风险的模型。他们发现，在所有预测因素中，TVUL发现不规则子宫内膜是预测子宫内膜癌的一个因素，OR（比值比）为25.7。在不规则/规则的子宫内膜中有非常多的观察变量。Dueholm的研究发现，在122例患者中，观察者内一致性为20%，观察者间一致性为25%。子宫内膜线条的评估取决于设备和观察者，也取决于患者（比如肥胖女性的TVUL并不好测量内膜）[48]。观察者变异在单纯子宫内膜厚度的测量中较小。

Karlsson等比较了没有经验的医生和经验丰富的医生做TVUL检查。研究发现，缺乏经验的医生之间的观察者间差异较小，有或无经验两组医生之间的差异较大[49]。Epstein和Valentine研究了两位经验丰富的医生的观察者变异。在≤6mm的子宫内膜患者中，观察者间变异在81%的女性中≤1.5mm。在大多数病例中，子宫内膜厚度的观察者内变异≤1mm[50]。

推荐观察治疗的绝经后出血患者的子宫内膜必须是规则、均匀的，并有明确的界限；见图14.6。

不规则子宫内膜是子宫内膜向恶性转化的一个预测因素，但子宫腺肌病和子宫肌瘤也可能出现不规则子宫内膜。评估子宫内膜形态时存在观察者间变异，仅测量子宫内膜厚度时变异较小。

14.5 子宫内膜评估的有创性诊断方法

当怀疑有子宫内膜病变（厚/不规则）时，可用以下方法获取子宫内膜组织进行组织学检查：Pipelle/vabra，D&C，迷你宫腔镜或宫腔镜。

Pipelle/vabra可以在大多数女性中应用，无需麻醉。一项纳入26例女性的研究指出：患者轻度

不适者占85%（22/26），中度不适者占12%（3/26），严重疼痛者占4%（1/26）[51]（图14.7）。

一项系统性综述总结了13种门诊子宫内膜取样的方法，取样的总失败率为7%（68/1013），取材不满意的概率为15%（138/945）。所有的门诊方法中，LR+（阳性似然比）为66.5（95%CI 30~147.1），LR-（阴性似然比）为0.14（95%CI 0.1~0.3）。因此，如果存在这样一种方法，用于检测癌症是最好的，但不适于排除癌症。但所有方法中没有哪种方法是更优的[52]。

组织吸取量与子宫内膜厚度是成比例的。Elsandabesee的研究显示，ET<5mm、ET5~8mm、ET>10mm的患者能获取足够的组织用于诊断的概率分别为27%、44%和87%[53]。

一项纳入65例子宫内膜癌患者的研究，术前（以子宫切除术后的诊断为金标准）进行了Pipelle检查，结果如下：可取到>50%宫腔的组织，Pipelle诊断出了所有的子宫内膜癌病例。如果所

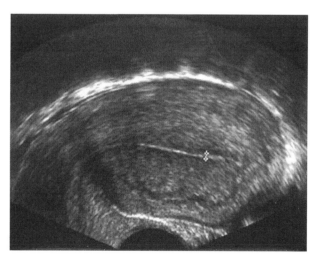

图14.6 绝经后患者薄而均匀的子宫内膜

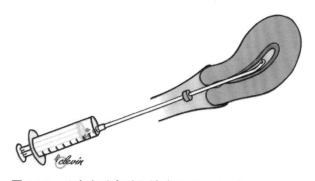

图14.7 子宫内膜盲刮取样（Pipelle/vabra）

取得子宫内膜范围不足宫腔的 50%，则只有 17%（11/65）的癌症病例被诊断出[54]。SIS 适用于局部病变的检查[55]。

根据"金标准"（子宫切除标本的组织学检查），各项诊断方法的准确性如下：vabra 在子宫内膜癌的灵敏度是 68%~92%，在不典型增生的灵敏度是 73%~94%[51,54,56]。van Hanegem 的最新研究证实了盲刮子宫内膜取样对检查子宫内膜癌特别是不典型增生的灵敏度较差[57]。

D&C 通常在全身麻醉下进行。D&C 存在取样不足的风险[58]。Stock 和 Kanbour（子宫切除术为金标准）的一项研究中，发现 60% 的病例中可见所取的组织来源于 < 50% 的宫腔[59]。

瑞典的一项关于绝经后出血女性 D&C 的研究中，子宫内膜癌的漏诊率为 10%。当病灶局限（占全宫腔子宫内膜 25% 以下）时，60% 的不典型增生被漏诊，50% 的无不典型的子宫内膜增生被漏诊[55]。

在不扩张宫颈或无麻醉情况下，迷你宫腔镜直视下取活检是一种合适的方法[60-61]（图 14.8）。

2008 年，Ortiz 的一项研究中，303 例患有局灶病变的女性在宫腔镜彻底切除病灶之前先做了诊室宫腔镜检查并取活检。有 10 例不典型增生和 9 例子宫内膜癌被漏诊[62]。因此，若只做活组织检查而不完全切除病灶，会存在漏诊肿瘤的风险。

通常，宫腔镜活组织检查具有较好的诊断效果，但也有一定的挑战性，即可能有宫颈狭窄的病例。在近期的一项研究中，154 例绝经后无症状妇女，子宫内膜厚度在 4.2~28mm（平均 10mm），做了宫腔镜检查。154 例患者中有 145 例手术成功。9 例患者手术被取消：其中 6 例患者因宫颈管狭窄，2 例因患者不适，1 例因病例不完善。形态正常的子宫内膜患者中也可能出现病变。在一项对 664 例患有良性息肉的绝经前和绝经后妇女的研究中发现：子宫内膜形态正常的 241 例绝经后妇女中，活组织检查发现了 11 例复杂性增生，29 例不典型增生，3 例子宫内膜癌[63]。宫腔镜检查时，存在子宫内膜细胞经输卵管扩散到腹膜的风险。但是，这不会导致 FIGO 分期的任何变化；关于这是否会引起子宫内膜癌扩散风险的文献很少[64]。

流程图 14.3 显示了根据 TVUL 对未使用激素治疗的绝经后出血患者的评估方法[39]。

本章内容所有的灵感均来自丹麦妇产科学会 –DSOG 指南：www.DSOG.dk/gynkologi/。

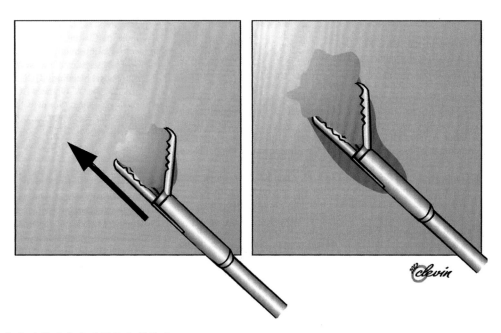

图 14.8 迷你宫腔镜子宫内膜活检取样技术

E. Dreisler 等 /Maturitas,2013,75:181–190

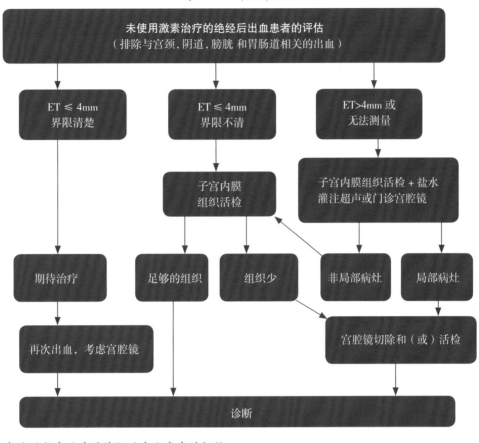

流程图 14.3 未使用激素治疗的绝经后出血患者的评估

参考文献

请登录 www.wpcxa.com "下载中心" 查询或
下载。

第 **15** 章　宫腔镜还是刮宫？

T. Justin Clark

15.1 引　言

传统的所有检查异常子宫出血（AUB），特别是绝经后出血（PMB）的方法是宫颈扩张及刮宫术（D&C）。然而，D&C 是一种"盲刮"诊断方法，因此可能无法取到具有代表性的子宫内膜，特别是局部病灶的子宫内膜。此外，与宫颈管的周长相比，刮匙的直径相对较大，需要在全身麻醉下扩张宫颈管，该操作有潜在的创伤性。相比之下，宫腔镜更无创，可直接进入宫腔，最大限度地减少盲目的扩张宫颈，从而减少不必要的生殖道损伤。此外，微型内镜可以在诊室、无麻醉、患者清醒的状态下进行手术。门诊宫腔镜可定点取活检或在子宫内膜活检抽吸装置辅助下取子宫内膜标本。

绝经后妇女患有严重的子宫内膜疾病即不典型增生或癌症时很隐匿。由于年龄和长期的雌激素缺乏，患者的宫颈管变狭窄。因此，尽管准确的诊断非常重要，但进入子宫的器械却是一大难题。本节中，我们讨论绝经后妇女行宫腔镜检查和 D&C 的可行性、可接受性、准确性、有效性和成本 – 效益比。

15.2 各种检查方法介绍

宫腔镜检查和刮宫术可以单独开展或联合开展。具体描述如下。

15.2.1 宫腔镜

这是一种直接观察子宫腔的内镜技术。该技术是检查先天性子宫异常（如子宫纵隔）和后天性局灶病变（如黏膜下肌瘤、子宫内膜息肉和宫腔粘连）的金标准[1-2]。可以在医院全身麻醉下或者在诊室或社区不用麻醉下进行[1,3]。

15.2.2 刮　宫

该方法是使用边缘锋利空心的金属器械或"刮匙"，盲插入宫腔，"搔刮"子宫内膜表面获取浅表子宫内膜组织用于诊断的方法。过去，用力刮宫腔被认为是治疗异常子宫出血的方法，但缺乏证据支持这种"治疗性"干预措施，刮宫是为了获取组织行组织学检查为诊断提供依据。缩写的"D&C"是指扩张（宫颈）和刮（子宫内膜）——大多数情况下，为使直径相对较大的金属刮匙进入宫腔，扩张宫颈是必要的。为避免诊室不麻醉的情况下子宫内膜活检给患者带来的潜在疼痛和扩张宫颈引起的创伤，直径更小的活检器械出现了。大多数器械都是在 Pipelle® 原型上发展的：一种微型的"杆状"中空塑料套管，带有一个可伸缩活塞，可以产生较小的负压，缓慢搔刮并吸出子宫内膜组织[4-8]。

15.3 宫腔镜和诊刮评估子宫内膜的适应证

15.3.1 绝经后出血

医学上不必要的检查可能会导致患者患病，并且浪费珍贵的医疗资源。绝经后妇女的子宫内膜评估应该有充分的指征，特别对于年龄大的女性，因

T.J. Clark, M.B. Ch.B., M.D., F.R.C.O.G.
Birmingham Women's NHS Foundation Trust and University of Birmingham, Birmingham B15 2TG, UK
e-mail: justin.clark@bwnft.nhs.uk; t.j.clark@doctors.org.uk

© Springer International Publishing AG 2018
A. Tinelli et al. (eds.), *Hysteroscopy*, https://doi.org/10.1007/978-3-319-57559-9_15

为检查的潜在发病率会增加。因此，应在风险 – 效益比有利的情况下进行子宫内膜活检。绝经后阴道出血（PMB）女性中有 5%~10% 患有子宫内膜癌，10% 患有癌前病变[8-9]。大多数绝经后女性出现阴道出血症状时应该警惕，并及时去初级保健机构就诊，以便进一步评估子宫内膜。这样会发现早期（1 期）子宫内膜癌，此时，子宫切除术和（或）放疗后预后较好[10]。虽然 80% 的 PMB 女性子宫内膜是良性、非增生性、非癌性病变，但快速、相对安全、无创的子宫内膜活检（见下文）对提高患者生存率是有利的，这就意味着 PMB 是无论用超声检查、宫腔镜检查或刮宫 / 活检等进行子宫内膜评估的绝对指征。

15.3.2 超声下子宫内膜增厚或局部异常

绝经后女性有时可能会因为 PMB 以外的指征行经阴道超声检查（TVS）。这些指征包括泌尿生殖系统疾病（尿失禁、盆底脱垂），阴道排液，疼痛和卵巢筛查。至少 95% 的严重子宫内膜疾病表现为出血，因此在无出血患者中，子宫内膜增厚的重要性值得商榷。事实上，一项对没有 PMB 的子宫内膜增厚女性行 TVS 检查的系统性评价和荟萃分析中并未发现 TVS 可预测子宫内膜癌或增生的发生[11]。因此，单纯超声下子宫内膜增厚的妇女，提示无论是广泛的还是局部性息肉，都不应该常规行进一步的创伤性的子宫内膜活检。

15.4 宫腔镜与刮宫在可行性、安全性和可接受性方面的比较

表 15.1 总结了各种检查方法的特征，D&C[7] 是一种盲法，使用的是直径相对较大的金属器械。扩张宫颈会给患者带来痛苦，因此刮宫通常需要在全身麻醉或局部麻醉下进行。在麻醉下，该方法是非常可行的。然而，该方法是盲法操作，需经宫颈进入宫腔，是有创伤的，严重的潜在并发症是宫颈裂伤和子宫穿孔。由于以上种种原因，子宫内膜诊刮已经在很大程度上被更微型、更柔软的子宫内膜活检器械取代，这种器械可以搔刮并吸出子宫内膜组织，是在诊室局部麻醉或无麻醉下理想的选择[4-6]。

另一方面，宫腔镜检查时经宫颈管进入子宫腔，在直视下操作。这种特征增强了其可行性，如果由熟练医生操作，可以最大限度地减少上生殖道的损伤。诊断性宫腔镜检查最初是在全身麻醉下使用大直径 5mm + 内镜进行的。然而，随着技术进步，已经有了小型化子宫内窥镜，光学性能提高，因此可以在门诊或"诊室"环境中常规检查宫腔而无需麻醉或宫颈扩张。此外，疼痛减少和可行性改善的证据支持使用阴道宫腔镜，即"无接触"技术，是将宫腔镜插入阴道，穿过宫颈管并进入宫腔而无需任何类型的阴道或宫颈器械的技术[12]。住院和诊室宫腔镜诊断的成功率很高，估计超过 90%[13]，高于盲刮[7]或 EB[4-6]。与住院患者或门诊患者行诊断性宫腔镜检查相关的严重不良事件（如子宫穿孔）非常罕见[12-13]。

可直视的器械，特别是外径 < 5mm 的微型宫腔镜，患者的可接受性是最佳的[1,12]。患者的可接受性用满意度来衡量，在一项随机对照试验（RCT）中比较了门诊（诊室）宫腔镜检查与全身麻醉下日间宫腔镜检查[3]。诊室宫腔镜检查和子宫内膜活检均可以很好地耐受，大多数女性认为手术是可以接受的[1,3,5,13-18]。

15.5 诊断性宫腔镜与子宫内膜诊刮的准确性

15.5.1 子宫内膜癌和增生

一些系统性综述和荟萃分析，已经总结了绝经后妇女严重子宫内膜疾病门诊诊断方法（TVS、SIS、OH 和 EB）的准确性。

这些综述中的一些初步研究，通常用子宫内膜的组织学检查作为参考标准；样本通常是通过子宫内膜刮除术取得的，也有很少数是通过子宫切除术标本获得的。这意味着子宫内膜刮除术的准确性没法和宫腔镜检查及超声进行对比。众所周知，D&C 甚至更大程度的 EB 都没有对整个子宫内膜进行取样，因此取出的组织不具备完全的代表性[19]。当子宫内膜疾病广泛影响到子宫表面时，这可能就不是问题了。比如子宫内膜增生和癌症的情况，也可以解释为什么综述中比较 EB 与刮宫时显示出相对较高的准确度[4-6]，特别是对于检查（而不是排除）疾病。然而，似乎不言而喻的是，当子宫

表 15.1　宫腔镜、诊刮不同检测方法的特点

特点	D&C	子宫内膜活检	宫腔镜	普遍的临床意见
安全性	b	a	a	都很安全 [4-7, 12-13]，诊刮因为是盲刮，所以创伤更大
可接受性	X	c	b	都可接受 [14-18]，微型宫腔镜在不钳夹宫颈时痛苦和创伤是最小的 [36]。D&C 在非麻醉状态（局部麻醉或全身麻醉）无法开展
可行性	c	b	a	宫腔操作的失败率都很高。子宫内膜活检的失败率高于宫腔镜 [4-7, 19]
重复性	a	a	b	宫腔镜的图像解读是主观的，取决于术者 [14]。因此对宫腔镜诊断的价值和作用存在担忧 [37-38]
准确性 子宫内膜癌	a	a	a	正规的刮宫比盲刮能取到更多的子宫内膜样本。但诊断子宫内膜癌和增生的准确性具有可比性 [4-7]
子宫内膜增生	a	a	b	宫腔镜检查用于诊断严重的子宫内膜疾病准确性较佳，用于诊断比用于排除更佳 [2,13]
子宫内膜息肉	c	c	a	与局部子宫内膜（息肉）和子宫肌层（子宫肌瘤）的盲刮取样相比，宫腔镜检查具有更高的准确性 [2, 19, 39-40]
黏膜下肌瘤	X	X	a	
成本 – 效益比	X	b	a	在避免并发症和检出癌症方面，使用 EB 或 OH 的门诊或诊室检查比住院 D&C 更具成本 – 效益比 [25,29-31]。对于 HMB，OH 比 EB 或 D&C 更具成本 – 效益比 [29]
其他	需要局部麻醉或全身麻醉	需要较少的专业知识 [5]	可以直接做子宫内膜活检 [20-21] 或用 Hpipelle [41] 取活检	

a 高，b 中，c 有限，X 不适用

D&C：宫颈扩张及刮宫术；EB：子宫内膜活检；OH：门诊（诊室）宫腔镜

内膜疾病是局灶性或结构性病变（如息肉和黏膜下肌瘤）时，因 D&C 或 EB 盲刮子宫内膜时未取到样本，这些可能会被漏掉。事实上，有研究比较了宫腔镜辅助下使用微型器械定点取活检和盲刮取活检，发现前者的准确性更高 [20-21]。

　　近期发表的两项研究支持上述论点。第一项是一项前瞻性横向研究，研究伴有 PMB 且 TVS 下子宫内膜增厚（ET > 10mm）的妇女 [22]。170 例妇女中有 29% 的患者患有子宫内膜癌，其中 88% 是单纯由诊室 EB 检查出的，其余 12% 是最初诊室 EB 检测为阴性，但随后通过宫腔镜检查和定向活检进一步检查后诊断出来的。值得注意的是，后一组女性（即 EB 遗漏的子宫内膜癌患者）都较瘦（平均 BMI 为 32.7 kg/m² vs 39.7 kg/m²）。第二项研究是一项随机对照试验，比较了两组 PMB 患者 TVS 下 ET > 4mm 且表现明显良性的子宫内膜样本 [23]。一组患者随机地接受宫腔镜检查，如果发现息肉，为防止复发性 PMB，将其切除。另一组患者遵循标准做法；只是简单地被告知如果发生进一步出血再回医院治疗。超过半数接受宫腔镜检查的女性患有子宫内膜息肉。令人惊讶的是，复发性出血率（15%~18%）在两组之间没有显著差异，这意味着是否切除息肉对症状改善没有益处。然而，在 6% 的切除息肉的女性中诊断出严重的子宫内膜疾

病——不典型增生和癌症。因此，在 PMB 女性中仍推荐息肉切除术，但目的是诊断出癌前病变或恶性疾病，息肉在盲刮或 EB 中会被漏掉。这些研究结果对已被接受的盲刮子宫内膜取样的高准确性[4-6]持怀疑态度。事实上，目前的 PMB 诊断指南，依赖于 EB 进一步区分在 TVS 下 ET 增厚的女性[24-25]，应该重新审视 OH 在诊断 PMB 中的一线作用，不断探索，以确保局灶性病变不会被漏诊。

一项系统性定量综述评估了 26 000 余例宫腔镜检查，发现当子宫腔充分暴露时，宫腔镜检查具很高的准确性，因此临床上可用于子宫内膜癌的诊断[13]。此外，宫腔镜检查（诊室或住院）的可行性和性能似乎没有因临床环境或绝经状态而发生改变。与 EB 一样，宫腔镜检查的阳性结果准确度高，而阴性结果准确度略低，这提示有时可能会漏诊子宫内膜癌。宫腔镜检查和 EB 在诊断子宫内膜疾病[癌症和（或）增生]中的准确性估值适度有用，但与子宫内膜癌的准确性估值相比，均较低。因此，即使宫腔镜检查或子宫内膜取样（刮宫或 EB）是阴性结果，但如果症状持续存在，并不能很确定地排除子宫内膜疾病，临床医生应该降低进一步检查的阈值。

虽然 EB/ 刮宫术和宫腔镜检查在检查子宫内膜增生方面的准确性有理有据，但临床医生应该注意到可能有子宫内膜增生伴细胞不典型的情况。一项系统性综述量化了这种风险[26]。该研究报道，由诊刮和经宫腔镜引导下活检诊断为子宫内膜不典型增生，行子宫切除术后发现子宫内膜癌的平均风险为 33% 和 45%，而在宫腔镜切除术中的风险仅为 6%。因此，针对子宫内膜不典型增生，诊刮和宫腔镜引导的活检似乎都有不足。这些数据与其他人的研究结果一致[27]，当诊断为不典型增生时，手术方法应与早期子宫内膜癌相同。

15.5.2 宫腔内结构性病变

与子宫内膜癌和增生的诊断相比，汇总的已公布关于宫腔镜及盲刮（D&C 或者 EB）用于诊断子宫内膜结构病变（如子宫内膜息肉和黏膜下子宫肌瘤）的准确性数据不适用于 PMB 患者。一项系统性综述研究了绝经前 AUB 妇女宫腔镜检查的准确性，发现宫腔镜检查宫内病变时基本准确[28]。然而，关于 PMB 的临床推论不仅受限于这些综述关注的

是育龄期妇女，还因为这些综述没有单独提供子宫内膜息肉的数据；"宫内病变"是指子宫内膜增生、息肉和黏膜下肌瘤或这些病变的组合。有一项系统性综述[28]与另一项系统性定量综述[2]结论一致，单独提供了子宫黏膜下肌瘤的数据，并发现宫腔镜检查黏膜下肌瘤时准确性很高，优于二维 TVS。

针对 PMB 患者，EB 与宫腔镜下定位活检做了比较[21]。如果宫腔镜发现子宫内膜息肉或黏膜下肌瘤，则宫腔镜下手术切除。子宫内膜增生和子宫内膜癌则切除子宫。宫腔镜手术后或子宫切除术后获得的标本行组织病理学检查，其结果可作为确定疾病患病率的参考。该研究表明，EB 诊断良性局灶性宫腔内病变、息肉和黏膜下肌瘤的灵敏度非常低；因此，所有研究似乎一致地突出强调了盲刮在诊断子宫内膜病变尤其是局灶性病变时的局限性。

鉴于对将刮宫作为 PMB 女性诊断准确性研究的"金标准"是否适当的担忧，一项更进一步的系统性综述，使用了两种不同的参考标准，研究子宫内膜取样对子宫内膜癌、不典型增生和子宫内膜疾病（子宫内膜病变，包括良性息肉）诊断的准确性，两种参考标准是盲刮（D&C）和宫腔镜结合组织学检查[19]。该研究发现，当宫腔镜联合活组织检查，而不是传统的 D&C 作为参考标准时，子宫内膜取样检查子宫内膜癌特别是不典型增生和子宫内膜疾病（包括子宫内膜息肉）的灵敏度大幅降低。因此，即使是子宫内膜活检结果为良性，使用 OH 对局灶性病变的进一步诊断似乎也是必要的。

15.6 宫腔镜与子宫内膜诊刮的有效性和成本 – 效益比对比

近期，一项详细的经济学分析评估了目前可用于门诊的检查方法——经阴道超声（TVS）测量子宫内膜厚度（ET），诊室宫腔镜（OH），盐水灌注宫腔超声造影（SIS）和子宫内膜活检（EB），以便确定最具成本 – 效益比的诊断和治疗方法，用于诊断和治疗重度 HMB 和绝经后出血（PMB）。基于单纯或合并 HMB 患者门诊检查结果，整合了专家意见，对当前临床上如何进一步诊断和治疗的实践和决策，构建了一个全面的决策分析模型。该研究的结论是，以一线宫腔镜为基础的诊断性方法是处理重度出血（HMB）最具成本 – 效益比的方法[29]。

判断绝经后有 PMB 症状的妇女是否患子宫内膜癌的方法的成本 – 效益比——本章的主题——已被广泛研究。我们找到基于 3 种不同医疗保健体系的 4 项经济学模型分析，1 项来自美国 [30]，1 项来自荷兰 [31]，另外 2 项来自英国 [29]。美国的研究成本最小，不属于成本 – 效益比分析 [30]。依据 EB 或 TVS 初步检查结果，可选择额外的宫腔镜、EB（如果最初使用 TVS 的话）或 SIS 检查，直至作出诊断（良性或恶性）或出血得以解决。他们发现他们的模型依赖于假定的不典型增生 / 子宫内膜癌的发病率。如果子宫内膜增厚或出血未停，那么 TVS 后加做 SIS 是最便宜的，并且只有当发病率超过 30% 时，初步行 EB 检查的成本 – 效益比较好。

荷兰的一项研究 [31]，最初是行 TVS 检查（使用各种 ET 阈值），如果子宫内膜增厚则选择：①子宫切除术；② EB 检查；③ OH。第 4 种可选择的方法是，先行 EB 检查，如果诊断出不典型增生或癌症，则切除子宫。将 4 种方法与基础病例治疗方法即不做诊断性检查进行比较，用平均寿命来作为研究的评价指标。如果人群中子宫内膜癌的患病率 < 16%，TVS 和 EB 是最具成本 – 效益比的选择，而如果患病率 > 16%，则只有 EB 是最具成本 – 效益比的方法。

根据英国 NHS 的观点，进行了另外 2 项更广泛的经济学分析 [25,29]。最初的研究是在经济学模型基础上的一项成本 – 效益比分析，该模型是对 PMB 女性临床诊断子宫内膜癌的 12 种不同方法的评估。这些方法主要是单独或联合使用 EB、TVS 和 OH。当子宫内膜厚度临界值为 4mm 和 5mm 时，行 TVS 检查。12 种方法中有一种方法是女性在首次出现症状时未处理，仅在 PMB 症状复发后行诊断性检查。该方法被用作基础方法并与其他方法相比较。经济学模型的数据来源于荟萃分析和其他已发表的研究，花费数据来自当地和 NHS 数据。与不做处理相比，最具成本 – 效益比的方法是 TVS 下子宫内膜厚度临界值为 5mm 的情况，增量成本效果比（ICER）为 11 470 英镑。如果假定的子宫内膜癌患病率从 5% 增加到 10%，那么初步 EB 和 TVS 联合检查，临界值为 4mm 是更具成本 – 效益比的。

然而，没有一项研究将前期的临床过程（病史和检查）纳入关于评价检查方法的研究中。对子宫内膜癌的发展起至关重要作用的患者因素包括肥胖、产次、年龄、糖尿病、使用激素替代疗法（HRT）或他莫昔芬、绝经时间晚和高血压，这些因素都会增加子宫内膜癌的风险 [32-35]，其中一些也会降低平均寿命。一项分析试图从 NHS 的角度在当代的"一站式"二级临床保健机构中做到这一点，该机构所有有指征的检查方法在患者每次就诊期间都是可用的 [29]。研究参数来自系统性定量综述，个体病例数据（IPD）来自现有数据收集以及针对特殊数据的重点搜索。在没有数据的时候，由临床专家小组达成共识。分析发现，与我们的参考方法"最初不检查"相比，依据病史风险预测，在 PMB 患者中选择性使用 TVS 检查，患者每额外生存 5 年产生的 ICER，共计 129 000 英镑。其他两种非主要的检查方法：病史和 TVS 相结合，或 OPH 和 TVS 结合，每个方法产生的 ICER 超过 200 万英镑。因此，目前推荐 [24-25] 的 PMB 患者通用 TVS 测子宫内膜厚度临界值为 5mm 的方法可能要被一种方法代替，即伴有危险因素（体重指数随年龄的增加而增加，糖尿病或未生育）的患者需限制 TVS 的使用。

对于绝经后妇女，临床医生的主要目标是排除子宫内膜癌，从而延长寿命。由于这个原因，似乎没有任何经济学分析比较了 OH 与 EB 或诊刮术对所有 PMB 女性的成本 – 效益比，无论诊断如何，包括良性疾病（如子宫内膜息肉、萎缩性阴道炎、子宫内膜炎和子宫内膜增生）以及恶性 / 癌前病变。因此，我们无法准确地得出宫腔镜检查是否比诊刮术更具成本 – 效益比；然而，如果诊刮是在医院麻醉下进行的，根据其容易漏诊局部病变的特点，很难设想它比 OH 更具成本 – 效益比 [23]。虽然 EB 与 OH 相比，如果两种检查都在门诊做，成本差异可能会更小，但类似上述的争论仍然存在。因此，此类研究仍很必要，可用来指导未来的临床实践。

结　论

本章提出了一个问题，即我们是否应该在绝经后妇女的诊断检查中使用子宫内膜诊刮术或宫腔镜检查。然而，为了回答这个问题，我们应该知道不同的诊断方法可能有重叠的作用（如 TVS 和宫腔镜检查都可评估子宫内膜厚度），但它们也可提供更特殊的信息（细胞结构、形态、血管、位置等）。因此，孤立地考虑宫腔镜检查或诊刮术或子宫内膜活检或超声检查有些简单化。检查方法应该互为补充，临床医生的角色是了解并熟悉各种可用方法的优点和缺点，并结合现有证据，以指导自己的实践。通过这种方式，可以找到 AUB 的最佳诊断方法；不同检查方法的适应证参照主诉和患者特征，也应据此来决定采用哪种初步检查方法，以及后续是否需要结合其他检查等。

子宫内膜诊刮需要全身麻醉或局部麻醉，因为需要扩张子宫颈，插入金属刮匙（"D&C"）。正是由于这个原因，D&C 已经被门诊的子宫内膜活检（EB）所取代，这种活检通常可以在门诊不需扩张宫颈完成。现有的数据支持 EB 以及常规诊刮的假说。正是这个原因，本章中更广泛地考虑了刮宫术，包括子宫内膜盲刮取样在内，无论是通过常规刮宫还是门诊活检。

关于场所、安全性、可行性、准确性和成本 – 效益比的数据都支持宫腔镜检查 [2,12–13,16,19,21–23,29]。本章提出的最新证据对传统观点提出了挑战，即无论是通过 D&C 还是 EB，子宫内膜盲刮取样都

是优选的。但是近期研究表明，该法容易漏刮重要的病灶，即良性子宫内膜息肉、黏膜下肌瘤（尽管后者在绝经后的意义可能很小）以及局灶性子宫内膜癌前病变和恶性疾病，因为该法不像宫腔镜可以直视宫腔。这些方法的准确度评估很重要，因为当前的指南都是依赖于这些参数。因此，需要重新评估 PMB 女性检查的适应证和顺序。此外，内镜器械的进步（即微型化、可视化、辅助手术技术和便携性）使门诊宫腔镜的实施更具安全性、便利性和成本 – 效益比 [1]。

宫腔镜检查，尤其是在诊室患者清醒状态下进行时，应优于子宫内膜诊刮。然而，宫腔镜检查不能仅作为一种孤立的诊断性、可视化检查方法，更应作为一种可便于指导或精确定位子宫内膜的活检方法，更重要的是，对局灶性病变，可在 EB 后进一步诊断，尤其是在 EB 失败或所取标本不能作出诊断的时候。

参考文献

请登录 www.wpcxa.com "下载中心" 查询或下载。

第四部分
宫腔镜与生殖

第 **16** 章 宫腔 – 胚胎镜在治疗自然流产及反复妊娠丢失中的作用

Vasilios Tanos, Demetra Georgiou, Marios Neofytou, Eleftherios Meridis,
Minas Paschopoulos

16.1 引 言

以下三类人群易出现自然流产及反复妊娠丢失（RPL）。

①伴或不伴不孕问题的高龄初产妇。流产发生在妊娠 5~10 周，多数是因为胚胎染色体非整体（三体），少数是缺失或插入。RPL 也可能是因为卵母细胞老化，针对这种患者，赠卵 IVF 被证实为一种有效的治疗方法。②高血压、抗磷脂综合征或抗心磷脂综合征患者，通常用低分子量肝素（LMH）、阿司匹林和可的松治疗。该类 RPL 发生于孕周较小者和严重的子宫 – 胎盘血管功能不全者。③年龄较大的经产妇，孕 10 周左右易发生 RPL。在 3% 的病例中，存在父母非平衡染色体易位。但是，这些患者中绝大多数都没有确切的诊断，只是经验性治疗 [1-2]。

早期单次或 RPL 可能有其他和（或）更多的遗传性原因。RPL 主要发生在妊娠 8 周左右，反复自然流产近半数是因为胚胎染色体非整倍体。关于早期流产胚胎的信息仍然非常有限 [3]。来自反复流产夫妇的流产组织经细胞遗传学分析表明，胚胎染色体正常的流产在反复流产患者（＜ 36 岁）中的概率显著高于一般女性人群（＜ 36 岁）[4-5]。胚胎染色体检测发现染色体正常的流产可能下一次流产时胚胎染色体也是正常的 [6]。但是，前次非整倍体流产尚未证实可增加后续非整倍体流产的风险 [6-7]。

由于技术的进步，目前小直径宫腔镜具有极好的视野。所谓的宫腔 – 胚胎镜是用一个直径 2.9mm 的宫腔镜，轻轻地经宫颈管进入宫腔，检查妊娠囊及其内容物（胚胎、脐带和卵黄囊）和周围蜕膜情况。Bjorn Westin 博士于 1954 年在妊娠中期的早期，在终止妊娠（TOP）前对 3 例患者的胎儿进行了宫腔 – 胚胎镜检查。他用的是 McCarthy 的 10mm 宫腔镜。其中 2 例在全身麻醉下进行，1 例在局部麻醉下进行。他观察到了胎儿活跃的四肢运动，及每分钟超过 30 次的吞咽运动。宫腔 – 胚胎镜可用于单次和 RPL 的胚胎原位解剖。这种解剖可以提供有用的胚胎形态信息，排除解剖学缺陷，收集胚胎并将其送给细胞遗传学家，以便准确分析胚胎的核型。众所周知，D&C 收集到的流产组织的核型是不可靠的，因为女性胚胎被母体组织污染的风险高达 22%[8]。

V. Tanos, M.D., Ph.D. (✉)
St. George's Medical School, Nicosia University and Aretaeio
Hospital, Epias Avenue 28, Engomi, 2411 Nicosia, Cyprus
e-mail: v.tanos@aretaeio.com

D. Georgiou, B.A., Ph.D.
Department of Cytogenetics, Mak III. Hospital, Nicosia, Cyprus
e-mail: dem.g@cytanet.com.cy

M. Neofytou, Ph.D.
eHealth Laboratory, Computer Science Department,
University of Cyprus, Nicosia, Cyprus
e-mail: mneoph@ucy.ac.cy

E. Meridis, M.D.
Emvryomed Glyfada, Athens, Greece
e-mail: meridis@hotmail.com

M. Paschopoulos, M.D., Ph.D.
Obstetrics and Gynaecology, Medical School, Ioannina University,
Ioannina, Greece
e-mail: mpaschop@gmail.com

© Springer International Publishing AG 2018
A. Tinelli et al. (eds.), *Hysteroscopy*, https://doi.org/10.1007/978-3-319-57559-9_16

自然流产和经诊断和治疗后的 RPL 再次发生妊娠早期流产的原因可通过胚胎原位解剖和核型分析来寻找。宫腔－胚胎镜可对胚胎进行解剖。胚胎形态学结果与遗传结果相关，并且需与患者的诊断、超声检查结果以及最后一次流产时治疗进行比较。知道了治疗后导致流产的原因也有助于证实诊断准确性和治疗效果。此外，关于患者在得知流产原因后，因流产给患者带来的痛苦是否会减轻，是否可减轻患者对未来不确定性的压力，以及是否可鼓励并增加患者对再次怀孕的努力的问题，已有人进行了研究。

16.2 患者与方法

16.2.1 患　者

这是一项正在进行的前瞻性的合作研究，于 2008 年 1 月开始，由塞浦路斯的尼科西亚大学圣乔治医学院的 Aretaeio 医院和希腊约阿尼纳的约阿尼纳大学医院的妇产科系负责。整体而言，本研究共纳入 187 例妊娠早期流产的妇女，111 例自然流产的妇女，76 例有至少 2 次以上 RPL 史的妇女。

所有患者在签署知情同意书后进行了病史采集、全身及妇科检查、实验室检查、宫腔镜检查和 D&C 检查。

患者入选标准：①想明确流产原因的早期流产妇女；②根据经阴道超声估算的任何小于孕 12 周的流产；③经阴道超声检查证实有妊娠囊但无心管搏动者；④无活动性阴道出血者；⑤进行了 FBC（空腹血糖），凝血试验，VDRL（一种梅毒螺旋体检查方法），弓形虫病 IgG、IgM，风疹 IgG，带状疱疹病毒 IgG、IgM，HIV Ⅰ + Ⅱ，甲型肝炎病毒和丙型肝炎病毒检查；⑥有清宫指征的流产；⑦患者同意在宫颈扩张和宫腔吸刮之前行宫腔－胚胎镜检查。

16.2.2 RPL 患者纳入研究之前的治疗情况

所有 RPL 患者在研究之前，必要时对下列疾病进行检查和治疗：①先天性子宫异常（纵隔子宫、T 形子宫等）；②后天性子宫肌层、子宫内膜以及宫颈的病变（肌瘤、息肉、宫颈功能不全）；③微生物因素（细菌性阴道病），内分泌因素（黄体功能不足、甲状腺功能障碍、肥胖、PCOS、雄激

素疾病、胰岛素抵抗），营养状况，同种免疫和自身免疫因素，以及先天性血栓形成因素；④纳入研究的患者在最后一次反复流产时，没有阴道出血，经阴道超声检查证实胚胎无心管搏动以及缺乏详细超声检查信息如 CRL。

16.2.3 方法与技术

患者取截石位，不麻醉或麻醉下对死亡胚胎行胚胎镜检查。一旦胚胎从宫腔内吸出，用异丙酚和氧气面罩或喉罩进行全身麻醉，Hegar 扩张宫颈至 9mm，然后行吸刮术。刮宫可确保将宫壁刮干净。

将直径为 2.9mm 和（或）5mm 和（或）8mm 的 30° 宫腔镜，与冷光源连接使用。用生理盐水作为膨宫液扩张宫腔来观察妊娠囊和蜕膜。宫腔镜检查时，常规可以使用麻醉也可以不麻醉。仅 30% 的患者在宫腔镜开始后要求异丙酚镇静，主要是因为心理原因而不是疼痛。

对蜕膜、妊娠囊及其内容物进行检查，并将胚胎送至遗传学分析。然后在全身麻醉下，采用 Hegar 扩张宫颈至 9mm 并负压吸引妊娠物，然后刮子宫内膜，确保宫腔刮干净。

16.2.4 宫腔－胚胎镜

宫腔－胚胎镜用于原位检查妊娠囊、胚胎、脐带、卵黄囊和蜕膜。38% 的患者在不麻醉下行宫腔－胚胎镜检查。宫颈管很柔软，直径 5mm 的宫腔镜很光滑也不会造成创伤。当镜子进入宫腔后，缓慢增加预设膨宫压（100mmHg），直至获得良好的视野。

需注意宫颈管、子宫内膜、蜕膜、宫角以及输卵管开口处，观察妊娠囊及其种植部位，并记录下任何异常情况。使用 5-Fr 剪刀打开妊娠囊和绒毛膜，使宫腔镜进入并透过羊膜来观察胚胎。关于胚胎、脐带和卵黄囊的大多数病例的最终诊断是经羊膜完成的。如果胚胎需要进一步检查以便能够确定最终诊断，则需切开羊膜，宫腔镜进入并用 5-Fr 抓钳钳夹胚胎，改变体位以获得最佳视野。使用 5-Fr 剪刀剪开脐带到子宫内膜的部位，并用宫腔镜抓钳向外拉。用抓钳收集小的和（或）软的胚胎组织。较大的胚胎组织（1~2cm）通过牵拉脐带或头部，并使用直径为 5mm 或 8mm 的宫腔镜抽吸，通过宫颈管取出组织。整个抽吸过程是在可视下

完成的，直到将胚胎置于培养液中并送至细胞遗传学实验室。

采用卡内基人类胚胎分期来评估胚胎发育并区分形态正常和异常的胚胎[9]。2014 年之前一直通过培养胚胎组织、提取 DNA 进行细胞遗传学分析，2015 年开始使用 CGH 进行遗传学分析[10]。

16.3 结 局

自然流产妇女的平均年龄为 32.5 岁（范围 27~38 岁），而 RPL 的平均年龄为 36 岁（范围 25~42 岁）。在 3% 的病例中发现了继发性 RPL，即患者在治疗后成功分娩，但在下次试孕期间又出现了流产。

在自然流产组中，有 8 例患者因宫腔 – 胚胎镜检查未能成功实施，无法对胚胎和妊娠囊进行全面评估，被排除在外。94 例患者中有 87 例（70%）患者在不同妊娠次数后流产被首次诊断出，而 24%（23/94）的患者则已经至少分娩了一个孩子。9 例（8.7%）患者的细胞遗传学结果被污染。94 例自然流产患者中有 69 例（73.4%）患者的胚胎染色体异常，79 例（84%）患者胚胎有形态学异常。遗传异常的类型见表 16.1，并与辅助生殖技术（ART）病例中的流产率和核型进行了比较[11]。94 例患者中 7 例（7.5%）胚胎核型正常但形态异常。22 例（23.4%）胚胎核型和形态均正常。SM 和 RPL 病例中的胚胎形态学和遗传学分析见表 16.2。5 例胚胎诊断出脐带问题，7 例发现有种植异常，4 例是有争议的，6 例未检测到流产的原因（表 16.3）。

所有 RPL 夫妇的核型是正常的，每次招募前，患者都做了妇科检查和阴道拭子（用于显微镜观察和微生物培养），也做了腹部超声检查和宫腔镜检查，以排除先天性子宫异常。此外，患者还进行了同种免疫和自身免疫因素、易栓症、内分泌因素（甲状腺功能、胰岛素抵抗、HbA1c 和空腹血糖）等检查。65%（33/51）的患者 BMI 低于 $30kg/m^2$。所有患者的营养均正常，没有素食主义者。

24 例患者是不明原因 RPL。12 例有先天性子宫异常，其中 9 例是纵隔子宫，3 例是 T 形子宫。12 例患者均进行了手术，宫腔镜二探时显示宫腔正常。9 例诊断为易栓症并给予低分子量肝素治疗，4 例诊断为甲状腺功能减退症，甲状腺素治疗

表 16.1 自然流产（SM）、复发性流产（RPL）及辅助生殖技术（ART）后 SM 患者的胚胎遗传学分析

胚胎核型	自然流产（94）	RPL（51）	3278 例 ART 流产病例（Qin 等，2013）
正常	30%	29%	51.1%
异常	70%	72%	48.9%
三体综合征	62%	58.3%	71.3%
Turner 综合征	21%	19.4%	无报道
四体	10%	15.4%	0.9%
单体	4%	2.8%	7.3%
嵌合体	3%	4%	2.4%

表 16.2 原位胚胎染色体形态学和遗传学分析

胚胎情况	自然流产（94）	复发性流产（51）
核型和形态正常	13%	15.7%
形态正常，核型异常	7%	4%
形态异常，核型正常	17%	13.7%
形态和核型异常	62%	66.7%

表 16.3 非胚胎因素引起的流产：脐带和蜕膜特征

缺失 / 异常	自然流产（94）	复发性流产（51）
脐带异常	5	3
蜕膜血肿 / 种植异常	7	2
有争议的原因	4	1
不明原因	6	2
总计	22（23.4%）	8（15.7%）

后 TSH、FT3、FT4 血清学水平正常，3 例患者为黄体功能不全，给予阴道和（或）皮下黄体酮治疗。2 例患者患有抗心磷脂综合征，服用类固醇，另外 2 例患有同种免疫的妇女用其丈夫的白细胞进行治疗。入组时所有患者均接受 TVS 检查以确认流产，并测量孕囊直径和胚胎 CRL，寻找卵黄囊，检查宫腔和宫颈管，以便血液采集。

该研究对 56 个胚胎中的 55 个进行了评估。55 例宫腔 – 胚胎镜检查均成功，并完成胚胎和孕囊的评估。5 例（9%）细胞遗传学结果被污染。51 例中有 15 例（29.4%）核型正常。36 例（71.7%）核型异常，其中 21 例（58.3%）为三体（22 三体 14 例，16 三体 4 例，18 三体 4 例），7 例（19.4%）为 Turner 综合征，7 例（19.4%）为四体，1 例（2.8%）

是单体（图 16.1）。胚胎形态和胚胎核型的相关性显示 66.7%（34/51）的胚胎核型和形态均异常，4%（2/51）的胚胎核型异常但形态正常，13.7%（7/51）的胚胎形态异常但核型正常，15.7%（8/51）的胚胎形态和核型均正常（图 16.2）。3 例胚胎怀疑脐带有问题，其中 2 例有脐带血栓，1 例脐带断裂。另外 3 例表型正常的胚胎，脐带也正常，2 例蜕膜血凝块（陈旧的和新鲜的）明显。另外 2 例我们无法检测到流产的原因。

自然流产和反复流产的胚胎形态和遗传学分析见表 16.1 和表 16.2。其他因素如蜕膜血肿、植入和脐带异常见表 16.3。

16.4 讨　论

根据文献报道，自然妊娠或经辅助生殖技术（ART）妊娠后最常见并发症是早期流产，流产的原因中胚胎染色体异常约占 50%[12]。在我们的研究中，SM 和 RPL 两组流产的主要原因是胚胎染色体异常，占 70%，其次是胚胎形态学异常，分别为 17% 和 15.7%。非胚胎因素占比很少。如蜕膜 – 血

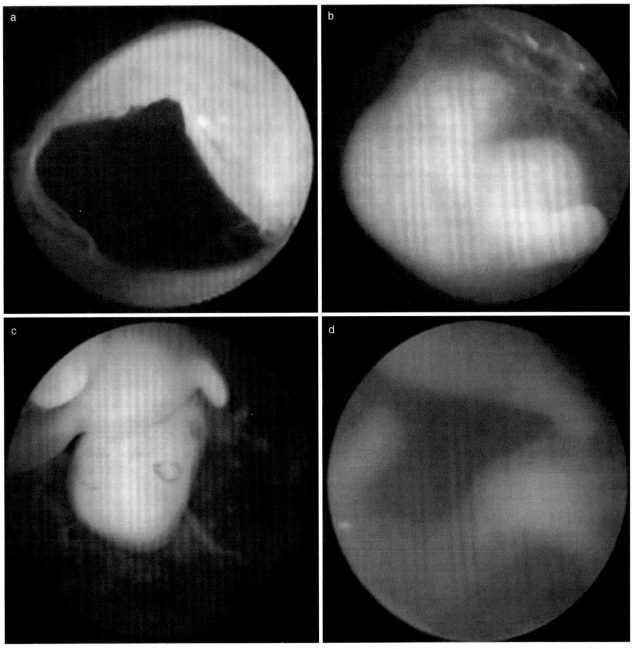

图 16.1　（a）切开孕囊。（b）8 周胚胎，无脑儿，正常女性核型。（c）9 周胚胎伴左眼发育异常，正常男性核型。（d）11 周观察到雄性阴茎

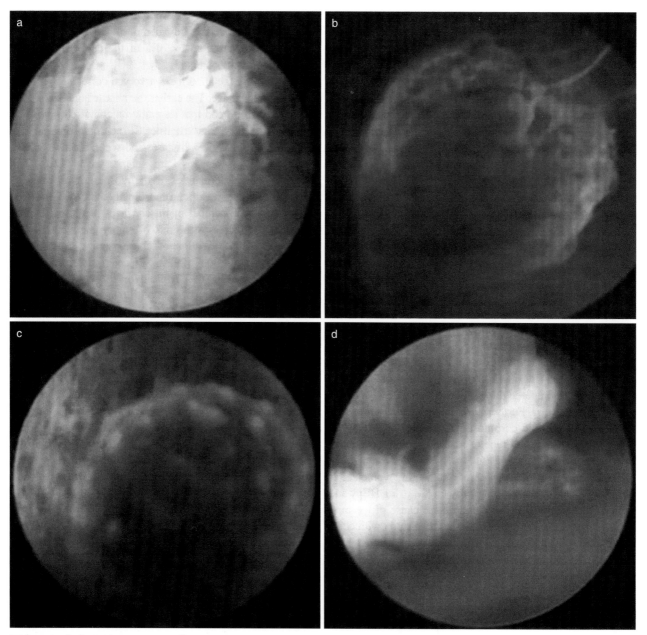

图 16.2 （a）假性妊娠——滋养层 [92,XXYY] 四体，6 周胚胎。（b）7 周切碎胚胎单体三级胚胎 [46XY,+der（11;22）（q23;q11.2），-22]。（c）6 周，卵黄囊畸形（多刺状）[47, XX+8]。（d）胚胎畸形（杆状）[47, XX+8]

肿或种植异常和脐带异常等，而这些异常在 SM 中和 RPL 中的发生率分别为 17%12%。即使是做了宫腔镜检查，在 10.6% 的 SM 和 5.9% 的 RPL 病例中，流产的原因仍不明确。所有临床妊娠的病例中有 10%~15% 发生早期流产，胚胎染色体异常是自然流产最常见的原因，占 60%[13-14]。我们的研究与别人的数项研究结果一致，都表明流产的主要原因是胚胎非整倍体，而其中的一个决定性因素是孕产妇年龄的增加[15-17]。其主要原因是由于排卵前处于第一次减数分裂的卵母细胞停滞时间延长导致染色

体异常重排增加[18-19]。卵母细胞减数分裂发生错误的概率随产妇年龄增加而增加，通常供卵 IVF 是该类患者的最佳选择。ART 后患者早期自然流产率为 22%~63%。ART 治疗失败与许多因素有关，遗传缺陷尤其是胚胎染色体异常，是妊娠早期自然流产的主要原因之一[17,20-21]。与自然受孕相比，ART 技术发生胚胎染色体异常的风险增加，可导致早期流产。此外，有假说认为胚胎染色体异常的风险可能与不同类型的辅助生殖技术有关[11,22]。

年轻、健康妇女自然流产后，通常在再一次妊

娠时可获得一个孩子。通过宫腔镜检查和胚胎遗传学分析，我们在超过 90% 的自然流产病例中找到了流产的原因。在一项自然流产和 RPL 患者研究中，宫腔镜在 86%~91% 的病例中准确诊断出了流产的原因[3,23-24]。宫腔镜可以发现大多数患者的问题，尤其是流产的原因，减轻了患者心理压力。对于偶发性胚胎中枢神经系统缺陷的患者，推荐在孕前服用高剂量的叶酸。

正常妊娠的夫妇 RPL 发生率为 1%~3%，主要发生在孕 6~11 周，超过 50% 的病例发现胚胎非整倍体。我们选择的 RPL 患者在入组前均检查了其流产的原因，生成了一个关于流产原因的问卷。所有夫妇核型检查正常，排除了双方的染色体平衡易位；然而，在 35 岁以上的妇女中，染色体异常的风险很高，也许可以解释流产的原因。在我们的病例中，染色体异常占到 70%，是流产最常见的原因。关于早期流产胚胎的信息仍然有限，在许多文献报道中，非整倍体占反复流产的原因不足 50%。我们的研究表明，RPL 中遗传原因高达 70%，这和其他研究结果类似[3,25]。

我们的研究发现，核型异常与孕周小有关。流产发生越早，胚胎 / 胎儿染色体异常的可能性就越大。妊娠早期 RPL 染色体异常约占 50%，妊娠中期 RPL 染色体异常约占 20%[26-27]。染色体异常是 RPL 最常见的原因[3,28]。随着流产次数的增加，胚胎染色体异常的概率降低。母亲年龄越大，胚胎 / 胎儿染色体三体性的风险就会越大。2003 年，Philipp T 等的一项研究[29]发现，SM 患者中 16 三体的发生率为 30%，22 三体的发生率为 14%，三倍体的发生率为 15%，Turner 综合征的发生率为 20%。Turner 综合征、多倍体或染色体结构异常的发生与母亲年龄没有关系。

罗伯逊易位影响近端着丝粒染色体 13,14,15,21,22 和相互易位[30-31]。女性携带者占 2/3，而男性携带者占 1/3。结构异常（环状或臂间倒位）非常罕见[28]。3 次以上的流产，父母染色体异常约占 3%。如果这些夫妇既往有死产史，或已出生一个患有重要先天性缺陷或智力障碍的儿童，则风险会增加至 5%[31-32]。

根据人类胚胎的卡内基分期，我们通过宫腔 – 胚胎镜（HEpy）检测到的最小且形态正常的胚胎是 28d（图 16.1）。

HEpy 可辅助原位评估早期胚胎的发育及其周围环境。在 56 例病例中有 51 例可清晰观察到以下内容：宫颈管，宫腔，妊娠囊，绒毛膜和羊膜，脐带，胚胎和卵黄囊。卵黄囊和绒毛膜似乎也受到胚胎中遗传基因异常表达的影响。在 14% 的 SM 和 10% 的 RPL 病例中，流产的原因是种植或脐带异常。6% 的 RPL 和 10.6% 的 SM 病例流产原因不明。其他病因学因素，如子宫肌层病变（子宫肌瘤、子宫腺肌病）或子宫内膜的收缩性异常，子宫内膜炎，或在妊娠早期未知来源的免疫性和表观遗传学因素，都会对胚胎正常发育产生负面影响[33]。

为 HEpy 招募的患者是想知道其 SM 和 RPL 原因，用阿司匹林、肝素、可的松等治疗的 RPL 患者，先天性子宫异常（切除术、T 形子宫）成形术后和后天性病变（肌瘤和子宫腺肌病）切除术后的患者。此外，还包括 IVF-ET 反复种植失败的妇女和赠卵 IVF 失败的患者。虽然年龄因素是 RPL 患者（这些患者曾经接受过治疗）胚胎染色体异常率高的主要原因，但也可能存在其他未知的亚临床因素导致受精过程出现遗传学异常。即便检查了免疫和凝血因素，进行了夫妇双方核型和妊娠产物遗传学分析，仍然有超过 50% 的 RPL 病例原因不明[30-32,34]。

RPL 专科诊所可系统性地服务患者，并提供标准化的处理方案。RPL 诊所提供的方案依赖于风湿病学家、内分泌学家、血液学家、超声专家和护士所做的检查，这种多学科的方法目的是要大大减少 RPL。由于技术的进步以及对疾病的认知水平提高，免疫学因素似乎比以前认识到的更加复杂，诊断出的凝血病包括易栓症比以前有所减少。大多数 RPL 病例仍然使用类固醇和（或）低分子量肝素治疗。即使无文献数据支持，许多医生仍然对 RPL 患者及 IVF-ET 周期反复种植失败的患者进行低剂量阿司匹林治疗。在 RPL 患者中长期和（或）短期使用低剂量阿司匹林治疗，是否有积极效果，仍存在争议。在我们的 RPL 病例中，18% 的患者接受低分子量肝素，我们认为 RPL 的原因是高凝状态测量值在实验室临界值或 MTHFR 杂合子可疑滴度高。HEpy 发现，在所有胚胎存在染色体异常的病例中，患者流产的问题不仅仅是后续治疗的问题。RPL 的临床诊断各不相同，但未来的方向是为

表 16.4 许多研究报告中 RPL 和 SM 临床特征和患者入选标准

	临床症状和处理准则
A	RPL 的定义是 2 次或 3 次流产，没有强有力的证据证明应该怎么来定义 PRL
B	连续或非连续流产后 RPL
C	2 次或 3 次以上流产后开始处理 RPL
D	应该区分原发性和继发性 RPL
E	将自然流产和 RPL 结局结合起来
F	将 RPL 和反复种植失败的结局结合起来
G	子宫内膜炎病原微生物很难分离，即使是在宫腔镜检查发现子宫内膜炎
K	先天性子宫异常诊断不足（弓型子宫等）

未确定和（或）未命名偏差的多样性导致了矛盾和混乱结果

RPL 患者研究多因素病因、SNP、拷贝数变异、基因 / 蛋白质表达、单基因研究中的表观遗传调控和全基因组分析的生物分子危险因素[35-37]。

HEpy 可以减少未确诊和误诊病例的数量，从而减少经验性治疗和不必要的治疗次数，缓解患者的不适和心理压力。由于缺乏关于前次流产原因的证据，许多 RPL 病例被武断地处理。不幸的是，绝大多数现有文献报道的 RPL 和自然流产病例包括妊娠早期和妊娠中期的流产，以及其他一些文献使用临界值 2 次流产，有一些是 3 次流产作为 RPL 定义和纳入标准。但这些结果都无法给出确凿的结论，没有一篇综述文章或荟萃分析可以给出任何具体的指导。

表 16.4 显示了文献中报道的临床症状和处理准则的多样性。所有研究都指出，妊娠早期的初期，反复流产 50% 是由胚胎染色体异常引起的。有研究表明，D&C 后流产产物检查时女性胚胎核型被母体污染的风险高达 22%，但 RPL 患者妊娠早期 60%~77% 的胚胎核型是异常的[8]。

母体血液可以用于验证可疑的女性胚胎核型结果，但费用昂贵且大多数研究没有报道过。大多数关于胚胎核型与 RPL 相关性的研究将自然流产与早期 RPL，连续 / 不连续的流产以及原发性、继发性 RPL 混在一起。很大一部分早期流产报道是未见胚胎的妊娠及 POC（妊娠产物）的核型被母体组织污染。从技术上讲，宫腔 - 胚胎镜检查中最难的部分是完整地清除胚胎，尽可能保持其结构完整。最有效的方法是从子宫内膜侧切开脐带，然后使用抓钳在可视下将其从宫腔一直牵拉经宫颈管后直接放入培养基中。偶尔需将宫腔镜、抓钳和胚胎一起取出，因为直径较大的胚胎可能堵塞宫颈管造成胚胎组织损伤或吸不出组织。有些变软的胚胎，需要非常轻柔地牵拉，将组织从 5-Fr 套管中取出。超声检查技术的进步可能会为探索流产的病因打开新的视野。侧影声波 - 胚胎镜技术可以像 HEpy 一样，很早期就可诊断出胚胎的形态异常，从而通过对胚胎直接原位解剖进一步进行胚胎遗传学分析。内膜肌层交界区子宫内膜病变、子宫内膜下子宫腺肌病及子宫内膜频繁收缩可能是 SM 和 RPL 的另一个原因或唯一的原因，尤其是在胚胎没有遗传学或形态异常时。

结　论

SM 和 RPL 病例中 70% 为胚胎染色体异常，而形态学异常率分别为 51% 和 15.7%。胚胎镜检查似乎是准确诊断妊娠早期 SM 和 RPL 病因最有价值的方法，也对将来的治疗起重要作用。HEpy 在 10.6% 的 SM 和 5.9% 的 RPL 病例中未能诊断出流产原因，提示可能还有其他的病因，如肌层解剖和功能异常。流产原因的诊断可减轻流产对妇女带来的痛苦，减轻她们来自对未来不确定性的压力，增加其对再次妊娠的信心。RPL 患者的临床特征和治疗方案的标准化对于临床研究是必不可少的，这样可获得可靠的结果。HEpy 可能在现代 RPL 专业诊所的医疗设备中具有额外价值。将 4D 超声检查、原位胚胎解剖及胚胎遗传学分析相结合，可能会使我们对 SM 和 RPL 病因的了解获得更多的启发。

参考文献

请登录 www.wpcxa.com "下载中心" 查询或下载。

第 17 章 妊娠期宫腔镜检查

José Alanís Fuentes, Ana Laura Gutíerrez Aguayo

宫腔镜的发展为常见的妇科问题如异常子宫出血提供了一种微创检查方法（Price，Harris[1]）。

医生培训的增多，小直径宫腔镜的出现，对诊室手术操作的更加重视，以及妊娠期手术的创新，都会促使人们广泛使用这一重要技术。

宫腔镜是一种腔镜，可经阴道和宫颈一直插入子宫腔，以观察子宫腔和两个输卵管开口、宫颈管、宫颈和阴道情况。宫腔镜可用于有指征的疾病的诊断或治疗。

使用宫腔镜对疾病进行初步评估，可更好地将评估与治疗相结合。它还可避免随机子宫内膜取样可能漏诊局灶性病变的风险。

宫腔镜检查可以进一步评估或治疗影像学检查中发现的病变，如经阴道超声检查显示子宫内膜异常（Hatfield 等 [2]）或症状持续存在但初步检查正常的情况（Hinckley 等，2004[3]）。

影像学检查发现异常病变后，进一步行宫腔镜检查，有助于排除卵巢或输卵管病变导致的异常子宫出血（Shalev 等，2014[4]）。

大多数妇女无需麻醉即可进行诊断性宫腔镜检查。不用麻醉的好处是可避免药物不良反应，减少手术时间，减少花费（DeIaco 等，2000 [5]）。

直径 < 4mm 的宫腔镜似乎特别适合不麻醉的操作。简单的宫腔镜手术，如宫腔镜下 IUD 取出术或 4mm 及以上宫腔镜检查，在一些国家首选宫颈旁阻滞麻醉，因为它价格低廉，耐受性好，可减轻患者疼痛（Kremer 等，1998[6]）。

Agüero（1966）在妊娠期进行宫腔镜检查的方法产生了很大的反响，其 118 例妊娠期宫腔镜检查病例最初发表在 *American Journal of Obstetrics and Gynecology* 的一篇初步声明中。Howard C. Taylor, Jr. 教授接收了该文的手稿，将标题改为"从羊膜镜检查到宫腔镜检查"，并添加了一个副标题"新的诊断工具"，并进行了排版和修改。

Agüero 将来自德国的 Richard Wolf 冷光源换成 McCarthy 膀胱镜，并于 1967 年推出了一系列 504 宫腔镜，其适应证包括：胎膜早破，妊娠期延长，妊娠晚期出血，胎儿死亡，妊娠期高血压，Rh 血型不合，怀疑葡萄胎和羊水过多等。

从 20 世纪 60 年代起，宫腔镜开始在妊娠患者中开展，1966 年，Agüero 报道了 106 例妊娠患者，这些患者使用宫腔镜检查诊断出了妊娠期延长、胎膜早破、妊娠后半期出血、死产、胎儿 – 母体同种免疫作用、羊水过多和滋养细胞妊娠疾病等 [7]。

表 17.1 显示了我们在 2016 年制定的妊娠期宫腔镜检查的适应证。

随着阴道镜的出现，以及其观察和处理原理及技术的发展，宫腔镜直径一直在变小。根据子宫解剖学、冷光源、宫腔镜泵、恒定压力、可变容积等知识，以及与宫腔镜双极能量的结合，宫腔镜手术的概念已经发生了改变。许多宫腔镜手术可以离开手术室，在医生的诊室就可以进行（图 17.1）。

J. Alanís Fuentes, M.D. (✉)
Dr. Manuel Gea González Hospital, Camino a Santa Teresa 1055, Colonia Heroes de Paadierna, Delegación Magadalena Contreras, 10700 Mexico City, Mexico
e-mail: josealanisfuentes@yahoo.com.mx

A.L. Gutíerrez Aguayo, M.D.
1° Octubre Medical Center, Rio Bamba 639, Colonia Magdalena de las Salinas, Delegación Gustavo A madero, 07760 Mexico City, Mexico
e-mail: draguti.ginecoendosco@gmail.com

© Springer International Publishing AG 2018
A. Tinelli et al. (eds.), *Hysteroscopy*, https://doi.org/10.1007/978-3-319-57559-9_17

表 17.1　妊娠期宫腔镜检查指征

- 种植部位有息肉
- 胎盘残留
- 胎盘植入
- 胚胎镜
- 胎儿镜
- 减胎术
- 绒毛膜活检
- 异物去除
- 子宫成形术（不完全性纵隔）
- 子宫峡部病变（息肉）
- 宫颈病变（息肉）
- 异位妊娠
  - 宫颈妊娠（包括胚胎种植在憩室处）
  - 宫角妊娠
  - 宫内外复合妊娠（在子宫／宫颈）

Carrera（1998）认为，妊娠期间宫腔镜检查受限于宫腔镜专家们将西班牙宫腔镜协会指南作为首要证据，这就限制了宫腔镜在妊娠早期的使用，其仅可用于宫内节育器（IUD）的取出[8]（图17.2）。

宫腔镜下胚胎活检可直接取到高达97%的胚胎妊娠囊，与常规刮宫相比，由于22%组织被母体组织污染，有显著差异，而且直接活组织检查可诊断出真正的嵌合体（图17.3）。

宫腔镜下减胎（在一些国家被禁止）是可行的。与超声引导相比，宫腔镜可在直视下进行操作，无潜在风险（图17.4）。

对未见胚胎的妊娠的研究可清楚地发现胎儿物质（胚胎镜检查）存在于羊膜囊中，这可用于后期遗传学研究（图17.5）。

从第6周起可在宫腔镜下行绒毛取样，故宫腔镜比羊水穿刺更早地为基因诊断提供机会[9]，从而减少如尾部退行性变等并发症的发生。

宫腔镜的主要应用之一是妊娠期去除宫内节育器。Timothy和Hardy指出宫腔镜在妊娠期宫颈和峡部病变如息肉、肌瘤等中的应用研究很少。

只要宫颈能扩张，就可以通过宫腔镜进行病变的治疗，为了避免流产或分娩的风险，必须特别注意子宫的活动度[10]（图17.6）。

胚胎镜和胎儿镜检查可以在合适的病例中进行，例如胎儿羊膜带综合征（图17.7，图17.8）。

妊娠期宫颈和峡部息肉只有引起宫颈出血或扩张宫颈危及妊娠时才处理，否则可以不做处理（图17.9）。

Sanz和Verosko（2002）[11]指出宫颈妊娠（图17.10）是宫腔镜的一个真正的挑战，因为以前大部分患者都做了子宫切除，然而在宫腔镜下可以行保守性手术[12]。

宫腔镜治疗宫角妊娠的病例报道很少，有时是在腹腔镜监视下吸空宫腔（图17.11）。

在一些病例中，宫内及宫颈复合妊娠的处理方法与宫颈妊娠的处理方法相同，只需要解决宫内妊娠到足月的问题。对于带宫内节育器怀孕的妇女，应取掉节育器，以防流产。

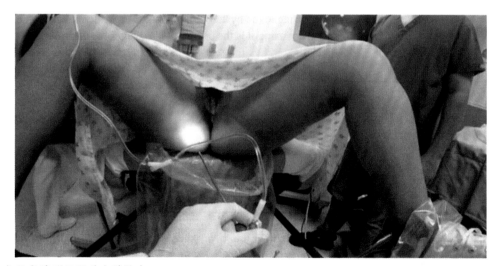

图17.1　诊室无麻醉下经阴道内镜检查

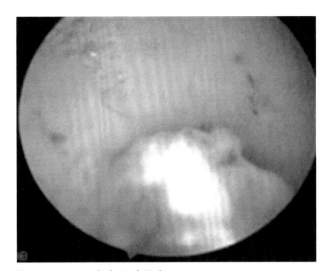

图 17.2 妊娠期宫腔镜检查

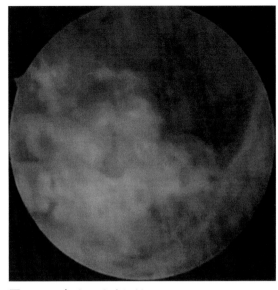

图 17.5 未见胚胎的妊娠

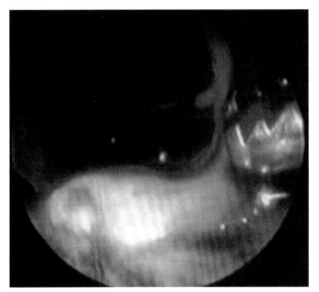

图 17.3 活检

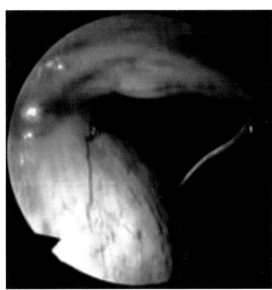

图 17.6 IUD 和妊娠

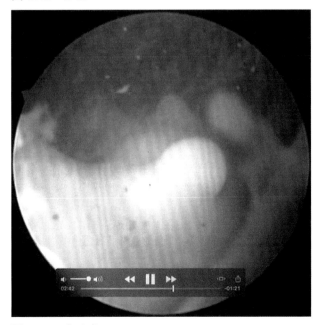

图 17.4 减胎术

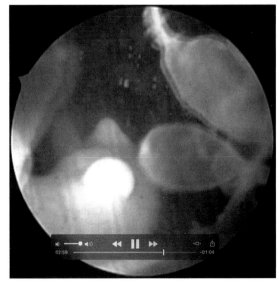

图 17.7 胚胎镜 HMR

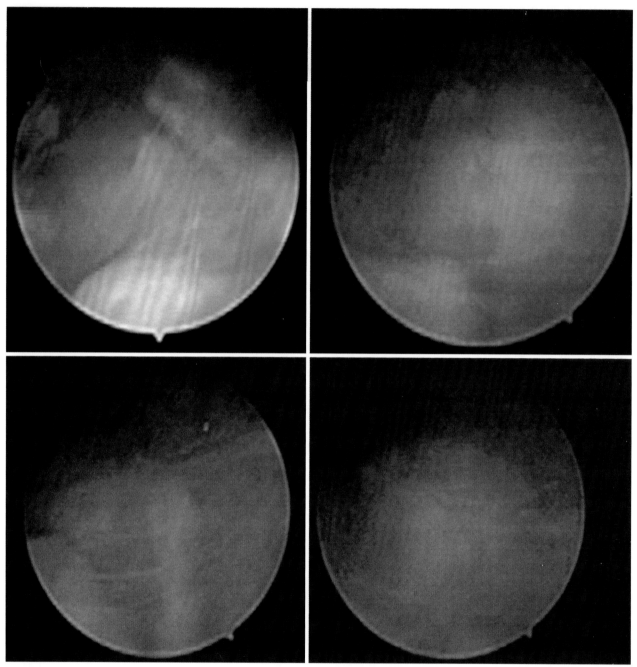

图 17.8 胎儿镜

Pasic（2002）[13] 提出了一种宫腔镜下取宫内节育器的方法，因为有摄像机和光源，可以看到子宫腔，并定位妊娠囊位置及其与宫内节育器的关系。

Lin 等（1993）[14] 认为妊娠期宫腔镜检查可能存在因胎膜破裂引起流产的风险以及可能对胚胎造成有害影响。Assaf 等（1992）[15] 叙述了光源的使用可能对胎儿视神经造成损伤。视神经是视网膜中的一束纤维，起作用的是有脑膜覆盖的视杆细胞。胚胎眼睛出现在妊娠第 4 周，是双侧间脑壁发展而来的。

关于妊娠期宫腔镜检查话题的文献很少（Van der Pas[16]），但众所周知，二氧化碳已被用于一些疾病的宫腔镜检查，例如可用于软式宫腔镜或在一些特殊病例的硬式宫腔镜检查。

胎儿光导纤维的髓鞘在出生时是不完整的。将眼睛暴露在光下约 10 周后，髓鞘形成完成，但该过程通常在视神经进入眼球的视神经盘附近结束。Alanís 近期发现，正常的新生儿是有视力的，虽然不太好；他们可对光的变化做出反应，并能够固定参照点[17]。

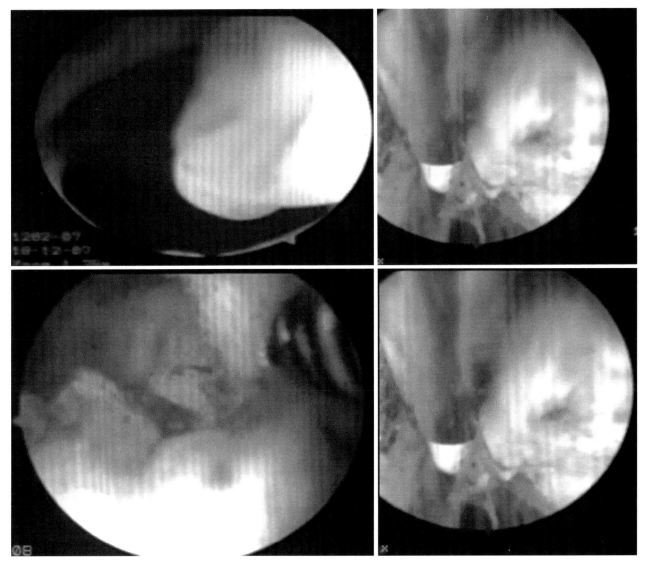

图 17.9 妊娠期息肉切除

　　墨西哥的 Manuel GEA González 医院在 2000—2008 年共做了 13 例妊娠期宫腔镜下宫内节育器取出术，其中 10 例（76.9%）在妊娠早期取出，3 例（23.1%）在妊娠中期取出，妊娠晚期无病例。无先天性异常患者，所有视觉反射都是正常的[18]。宫内节育器取出后出生的 13 例儿童中 5 例（38.5%）女孩、8 例（61.5%）男孩均给予了视力评估（表 17.2）。

　　因宫腔镜有可能导致流产和对胚胎有害的风险，故目前其在妊娠中的应用受到了限制。当胎儿受到常用光源照射时，应在所有病例中评估胎儿视神经损伤。这就是为什么欧洲宫腔镜学会不建议在 10 周以上的孕妇中使用这种技术；根据我们的经验，节育器取出术可在 6.5~17 周进行；所有胎儿都接受了视神经和视网膜完整性的眼科检查，尽管他们存在单一或多种普遍的屈光不正，如远视和散光，但未考虑视神经障碍的结果[18]。

　　我们近期（Menocal, 2016[19]）应患者要求，给一位 5 次流产伴不完全纵隔子宫的患者做了成形术，手术很成功且获得了良好的围生期结局（图 17.12）。

表 17.2　不同视敏度导致的屈光（n=13）

近视	0
远视	4
老花眼	0
正视	1
散光	8

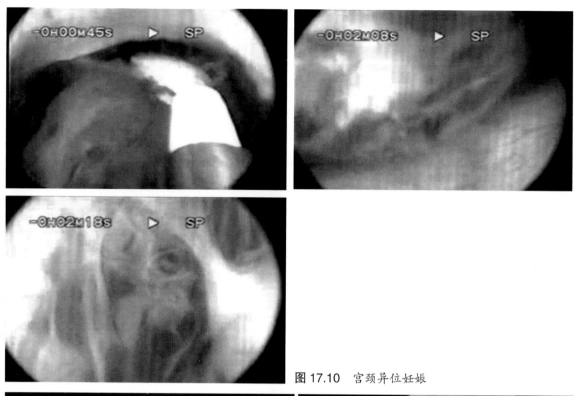

图 17.10 宫颈异位妊娠

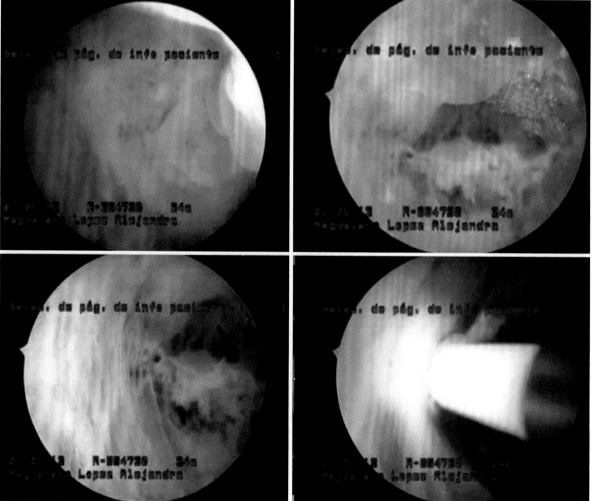

图 17.11 宫角异位妊娠

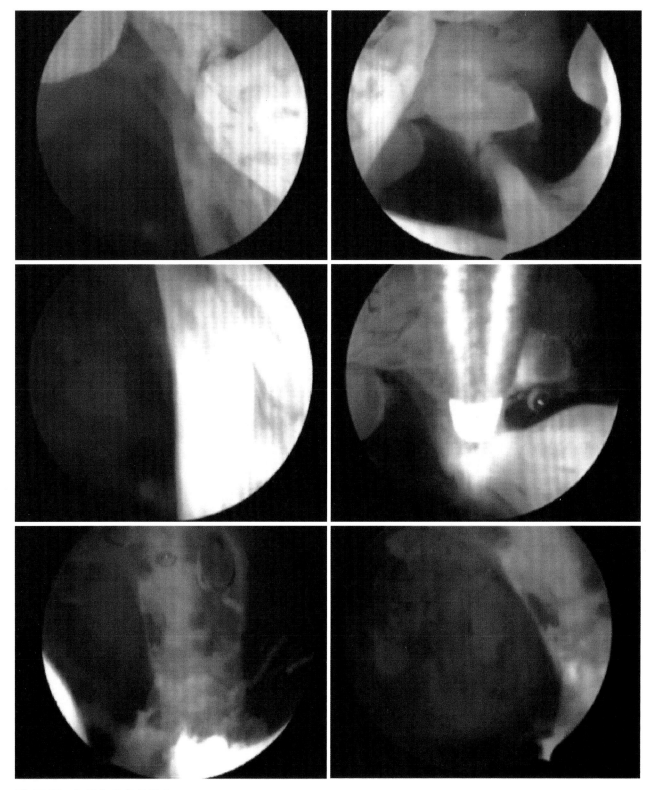

图 17.12 *妊娠期子宫成形术*

我们的结论是，妊娠期诊室宫腔镜手术是一种安全的微创手术，可获得良好的临床结局，即使缺乏对该课题的科学研究和投入，但在妊娠期，它是一个开创性的工作，获益颇多。

参考文献

请登录 www.wpcxa.com "下载中心" 查询或下载。

第**18**章　宫颈异位妊娠：宫腔镜的作用

Salvatore Giovanni Vitale, Agnese Maria Chiara Rapisarda, Antonio Simone Laganà

18.1 引　言

　　受精卵在子宫腔外种植和发育称为异位妊娠。异位妊娠可为急症，可能危及生命，占所有孕产妇死亡的 10%[1-2]。

　　异位妊娠的发病率约占所有妊娠的 2%。超过 95% 的异位妊娠种植在输卵管（输卵管妊娠），通常在壶腹部。有一些病例可能种植在输卵管的不同部位：峡部、漏斗部和间质部。非输卵管部位异位妊娠包括卵巢、腹腔、宫颈和剖宫产瘢痕处妊娠。偶尔可能出现宫内宫外同时妊娠；这种情况定义为宫内外复合妊娠[3]。

　　宫颈妊娠（CP）是一种罕见的异位妊娠形式，约占所有妊娠的 1%；它的定义是胚胎种植于宫颈内口以内的宫颈管内[4-7]（图 18.1）。

　　1817 年，Home 发表了第一篇关于宫颈妊娠的文献报道，但直到 1860 年，Rokitansky 才引入了现在使用的术语"宫颈妊娠"[8]。1911 年，Rubin[4] 概述了宫颈妊娠的解剖学标准：即胎盘组织紧邻宫颈黏膜。1959 年，Paalman 和 McElin[9] 提出了一些临床实用标准，包括大量的无痛性阴道流血和闭经；宫颈稍扩张；宫颈管内可触及胎盘；宫颈内口闭合。CP 是一种可能危及生命的疾病，有侵袭能力的滋养细胞可侵入宫颈内膜，导致严重的大出血[10]（图 18.2）。过去，为了挽救患者的生命，特别是对于那些宫颈异位肿块大而未被诊断的患者，通常采用子宫切除术治疗。随着超声检查分辨率的提高，现在在早期就可以检查出该疾病，故可采用保守治疗，从而减少了发病率并保留了患者的生育能力。目前，随着宫腔镜技术的普及，可同时实现诊断和治疗[11-13]。

　　然而，即使在今天，鉴于 CP 比较罕见，对其最有效的处理方法仍在探索中。在本章中，我们将讨论有关 CP 的最新知识、早期诊断对保守治疗的重要性，以及可选择的治疗方案，并强调宫腔镜在 CP 中的作用及其在保守治疗中的优势。

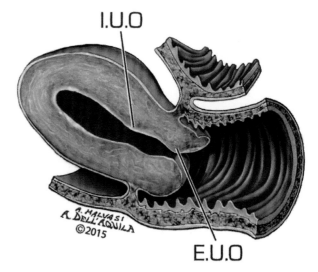

图 18.1　宫颈异位妊娠的定义为受精卵种植在宫颈管内，位于宫颈内口（IUO）与宫颈外口（EUO）之间。图片引自 Malvasi A, Tinelli A, Di Renzo GC. MANAGEMENT AND THERAPY OF EARLY PREGNANCY COMPLICATIONS – First and Second Trimester. SPRINGER UK–USA Publisher, 2016; Hardcover, ISBN 978–3–319–31375–7

S.G. Vitale (✉) • A.S. Laganà
Unit of Gynecology and Obstetrics, Department of Human Pathology in Adulthood and Childhood "Gaetano Barresi", University of Messina, Via Consolare Valeria 1, 98125 Messina, Italy
e-mail: vitalesalvatore@hotmail.com

A.M.C. Rapisarda
Department of General Surgery and Medical Surgical Specialties, University of Catania, Via Santa Soia 78, 95123, Catania, Italy

© Springer International Publishing AG 2018
A. Tinelli et al. (eds.), *Hysteroscopy*, https://doi.org/10.1007/978-3-319-57559-9_18

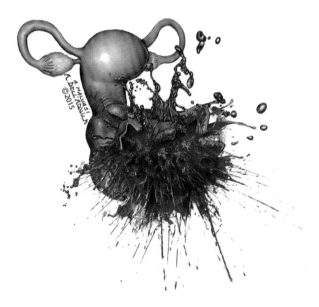

图 18.2 宫颈妊娠可能引起宫颈大血管破裂，出现大出血，危及生命，通常没有腹痛。图片引自 Malvasi A, Tinelli A, Di Renzo GC. MANAGEMENT AND THERAPY OF EARLY PREGNANCY COMPLICATIONS-First and Second Trimester. SPRINGER UK-USA Publisher, 2016; Hardcover, ISBN 978-3-319-31375-7

18.2 流行病学

异位妊娠的总体发病率约为 2%，但它仍然是导致妊娠早期患者死亡的主要原因，占所有妊娠相关死亡的 4%~6%[14-15]。宫颈异位妊娠是异位妊娠中比较罕见的一种类型。它在所有异位妊娠中占比不足 1%，发病率为 1/18 000~1/1000[5]。然而，该病在未明确诊断前有大量失血的潜在风险，已报道的死亡率介于 40%~45%[16]。

近年来，CP 的发病率在增加，其可能原因是辅助生殖技术和宫颈手术的增加以及诊断方法的进步[17]。

18.3 发病机制与病因学

宫颈异位妊娠的病因尚不明确。关于其发病的不同假说有：①认为囊胚经过未成熟的子宫内膜时游动较快，因此受精卵无法着床在子宫内膜；②认为受精发生在宫颈并随后种植在宫颈管内[18]。因此，所有那些可能导致子宫内膜结构破坏，损害卵子种植在宫腔的因素，或可促进卵子在子宫颈内膜着床的因素都可认为是导致宫颈妊娠的危险因

素[19]。大多数宫颈妊娠是医源性的，少数可能是几种因素并存导致的（表 18.1）。与宫颈妊娠有关的因素包括：宫颈管内的手术操作，流产后清宫，放置宫内节育器，宫颈处的子宫内膜异位症，子宫内膜炎，盆腔炎性疾病（PID），解剖学异常，Asherman 综合征，子宫肌瘤，宫腔粘连，前次剖宫产，普通子宫手术，以及辅助生殖技术和己烯雌酚暴露史。在诸多因素当中，刮宫史是主要的危险因素，高达 70% 的宫颈妊娠患者有该病史。通过辅助生殖技术妊娠的患者中，宫颈妊娠也很普遍，约占体外受精妊娠的 0.1%。一般而言，吸烟是异位妊娠的中度危险因素。所有的危险因素都可能导致母胎界面对话受到干扰，从而改变囊胚的种植过程[20-25]。

宫颈内种植可以以不同的方式发生。妊娠囊可逐渐长到宫颈外口。在妊娠的正常进程中，妊娠囊也可到达宫腔，即使胎盘位于宫颈内口。妊娠囊也可以在宫颈管中完全发育。子宫颈是一个高度血管化的区域，可能适合受精卵种植，但也极易出现大出血。显微镜下，仅 20% 的宫颈组织含有平滑肌。大多数非收缩性纤维组织也有一定的机械止血能力，其不受宫缩剂的影响[18]。

表 18.1 宫颈异位妊娠的危险因素

人工流产时刮宫过狠
宫颈管内手术
剖宫产史
子宫手术
子宫和宫颈结构异常
子宫肌瘤
子宫内膜萎缩
Asherman 综合征
放置宫内节育器
性传播疾病史
子宫内膜炎
盆腔炎性疾病
宫颈处子宫内膜异位症
吸烟
己烯雌酚暴露
体外受精

18.4 诊　断

在过去的 20 年中，CP 的诊断和治疗发生了巨大的变化。在前几十年中，当怀疑患者不完全流产，诊刮过程中突然出现不可控出的血时，即可诊断。常采用子宫切除术来挽救女性的生命。随着超声检查技术的快速改进，该疾病的处理方法已经发生了改变[26]。

目前，在早期妊娠过程中，超声检查（US）就可以诊断宫颈妊娠，因此早诊断可保留患者的生育功能[27]。可根据症状、体格检查和实验室检查来诊断宫颈妊娠。其最常见的症状是阴道流血，通常是无痛性大量出血。不到 1/3 的患者会出现下腹痛或痉挛；腹痛但不伴出血者很罕见[24,28]。在一些严重的病例中可能出现由于生理性刺激或尿道受压迫引起的泌尿系统症状。妊娠囊破裂后严重的腹腔内出血最初可能出现恶心、呕吐及腹泻。这可能误导医生，误诊为消化疾病，导致诊断延迟。双合诊通常显示宫颈增大、变软、呈球状、延长，以及宫颈外口开大和宫颈内口闭合。宫颈评估时可能伴有严重出血[29-31]。宫颈妊娠的诊断需要在宫颈内看到异位妊娠囊或滋养细胞团。经阴道超声检查（TVS）可做到这一点，也可以评估妊娠囊、子宫内膜和附件[29]。

宫颈妊娠的主要超声检查诊断标准首先是由 Hofmann 等（1987）提出的[8]，具体如下：

－宫腔无回声，或宫腔内假孕囊没有胎儿结构。

－子宫内膜蜕膜样变。

－子宫外形沙漏状。

－宫颈管球状改变。

－宫颈内存在妊娠囊，有或没有胎儿结构。

－宫颈管内存在胎盘组织。

－宫颈内口闭合。

真正的宫颈妊娠与子宫峡部妊娠或流产的区分很重要，主要取决于妊娠阶段。早期宫颈妊娠可能被误诊为经宫颈流产，即宫内妊娠"自然流产"后妊娠物进入宫颈管，因宫颈外口的阻挡妊娠物留在宫颈管内，因此使宫颈管变成球形。各种不同发现可能有助于将宫颈妊娠与上述情况相鉴别。尤其是子宫形状的不同特别有意义。宫内妊娠时观察到的子宫较大或球状，而沙漏状子宫是宫颈妊娠特有的[29,32]。可能先兆流产的妊娠囊，当医生经阴道超声检查时轻轻施压，妊娠囊会向下滑动并在宫颈管内受到阻力，这称为"滑动征"，该征象在宫颈妊娠患者中不会出现，从而有助于鉴别[33]。真正宫颈妊娠区别于子宫峡部妊娠或流产的标准是宫颈内口闭合[34]。宫颈内口（在冠状面）位于子宫动脉进入子宫侧缘的水平。因此，CP 患者的异位妊娠囊应低于子宫动脉进入子宫的位置，子宫动脉进入的位置是可以确定的[35]（图18.3）。宫颈妊娠的另一个重要特征是滋养细胞

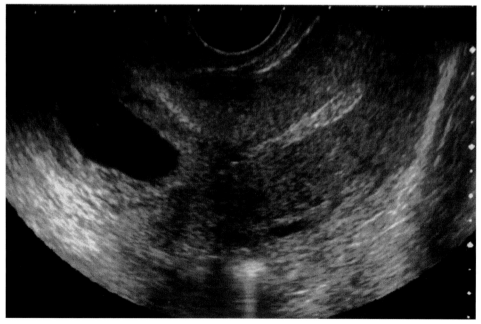

图 18.3　超声矢状位扫描显示妊娠囊位于宫颈内口下方。图片引自 Malvasi A, Tinelli A, Di Renzo GC. MANAGEMENT AND THERAPY OF EARLY PREGNANCY COMPLICATIONS‐ First and Second Trimester. SPRINGER UK‐USA Publisher, 2016; Hardcover, ISBN 978‐3‐319‐31375‐7

侵入宫颈黏膜组织。宫颈黏膜不能阻挡滋养细胞的侵袭，并允许绒毛深入到纤维肌层。TVS 下在滋养细胞侵入区域表现为环状强回声团[36]。TVS 还可以用颜色和多普勒光谱来评估盆腔官器血液供应情况。宫颈妊娠患者中，可以看到滋养细胞周围血流丰富，这些血供来自位于宫颈植入部位的母体动脉（图 18.4）。当宫内妊娠的妊娠物从正常的子宫种植位点脱离后经过宫颈时，在滋养细胞周围将探测不到血流信号。因此，使用多普勒可以将宫颈异位种植与不完全流产区分开来[37-38]。CP 的超声检查诊断标准总结在表 18.2 中。有些病例，可能需要 MRI 来提高诊断的准确性；MRI 适用于难诊断的病例[39]。

表 18.2　宫颈异位妊娠超声诊断标准

组织学结构	超声征象
子宫	空腔 子宫内膜蜕膜化 沙漏状
宫颈	妊娠囊位于宫颈内 球囊状或扩张的桶状宫颈
妊娠囊	宫颈内口下方 子宫动脉下方
宫颈管内口	关闭
宫颈管外口	打开
多普勒血流	妊娠囊周围增加
滑动征	无

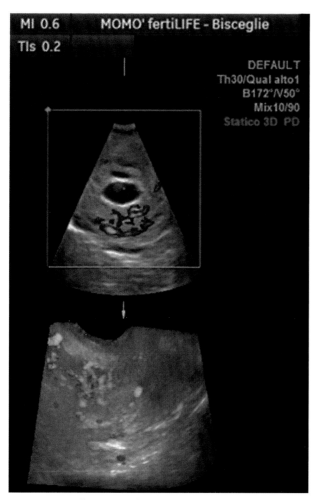

图 18.4　滋养细胞超声彩色多普勒血流图。图片引自 Malvasi A, Tinelli A, Di Renzo GC. MANAGEMENT AND THERAPY OF EARLY PREGNANCY COMPLICATIONS - First and Second Trimester. SPRINGER UK-USA Publisher, 2016; Hardcover, ISBN 978-3-319-31375-7

18.5 治　疗

宫颈妊娠最好的治疗方法是无需额外的干预措施，避免子宫切除，并保留患者的生育能力。由于宫颈妊娠较罕见，虽然已经使用过很多方法，但是对于哪种方法更优尚未达成共识，也无标准的推荐。治疗方法有保守的药物治疗和根治性外科手术[22]。包括氨甲蝶呤（MTX）局部[35,40]或全身[41]化疗；超声引导下注射氯化钾[25]；止血治疗如球囊压迫止血术[42-44]后刮宫；前列腺素治疗[45]或行宫颈环扎术[46]；或宫腔镜下宫颈内妊娠物切除术联合氨甲蝶呤[47]或减少血液供应相关的手术治疗，如腹腔镜辅助下子宫动脉结扎[48]或子宫动脉栓塞介入治疗[49]。

18.5.1 全身或局部化疗

抗代谢的细胞毒性药物氨甲蝶呤是宫颈异位妊娠保守治疗中最常用的药物。氨甲蝶呤可以全身或局部给药，可以单次[50]或多次给药[41]。异位妊娠中使用氨甲蝶呤的治疗方案有很多种，但是与输卵管异位妊娠不同，宫颈妊娠还没有氨甲蝶呤治疗的标准。单次剂量和多次给药的选择取决于患者因素[22]。一些参数与初次氨甲蝶呤治疗效果不佳相关，这些参数包括：胎龄≥9 周，血清 β-人绒毛膜促性腺激素（hCG）浓度≥10 000mU/mL，顶臀径≥10mm，有胎心搏动。氨甲蝶呤可能引起骨髓抑制、胃肠道功能紊乱和肝脏转氨酶升高[51-52]。氨甲蝶呤各种给药途径中，通常优先选择肌内注射。患者血流动力学需稳定，且给药后必须监测。宫颈妊娠患者中，通常优选多次给药方案，即在第1、3、5 和 7 天以 1.0mg/kg 给药，间隔期以亚叶酸钙 1.0mg/kg 给药。氨甲蝶呤可能的全身不良反应有血小板减少、白细胞减少、血清转氨酶升高、发热和消化道症状 [27,41,53]。治疗后每周血清 β-hCG 下降水平表明治疗是否成功。有胎心搏动时，推荐超声引导下羊膜腔内注射氯化钾和（或）氨甲蝶呤治疗，联合使用杀胚剂可以增强全身使用氨甲蝶呤的治疗效果 [27,54]。有报道过超声引导下单次剂量局部氨甲蝶呤注射治疗成功的案例。因此，该方法在 CP 的治疗中有效，而无需联合治疗或手术干预。然而，氨甲蝶呤化疗也有不足：对滋养细胞识别可能较缓慢，可能需要手术辅助来清除异位妊娠灶或止血，且所需的随访时间长 [55]。

18.5.2 血液供应减少

子宫动脉是髂内动脉的主要分支之一，在子宫峡部水平进入子宫，供应子宫体和子宫颈。因手术操作或自然流产导致 CP 从子宫颈脱离引起子宫颈周围血管破裂时，可能会突然出现大出血 [48]。

因此，当计划对 CP 进行治疗时，预判可能的出血和手术治疗中预防和（或）控制出血可有助于避免子宫切除。所有患者都应备血，并且应该了解有子宫切除的可能。已经报道了一些阻断血管防止出血的方法，包括宫颈环扎术、髂内动脉血管造影栓塞术、来源于宫颈分支的阴道动脉结扎术及腹腔镜下子宫动脉结扎术。通常，单独阻断血液供应的方法不足以根除 CP，因此，常需要联合使用化疗或手术清除 [46,48-49]。

18.5.3 填塞止血

填塞止血是阻止产科出血的成熟方法之一。既往采用的方法是无菌纱布包裹子宫（图 18.5）。Foley 导管经常是在刮宫后使用，方法是轻轻将其放在宫颈外口，然后用盐水溶液充盈膨胀球囊（图 18.6）。近期，有人提出使用球囊压迫填塞。可将橡胶或硅胶球囊放入宫腔或宫颈管中，然后用生理盐水充盈球囊，对出血血管施加压力以减缓或阻止出血直至血管闭塞并完全止血 [35,42]。

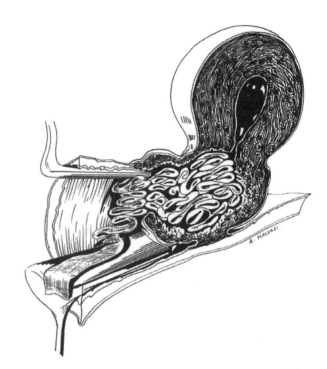

图 18.5　宫颈妊娠物切除后，医生可用纱布填塞宫颈止血。图片引自 Malvasi A, Tinelli A, Di Renzo GC. MANAGEMENT AND THERAPY OF EARLY PREGNANCY COMPLICATIONS - First and Second Trimester. SPRINGER UK-USA Publisher, 2016; Hardcover, ISBN 978-3-319-31375-7

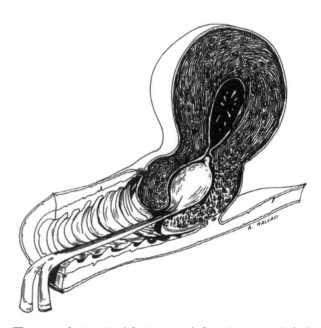

图 18.6　宫颈妊娠刮宫后 Foley 球囊压迫止血。图片引自 Malvasi A, Tinelli A, Di Renzo GC. MANAGEMENT AND THERAPY OF EARLY PREGNANCY COMPLICATIONS - First and Second Trimester. SPRINGER UK-USA ublisher, 2016; Hardcover, ISBN 978-3-319-31375-7

18.5.4 外科切除

诊刮或抽吸是 CP 传统的手术治疗方法。作为一种高效的且可保留生育功能的技术，刮宫术已被广泛使用，但它有较高的出血风险。因此，它常与机械性治疗方法如子宫颈动脉结扎和填塞联合使用[6]。对难治性出血，不保留生育功能的女性患者，为避免急诊手术和输血，可行子宫切除术[56-57]。近期，宫腔镜下切除异位病灶被认为是一种有效且能保留生育功能的手术方法。可以单独使用或与化疗联合使用[58-59]。我们将在下文详细讨论该技术在治疗 CP 中的优势和适应证。

18.6 宫颈妊娠的宫腔镜治疗

迄今，宫腔镜已成为评估宫腔和与妇科疾病相关的宫腔手术的金标准[60-61]。该方法的有效性、安全性和可重复性，以及经验丰富的医生使用时的易用性，已经证明了其有广泛推广的潜力。由于技术的进步，宫腔镜在手术领域的应用在不断扩大[62]。

宫腔镜已被用于异位妊娠领域（图 18.7），尽管到目前为止，数据很少，在选择最安全和最合适的技术时多根据的是医生的经验。我们已经注意到宫腔镜有许多优点（表 18.3），例如可确诊宫颈妊娠。此外，与刮宫术等其他技术不同，宫腔镜可直接显示子宫颈管内的异位病灶及其血管分布。

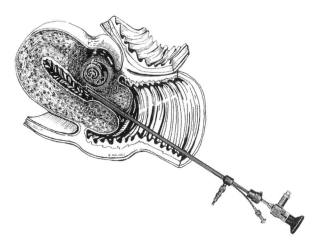

图 18.7 宫腔镜下宫颈妊娠产物的切除。图片引自 Malvasi A, Tinelli A, Di Renzo GC. MANAGEMENT AND THERAPY OF EARLY PREGNANCY COMPLICATIONS – First and Second Trimester. SPRINGER UK–USA Publisher, 2016; Hardcover, ISBN 978-3-319-31375-7

表 18.3 宫腔镜在宫颈异位妊娠中的优势

可明确诊断
直接观察异位妊娠的部位
看清宫颈管内血管分布
器械 24h 可用
为治疗成功或失败提供直接证据
直视下切除
可准确止血
随访时间短
可接受性强
可不需全身麻醉
花费低
很快可以妊娠

宫腔镜保守治疗的优点是该方法 24h 随时可用。可以直接观察到治疗成功还是失败。在直视下完全切除 CP，并且可以对任何出血点进行准确的电凝止血。此外，已经证明通过全身和局部注射的技术，可以缩短随访时间并更快地恢复生育功能[58-59,63]。然而，虽然宫腔镜是一种微创手术，但它仍然存在不可控的出血风险，患者应在术前了解情况紧急情况下有切除子宫的风险[64]。

1992 年，Roussis 等[65]描述了第一例经超声检查显示全身氨甲蝶呤治疗失败的患者，行宫腔镜检查发现了 CP。宫腔镜检查证实了宫颈管内有微小血管分布，作者吸除了组织。4 年后，Ash 和 Farrell[58]发表了第一例宫腔镜手术成功治疗的病例，患者事先未化疗，经阴道结扎子宫动脉宫颈分支后立即在宫腔镜下完全切除 6 周大有胎心的 CP。尽管宫腔镜具有明显的优势，但它可能并不完全是最合适的治疗方法。是否选择宫腔镜作为宫颈妊娠的治疗方法，应根据临床表现、孕周和超声检查而定[59]。

若继续妊娠，宫颈会显著扩大并扭曲变形，以使妊娠囊获得更好的血液供应。在这种情况下，尝试行宫腔镜切除术可能并不比刮宫术更有效[58]。

迄今，很难确定宫腔镜在 CP 治疗中的确切作用。一些作者提出将宫腔镜作为氨甲蝶呤全身化疗[47,64,66]或直接将氨甲蝶呤注射到妊娠囊[11]的辅助方法。然而，另有人认为只能将宫腔镜作为氨甲蝶呤治疗失败病例的补救方法[13]。

在大多数病例中，氨甲蝶呤保守治疗是最初的办法。然而，尽管它能使 CP 滋养层停止增殖并流产，但是通常不能完全清除，还需要其他的治疗方法。另外，氨甲蝶呤使用时也有局限，如不良反应和可能出现并发症。

近期，Kim 等[67] 提出宫腔镜联合宫内灌注 H_2O_2 溶液的方法。H_2O_2 溶液与过氧化氢酶反应后释放大量游离氧，造成氧中毒而导致细胞死亡。当细胞与 H_2O_2 接触时，会诱导细胞死亡，发生血管收缩、滋养细胞萎缩等。通过这种方法，可使妊娠囊周围的血管分布减少，故而宫腔镜下可以安全地切除滋养细胞组织。因此该方法似乎非常有效，而无需考虑氨甲蝶呤化疗时的全身性副作用，也不需要其他的治疗。

宫腔镜很有效，不仅是因为它可以保留生育功能，而且当患者有药物治疗禁忌时，或者在特殊情况下必须避免氨甲蝶呤的毒性作用时，可以选择宫腔镜治疗。Jozwiak 等描述了一个非常有趣的案例[68]，报道了单纯用宫腔镜滚球电极成功切除了 6 周大有胎心的宫内宫颈复合妊娠患者的宫颈妊娠物。在干预期间，电切镜的顶端没有超过宫颈内口，也未触及子宫腔。在宫内妊娠 12 周时，用 McDonald 环扎子宫颈以防止宫颈功能不全。宫内妊娠一直持续到足月，出生一个健康的婴儿。

然而，在血液供应未减少的前提下，单纯宫腔镜切除术的安全性和有效性仍然无法确定，需要开展进一步的大样本研究。

Kung 等[48] 报道了腹腔镜下子宫动脉结扎联合宫腔镜下宫颈内病灶切除术的成功案例。虽然这种技术在宫腔镜手术之前不需要化疗，并且可以有效地控制出血及保留子宫，但普遍认为该法创伤较大[69]。该方法主要担心的问题是希望保留生育功能的妇女因子宫动脉结扎后出现与生育相关的问题。

有报道指出子宫动脉栓塞术（UAE）联合诊室宫腔镜切除术是治疗宫颈异位妊娠的有效选择，并可作为刮宫术的有效替代方案[10]。该报道阐明了上述方法的可行性和微创性。但是，要掌握该方法，需要特殊的技能和适当的培训。

要确定宫腔镜在 CP 处理中的确切作用，还需要进一步的研究来比较宫腔镜与其他治疗方法的优缺点。有些研究很有希望，我们不能排除在未来的几十年中，宫腔镜可能成为 CP 的首选治疗方法。

参考文献

请登录 www.wpcxa.com "下载中心" 查询或下载。

第 **19** 章 宫腔镜与妊娠物残留

Luis Alonso Pacheco, Laura Nieto Pascual, Beatriz Garcia Mourin,
Miguel Rodrigo Olmedo

19.1 引　言

妊娠物残留（RPOC）是指在人工流产、自然流产或分娩后胎盘和（或）胎儿组织残留在宫腔内。其他用于代指该罕见并发症的术语有"胎盘息肉""部分胎盘残留""滋养细胞残留"。

妊娠早期人工流产中妊娠物残留的发生率约0.5%[1]，残留发生率在药物流产中更高。一项关于药物流产效果的荟萃分析发现，其成功率随着孕周的增加而降低，并得出结论：妊娠 ≤ 49d 的药物流产成功率较高，孕周越大疗效越差[2]。约 1% 的足月妊娠因伴有持续的滋养细胞残留而变得复杂化[3]。

有一些危险因素与 RPOC 的存在相关。滋养细胞残留在中期妊娠死胎中更常见，RPOC 与子宫腔异常也存在相关性，近期的一些研究表明，与 ART 相关的妊娠可能是 RPOC 的危险因素[4]。

1884 年，Baer 发表了一篇病例报道，称患者

L. Alonso Pacheco, M.D. (✉)
Unidad Endoscopia Centro Gutenberg 1,
Unidad de Reproducción Asistida de Quirónsalud,
Camino del Prado blq 5 3°, Benalmádena, 29630 Málaga, Spain
e-mail: luisalonso2@gmail.com

L. Nieto Pascual, M.D.
Hospital Universitario Reina Sofía 3, Córdoba, Spain
e-mail: doctora1983@gmail.com

B. Garcia Mourin, M.D.
Unidad Endoscopia Clínica Victoria 4, Málaga, Spain
e-mail: beatrizgmourin@gmail.com

M. Rodrigo Olmedo, M.D.
Unidad Endoscopia Centro Gutenberg 1,
Camino del Prado blq 5 3°, Benalmádena, 29630 Málaga, Spain
e-mail: mrodrigoo@telefonica.net

© Springer International Publishing AG 2018
A. Tinelli et al. (eds.), *Hysteroscopy*, https://doi.org/10.1007/978-3-319-57559-9_19

在妊娠后 12 年发现了胎盘息肉[5]；这也是这种情况的第一篇报道。从那以后，有不同的病例和系列报道出现。

1984 年，Tchabo 通过接触式宫腔镜确定了RPOC 的位置，随后使用息肉钳轻松取出了组织[6]。1997 年，Goldenberg 报道了在宫腔镜下，将电切环作为刮匙选择性地切除了残留的滋养细胞组织[7]。所有患者术后超声检查显示宫腔内没有组织残留。

19.2 发病机制

残留的妊娠物通常来源于滋养细胞。滋养层在绒毛膜的外表面形成许多分支突起，称为绒毛；这些绒毛允许母体和胎儿血液系统之间的呼吸、代谢及其他产物通过（图 19.1）。

迄今，有两种不同的理论可以解释妊娠物残留的发病机制，但它们都仍有待证实。

Eastman 和 Hellman 理论认为滋养层组织残留是一种未被识别的部分性或局灶性的胎盘植入。有人提出，在宫角、宫底部和了宫下段，蜕膜形成较少；如果胚胎种植发生在上述任何一个部位，绒毛可能直接附着在子宫肌层，导致妊娠物残留的风险增加[8]。

Ranney 提出的第二种理论认为，子宫肌层不同区域的厚度和韧度与 RPOC 的存在有直接关系。根据这一理论，在第二产程后，宫底和子宫输卵管区张力缺失，可以解释胎盘残留的现象[9]。

RPOC 发展的一个重要危险因素是胎盘植入。这是一种严重的妊娠并发症，与产妇高发病率和死亡率相关，当胎盘全部或部分长到子宫肌层时发生

胎盘植入。它与前次子宫瘢痕、经产妇、子宫感染史和前置胎盘等有关。

一项前瞻观察性研究评估了流产或分娩后滋养层组织残留的发生率，与妊娠早期流产（17.8%）或晚期妊娠分娩（2.7%）中的发生率相比，这种残留在妊娠中期死胎（40%）[10]中更常见。另一方面，RPOC与宫腔异常存在明确的关系，10%的妊娠物残留患者存在宫腔异常[11]；这可能是D&C困难或自然流产时子宫收缩异常引起的（图19.2）。

19.3 临床表现

RPOC的症状因残留大小、血管形成程度和残留物持续时间不同而在强度、频率以及严重程度方面均不同。

妊娠物残留的主要临床症状是阴道出血，出血程度从轻度出血到危及生命不等。妊娠终止后总会出现一些子宫出血，并且没有明确的标准来确定多大的出血量应该被认为是异常的。一般而言，将任何比平常所见的更重或更长时间的出血均视为异常出血并且怀疑RPOC。与RPOC相关的其他症状包括子宫压痛、盆腔痛和发热等。

临床表现的多样性也包括症状出现的时间长短。Dyer和Bradburn将胎盘息肉分为急性型和慢性型。急性型通常在流产或分娩后数天至6周内出现产后出血，很可能是胎盘残留伴出血和血凝块所致。慢性胎盘息肉可能持续多年，症状较轻或无症状[12]。

其他常用术语还有晚期滋养层组织残留，即妊娠终止后，第一次月经后或持续性闭经患者中滋养层组织持续存在[11]。流产或分娩后超过6周的闭

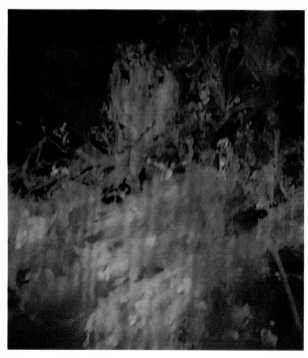

图 19.1 绒毛详图

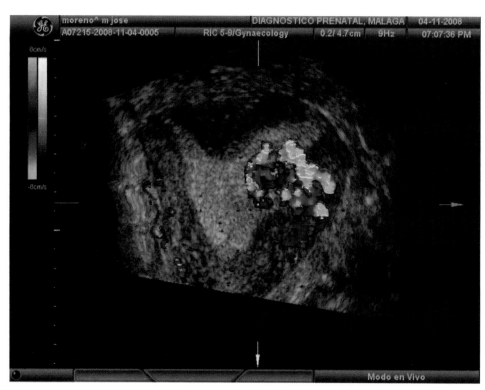

图 19.2 不完全纵隔子宫妊娠物残留（RPOC）

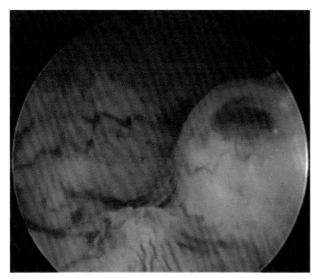

图 19.3　流产后妊娠物残留持续时间大于 1 年

经可能与存在存活的滋养细胞有关。

有一些关于妊娠物残留持续多年的报道。值得注意的是，Swan 报道的病例显示，患者妊娠物残留持续存在 21 年，其月经仍正常[8]（图 19.3）。

19.4 诊　断

妊娠物残留的诊断是一项真正的挑战，因为在自然流产、人工流产或分娩后出现一些出血和不适是正常的。当患者既往有妊娠伴持续异常出血史或比平常出血重的临床病史时，我们应该怀疑妊娠物残留的可能。

妇科检查时，可发现阴道出血，出血程度从轻度出血到大量出血甚至危及生命不等。在大出血的病例中，可以看到宫颈管里突出一些血凝块，宫

颈外口扩张。双合诊可以评估子宫颈、子宫大小和压痛。在少数病例中，可发现妊娠物从宫颈向外突出[13]。

实验室检查通常价值有限，人绒毛膜促性腺激素（hCG）的定量测定没有意义，因为该激素在分娩或流产后的短期内可持续＞ 5mU/mL，而阴性结果并不能排除 RPOC 的存在。有充分证据表明，残留组织可以长时间保持一定的内分泌活动，通常可维持血液中的 hCG 处于低水平[14]。

超声检查是用于诊断 RPOC 的一线的影像学方法。子宫内膜团块是 RPOC 最敏感的表现，超声检查下若缺乏提示 RPOC 的表现，可排除这一病变，预测值为 100%[15]。超声检查下，子宫内膜的形态随着时间而变化，在产后 8 周[16]和妊娠早期流产后 1 周内，子宫腔是空的，内膜线显示为一窄条白线[17]。

一项回顾性研究，比较了 RPOC 患者二次刮宫后子宫内膜厚度，通过经阴道超声检查发现，当子宫内膜厚度 ≥ 13mm 时，是 RPOC 的最佳诊断标准[18]。

通常，胎盘息肉高度血管化，彩色多普勒测量时胎盘息肉内存在很多血流信号，且有时在种植区域可以看到形成的新血管数量增加（图 19.4）。关于是否可将彩色多普勒作为确诊方法的问题，有一些研究指出，彩色多普勒的使用对于确诊或排除滋养层组织残留是准确的[10,19]，但也有一些研究证明其对 RPOC 的诊断没有帮助。Durfee 指出种植区域可能在滋养细胞退化期间残留有血管，如果该区域

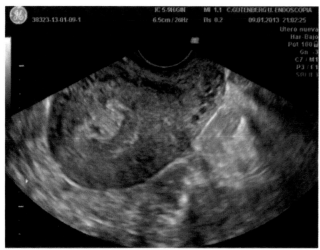
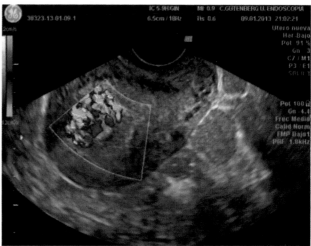

图 19.4　胎盘息肉中的阳性血流信号

附着有血凝块，彩色多普勒下血凝块可能看起来像是子宫内膜内，导致误诊[15]。

必须特别提到的是 Kamaya 发表的研究，他描述了 RPOC 的彩色多普勒图像特征[19]。这项回顾性研究提出了 RPOC 的 4 种类型的彩色多普勒表现，从 0 型（无血管）到 3 型（显著的血管分布），往往可能被误认为是获得性子宫动静脉畸形（AVM），这是第一次尝试将血管化考虑在内的对 RPOC 进行的分类。

我们正在做我们自己的分类，我们尝试将妊娠物残留的超声检查结果与宫腔镜检查结果联系起来。我们建立了 4 种基于 RPOC 不同血管化程度和回声的宫腔镜模型。0 型为高回声无血管型，1 型有不同程度的回声但血管化程度最低，2 型宫腔内肿块高度血管化，3 型的特征为宫腔内肿块高度血管化，子宫肌层也高度血管化（图 19.5）。

RPOC 的 MRI 经典图像是宫腔内发现软组织肿块，并伴有不同程度的子宫肌层变薄和交界区破坏，T1 和 T2 相上有多种信号强度，钆增强 T1W 图像上有不同程度的增强[20]。

宫腔镜检查是诊断宫内病变的金标准，包括 RPOC。宫腔镜下滋养层组织残留有不同的表现，这取决于滋养层和绒毛的退化、组织的坏死，以及纤维蛋白的沉积等。这些变化与我们的宫腔镜下形态学分类中的不同类型相关。团块外观从白色（其中无任何可识别结构即 0 型）到可明确识别的无血管绒毛（1 型）或明确识别且血管化良好的绒毛（2 型和 3 型）。在 3 型中，RPOC 种植区下方的子宫肌层血管化改变可能是动脉瘤，或者大血管或动静脉分流（图 19.6）。通常，宫腔内有一些血液和血凝

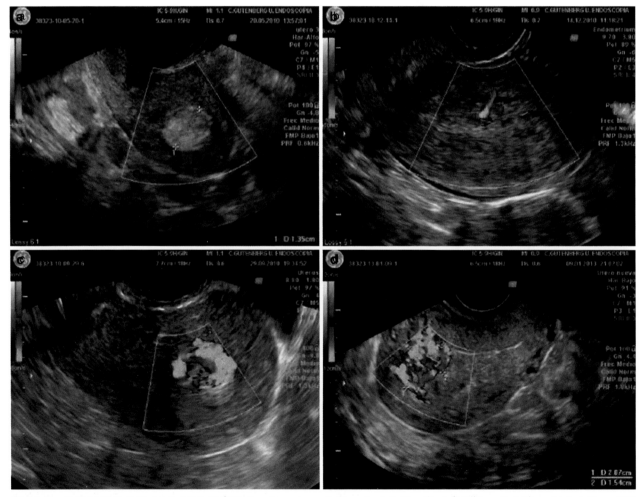

图 19.5 子宫妊娠物残留（RPOC）超声检查。Gutenberg 分型。（a）0 型：高回声团块，无血管。（b）1 型：不同回声伴轻微或无血管形成。（c）2 型：高度血管化团块局限于宫腔。（d）3 型：高度血管化团块伴子宫肌层高度血管化

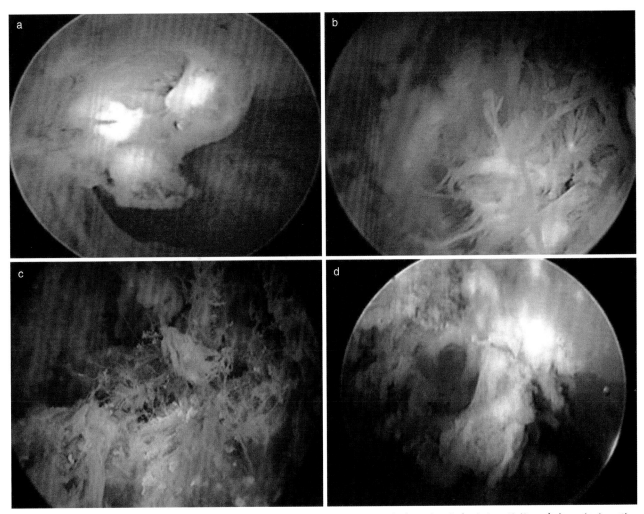

图 19.6　子宫妊娠物残留（RPOC）的宫腔镜表现。Gutenberg 分型。（a）0 型：白色肿块，结构不清晰。（b）1 型：清晰的无血管绒毛。（c）2 型：绒毛血供良好。（d）3 型：种植部位子宫肌层动脉瘤

块自由漂浮或附着在残留的滋养层组织上；因此，重要的是，在做宫腔镜检查时需轻轻地冲洗宫腔以获得良好的图像。

确诊需要组织学的诊断，关键点是绒毛的存在，提示胎盘组织的存在。有时，可观察到绒毛与正常的合体滋养细胞边缘，其他能看到的是坏死的和透明的绒毛，也被称为"假绒毛"。基底部通常含有高度血管化的蜕膜间质[21]。

19.5 鉴别诊断

偶尔，我们可能会在产后出血或产后子宫内膜正常剥脱时发现类似的回声。这就是为什么不同的研究中（S 44%~93%，E 74%~92%）[15]，RPOC 诊断的灵敏度和特异度存在很大差异。诊断的准确性受不同因素影响，如使用的检查方法、检查者的经验和多普勒超声检查的使用。相比之下，若未发现可疑回声，可排除 RPOC 的诊断，其阳性预测值（PPV）接近 100%。

在 RPOC 的鉴别诊断中，必须考虑 3 种不同的病理情况：获得性 AVM、胎盘部位滋养细胞肿瘤及绒毛膜癌。

获得性子宫 AVM 是一种罕见疾病，可能会被过度诊断，RPOC 或胎盘植入部位复旧不全是造成这种误诊的最常见原因[22]。大多数 AVM 病例发生在刮宫术或子宫手术后引起的子宫病变中，之所以称其为获得性 AVM，是为了与先天性畸形区别。尽管在超声检查评估 RPOC 时可能存在一些困惑，但在先天性或获得性 AVM 病例中，血管局限于子宫肌层，动脉和静脉血流为湍流模式，伴有峰值速率和低阻力[23]。AVM 怀疑性诊断和鉴别诊断非常重要，其治疗方法是选择性动脉栓塞（图 19.7）。

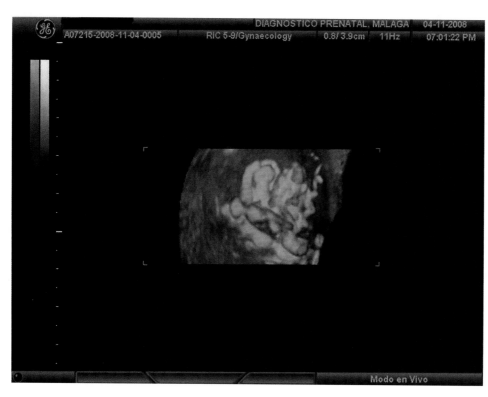

图 19.7 动静脉畸形 3D 成像

胎盘部位滋养细胞肿瘤是妊娠滋养细胞疾病（GTD）的一种罕见类型，来源于中间滋养层。主要在分娩后的育龄妇女中发生，也可在流产、异位妊娠或葡萄胎后发生。来自子宫肌层或子宫内膜的息肉样改变的病例，应考虑与 RPOC 鉴别诊断。胎盘部位滋养细胞肿瘤的特征是 β-hCG 水平低和人胎盘催乳素（hPL）的产生很少[24]。诊断的关键是组织病理学诊断，有滋养细胞增殖但无绒毛。

绒毛膜癌是一种高侵袭性肿瘤，影响育龄期的妇女，在疾病早期可出现血行转移。约 50% 的病例来自葡萄胎妊娠，其他病例可发生在自然流产、正常分娩或异位妊娠之后[25]。在超声检查下，该疾病没有典型的表现，但经常出现坏死和出血。β-hCG 水平通常较高，这可以指导我们诊断，但确诊需要行组织病理学检查。

19.6 治 疗

治疗取决于诸如临床血流动力学状况、孕周、可用资源和操作者经验等因素。传统上，RPOC 的处理一直是诊刮，这也是最常见的治疗方法。近期出现了其他一些替代治疗方法，如期待治疗或宫腔镜选择性切除术。这些替代治疗方法的主要目标是降低与传统 D&C 相关的风险。

用锐利的金属刮匙或吸引管清除残留的妊娠物是被广泛使用的治疗该疾病的方法。近期一项综述比较了负压吸引术和金属刮匙的效果，发现负压吸引术比刮宫术更安全，速度更快，疼痛更少[26]，并且失血更少[27]；然而，需要更大规模的研究来证实这些结论。

由于负压吸引术是盲吸，故手术可导致很多相关的并发症，如吸宫不全、宫腔粘连和子宫穿孔等。

妊娠物残留往往是局灶性的，盲刮有吸刮不全的风险（图 19.8）。关于妊娠物残留需二次清宫的发生率的数据有限。在一项关于 RPOC 患者行吸刮术的回顾性研究中，二次清宫的概率为 3.1%[28]。另一项回顾性分析比较了宫腔镜和传统盲刮的方法，结果显示子宫经盲刮后残留组织持续存在的发生率高达 20.8%[29]。

我们前面所说，残留物通常是局灶性的，盲刮会损伤子宫内膜基底层，导致宫腔粘连（IUA）甚至 Asherman 综合征（图 19.9）。稽留流产刮宫后宫腔粘连（由宫腔镜诊断）的发生率约为 30%[30]。另一方面，反复清宫后 IUA 发生率为 40%，其中 75% 的患者在术后 3 个月通过宫腔镜被诊断为 II 级粘连[31]。

与刮宫相关的问题是子宫穿孔，据估计，产

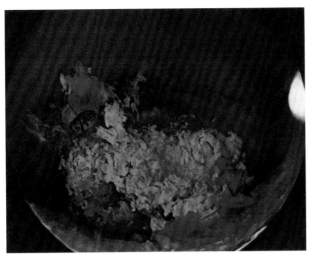

图 19.8 子宫妊娠物残留（RPOC）局灶性植入

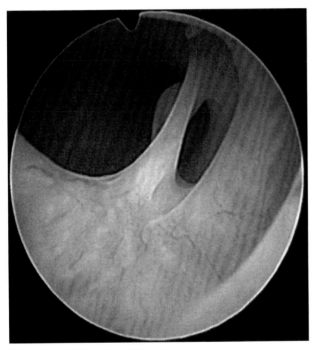

图 19.9 反复诊刮后宫腔粘连

后出血患者因妊娠物残留行清宫术时子宫穿孔的发生率为 5.70%[32]。由于子宫壁的阻力减小，RPOC 患者刮宫出现子宫穿孔的风险较高。子宫穿孔是刮宫最常见的并发症，可导致出血、内脏器官损伤和腹膜炎。

为了避免上述种种并发症，我们提出了不同的应对方法。我们想提及的是关于妊娠物残留的期待治疗、药物治疗、超声引导下吸引术，以及最重要的宫腔镜处理。

对于症状轻或无症状的 RPOC 妇女，可选择期待治疗。一项随机临床试验比较了不全流产后闭经

< 14 周患者和残留物 < 50mm 的患者手术与期待治疗的成功率，其中在期待治疗组中，期待治疗 1 周成功率为 90.1%，2 周成功率为 94.4%[33]。此外，延迟手术时机可能是一个很有吸引力的方法，因其可减少残留物内血流和手术过程中失血[34]。因此，期待治疗是症状轻或无症状妊娠物残留患者的首选方法。

已经有不同的药物治疗方法来治疗 RPOC。经典的药物有各种缩宫素，但米索前列醇是 RPOC 吸引术时最常用的药物，然而对于正确的给药剂量和给药途径尚无一致意见。已经证实米索前列醇在超过 90% 的妊娠早期不完全流产病例中有效，但有些妇女需要较大剂量，通常需要口服镇痛药。有综述性文献认为米索前列醇可作为清除残留的安全、有效的治疗方法，并建议治疗不完全流产时口服剂量为 600μg[35]。在清宫术与米索前列醇的有效性方面，清宫术在残留物的完全排空方面更优，且米索前列醇治疗者的疼痛、出血更严重，急诊清宫的概率更高[36]。

宫腔镜在 RPOC 治疗中的应用首先在 Tchabo 发表的文章中出现，该研究纳入了 95 例患者，作者采用接触式宫腔镜观察了宫腔内残留物以及产后出血和流产后出血的情况。使用宫腔镜可以确定病灶的确切位置，是否需要清宫以及与子宫异常相关的诊断[10]。

多年后，全景宫腔镜被用作清宫手术的辅助方法。在清宫之前用诊断性宫腔镜检查辨别 RPOC 是否附着在子宫腔内，然后在宫腔镜"引导"下行清宫术。Goldfarb 在一项针对 287 例患者的研究中指出，有大量证据支持可常规使用宫腔镜作为 D&C 的辅助手段[37]。

1997 年，Goldenberg 发表了第一篇关于使用电切镜选择性切除 RPOC 的报道。他使用带有电切环的宫腔镜，将电切环作为刮匙成功地清除了所有患者的残留物。这种在直视下清除残留物的方法确保了清宫时的准确性，在一次手术中完成整个手术并且降低了因损伤周围正常组织而导致宫腔粘连的风险。没有报道发现在手术期间或手术后出现并发症[7]（图 19.10）。

目前尚没有确切的研究给出在没有危及生命的阴道出血的病例中何时进行手术最佳。有一项研究

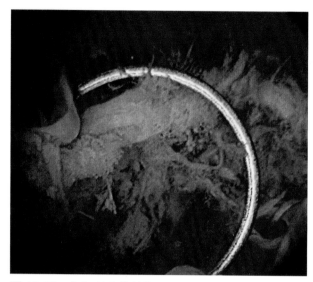

图 19.10 电切环用作刮匙

比较了不同参数，如妊娠率、平均受孕时间、早期手术干预（阴道分娩或终止妊娠后的前 3 周）与晚期手术干预后患者出现新的不孕问题的概率，结果显示各组之间无显著差异[38]。

另一方面，似乎手术时间推迟与胎盘息肉和种植区域的血管形成减少相关。RPOC 血管化与手术过程中出血较少相关。血管形成减少可以通过两种机制来解释，即息肉样肿块内动静脉瘘形成的时间依赖性消失和前列腺素释放引起时间依赖性血管痉挛[34]。

残留物高度血管化的病例中，仅使用宫腔镜电切环作为刮匙是不可行的，通常需要使用电凝。种植部位出现血凝块，意味着潜在的子宫肌层可能受损及以后可能发生宫腔粘连。Takeda 建议在宫腔镜下切除前，通过 CT 血管造影来评估患者胎盘息肉组织中是否有新生血管形成，若有则术前行子宫动脉栓塞术，以减少术中出血[39]。

我们的治疗方案是基于多普勒超声检查和宫腔镜检查的结果。如上所述，RPOC 的超声检查表现可能因回声和残留组织及周围子宫内膜的血管形成不同而不同。在高回声无血管（0 型）或有不同回声但 RPOC 内血管很少（1 型）的病例中，药物治疗失败后，我们使用电切镜作为刮匙，与 Goldenberg 提出的方法相同。这通常是一种安全且快速的手术，没有出血或出血非常少，残留组织很容易从子宫壁剥离，不需要电凝（图 19.11）。

对于宫腔内有不同回声类型但高度血管化（2 型）的病例，治疗与前面描述类似，但是在这些患者中，切除残留组织后通常要电凝高度血管化的种植部位。有选择的电凝是必需的，以避免损伤周围正常组织。

最后一例病例是宫腔内肿块高度血管化伴子宫肌层高度血管化，这是由于滋养层破坏了子宫脉管系统侵入子宫肌层。这种情况非常罕见且具有潜在风险。在残留组织切除后，需要同时切除子宫肌层表面组织并电凝有活动性出血的血管（图 19.12）。在一些病例中，会在宫腔内放置一根导管以压迫子宫肌层的血管（图 19.13）。

清宫术后 1~2 个月内，我们会对所有患者行第二次宫腔镜检查，以评估宫腔及观察是否存在宫腔粘连。

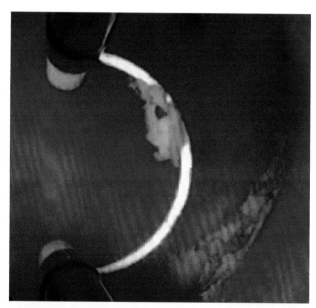

图 19.11 电切后种植部位

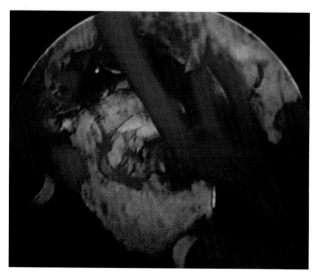

图 19.12 活动性出血

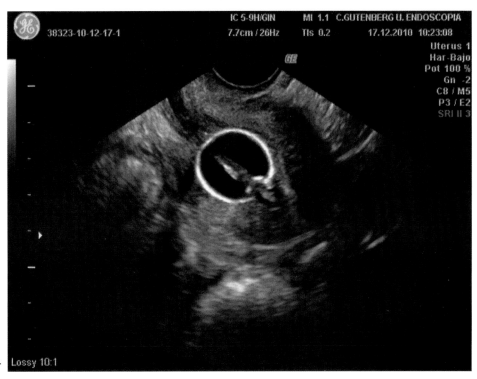

图 19.13 宫腔内放置的导管

19.7 产科结局

RPOC 患者通常会担心该病对未来生育能力和生殖健康的影响，这也是为什么我们必须认识到关于该病治疗方法的演变，从刮宫到宫腔镜治疗。

如上所述，刮宫术具有"盲目"性，可导致宫腔粘连（IUA）甚至 Asherman 综合征。RPOC 患者宫腔镜下清宫后宫腔粘连率较低。近期发表的多项研究发现 IUA 发生率较低，不足 5%[40]。此外，宫腔镜手术并发症少，可显著降低子宫穿孔的风险，并有助于诊断和治疗可能与反复流产或高 RPOC 发生率有关的宫腔内异常病变。

尽管关于 RPOC 治疗后妇女的长期产科结局仍需要进一步研究，但迄今为止的数据显示治疗后的妊娠率是可接受的[11]，介于 50%~88%，该数据受患者年龄和不同清宫方法的影响，在所有研究中，都支持宫腔镜治疗。活产率从 70% 到 80% 不等，平均受孕时间为 7~8 个月。一项研究发现，再次妊娠时胎盘异常的发生率为 18%。而普通人群为 0.19%，这种情况更常见于刮宫治疗的患者，而非宫腔镜治疗者。

结 论

宫腔镜是治疗 RPOC 安全而又有效的方法，因为 RPOC 通常是局灶性的，并且宫腔镜可在直视下进行选择性清宫，从而避免对正常子宫内膜的损伤。与刮宫术相比，宫腔镜在清宫后 IUA 的发生率较低。大多数病例，仅一次手术就可成功清除所有残留物。宫腔镜手术宫腔粘连发生率低，并可有助于宫内异常病变的诊断。最后，截至目前的数据显示患者治疗后的妊娠率是可接受的。

参考文献

请登录 www.wpcxa.com "下载中心" 查询或下载。

第20章　宫腔镜下胚胎移植：HEED 和 SEED

Michael Kamrava

缩略词

ET	胚胎移植
HEED	宫腔镜下宫腔内胚胎移植
ICSI	卵胞质内单精子注射
IVF	体外受精
PGS	移植前基因筛查
SEED	子宫内膜内胚胎移植

1976年第一例经 IVF 妊娠，但最终以异位妊娠告终的病例，至今已有40年[1]。人们在改善妊娠结局和减少辅助生殖技术带来的副作用方面也取得了很大进展，包括月经周期的管理和控制、刺激和募集卵泡、精确的排卵时间[2–9]、取卵[10–16]、卵子受精和胚胎培养，以及排卵后激素补充[17–24]。然而，一直使用"盲"移植的胚胎移植技术几乎没有改变。尽管使用了各种导管和超声技术[25–31]辅助，但这些技术的副作用仍然存在。包括：缺乏高精度鉴别子宫收缩的方法，子宫内膜损伤[32]，胚胎丢失或残留，异位妊娠或宫内外复合妊娠，以及前置胎盘等。

自1989年 Spingler 等[33]之后，关于使用宫腔镜胚胎移植的报道很少。10年后，Kitamura[34]报道了使用宫腔镜进行输卵管内胚胎移植的病例。输卵管胚胎移植有异位妊娠的风险。在技术上难以做到在直径非常小的输卵管里操作而不损伤输卵管黏膜，特别是当外源性促性腺激素刺激子宫内膜使其变厚的情况下。后来，2009年 Kilani 报道了在全身麻醉下使用较大直径金属宫腔镜为1例患者进行胚胎移植[35]。在这2例报道中，均使用二氧化碳进行膨宫，胚胎暴露于这种气体可能对其生长和发育有潜在危害[36]。

我们之前已经报道了自2001年以来，我们使用的具有铰接式顶端的软式迷你宫腔镜的经验[37–42]，并且有一篇新的报道是关于宫腔镜进一步用于宫腔内胚胎移植（HEED）或子宫内膜内胚胎移植（SEED）的。

我们使用带有铰接式顶端的软式迷你宫腔镜进行胚胎移植，有35例 IVF 患者是将胚胎轻轻地放置在子宫内膜表面（HEED），24例患者是通过赠卵获得胚胎并将胚胎埋入子宫内膜下方（SEED）。一旦血清人绒毛膜促性腺激素（hCG）阳性确认妊娠后，患者在妊娠早期通过经阴道超声检查和连续血清 hCG 测定进行随访。然后将患者转给当地的产科医生，并在其分娩后记录最终结果。

早期（第2天或第3天）胚胎移植组（HEED）共有35例患者，共妊娠16例（46%），其中2例生化妊娠，2例异位妊娠，5例自然流产，3例多胎妊娠（表20.1）。

表 20.1　宫腔镜下宫腔内胚胎移植（HEED）后妊娠结局

	第2天移植	第3天移植	合计
纳入患者数	22	13	35
总妊娠例数	9	7	16（46%）
生化妊娠	2	0	2
异位妊娠	1	1	2
自然流产	3	2	5
多胎妊娠	2	1	3
活产总例数	3	4	7（20%）

M. Kamrava, M.D.
West Coast IVF Clinic, Inc., P.O. Box 5731, Beverly Hills, CA 90209, USA
e-mail: drk@wcivf.com

A. Tinelli et al. (eds.), *Hysteroscopy*, https://doi.org/10.1007/978-3-319-57559-9_20

有 7 例（20%）患者获得活产婴儿。在 SEED（第5 或第 6 天胚胎植入）组患者中，共有 24 例患者，其中 16 例（67%）妊娠，4 例生化妊娠，0 例异位妊娠，5 例自然流产，4 例多胎妊娠。共有 7 例（29%）患者获得活产儿（表 20.2）。

两组结果显示在表 20.3 中，共有 24% 的活产儿及 2 例异位妊娠。

自 1978 年人类首次 IVF 成功妊娠[1] 以来，全世界已有超过 8 000 000 例 IVF[43]。活产儿的平均总成功率为 22%，到目前为止出生的婴儿接近 176万，并且逐年增加。IVF 的不良反应包括胚胎丢失（约 10% 或更高）[44-47]、异位妊娠、宫内外复合妊娠、前置胎盘[48-51] 及多胎妊娠。据报道，在一些病例中，异位妊娠发生率多达 4.8%[52-63]。患有输卵管疾病或有输卵管疾病史的患者异位妊娠的风险增加到20%。在美国，多胎妊娠的发生率为 24%[63-66]，其中三胞胎或多胞胎发生率为 7%[67]，患者发生糖尿病、先兆子痫和早产的风险增加[68-69]。此外，IVF手术失败会增加母亲焦虑以及获得活产儿的费用。

人类胚胎培养和生长[70-76] 以及不同发育阶段

表 20.2　子宫内膜内胚胎移植（SEED）后妊娠结局

	第 5 天移植	第 6 天移植	合计
纳入患者	14	10	24
总妊娠例数	8（57%）	8（80%）	16（67%）
生化妊娠	2	2	4
异位妊娠	0	0	0
自然流产	2	3	5
多胎妊娠	4	0	4
活产例数	4（29%）	3（30%）	7（29%）

表 20.3　宫腔镜下宫腔内胚胎移植（HEED）和子宫内膜内胚胎移植（SEED）后累计妊娠结局

	合计
纳入患者	59
总妊娠例数	32
生化妊娠	6
异位妊娠	2
自然流产	10
多胎妊娠	7
活产例数	14（24%）

的胚胎冷冻[77-81] 技术的进步使得我们可以选择和保存更好的胚胎。近期，移植前基因筛查（PGS）的出现作为一种辅助方法，可促进单胚胎选择[82-84]。因此，多胎妊娠减胎术现在可以由训练有素且技术熟练的胚胎学家通过选择最好的单胚胎来实现。然而，尽管人类在研究胚胎种植的确切机制方面开展了大量的工作并付出了艰辛的努力[85-86]，但生物学上的治疗方案仍然难以实现。与此同时，IVF的成功率、风险和副作用也受临床医生的专业知识的影响[87-90]。

无论是将胚胎直接移植到宫腔里（HEED）还是标准化胚胎移植方法，内镜下胚胎移植也是一

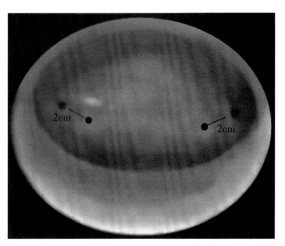

图 20.1　宫腔镜下宫腔内胚胎移植（HEED）或子宫内膜内胚胎移植（SEED）可选择的位置

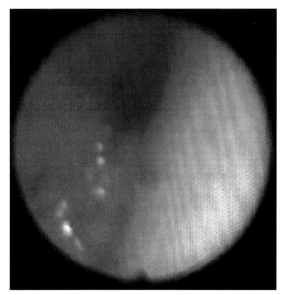

图 20.2　宫腔镜下宫腔内胚胎移植（HEED）；箭头指向移植管顶端；移植管顶端位于 8 点钟位置；输卵管口位于 11 点钟位置

种选择。此外，SEED 技术是直接将胚胎植入到子宫内膜里，因此绕过了影响胚胎移植到子宫腔内后胚胎自然植入过程的因素。

宫腔镜下胚胎移植（HEED 或 SEED）可在直

视下精确选择胚胎放置的位置。它可实现胚胎的靶向定位，这将增加活产率并减少因胚胎移植产生的副作用（图 20.1 至图 20.4）。

前端可转动的软式迷你宫腔镜通过宫颈管和宫

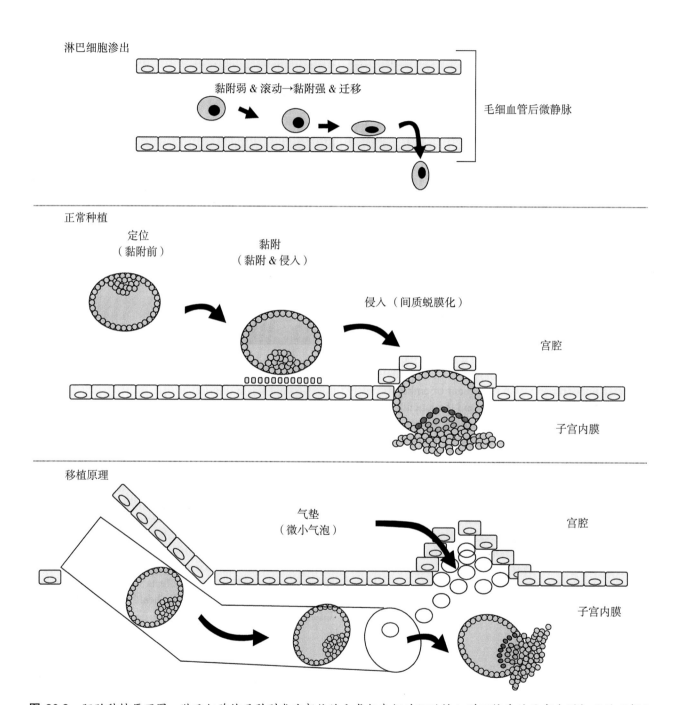

图 20.3 胚胎种植原理图。淋巴细胞被吸引到炎症部位的方式与我们对胚胎植入到可接受的子宫内膜机理的理解之间存在着密切的关系。这种关系包括各种细胞因子（生长因子），趋化因子和细胞黏附分子复合物（CAM），仅举了几例（顶行）。对于子宫内膜内胚胎移植（SEED），植入的第一步，即定位和黏附及生物学侵入都避免掉了。临床上，这类似于卵胞质内单精子注射（ICSI）操作，即单个精子被机械地注射到卵母细胞内，绕过了生物学上的受精过程。中间的图显示了胚胎进入子宫内膜经定位、黏附和侵入的自然过程。最下图显示了直接将胚胎移植到子宫内膜下方的原理

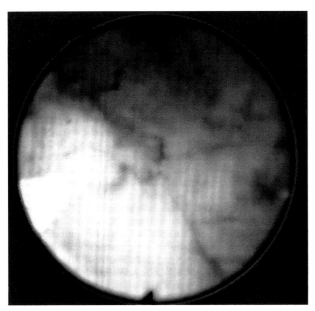

图 20.4 宫腔镜介导下单个（或多个）子宫内膜内胚胎移植（SEED）；移植管头在 8 点位置；输卵管口在 12 点位置

颈内口时是无创的。宫颈扩张后，宫腔镜进入到宫腔内，并定位要移植的部位（图 20.1，图 20.2，图 20.4）。

由胚胎学家将胚胎装到移植管中的细节要特别注意[21]，宫腔镜可在直视下将胚胎移植到远离宫颈内口和输卵管黏膜与子宫内膜交界处。这与盲移到距离宫颈内口固定的位置是不一样的，因为盲移没有考虑到宫颈长度和子宫大小的个体差异[91]。

HEED 和 SEED 提供了个性化方法，可最大限度地减少异位妊娠、宫内外复合妊娠和前置胎盘的发生。当观察到子宫收缩时可稍微延迟胚胎移植。SEED 技术对有输卵管妊娠史和 IVF 失败史的患者特别有吸引力。此外，患者在接受移植的同时可以在显示屏上看到操作过程，所以患者会感到更加放松。一次成功妊娠将降低患者的花费，因为它将减少患者经 IVF 实现成功单胎妊娠所需的尝试次数。

宫腔镜胚胎移植，无论是移植到宫腔（HEED）还是埋进子宫内膜里（SEED），都可以在可视下在准确的位置移植单胚胎。该操作可在诊室进行，可给予患者温和镇痛剂。这些技术将增加妊娠成功率，减少 IVF 过程中对全球公共卫生和母婴安全构成重大威胁的主要风险和副作用。

致 谢

该项目得到了西海岸 IVF 诊所和 LA IVF 诊所（LLC，Beverly Hills，CA，USA）的支持，并得到了 Organon® 的慷慨资助。感谢 Soheila Kamrava、Michelle Kamrava、LMFT、ATR 和 Mitchell Kamrava，M.D. 在编写本章内容时给予的支持和宝贵意见。

参考文献

请登录 www.wpcxa.com "下载中心" 查询或下载。

第 21 章 宫腔镜在胚胎反复种植失败患者中的应用

Alka Kumar

21.1 引　言

　　胚胎反复种植失败是临床面临的一个主要挑战，它在辅助生殖技术（ART）中给患者和临床医生带来相当大的压力。每个体外受精（IVF）治疗周期除了心理上和生理上的负担外，它还增加了与生育治疗相关的相当大的花费[1]。如果要在提高种植率上取得进展，则需要更好地理解决定种植成功的因素。

　　种植失败可能由胚胎或子宫内环境导致，也可能由两者共同导致。即使是较小的宫腔异常（如子宫内膜息肉、小的黏膜下肌瘤、粘连和纵隔）也对 IVF 妊娠结局有不良影响[2]。据报道，在 IVF 之前通过宫腔镜检查诊断出的宫内异常的发生率为 11%~45%[3-13]。

　　此外，宫腔镜能够同时诊断和治疗子宫内病变。NVOG（荷兰妇产科学会）、ESHRE（欧洲人类生殖与胚胎学会）以及 RCOG（皇家妇产科学院）均不推荐在 IVF 开始之前将 SIS 或宫腔镜检查作为初步检查[14-16]。也有人指出，治疗前未被识别到的宫内病变的重要性尚未得到证实。

　　Gera 等比较了经 SIS 发现宫内病变的患者行宫腔镜手术后的妊娠率与子宫腔正常患者的妊娠率。结果发现若将宫内病变处理后，妊娠率增加了 31.6%[17]。

　　有观察性研究表明，在 10%~15% 的女性不孕症患者中，宫腔镜下切除子宫内膜息肉、黏膜下子宫肌瘤、纵隔子宫或宫腔粘连后妊娠率增加[18]。

　　宫腔镜检查被认为是 IVF 前的金标准[19]。

　　各项证据表明，宫腔镜检查对 IVF 移植失败的女性是有益的。与未行宫腔镜检查的对照组相比，不仅宫腔镜检查明确诊断后可以提高妊娠率，而且手术本身可能对实现随后的成功妊娠也具有积极的价值[13]。

　　有 ART 失败史的患者，经宫腔镜检查发现宫腔异常的概率非常高，并且宫腔镜检查在有反复种植失败史的女性中，对实现其随后的 IVF 成功妊娠有积极作用[20]。

　　宫腔镜下系统性评估宫颈管内外、子宫内膜、输卵管口，是患者病情检查的必要部分。

21.2 纵隔子宫

　　纵隔子宫是由先天性畸形导致的，子宫腔被纵行的隔隔开；子宫外侧形状正常。楔形的隔可仅出现在宫腔的上部，形成不完全纵隔子宫，或不常见的纵隔长度与宫腔一致（完全纵隔）及纵隔长度超过子宫颈的总长度，形成双宫颈。纵隔也可以继续延伸到阴道，形成"双阴道"。子宫是在胚胎发育过程中两侧米勒管相融合形成的，并且在融合过程中，两个管道中间的隔被吸收消失，出现了单个宫腔。这个过程从尾端开始向头端推进，因此，与不完全纵隔相比，完全纵隔意味着吸收障碍出现的更早。不完全吸收的原因尚不清楚。

　　大多数研究是基于有流产史的妇女人群，因此不能解决普通人群中普遍存在的问题。Woelfer 等针对没有生殖问题病史的妇女的筛查研究发现，约

A. Kumar, M.B.B.S., M.S.
Women's Health Centre, 11, Rathore Nagar, Queens Road,
Vaishali Nagar, Jaipur 302021, India
e-mail: alkaatul25@gmail.com; alkaatul@hotmail.com

© Springer International Publishing AG 2018
A. Tinelli et al. (eds.), *Hysteroscopy*, https://doi.org/10.1007/978-3-319-57559-9_21

3% 的妇女患有纵隔子宫；他们研究发现最常见的异常是弓形子宫（5%），而 0.5% 的人发现有双角子宫 [21]。

相反，对于约 15% 的反复妊娠丢失（RPL）的患者，纵隔子宫等解剖学异常被认为是最常见的原因 [22]。

有上述宫腔异常的患者自己可能并不知道这种情况，因其也没有任何生殖问题；因此，可能会有正常妊娠 [23]。然而，宫腔病变与流产、早产和先露异常风险升高有关。根据 Buttram 的经典研究，自然流产的风险为 60%，这在妊娠中期比妊娠早期更常见 [24]。但是，关于这个数字，专家们并没有达成一致，有的研究表明风险较低。Woelfer 则发现流产风险在妊娠早期更为明显 [21]。

宫腔镜下子宫成形术被认为是治疗纵隔的金标准。该技术是将纵隔从一侧切开到另一侧，在切的时候要保持子宫前壁和子宫后壁等距离。选择切口有很重要的意义，需在两侧输卵管口之间画一条假想的线。手术时，在手术视野中保持双侧输卵管口持续可见有助于把握切口位置。

子宫内膜评估是反复移植失败的最关键步骤之一。宫腔镜检查时需排除子宫内膜结核、慢性子宫内膜炎等重要的子宫内膜病变。

21.3 子宫内膜结核

生殖器结核是发展中国家不孕症的主要原因。Tripathi 指出，生殖器结核通常是原发性结核的继发表现，最常见的原发部位是肺部 [25]。他们指出，生殖道在青春期后易出现这种疾病，大多数病例发生在生育期。传播方式通常是血液或淋巴传播，偶尔也会通过与腹腔内或腹膜局部直接接触传播 [26-27]。肺部病灶通常会愈合，并且病变可能在生殖道中处于休眠状态，在某个时候可能会被激活。

子宫内膜结核往往表现为不孕和（或）下腹痛。子宫内膜结核可能对自然和体外受精妊娠结局均产生严重影响。许多过去的研究认为，液体膨宫的宫腔镜是子宫内膜结核可靠而又实用的检查方法 [28-35]。

宫腔镜检查是诊断子宫内膜结核的有效手段。子宫内膜结核的经典宫腔镜下表现是粗糙苍白的子宫内膜，无腺体开口，内膜表面有白色结节 [28-32,34-35] 和粘连（图 21.1，图 21.2）。然而，所有这些表现

可能不会在同一个病例中都看到，或者表现强度可能不同。为了作出诊断，结核病的所有标志性表现必须仔细评估。然而，这些标志性表现可能并不是总能看到，因为子宫内膜的表层每 28d 脱落一次，结节病灶也会随着子宫内膜的脱落而脱落 [36]。

因此，最佳的宫腔镜检查时间是在月经前，以便不遗漏任何子宫内膜表面覆盖的结节。在图 21.3 中可以看到高放大倍数下的经典的子宫内膜表面结节。经常也可看到大的结节（图 21.4）。在该研究中，结核病是通过 PCR 和 BACTEC 培养而诊断的。

子宫内膜瘢痕是子宫内膜结核的病理特征之

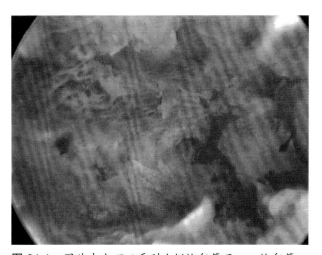

图 21.1　图片中央可以看到右侧输卵管开口。输卵管口周围及右侧输卵管内部可见白色结节。子宫内膜薄，外观暗淡、苍白、不规则，无子宫内膜腺体开口

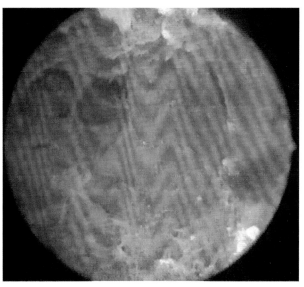

图 21.2　苍白较薄的瘢痕组织，子宫内膜暗淡无光泽，有白色结节和轻度的粘连，无子宫内膜腺体开口

一,特别当能看到子宫内膜表面覆盖有白色结节时。子宫内膜结核患者在宫颈管内也常可见瘢痕(图21.4)。

子宫内膜结核患者,输卵管间质部管腔内的粘连通常在宫腔镜检查中通过将微型宫腔镜顶端放置在非常靠近输卵管口的位置,并放大25倍后可以观察到[30](图21.5)。

有时白色结节并没有覆盖在子宫内膜表面,而是嵌入到较薄的宫腔粘连中[31](图21.6)。这些薄膜样粘连不会随着月经而脱落,因此即使在月经结束后也能看到结节。

有一些病例,宫腔镜检查时在子宫内膜上看不到白色结节。用亚甲蓝染料进行活体染色后可看到

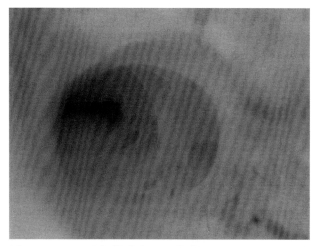

图 21.5 右侧输卵管壁内的粘连带

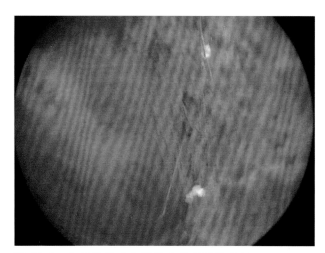

图 21.6 在膜状粘连上镶嵌的结核结节病灶

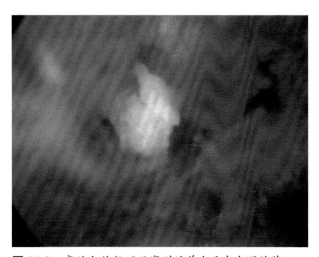

图 21.3 高放大倍数下观察到的单个子宫内膜结节

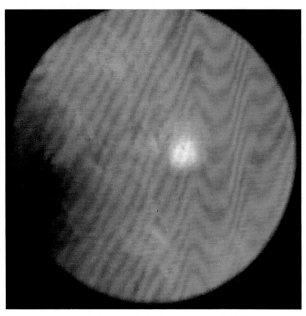

图 21.4 宫颈管左侧壁瘢痕处可见发白的结节

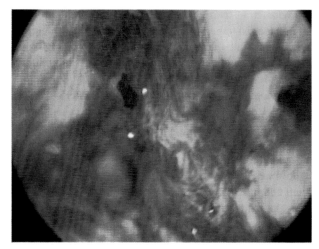

图 21.7 子宫内膜结核患者子宫前壁上布满白色亮点

这种结节。在这种情况下,取出宫腔镜,用亚甲蓝染料行输卵管通液,然后重新进行宫腔镜检查。在深蓝染色子宫内膜背景下可观察到亮白色、反射强的结节,类似于"星空"样外观[31](图21.7)。

在抗结核治疗后再次进行宫腔镜检查，可指导外科医生了解抗结核治疗的结果和预后。我们已观察到过"星空"样的表现，并在21年多的时间内用此征象多次诊断了子宫内膜结核。似乎亚甲蓝染料不是被干酪样结节吸收，而是被周围的子宫内膜吸收。与周围的深蓝色子宫内膜相比，未染色的干酪样结节反射白光，从而呈现出"星空"样的外观。

有时用带有传统望远镜（27005 BA；Karl Storz GmbH&Co.，Tuttlingen，Germany）放大1倍的全景宫腔镜可显示微小的瘢痕，但子宫内膜显示并不明显，且微小的瘢痕也可能被忽略掉。后来使用 Hamou Micro-Hysteroscope Ⅱ（26157BT；Karl Storz）[30,33]，放大20倍后在全景视野中观察子宫内膜，可显示出看起来粗糙的子宫内膜，好像表面覆盖粗白色粉末。子宫内膜表面凹凸不平，弥漫性分布较小的圆锥形乳头状突起，未观察到子宫内膜腺体[33]（图21.8）。

这里所说的"放大倍数"是指镜子提供的放大倍数而不是显示屏的放大倍数。

抗结核治疗后，宫腔镜下子宫内膜形态通常较前有所改善。增加放大倍数后观察，可看到子宫内膜结核在经抗结核治疗治愈后的病理学残留表现[32]。抗结核治疗后重新考虑宫腔镜检查可指导外科医生明确抗结核治疗的预后和结局。

21.4 慢性子宫内膜炎

慢性子宫内膜炎是一种症状不明显的疾病，可引起异常子宫出血和不孕。临床上，大多数患者无症状或有轻微的异常，如点状出血、轻度未明确的盆腔痛和白带等。慢性子宫内膜炎可对自然妊娠和体外受精（IVF）患者的生育力产生严重影响[37-38]。

从诊断学角度来看，慢性子宫内膜炎是一种难以鉴别的疾病。考虑到所有标准实验室检查（微生物学、组织学、血清学）已知的误差，慢性子宫内膜炎的诊断不能依靠任何单一的检查来确定[39-40]。

该疾病的组织学诊断通常根据是否有浅表间质水肿、间质密度增加以及淋巴细胞和浆细胞为主的多形性炎性细胞浸润来确定[39]。

慢性子宫内膜炎可引起腺体、间质和血管的特异性改变，这些改变可在宫腔镜下观察到。许多过去的研究认为，液体膨宫的宫腔镜检查是慢性子宫内膜炎可靠而又实用的检查方法[39-41]。

一些学者提供了关于宫腔镜检查慢性子宫内膜炎令人鼓舞的数据。根据 Cicinelli 等的研究，在所有宫腔镜检查患者中有17.4%的患者被诊断为慢性子宫内膜炎，经组织学诊断，证实63.9%的病例为子宫内膜炎。在这项研究中，共910例患者行宫腔镜检查，由组织学结果可知，有0.98%的慢性子宫内膜炎未被检查出来[39]。

宫腔镜诊断慢性子宫内膜炎基于以下特征。

·草莓样外观：突出的白色腺体开口周围充血。该种改变在宫腔内呈局灶性或弥漫性（图21.9）。

·间质水肿。

·间质水肿引起子宫内膜（均匀或不均匀）增厚。

·小于1mm的微小息肉（图21.10）。

检测到微小息肉可证明存在慢性子宫内膜炎[39]。

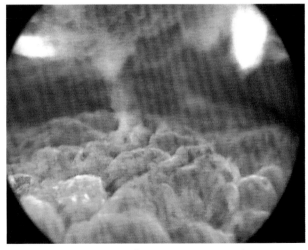

图21.8 子宫内膜结核表面结构，放大20倍

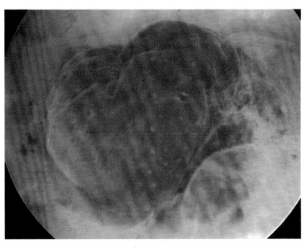

图21.9 子宫后壁炎症表现，可以看到突出的腺体开口被界限明显的充血晕环绕

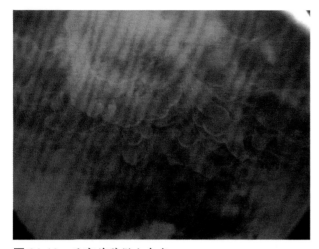

图 21.10 子宫前壁微小息肉

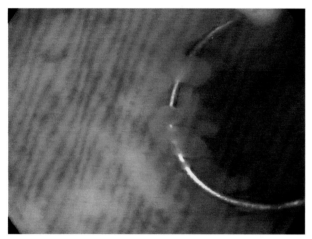

图 21.11 右侧壁半透明微小息肉

正如我们以往多次观察到的那样，许多微小息肉，特别是较小的息肉，表现为半透明至透明不等（图 21.11）。微小息肉的半透明表现可能是子宫内膜炎症引起的浅表水肿导致的[42]。

如果将宫腔镜移动至子宫内膜附近，增加放大倍数，则上述特征可以观察得更清晰[39-41]。

文中宫腔镜图像仅取自经组织学证实为慢性子宫内膜炎的病例。所有手术均是在子宫内膜增殖中期进行的。

图 21.9 显示了与周围相对苍白的子宫内膜相比，息肉表现为亮红色。突出的白色腺体开口散在于子宫内膜表面。近距离观察可发现每个腺体开口周围都有明显的充血。可用电切镜的电切环机械地破坏息肉。经 98.6 ℉（37℃）孵育 2d 后，在活组织培养基中发现有化脓性需氧菌生长。组织病理学为腺瘤性息肉伴重度炎症[43]。

21.5 子宫内膜息肉和输卵管腔内息肉

一些学者称，切除子宫内膜息肉可改善自然妊娠及 ART 的生育率。Kodman 等报道称息肉切除后 IVF 成功率增加了 4 倍，而 Bosteels 等报道称妊娠率为 63%。输卵管内息肉是良性病变，通常在宫腔镜检查时发现。文中图片显示的是输卵管内息肉（图 21.12）、带蒂的输卵管内息肉（图 21.13）和无蒂输卵管内息肉（图 21.14）。尽管其作用和机制尚不明确[18,44]，但息肉与反复流产有关。图 21.15 显示的是炎性息肉。

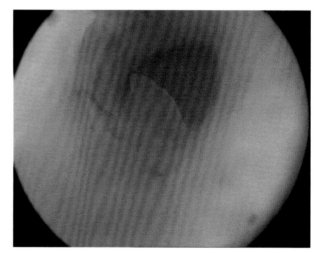

图 21.12 带蒂的输卵管内息肉

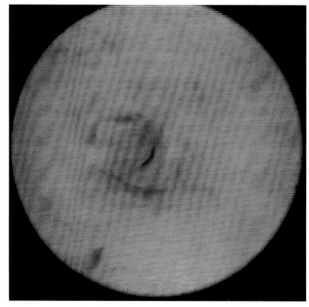

图 21.13 输卵管内息肉

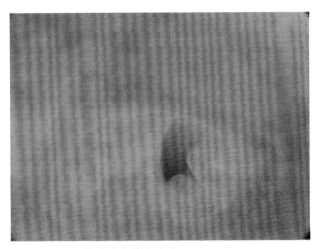

图 21.14　无蒂的输卵管内息肉

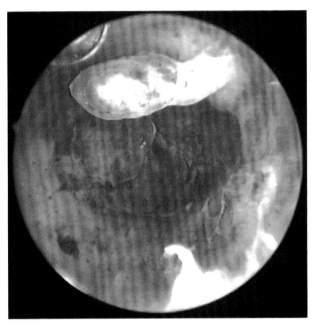

图 21.15　带蒂的输卵管内息肉

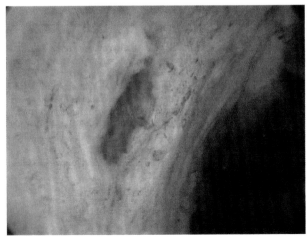

图 21.16　切除子宫内膜时观察到的子宫腺肌病的囊腔

21.6 子宫腺肌病

子宫腺肌病定义为子宫内膜腺体和间质出现在子宫肌层，可以是弥漫性的，也可以是局灶性的，弥漫性比局灶性更常见。

子宫腺肌病的临床表现没有特异性。其症状多样，包括痛经、异常子宫出血、慢性盆腔痛和不孕症。

子宫腺肌病对 IVF/ICSI 结局有不利影响，可导致临床妊娠率下降，流产风险增加。尽管子宫内膜异位症的潜在复杂影响还未得到充分评估。

建议在开始辅助生殖手术之前行子宫腺肌病的筛查。

宫腔镜是一种可用于子宫腺肌病诊断和治疗的金标准。宫腔镜下可见到子宫腺肌病向子宫腔凸起、子宫内膜不规则伴缺损、血管化改变和囊性出血，病损处呈蓝色。子宫腺肌病可表现为黏膜下腺瘤样囊肿。图 21.16 显示了在子宫内膜切除时观察到的腺瘤样囊肿。

宫腔镜下切除术仍然是治疗不孕症和痛经的方法。可以使用剪刀或环形电极及电切镜消融的方法进行切除。目的是彻底地切除囊肿，处理原则与子宫内膜异位症相同。精准的环切效果最佳。当切除囊腔底部时，必须记住，进入子宫肌层过深可能导致进入血管内的膨宫液增加。因此，子宫腺肌病的切除需由技术熟练的宫腔镜医生来进行。

未来关于子宫腺肌病与 IVF/ICSI 结果相关性的研究，应采用病例对照研究，预先设计好统计学方法，并对年龄、卵巢储备功能指标以及是否存在其他盆腔疾病等情况进行匹配。

需要对子宫腺肌病引发的潜在产科结局如晚期自然流产、早产、宫内生长受限、先兆子痫和产科出血等进行更多的研究 [45]。在这一点上，有人提出，子宫腺肌病患者子宫肌层内部的改变可能导致蜕膜化开始时螺旋动脉的重构障碍 [45]。这将导致血管阻力和深部胎盘形成障碍的风险增加。因此，应仔细评估胎儿的健康状况，并将其作为主要的结局。

应评估新的子宫腺肌切除技术对 IVF/ICSI 结局的影响。

21.7 子宫内膜搔刮

诊断性宫腔镜检查同时行子宫内膜搔刮比单纯

宫腔镜检查后的种植率和妊娠率高[47]。

没有证据表明在宫腔内人工授精（IUI）患者中，宫腔镜检查联合子宫内膜搔刮与单纯宫腔镜检查在临床妊娠率上存在显著差异[48]。

目前尚不清楚在 IUI 患者或者试图自然妊娠的患者中，子宫内膜损伤是否会改善其妊娠率和活产率。由于我们将证据的质量评定为低或非常低，因此应谨慎解释数据汇总结果。我们降低证据质量的主要原因是大多数研究都存在较高的偏倚风险，并且整体精确度较低。因此需要进一步高质量的随机对照研究，并招募大量受试者尽量减少内部偏倚，以证实或反驳之前的研究结果[49]。

此外，有研究指出子宫内膜搔刮与单纯宫腔镜检查子宫内膜相比，临床妊娠率可增加 2 倍多。这项研究表明，对于反复种植失败的患者，在 IVF 周期开始卵巢刺激之前，子宫内膜局部损伤可以改善妊娠结局。然而，将这一方法应用于常规临床实践之前，仍需要进行大量的研究[50]。

宫腔镜检查是评估反复种植失败的一种有价值的方法。

参考文献

请登录 www.wpcxa.com "下载中心" 查询或下载。

第 22 章 门诊宫腔镜在反复妊娠丢失患者中的应用

Giuseppe Trojano, Antonio Malvasi, Vita Caroli Casavola, Enrico Marinelli,
Andrea Tinelli, Leonardo Resta, Ettore Cicinelli

22.1 引 言

反复妊娠丢失（RPL），定义为妊娠 20 周内 3 次或 3 次以上连续流产或胎儿体重低于 500g，是妊娠最常见的并发症之一，占所有育龄期夫妇的 2%~4%[1]。

近期，由美国生殖医学会发布的委员会意见将 RPL 归类为"两次或两次以上临床妊娠失败的特殊疾病"[2]。这一定义的变化与数项研究的结果有关，这些研究表明，连续两次流产后妇女再流产的风险与连续 3 次或多次流产后再流产的风险相似。

本章主要回顾引起流产的子宫结构性因素和子宫内膜因素。

RPL 的常见原因是子宫内膜炎、遗传性异常、先天性或获得性子宫畸形、内分泌功能障碍、血栓性疾病、自身免疫性疾病、宫颈功能不全、黄体功能不足、某些感染和精子 DNA 异常等[3-6]。

然而，即使进行了全面的评估，在 1/3~1/2 的病例中，仍然有无法解释的潜在原因[7]。

RPL 的诊断包括夫妻双方的染色体检查；通过盆腔超声宫腔造影和宫腔镜检查来仔细评估宫腔是否存在先天性和获得性异常；免疫学测试包括狼疮抗凝物、抗心磷脂抗体和抗 β-2 糖蛋白 1 抗体；内分泌检查包括促甲状腺激素、血红蛋白 A1c，催乳素和黄体中期孕激素等的血液学检查。完整的评估可为 40%~60% 患者找到病因[1-2]。RPL 最常见的病因是自身免疫因素和解剖异常[8]。

引起 RPL 的解剖学原因约占 19%[8]。包括先天性畸形（最常见的是双角子宫、双子宫、纵隔子宫和单角子宫）以及获得性异常（肌瘤、腺肌瘤、粘连和息肉）。

RPL 患者的先天性或获得性解剖学异常的概率随着研究类型和研究人群的不同而不同，从 6.3% 到 67% 不等[9]。通常，患者的解剖学评估是通过子宫输卵管造影、超声检查、宫腔镜检查和腹腔镜

G. Trojano, M.D, Ph.D. (✉) • V. Caroli Casavola, M.D.
E. Cicinelli, M.D.
Department of Obstetrics and Gynecology 2, University of Bari, Bari, Italy
e-mail: giutrojano@gmail.com; vitacarolicasavola@hotmail.com; ettore.cicinelli@uniba.it

A. Malvasi, M.D.
Department of Gynecology and Obstetrics, Santa Maria Hospital, GVM Care & Research, Bari, Italy
Department of Applied Mathematics, Moscow Institute of Physics and Technology, State University, Moscow, Russian Federation
e-mail: antoniomalvasi@gmail.com

E. Marinelli, M.D.
Department of Anatomical Hystological Forensic and Orthopaedic Sciences, Sapienza University of Rome, Rome, Italy
e-mail: enrico.marinelli@uniroma1.it

A. Tinelli, M.D., Ph.D.
Division of Experimental Endoscopic Surgery, Imaging, Technology and Minimally Invasive Therapy, Department of Obstetrics and Gynecology, Vito Fazzi Hospital, Lecce, Italy
The International Translational Medicine and Biomodelling Research Group, Department of Applied Mathematics, Moscow Institute of Physics and Technology (State University), Moscow, Russia
e-mail: andreatinelli@gmail.com

L. Resta, M.D.
Department of Anatomic Pathology, University of Bari, Bari, Italy
e-mail: leonardo.resta@uniba.it

A. Tinelli et al. (eds.), *Hysteroscopy*, https://doi.org/10.1007/978-3-319-57559-9_22

检查进行的，进一步的研究可能会用到三维超声检查、子宫超声造影和 MRI[9]。

光源镜直径的减小可降低宫腔镜的成本，这使得宫腔镜在门诊就可以做，不需要麻醉，患者的不适感减小，易于接受[10]。

RPL 的子宫内膜因素仍在研究当中。慢性子宫内膜炎（CE）是原因之一，定义为子宫内膜的慢性炎症。患者通常无症状，但可出现慢性盆腔痛、性交痛、异常子宫出血或持续阴道排液。

在本章中，我们将讨论诊室宫腔镜在 RPL 相关的先天性异常和获得性疾病中的作用及这些异常的组织学诊断。

22.2 米勒管发育异常

米勒管发育异常包括在胚胎期由于两侧中肾旁管融合受损引起的女性生殖道解剖学异常所有情况。

2013 年，ESHRE/ESGE 就女性生殖道先天性异常的分类达成了共识[11]。2013 年以前，已经提出了 3 种分类系统，但所有这些系统都存在严重的局限性。1988 年，美国生殖医学学会（ARMS）[12]将米勒管发育异常分类为发育不良/发育不全、单角子宫、双子宫、双角子宫、纵隔子宫、弓形子宫及已烯雌酚相关畸形（图 22.1）。

ESHRE/ESGE 分类系统是基于解剖学的分类。可分为以下主要几类，表示相同胚胎起源的子宫解剖学异常：U0，正常子宫；U1，畸形子宫；U2，纵隔子宫；U3，双角子宫；U4，单角子宫；U5，子宫发育不全；U6，未分类。各种有临床意义的子宫发育异常被分成不同的主分类和亚分类。宫颈和阴道异常根据临床意义单独划分为不同的亚类（图 22.2）

米勒管发育异常与健康和生殖问题有关[13]。与普通人群相比，不育患者的米勒管发育异常的发生率显著提高[14]。近 41.1% 的 RPL 患者发现子宫结构性异常；宫腔镜检查对子宫腔异常的诊断有很大帮助；因此，应将其作为有复发性流产史的患者的评估方法之一[15]。

最常见的米勒管发育异常是纵隔子宫，其生殖结局（包括不孕和流产）和产科结局（先露异常、早产、胎儿宫内生长受限、胎盘早剥和围生儿死亡）均较差[16]。但也有许多患有纵隔子宫的妇女并没有任何生殖困难[17]。2016 年，ASRM 回顾了纵隔子宫的文献，制定了与纵隔子宫相关的不孕症、流产诊断、生殖结局、手术技术和术后预防宫腔粘连的指南[18]。

由于没有普遍接受的纵隔子宫的标准定义，不同的定义可能会导致诊断分类的变化，相应地针对这些异常的手术率会更高/更低[19]。

根据 ESHRE/ESGE 分类系统，纵隔子宫（U2）包括所有两侧中肾旁管间纵隔融合正常但吸收异常的病例。

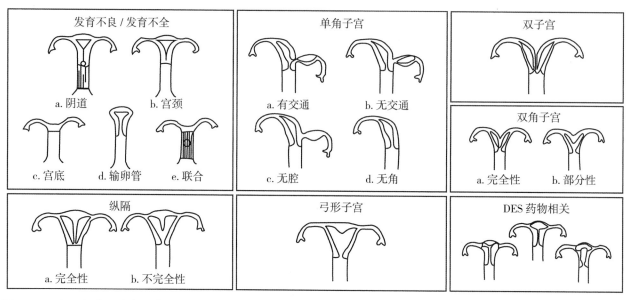

图 22.1 美国生殖医学会对先天性女性生殖道发育异常的分类

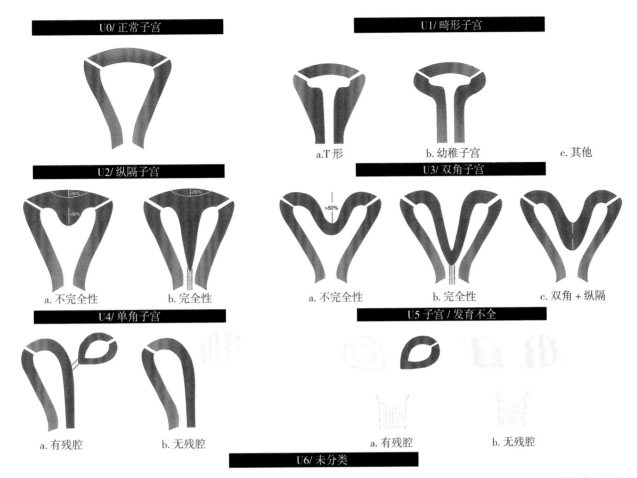

图 22.2 欧洲人类生殖与胚胎学会（ESHRE）/ 欧洲妇科内镜学会（ESGE）共识中女性先天性生殖道发育异常的分类

纵隔是指子宫外部轮廓正常，但子宫底中线部向宫腔突出的厚度超过子宫壁厚度的 50%。该突出称为纵隔，它可以部分地或完全地将宫腔分开，部分病例甚至可将宫颈和（或）阴道分开[1]。

ASRM 标准没有提供严格的参数来定义纵隔，但他们提出了与弓形和双角子宫相对的纵隔子宫的定义[2]（图 22.3）。

在进行手术治疗之前，必须在这些异常病变之间进行准确的鉴别诊断，以避免双角子宫中央凹陷部位的穿孔。

弓形子宫是指子宫宫底外形正常，宫腔底部有一个光滑的内凹；AFS 分类系统将弓形子宫单独分类，与其他子宫畸形相比，它不会导致不良的临床结局。弓形子宫和纵隔子宫具有规则的外部轮廓，类似正常子宫，但双角子宫的宫底外部凹陷 > 1cm，内部宫腔类似于不完全性纵隔子宫[2]。ESHRE/ESGE 分类系统将其归类为包含所有融合缺陷的"U3 或双角子宫"病例中。双角子宫的定义是子宫底部轮廓异常；其特征是宫底中线部凹陷的厚度超过子宫壁厚度的 50%。该凹陷可部分或完全将子宫体分开，部分病例甚至可将宫颈和（或）阴道分开[1]。

两种分类系统都是根据子宫中线水平的内部凹

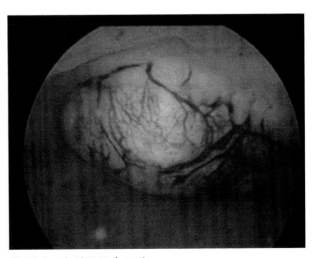

图 22.3 黏膜下肌瘤 O 型

陷，类似于纵隔子宫一样，将宫腔分隔的情况。重要的是，通过评估子宫外部和内部轮廓，可以将纵隔子宫与双角子宫区分开。米勒管发育异常的诊断金标准是腹腔镜和宫腔镜联合直接观察子宫外部和内部情况。目前，人们普遍认为宫腔镜检查，也可结合腹腔镜、SHG 和三维超声检查，是诊断先天性子宫异常的最准确方法[20]。

一些研究表明，超声宫腔造影或盐水灌注宫腔超声造影（SIS）可以评估子宫的外部和内部轮廓[21]。三维经阴道超声检查（3D-TVS）及二维盐水灌注宫腔超声造影（2D-SIS）和三维盐水灌注宫腔超声造影（3D-SIS）等高诊断价值技术的出现，使得人们对是否需要在最常见先天性子宫畸形的鉴别诊断中使用内镜检查产生怀疑[22-23]。

纵隔子宫治疗的金标准是宫腔镜手术。纵隔子宫的宫腔镜手术可以在手术室麻醉下或在诊室进行。腹腔镜引导已经被超声引导所取代，且创伤也比腹腔镜更小[24]。

常用的技术包括使用冷刀切开纵隔，单极或双极烧灼，激光或手术切除。每一种方法都有自己的膨宫介质。切除纵隔时从顶点向上切割，两侧同时进行。从宫底部连续切除，直到宫腔与宫底部齐平，并且宫腔镜 / 切除镜在不损伤剩余纵隔纤维的情况下，可使双侧输卵管口可见。一些研究表明，纵隔组织剩余约 1cm 不会影响生殖结局[25]。

有很多研究比较了电切镜和宫腔镜技术[26-27]。尤其是，使用 Versapoint 系统进行手术时不需要扩张宫颈，从而避免了宫颈功能不全、宫颈裂伤和子宫穿孔等的发生。Versapoint 技术是电切镜的一个安全而又有效的替代方法，它主要用于未生育过的妇女，特别是宫颈管狭窄患者[27]。

与双极 Versapoint 系统相比，一些研究者更喜欢用冷刀操作，以避免切割边缘时的热和电损伤[28]。宫腔镜的剪刀与电切镜相比，尽管每种技术都提供了不同的优势，但使用剪刀的患者妊娠者更多，似乎操作者的经验是宫腔镜手术时主要考虑的因素[29]。

许多研究者观察了纵隔切除后对妊娠率、流产率和活率率的影响。一项回顾性匹配对照研究评估了 3 组患者——纵隔子宫组、宫腔镜下纵隔子宫切开组、对照组——胚胎移植后的结果。与对照组相比，纵隔子宫组的妊娠率和活产率显著降低，但与对照组相比，纵隔切开组没有显著差异[30]。

许多 IVF 中心现在建议在辅助生殖治疗之前切除纵隔以减少流产的可能性[14]。

一项已发表的回顾性荟萃分析比较了未做手术与宫腔镜下纵隔切除术后妊娠结局，结果显示手术后有明显改善：未做手术者流产率为 88%，手术后流产率降到 14%；早产率从 9% 降至 6%；足月分娩率从 3% 上升到 80%[31]。

纵隔由血供很差的纤维组织构成，表面覆盖部分萎缩的子宫内膜。这些组织学特征可能是造成流产或早产的原因。

22.3 子宫肌瘤

子宫肌瘤或纤维瘤是子宫常见的良性疾病。肌瘤来自单个子宫平滑肌细胞，在局部生长因子、细胞因子和性激素（包括雌激素和孕激素）的影响下肌瘤可在子宫的任何部位生长[32-33]。

根据近期公布的数据，70%~80% 的女性在其一生中会患有子宫肌瘤；然而，整体患病率在近 30~40 年内似乎没有超过 8%~10%[34]。

虽然肌瘤经常是无症状的，但可能与月经过多、盆腔痛、膀胱和肠道受压出现功能障碍、不孕症及 RPL 有关。5%~10% 的不孕妇女至少有一个肌瘤，1%~2.4% 的不孕妇女中肌瘤是唯一的病因。

肌瘤导致不孕的各种可能潜在因素包括慢性子宫内膜炎、异常血管形成、子宫收缩增加和局部内分泌异常，所有这些因素都可能干扰精子运输或胚胎种植[35]。

肌瘤可能是单发或多发的；可以位于子宫的任何部位。尽管肌瘤的形状和大小各不相同，但如果肌瘤使得宫腔形态异常，则可粗略地将其归类为黏膜下肌瘤，如果它们主要位于子宫肌层内则称为肌壁间肌瘤，如果它们突出子宫表面则是浆膜下肌瘤。肌瘤的症状和对生育力的影响与肌瘤的数量和位置有关。

附着于宫腔内带蒂的肌瘤被归类为 0 型；1 型和 2 型是要求病变的一部分在肌壁内，但 1 型肌瘤的肌壁内部分为 50% 或更少，2 型则需超过 50%。

为了提供一个更普遍和详细的分类，国际妇产科联盟（FIGO）提出将肌瘤分为 7 种类型，从 0 型，

表 22.1 子宫肌瘤分类系统

分类		FIGO[40]
黏膜下	100% 宫腔内	0
黏膜下	> 50% 宫腔内	1
黏膜下	< 50% 宫腔内	2
肌壁间	与子宫内膜有接触	3
肌壁间	100% 肌壁内	4
肌壁间	肌壁内，但< 50% 浆膜下	5
浆膜下	浆膜下，但< 50% 浆膜下	6
浆膜下	有蒂	7

即肌瘤完全在子宫腔内，到 7 型，即带蒂的肌瘤位于盆腔内（表 22.1）。

有回顾性和病例对照研究表明，凸到宫腔的黏膜下和肌壁间肌瘤与自然受孕或体外受精患者的妊娠率（PR）和种植率（IR）下降有关[36-40]，肌瘤切除后 PR 提高。人们普遍认为黏膜下肌瘤会降低生育能力，切除后可以提高妊娠率。

22.3.1 宫腔镜和子宫肌瘤

宫腔镜技术已经彻底改变并显著促进了黏膜下肌瘤或有一部分在肌壁间的肌瘤的诊断和治疗。应该用不同程度的膨宫压力来仔细检查宫腔，减少膨宫液的流入压力，因为子宫内膜可以调节实际角度。诊室宫腔镜检查可提供关于肌瘤大小的主观信息和子宫肌层中肌瘤深度的间接信息，宫腔镜下只能看到肌瘤的宫腔内的部分。

诊室宫腔镜检查可以将黏膜下肌瘤分为以下类型。

· 0 型：仅限于子宫腔，有蒂或基底部较局限（图 22.3）。

· I 型肌瘤：部分位于肌壁内，宫腔内部分> 50%，凸出的肌瘤与子宫壁之间的角度< 90°。

· II 型肌瘤：主要位于肌壁内，宫腔内部分< 50%，凸出的肌瘤与子宫壁之间的角度> 90°。

宫腔镜下子宫肌瘤切除术通常在全身麻醉或椎管内麻醉下进行，先扩张宫颈，再经阴道切除肌瘤。

然而，近期开发的双极宫腔镜系统（Versapoint）和双极剪刀及特殊旋切器，可以在富含电解质的溶液（例如盐水）中切除一些合适的黏膜下子宫肌瘤[41]。

肌瘤比较局限，一般而言，包膜很明显。从宏观上看，肌瘤外观呈涡旋状。有时，可以找到黄棕色软化区域。肌瘤质地根据其成分，从硬到软不等，有的纤维组织更多，有的则肌肉组织更多。肌细胞呈纺锤形，分化良好且规则。细胞核呈卵圆形且细胞分裂时染色体向两极移动过程略长。

22.4 慢性子宫内膜炎

慢性子宫内膜炎（CE）是子宫内膜持续的炎症。它可能会影响生育及成功妊娠的结局[42]。

在原因不明的 RPL 患者中，排除反复流产的原因后，应该怀疑 CE，因为它通常是无症状的，临床很少被怀疑到[43]。有时，患者可能表现出各种症状，如盆腔痛、功能失调性子宫出血、性交痛和白带等[44]。

组织学上的慢性子宫内膜炎由 Cicinelli 等发现。可在约 30% 的不孕妇女及 35% 与异常子宫出血有关的病例中发现该病。宫腔镜被推荐为原因不明的 RPL 患者的检查方法之一。它是一种微创的诊断方法，与盲目的子宫内膜活检相比，它具有更高的准确性，因为盲目采样可能会漏诊局部病变。CE 在宫腔镜下的诊断取决于是否有间质水肿、局灶性或弥漫性充血的存在（图 22.4），一些病例可同时伴有子宫内膜微小息肉，大小不足 1mm（图 22.5）[45]。

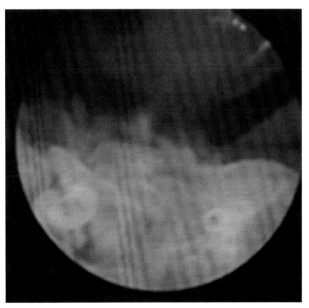

图 22.4 慢性子宫内膜炎：间质水肿，局部充血

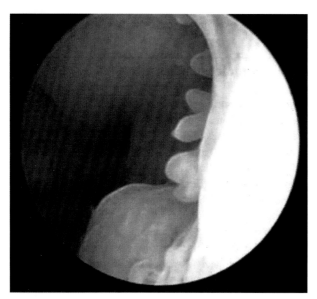

图 22.5　慢性子宫内膜炎：微小息肉

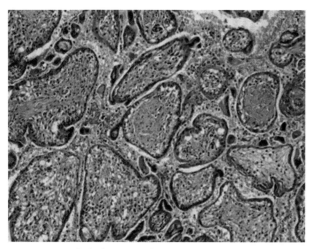

图 22.6　流产患者慢性子宫内膜炎

子宫内膜病理学诊断是诊断子宫内膜异常的金标准。CE 的组织病理学诊断依据是间质表面水肿、间质密度增加和淋巴细胞以及浆细胞主导的多形性间质炎性浸润（图 22.6），通过对特定标记 CD138 的特异性免疫组织化学分析确定[42]。

已发现抗生素治疗对 CE 相对有效。

Cicinelli 等分析了不明原因的 RPL 和 CE 患者诊断性宫腔镜检查的结果[46]，发现在抗生素治疗 1 年后宫腔镜检查结果恢复正常组的临床妊娠率显著高于非标准化组 [74.8%（88/118）vs 24.4%（22/90）]。

22.5 子宫内膜息肉

子宫内膜息肉（图 22.7）是子宫内膜局部良性过度生长形成的。通常在异常子宫出血（AUB）和

不孕症患者中发现[47-48]。

根据数量，息肉可以分为单发和多发。子宫内膜息肉可能是无蒂的或有蒂的。无蒂息肉基底部较宽，附着在子宫壁上，通过血管蒂与宫壁相连，有时带蒂的息肉可以通过宫颈内口突到宫颈管中。2004 年，Hinckley 等的研究显示，在计划进行体外受精的 1000 例不孕症患者中有 32% 患有子宫内膜息肉。这表明子宫内膜息肉与不孕症之间存在因果关系[49]。

息肉导致不孕的机制可能是与其机械性干扰精子运输、胚胎种植，或通过增加可抑制自然杀伤细胞的功能的抑制因子如胎盘蛋白的产生有关[50]。

子宫内膜息肉诊断的金标准是宫腔镜检查。宫腔镜检查可发现 16.5~26.5% 的不明原因不孕的女性患有子宫内膜息肉[51]。宫腔镜检查同时可在直视下行息肉切除术。

子宫内膜息肉在自然转归时可能出现恶变，但在某些病例中，较小的息肉似乎会自然消退。通常，息肉切除术是为了排除不典型和（或）子宫内膜恶变，以减轻患有 AUB 的女性的症状或改善不育。经宫颈用尖锐的刮匙盲目进行息肉刮除术不能确保息肉被完全刮除。能直接观察是获得最佳结果所必需的[52]。因此不同的用于治疗子宫内膜息肉的内镜被研发出来；宫腔镜下可使用剪刀、环形电极、电针或旋切器定位切除息肉，以尽量减少对周围子

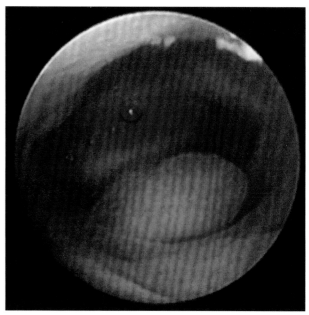

图 22.7　子宫内膜息肉

宫内膜的损伤[47]。根据 Muzii 的说法，对于 2cm 的子宫内膜息肉或有基底部的子宫内膜息肉，手术电切镜似乎是最佳的技术。双极电切似乎更适用于较小的、无基底的息肉，可减少患者的不适并降低总成本[53]。

手术一方面会增加门诊或手术室的手术数量，另一方面，是否应该切除息肉，尚未达成共识。通常，行息肉切除术是为了排除不典型和（或）子宫内膜恶变，以减轻患有 AUB 的女性的症状或改善不育。在不孕症妇女中，切除子宫内膜息肉似乎可以改善其生育结局[54]。

2005 年，Pèrez-Medina[55] 试图证实宫腔内人工授精（IUI）术前行宫腔镜下息肉切除术比不干预者可获得更好的妊娠结局，因此设计了一项随机前瞻性研究。研究表明，与未行息肉切除术的患者相比，宫腔镜下息肉切除术的女性的妊娠率提高，且有统计学意义。其研究中的一个重要结论是，患者在息肉切除术后等待治疗期间经常会自然妊娠，这表明息肉是影响胚胎种植过程的重要因素。作者得出结论，在不明原因不孕的女性中若存在子宫内膜息肉则应考虑宫腔镜下息肉切除术。其他对照观察性研究发现息肉切除后可改善自然妊娠率，这表明息肉切除术可能对不明原因不孕的女性是有益的[56-57]。

也有研究表明，小于 2cm 的子宫内膜息肉对体外受精（IVF）结果没有影响。根据 Lass[58] 的研究，小于 2cm 的子宫内膜息肉对 IVF 后的妊娠没有不利影响。事实上，他未发现行 IVF- 胚胎移值（ET）的妇女与取卵后立即行宫腔镜下息肉切除术的妇女在妊娠率上存在统计学差异。同样，Isikoglu[59] 也未发现行卵胞质内单精子注射（ICSI）的患者在促排卵期间超声检查发现小于 1.5cm 的息肉，在 ICSI 前行宫腔镜下切除息肉后与无息肉的患者之间有统计学差异。需要进一步的研究来探索较大的息肉、息肉位置和息肉数量对 IVF 结局的影响。通常，所有息肉都包括一个结缔组织轴和一个血管轴（图 22.8），表面覆盖上皮组织。

如果含有最具代表性的组成部分——外部上皮组织或内部结缔组织，则息肉被定义为腺瘤性或纤维性息肉。

根据最具代表性的组织学成分，息肉可分为以

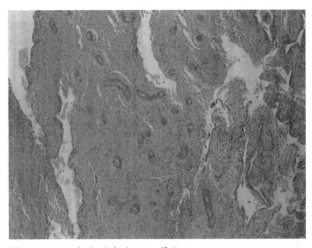

图 22.8 子宫内膜息肉：血管轴

下几种类型：

· 腺瘤性的（腺体导管扩张，内覆立方上皮）。
· 伴有腺瘤样增生（拥挤的腺体有乳头状上皮增生）。
· 纤维性的（腺体普遍纤维结构不良）。

22.6 Asherman 综合征

Asherman 综合征是一种获得性疾病，患者表现为宫腔粘连。粘连的发生（图 22.9，图 22.10）通常继发于流产后或产后宫腔残留以及流产后刮宫术及子宫内膜感染等[60-61]。

患者可能完全没有临床症状，也可表现为月经过少和继发性闭经。在某些病例中，闭经的患者可能会有与宫腔积血相关的盆腔痛。宫腔粘连引起的

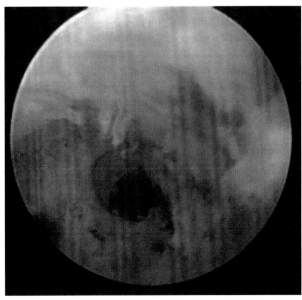

图 22.9 Asherman 综合征

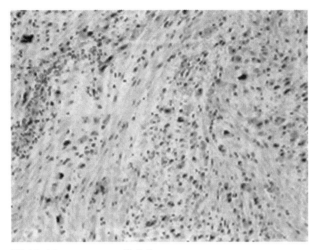

图 22.10 Asherman 综合征

宫腔畸形可引起不孕或流产。Asherman 综合征的诊断是通过 2D 和 3D 超声检查、超声造影和宫腔镜检查相结合进行的。使用 2D、3D 和超声造影，看清粘连基本情况后，再行宫腔镜检查比较安全。

美国生殖医学会（ASRM）根据月经量的特点、粘连的类型和粘连封闭宫腔的范围，将 Asherman 综合征分为 3 类。这是一种临床分类方法。

过去 Asherman 综合征的治疗方法是扩张宫颈及雌激素和孕激素序贯治疗。目前，可以用手术松解粘连。

2015 年，Bougie 等指出 Asherman 综合征可以在门诊宫腔镜检查中心在无需全身麻醉或局部麻醉的情况下，成功治疗[62-66]。

可以使用不同的方法来防止新的粘连形成：IUD（单独或与氧化和再生的纤维素粘连屏障材料联合使用），Foley 导管或 Cook 宫内薄条等[67-69]。

在 70%~90% 的月经过少或闭经的患者中，行宫腔镜下粘连松解术后月经可恢复正常。同时，妊娠率（由 40% 上升至 90%）和活产率（由 25% 上升至 75%）也均有所提高。不太严重的粘连可获得一个好的妊娠率，即使是明显瘢痕子宫的患者，也可以获得成功妊娠[70]。

22.7 门诊宫腔镜与法律问题

RPL 患者，门诊宫腔镜手术与其他宫内手术有同样的并发症风险：子宫穿孔，不足 / 过度治疗。如上所述，如未进行正确的诊断并采用正确的手术方法，处理子宫畸形（先天性和获得性）会有子宫穿孔的风险（图 22.11）。

与之类似，门诊宫腔镜对肌壁间子宫肌瘤的过度治疗可以导致子宫壁局部变薄。 相反，子宫内膜息肉的治疗不足会增加恶变的风险。双极能量的使用可以避免液体进入血管的风险，因为目前的单极需要使用极性溶液。然而，使用冷刀可以避免热损伤和电损伤（图 22.12）。

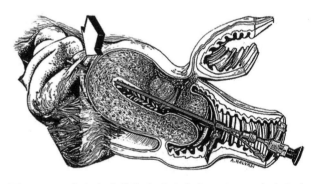

图 22.11 诊室宫腔镜检查时子宫矢状面显示宫底部穿孔（箭头）

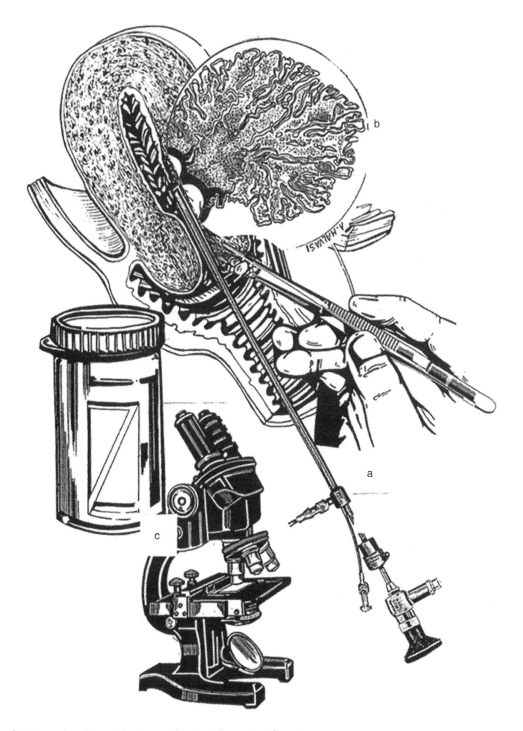

图 22.12 诊室宫腔镜检查时子宫内膜取样及子宫解剖病理学评估

参考文献

请登录 www.wpcxa.com "下载中心" 查询或下载。

第 **23** 章　子宫畸形与妊娠结局

Attilio Di Spiezio Sardo, Fabrizia Santangelo, Brunella Zizolfi,
Marialuigia Spinelli, Carmine Nappi, Giuseppe Bifulco

23.1 引　言

女性生殖道的先天性异常是由于生殖道器官个体发育中断或错误导致胚胎发育异常而引起的。术语"米勒管发育异常"仅包括胚胎发育异常和中肾旁管也称"米勒管"发育异常而致的畸形，中肾旁管发育最终形成输卵管、子宫和阴道上段[1-4]。近期的研究证据表明，这些异常的发生率在一般人群中为 5.5%~6%，在不孕妇女中为 8%，在反复妊娠丢失（RPL）和不良妊娠结局的女性中为 16%，在流产和不孕的妇女中为 24.5%[5-6]。

以 T 形子宫和幼稚子宫为代表的子宫畸形较罕见，故往往会低估了米勒管发育异常的发生率，最初的病例都是在有已烯雌酚（DES）服用史的患者中见到[7-8]。实际上，约 40 年前已经禁止在妊娠期使用 DES，但在没有 DES 服用史的年轻不孕症患者中也会发现这种畸形。米勒管发育异常与临床有关的主要依据是：不孕症、产科并发症、异位妊娠、流产、早产和 IVF 周期低种植率等情况在子宫异常的女性中比正常宫腔的患者中更常见[9]。这

些畸形在普通人群中的发生率低于 1%[6,10]。

在 2013 年新的子宫先天性畸形的分类系统出现以前，美国生育协会（AFS）于 1988 年修订的国际分类系统是世界上使用最广泛的系统[11-12]（图 23.1）。

根据该分类系统，T 形和管状子宫被分类为"已烯雌酚（DES）相关的异常"并包含在第Ⅶ类中。

欧洲人类生殖与胚胎学会（ESHRE）和欧洲妇科内镜学会（ESGE）近期制定了一个新的综合分类系统，是基于女性生殖道解剖的，主要用于临床判别[13]（图 23.2）。

该新的分类系统的 U1 类对应于 AFS 系统中的 Ⅶ类，包含了所有具有正常子宫轮廓但宫腔侧壁形状异常（畸形子宫）的病例（图 23.3）。

23.2 诊　断

尽管在努力改进米勒管发育异常的分类，但由于各种诊断技术在有创性、实用性、培训要求以及更重要的诊断的准确性方面都是不同的，因此对各种畸形的诊断仍然是妇科医生面临的巨大挑战[14-15]。

传统意义上，子宫输卵管造影术（HSG）和二维超声检查（2D-US）（图 23.4，图 23.5）是不孕症妇女米勒管发育异常的代表性基本诊断手段，而 MRI 通常用于复杂或不确定的病例。近期，三维超声检查（3D-US）的使用迅速出现，因为它具有高灵敏度和可重复性，并且它是唯一可在冠状面研究子宫底的技术[8,16-19]。

A. Di Spiezio Sardo, M.D., Ph.D. (✉) • B. Zizoli • C. Nappi
Department of Public Health, School of Medicine, University of Naples "Federico II", Naples, Italy
e-mail: attiliodispiezio@libero.it; cdispie@tin.it
F. Santangelo • G. Bifulco
Department of Neuroscience, Reproductive Sciences and Dentistry, School of Medicine, University of Naples "Federico II", Naples, Italy
M. Spinelli
Department of Clinical Research, University of Bern, Bern, Switzerland

© Springer International Publishing AG 2018
A. Tinelli et al. (eds.), *Hysteroscopy*, https://doi.org/10.1007/978-3-319-57559-9_23

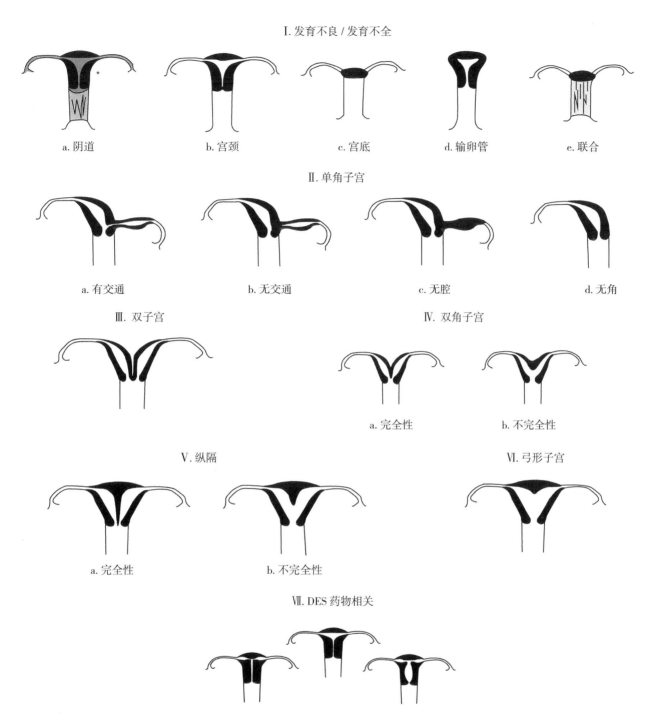

I. 发育不良 / 发育不全

a. 阴道　　b. 宫颈　　c. 宫底　　d. 输卵管　　e. 联合

II. 单角子宫

a. 有交通　　b. 无交通　　c. 无腔　　d. 无角

III. 双子宫　　　　　　　　　IV. 双角子宫

a. 完全性　　b. 不完全性

V. 纵隔　　　　　　　　　　VI. 弓形子宫

a. 完全性　　b. 不完全性

VII. DES 药物相关

图 23.1　美国生育协会对子宫畸形的分类（1988）

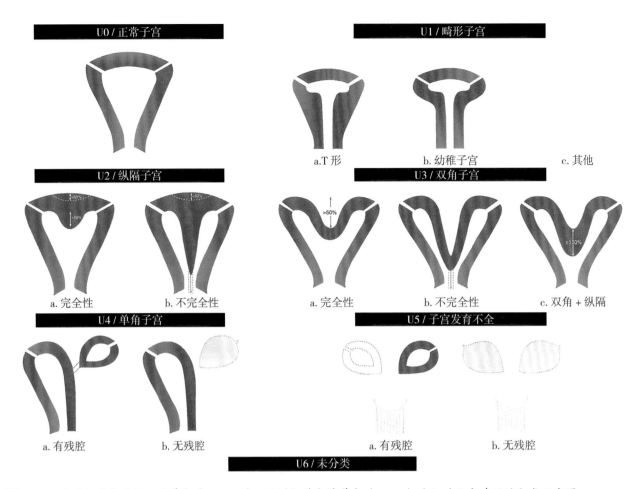

图 23.2 欧洲人类生殖与胚胎学会（ESHRE）/ 欧洲妇科内镜学会（ESGE）共识对子宫畸形的分类示意图

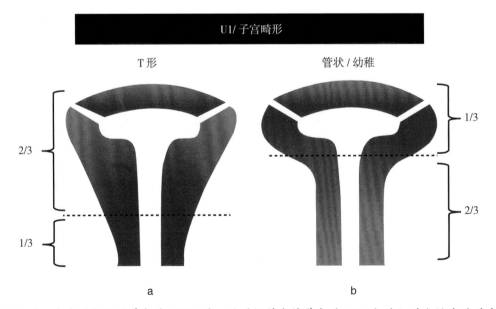

图 23.3 根据欧洲人类生殖与胚胎学会（ESHRE）/ 欧洲妇科内镜学会（ESGE）共识对女性生殖道先天性异常的分类，子宫畸形的图示。（a）U1a 或 T 形子宫，其特征是由于侧壁增厚而宫腔变窄，子宫体占 2/3，宫颈占 1/3。（b）U1b 类或幼稚子宫，其特征是子宫侧壁无增厚，宫腔狭窄，相反子宫体占 1/3，宫颈占 2/3。U1c 类或其他类型，包括所有轻微的宫腔畸形，如宫底中线水平向内凹陷大于子宫壁厚度的 50% 的畸形

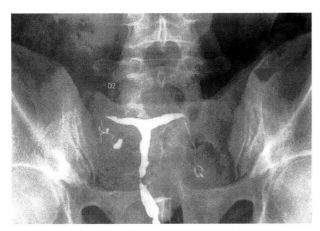

图 23.4　子宫输卵管造影：T 形子宫图像

三维超声检查已成为评估子宫解剖学最重要的诊断技术之一；在月经周期的分泌期（18~24d）可观察到子宫内膜较厚，宫腔和宫底外部轮廓清晰，并可精确和客观地测量子宫大小。

超声检查评估的重点是宫腔的体积和形态。子宫结构在标准平面中观察，用输卵管的间质部作为参考点，使峡部充分可见。在冠状面上，可测量两侧输卵管口（IO）之间的距离、峡部的横径（I）、I/IO 比值、宫体 – 子宫峡部和两侧宫底部子宫内膜之间的侧角、子宫侧壁的厚度和正常子宫肌层至浆膜的厚度。

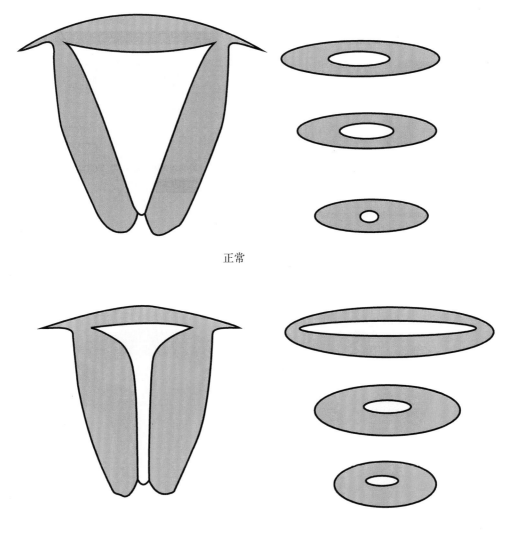

正常

T 形

图 23.5　正常子宫和 T 形子宫在二维下的鉴别诊断

在三维评估中，T形子宫底部有一个腔，明显宽于正常子宫；另一方面，由于侧壁变厚，与正常子宫相比，T形子宫在宫体 – 峡部水平的宽度较低。T形子宫的侧角较锐利，而在正常子宫中几乎不存在或非常宽（图23.6）。

幼稚子宫的宫腔呈管状，上面提出的比例更加客观化（图23.7）。

除了无创性影像技术外，宫腔镜检查是观察子宫颈和子宫腔结构和腔内形态的重要技术[17,20]。

月经期后（第6~10天）立即行宫腔镜检查，当发现双侧输卵管口之间距离增大，和（或）子宫峡部的纤维 – 肌肉收缩环使宫腔变窄，和（或）宫体和宫颈所占比例颠倒（图23.8，图23.9）时，应怀疑是否有子宫畸形。

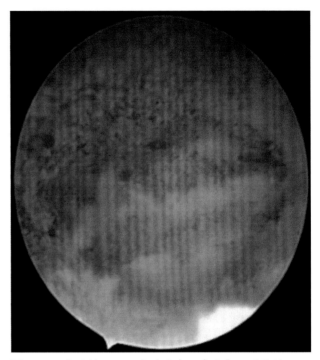

图 23.8　宫腔镜下显示宫腔狭窄，在峡部可见收缩环

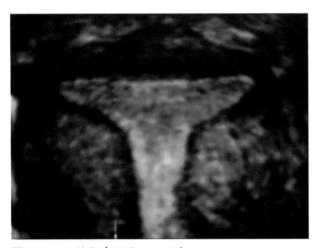

图 23.6　三维超声下的T形子宫

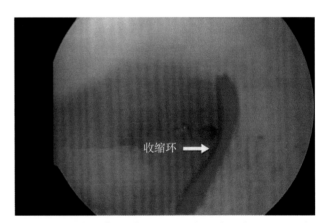

图 23.9　子宫峡部侧壁收缩环的宫腔镜图像

23.3 治疗与生殖结局

宫腔镜治疗在提高患者的生育力方面的作用仍然不确定，但有报道称在成形术后可获得更好的生殖能力。

一些独立研究表明，如果子宫畸形不处理，患者生殖结局较差[5,21]，因为子宫腔体积和形状的改变可能影响子宫内膜容受性[22]。Katz等描述了8例被诊断为T形子宫的女性，其中90.9%流产，9.1%异位妊娠[23]。Fernandez等共报道了78例患有子宫畸形的妇女妊娠情况，流产率为78.2%，异位妊娠率为17.9%，早产率为3.8%[2]。其他文献也报道了类似数据。Fox等近期开展的一项研究，结果显示，

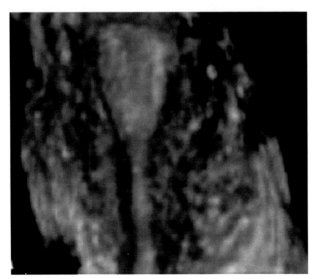

图 23.7　三维超声下的幼稚子宫（图片由 G. Nazzaro 教授提供）

T 形子宫与 20% 的早产（＜37 周）的发生相关，在 30% 的病例中，婴儿出生体重＜第 10 百分位数，10% 的病例中婴儿出生体重＜第 5 百分位数。

由于手术宫腔镜的发展，可以使用单极或双极器械来治疗这些畸形，从而避免剖腹手术，降低了患者死亡率。事实上，与腹腔镜手术相比，宫腔镜在术中和术后都有很多优势（发病率降低，腹壁和子宫无瘢痕，住院时间缩短，日常活动恢复更快，花费显著降低）和更好的生殖结局（宫腔容积没有减少，手术后妊娠间隔时间缩短，并且不需要选择性剖宫产手术）[24-25]。因此，宫腔镜手术是治疗米勒管发育异常的金标准。

畸形子宫行宫腔镜下子宫成形术的方法和器械很多，包括剪刀和带有单极电钩[7-8,23]或双极能量[26]的电切镜。该技术需使用钩状的电切环，该环由外科医生沿着子宫腔的主轴放置在与纵向切口平行处，用于引导电切，以减少肌纤维和任何导致狭窄的肌纤维环的向心力，并使宫腔体积增加[8,27]。

近期，我们小组开发了一种新的门诊技术，可以增加宫腔容积，改善 T 形子宫和管状子宫的宫腔形态(门诊宫腔镜下成形术来扩大畸形子宫宫腔：HOME-DU 技术）（图 23.10）。我们的技术结合了传统电切术的手术原则和最新的有创新性的微创

宫腔镜手术和双极技术。宫腔形状的显著改变可能是由于子宫侧壁上纤维肌肉组织过多的切口刺激了子宫结构重塑，也可能是由于子宫前后壁上从宫底到峡部的切口引起了宫腔形态的改变[28]。

HOME-DU 手术在月经期后（第 6~10 天）进行，在患者清醒镇静（静脉注射 10mg 咪达唑仑和 100g 芬太尼）下，经阴道，采用外形椭圆形、直径 5mm 的连续灌流宫腔镜及 30°前倾光源镜和 5-Fr 手术电极。盐水为膨宫液（0.9%NaCl 溶液），由灌注和吸引系统完成（Endomat；Karl Storz, Tuttlingen, Germany）。当设定流速为 220~350mmHg，0.2bar 的负压吸引和 100mmHg 的冲洗压力时，可获得稳定的约 40mmHg 的宫内压。应用 HOME-DU 技术：首先在两侧子宫侧壁的子宫峡部区域的纤维肌肉收缩环上用 5-Fr 双极 Twizzle 电极切开，然后，再从宫底到子宫峡部的前后壁上做其他切开，所有切口的深度不超过 5~6mm。

有文献也提到[28]，通过宫腔镜的入水通道注入聚乙烯氧化钠 – 羧甲基纤维素钠凝胶，可以预防宫腔粘连。当凝胶注入整个宫腔和宫颈管内时，就认为 HOME-DU 手术已成功完成（图 23.11）。

我们的数据显示，HOME-DU 技术是一种治疗子宫畸形的有效的微创方法，原发性不孕和反复

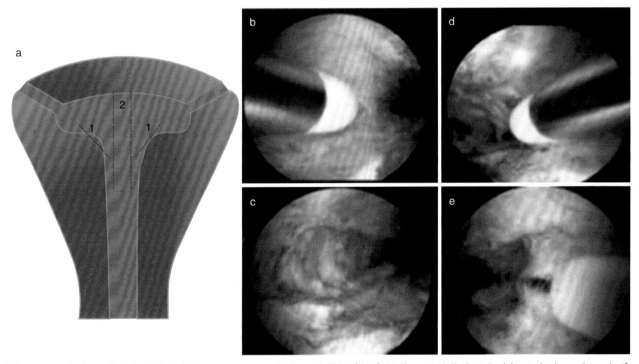

图 23.10　（a）T 形子宫正面观上的 HOME-DU 技术。子宫侧壁峡部纤维 – 肌性收缩环上的切口（1）。（b~e）前壁切口（2）。注意后壁切口与前壁对称。Home-DU 门诊宫腔镜成形术用以扩大畸形子宫宫腔

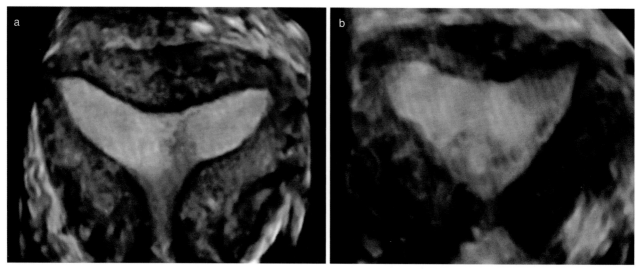

图23.11　三维经阴道超声显示在HOME–DU术之前（a）和之后（b）T形子宫体积增加和形态改善情况（图片由C. Exacoustos教授提供）

流产史的妇女的生殖结果可显著改善。子宫成形术后临床妊娠率为57%，足月分娩率为65%，活产率为71%。在原发性不孕患者中，临床妊娠率为55%，早期反复自然流产患者的足月分娩率为75%，临床妊娠率达到71%，足月分娩率和活产率分别从0增加到40%和60%（表23.1）。

表23.1　术后妊娠结局

入选标准	临床妊娠率	自然流产率	足月产率	活产率
原发性不孕症（22）	12/22（55%）	3/12（25%）	9/12（75%）	9/12（75%）
反复早期自然流产（≥2）（7）	5/7（71%）	2/5（40%）	2/5（40%）	3/5（60%）
早产（1）	0/1（0.0%）	–	–	–
合计（30）	17/30（57%）	5/17（29%）	11/17（65%）	12/17（71%）

我们认为手术矫正米勒管发育异常后可以引起子宫重塑，不仅包括宏观（即形态学和血管形成）改变，还包括微观（即子宫内膜容受性）改变。

鉴于这些初步的发现，我们小组进行了一项观察性前瞻性队列研究，以评估大样本不孕患者行HOME-DU后的远期生殖结局。长期随访获得的数据（未提交）似乎证实，畸形子宫经微创治疗后可增加子宫容积并改善子宫形态，并且可显著改善生殖结局。需要更大样本的随机对照研究以证实这些数据并更好地理解由子宫重塑导致的子宫内膜变化所起的作用。T形子宫的诊断和测量数据，与患者的生育史有关，且对于决定手术治疗非常重要。

参考文献

请登录www.wpcxa.com"下载中心"查询或下载。

第**24**章 体外受精前的宫腔镜检查

Roberto Liguori, Domenico Baldini

24.1 引 言

诊室宫腔镜检查技术的标准化、微创性和安全性得益于当今微小器械的发展，有建议提出应常规使用内镜技术来评估宫腔，并作为适当的生殖系统诊断路径的一部分，以便减少生育失败，这也往往是想要孩子的夫妇出现焦虑和沮丧的根源。虽然在文献中没有达成共识，但似乎在必须接受 IVF-ET 治疗的妇女中，或者更多的 PMA 技术（医学辅助生育技术）失败两次或两次以上患者中都需行门诊宫腔镜检查[1]。事实上，如果可以直接观察到宫腔和宫颈（图 24.1，图 24.2），宫腔镜检查可以鉴别任何引起不孕的宫腔内异常疾病（如果存在）。如果存在病变并且可以通过宫腔镜检查鉴别，只要有可能，根据"即查即处理"的诊室技术，则宫腔镜检查可以改善生殖结局，同时最大限度地减少患者的不适[2]。

24.2 可能影响生育力的宫腔疾病

尽管现有的随机试验尚未明确证实所有宫腔内疾病处理后可提高 IVF 结局，但许多观察性研究表明，宫腔镜治疗某些疾病如宫腔畸形后能够显著提高妊娠率[3-4]。

如下所述，子宫性不孕的原因很多，包括有宫腔病变、子宫先天性畸形，以及可能影响子宫内膜容受性导致胚胎种植失败的疾病。

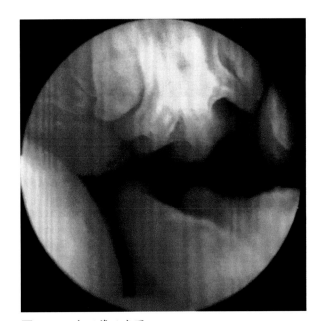

图 24.1 宫颈管示意图

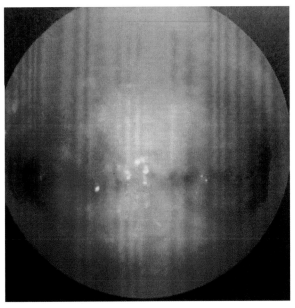

图 24.2 宫腔示意图

R. Liguori, M.D. (✉) • D. Baldini, M.D.
Hysteroscopic Surgical Center, Center for Medically Assisted
Procreation, Momò Fertilife, Via Cala dell'Arciprete, 2,
76011 Bisceglie (BT), Italy
e-mail: roberto.liguori1952@libero.it; dbaldini@libero.it

© Springer International Publishing AG 2018
A. Tinelli et al. (eds.), *Hysteroscopy*, https://doi.org/10.1007/978-3-319-57559-9_24

24.3 子宫内膜息肉

在不孕人群中，子宫内膜息肉的发生率为15%~24%（图24.3）。

关于子宫内膜息肉的讨论都集中在其可能影响生育力。子宫内膜息肉影响生育力的可能机制是什么呢？

• 子宫内膜不规则出血。

• 子宫内膜炎性反应。

• 影响精子运输。

• 某些因子产生增加，如胎盘蛋白，其是一种子宫内膜源性血管生成因子，可促进新血管形成，并防止精子黏附于透明带[5]。

然而，我们的个人观点和经验表明，小于5mm的息肉，若未处于输卵管口深处，则不影响生育能力。如果可能，最好在手术中使用冷刀将其切除，以减小患者的不适并避免因不当使用电流而造成损伤[6-7]。

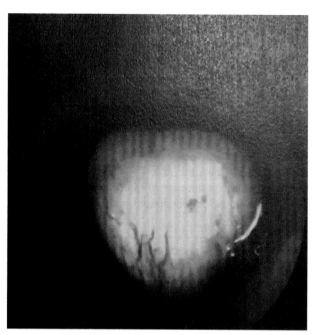

图24.4 子宫黏膜下肌瘤 G0 型

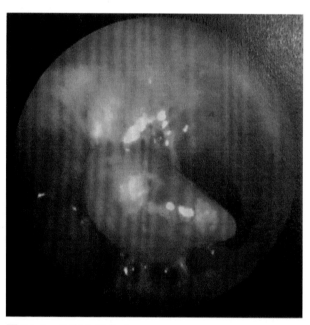

图24.3 子宫内膜息肉

24.4 子宫黏膜下肌瘤

子宫肌瘤是女性最常见的肿瘤，在有不孕史的患者中患病率较高。5%~10% 的不孕病例与肌瘤有关，1%~3% 患者中，肌瘤是唯一的不孕因素（图24.4，图24.5）。尽管子宫肌瘤切除术对生育力的影响存在争议，但宫腔镜下子宫肌瘤切除术治疗黏

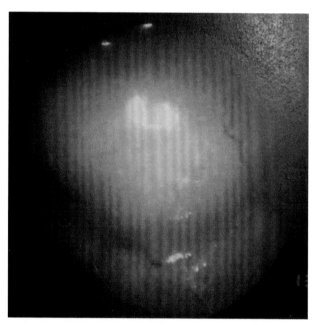

图24.5 黏膜下肌瘤 G2 型

膜下肌瘤对生育能力的益处已经显现[8]。

肌瘤影响生育力的机制是什么？

• 宫腔结构改变。

• 慢性子宫内膜炎。

• 血管形成异常。

• 局部内分泌因子改变，干扰着床。

子宫肌层可分为两个区域：外层的子宫肌层和交界区（JZ），后者临近子宫内膜界面。

JZ[最好是用影像学技术（MRI）研究] 在生育过程中起着重要作用，因为它影响子宫蠕动，有利

于配子运输和受精卵着床。

在 JZ 水平切除黏膜下肌瘤可改善子宫收缩性和血管分布，从而为胚胎种植创造有利条件。

因此，在不孕症患者中行宫腔镜下子宫肌瘤切除术时（实际上是所有宫腔镜手术），必须绝对保持子宫肌层的完整性。

24.5 米勒管发育异常

该类畸形没有确切的发病率，在 3%~4% 的普通人群及 7%~9% 的不孕人群中发现该疾病。最常见的米勒管发育异常是纵隔子宫，通常人群中发生率为 2%~3%[9]（图 24.6）。

米勒管发育异常患者，以及与助产士相关的发生率较高的并发症是流产、早产、胎先露异常和 IUGR。

虽然流产的发生率（取决于病例）可能从 60% 到 90% 不等，幸运的是，这种畸形可通过宫腔镜手术矫正。

有关在不明原因不孕患者中为提高妊娠率而行的子宫成形术的临床实践的文献间仍存在争议[10-12]。

来自患者的回顾性研究数据有限，故证据也是有限的，而且这些数据并未按照明确的标准选择患者。

虽然由于随机研究数量有限，无法得出明确的结论，但已检索到的研究表明，子宫成形术在不孕患者中有积极作用，特别是在患者必须接受辅助生殖技术时。

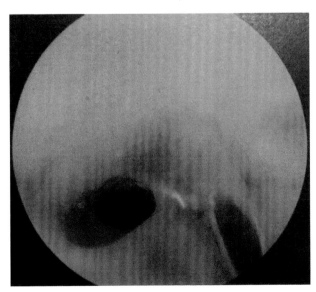

图 24.6 完全性纵隔子宫

24.6 粘 连

近期的一项 Cochrane 综述（2015）提供了最新的证据，结论是我们没有关于宫腔镜手术在因宫腔粘连而不孕的妇女中的有效性的数据（图 24.7 至图 24.9）。

因此，现有数据不足以回答关于何时进行宫腔粘连松解术以恢复生育的问题。

根据个人经验，建议对于轻度粘连（Ⅰ~Ⅱ级），可进行干预以改善生殖结局，但是对更大

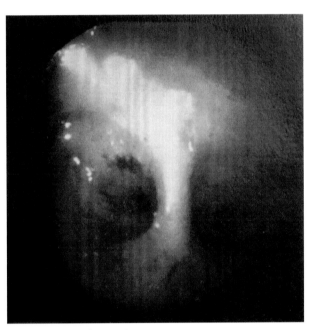

图 24.7 宫颈管内粘连

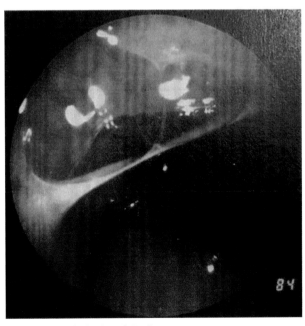

图 24.8 子宫内膜边缘粘连

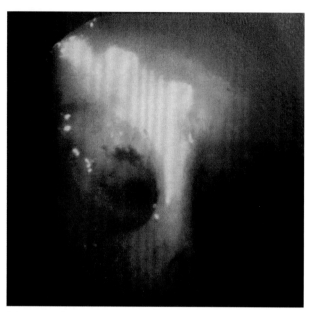

图 24.9　中央性粘连

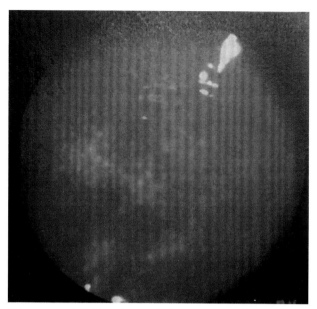

图 24.10　非特异性急性子宫内膜炎

范围的粘连（Ⅲ～Ⅳ级），我们对手术对生育力的恢复存在担忧，因为这些病例手术难度较大，手术风险和并发症较高，可能因为部分性或完全性宫腔粘连失去手术标志（子宫峡部和输卵管口）：这些标志保持持续可见是宫腔镜手术的特殊安全保障。

24.7 子宫内膜炎

胚胎种植是以胚胎质量、子宫完整性和子宫内膜容受性等为基础的与多因素相关的过程。

慢性子宫内膜炎（EC）通常无症状且难以诊断[13]。宫腔镜检查及宫腔镜下活检是金标准：确定性诊断是组织学诊断，依据是子宫内膜间质背景中存在浆细胞[14]（图 24.10）。我们认为 EC 改变子宫内膜容受性是造成不孕症或生育力低下的原因。

关于该主题的国际性文献对 EC 及 EC 的治疗在 RIF 中可能的临床意义说法不一[15]。

这方面的研究大多是回顾性研究，没有随机前瞻性研究。相关研究多在以下病例中开展：怀疑子宫内膜容受性受损的患者，不孕症和不明原因的 RIF 初步行 PMA 技术宫腔镜检查的患者。

24.8 子宫内膜搔刮

在一些病例中，即使有优质胚胎，仍出现反复 IVF 失败，其可能原因是子宫内膜容受性不足。在这些病例中，科学界近期兴起了一种宫腔镜技术，称为"子宫内膜搔刮"，即在必须接受 PMA

的患者中为改善子宫内膜容受性故意机械性损伤子宫内膜。

从技术上讲，采用一根细管或 Pipelle 管在子宫内膜上形成破损点，可机械性刺激子宫内膜，激活修复机制，局部释放细胞因子、白细胞介素和生长因子等物质，从而获得一个利于胚胎种植的环境[16]。

该技术是一项可以在门诊实施、无痛、创伤小且易于应用的技术，并且在 IVF 卵巢刺激前的前一周期中进行。

在第一个关于故意机械性损伤子宫内膜是否可以增加 IVF 周期成功率的研究之后的十多年来，就损伤的程度、搔刮的次数、最适合搔刮的月经周期时间，以及搔刮后何时可开始 IVF 周期等方面尚无一致意见[17-18]。

相比之下，为支持该技术的有效性，2012 年发表的一篇论文（*Endometrial injury to overcome recurrent embryo implantation failure: a systematic review and meta-analysis*）[19]，分析了 7 项关于子宫内膜搔刮有效性的研究。该研究纳入 2062 例不孕女性，在反复胚胎种植失败后行子宫内膜搔刮术，结果表明与其他具有相同特征和临床数据的女性相比，成功率显著提高。

结　论

宫腔镜在当前生殖领域中的作用仍有争议。

虽然许多试验表明宫腔镜诊断的子宫畸形发生

率高，但 IVF-ET 周期中正常宫腔的重要性并未得到一致认可。

没有随机试验明确证明所有的宫腔畸形手术矫正后可改善 IVF 结局。因为宫腔镜检查发现宫腔病变的概率较高，故本章建议宫腔镜检查应作为所有不孕症和 IVF-ET 患者的常规检查[20]。

子宫输卵管造影、经阴道超声检查和盐水灌注宫腔超声检查在准确评估宫腔方面都有各自的局限性[21]。

参考文献

请登录 www.wpcxa.com "下载中心" 查询或下载。

第 25 章 宫腔镜检查在改善不孕夫妇生殖结局中的作用

Marialuigia Spinelli, Attilio Di Spiezio Sardo, Daniel Surbek

25.1 导致不孕的子宫性因素

常规妇科操作中宫腔镜的引入，代表了宫内疾病诊断和治疗中真正的"哥白尼"革命，这极大地影响了对这些病变的诊断和处理。随着时间的推移，新的方法学上的、技术上和科技上的发展使得宫腔镜更加高效、经济、安全且实用。此外，目前许多诊断性和手术性宫腔镜可在门诊宫腔镜中心很容易就完成，而不需要去手术室，也不需要任何镇痛或麻醉[1-2]。

宫腔镜检查最常见的适应证是异常子宫出血（AUB），但也广泛用于不孕症患者[1-2]。

不孕症是生殖健康的重要组成部分，具有很高的社会相关性。估计全世界有 7240 万对夫妇不孕，其中有 4050 万人正在寻求生育治疗[3]（图 25.1）。目前，关于不孕症的定义在文献中仍未统一。英国国立临床规范研究所（NICE）的指南指出[4]，不孕症是 2 年未能妊娠，另外指南还认为

在未避孕 6 个月内仍未孕的人群中，不论年龄大小，应考虑生育力低下的问题[5]。

最普遍接受的不孕症定义是国际辅助生殖技术监控委员会（ICMART）和世界卫生组织（WHO）修订的辅助生殖技术（ART）术语表[6]中，将不孕症描述为"无避孕性生活至少 12 个月而未能达到临床妊娠的一种生殖系统疾病"（图 25.2）。不孕症的原因包括排卵因素（30%）、男性因素（25%）、输卵管因素（25%）、性生活因素（5%）和宫颈因素（5%）。所有这些因素可以单独或共同起作用[7]。当常规的生育功能检查做完后，如果没有发现不孕的具体原因，则使用"不明原因"不孕这一术语表达[8]。不明原因不孕的潜在原因认为是内分泌失衡、免疫学、遗传学和生殖生理学紊乱等[9]。

目前对不孕夫妇的检查包括诊断性和治疗性检查：首先，评估不孕因素，包括一些特殊的检查，有无排卵和输卵管通畅试验，以及精液分析。然后，若有指征，尝试指导同房，诱导排卵和宫腔内 IUI。对于那些通过各种检查不能明确原因的不孕症病例，或以前尝试性治疗未能妊娠的病例，可以使用 ART[4]。

在不孕症病因检查过程中，初步评估时或行 ART 治疗时，宫腔生殖方面的评估是重要的一步。实际上，宫腔及子宫内膜被认为是胚胎种植和正常胎盘形成的基础[10-16]。

子宫因素，包括子宫内膜和子宫肌层的异常，仅占不孕症因素的 2%~3%，但这些异常在不孕妇女中较常见（40%~50%）[15,17-18]，可能是不孕和流

M. Spinelli, M.D. (✉)
Department of Clinical Research, University of Bern, Bern, Switzerland

Department of Neuroscience, Reproductive Sciences and Dentistry, School of Medicine, University of Naples Federico II, Naples, Italy
e-mail: marialuigiaspinelli@live.it

A. Di Spiezio Sardo, M.D.
Department of Neuroscience, Reproductive Sciences and Dentistry, School of Medicine, University of Naples Federico II, Naples, Italy
e-mail: attiliodispieziosardo@libero.it

D. Surbek, M.D.
Department of Obstetrics and Gynecology, University of Bern, Bern, Switzerland
e-mail: danielsurbek@insel.ch

A. Tinelli et al. (eds.), *Hysteroscopy*, https://doi.org/10.1007/978-3-319-57559-9_25

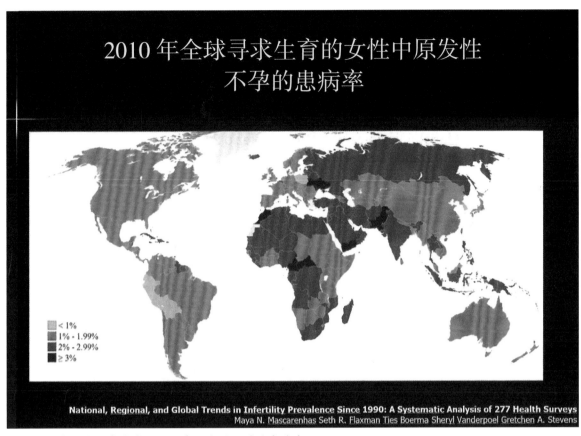

图 25.1 2010 年全球寻求生育的女性中原发性不孕的患病率

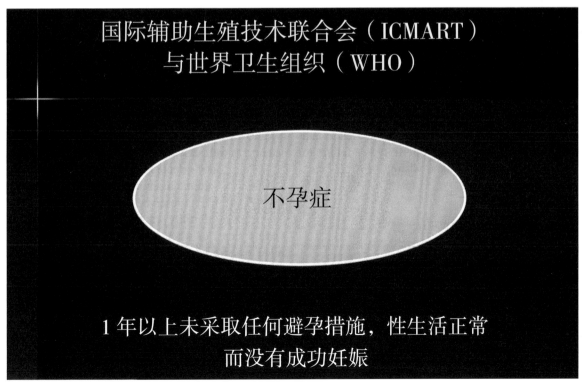

图 25.2 目前主要认可的不孕症定义

产的原因，其可干扰胚胎正常种植和胎盘形成，并影响辅助生殖技术的结局[15,17-18]。

在过去的 20 年中，已发表的观察性研究报道了宫腔镜切除子宫内膜息肉、子宫黏膜下肌瘤、纵隔子宫或宫腔粘连后可提高妊娠率，上述病变在寻求不孕症治疗的妇女中的发生率高达10%~15%[15,17-18]。因此，宫腔检查已被推荐成为评估不孕妇女的常规检查。

25.2 宫腔镜检查吗？不，谢谢

宫腔镜不仅可看清宫腔病变并可同时处理病变，宫腔镜的作用在过去几十年中变化迅速，并被许多作者视为评估宫腔的金标准[2,15,17]。然而，它是否可作为不孕症检查的常规手段仍有争议，并且就其在改善不孕妇女预后的有效性方面尚未达成共识。事实上，NICE 指南关于生育力评估和治疗中有申明："除非临床有指征，否则不应该将宫腔镜作为女性最初的检查，因为关于有子宫异常经手术治疗后能否提高妊娠率的问题尚无明确结论"[3]。

欧洲人类生殖与胚胎学会（ESHRE）也有类似的观点，指出宫腔镜检查不是必需的，除非是"用于确诊和治疗可疑的宫腔病变"。皇家妇产科学院也给出了同样的推荐：除非有临床指征，否则宫腔镜不应作为常规检查。美国生殖医学会（ASRM）则指出，宫腔镜是宫内病变诊断和治疗的权威方法。由于它也是子宫腔评估中最昂贵和有创的方法，因此首先应该采用创伤更小的方法如 HSG 和子宫超声造影等进行宫腔异常病变的诊断，若需进一步评估和治疗时，再选择宫腔镜[19]。因此，直到现在，大多数临床医生仍使用子宫输卵管造影术（HSG）、

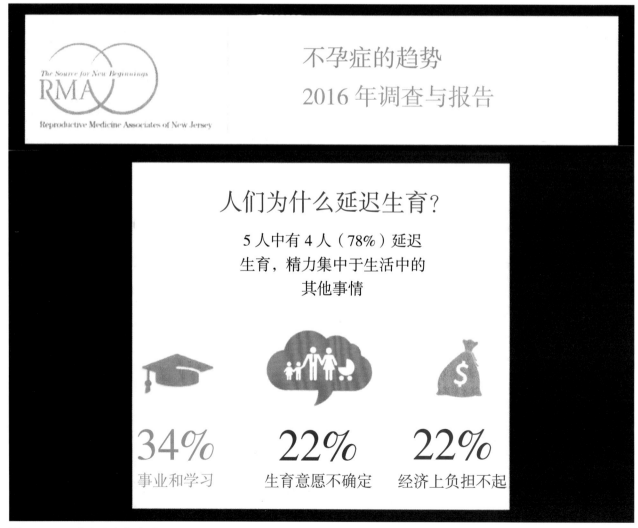

图 25.3　目前延迟生育的原因

经阴道超声检查（TVS）和盐水 / 凝胶灌注宫腔超声造影（SIS/GIS）来筛查宫腔异常，宫腔镜检查仅居次要位置。

虽然现有指南均未提到宫腔镜，但目前的证据正在越来越多地关注"受孕时间"，这已经被定义为"人类生殖领域的一个基本概念"[20]。

由于尝试自然妊娠和 ART 治疗的女性的平均年龄逐渐增加，受孕时间延长成为不孕症患者中一个关键的问题（图 25.3）。35 岁以上患者随着年龄增大，胚胎非整倍体的发生率增加，因此必须考虑这种社会现象[21]。在这方面，医生需评估对"低预后"患者的特定亚群行个性化诊断和治疗方案[22-23]。"患者私人定制方案"的概念、对缩短妊娠时间的兴趣以及临床相关性的增加，清楚地解释了为什么生育专家需要改善每一个细节以提高患者的成功率。由于宫腔镜有改善生殖结局和减少妊娠等待时间的潜在能力，因此，科学界一直在重新评估宫腔镜在子宫因素的诊断和治疗中的临床意义及其在不孕症检查中的作用。

25.3 做还是不做宫腔镜？这是一个问题

一项 Cochrane 综述[17] 比较了在 IUI、常规 IVF 或卵胞质内单精子注射（ICSI）之前不明原因不孕的妇女不进行干预和行宫腔镜检查对妊娠率的影响。另外 3 项系统性综述[24-26] 评估了诊断性宫腔镜和（或）宫腔镜手术对首次或多次 IVF/ICSI 尝试的女性的生殖结局的影响。近期，Pundir 等的系统性综述[27] 评估了第一次 IVF/ICSI 周期之前常规行宫腔镜检查的作用。所有这些作者都面临着可用证据不足的问题，因为所有研究只包括了一些疗效（说明性）研究但完全缺乏有效性（实用性）试验：前者是在理想情况下，挑选一些患者接受处理，确定处理是否能产生预期的效果，后者是在"真正的"临床实践中测定有益效果的程度。虽然疗效和有效性存在于一个整体中，但试验结果的普遍性在很大程度上取决于研究者的观点和所研究的条件。因此，在缺乏实用性试验中，很少建议任何医疗干预。在这种情况下，由于现有的研究仅是在"人造"环境下评估了宫腔镜检查在选定的不孕症妇女群体中的疗效，因此没有一个作者能够明确得出关于诊断性

宫腔镜和（或）宫腔镜手术在不孕症患者检查中的作用的结论。近期，我们小组以求实的态度设计了一项系统性评价和荟萃分析，以证明诊断性宫腔镜和（或）宫腔镜手术是否有助于改善不孕夫妇在诊断 – 治疗后不同阶段的生殖结局[28]。

考虑到这一目标———一种面向日常临床实践的务实态度，我们小组结合了所有可用的随机对照试验的结果，评估了宫腔镜对生殖结局的影响：第一，系统性宫腔镜操作（诊断性和可能的治疗）对无可疑宫腔异常（在首次尝试常规 IVF 或 ICSI 之前，或在 IVF/ICSI 一次或多次失败之后的任何阶段进行的诊断性检查）的不孕妇女生殖结局的影响；第二，手术宫腔镜对伴有宫腔异常的不孕妇女的生殖结局的影响。

为了对关于宫腔镜检查在评估和处理女性不孕症中的作用的现有信息进行适当的研究和分析，以及确定当发现任何的子宫异常经治疗后可以改善生育力的证据，我们做了两个主要的比较。第一个比较的目的是与经 TVS、HSG、SIS/GIS 检查后未发现可疑宫腔异常未做宫腔镜检查的不孕妇女比较时，评估宫腔镜诊断的效果，以及在某些病例中宫腔镜手术提高不孕症患者活产率（LBR）和妊娠率的效果。为了比较，我们进行了下列亚组分析：在第一次 IVF/ICSI 尝试之前，不孕症检查的任何阶段（包括 IUI）进行宫腔镜诊断或手术；IVF/ICSI 后出现一次或多次种植失败的女性行宫腔镜诊断或手术。第二项比较的目的是与经 TVS、HSG、SIS/GIS 诊断为宫内异常的女性仅行诊断性宫腔镜检查相比较，评估宫腔镜手术在改善 LBR 和妊娠率方面的效果（图 25.4）。

主要评估结果是 LBR，而次要结果有妊娠率、流产率和手术相关并发症。我们纳入了 9 项研究，共有 2976 例受试者参与了研究，其中 7 项研究被纳入了荟萃分析[29-37]。

有一项研究[29] 纳入了患有子宫肌瘤和其他不明原因不孕的女性，她们一直尝试妊娠至少 1 年均未孕，但无 IVF/ICSI 史，未来也没有指征。试验组患者行宫腔镜下肌瘤切除术，对照组未行肌瘤切除术。然后两组患者根据月经周期指导同房。在本综述中仅考虑了黏膜下肌瘤(伴或不伴肌壁间肌瘤)患者的数据（n=52）。另一项研究[30] 纳入了受子

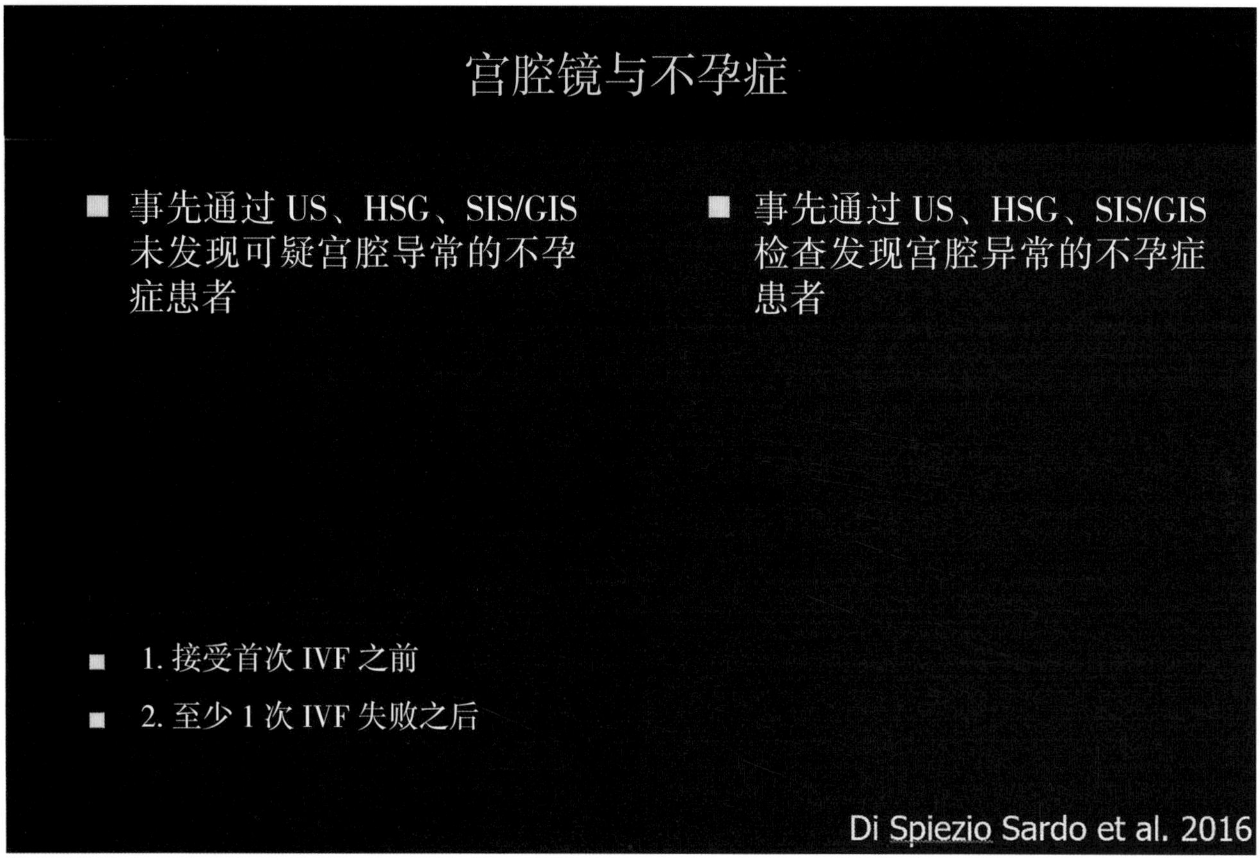

图 25.4 荟萃分析中的亚群

宫内膜息肉影响的不孕妇女和第一次 IUI 的患者。作者比较了宫腔镜下息肉切除术患者和只做了诊断性宫腔镜检查和息肉活检的患者。两项研究包括了第一次行 IVF/ICSI 的不孕妇女[33-34]。还有 4 项研究[31-32,36-37]纳入了 2 次或 2 次以上 IVF/ICSI 失败以及无宫腔异常的不孕妇女。另一项研究[35]既纳入了第一次接受 IVF/ICSI 的妇女，也纳入了有一次或多次 IVF/ICSI 失败的妇女。这 7 项研究比较了宫腔镜检查后发现任何宫内异常（如果遇到的话）行宫腔镜手术后行 IVF/ICSI 周期的患者与对照组中未行宫腔镜检查的情况下直接开始 IVF/ICSI 周期的患者。IVF/ICSI 失败的定义在所有纳入的研究中是相同的，即在每个 IVF/ICSI 周期中移植 2 个或 2 个以上优质胚胎后，胚胎种植失败（种植失败的定义是指取卵后 14d 血清 hCG 阴性）。

我们获得的结果总体质量较低。特别是，在没有宫腔异常的不孕症患者中，在任何一次（第一次或多次）IVF/ICSI 尝试之前比较了做或不做宫腔镜检查的效果，表明宫腔镜检查可增加 LBR（RR 1.48，95%CI 1.20~1.81，3 项研究共纳入 1088 例患者），但证据质量非常低。另有研究指出宫腔镜检查可提高妊娠率（RR 1.45，95%CI 1.26~1.67；7 项研究共纳入 2545 例患者），证据质量水平中等。妊娠率由研究设计的亚组分析得出，其中 5 项研究纳入了一次或多次移植失败的妇女（RR 1.41，95%CI 1.14~1.75），3 项研究纳入了在第一次 IVF/ICSI 前做了宫腔镜检查的患者（RR 1.55，95%CI 1.26~1.91）（图 25.5）。与已诊断有息肉或肌瘤等宫腔异常行宫腔镜手术的不孕妇女相比，宫腔镜手术可提高妊娠率（RR 2.13，95%CI 1.56~2.92），但证据质量较低。没有研究通过比较诊断性宫腔镜与宫腔镜手术来评估 LBR（图 25.6）。

不孕症患者做或不做宫腔镜检查						
患者人群：前次胚胎种植失败及首次尝试 IVF/ICSI 的人群 干预：接受宫腔镜检查 对照：不做宫腔镜检查						
结果	例证相对风险 (95%CI) 假定风险 非宫腔镜	相对风险 宫腔镜	相对效应 (95%CI)	受试者数量 （研究）	证据质量 （证据等级评比 系统）	注释
活产率 妊娠满 20 周后活产胎儿 随访：平均 9 个月	研究人群 206/1000	306/1000 (248~374)	RR 1.48 (1.2~1.81)	1088 (3 研究)	+--- 极低 [1-3]	
	中间数 232/1000	343/1000 (278~420)				
妊娠率 超声显示 1 个或多个妊娠囊或明确的妊娠临床表现 随访：3~10 周	研究人群 291/1000	422/1000 (366~486)	RR 1.45 (1.26~1.67)	2545 (7 项研究)	+++- 中等 [4]	
	中间数 275/1000	399/1000 (346~459)				
流产率 妊娠 20 周前临床妊娠自然流产 随访：平均 3 个月	研究人群 71/1000	89/1000 (50~158)	RR 1.25 (0.7~2.21)	941 (2 研究)	++-- 低 [5-6]	
	中间数 69/1000	86/1000 (48~152)				

相对风险（及其 95%CI）是基于对照组的假定风险和干预的相对效应（及其 95%CI）
CI：可信区间；RR：相对危险度

GRADE Working Group 证据等级
高质量：进一步研究不太可能改变我们对效果的评价
中等质量：进一步研究可能对效果的评价有重要影响，甚至可能改变评价结果
低质量：进一步研究极有可能对效果评价有重要影响，甚至极有可能改变评价结果
极低质量：对评价结果非常不确定

[1] 2 项研究有分组隐蔽
[2] 3 项研究有 1088 例受试者
[3] 尽管招募期较长，仍有 5 项研究中没有报道活产率
[4] 5 项研究的分组隐蔽不明确，2 项研究中随机序列生成不明确，3 项研究实施偏倚风险不明确，2 项研究退出偏倚风险不明确
[5] 2 项研究的分组隐蔽不明确
[6] 只有 2 项研究有 941 例受试者

Di Spiezio Sardo et al. 2016

图 25.5 不孕症患者做或不做宫腔镜检查：荟萃分析结果

宫腔镜检查与手术对不孕症的影响						
患者人群：受子宫肌瘤或子宫内膜息肉影响的不孕女性 设计： 干预组：手术干预 对照组：宫腔镜检查						
结果	例证相对风险 (95%CI) 假定风险 诊断性宫腔镜检查	相对风险 宫腔镜手术	相对效应 (95%CI)	受试者数量 （研究）	证据质量 （证据等级评比系统）	注释
妊娠率 随访：7~10 周	研究人群 280/1000	596/1000 (437~818)	RR 2.13 (1.56~2.92)	256 (2 项研究)	++-- 低 [1,2]	
	中间数 277/1000	590/1000 (432~809)				
流产率 随访：12 周	研究人群 136/1000	166/1000 (45~625)	RR 1.22 (0.33~4.58)	52 (1 研究)	+--- 极低 [1,3]	
	中间数 136/1000	166/1000 (45~623)				

相对风险（及其 95%CI）是基于对照组的假定风险和干预的相对效应（及其 95%CI）
CI：可信区间；RR：相对危险度

GRADE Working Group 证据等级
高质量：进一步研究不太可能改变我们对效果的评价
中等质量：进一步研究可能对效果的评价有重要影响，甚至可能改变评价结果
低质量：进一步研究极有可能对效果评价有重要影响，甚至极有可能改变评价结果
极低质量：对评价结果非常不确定

[1] 1 项研究有分组隐蔽，1 项研究有很高的性能偏差风险
[2] 只有 2 项研究有 256 例受试者
[3] 只有 1 项研究有 52 例受试者

Di Spiezio Sardo et al. 2016

图 25.6 不孕症患者中宫腔镜手术和诊断性宫腔镜检查的比较：荟萃分析结果

25.4 不伴可疑宫腔异常行 IVF 的不孕症患者系统性采用诊断性宫腔镜检查（及可能的宫腔镜手术）

已经有发表的文章研究了宫腔镜检查对接受 IVF 的患者的生殖结局的影响。Lorusso 等[38]建议在所有不孕症病例中将宫腔镜检查作为常规检查，因为这些妇女经宫腔镜检查发现宫腔病变的概率较高。然而，在这些研究中未发现在 IVF-ET 之前行宫腔镜检查对妊娠结局的改善有显著价值。

Fatemi 等[39]试图通过宫腔镜检查评估经 TVS 未发现任何病变且无症状的 IVF 患者中宫腔异常的发病率。他们发现在第一次行 IVF/ICSI 治疗的无症状患者中宫腔异常的发病率似乎明显低于以往的报道（11% vs 20%~45%）。

Karayalcin 等[40]报道了 2500 例行 IVF 的患者在周期前依次行诊室诊断性宫腔镜检查。宫腔镜检查发现的可能影响 IVF 成功的子宫内膜病变发生率为 22.9%。

Karayalçın 等[41]招募了 1258 例患者，在 IVF 诊所行宫腔镜检查，未发现异常，并试图确定胚胎移植前宫腔镜检查时间对妊娠率的影响。在胚胎移植前 50d 或 50d 以内行宫腔镜检查，对种植率、妊娠率和临床妊娠率的改善是显著的。

近期的另一项研究纳入了 157 例有反复 IVF 失败史（两次或两次以上）的女性行宫腔镜检查（诊断或手术，视情况而定）以评估宫腔。在本研究中，44.9% 的患者宫腔镜检查发现了异常，75 例（48.1%）女性在宫腔镜检查后妊娠。妊娠患者中，有 36 例因子宫内膜病变做了手术，其中大多数是子宫内膜息肉[42]。

在一项研究中，217 例不孕妇女接受了 IVF 前宫腔镜检查的安全性和诊断价值评估。69 例（31.8%）女性经宫腔镜检查发现了需要宫腔镜手术的宫腔病变（息肉、纵隔、黏膜下肌瘤或粘连）。作者得出结论，宫腔镜检查在诊断宫腔内病变方面的灵敏度显著高于 TVS 和 HSG。因此，他们建议在 IVF 之前对所有患者进行宫腔镜检查，包括 TVS 和（或）HSG 检查结果正常的女性，因为相当大比例的患者，若有未确诊的子宫疾病，可能对成功生育产生不利影响[43]。

Tomaževič 等的回顾性病例对照研究进一步证实了宫腔镜手术的益处[44]。作者评估了 2481 例女性常规 IVF/ICSI 周期中，宫腔镜检查发现的任何子宫异常对妊娠率和活产率的影响。伴有纵隔子宫和弓形子宫的患者宫腔镜手术前妊娠率显著低于对照组。两组在活产率上差异更明显。宫腔镜下将病变切除后两组之间差异消失[44]。在我们的综述中，所有纳入的研究都评估了宫腔镜检查在 IVF/ICSI（一次或多次）之前的作用，检查时间选定在 ART 之前 1~3 个月经周期内，没有研究评估宫腔镜检查在不孕症夫妇最初检查中的作用。仅 3 项研究评估了 LBR，共纳入 1088 例患者。我们发现，认为宫腔镜检查有益的证据质量较低。7 项研究评估了妊娠率。我们发现了一项研究的证据质量中等，研究证明宫腔镜检查对 IVF/ICSI 后一次或多次种植失败的女性以及第一次行 IVF/ICSI 治疗的女性有益。有两个原因可解释这一结果。首先，宫腔镜检查可能会发现 US、HSG 或 SIS/GIS 发现不了的宫腔内异常，这些异常可能会影响 IVF/ICSI 后的种植率。对这些"隐匿"的异常加以处理可能有助于改善患者的生殖结局。HSG 和 US 已被推荐作为宫腔异常的主要诊断手段，但许多研究[45-50]已经清楚地证明，与宫腔镜相比，它们的灵敏度和特异度较低。由于子宫内膜的生长是变化的，HSG 结果在月经周期的不同阶段也可能发生变化。此外，气泡，黏液和内膜碎片可能会与充盈缺损类似，也可能是子宫内过量的造影剂掩盖了小的子宫内膜病变在影像学上的表现[48]。

与宫腔镜检查相比，有报道称 2D-TVS 的灵敏度为 84.5%，特异度为 98.7%，阳性预测值为 98%，阴性预测值为 89.2%[49-50]。然而，当增生的子宫内膜存在多发肌瘤或大的息肉时，TVS 可能无法鉴别出黏膜下肌瘤。2D-TVS 也可能无法鉴别各种先天性子宫畸形[35]。整体而言，比较 HSG 或 TVS 在评估子宫腔异常方面作用的研究显示，二者假阳性率高，阳性预测值低，诊断准确性差。因此，经 HSG 和（或）US 诊断为正常的患者约有 1/3 有宫腔异常，这可能会导致漏诊，并且会导致受孕失败[35,45,48]。近期的研究报道，近 50% 的 IVF 不孕女性在宫腔镜检查中被发现宫腔异常[39-40,51-52]。

综述发现在 USG 和（或）HSG 检查结果正常

的女性中，由诊室宫腔镜检查诊断出宫腔异常的发生率从 9.7%[33] 到 43.3% 不等 [34]。第一次 IVF 之前行宫腔镜检查的女性（9.7%，El-Nashar 等 [33]；43.3%，Elsetohy 等 [34]）与一次或多次 IVF 失败后行宫腔镜检查的女性（26%，Demirol 和 Gurgan[31]；27%，El-Toukhy 等 [36]；37.25%，Rama Raju 等 [32]），检出宫腔异常的概率无显著差异。

其次，正如其他研究者已经提出的，宫腔镜检查的优势不仅仅是对宫腔异常的处理（图 25.7）。具体理由如下：首先，用生理盐水冲刷宫腔有益于胚胎种植和提高妊娠率，因为生理盐水可以机械地去除子宫内膜表面有害的抗黏附糖蛋白分子 [环氧合酶 2（COX-2）、黏蛋白 1（MUC-1）和整合素 aVb3][53]。此外，宫腔镜检查本身有益于胚胎移植，因为宫腔镜的头端通过宫颈管时，可以松解宫颈粘连，同时可以研究宫颈管的走向和形态，从而使得胚胎移植操作更容易。所有这些理由都是对宫腔镜检查后可改善 IVF 结局的合理解释 [25,54-58]。

其他研究者研究了在卵巢刺激之前或期间机械性损伤子宫内膜对 IVF 妊娠率的改善作用。实际上，

子宫内膜的机械操作可以通过调节种植所需的基因编码因子例如胎盘蛋白 A[59]、层粘连蛋白 α-4、整合蛋白 α-6 和基质金属蛋白酶 1[60] 等的表达来增强子宫内膜容受性。

整体而言，我们的对比结果表明，与未行宫腔镜诊断与治疗的患者相比，宫内异常患者行宫腔镜诊断和治疗可提高 ART 后的妊娠率。宫腔镜检查正常的患者，妊娠率似乎也得到改善，这表明该项简单操作对后续的妊娠具有积极效果。然而，近期一项关于宫腔镜检查在 IVF 之前的作用的深入研究的结果与这一趋势并不一致，研究显示，与对照组相比，IVF 前行宫腔镜检查的人群的 IVF 结局无显著改善 [61]。我们的研究未纳入该项研究，因为其是 2014 年后发表的。该项研究的研究者们在荷兰的 7 所大学医院和 15 所大型综合医院进行了一项实用、多中心、随机对照试验。随机分配了 750 例 TVS 检查宫腔正常但未行宫腔镜检查且第一次做 IVF 的女性，将其随机分配（1∶1）为两组。一组是在 IVF 治疗前行宫腔镜检查，若发现任何宫腔异常即行宫腔镜处理，然后进入 IVF 周期；另

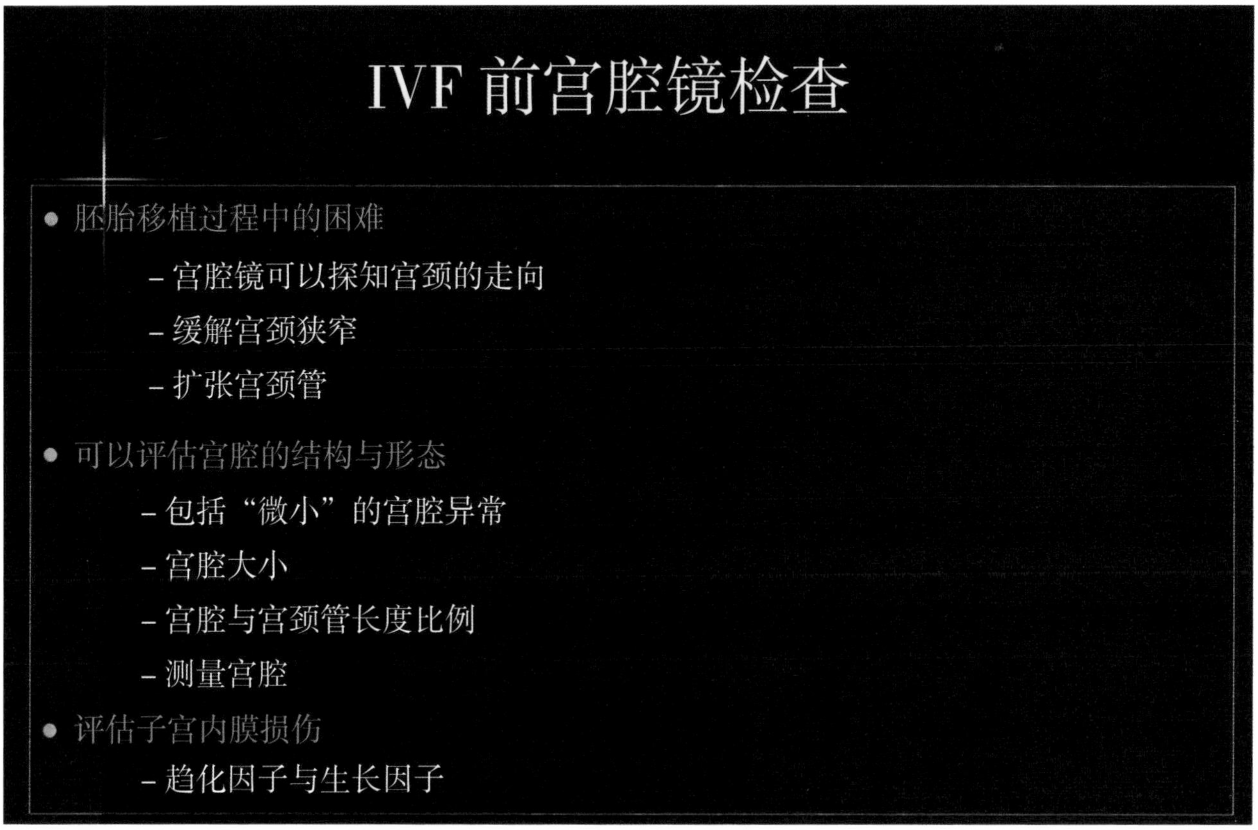

IVF 前宫腔镜检查

- 胚胎移植过程中的困难
    - 宫腔镜可以探知宫颈的走向
    - 缓解宫颈狭窄
    - 扩张宫颈管
- 可以评估宫腔的结构与形态
    - 包括"微小"的宫腔异常
    - 宫腔大小
    - 宫腔与宫颈管长度比例
    - 测量宫腔
- 评估子宫内膜损伤
    - 趋化因子与生长因子

图 25.7 不考虑手术的影响，IVF 前接受宫腔镜检查的优势

一组是未行宫腔镜检查直接开始 IVF 周期。主要评价结果是在随机化后的 18 个月内持续妊娠（在妊娠 > 12 周时检测到胎儿心脏搏动）并活产的情况。他们指出，在研究期间，宫腔镜检查组及直接 IVF 组中，分别有 57% 及 54% 的女性获得活产（RR 1.06，95%CI 0.93~1.20；P=0.41）。宫腔镜检查组中仅 1 例（< 1%）妇女在宫腔镜检查后出现子宫内膜炎。作者得出结论，常规宫腔镜检查并不能改善 TVS 显示宫腔正常、计划行第一次 IVF 治疗的不孕妇女的活产率，因此，患者 TVS 检查正常时不应常规行宫腔镜检查。

此外 El-Toukhy 等 [36] 的研究，是一项关于伴有大于两次但小于 4 次 IVF 失败史的女性在 IVF 前行宫腔镜检查的多中心随机对照研究（Trophy 试验），其研究数据已在几个月前发表 [62]，其结果也与前面所述趋势不一致，该研究指出，与对照组相比，IVF 前行宫腔镜检查的人群，IVF 结局并没有显著改善。然而，这项研究与其他研究不同的是，该研究纳入了在前次 IVF 周期之前已做过宫腔镜检查的患者，而其他研究仅纳入了从未做过宫腔镜检查的患者。这种差异可能减少了宫腔镜检查对改善患者生殖结果的贡献。在这种情况下，任何导致不孕的子宫性因素应该在再次行宫腔镜检查之前被排除（发现和治疗）。此外，参与研究的中心在 IVF 结局、IVF 前常规宫腔镜检查和宫腔异常处理方面都存在很大的异质性。

25.5 诊断性宫腔镜和宫腔镜手术在伴有宫腔异常的不孕症女性中的应用

25.5.1 米勒管发育异常

先天性子宫异常在不孕女性中患病率尚不清楚，主要是由于诊断标准不一、研究设计的异质性和选择偏倚等。因此，目前有关先天性子宫异常妇女不孕症发生率和可能原因的文献都未得出任何可靠的结论 [63]。与一般人群相比，有流产史或流产且不孕史的女性患先天性子宫异常的概率似乎更高 [64]。

尽管 HSG 仍然是诊断宫腔正常或异常的有用筛查手段，对子宫畸形的诊断灵敏度也较好，但它不能准确地鉴别不同类型的先天性子宫异常，也不能进行适当的分类 [65]。

Saravelos 等 [66] 的综述评估了不同诊断方法的准确性，并估计了不孕症和反复流产妇女中先天性子宫异常的患病率。他们指出，最准确的诊断方法是宫腔镜检查联合腹腔镜、SIS 以及三维超声（3D-US）检查。

纵隔子宫是最常见的子宫结构异常，其与不孕症高发生率有关 [15]（图 25.8）。大多数有关纵隔子宫成形术的研究将与伴有反复流产和不孕症的患者结合起来，尚无将不孕症妇女随机分为处理或不处理组的文章发表。因此，关于不孕症妇女是否应该行纵隔切除术仍存在争议 [15]。患有纵隔子宫及不明原因不孕的妇女行宫腔镜下子宫成形术，可以提高其临床妊娠率和活产率 [67-68]。

为了改善生殖结局，在很多国家，对患有纵隔子宫和反复流产的妇女均行宫腔镜下子宫成形术。然而，到目前为止，没有任何对照性研究发现这样做可以改善生殖结局。大多数研究是将伴有反复流产行宫腔镜下子宫成形术的患者作为对照组。但迄今，没有一项随机对照研究评估了子宫成形术的效果及可能的并发症 [69]。

25.5.2 子宫肌瘤

根据"现有技术水平"，当宫腔轮廓正常时，宫腔镜检查似乎是不必要的。另一方面，当 HSG 提示宫腔充盈缺损时，SIS 或宫腔镜检查可以更准确地确定病变的位置和附着情况并确定黏膜下肌瘤是否适合行宫腔镜下子宫肌瘤切除术 [70]。尽管有一项证据质量高的 Cochrane 系统性评价 [71] 证明了 SIS 和宫腔镜检查对黏膜下肌瘤的诊断价值相当，且两者均优于 TVS，但美国妇科腹腔镜医师协会（AAGL）[72] 推荐 MRI 在确定黏膜下肌瘤与子宫肌层和子宫浆膜的关系方面优于其他影像学和内镜检查。AAGL [72] 认为当怀疑有黏膜下肌瘤时，HSG 的灵敏度和特异度不高。宫腔镜检查在诊断黏膜下肌瘤时，灵敏度、特异度和准确性均较高，且利于组织学诊断 [73]。

关于宫腔镜手术，Klatsky 等 [74] 检索了已发表的关于子宫肌瘤与生殖结局之间的关系的文章。发现黏膜下肌瘤与继续妊娠率低（优势比 0.5，95%CI 0.3~0.8）有显著相关性，原因是胚胎种植减少（图 25.9）。其研究结论是，尽管研究的患者数量相对较少，但在 ART 治疗之前，有强有力的

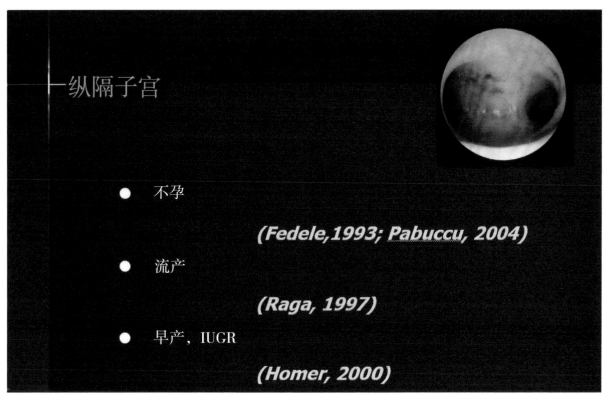

图 25.8 纵隔子宫与不孕症之间的关系

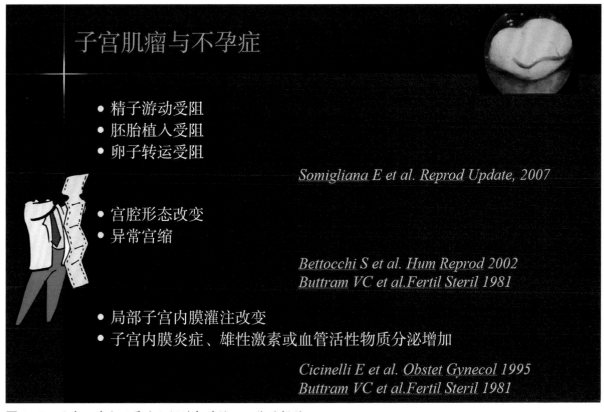

图 25.9 子宫肌瘤和不孕症之间的相关性：可能的解释

证据支持应该行宫腔镜下子宫肌瘤切除术。

Pritts 等[3]发表的系统性文献综述和荟萃分析，研究了肌瘤对生育力和子宫肌瘤切除术对改善预后的影响。他们称黏膜下肌瘤患者的生育力下降，子宫肌瘤切除术似乎对提高妊娠率是有益的。

根据 ASRM[70]，宫腔镜下子宫肌瘤切除术适用于宫腔内肌瘤和至少有 50% 体积位于宫腔内的黏膜下肌瘤。不孕和反复妊娠丢失（RPL）的妇女，只有在彻底评估完成后才应考虑行子宫肌瘤切除术。建议不孕女性什么时候切除肌瘤仍然是一个临床难题，基于现有文献得出的结论也是有争议的[3]。

25.5.3 子宫内膜息肉

异常子宫出血和不孕症患者检查时，通常会发现子宫内膜息肉。有关子宫内膜息肉与生育力之间的相关性，我们知道的很少。子宫内膜息肉诊断的金标准是宫腔镜检查，且宫腔镜下息肉切除术仍然是治疗子宫内膜息肉的主要手段[73]。息肉发生恶变者很少见，发生恶性肿瘤的特殊危险因素包括年龄增加和绝经后出血。有些学者认为，子宫内膜息肉可以采用保守治疗，因为高达 25% 的息肉可自然消退，特别是小于 10mm 的息肉。然而，关于这一常见妇科疾病的诊断和治疗的文献所提供的证据质量都不高[69]。息肉可以使宫腔变形，可能对子宫内膜容受性产生不利影响，并增加种植失败的风险[75]（图 25.10）。

Stamatellos 等[76]评估了 83 例符合以下标准的女性：年龄 35 岁以下，至少 12 个月未孕，3~8 个月的月经紊乱（月经间期出血或点滴出血，月经过多），以及宫腔镜下息肉切除术后随访 3~18 个月试图妊娠者。显然，息肉似乎是在不孕夫妻检查后可解释其不孕的唯一原因。息肉手术后妊娠率（61.4%）和分娩率（54.2%）均增加。小于等于 1cm 的息肉患者与大于 1cm 的息肉或多发息肉患者的生育率之间无统计学差异。

我们的综述纳入分析的所有研究都评估了诊断性宫腔镜和宫腔镜手术在不孕夫妇初始评估中的作用，所有入选患者均不是 ART 患者。纳入的所有研究均未评估 LBR。

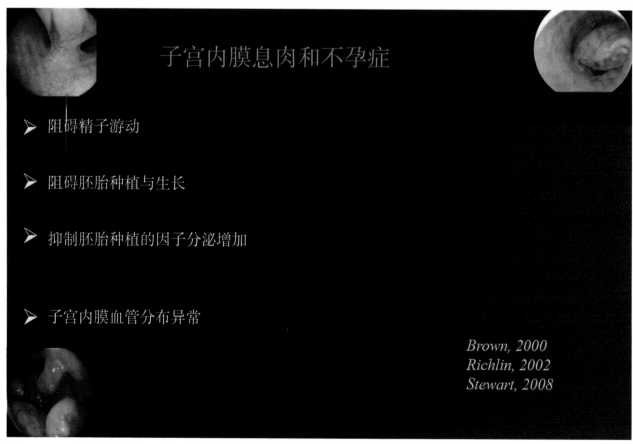

图 25.10 子宫内膜息肉和不孕症之间的相关性：可能的解释

有研究表明，经 TVS、HSG 或 SIS/GIS 发现宫腔内病变（即子宫内膜息肉和黏膜下肌瘤）的不孕妇女，与仅做宫腔镜检查而未手术的患者相比，宫腔镜手术后的患者临床妊娠率增加，但该研究的证据质量较低。

特别是，Perez-Medina 等的研究 [30] 发现在 4 次 IUI 周期后，息肉切除组的临床妊娠率为 51.4%，对照组为 25.4%，相当于为获得 1 次妊娠需要治疗的病例数（NNT）为 3（95%CI 2~5，Perez-Medina 等 [24,30]）。值得注意的是，息肉切除组中所有患者绝大多数（65%）妊娠发生在第一个 IUI 周期之前，与对照组相比（3%），息肉切除组的自然妊娠率为 29%。

Casini 等的研究 [29]，仅纳入了黏膜下肌瘤伴或不伴肌壁间肌瘤的患者（n =52）。在所有子宫肌瘤切除术的患者中，黏膜下肌瘤患者的妊娠率为 43.3%，而黏膜下合并肌壁间肌瘤患者的妊娠率为 40.0%。

这些结果证实了任何一种宫腔内异常 [77-80] 可能影响生殖结局的假说。迄今，每一种宫腔异常干扰生殖过程的具体作用机制尚不清楚。近期的研究表明，子宫内膜息肉和黏膜下肌瘤可能通过共同的病理生理机制对生殖产生不利影响，所说的共同机制即是子宫内膜 HOX 基因表达整体减少 [14,81-82]。

总之，我们的研究结果与 Bosteels 等的研究结果一致 [17]，表明宫腔镜下切除子宫黏膜下肌瘤可能有助于提高不明原因不孕妇女的妊娠率；IUI 前宫腔镜切除超声检查下可疑的子宫内膜息肉，可能会增加患者的临床妊娠率。

25.6 目前的证据（有些尚缺乏）

我们的评估，应用了 GRADE 方法，在第一项比较中，我们认为 LBR 的证据质量非常低，因为存在偏倚风险、可疑的结果报告偏差和不精确性。由于偏倚风险，妊娠率的证据质量中等，并且由于偏倚和不精确的风险，流产率的证据质量较低。对于第二项比较，由于存在偏倚和不精确的风险，妊娠率的证据质量较低而流产率的证据质量则是非常低。

目前的证据缺乏实用性（有效性）试验，因此，我们的目的是评估宫腔镜检查的疗效，因为所有纳入的研究都是在临床"模拟"环境中进行的。然而，我们的综述中包括的人群除了具有一个共同的特征（是否存在宫腔因素）外，还有很多因素（即主要临床特征、不孕症的原因、宫腔镜检查的时间、IVF/ICSI 方案）差异很大。研究方法学的不统一导致了研究结果具有一定的局限性，但分析研究人群的临床多样性似乎可以确保结果的普遍性，因为我们的不孕妇女与临床实践中普遍遇到的女性相似。实际上，不孕夫妇不孕的原因通常有多个，并且每个中心的多个混杂因素通常会影响诊断和治疗。

LBR 是我们的主要结局判定指标。它代表了生殖医学中最具相关性的结局，因此使我们的结果更具有效性，但包含这一参数的论文数相对较少，使我们难以得出任何明确的结论。然而，能增加临床妊娠率的阳性结果并没有重要价值。实际上，与远期并发症相比，宫腔镜检查更有可能影响的是胚胎种植和妊娠早期阶段。鉴于这种考虑，临床妊娠率可能是代表宫腔镜检查"效果"的更"现实"指标。

关于我们分析的第二个比较，我们知道对息肉和子宫肌瘤的汇集研究可能会限制我们结果的有效性。实际上，不论任何统计学上的异质性，不同类型的受试者或干预措施的汇集研究可能会影响任一结果的临床合理性。然而，我们认为并非如此，我们仍然坚信我们研究的有效性，有以下几个原因：首先，即使肌瘤和息肉通过不同的致病机制导致不孕，两者都可能是不孕症的原因，且可通过宫腔镜手术治疗。后者的数据足以满足我们的目的，即评估宫腔镜手术或诊断性宫腔镜是否可以改善任何原因不孕或不明原因不孕症患者的活产和（或）妊娠率；其次，新发表的文献似乎也表明，子宫内膜息肉和黏膜下肌瘤可能通过相同的致病机制对生殖产生不利影响 [14,81-82]。

我们的综述的另一个局限是，所纳入的 IVF 研究均未遵循单胚胎移植原则。因此强烈建议进行此类型的研究，因为它们可以更好地评估宫腔镜检查在改善生殖结局方面的作用。

越来越多的试验和临床研究强调了子宫和宫腔内病变对自然妊娠和 ART 后生育的重要性 [83]。尽管如此，对不孕夫妇子宫环境的内镜评估仍未得到充分研究，宫腔镜检查在不孕女性中的作用仍然存在强烈而长期的争议。尽管很多研究都表明该方法对宫腔内病变的处理具有良好的接受性和有效性，但对于诊断性和宫腔镜手术在改善不孕妇女预后方面的有效性尚未达成共识。

在不孕症的初步评估中系统使用宫腔镜检查的益处仍不清楚，在不孕症初步评估中对宫腔的检查应以 HSG 或 SIS 为基础。在我们的系统性综述中，我们没有发现关于将宫腔镜检查作为不孕症基本评估手段能起到作用的证据。

IVF 前系统性宫腔镜检查是一种被广泛接受的做法，这种做法一直被认为可以提高妊娠率，但仍缺乏科学依据。虽然我们的综述显示，在 IVF 之前无可疑宫内病变者，行宫腔镜检查可提高妊娠率（证据质量中等），但是最新发表的随机对照试验结果[61-62] 都不支持这种说法。由于文献中有相反的证据，故对于 IVF 周期反复种植失败的患者，是否应该用宫腔镜重新评估宫腔的问题仍在讨论中[28,62]。

结　论

尚无足够的前瞻性随机试验可以明确地证明手术切除所有宫腔内异常病变后可以改善患者生育力或 IVF 结局。

然而，已发表的观察性研究结果表明，切除黏膜下平滑肌瘤、粘连和至少一部分息肉可增加妊娠率。根据我们的综述，我们发现当宫腔镜下切除黏膜下肌瘤或子宫内膜息肉后，妊娠率提高（证据质量低）。但将宫腔镜用于切除黏膜下瘤或子宫内膜息肉时，没有研究关注 LBR。在将宫腔镜检查作为所有不孕妇女的一线诊断和手术治疗方法之前，仍然需要强有力和高质量的随机对照试验，特别是在一对夫妇的初步临床评估时，来证实宫腔镜是否可以减少受孕等待时间和不必要的 ART。

参考文献

请登录 www.wpcxa.com "下载中心"查询或下载。

第 26 章　难治性子宫内膜与宫腔镜

Jaime Ferro, Pedro Montoya

26.1 引　言

　　众所周知，子宫内膜的充分生长对胚胎种植和成功妊娠是至关重要的。但是，对于生长到什么时候是合适的，还没有明确的一致意见。根据文献，我们认为子宫内膜厚度小于 7mm 时视为难治性子宫内膜（或薄的子宫内膜），这种内膜会影响妊娠率和活产率[1-2]。人们长期以来一直试图确定"理想"子宫内膜的特征，然后移植可能的最好的胚胎。研究人员试图通过超声检查确定内膜厚度和类型，但迄今为止尚未达成明确的一致意见。另外，较薄的和正常的子宫内膜患者也有妊娠和成功分娩的[3]。因此，由于难以确定诊断标准，要计算出难治性子宫内膜的发生率是有挑战的，尽管有一些研究人员估计其约为 2.42%（260/10 724 女性）[4]。

　　近期的一些前瞻性研究测量了子宫动脉血流的血流阻力，并通过经阴道彩色多普勒超声检查评估其阻力，试图将这些指标与子宫内膜厚度，甚至与一些血清生长因子，如血管内皮生长因子（VEGF）[5] 等关联起来。还有文章研究了其他特征，如子宫内膜的低回声、异常回声或高回声表现[6]。Cruz 和 Bellver 甚至通过使用新型的"子宫内膜容受性芯片"（ERA）发表了成功的结果[3]。尽管如此，有证据表明超声检查测量子宫内膜为 7mm 时似乎与妊娠率低有关，即使有些人认为是 5mm 或更薄（这种情况并不常见）[7]。

J. Ferro (✉) • P. Montoya
Instituto Universitario Instituto Valenciano de Infertilidad, IVI,
Plaza de la Policía Local, 3, 46015 Valencia, Spain
e-mail: jaimeferro@hotmail.com; pedromontoyabotero@gmail.com

© Springer International Publishing AG 2018
A. Tinelli et al. (eds.), *Hysteroscopy*, https://doi.org/10.1007/978-3-319-57559-9_26

　　当患者存在"难治性子宫内膜"或经超声检查显示子宫内膜生长不良时，有很多种治疗方法包括药物和手术治疗。然而，在研究这种情况时，宫腔镜被认为是评估宫腔的最有用的手段之一[2]。因此，本章的目的是综述宫腔镜在这些患者的整个初步检查、诊断、治疗和随访中的作用。

26.2 宫腔镜检查和治疗

　　对于"薄型"或难治性子宫内膜患者，宫腔镜检查是最重要的方法之一。根据文献报道，宫腔镜具有很多与该临床情况相关的用途，包括最初的检查和未明确诊断的子宫病变的诊断；对有宫腔粘连或 Asherman 综合征的患者的评估、治疗和随访；先天性米勒管发育异常患者的评估和治疗；作为 IVF 周期之前的常规检查；作为"搔刮"子宫内膜的一个手段；在干细胞治疗之前和之后观察宫腔；最后，作为特殊疾病或任何其他病变或情况（Strassman 成型术后、放疗、感染、非细菌性子宫内膜炎及其他等）治疗后的随访手段。

26.2.1 宫腔的评估

　　胚胎的成功种植主要取决于其质量和子宫内膜的容受性。胚胎种植失败可能部分是由于上述因素的改变（例如难治性子宫内膜）[8]。由于子宫内膜导致着床失败的可能机制尚不清楚，所以我们应该进行研究，而宫腔镜是一种可选择的研究方法。

　　当 2~6 个 IVF 周期（有高质量胚胎）之后还未成功受孕时，则称为反复种植失败（RIF）[9]。许多良性子宫性疾病，如宫腔粘连、米勒管发育异常、子宫内膜息肉、黏膜下肌瘤、子宫内膜炎及其他，可能是辅助生殖技术（ART）妊娠率低的原因，

RIF 可能是上述这些子宫性病变（之前未发现）导致的结果[10-11]。即使是采用其他诊断手段（如子宫超声造影、超声检查等）都未发现异常的情况下，宫腔镜检查也可以在多达 18%~50% 的 IVF 患者中发现病变[10,12]。因此，在 IVF 之前评估宫腔是至关重要的，因此，宫腔镜检查被认为是金标准[13]。

26.2.2 宫腔粘连和 Asherman 综合征

宫腔粘连（IUA）和 Asherman 综合征（AS）是子宫内膜受到创伤后在宫腔内形成的粘连[14]。由于子宫内膜基底层受损，所以粘连会导致宫腔阻塞，大多数子宫内膜受损是由诊刮术造成的[15-17]。粘连可有各种各样的临床表现，包括子宫内膜功能障碍（难治性子宫内膜）、月经异常或异常子宫出血（AUB），甚至闭经、不孕、反复流产和胎盘异常等[18-21]。因此，IUA 与生殖预后不良有关，大多数病例是因为不孕，发生率高达 43%[18,22-23]。

宫腔镜手术完全改变了 IUA 的治疗方法，并已成为金标准手术。它可以直接观察并局部放大，从而实现精准安全的治疗[24]。因此，AS 或 IUA 的彻底治疗和管理可分为 4 个主要步骤。第一，手术治疗，使用宫腔镜锋利的剪刀或电器械（剪刀是首选，因为电器械可能会导致热损伤，从而加剧粘连）[25]。其次，放置 Foley 导管，宫腔内避孕装置、子宫球囊支架、抗粘连屏障凝胶或 Word 导管防止粘连复发[26]。第三，恢复正常子宫内膜（激素和干细胞治疗）。最后，术后评估（宫腔镜"二探"，

如果需要，可行超声检查或二次手术）（图 26.1 至图 26.4）。

如上所述，AS 的管理中最重要的步骤之一是"二探"评估，因为一些研究显示，如果不进行随访，产科风险增加，生殖预后较差[27]。

AS 若最初开始时越严重，则子宫内膜越难恢复，因此重新评估子宫内膜，观察愈合过程和瘢痕组织至关重要。因此监测粘连复发很有必要，以便在需要时进行二次治疗，从而改善患者的生殖预后。在一些病例中，当评估时又形成粘连，则需要进行再次手术[26]。

26.2.3 米勒管发育异常

先天性子宫异常与女性的反复流产有关[28-29]。然而，米勒管发育异常与难治性子宫内膜有关的说法在文献中很少被接受[2]。二者之间有关系是因为种植失败或不孕与米勒管发育异常患者的子宫内膜不良有关。然而，这些畸形的患病率很高，特别是在不孕夫妇中，因此需要进行广泛的研究。根据 Saravelos 等的研究，一般人群中先天性米勒管发育异常的患病率约为 6.7%，而在不孕患者及反复流产患者中的患病率分别约为 7.3% 和 16.7%[30]。他们认为弓形子宫是一般人群和反复流产人群中最常见的形式，而纵隔子宫是不孕症患者中最常见的异常[30-31]。

虽然尚未完全研究清楚，但不孕的原因是畸形子宫的子宫内膜特征改变，从而导致种植率低[32]。一些研究表明，纵隔子宫成形术（用微型剪刀在

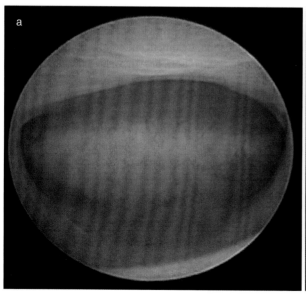
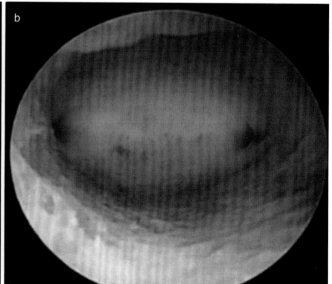

图 26.1 宫腔镜下正常宫腔。（a）增殖期。（b）分泌期

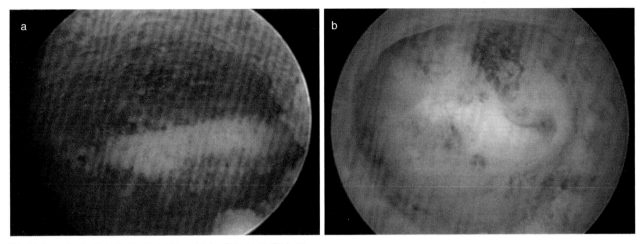

图 26.2　（a）月经期子宫内膜。（b）难治性子宫内膜

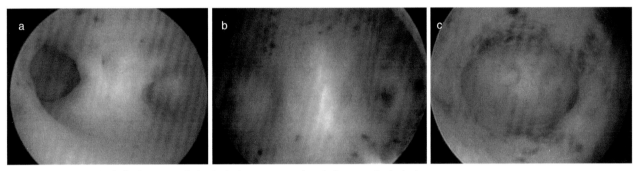

图 26.3　宫腔粘连患者难治性子宫内膜（a）、纵隔子宫 b）与 T 形宫腔（c）

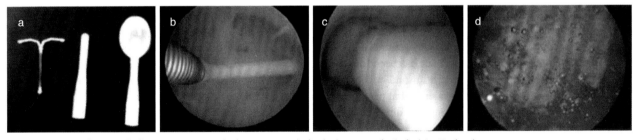

图 26.4　防粘连工具（a）：DIU T Cu（b），Word 球囊（c），IU 透明质酸凝胶（d）

宫腔镜下切除）甚至使用电器械或激光治疗，可以改善不孕妇女的生殖结局，而与畸形的分型无关 [33-36]。Fedele 甚至指出，36 个月内累积妊娠活产率介于 89%~75%，完全纵隔子宫组为 80%，不完全纵隔子宫组为 67% [33]。

总之，子宫异常的诊断及宫腔镜下成形术可显著改善子宫异常妇女的妊娠结局，因此在难治性子宫内膜的患者中也可考虑这一治疗方法。

26.2.4 IVF 周期前常规评估宫腔

一些作者提出将宫腔镜检查作为 IVF 周期前的系统评估手段，这是因为宫腔镜在没有任何症状的女性中发现之前未发现的宫腔病变的概率高达 50% [37-38]。

与 Bozdag 发表的文章类似，目前在 IVF 之前宫腔镜检查有 3 种不同的用法。首先，当其他诊断方法怀疑有宫腔内病变时；其次，IVF 失败患者（尽管没有研究）；最后，作为所有患者的定期检查手段 [10]。考虑到这些，对于行 IVF 治疗的女性，一个有用的方法则是每次定期宫腔镜检查时都评估一下宫腔。

尽管如此，但迄今为止，没有有力的证据能证明处理与不处理宫腔病变会产生不同的效果 [39]，有证据表明，对无症状妇女，在第一次 IVF 周期开始之前行宫腔镜检查可能会提高成功率 [38-39]。

26.2.5 子宫内膜损伤

子宫内膜损伤或"搔刮"是指对子宫内膜故意

损伤，其目的是提高妊娠率[40]。实现损伤的方法之一是使用一种称为 pipelle 管吸刮子宫内膜，另一种方法是通过宫腔镜检查。用刮匙或宫腔镜搔刮宫腔，获得子宫内膜标本，造成子宫内膜损伤。关于子宫内膜搔刮可改善子宫内膜容受性的机制有3种假说。首先，机械性损伤子宫内膜，可诱导子宫内膜蜕膜化，有利于胚胎种植[40]。其次，搔刮可诱导免疫系统反应，在损伤部位出现生长因子，细胞因子，白细胞介素等，这一免疫应答增强了子宫内膜组织的修复和胚胎种植[40-42]。最后一个假说是，基于卵巢刺激导致子宫内膜发育异常的理论，在 ART 周期中，子宫内膜损伤有利于胚胎移植后成功种植[40,43]。

近期发表的一篇系统综述试着评估了胚胎移植前子宫内膜损伤的有效性和安全性[40]，其中两项研究使用了宫腔镜。一项研究比较了宫腔镜检查和刮匙（Novak 刮匙）联合使用与单纯宫腔镜检查的差别[44]，另一项研究比较了在同一时期使用宫腔镜和 pipelle 管与单纯宫腔镜检查[45]。该综述的结论是，有证据支持对于先前有超过两次胚胎移植的女性，"搔刮"可提高活产率和临床妊娠率。然而，要得到更好的结果则需要大样本临床研究[40]。

26.2.6 干细胞治疗前后的评估

研究人员提出的用于预防宫腔镜手术后 Asherman 综合征患者再粘连的最新的治疗方案是干细胞治疗。众所周知，子宫内膜可以在每个月经期后和分娩后的正常环境中重新生长。而且，在 AS 和子宫内膜萎缩或基底层纤维化的患者中都缺乏有功能的子宫内膜[24,46-47]。另外，骨髓干细胞已经被证实可重新修复子宫内膜，主要是使其分化成子宫内膜间质细胞[46]。因此，通过使用干细胞来修复子宫内膜功能层中无功能的内膜的想法似乎是有希望的。近期，我们小组发表了一项前瞻性研究，纳入的 16 位女性在干细胞治疗 2 个月后（用 CD133 骨髓干细胞进行自体细胞治疗）发现子宫内膜有改善。在治疗前，研究人员在月经期的第 6~10 天通过宫腔镜评估了宫腔，然后在治疗 3 个月和 6 个月后也评估了宫腔。我们发现了一些有利的结果，如子宫内膜厚度增加，成熟血管密度增加和月经期延长等。

本研究也发现患者的妊娠率有提高[46]。

未来仍需要大样本的前瞻性研究来证实干细胞治疗对这些患者的疗效。

26.2.7 子宫内膜随访评估

上文已经提到，宫腔镜是先天性米勒管发育异常、宫腔粘连或干细胞治疗之后，一个有用的监测手段。然而，难治性子宫内膜的病因很广泛，不仅包括那些已经提到的病因，还包括一些其他情况，如手术原因（如 Strassman 术、子宫肌瘤切除术后等）、放射治疗、感染、细菌和非细菌性子宫内膜炎，甚至特发性原因[2]。在所有这些病因中，未来的宫腔镜将在对疾病的彻底治疗、预后和治疗后的随访中发挥重要作用。此外，难治性子宫内膜经特殊的治疗方法处理之后，宫腔镜评估会很方便。目前正在研究的治疗方法有下面几种：增殖期注射 hCG、高剂量雌二醇[48] 或 GnRH 类似物[2]、粒细胞集落刺激因子（G-CSF）[49]、自体富含血小板血浆[50]、阿司匹林[51]、含或不含有己酮可可碱的维生素 E[52]、西地那非[2] 等。

需要设计很多关于应用这些方法及使用宫腔镜作为监测病情手段的大样本前瞻性临床试验，以便为患者提供更多选择。

结 论

总之，关于这个问题的证据质量是很低的。最终需要更多的研究来优化这些患者的治疗。根据我们的经验以及迄今为止的最佳证据，我们认为最重要的是让这一疾病的患者在预防、诊断、治疗和随访方面获益最大。

宫腔镜评估宫腔应该是这些患者中最重要的研究；并对疾病作出诊断，给患者提供最好的治疗方法。

未来宫腔镜检查和所有的辅助治疗可能会有很大帮助，从而改善这些患者的治疗效果。在此类研究的结果或专家联合指南出台之前，我们应该根据最佳可用文献、我们的经验以及患者的选择给出最佳循证医学的证据。

参考文献

请登录 www.wpcxa.com "下载中心"查询或下载。

第五部分
宫腔镜与肿瘤

第 **27** 章　子宫内膜增生

Luca Mencaglia, Francesca Ciociola, Stefania Magnolfi

27.1 定义与流行病学

　　子宫内膜增生（EH）指子宫内膜发生不规则的形态改变，表现为子宫内膜腺体异常增生从而导致子宫内膜组织厚度增加、腺体结构（形状和大小）改变，以及与增殖期子宫内膜相比，腺体－间质比值增加[1-2]。EH常发生在子宫内膜长期受到雌激素刺激而无孕激素拮抗时，这种情况可由多种因素引起。

　　子宫内膜增生是Ⅰ型子宫内膜癌（雌激素依赖型）的癌前病变。Ⅰ型子宫内膜癌中子宫内膜样组织学亚型占75%，这类子宫内膜癌恶性程度低，通常可以手术治疗[3-4]。

　　Ⅱ型子宫内膜癌不依赖雌激素，包括具有侵袭性的浆液性癌和透明细胞癌等。此类子宫内膜癌常与子宫内膜萎缩相关[5-7]。

　　育龄期妇女EH的患病率为1.3%，绝经后妇女患病率为15%，发病高峰在50~60岁。

27.2 分　类

　　子宫内膜增生有两个不同的分类系统：世界卫生组织（WHO）分类系统[8]和子宫内膜上皮内瘤变（EIN）系统[9]。WHO分类系统是最常见的分类系统，它根据细胞结构的复杂性、子宫内膜腺体的拥挤程度和是否存在非典型细胞将子宫内膜增生分为子宫内膜单纯增生和复杂增生，复杂增生又分为

不伴不典型增生和不典型增生[10-12]。由于WHO分类系统比较复杂，另一种EIN分类方式对此进行了改进。EIN将组织学分类简化为两组：一组为"良性增生"，包括单纯增生和复杂增生，另一组为"子宫内膜上皮内瘤变"，包括不典型增生和高分化腺癌[9]。EIN的病理表现包括腺结构拥挤、细胞异型性及排除癌变后最大直径超过1mm的病变。EIN分类系统简单、重复性好，有助于临床医生选择治疗方案。

　　子宫内膜不典型增生发展成子宫内膜癌的风险最高。一项由7947例患有不典型增生的妇女组成的病例对照研究发现，4年内患癌的累计风险为8%（95%CI 1.31%~14.6%），9年后增加到12.4%（95%CI 3.0%~20.8%），19年后上升到27.5%（95%CI 8.6%~42.5%）[13]。在行子宫切除术的妇女中，不典型增生同时伴癌变的发生率高达43%[14]。

27.3 危险因素

　　子宫内膜增生的危险因素与Ⅰ型子宫内膜癌相同。常见的因素与类固醇激素失衡有关，如慢性无排卵（多囊卵巢综合征）、月经初潮早、绝经晚、未生育、外源性雌激素暴露时间长且无孕激素拮抗等，都会增加子宫内膜增生的风险。

　　他莫昔芬可能会导致子宫内膜增厚和息肉形成，进而导致子宫内膜增生和子宫内膜癌的发生[15]。

　　患有林奇综合征（遗传性非息肉病性结直肠癌）的妇女早期可能有复杂的不典型子宫内膜增生，并且雌激素水平发生改变，从而影响DNA修复基因的表达[16-17]。

　　糖尿病、高血压和肥胖也与子宫内膜增生风险

L. Mencaglia (✉) • F. Ciociola • S. Magnolfi
USL Sud Est Toscana, Ospedale Santa Margherita di Cortona,
N.A. Fratta 145, 52044 Cortona, AR, Italy
e-mail: luca.mencaglia@uslsudest.toscana.it;
francesca.ciociola@uslsudest.toscana.it; stemagnoli@yahoo.it

© Springer International Publishing AG 2018
A. Tinelli et al. (eds.), *Hysteroscopy*, https://doi.org/10.1007/978-3-319-57559-9_27

表 27.1　子宫内膜增生的诱因

子宫内膜增生诱因	
月经和产次情况	绝经后妇女，未生育，绝经晚或初潮早，慢性无排卵
既往疾病	肥胖、糖尿病、不孕、高血压、多囊卵巢综合征、雄激素分泌肿瘤、林奇综合征（遗传性非息肉病性结直肠癌）
激素治疗	长期暴露于外源性雌激素、他莫昔芬、雌激素替代治疗

增加有关。事实上，肥胖会导致雌激素水平升高和慢性炎症，从而促进内膜增生和癌症的发生。表27.1 显示了子宫内膜增生的诱因。

27.4 诊　断

凡是患有异常子宫出血（AUB）的妇女都应该警惕子宫内膜增生。90% 以上的子宫内膜增生患者有异常子宫出血的表现。子宫内膜增生的确诊需要对子宫内膜组织进行病理学检查。

27.4.1 经阴道超声检查

经阴道超声检查可较好地描述子宫内膜，常被用作异常子宫出血患者的初步检查。而且它具有广泛的可用性、优良的安全性和经济实惠性。对于绝经后妇女，子宫内膜厚度大于 4mm 是不正常的表现[18]。然而在部分无症状的绝经前和绝经后妇女中，子宫内膜并不表现为增厚，而表现为形态异常，如异质性或囊性改变，这可能是诊断 EH 的关键[19]。超声下，子宫内膜增生表现为子宫内膜增厚、高回声、形态均匀、规则或微小囊性改变，然而子宫内膜厚度却未必均匀。子宫内膜和子宫肌层交界处界限清晰、中线回声可见，这于与子宫内膜息肉的诊断相区分，后者在子宫内膜的回声常表现得扭曲。

超声不能区分囊性增生和腺瘤样增生，同样不能区分未侵及肌层的高分化腺癌和子宫内膜增生。多灶性增生的病例：超声图像的特征是子宫内膜形态一致，或者内膜内部有大小不等且规则或不规则的囊性间隙。这使得鉴别子宫内膜癌和子宫内膜息肉变得困难。彩色多普勒检查是鉴别恶性疾病的另一个标准：内膜增生病例中血管化较少，血管主要分布在外周并且呈规律性分布。子宫内膜息肉最常

见的特征是可见血管轴。

子宫内膜癌中血管分布混乱，彩色多普勒检查能够反映血管的这种混乱状态。子宫内膜增生和肿瘤的正确诊断和分期依赖于组织学检查。对可疑子宫内膜区域进行可视下定点活检是非常必要的。

27.4.2 三维超声检查

近期研究表明，对于绝经后异常子宫出血的女性，三维超声特别是三维多普勒检查，有助于鉴别子宫内膜良性病变和子宫内膜癌。恶性病变的子宫内膜厚度、子宫内膜容积、子宫内膜血管化指数和血管血流指数均显著高于良性子宫内膜病变患者[20]。

27.4.3 宫腔镜检查

宫腔镜检查可以从形态学标准上来诊断子宫内膜增生。但这些标准并没有得到随机对照试验的证实。宫腔镜检查的形态学标准是主观的，因评估者而异，且可重复性差。宫腔镜诊断子宫内膜增生的灵敏度不超过 78%[21]。

宫腔镜检查适用于需要活检的 AUB 患者，它可以在直视下对可疑部位的内膜取活检，有利于提高活检的可靠性和依从性。

子宫内膜增生和癌症影响子宫内膜的上皮细胞层，在所有的子宫内膜增生和癌症的病例中都可见异常的形态学改变。宫腔镜往往不能作出明确诊断，然而却可针对所有的可疑"不典型区域"取活检[22]。

子宫内膜增生的主要宫腔镜形态学标准如下：

（1）子宫内膜不均匀增厚。

这不是一个绝对的标准，特别是在育龄期妇女中。女性在育龄期，由于卵巢周期性地产生类固醇激素，使子宫内膜组织的厚度动态多变。在卵泡中晚期，子宫内膜可呈微小息肉样增厚。在绝经期妇女中，子宫内膜厚度不均匀更多地与子宫内膜增生有关（图 27.1 至图 27.3）。局部的子宫内膜增厚需要与无蒂子宫内膜息肉和慢性子宫内膜炎相鉴别。

（2）血管异常。

主要表现为弥漫性的小血管扭曲、毛细血管密度增加、静脉毛细血管扩张。这些不是子宫内膜增生所特有的，也经常出现在良性病变中，如息肉、肌瘤、子宫内膜炎和使用他莫昔芬治疗的患者。

（3）腺体囊性扩张。

这是可诊断子宫内膜增生的唯一可靠标准[23]。在育龄期妇女中，宫腔镜下的这种改变对子宫内膜增生的诊断具有特异性，因为腺体囊性扩张并不是患者的生理表现（图 27.4）。在绝经后妇女中，宫腔镜下经常可以看到子宫内膜已经萎缩但腺体囊性扩张聚集形成类似于息肉的表现，这种现象很难解释。经他莫昔芬治疗的患者也会出现腺体囊性扩张。

（4）腺体开口结构异常。

宫腔镜下近距离的观察才能看出这些异常，这对诊断子宫内膜增生有重要的意义。腺体开口结构

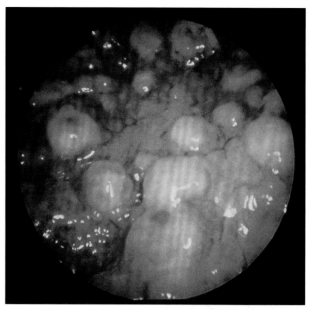

图 27.3　囊性萎缩

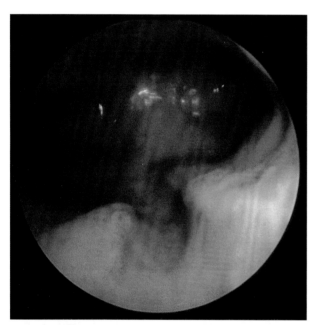

图 27.1　低风险子宫内膜增生所示的子宫内膜增厚

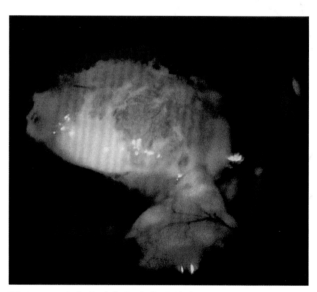

图 27.4　子宫内膜息肉伴囊性增生

异常包括异常腺体间距和（或）腺体开口扩张（结构异常）以及腺体开口变为黄白色（颜色异常）。腺体异常程度与增生程度成正比。

总之，这些形态学异常的发现可以提高宫腔镜诊断的准确性，并可以直接在宫腔镜下取活检（图 27.5 至图 27.8）。

27.5 治　疗

子宫内膜增生不伴不典型增生

子宫内膜增生不伴不典型增生的治疗主要为激素治疗，包括连续口服和子宫内局部用孕激素 [含

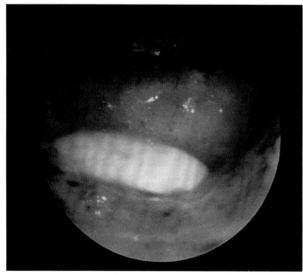

图 27.2　息肉样增生和子宫内膜不均匀生长

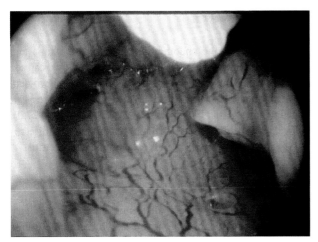

图 27.5 息肉样形成和丰富的新生血管形成

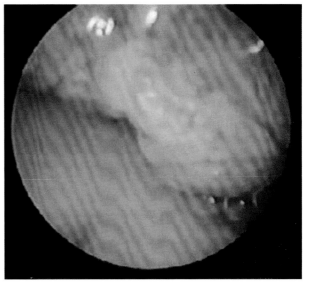

图 27.8 子宫内膜增生高风险

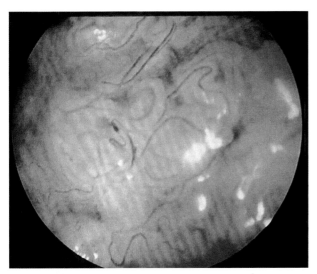

图 27.6 子宫内膜增生高风险，螺旋状血管形成

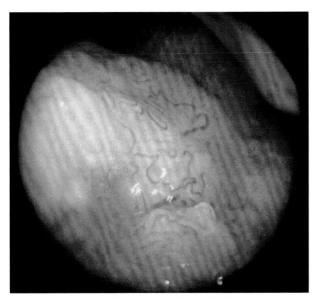

图 27.7 子宫内膜异常生长与异型血管形成

左炔孕酮的宫内节育系统（LNG–IUS）]。在正常的子宫内膜中，孕激素能够对抗雌激素引起的内膜增生，同时引起内膜分泌样改变。孕激素治疗子宫内膜增生的机制可能为诱导子宫内膜腺体凋亡。孕激素受体的激活是导致间质蜕膜化和子宫内膜变薄的原因之一。

选用不同剂量和不同服用方法的醋酸甲羟孕酮（MPA）和醋酸甲地孕酮，是最常用的孕激素疗法。在接受醋酸甲羟孕酮的患者中（每天 10mg，每月治疗 12~14d，共治疗 3 个月），有 80%~90% 的患者子宫内膜增生得到了改善[24]。在 1 项随访了 25~73 个月的多中心试验中，17 例每天接受 600mg MPA 的患者中有 82% 达到了治疗效果[25-26]。除了系统用药治疗之外，也有人研究了使用宫内节育器释放孕激素的方法。LNG–IUS 可以替代口服的孕激素；实际上，这种宫内节育器系统能够直接作用于子宫内膜从而减少全身副作用。

对于选择激素保守治疗的患者，宫腔镜随访在治疗过程中有非常重要的意义。很多科学研究推荐在治疗的过程中每 3 个月进行一次宫腔镜下内膜活检以及每 6 个月行一次经阴道超声检查，从而来评估病变的进展。

大部分子宫内膜增生不伴不典型增生的患者通过孕激素治疗都能得到缓解，但也有少部分患者在随访的过程中病情会持续存在或复发。当随访过程中有病变进展为不典型增生、经过 12 个月的治疗后组织病检结果没有减轻、经过足够的孕激素治疗后子宫内膜增生复发、持续性子宫出血、患者拒绝随访及治疗等情况发生时，此时会建议不保留生育功能的子宫切除术。

子宫内膜消融术已经作为替代性手术方法来治疗子宫内膜增生不伴不典型增生，而且它能有效地减少子宫内膜的出血[27-28]。然而，子宫内膜消融术不能保证完全地破坏子宫内膜，被消融的子宫内膜有可能会发生组织再生[29]。

27.6 子宫内膜不典型增生

子宫内膜不典型增生的标准治疗方法为全子宫切除术同时进行腹膜细胞学检查。绝经后的患者应同时切除双侧卵巢和输卵管，绝经前的女性是否切除卵巢需要遵循个体化原则。

子宫内膜不典型增生不应行淋巴结切除术，因为这会对绝大多数的患者带来不必要的手术风险。尽管有研究称全子宫切除的患者中有 43% 发现了子宫内膜癌，但此时往往属于癌症早期，侵犯淋巴管的可能性非常小[30]。

有生育要求或者不能耐受手术治疗的患者，可以采用保留生育的治疗。但在诊断之前需要进行仔细的宫腔镜检查及评估，以减少漏诊癌症的风险。并且患者也需要仔细了解保留生育治疗的风险。

这些患者可用多种激素疗法，包括口服孕激素、LNG-IUS、芳香化酶抑制剂、促性腺激素释放激素激动剂等。

到目前为止，还没有随机试验对不同激素疗法进行比较。一项对不典型增生患者采用保留生育疗法的荟萃分析显示，疾病总的转化率为 85.6%，复发率为 26%，活产率为 26%[31]。由于较高的复发率，所以一旦无生育要求，就应进行全子宫切除。

另一种能够保留生育功能的方法是在使用全身或局部药物治疗的同时，采用保守性手术治疗，包括宫腔镜下切除肿瘤病灶、病灶周围子宫内膜以及病灶下肌层组织。Mazzon 等[32] 的报道称，1 例患Ⅰ期子宫内膜癌的患者经过保守的切除手术后成功妊娠，并且疾病没有复发。Laurelli 等[33] 发表了一项研究，纳入了 14 例诊断为Ⅰ期子宫内膜腺癌的患者，并且进行了子宫内膜消融术及孕激素治疗。在随访的过程中，只有 1 例患者出现了子宫内膜增生不伴不典型增生并在之后随诊中转阴，其余患者均为阴性，1 例患者妊娠至足月。

De Marzi 等[34] 的研究（2015）表明，23 例患者进行了宫腔镜下局部增生病变切除及后期醋酸甲地孕酮（160mg/d）保守治疗，在 9 个月的孕激素治疗后，所有患者均得到治愈。6 例患者进行了二次切除，所有患者在宫腔镜随访中，均未发现宫腔粘连。经过平均 25 个月的随访，只有 1 例复发。在孕激素治疗后经过平均 7 个月的随访中，共有 7 例妊娠。

我们的研究包括 6 例Ⅰ期子宫内膜腺癌患者、42 例子宫内膜不典型增生患者、161 例子宫内膜增生不伴不典型增生患者。这些患者接受了子宫内膜消融术和随后的孕激素治疗。术后每 3~6 个月进行宫腔镜检查及子宫内膜活检进行随访，我们发现只有 2 例患者发展为子宫内膜腺癌并立即进行了子宫切除，16 例患者通过辅助生殖技术妊娠。随访 2 年后，当妊娠愿望实现后（42 例患者），有 21 例进行了子宫切除术。

参考文献

请登录 www.wpcxa.com "下载中心" 查询或下载。

第28章 宫腔镜下子宫内膜癌的分类

Hsuan Su, Lulu Huang

28.1 子宫内膜癌概况

在有些西方国家，子宫内膜癌（EC）是最常见的妇科肿瘤。子宫内膜癌的发病率目前仍在上升，仅在美国，发患者数就从2004年的约40 320例新病例增加到2015年的约54 840例新病例[1-2]。

子宫内膜样腺癌的危险因素包括肥胖、糖尿病、代谢性疾病、生殖因素（如月经来潮早、绝经晚、未生育等）和使用激素（如他莫昔芬）药物治疗[3-5]。这些危险因素大多都与雌激素长期刺激而无孕激素对抗有关，这也是恶变的主要病因。专家认为，长时间无对抗的雌激素刺激促进了病变从良性增生到癌变的发展。早期子宫内膜癌常有异常子宫出血的表现，这一特点有助于早期诊断，且此时肿瘤常局限于宫腔，预后良好[6]。

子宫内膜癌发生的Bokhman模型能很好地解释肿瘤的行为和预后。这一模型将子宫内膜癌分为两种类型[6]：

· I型，雌激素依赖型，可能由不典型增生引起。

· II型，雌激素不依赖型，其发病机制与高雌激素无关。

大多数的子宫内膜癌为I型，占新发病例的70%~80%[6]。这些病灶部位通常表达雌激素和孕激素受体。相反，II型子宫内膜癌对激素并不敏感，

占新发病例的10%~20%[7]。II型子宫内膜癌的组织学检查常为高级别癌，通常包含乳头状浆液性癌或透明细胞癌。这些通常来源于萎缩的子宫内膜，且具有侵袭性。II型子宫内膜癌通常在早期转移且预后较差[8]。

自2000年以来，子宫内膜癌的分子水平分类越来越流行。近年来发现，PTEN基因突变、K-ras、β-catenin、微卫星不稳定和DNA错配都与子宫内膜腺癌的发生有关，而非子宫内膜样癌与p53基因突变和非整倍体有关[8-10]。83%的子宫内膜样腺癌和55%的癌前病变中发现了PTEN基因突变[9]。另一方面，p53、HER-2/neu、P16的失活和E-cadherin蛋白表达减少与II型非腺性子宫内膜样腺癌发生有关[4,11-12]。

p53突变也与90%的浆液性肿瘤有关[11]，E-cadherin表达阴性或表达减少可能会降低肿瘤的分化程度，这也与癌灶浸润子宫肌层的深度有关[12]。

癌症基因组图谱（TCGA）使用阵列和测序技术检测了373个子宫内膜癌样本并分为4类[13]：POLE（聚合酶ε）超突变、微卫星不稳定性高度突变、低拷贝数、高拷贝数。

浆液性腺癌和高级别腺癌具有大量拷贝数变异、DNA甲基化少、ER/PR表达水平低、与p53突变高度相关。子宫内膜样腺癌具有广泛的PTEN与K-ras基因突变，但是拷贝数变异较少、p53基因突变较少[13]。

了解肿瘤的分子特征可以帮助医生制定一个分子水平治疗计划并预测预后（表28.1）。

H. Su, M.D. (✉) • L. Huang, M.D.

Division of Gynecologic Endoscopy, Department of Obstetrics and Gynecology, Chang Gung Memorial Hospital at Linkou Chang Gung University School of Medicine, 5, Fu-Hsin St, Kwei-Shan, Tao-Yuan 33305, Taiwan, China

e-mail: suhsuan@cgmh.org.tw

© Springer International Publishing AG 2018

A. Tinelli et al. (eds.), *Hysteroscopy*, https://doi.org/10.1007/978-3-319-57559-9_28

表 28.1 子宫内膜癌分类

	Ⅰ型子宫内膜癌	Ⅱ型子宫内膜癌
Bokhman 分类（基于雌激素）	雌激素依赖型	非雌激素依赖型
最新分子分型（Ⅰ型和Ⅱ型子宫内膜癌可能会有部分重叠）	· PTEN 失活 · K-ras 突变 · β-catenin 突变 · 微卫星不稳定 · DNA 错配	· p53 突变 · HER-2/neu 过度表达 · p16 失活 · E-cadherin 减少

子宫内膜癌的 Bokhman 分类基于是否依赖雌激素 [6]
子宫内膜癌的最新分子分型基于基因突变 [8-12]

28.2 子宫内膜癌现有诊断方法

异常子宫出血是子宫内膜癌最常见的症状，90% 的患者有此症状。所有绝经期前后的妇女出现异常子宫出血均应考虑子宫内膜癌的可能性。

常用的评估异常子宫出血的方法包括：

（1）经阴道超声。

（2）门诊子宫内膜活检。

（3）诊断性刮宫（D&C）。

（4）宫腔镜检查。

经阴道超声检查可以仔细地评估子宫和子宫内膜的结构异常，同时也可以评估子宫肌层、宫颈、输卵管和卵巢。此评估方法是基于子宫内膜增厚。Towbin 等报道了 149 例伴有异常子宫出血并行经阴道超声和诊室宫腔镜检查的患者的研究。发现宫腔镜在诊断宫腔内病变上有 79% 的灵敏度和 93% 的特异度，然而，经阴道超声只有 54% 的灵敏度和 90% 的特异度 [14]。

根据超声图像怀疑 EC 是基于用子宫内膜回声强度来确定子宫内膜厚度（图 28.1）。在临床上，要建立一个标准的方法来测定病理性子宫的子宫内膜厚度依然具有挑战性 [15]。但是，经阴道超声具有微创、同时评估宫颈、子宫肌层和附件的优点，因此，它仍是异常子宫出血患者的首选检查方法。

28.2.1 子宫内膜活组织检查

根据美国国家综合癌症网络（NCCN）的子宫内膜癌临床指南，子宫内膜组织活检是异常子宫出血妇女的首选检查 [16]。加拿大妇产科医生协会（SOGC）也认为子宫内膜组织活检是发现子宫内膜癌的简便方法 [17]，检出率为 90% [18]。

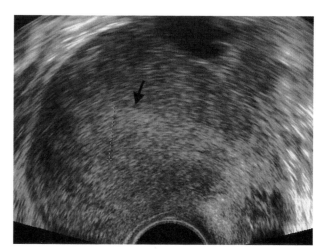

图 28.1 箭头：子宫内膜回声

到目前为止，已经有人尝试在手术之前来预测组织学分级，其中包括 D&C 和子宫内膜活检。但依然没有形成一个非常精确的评估方案 [19-20]。尽管 D&C 是较好的子宫内膜取样方法，但这种方法依然有不可靠性，与最终子宫切除后病检结果比较，实际病理级别升高的概率为 17%~26% [21-23]。诊室子宫内膜取样可以在不麻醉的情况下进行，得到了极大的推广，与最终子宫切除后组织学分级结果比较，有将近 30% 的样本病理级别被升高 [24]。

尽管子宫内膜活检的概念已经提出了 20 多年，但肿瘤级别低判和高假阴性率的问题仍然令人关注。Leitao 等评估了 482 例术前诊断为国际妇产科联盟（FIGO）1 级子宫内膜样腺癌，最终子宫切除标本后，有 71 例（14.7%）患者的肿瘤分级提高（2 级或 3 级）。最终子宫切除标本 FIGO 分级较术前 D&C 诊断提高比例为 16/187（8.7%），而较术前子宫内膜活检诊断提高比例为 52/298（17.4%，P=0.007）[21]。

异常子宫出血者发生子宫内膜癌的概率小于 1%，上述检查方法需要对阴道出血的患者进行盲刮。特别是采用这些方法进行组织学检查只是为了对疾病进行筛选。基于组织学的盲刮取活检不仅是有创伤的，而且成本－效益比较差。

28.2.2 宫腔镜检查

诊断子宫内膜癌的金标准应该是通过微创性的检查，在发现可疑病变后进行有针对性的活检。

宫腔镜检查是一种筛查异常子宫出血的方法，当怀疑患者有子宫内膜癌时，可以对患者进行有针对性的活检。宫腔镜检查子宫内膜时可以根据子宫内膜癌的特征来进行判别。

宫腔镜检查对子宫内膜癌的诊断具有较高的灵敏度。一篇系统性评价对 208 项宫腔镜研究进行了总结，其中包含 26 346 例患者，发现宫腔镜诊断的准确率为 71.8%，阴性预测值（NPV）为 0.6%，对子宫内膜增生的灵敏度为 78.0%，对子宫内膜癌的灵敏度为 86.4%[25]。Gkrozou 等认为宫腔镜诊断 EC 的灵敏度为 82.6%（95%CI 66.9%~91.8%），特异度为 99.7%（95%CI 98.1%~99.9%），诊断子宫内膜增生的灵敏度为 75.2%（95%CI 55.4%~88.1%）。诊断子宫内膜增生的特异度为 91.5%（95%CI 85.7%~95.0%）[26]。

宫腔镜检查发生并发症的风险很低，血管迷走神经性症状的发生率为 0.2%~1.0%，感染的发生率为 0.01%，子宫穿孔的发生率为 0.1%[27]。宫腔镜手术中子宫穿孔的风险较高，为 0.1%~1.6%。如果高度怀疑为子宫内膜癌而宫腔镜下活检结果呈阴性，应开展进一步检查。

28.3 宫腔镜诊断子宫内膜癌

虽然有多篇文献认为宫腔镜对子宫内膜癌的诊断具有很高的灵敏度，但还没有具有统计学意义的标准化的形态学描述来区分子宫内膜增生与子宫内膜癌。几项研究旨在规范宫腔镜的形态学描述。

Uno 等[28]的研究描述了对于非不典型增生的诊断唯一具有统计学意义（$P < 0.05$）且特异度较高的是子宫内膜腺体囊性扩张 [灵敏度 15.8%，特异度 97.3%，阳性预测值（PPV）63.5%，阴性预测值 79.4%]。而 Kurosawa 等[29]在区分子宫内膜不典型增生和子宫内膜癌的各类诊断依据中没有发现任何统计学差异。

Ianieri 等[30]回顾性报道了一种用于诊断子宫内膜增生过长和子宫内膜癌的新的危险评分系统。所描述的几种形态在增生和癌中都显示出统计学显著差异。这些形态包括：局部子宫内膜增厚、广泛而不规则的子宫内膜增厚、息肉状子宫内膜、单发子宫内膜息肉、多发子宫内膜息肉、不规则的息肉、腺体开口扩张、子宫内膜囊肿、内膜颜色不规则、不典型血管、易出血的子宫内膜赘生物、破碎状的子宫内膜新生物、表面脑回状或树枝状生长等。

评分系统诊断正常子宫内膜的灵敏度为 77.1%，特异度为 80%，诊断非不典型增生的灵敏度为 48.7%，特异度为 82.5%，诊断不典型增生的灵敏度为 63.3%，特异度为 90.4%，诊断腺癌的灵敏度为 95.4%，特异度为 98.2%。正常子宫内膜 PPV 为 76.8%，NPV 为 80%，单纯性增生 PPV 为 62%，NPV 为 73.5%，不典型增生 PPV 为 32.7%，NPV 为 97%，腺癌 PPV 为 85.7%，NPV 为 99.5%。然而，该评分系统也存在缺点，EC 的分类是以总分数为基础的，这点可能会让人疑惑。例如，根据评分系统，16 分及以上被划分为 EC。如果将非典型血管（7 分）、破碎状的子宫内膜新生物物（6 分）、子宫内膜新生物的生长（6 分）、脑回状和树枝状生长（14 分）全部排除在外，那么所有剩余的内容加起来都不到 16 分（表 28.2）。这意味着，某

表 28.2　宫腔镜检查风险评分系统在诊断子宫内膜增生和子宫内膜样腺癌中的应用 [30]

形态	诊断				分数
	NE	EH	AEH	EC	
异型血管	0（0）	21（13.1%）	18（60%）	43（97.7%）	7
广泛而不规则的子宫内膜增厚	38（18.9%）	51（31.9%）	18（60%）	32（72.7%）	2
腺体开口扩张	16（8%）	30（18.8%）	7（23.3%）	2（4.5%）	2
破碎状的子宫内膜新生物	0（0）	0（0）	2（6.7%）	26（59.1%）	6
多发子宫内膜息肉	20（10%）	38（23.8%）	12（40%）	14（31.8）%	2
不规则息肉	18（9%）	56（35%）	18（60%）	16（36.4）%	3
表面脑回状或树枝状生长	0（0）	0（0）	2（6.7%）	33（75%）	14
内膜颜色不规则	24（11.9%）	59（36.9%）	21（70%）	38（86.4%）	4
患者总数	201	160	30	44	

分数从 0 到 40 不等。评分大于 2、7 和 16 者，分别提示单纯性增生、AEH 和 EC。NE：正常子宫内膜；EH：子宫内膜增生；AEH：子宫内膜不典型增生；EC：子宫内膜癌

些形态学如脑回样生长，高度指向 EC，而计算分数可能达不到标准。

28.3.1 宫腔镜诊断的形态学分类

学者们依据肿瘤的恶性程度对子宫内膜赘生物的形态特征进行了分类。宫腔镜检查是一种筛查手段，可以对赘生物进行描述但不能出组织学报告。与巴氏涂片[31]一样，检查报告中所用的术语应不同于组织学报告，应予以标准化。

（1）宫腔镜操作者应使用术语向临床医生提供相关的临床信息。

（2）术语应该是统一的，并且在不同的宫腔镜医师之间具有合理的重复性，同时也应该足够简单，以便每个宫腔镜医师都能学习。

（3）术语必须反映对子宫内膜瘤变的最新认识。

根据 Ianieri 等描述的不同形态的诊断分类[30]，宫腔镜的诊断性术语可分为：

（1）正常宫腔（NUC）。

（2）低风险子宫内膜瘤变（LoREN）。

（3）高风险子宫内膜瘤变（HiREN）。

（4）子宫内膜癌（EC）。

（5）意义不明的非典型子宫内膜瘤变（AENUS）。

28.3.2 正常宫腔（NUC）

宫腔镜下正常的宫腔形态表现为子宫内膜表面光滑，腺体开口排列清晰规则（图 28.2），且血管走行规律。

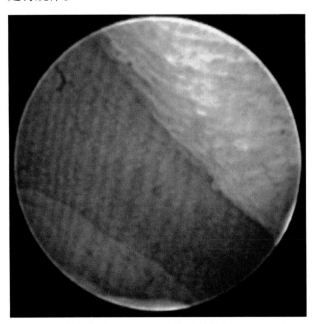

图 28.2 宫底部腺体开口规则排列（白点）

28.3.3 低风险子宫内膜瘤变（LoREN）

这包括增生期子宫内膜紊乱、子宫内膜息肉和子宫内膜增生不伴不典型增生。宫腔镜下的形态为：

· 腺体开口变宽（图 28.3）。

· 腺体开口不规则排列（图 28.4）。

· 子宫内膜息肉样改变（图 28.5）。

· 粉红色子宫内膜（图 28.5）。

· 血管生成增加。

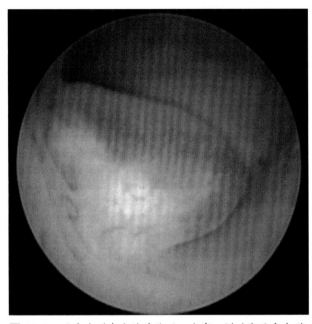

图 28.3 子宫内膜息肉伴腺体开口变宽，增殖期子宫内膜

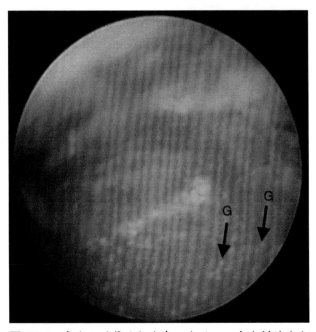

图 28.4 每个 G（箭头）代表一个开口。息肉样肿块上可见不规则排列的腺体开口

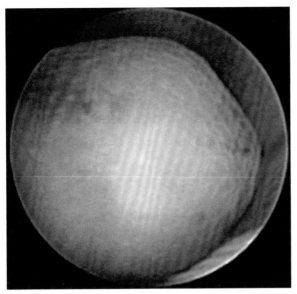

图 28.5　子宫内膜息肉：低风险子宫内膜瘤变（LoREN）病例中可见一粉红色的子宫内膜息肉样增生

腺体开口变宽指图像中腺体开口扩张、模糊，不能清楚地显示出白点样的腺体（图 28.3）。腺体排列间隔可随着增生形成、增殖期子宫内膜紊乱和子宫内膜息肉等不同病变而改变（图 28.4）。子宫内膜增生时细胞密度及腺体与间质比值增加，导致宫腔镜检查很难发现每个腺体的开口。

增殖期期子宫内膜紊乱可同时呈现分泌期样和增殖期样，具体表现为腺体扩张模糊或腺体开口消失。这一类子宫内膜的颜色是粉红色，没有变为白色。血管是正常或增加取决于肿瘤的行为。

28.3.4　高风险子宫内膜瘤变（HiREN）

这类疾病包括子宫内膜增生伴或不伴不典型增生和子宫内膜癌。宫腔镜下形态表现为：

　　·子宫内膜表面形状不规则（图 28.6）。
　　·息肉样改变，顶端呈锐角（图 28.7）。
　　·腺体开口缺失（图 28.8）。
　　·异常血管化（图 28.9）。

高风险的 HiREN 提示存在癌前病变。因此，区分不典型增生是至关重要的。这一类型的形态学特征是基于不典型增生的病理描述，表现为腺体与间质比例大于 1∶1。在这种情况下，腺体开口因间隔太近很难在宫腔镜检查中发现（图 28.8，图 28.9）。病变表面可变得扭曲、不规则或呈锐角，同时伴随非卵圆形的息肉样改变（图 28.7）。血管化改变包括两个血管分支之间出现搭桥现象（图 28.9）。

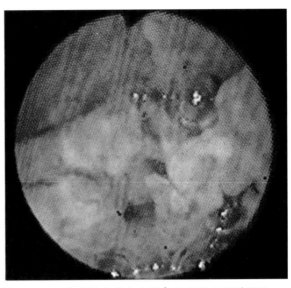

图 28.6　不典型增生子宫内膜表面呈现不规则形状

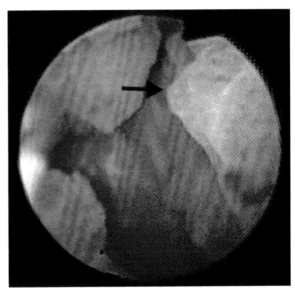

图 28.7　箭头所指为不典型增生伴息肉样改变，顶端呈锐角

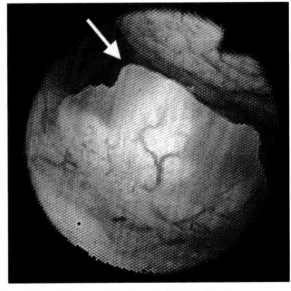

图 28.8　因腺体与间质的比例高而无腺体开口

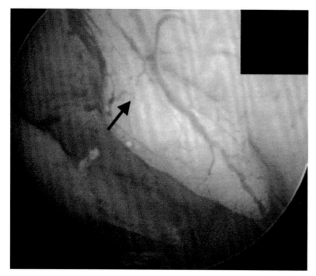

图 28.9　箭头所指为 1 级子宫内膜样腺癌中两个血管分支间搭桥现象

28.3.5 子宫内膜癌

子宫内膜癌在宫腔镜下具有特殊的形态学特征。这些特征有助于有针对性的活检，而不是对增生子宫内膜的盲目活检，这种盲目活检在 D&C 中很常见。宫腔镜检查必须识别这些特征，以提高活检的准确率[25]。

以下形态特征是 EC 所特有的，不容易与其他赘生物混淆：

· 息肉样病损变成白色（图 28.10）。

· 腺体开口缺失（图 28.9 至图 28.11）。

· "脑回样"改变（图 28.11，图 28.12）。

· "肾小球样"异常血管（图 28.13 至图 28.15）。

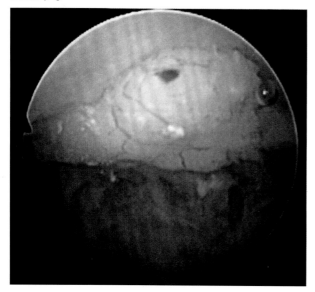

图 28.10　1 级子宫内膜样腺癌表面变成白色

由于腺体细胞密度的增加（腺体与间质的比率增加），总的腺体开口将消失。与正常的粉红色子宫内膜相比，子宫内膜的颜色将变为白色（图 28.10）。如果观察到腺体排列不规则，应怀疑瘤变。如果腺体结构模糊不能辨别，则应考虑不典型改变或恶性的可能。

"脑回样"改变（图 28.11，图 28.12）是子宫内膜癌的另一种特征。它是一种白色或灰色的子宫内膜息肉样改变，其上没有子宫内膜腺体。血管异常生成表现为"脑回样"生长伴血管搭桥现象，被

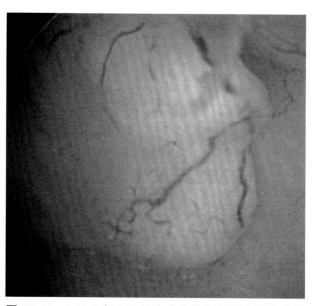

图 28.11　1 级子宫内膜样腺癌腺体与间质比例高导致腺体开口缺失

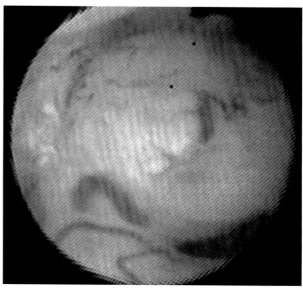

图 28.12　1 级子宫内膜样腺癌中"脑回样"血管生长伴血管搭桥形成

定义为"脑回样"改变。Su 等描述了在 48 例血管无"肾小球样"改变而呈"脑回样"改变的病例中，68.2%（15/22）的病例行子宫切除术后病理证实为Ⅰ型子宫内膜样腺癌，分级为 1 级，其余 7 例（7/22）为 2、3 级子宫内膜样腺癌[32]。

"肾小球样"异常血管（图 28.13 至图 28.15）是一种息肉样肿块，具有类似肾小球的特殊血管模式。血管排列无序、丰富，呈球状。这种类型是 2 级和 3 级肿瘤的可能性为 96%，与深肌层浸润有关[32]。

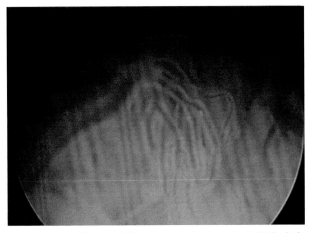

图 28.15 "肾小球样"改变：3 级子宫内膜样腺癌中息肉样肿块伴特殊血管化类型，类似于肾小球

28.3.6 意义不明的非典型子宫内膜瘤变（AENUS）

此类的特征无法精确地归属到其他任何类别，但又包含某些异常形态学改变，如息肉样子宫内膜、淡黄色改变或病灶变硬。这些特征提示Ⅱ型 EC，如浆液性腺癌或透明细胞癌。一些鳞状上皮病灶也有变硬的表现（图 28.16，图 28.17）。

28.4 检查子宫内膜瘤变的原则

28.4.1 步骤 1：一般检查

进入子宫腔后，应首先评估非瘤变的子宫内膜。评估非瘤变区是必要的，方便与病变区进行比较。

非瘤变区可表现为增殖期改变、分泌期改变、萎缩的子宫内膜或无正常区域的弥漫性子宫内膜瘤变。

· 宫腔镜进入时检查宫颈外口和宫颈内口。

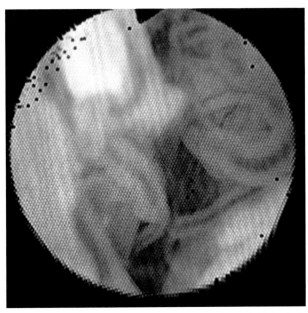

图 28.13 "肾小球样"改变：3 级子宫内膜样腺癌中息肉样肿块伴特殊血管化类型，类似于肾小球

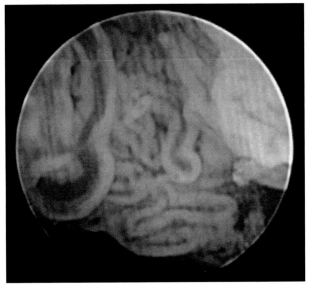

图 28.14 "肾小球样"改变：3 级子宫内膜样腺癌中息肉样肿块伴特殊血管化类型，类似于肾小球

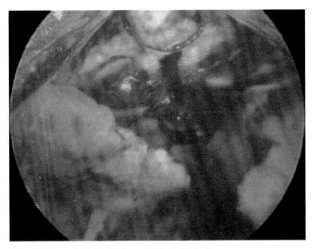

图 28.16 透明细胞癌，颜色变成黄色

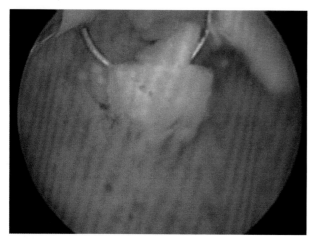

图 28.17　透明细胞癌黄色的息肉样肿块

·查看整个宫腔。

·识别两侧输卵管开口。

·确定子宫内膜阶段：增殖期、分泌期或萎缩性子宫内膜。

28.4.2 步骤 2：检查病变

·检查病灶边界。

·检查子宫内膜非瘤变区（图 28.3）。

－确定子宫内膜的分期、腺体开口的排列和正常子宫内膜的血管分布。

－比较病变与非病变区子宫内膜的形态。如果病变与非病变区子宫内膜相似，则判断为疑似正常宫腔，如分泌晚期子宫内膜或低危子宫内膜瘤变。如果病变区的特征与非病变区子宫内膜不同，则极有可能为肿瘤。

·检查腺体开口的排列和病变的颜色。如果开口排列不规则，则怀疑为低危型子宫内膜增生。如果腺体开口缺失，颜色转为白色，则怀疑为高危子宫内膜癌。

·如果观察到"脑回样"结构，则至少怀疑为 1 级子宫内膜样腺癌。

·如果观察到"肾小球样"异常血管，则怀疑为 2 级或 3 级子宫内膜样腺癌。

28.4.3 重新检查宫颈管黏膜

·在病变彻底检查完后，需重新检查宫颈管黏膜。如果宫颈管黏膜具有相同的病灶，则在分期手术前必须进行 MRI 检查和宫腔镜下切除病灶并进行活检以了解宫颈间质浸润情况。

28.5 诊断性宫腔镜的争论

当我们讨论诊断性宫腔镜检查时，有几个问题是有争议的，包括以下几个方面：

（1）宫腔镜检查时肿瘤细胞扩散至盆腔，是否仍是一个问题？

（2）宫腔镜检查是一种过度检查的手段吗？

（3）我们应该在每个患者身上应用窄带成像技术（NBI）吗？

28.5.1 宫腔镜检查时肿瘤细胞向腹腔扩散

在宫腔镜检查时，肿瘤细胞可能会随冲洗液扩散进入腹腔。部分学者认为这可能会使预后恶化。在 2009 年修订的 EC 的 FIGO 分期中[33]，腹膜冲洗不再是分期的一部分，但可以单独记录。有几项研究报道称，在早期子宫内膜癌患者中，腹膜冲洗与肿瘤复发之间没有统计学意义[33-35]。然而，一些研究报道称，尽管宫腔镜检查有可能增加了腹膜冲洗液细胞学检查阳性的比例，但其预后结果仍然不确定[36-37]。2011 年，Chang 等发表了一项荟萃分析来研究宫腔镜检查过程中细胞扩散的影响[38]，结论是，尽管宫腔镜检查确实增加了腹膜细胞学检查阳性的风险，但它并不会使预后恶化。换句话说，宫腔镜检查并不是一个影响 EC 预后的因素。

28.5.2 宫腔镜检查是一种过度检查吗？

根据 NCCN 和 SOGC 指南，子宫内膜活检是评估异常子宫出血妇女的一线筛查手段，宫腔镜检查在子宫内膜活检阴性的情况下是一种可选择的方法[16-17]。

Scrimin 等指出，宫腔镜可能是低危子宫内膜癌人群的过度检查手段[39]，只有超声检查发现可疑病变时，才应进行宫腔镜检查。然而，子宫异常出血最常见的病理改变不是子宫内膜癌，而是子宫内膜息肉。几项研究报道显示宫腔镜检查子宫内膜息肉的准确率较超声检查高[14,40]。经阴道超声和宫腔镜检查对子宫内膜息肉的诊断准确率分别为 76.5% 和 95%[40]。

在异常子宫出血的问题上，没有明显的结论认为宫腔镜检查被过度使用。根据几项临床实践指南，子宫内膜活检可作为异常子宫出血患者的一线"癌症"筛查手段，但并不是检查"病理性病变"的首选方法。宫腔镜检查在良性和恶性肿瘤中都有很好的检出率，而且它可以对形态可疑的部位进行有针对性的活检，而不是大范围盲目地组织活检筛查。

28.5.3 应在每例患者中应用 NBI 吗?

NBI 是日本国立肿瘤中心医院和奥林巴斯医疗公司于 1999 年联合开发的一种研究血管的专用系统。标准的白光内镜包括蓝色、绿色和红色带宽，而 NBI 系统提供两个窄光谱，蓝色 415nm，绿色 540nm。在标准白光下，血管在肉眼看来是红色的，因为血红蛋白在反射红色的同时会吸收蓝色和绿色。在绿光和蓝光下，由于大部分光被血红蛋白吸收，微血管结构更加突出，这些血管将显示为深蓝绿色。非血管组织，如腺体和间质，既不反射也不吸收光线，这使得子宫内膜组织变得半透明。由于蓝光和绿光的波长不同，蓝光在穿过子宫内膜组织时会首先反射。如果血管位于表面，则颜色显示为深蓝色（或有人将其描述为棕色），而深部血管将显示为绿色（或青色）。根据这一原理，我们可以将浅表新生血管识别为蓝色或棕色（图 28.18），正常基底层血管为绿色或青色（图 28.19，图 28.20）。然而，要提高 NBI 对子宫内膜增生和子宫内膜癌的诊断，关键不仅在于可疑血管的颜色，还在于周围子宫内膜组织的透明程度。

28.5.3.1 NBI 应用于低风险子宫内膜瘤变

此类疾病的子宫内膜大部分腺体与间质的比值

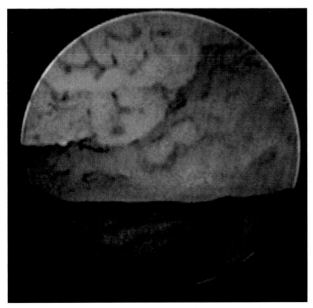

图 28.18 NBI 下"脑回样"组织中血管呈现蓝 / 棕色

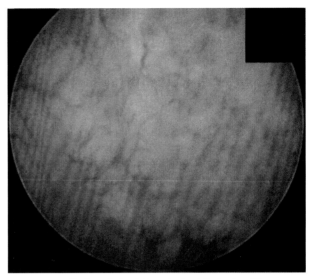

图 28.19 萎缩子宫内膜中子宫内膜基底层血管

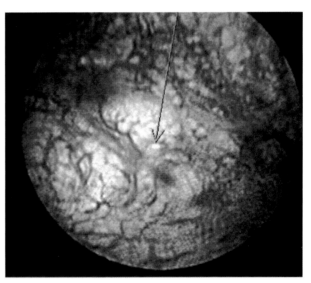

图 28.20 子宫内膜基底层血管呈绿色或青色

较低。血管周围的子宫内膜组织看起来是半透明的。大多数血管位于组织的深处，血管的颜色更多地显示为绿色或青绿色（图 28.19）。

28.5.3.2 NBI 应用于高风险子宫内膜瘤变

本组疾病的子宫内膜腺体与间质的比值较高，因此子宫内膜呈白色，半透明程度有限。血管位于表面，呈蓝色或棕色（图 28.21 至图 28.23）。

Tinelli 等[41] 首次报道了 801 例门诊患者 NBI 多中心研究。NBI 宫腔镜和白光宫腔镜对子宫内膜癌的灵敏度分别为 93% 和 81%，对低危子宫内膜增生的灵敏度分别为 82% 和 56%，对高危子宫内膜增生的灵敏度分别为 60% 和 20%，提示 NBI 宫腔镜具有较高的灵敏度。这提示，NBI 宫腔镜在宫腔探查中具有很高的诊断准确率，可降低严重病变的漏诊风险，提高对癌前病变和肿瘤的诊断水平。此研究是该领域最大的临床试验，为将 NBI 应用于临床妇科肿瘤检查提供了客观依据。但我们是否应该对所有患者都应用 NBI 系统？高检出率最重

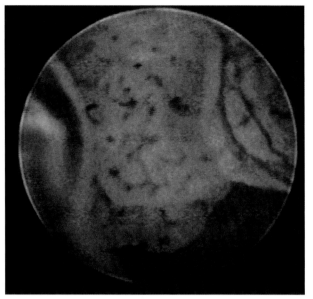

图 28.23 窄带成像技术（NBI）下 3 级子宫内膜样腺癌中的"肾小球状"血管

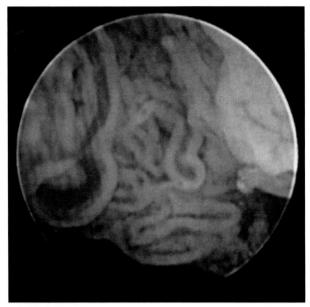

图 28.21 白光下 3 级子宫内膜样腺癌中的"肾小球状"血管

要的部分是可以鉴别子宫内膜新生物的形态，这些形态改变的一部分包括血管结构。Surico 等的报道提到，前 100 例患者中的假阳性率高于 100 例之后的患者群体[42]。这可能是由于血管成像的增强促使宫腔镜医生过度关注血管本身，而忽略了形态学特征，如子宫内膜的密度和半透明度。个人认为，NBI 的放大作用在清晰可见的"脑回状改变"和"血管肾小球样改变"中可能是不必要的。但在有争议的情况中，如异常血管形成、粉红色或白色病变，NBI 可以提供另一个可观察的线索（蓝色或绿色血管和半透明组织）。

结　论

当患者出现异常子宫出血时，宫腔镜检查是目前评估子宫内膜的金标准。精确识别宫内病变的观念和技术有助于精确定位活检，从而不会低估病情。

参考文献

请登录 www.wpcxa.com "下载中心"查询或下载。

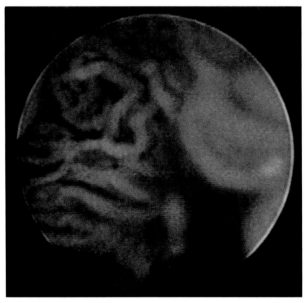

图 28.22 窄带成像技术（NBI）下 3 级子宫内膜样腺癌中的"肾小球状"血管

第 **29** 章　早期阶段：宫腔镜可以用于治疗吗？

Francesca Guasina, Paolo Casadio, Concetta Leggieri, Ciro Morra, Renato Seracchioli

29.1 引　言

子宫内膜癌（EC）是妇科最常见的恶性肿瘤，发病率呈逐年上升趋势。 2012 年，欧洲新诊断病例数接近 10 万[1]。

90% 以上的子宫内膜癌病例发生在 50 岁左右的妇女中，诊断年龄中位数为 63 岁。大多数子宫内膜癌在 I 期可被较早诊断（80%），5 年生存率超过 95%。

子宫内膜癌分为两种主要的临床病理和分子类型： I 型是更为常见的子宫内膜样腺癌（80%~90%）， II 型包括浆液性、透明细胞癌和一些未分化癌，以及癌肉瘤、恶性米勒管混合瘤[2]。

I 型子宫内膜癌是典型的雌激素依赖型肿瘤； I 型 EC 的危险因素与女性暴露于高雌激素水平的因素有关。同样， I 型 EC 的风险增加与孕激素减少的因素有关。传统上认为 I 型 EC 的危险因素包括肥胖、雌激素替代治疗、流产以及导致高雌激素水平的情况，如分泌雌激素的卵巢肿瘤和多囊卵巢综合征。 此外，在绝经前和围绝经期妇女中， I 型肿瘤比 II 型肿瘤更常见[3]，而且预后良好，5 年总生存率在 75%~86%。 II 型（非子宫内膜样）肿瘤是非雌激素依赖性恶性肿瘤，通常发生于萎缩的子宫内膜组织，大多数患者并不肥胖，也无糖尿病。一些研究表明，即使在非子宫内膜样癌的早期阶段，疾病发展更迅速，预后也更差：5 年存活率仅 35%。

子宫内膜的评估是诊断子宫内膜癌或癌前病变的重要组成部分。宫腔镜活检是诊断异常子宫出血的金标准。宫腔镜下子宫内膜活检随着设备和技术的发展，已取代了在手术室进行 D&C。宫腔镜联合活检的优点包括：

– 诊断子宫内膜癌的灵敏度和特异度优于 D&C 或经阴道超声检查[4-6]。

– 需要轻微扩张宫颈甚至不需要扩张宫颈。

– 只需局部麻醉或不需要麻醉。

– 宫腔镜可以观察整个宫腔，描述所有子宫内膜病灶的分布，并评估肿瘤的范围（图 29.1）。

– 宫腔镜可以在诊室进行，这比在手术室中进行相关操作更加经济实惠。

EC 标准治疗包括全子宫切除术和双侧输卵管卵巢切除术（盆腔和主动脉旁淋巴结是否切除，与肿瘤分级和分期有关）[7]。虽然手术治疗是一种非常有效的方法，但它也将导致生殖能力永久性丧失[8]。约 20% 的子宫内膜癌患者为绝经前妇女，40 岁以下的患者占 5%，正如几项研究报道所述，其发病率在年轻妇女中不断上升，每年达到 1%。报道指出，由于辅助生殖技术的应用，高龄妇女妊娠率越来越高。有很多有生育要求的妇女被诊断为 EC，在这些患者中保留生育功能，非常重要。

年轻的和绝经前的子宫内膜癌患者的预后比老年患者更好，多数患者发现时仍为早期且病变级别较低[9-10]。研究指出，对年轻的早期子宫内膜癌患

F. Guasina, M.D. (✉) • P. Casadio, M.D. • C. Leggieri, M.D.
C. Morra, M.D. • R. Seracchioli, M.D.
Gynecology and Human Reproduction Physiopathology,
DIMEC, S. Orsola Malpighi Hospital, University of Bologna,
13, Via Massarenti, Bologna 40138, Italy
e-mail: francesca.guasina@gmail.com; paolo.casadio@gmail.com;
concetta.leggieri@gmail.com; ciro87sangreal@gmail.com; renato.
seracchioli@unibo.it

© Springer International Publishing AG 2018
A. Tinelli et al. (eds.), *Hysteroscopy*, https://doi.org/10.1007/978-3-319-57559-9_29

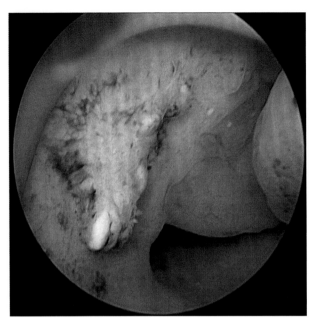

图 29.1 局部子宫内膜腺癌

者行保守治疗缺乏证据和有统计学意义的数据，目前，子宫内膜癌中保留生育功能的方法仅限于激素治疗[11-12]。

孕激素是最常用的一种保守治疗方法。其他药物，如促性腺激素释放激素激动剂、雌激素受体拮抗剂和芳香化酶抑制剂已很少使用[13]。众所周知，孕激素可引起分泌期改变、抑制雌激素受体功能、抑制子宫内膜细胞有丝分裂、促进细胞凋亡，有的还具有抗血管生成作用。

更好地了解孕激素治疗子宫内膜癌的作用机制将是提高疾病对孕激素反应率的关键。孕激素呈现促进或抵抗作用时的分子机制是不同的。我们不仅要研究孕激素对恶性肿瘤细胞的作用，而且也要研究孕激素对邻近的细胞包括基质细胞、内皮细胞和免疫细胞等可以影响肿瘤的细胞的作用，这也是很重要的。由于子宫内膜癌的危险因素和发病率的上升，孕激素将成为更普遍的预防和治疗这种疾病的方法。孕激素可有效地预防高危人群子宫内膜癌，但成功率有所不同[14-17]。

选用不同剂量和不同服用方法的醋酸甲羟孕酮和醋酸甲地孕酮是临床上最常用的孕激素疗法；然而，它们的有效性没有得到科学证实，给药剂量和疗程也不明确。目前常用的是每天服用甲地孕酮160mg或醋酸甲羟孕酮400mg。口服孕激素或左炔诺孕酮宫内缓释系统（LNG-IUS）治疗是合理的选

择，通常需持续至少9个月。

Chiva 等于2008年[18]报道了对自1966年以来接受保守治疗的133例患者的病例回顾。所有患者均接受孕激素治疗，其中50%患者口服醋酸甲羟孕酮200~600mg/d或甲地孕酮160mg/d。患者每3个月接受1次宫腔镜检查和活检以评估治疗效果。

随访过程中，有53例患者妊娠（其中35例是辅助生殖技术妊娠）。平均起效时间是12周，平均治疗时间为6个月，以便在活检阴性后巩固治疗。在接受激素治疗的患者中，76%的患者有完全的反应，其余24%的患者对治疗没有反应。在最初有反应的患者中，66%没有疾病复发，34%复发。

现有的大量文献都涉及子宫内膜癌的治疗，但对早期子宫内膜腺癌的诊断、治疗和随访尚无共识达成。

术前评估肿瘤分期有重要的临床意义，因为不同的风险应与适当的干预相匹配，以避免治疗不足或过度治疗。选择"适当的"保守治疗措施，既要安全又要有效。

传统上认为子宫内膜腺癌是由子宫内膜增生（EH）发展而来。过去EH被认为是从单纯的腺体/间质过度生长（单纯增生）开始，到复杂的高度不典型的组织和细胞增生，这通常被称为不典型腺瘤性增生、不典型增生或原位癌的一系列形态学改变。据文献报道，非典型腺瘤样增生在10年内进展为癌的比例占到30%[19]。

子宫内膜癌前病变起源于基因突变腺体的克隆生长，这些腺体具有不同的细胞学和结构特征。它们的形态与正常子宫内膜本身不同，只能通过新定义的组织学特征的各种组合来识别，这些组织学特征是对子宫内膜上皮内瘤变（EIN）整体进行定义[20]。

EIN是近期发现的一个具有临床意义的病理描述：它不是癌的同义词，而是指一种可能好转、持续存在或发展至浸润的病变。

在子宫内膜病变部位，EIN细胞已经瘤变，呈现单克隆生长和克隆分布突变。

约1/3诊断为EIN的妇女在第1年内将同时患癌，而长期患癌的风险是良性子宫内膜增生症的45倍[21-23]。

在形态学上，可用腺体和间质之间的关系是否

改变来区分癌和 EIN。

已经修订了病理学诊断标准，目的是为明确区分这些不同的临床病理学改变，以便提供不同的处理方法。

近期在欧洲肿瘤内科学会（ESMO）－欧洲妇科肿瘤学会（ESGO）－欧洲放射学与肿瘤学会（ESTRO）子宫内膜癌共识会议上，一份证据得到支持，该证据强调了评估肿瘤的临床和病理特征以及选择适当的医疗干预措施的重要性。

宫腔镜具有较好的诊断和治疗作用。通过传统的子宫内膜活检很少能检测出病变是否有肌层浸润，因为这些技术不能成功取到潜在的肌层组织。因此，必须在含有子宫肌层的离体子宫内膜组织中区分 EIN 和子宫内膜腺癌。在子宫内膜中，在腺体病变范围内检测间质的质量和特征并不是判断间质浸润的可靠指标。EIN 表现为腺体聚集，这些腺体可能有一些分支，但没有复杂的重叠或类似某些腺瘤中呈现出的相互连接的似迷宫样的管腔或泡状结构。这一特征在组织学上的表现是上皮细胞无需与基底膜接触而自行生长。组织学上可看到明显的上皮细胞呈实性生长，不伴腺体腔隙或单个腺体内伴多个腺体腔隙呈筛状结构。存在肌层浸润或上述任何一种类型（实体型、筛状型、腺样型、迷宫型），都是腺癌的诊断依据。因此，初期的诊断应借助增强盆腔 MRI 来确定，以排除明显的肌层浸润，以及附件或盆腔淋巴结的浸润。最重要的是，通过宫腔镜下手术切除组织，我们可以进行子宫内膜 – 肌层活检，以便在组织学上排除肌层浸润或淋巴血管间隙浸润（LVSI），从而为保守治疗选择合适的患者。

然而，为了更安全地开始保守治疗，对患者的选择应遵循严格的标准[15]：分化良好的 1 级肿瘤、没有 LVSI、没有肌层浸润的证据、没有转移性疾病的证据、没有可疑附件肿块的证据、没有淋巴结病变的证据、排除林奇综合征（HPNCC）、无药物禁忌证等。患者应全面了解病变有持续、进展和复发的风险，并且应了解周期性随访有可能需要持续多年。

在文献中，几位作者提出将激素治疗与宫腔镜保守治疗相结合。对于 EIN 或高分化型子宫内膜样腺癌的年轻患者，腔镜下手术治疗有助于更好地选择孕激素治疗有效的患者，并评估肌层浸润程度及肿瘤细胞减灭。

对于年龄大、手术风险高的女性，哪种治疗方案最佳也是一个复杂且有争议的问题。我们也会介绍我们在老年手术高风险患者中保守治疗的经验。

29.2 宫腔镜在年轻的子宫内膜样腺癌患者保守治疗中的诊断和治疗作用

在文献中已有报道，宫腔镜手术联合孕激素治疗可以获取更高的肿瘤反应率，并可能改善之后生殖结局[24]。手术切除子宫内膜肿瘤已被认为是一种初步的手术步骤，可以实现肿瘤细胞减灭并获取精确的组织病理学标本。

Mazzon 等描述了 6 例分化良好的子宫内膜腺癌患者，这些患者在诊断时拒绝切除子宫，接受了宫腔镜下肿瘤病灶切除联合孕激素治疗的保守治疗。这些患者在全身麻醉下接受了宫腔镜下子宫内膜肿瘤切除术。手术采用 5mm 电切环和 100W 的功率切除病灶、病灶附近子宫内膜和病灶下肌层（3~4mm）。另外，多次随机取子宫内膜 – 肌层组织分别进行组织病理学分析。

在我们的临床实践中，我们建议对确诊为 EIN 或高分化 G1 型子宫内膜样腺癌的有生育要求的年轻女性，在药物治疗前先于宫腔镜下切除子宫内膜肿瘤病灶。病变没有浸润宫颈间质，并且经阴道超声检查没有发现可疑附件包块的患者符合保守治疗的条件。这些患者还应该全面了解保守治疗有导致疾病复发或进展的风险。

宫腔镜手术应在全身麻醉下进行，用 Hegar 扩张器将宫颈扩张至 10mm，并用带有 0° 镜头的 9mm 切除镜（KarlStorz）。用山梨醇 – 甘露醇溶液扩张宫腔，电子冲洗吸引器（Endomat，KarlStorz）自动控制宫腔压力。

根据 Di SpiezioSardo 等的技术，切割采用 5mm 电切环和 100W 输出功率[25]：

– 切除外生型病变，包括病变下的 3~4mm 肌层（图 29.2）。

– 扩大对邻近子宫内膜的切除（图 29.3）。

– 多次随机取子宫内膜 – 肌层组织活检（图 29.4）。

如果病理分析证实为 EIN 或高分化 G1 型子宫

内膜样腺癌，且无肌层浸润，则采用醋酸甲地孕酮160mg/d（或使用LNG-IUS）激素治疗方案，连续使用9个月。

治疗过程中，患者需每3个月进行1次宫腔镜检查和活检。当治疗结束3个月后宫腔镜活检结果为阴性时，我们认为是完全缓解。如果疾病持续存在，则需行子宫切除术。

生育方面，患者可以尝试自然妊娠或采用辅助生殖技术。在疾病完全缓解后，1年内需每3个月进行1次宫腔镜活检，1年后每6个月进行1次宫

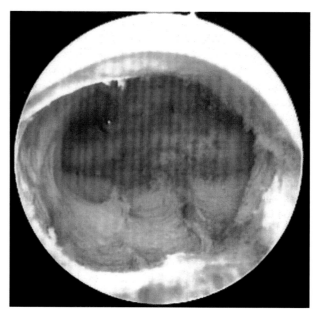

图 29.4　电切镜保守治疗：最终目标

腔镜活检。

明确的随访时间其实还未确定，文献中报道的平均复发时间为20个月[18]。

医生应充分告知患者，建议进行密切的长期随访。

对于复发病例，建议进一步行宫腔镜下手术治疗并联合激素巩固治疗，尽管是基于一小部分病例。

在需要行全子宫和双附件切除但又有保留子宫意愿的患者中，是否有肌层浸润是判断保守治疗是否可行的重要因素。

因此，宫腔镜切除手术的应用，可最大限度减少肿瘤细胞，彻底切除子宫内膜层和肌层的病变，便于开始药物保守治疗。

总之，子宫肌层浸润（子宫内膜腺癌预后变差）的情况不应被低估，应谨慎选择和应用保守治疗

只有在宫腔镜下完全切除子宫内膜病变及病变下子宫肌层，并经专攻妇科的病理学家进行的组织学检查显示子宫肌层无腺癌浸润并且病变靠近子宫内膜的情况下，才可选择保留生育的治疗方案。

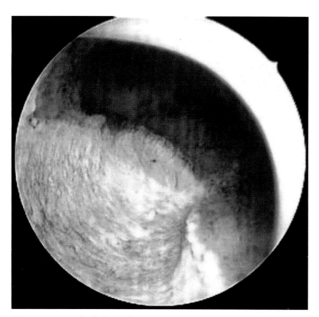

图 29.2　保守手术治疗：切除病变下的子宫肌层

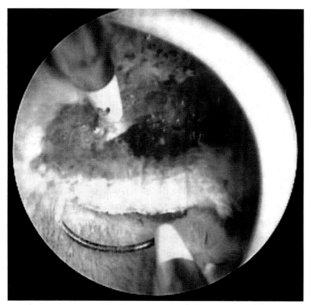

图 29.3　保守手术治疗：切除病变周围的子宫内膜和子宫肌层

29.3 宫腔镜下子宫内膜切除术对绝经后高危妇女早期子宫内膜样腺癌的诊断和治疗作用

如前所述，子宫内膜癌在绝经后妇女中更为常见，据研究，子宫内膜癌发病的平均年龄在64~67.3岁[26]。

子宫内膜癌的发病原因是多方面的，主要为高水平的雌激素和孕激素产生不足，如无排卵、多囊卵巢综合征、肥胖、雌激素替代治疗以及长期使用他莫昔芬[27-28]。

约90%的子宫内膜癌患者有异常子宫出血（AUB），宫腔镜和子宫内膜活检等检查有助于早期诊断[29]。

早期诊断的病例中有大约72%的病例处于疾病的Ⅰ期。

宫腔镜检查和活检能够最全面地评估子宫内膜，我们建议经超声发现任何内膜可疑病变或绝经后AUB妇女都进行宫腔镜检查和活检。

在已完成生育的妇女中，建议的最终治疗是筋膜外全子宫切除术加双侧附件切除（证据水平：Ⅳ，ESMO–ESGO–ESTRO子宫内膜癌共识会议）。

自1973年以来，已有多项研究认为高龄是子宫内膜癌患者预后不良的因素[30]。

然而，年龄对整体生存的真正影响仍有待商榷。近期的两项研究表明，高龄是这些患者预后不良的一个重要因素[31]。但在2011年，Fleming等对338例ⅠA期至ⅡB期子宫内膜样腺癌患者进行回顾性分析，结果显示，在调整其他不良预后因素（如疾病分级和冠状动脉疾病）后，年龄不再是影响总生存率的一个显著变量[32]。总体生存率较低的原因可能是其他合并症，而不是子宫内膜癌。因此，年龄不应改变治疗指征，治疗指征应根据世卫组织的规定和合并症单独定制。同样，高龄本身不应成为老年妇女子宫内膜癌手术治疗的禁忌，其围手术期并发症的发生率与年轻患者相似[33]。

对于年龄大、有多种合并症的手术高风险的妇女，提出最佳的治疗方案往往是一项挑战。此外，对于EIN首选的非手术治疗还没有达成共识，很难推荐一种标准的治疗方案。评估手术风险的最简单和最广泛的方法是美国麻醉医师协会（ASA）提出的分级方法，分级为Ⅰ～Ⅳ级，该分级已被证明与术后死亡率有关。

对于有多种内科合并症而不能进行手术治疗的患者，非手术治疗是可以接受的。

然而，由于人类的预期寿命有所延长，随着年龄的增长，女性患子宫内膜癌的概率也在增加，肿瘤专家需要寻找新的方法来治疗老年患者。

我们建议这些患者在EC早期阶段进行放疗治疗，这取得了令人满意的结果。

如前所述，肥胖妇女患子宫内膜癌风险更高。患者的体型，特别是子宫内膜癌患者骨盆的大小，有助于确定所使用的辐射源的能量。此外，如果患者体重过重或体型不匀称，根据重量的分布情况，辐射剂量测量（对靶组织的高剂量、均一剂量分布，但对正常组织的最小剂量分布）可能欠佳。

研究表明，体外放射治疗也存在副作用[34]。

在ASTEC/EN.5研究中，最显著的不良反应表现在胃肠道或泌尿生殖系统，这可能会导致治疗无法完成，甚至会威胁患者的生命。

由于研究不同，且考虑到经验有限，现仍可能针对手术高风险的患者进行保守治疗。为了保证肿瘤治疗的安全性，治疗方法应严格遵循患者的选择[15]。

宫腔镜下采用电切环切除部分子宫内膜同时切除子宫肌层3~4mm。在诊断为EIN或高分化型子宫内膜样腺癌的患者中，切除子宫内膜包括部分子宫肌层，可获得准确的组织学诊断并且选择合适的接受放射治疗的患者。

由于老年患者的预期寿命不同和随访时间较短，没有足够的证据证明子宫内膜切除与黄体酮治疗相结合的治疗方法是有效的，但该治疗方法同样可以用在年轻患者的保守治疗中。

依据我们的经验，我们纳入了年龄在70~88岁的主诉为AUB的手术高风险患者。

宫腔镜下活检能够诊断子宫内膜上皮内瘤变或高分化型子宫内膜样腺癌。对于具有合并症需排除传统手术治疗的患者，我们建议切除子宫内膜，作为药物或放射治疗的替代方法。

宫腔镜下子宫内膜切除术是一种安全、有效的微创手术方法。

宫腔镜手术应在全身麻醉下进行，用Hegar扩张器将宫颈扩张至10mm，手术使用带有0°镜的9mm切除镜（KarlStorz）。用山梨醇–甘露醇溶液扩张宫腔，电子冲洗吸引器（Endomat，KarlStorz）自动控制宫腔压力。

采用5mm电切环和100W的输出功率行子宫内膜切除术。

子宫内膜切除术中切除的组织均包含 3~4mm 的子宫肌层。

如果存在局灶性病变，则将其切除并分别送至组织病理学实验室（图 29.5）。

首先，使用环形电极切除输卵管开口区域，注意切勿施加压力过大（图 29.6）。然后用环形电极从侧面切除宫底部分（图 29.7）。最后，使用环形电极，切除宫壁（图 29.8，图 29.9）。

当子宫内膜变为黄褐色蜂窝状外观时，表明已经达到肌层组织（图 29.10），此时达到了手术目标。

手术医生在进行操作时，应保持电极始终可见，激活的电极在接触组织时应保持向医生方向移动。

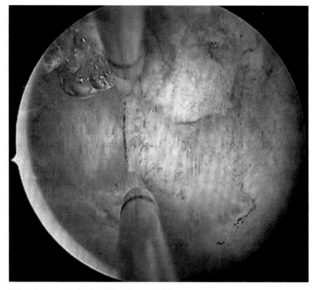

图 29.7　子宫内膜切除：宫底

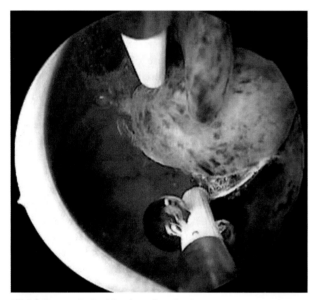

图 29.5　子宫内膜切除：病灶切除

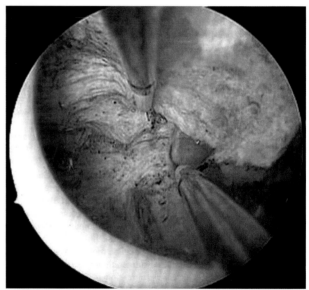

图 29.8　子宫内膜切除：子宫前壁

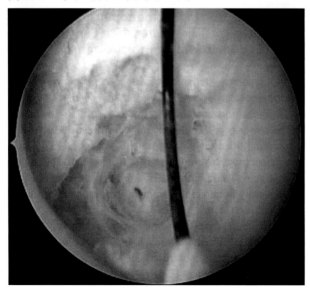

图 29.6　子宫内膜切除：输卵管开口

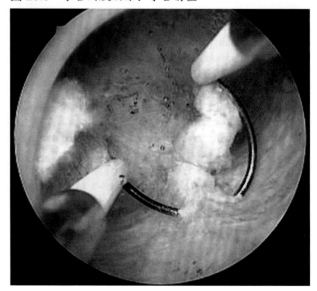

图 29.9　子宫内膜切除：子宫后壁

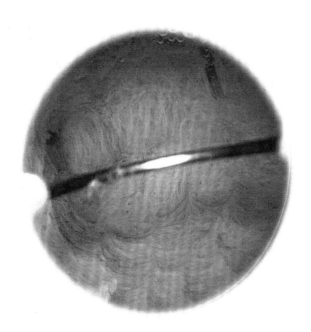

图 29.10 子宫内膜切除：最终目标

手术医生应避免切除宫颈－子宫交界处，以避免宫颈狭窄。切除部分子宫内膜后，可进行诊断性宫腔镜检查以防止复发。

根据我们的经验，在 2 年的随访中，患者没有出现病变复发。

这种微创外科手术对出现多种合并症和手术高风险的老年患者具有前瞻性的治疗作用，可评估肌层浸润程度并能使肿瘤细胞减少。

对于早期诊断为子宫内膜样腺癌的患者，经手术切除子宫内膜及其下肌层组织，可获得准确的组织学诊断并可根据结果选择合适的患者接受放射治疗。

结 论

－子宫内膜癌是欧洲女性生殖道最常见的恶性肿瘤。它常发生于绝经后妇女，但仍有 5%~29% 的子宫内膜癌患者为 40 岁以下的女性。

－诊断性宫腔镜检查能够直接观察子宫内膜病变和整个宫腔的许多特征。与 D&C 相比，宫腔镜检查可以进行针对性活检，具有更好的诊断准确性（灵敏度 90% vs 67%；特异度 92% vs 77%）。

－在近几年中，推荐对早期子宫肿瘤进行保守治疗，以此作为子宫切除术的一种安全替代方法。目前的非手术治疗仅限于激素治疗。

－已有报道称，宫腔镜手术结合孕激素治疗，可取得更高的肿瘤反应率。

－对于希望未来生育的患者或有许多合并症而无法进行手术治疗的患者可以采取保守治疗的方法。宫腔镜下通过切除病变、病变邻近子宫内膜和病变下的子宫肌层，能精确诊断子宫肌层是否浸润，获得最佳的细胞减灭，并获得多个随机的子宫内膜－肌层活检。在子宫内膜癌患者中，细胞完全减少到无残留肿瘤细胞时可以开始药物治疗，这能够提高平均总体生存率。

－对于早期诊断为子宫内膜样腺癌的患者，经手术切除子宫内膜，包括切除子宫肌层，可获得准确的组织学诊断并选择适合放疗的患者。

参考文献

请登录 www.wpcxa.com "下载中心" 查询或下载。

第 **30** 章　他莫昔芬的最新进展

Jesus S. Jimenez, Alvaro Diez, Alejandro Olloqui

30.1 雌激素受体

雌激素受体（ER）是一种核配体诱导的转录因子。在没有配体的情况下，该受体形成大分子抑制复合物的一部分，与细胞核中的热休克蛋白相结合。在 ER 中已经鉴定出 6 个结构域，分别为 A~F。17-β-雌二醇与其受体 ER 的配体结合区（LBD）E 相互作用，导致热休克蛋白解离，释放单体 ER，进一步发生同源二聚化，与靶基因调控区的 DNA 应答元件（ERE）结构域 C 结合。DNA 结合区（DBD）结构域 D 含有细胞核信号。ER 的转录活性是由位于氨基末端（A/B，AF1）和羧基末端（F，AF2）的两个活性功能区（AFS）控制的 [1-3]。

ERα 和 ERβ 两种异构体在 LBD 和 DBD 中高度同源，但在 N-末端结构域（A/B）中却有很大的不同。在此水平上，ERβ 不包含强 AF1。相反，它包含一个抑制结构域，当它被消除时，受体的整体转录活性会增加。ERβ 的转录活性取决于细胞类型、启动子和配体 [4-6]（图 30.1）。

一些核蛋白与 ER 相互作用，增加（辅活化子）或抑制（辅阻遏子）其转录活性。

ER 也可以被生长因子和其他可提高细胞内 cAMP 的因子激活，这表明它可能是多条信号通路的最终交点。

他莫昔芬是一种选择性雌激素受体调节剂（SERM）。SERM 一词于 1994 年首次发表，定义为一种能选择性地与 ER 结合的药物，在一些组织中表现为雌激素的激动作用，在另一些组织中表现为雌激素的拮抗作用（图 30.2）。

SERMS 的组织选择性、混合激动剂-拮抗剂作用主要有 3 种机制 [3,7-8]。

（1）ER 的表达：雌激素靶细胞中 ERα 和 ERβ 的同源二聚体在各组织中以不同的比例存在。ERβ 能与 ERα 结合，形成异源二聚体，抑制其作用。他莫昔芬均可以与两者结合，通过 ERβ 发挥雌激素拮抗剂的作用，通过 ERα 发挥部分激动剂的作用。

（2）ER 构象：与不同配体结合，会导致不同的 ER 构象，从而产生雌激素作用或抗雌激素作用。与 SERM 结合，产生的 ER 构象，其作用从雌激素作用到抗刺激素作用不等。

（3）共同调节蛋白：这些蛋白选择性地与 ER 配体决定的 ER 的特定构象相互作用，并调节其作

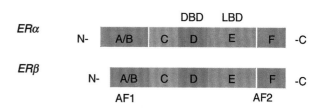

图 30.1　雌激素受体

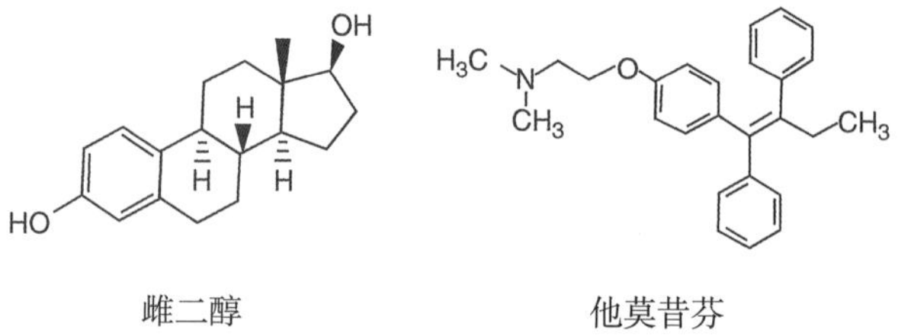

图 30.2　雌二醇和他莫昔芬的分子结构

J.S. Jimenez, M.D., Ph.D. (✉) • A. Diez, M.D. • A. Olloqui, M.D.
Diagnostic—Surgical *Hysteroscopy* Unit, Obstetrics and
Gynecology Service, Hospital 12 October, School of Medicine,
Complutense University, Avda Cordoba s/n 28041, Madrid, Spain
e-mail: jjimenezme35426@gmail.com

© Springer International Publishing AG 2018
A. Tinelli et al. (eds.), *Hysteroscopy*, https://doi.org/10.1007/978-3-319-57559-9_30

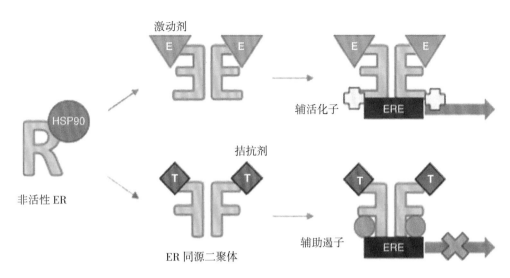

图 30.3 雌激素受体作用机制

用。它们在雌激素靶细胞中的浓度不同，其水平的变化会影响对配体的反应。他莫昔芬诱导 LBD 的改变，阻止辅活化子与 ER 结合，促进辅阻遏子的作用（图 30.3）。

30.2 临床效应

30.2.1 乳　腺

雌激素可诱导乳腺上皮细胞增殖，在乳腺癌的发病机制中起重要作用。

他莫昔芬能够降低细胞周期蛋白 D1 的表达，使细胞周期阻滞在 G1 期，从而起到抑制乳腺癌细胞生长的作用[9]。作为早期 ER 阳性乳腺癌的辅助治疗方法，它能明显降低复发率和死亡率[10]。在 ER 阳性的晚期乳腺癌患者中，约半数的女性对他莫昔芬治疗有反应。他莫昔芬也被提议作为乳腺癌高危妇女的预防药物。他莫昔芬对雌激素受体（ER）阴性的乳腺癌患者起到的作用很小。

30.2.2 泌尿生殖道

雌激素缺乏会导致生殖道 – 泌尿道萎缩。无对抗的雌激素治疗增加了绝经后妇女患子宫内膜癌的风险。

使用他莫昔芬使子宫内膜癌的患病风险增加 2.7 倍[11]。

30.2.3 骨　骼

雌激素缺乏是绝经后妇女骨质疏松的主要原因。它促进骨转换的激活，增加骨吸收过度形成，导致骨丢失。激素替代疗法逆转了这些变化。

ER α 和 ER β 均存在于骨细胞中，ER α 在皮质骨中表达较高，ER β 在松质骨中表达较高[12]。

他莫昔芬对骨细胞有微弱的激动剂作用，已有报道称其可降低椎体和髋部骨折的风险[13]。

30.2.4 心血管系统

雌激素可增加高密度脂蛋白（HDL）胆固醇和甘油三酯，减少低密度脂蛋白（LDL）胆固醇。它还能增强粥样硬化性冠状动脉的内皮依赖性血管舒张反应。

他莫昔芬能降低 LDL 胆固醇，但对甘油三酯水平无影响[14]。

雌激素和他莫昔芬均有促凝血作用，使静脉血栓栓塞性疾病的危险增加 1.5~3 倍。

30.2.5 中枢神经系统

ER α 和 ER β 在中枢神经系统均有表达。ER α 主要存在于下丘脑。ER β 存在于整个大脑，但主要存在于与认知和记忆有关的位点[15-16]。雌激素疗法在减少潮热方面是有效的，在观察性研究中已经发现它可以降低患阿尔茨海默病的风险[17]。

他莫昔芬可增加潮热的发生率，尤其是在绝经后早期。目前还没有研究来分析他莫昔芬对阿尔茨海默病风险的影响。

30.3 治疗用途

由于 SERMS 具有组织选择性，有激动剂和拮抗剂的双重作用，可用于预防雌激素缺乏引起的疾病和治疗雌激素活性不良的情况。他莫昔芬已被

FDA 批准用于预防和治疗乳腺癌。由于他莫昔芬对子宫内膜的影响，雷洛昔芬是治疗绝经后骨质疏松症的首选药物。

30.3.1 ER 阳性乳腺癌的全身辅助治疗

所有 ER 阳性的乳腺癌患者都可以接受内分泌治疗，无论他们是否需要化疗或 HER2 指导的治疗[18-19]。ER 阳性指至少有 1% 的侵袭性癌细胞表达 ER。

他莫昔芬（20mg/d，连续 5~10 年）是绝经前患者和不能使用芳香化酶抑制剂（AI）的绝经后妇女的标准治疗方法，15 年后乳腺癌复发的风险（RR 0.61）和死亡率（RR 0.70）均有所降低[20]。

他莫昔芬还能降低侵袭性和非侵袭性乳腺导管原位癌保守性手术后复发的风险，以及保守性手术或根治性手术后再次发生原发性对侧乳腺癌的风险[21]。

他莫昔芬也是治疗 ER 阳性的男性乳腺癌患者的标准疗法[22-23]。

30.3.2 ER 阳性乳腺癌的新辅助全身治疗

在局部晚期癌症患者中，全身治疗可能会减少所需手术的范围。雌激素受体（ER）阳性、HER2 阴性、对化疗反应较差的绝经后妇女可从内分泌治疗中获益[24]。

尽管芳香化酶抑制剂已被证明更有效，但他莫昔芬依然是首选的药物[25-26]。由于缺乏数据，不推荐绝经前患者术前使用内分泌治疗。

30.3.3 ER 阳性的转移性乳腺癌的治疗

他莫昔芬可以单独[27-28]或联合卵巢抑制治疗（抑制卵巢的药物或卵巢切除）[29]作为绝经前妇女 ER 阳性的转移性乳腺癌的一线治疗，并已证明其可改善这些患者的无进展生存率和总生存率。约 45% 的晚期乳腺癌对他莫昔芬有反应[27]。

他莫昔芬可与 HER2 靶向药物联合使用，用于绝经前妇女 HER2 阳性肿瘤的治疗。

他莫昔芬也被用于绝经后妇女 ER 阳性乳腺癌的二线治疗。

30.3.4 乳腺癌的预防性药物治疗

内分泌治疗可以降低高危妇女患浸润性乳腺癌的风险。一些研究显示，当他莫昔芬用于预防时，能使 ER 阳性的侵袭性乳腺癌的发生率下降（RR 0.70）[30]。

然而，在癌症导致死亡率和全因死亡率方面并没有观察到差异。5 年以上他莫昔芬预防性治疗的益处和风险尚未得到评估。

30.4 副作用

他莫昔芬会产生很多的副作用，也会有少见但非常严重的毒性反应。

30.4.1 潮 热

血管舒缩的症状是他莫昔芬常见的副作用，会影响患者生活质量[31]。这可能是由中枢神经系统抗雌激素作用引起的，从而导致体温调节功能障碍。

绝经前妇女比围绝经期或绝经后妇女更容易有这些症状。ER 或药物代谢酶（CYP450，CYP2D6）的多态性可能会降低他莫昔芬转化为因多昔芬（Endoxifen，是他莫昔芬生物活性最强的代谢产物）的转化率，可能在潮热的发生中起一定作用。联合使用抑制 CYP2D6 的药物 [如选择性 5- 羟色胺再摄取抑制剂（SSRI）] 可以减少这些症状的发生，但它们也可能影响药物疗效。

对于轻度潮热的妇女来说，改变生活方式可能就足够了，在严重的病例中，可以使用激素替代疗法。在有乳腺癌病史的妇女中，出于安全考虑，使用激素治疗是有争议的，可以服用抗抑郁药物，尽量避免使用中强度的 CYP2D6 抑制剂。

30.4.2 血栓栓塞

他莫昔芬的使用会增加静脉血栓栓塞（VTE）的风险。根据一项关于乳腺癌预防试验的荟萃分析显示，使用他莫昔芬的患者的 VTE 风险是安慰剂的 1.9 倍[32]。50 岁以上的妇女在治疗期间出现肺栓塞的风险增加，而深静脉血栓形成的风险没有显著变化[33]。只要患者一直服用这种药物，血栓栓塞风险就会一直存在[34]。

一项观察性研究发现，携带凝血因子 V 突变的患者发生血栓栓塞的风险会特别升高（OR 4.73）。在同一项研究中发现个人或家族血栓栓塞史和吸烟史具有统计学意义[35]。尚未发现与凝血酶原基因突变相关的文献[36]。

已经证实他莫昔芬能增加动脉血栓栓塞的风险。然而，在所有试验中，在卒中或心肌梗死的风险方面没有发现显著差异[33]。

30.4.3 子宫内膜恶性肿瘤

他莫昔芬增加了患子宫内膜癌和子宫肉瘤的风险。

– 子宫内膜癌。风险比约为 2.7[11]。癌症的早期阶段大多表现为阴道出血。只要患者开始服用该药，患癌的风险会随着时间而增加[19]，停药后风险就会降低[37]。肥胖和雌激素替代治疗也会增加患癌风险。

– 子宫肉瘤。在使用他莫昔芬治疗的患者中，恶性混合性米勒管肿瘤的相对危险度为 4.62[38]。然而，由于该病发生率极低，他莫昔芬导致的患病风险增加的可能性很小。癌肉瘤的预后较差。

30.4.4 其他肿瘤

2003 年发表的一项荟萃分析表明，他莫昔芬略微增加胃肠道肿瘤的患病风险，有统计学意义（RR 1.31，95%CI 1.01~1.69）[11]。

30.4.5 冠心病（CHD）

他莫昔芬对血脂的调节作用可能有利于冠心病。虽然一些研究表明他莫昔芬可能降低冠心病的风险[11]，但其他研究未能证明这一益处[20,39]。

30.4.6 眼部疾病

他莫昔芬略增加白内障的患病风险[33]。虽不常见，但建议每年例行眼科检查。目前尚没有关于严重眼病增加的报道。

30.5 他莫昔芬治疗后宫腔镜检查的变化

我们在实践中发现，使用他莫昔芬治疗的患者会有一些典型的宫腔镜下表现，其中最常见和最重要的表现如下。

30.5.1 萎 缩

可以看到缺乏血管的萎缩的子宫内膜。这种子宫内膜很薄，通常小于 5mm。组织学上几乎没有子宫内膜组织，只有萎缩的腺体和间质（图 30.4）。

30.5.2 血管增加

表现为乳头样或息肉样的不规则的子宫内膜，伴有浅表血管增多。与正常子宫内膜血管网相比，这些血管排列无序，数量较多。由于血管网的增加，子宫内膜在宫腔镜下或活检时容易出血。组织类型的特点是萎缩的内膜伴有增生的间质，内膜增强了连接和弹性，并且血运丰富（图 30.5a,b）。

30.5.3 囊 变

囊变型也称微囊型，表现为子宫内膜增厚伴有

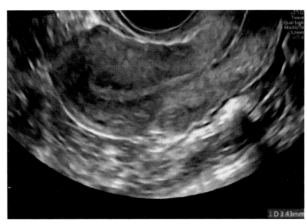

图 30.4 萎缩的子宫内膜

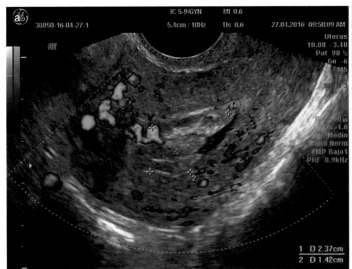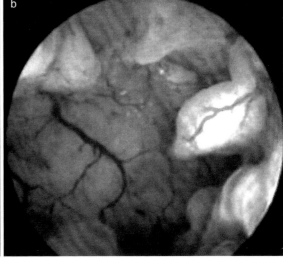

图 30.5 （a）子宫内膜血管增生的超声图像。（b）宫腔镜下子宫内膜血管增生图像

子宫内膜腺体的数量和大小增加，这常使子宫内膜不规则、腺体增大、子宫内膜腺体开口扩张、囊变或微囊改变，这些均发生在增厚的子宫内膜中。组织学特征包括萎缩的浅层子宫内膜，以及由于间质内腺体开口阻塞而引起腺体增大和扩张（图30.6）。

30.5.4 子宫内膜息肉或息肉样改变

表现为间质过度生长和形成子宫内膜息肉。形成的息肉可以被覆萎缩的、囊性的或多血管化的子宫内膜。亦可呈息肉样，表现为多发子宫内膜息肉样形态且覆盖了子宫内膜大部分区域（图30.7）。

30.5.5 可疑恶性肿瘤表现

宫腔镜下的特点是棉花般的、脑回样的形态，伴有不规则的赘生物。组织外观糟脆，其下有不规则的、丰富的、不典型的、扭曲的血管网，这种情况高度怀疑为恶性。由于组织较脆及血管形成增

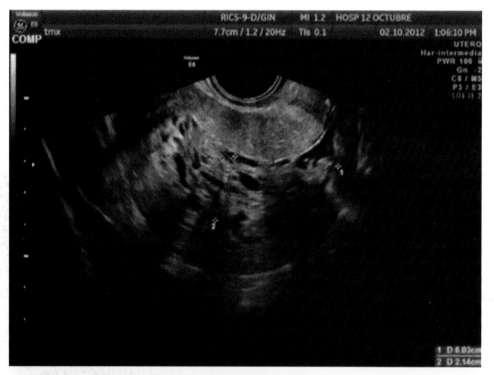

图30.6 超声下显示子宫内膜小囊肿

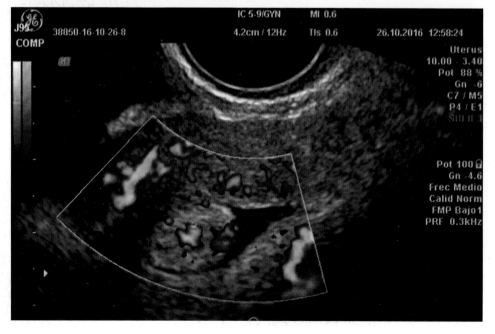

图30.7 带蒂息肉形成

加，在进行宫腔镜检查时会自发出血，出血通常发生在用活检钳进行活检后，有时也只发生在宫腔镜接触时。组织学上表现为子宫内膜增生伴细胞或细胞核改变。

值得一提的是，正如 Perez-Medina 等所描述的[40]，他们在 2010 年发表的文章中提到，在用他莫昔芬治疗的第 1 年，内膜萎缩是最常见的，约 58% 的患者中有萎缩的改变，血管增加在治疗的第 2 年更为常见，然后发生频率减少，在治疗的第 3 年后，囊性改变最常见，60%~70% 的患者中出现囊性变。子宫内膜息肉存在于整个治疗过程中（图 30.8a,b）。

30.6 乳腺癌患者服用他莫昔芬时子宫内膜监测

由于前文所述的子宫内膜病变和风险，长期使用他莫昔芬治疗的患者需每年或半年进行一次宫腔镜检查和活检。目前还没有公认的有关监测这类患者的指南，仅有少数研究通过设计预处理和前瞻性子宫内膜评估来评估使用他莫昔芬治疗的患者。另外，每年宫腔镜检查有可能导致过度治疗，这是一个有创且昂贵的检查手段。

相较于横向研究的患者，不同的前瞻性研究[41]降低了他莫昔芬治疗期间出现的病理学发生率。研究表明子宫内膜监测可以降低药物所引起的子宫内膜副作用，从整体上改善因更年期乳腺癌而服用他莫昔芬的患者子宫内膜问题[42]。有一种解释是，乳腺癌和子宫内膜疾病都有共同的个人和环境危险因素，这些因素与他莫昔芬的使用无关[43]。

鉴于之前所说的情况，我们建议对所有开始使用他莫昔芬治疗的患者进行子宫内膜基线评估。我们建议采用经阴道超声检查，测量子宫内膜线两侧的厚度。当我们发现子宫内膜厚度大于或等于 5mm 时，我们会进行宫腔镜检查，如果没有发现病变，则进行随机取样送检。据报道，基线检查时发现病理报告呈阳性的患者占 0~17.4%，其中非典型病变发生率为 0~3.8%[44]。

在最初的基线评估之后，许多作者建议患者每年超声检查子宫内膜，直到他莫昔芬治疗结束。目前还没有明确的子宫内膜厚度临界值来区别这些患者是否有子宫内膜病变。Saccardi 等[45]证明 5mm 的超声临界值具有 100% 的灵敏度、15% 的特异度、4% 的阳性预测值（PPV）和 100% 的阴性预测值（NPV）。当将临界值移至 10mm 时，其灵敏度为 84%，特异度为 69%，PPV 为 10%，NPV 为 99%。研究中所有患有子宫内膜不典型增生的患者均出现异常子宫出血（AUB）或阴道分泌物。

在这组患者中，宫腔镜检查是目前诊断子宫内膜不典型增生的金标准。Ceci 等报道了宫腔镜检查相对于组织学诊断的灵敏度 97%、特异度为 100%、PPV 为 100% 和 NPV 为 96%[46]。

考虑到宫腔镜检查和子宫内膜活检具有侵入性

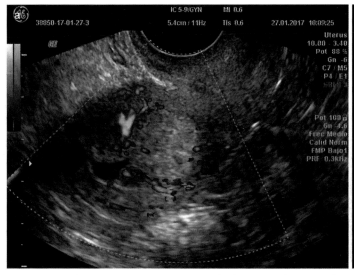
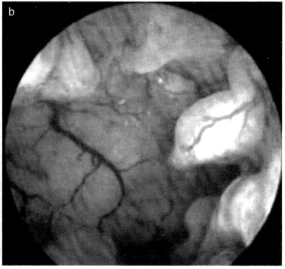

图 30.8 （a）子宫内膜新生物形成。（b）宫腔镜诊断：子宫内膜样腺癌

且价格昂贵，并且其检查结果常为阴性，特别是对于没有异常子宫出血的患者，因此我们建议每年进行一次超声检查；对子宫内膜厚度 > 10mm、异常子宫出血、先前诊断为子宫内膜增生的患者进行宫腔镜检查和子宫内膜活检。

参考文献

请登录 www.wpcxa.com "下载中心"查询或下载。

第六部分
宫腔镜与避孕

第**31**章 宫腔镜与避孕：概述

Andreas L. Thurkow

31.1 引言与历史

女性绝育术是最常用的永久性避孕方法：据估计，全世界约有 1.8 亿对夫妇采用这种方法避孕[1]。在荷兰，每年约有 9000 名妇女接受绝育术[2]。

为了实现这一目的，从 1930 年开始经腹（小切口）行双侧输卵管结扎，到 20 世纪 60 年代开始使用腹腔镜来结扎输卵管。这种技术最后发展为输卵管结扎术的标准技术[3-4]，虽然首次腹腔镜下绝育术最早在 1936 年就有报道[5]。

虽然绝育术是一种可靠的避孕手段，但美国的一项大型多中心前瞻性队列研究（CREST 研究）发现，腹腔镜下绝育术后的妊娠率比既往报道的高[6]。

在少数病例中，腹腔镜可能造成严重的并发症[7]。

2010 年在荷兰有 54% 女性的绝育手术是通过宫腔镜进行的（图 31.1）[8]，但在 2016 年出现了大幅度下降（节育环销量下降了 85%）[9]，原因在于媒体对皮下埋植避孕法的多种长期副作用的关注

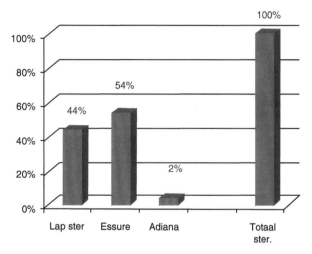

图 31.1 2010 年荷兰各种绝育方法所占的比例。图片由医学博士 Michel Vleugels 提供

度有所增加（见 Essure 章节）。

在 19 世纪，宫腔镜被引入之前，已经有很多尝试，试图通过经阴道途径在子宫或输卵管内进行操作使其阻塞，从而达到永久性避孕的目的[10]。最初盲目地引进了化学制剂或电器械，但只有感觉上的反馈，效果却很令人失望；1927 年宫腔镜引导下电烧灼法被首次使用，但最终效果一般；随后又尝试了电、低温、Nd-YAG 激光电凝等方法（图 31.2），均未成功实现阻塞双侧输卵管的目的（成功率从 15% 上升到最大仅 60%）[10-13]。

在发展中国家，在宫腔里置入奎纳克林微粒化胶囊的试验取得了一定的成功，盲法放置具有成本低的优点。尚未发现严重的不良反应，但其是否可导致基因突变尚在研究中[10]（图 31.3）。

自 20 世纪七八十年代宫腔镜被发现可以作为常规诊断和治疗技术以来，人们还研究了更多

This chapter is an updated version of an earlier publication: Thurkow A. Ch. 5: "Hysteroscopic Sterilization" in Minimally Invasive Gynecological Surgery. Istre O (ed.), Springer-Verlag, Berlin, 2015, ISBN 978-3-662-44058-2.

A.L. Thurkow, M.D.
Department of Gynaecology, Academic Medical Centre, Meibergdreef 9, 1105 AZ Amsterdam, The Netherlands

Bergman Clinics Vrouwenzorg, Building TKO "De Rode Luifel", Meibergdreef 9, 1105 AZ Amsterdam, The Netherlands

DC Klinieken Lairesse, Valeriusplein 11, 1075 BG Amsterdam, The Netherlands
e-mail: thurkow@gmail.com; http://www.thurkow.com

© Springer International Publishing AG 2018
A. Tinelli et al. (eds.), *Hysteroscopy*, https://doi.org/10.1007/978-3-319-57559-9_31

的方法，包括不同类型的输卵管内阻塞装置（图31.4）。但所有这些最初的方法都因为并发症和（或）缺乏有效性而被放弃了[12,14-16]。

从 2003 年到 2006 年，Chiroxia 有限公司（Dublin，Ireland）研究了一种基于氰基丙烯酸酯的液体聚合植入物在宫腔镜的应用，本章作者在离体子宫上做了该试验（图 31.5，图 31.6）。虽然最初的试验结果很有希望，但是该研究的投资方撤回了资金，项目因此停止了。

31.2 Ovabloc

1988 年，Ovabloc®——一种新型的用于宫腔镜下绝育的技术——被引入荷兰市场，早在 1967 年，该技术就已经完成了临床前及临床试验（图 31.7）[17-18]。

至今，在荷兰估计有约 2000 例。

该产品通过在原位形成硅氧烷聚合物，可使约 95% 的病例出现双侧输卵管阻塞[17,19]。

该技术通过一个双导管系统，将高黏度的含有两种成分的液态硅氧烷混合物注入输卵管内，该混合物可在数分钟内凝固，从而导致输卵管腔阻塞。预先将一个特殊设计的硅氧烷填塞头贴附在内导管上，形成一个复杂的管腔内填塞栓子，可使子宫输卵管连接处封闭。

输卵管痉挛、宫腔内病变、子宫穿孔、导管头端没有放在输卵管合适位置上都会导致手术失败。

尤其是如何将导管头端放在输卵管合适的位置是很需要技巧的。

虽然不能精确地预测手术失败的概率，但可以确定一些危险因素，如宫腔内有可疑病变以及未产妇，在这种情况下手术失败的风险就比较大[20]。

手术完成后，患者需要进行骨盆部位 X 线片检查来确保填塞栓子的完整性、位置正常以及输卵管壶腹部填充的剂量恰当（图 31.8）。如果栓子的厚度不够（如填充材料宫腔内反流），则会造成材料经宫腔排出，这需在 3 个月后再次行骨盆部位 X 线片检查以排除是否排出体外，有人估计 3%~4% 的病例会发生这一情况，通常发生在术后第 1 个月[17,20]。超声也可以用于复查，因为这个阶段主要目的是评估材料在输卵管里的位置是否正常，而输卵管内以及子宫输卵管连接处的栓子很容易在超声下看到。

如果双侧输卵管内的栓子位置正常，患者就可以单独依靠 Ovabloc® 来避孕。

一项对 398 例患者进行了为期 3 年的多中心随访研究发现，该产品术后的累计妊娠率为 0.99%（Pearl 指数为 0.13），这与腹腔镜绝育术后的妊娠率相近[6,19]。

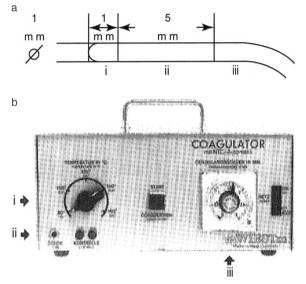

图 31.2 （a）电凝探针的远端：（ⅰ）绝缘头；（ⅱ）电凝电极；（ⅲ）可弯曲的导电光缆（引自 courtesy of K. Wamsteker，M.D.，Ph.D.；Ph.D. thesis 1977）。（b）热凝结器（Wiest KG）：（ⅰ）温度调节器；（ⅱ）热凝探针的连接端；（ⅲ）计时器。引自医学博士 K. Wamsteker 1977 年的博士论文

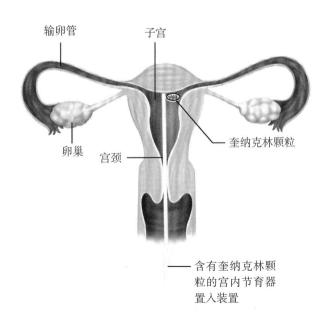

图 31.3 奎纳克林颗粒的放置

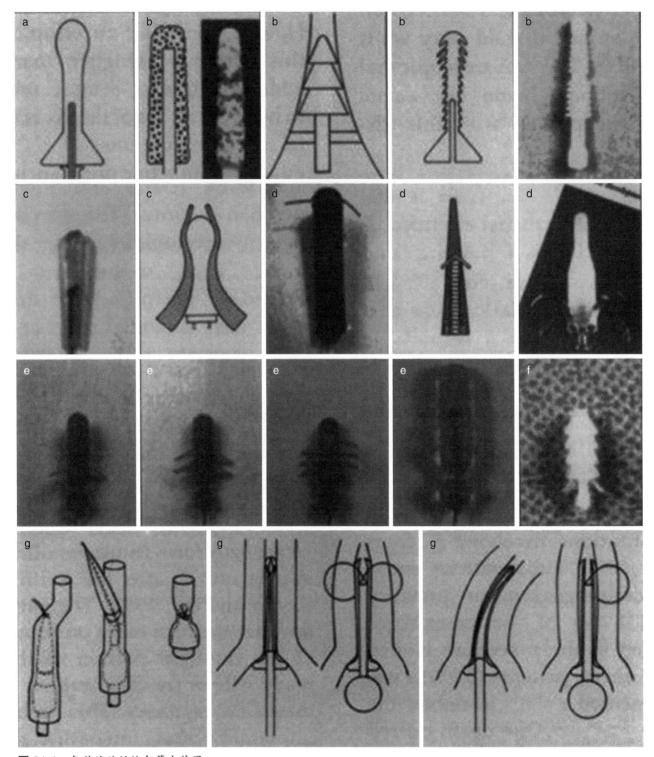

图 31.4　各种试验性输卵管内装置

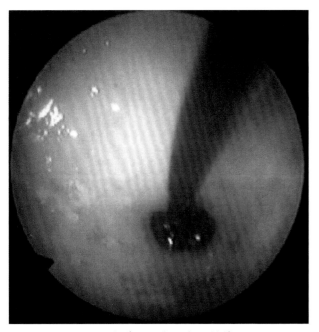

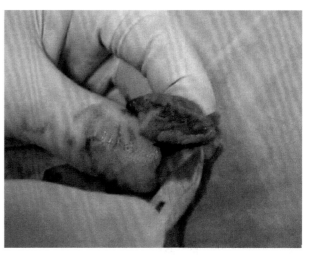

图 31.6 固态的 Chiroxia 牢固地黏附在离体子宫的输卵管腔内

图 31.5 给离体子宫灌注液态阻塞性材料 Chiroxia

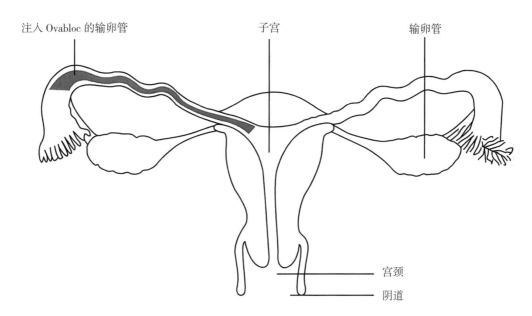

图 31.7 Ovabloc 被注入右侧输卵管腔

但自从 Essure® 引入市场后，Ovabloc® 的使用率就开始下降，Adiana 引入市场后 Ovabloc® 就从市场上消失了。

而且该产品仅有 CE 的标志，并未获得美国食品药品监督管理局（FDA）的批准。

近期有人研发出一个新版本的避孕装置（Ovalastic®），它的操作更加简单，而且在室温下就可以储存（Ovabloc® 的储存温度要求为

－20℃）。但至今关于其临床实用性的数据很少，只有几例，也是作者亲自操作或者是在作者监督下完成的，还需要更深入的研究来评估这个新产品的临床实用性。

31.3 Essure

2001 年 11 月，另外一个避孕装置——Essure®——获得了 CE 标识，其可用于宫腔镜下绝

235

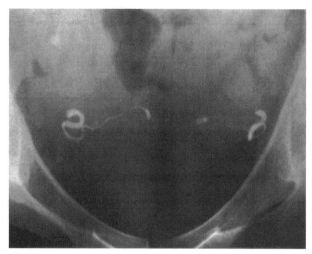

图 31.8 X 线片显示 Ovabloc 放置术后双侧输卵管被充足的填充物阻塞

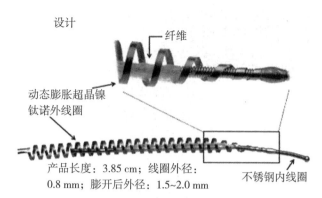

设计

纤维

动态膨胀超晶镍钛诺外线圈

产品长度：3.85 cm；线圈外径：0.8 mm；膨开后外径：1.5~2.0 mm

不锈钢内线圈

图 31.9 放大显示 Essure 避孕装置的线圈及其内外部的 PET 纤维

育手术，2002 年 FDA 批准其成为 PMA，2003 年该产品在荷兰上市。

Essure® 微型嵌入体（Bayer，前身是 Conceptus Inc.），最初被称为 STOP，是一个动态膨胀微型线圈，其内圈有聚对苯二甲酸乙烯（PET）纤维穿过，将其缠绕（图 31.9）。它通过 5-Fr 宫腔镜的工作通道被放到输卵管腔，然后线圈通过膨胀将自己固定在输卵管（图 31.10a），然后 PET 纤维产生纤维化反应，从而固定得更加牢固，最终阻塞输卵管（图 31.10b）。

对于有经验的宫腔镜操作者，这个技术很简单而且操作起来非常快速，整个操作过程平均花费时间少于 15min，这在一定程度上得归功于经阴道宫腔镜操作且不需要麻醉[21]。

92% 的患者实现了双侧输卵管堵塞，而在有经验的宫腔镜操作者手里，这个数字可以高达98.5%[22-23,35]。一项对 518 例患者随访了 3 年的多中心研究发现其有效率为 99.8%[24]。

并发症除了最近 2 例肠梗阻外，穿孔很罕见，且几乎无临床症状[22,25]。

到目前为止，全世界已经进行了 80 余万例这样的手术，而且数目还在迅速增加。

最初，FDA 要求放置 Essure 后可通过 HSG 检查确保效果（图 31.11），但自从有研究发现经阴道超声具有很好的可靠性后[26]（图 31.12），2011年在欧洲市场利用超声来达到这一目的获得了 CE 认证；经过了对 597 例患者的国际多中心 IV 期试验

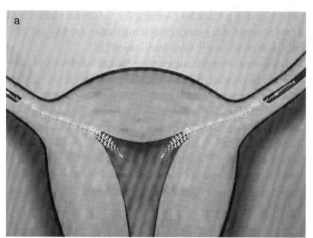

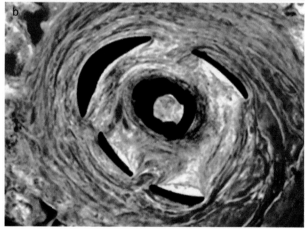

图 31.10 （a）正确放置了两个 Essure 装置然后纤维组织向内生长的子宫正面观。（b）放置了 Essure 以及纤维组织向内生长的输卵管腔横切面

后，放置后利用超声确认在 2015 年也获得了 FDA 批准[27]。

自 2013 年以来，美国患者报告的不良事件突然增加，随后世界各地也出现了类似的报告。FDA 召开了妇产科咨询委员会会议来处理这些增加的不

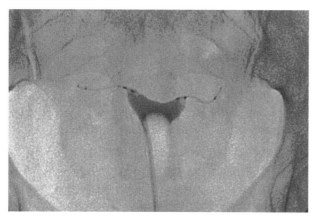

图 31.11 经子宫输卵管造影（HSG）确认，Essure 正确放置后被阻塞的双侧输卵管

良事件，在审查了上市前和上市后的数据以及现有的文献后，FDA 没有足够的证据来将该产品撤出市场。然而，FDA 发布了一份新的指导文件，要求对该产品进行黑匣子警告，并要求进行一项新的上市后的研究：即将 Essure 的安全性和有效性与腹腔镜输卵管结扎术进行比较[28]。

Essure 绝育术的远期并发症包括疼痛、过敏反应和各种至今尚未解释的症状如疲劳、情绪波动、脱发和关节的问题。放置 Essure 后一些患者会出现自身免疫性疾病或者原有的自身免疫性疾病的患者病情会加重。因此有假设认为或许一些患者的免疫系统参与导致了某些症状，但迄今没有这方面的科学数据来支持这个假说，还需要更深的研究来排除这两者间的关系。

FDA 和一些国家的学会如英国[29]和荷兰[30]建议在对患者进行各种绝育方法的咨询时，应考虑到这些可能发生的远期不良事件和副作用。

2017 年，由于销量下降，拜耳公司决定在加拿大、英国、芬兰和荷兰停止销售 Essure 产品。

31.4 Adiana

2009 年，另外一种避孕装置——Adiana®——被 CE 批准用于宫腔镜下绝育手术，同年也拿到了 FDA 认证。

该产品由 1.5mm × 3.5mm 的硅胶基质组成，通过在输卵管黏膜表面射频凝固（3W，每侧 60s）将硅胶基质置入输卵管腔内，然后刺激纤维组织向基质内生长（图 31.13）。该系统包括一个专用的发生器，可以控制在正确的位置释放能量来凝固。

虽然这个装置在经阴道超声下可以看到（图 31.14），但需要在放置 3 个月后利用 HSG 试验来确认双侧输卵管被堵塞（图 31.15）。

产品的最初版本是能透过射线的，2011 年，一款不透射线的产品在欧洲上市，这个版本的产品

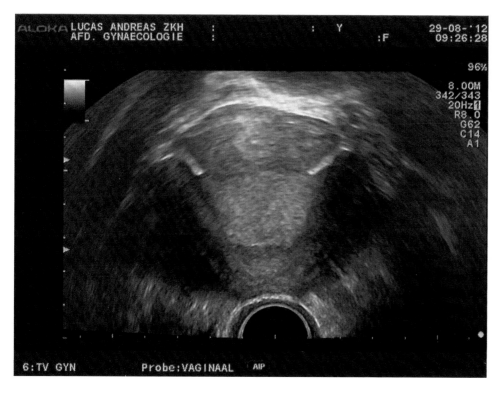

图 31.12 经阴道超声检查显示，两个 Essure 避孕装置都在输卵管腔的正常位置

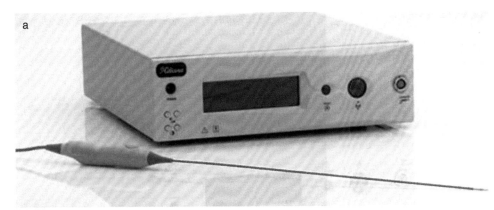

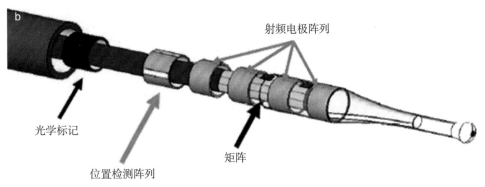

图 31.13 （a）Adiana 产品的插入器和专用发生器设备。（b）Adiana 设备远端的放大视图，显示了矩阵、射频电极阵列、位置检测阵列和光学标记

光学标记

射频电极阵列

位置检测阵列

矩阵

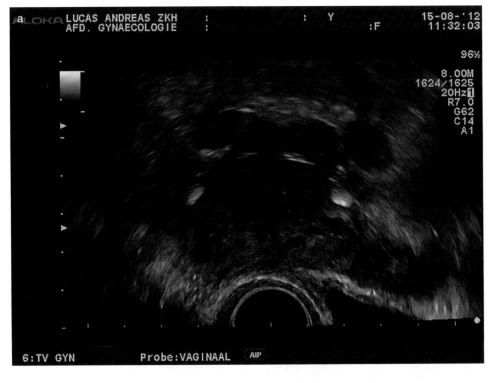

图 31.14 （a）经阴道超声检查可以看到双侧的 Adiana 装置。（b）可以看到左侧的 Adiana 装置位于左侧输卵管与左侧宫角区子宫内膜连接处的输卵管壁内

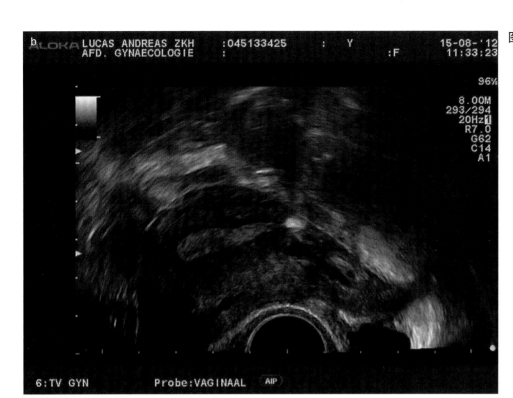

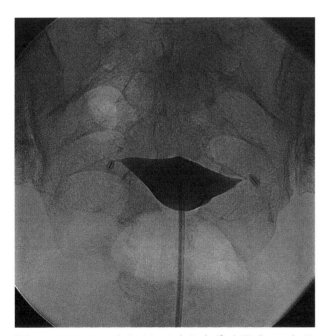

图 31.15 Adiana 放置后经子宫输卵管造影（HSG）检查确认，可以看到两侧 Adiana 都在输卵管腔的正常位置。Adiana 的中央不透射线，外围结构呈多孔状，有造影剂渗入。Adiana 装置成功阻断造影剂弥散至输卵管远端

使得确认试验更加可靠。

与 Essure 产品一样，任何 5-Fr 宫腔镜的工作通道都可以被用来完成 Adiana 的放置手术。

该产品 3 年的避孕有效率为 98.4%[31]。

直到 2012 年 5 月 Hologic 公司决定将该产品撤出市场之前，其已经在全球被应用了 29 500 个。

31.5 最新进展

还有几种其他的方法正在试验中，可能会在以后被投入使用。这些方法中包括 Altaseal 装置（Altascience 有限公司）和 ZRO 装置（图 31.16）。目前尚不清楚后一种装置的现状，据作者所知，它尚未被用于临床试验。

前者是由一种不依赖于组织向内生长的高级不锈钢瞬间阻塞输卵管的装置组成，因此具有立即封闭的优点（图 31.17 至图 31.19）。本章作者进行的在子宫切除术围手术期的研究[32]和爱尔兰的临床试验研究[33]都显示了该装置在上述方面很有前景。爱尔兰的临床研究最终有 22 例患者接受了该种绝育手术，所有患者的输卵管均立即被阻塞，手术耐受性良好，平均操作持续时间为 5min，术后随访了 3 年。FDA 在荷兰的 3 个中心和爱尔兰的一个中心进行了多中心试验，共有 83 例患者参与，其中 78 例患者接受了该种绝育手术，现仍有 66 例患者依赖这种方法避孕，9 例（11.5%）患者出现了避孕器异位，研究者怀疑可能设计本身是导致这个并发症的主要原因。到目前为止，主要靠经阴道

超声确认放置是否正确（图 31.20），但基于上述数据，预计未来都不需要进行确认检查。一项已被修改过试验设计的新的试验已经提交给爱尔兰和荷兰监管机构，于 2017 年开始。

另外一个利用宫腔镜实现避孕的避孕装置叫 ReLARC®，但它不是永久性的，是一种可逆的长效避孕方法，主要通过宫腔镜将带铜的无框架 IUD

固定在宫底[34]（图 31.21，图 31.22）。它的有效年限在 10 年以上，关于该避孕装置的临床试验正在准备当中。

鉴于人们对微创绝育方法都很感兴趣，特别是在发展中国家，一定还会有其他产品开发出来。由于材料成本问题，目前的产品还没有大量进入发展中国家市场。

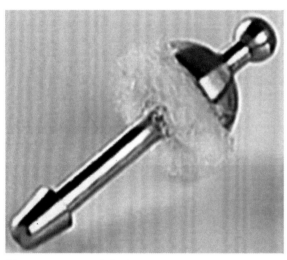

图 31.16　ZRO 绝育器

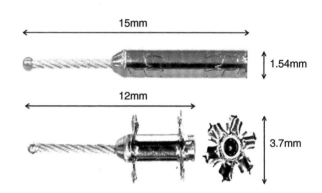

图 31.17　Altaseal 装置改版前后的细节和大小

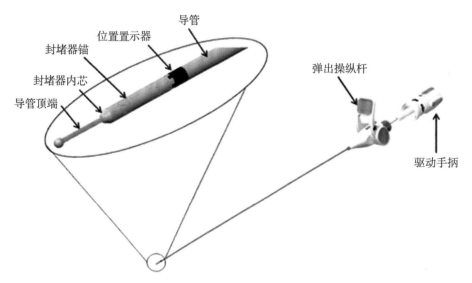

图 31.18　Altaseal 的导入器及其头端的细节

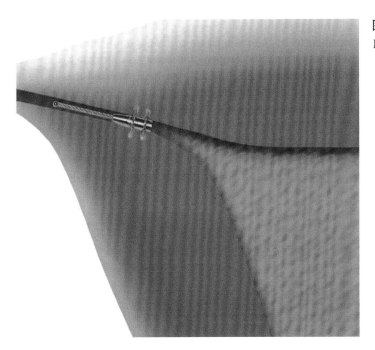

图 31.19　Altaseal 装置
固定在右侧输卵管腔内

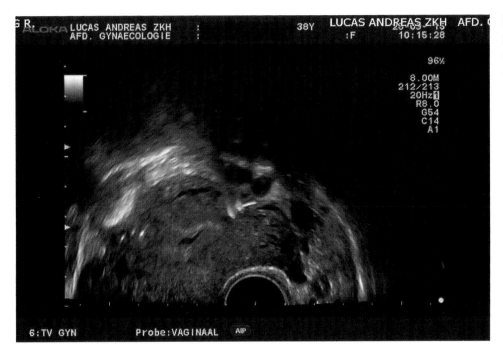

图 31.20　超声上可以看
到 Altaseal 装置在左侧输
卵管腔内（个人图片，摄
于 St Lucas Andreas 医院）

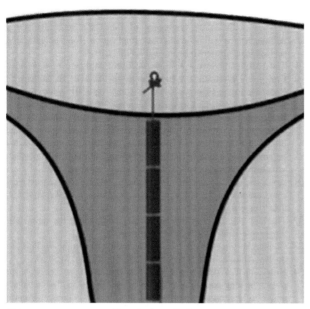

图 31.21　ReLARC® 锚定在子宫底的模型图

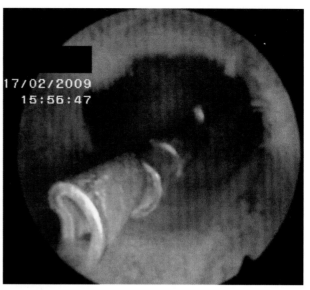

图 31.22　ReLARC® 经宫腔镜放置（个人图片，摄于 DC Klinieken Lairesse）

结　论

　　宫腔镜绝育术可以说是腹腔镜绝育术的一种更简便的替代方法，它具有无切口、不需要全身麻醉、恢复快等优点。对于有肥胖、腹腔粘连、易出血体质及心肺疾病等特征的腹腔镜相对禁忌证的妇女，他们的这些特征可能成为经宫腔镜途径的明确适应证。

　　对于任何置入的异物，认识并警惕其长远并发症并采取相应的对策很重要。在经过仔细咨询和知情同意后，目前可利用的设备仍能为大部分女性提供帮助。

　　但目前最完美的方法似乎还未可知，希望以后有新的最接近完美的方法出现。

参考文献

　　请登录 www.wpcxa.com "下载中心" 查询或下载。

第**32**章 宫腔镜用于避孕的副作用——真的有问题吗?

Pierre Panel, Pauline Baissas

32.1 引 言

2001 年 7 月 4 日,法国编号 2001–588 法律放开了输卵管绝育手术,同一时间出现了一种新的用于宫腔镜进行女性绝育的方法[1]。法国很快就成了第二个为女性提供 Essure® 的国家[2]。Essure 装置是由不锈钢(铁、铬、镍)制成的柔性内圈和镍钛合金(镍钛醇)制成的动态外圈构成的动态膨胀微型嵌入体,围绕着内圈并穿过内圈的是一层聚对苯二甲酸乙烯(PET)纤维(图 32.1),通过在宫腔镜可视下将 Essure 微型植入装置插入输卵管近端。大约 3 个月左右的时间内,炎症反应生成的组织最终将填满 Essure 装置周围的空隙及内部,最终将输卵管堵塞。3 个月后需要用 X 线检查(图 32.2)或阴道超声检查或者子宫输卵管造影(HSG)来确认植入装置是否在输卵管的正常位置以起到阻塞作用。美国食品药品监督管理局(FDA)于 2002 年批准其在美国使用,2005 年法国对 Essure 手术的费用全额退款给患者,在美国手术的部分或全部费用由大多数保险公司承担,2007 年法国最高卫生管理机构建议 Essure 为避孕的第一选择。常规的女性绝育手术是一个有切口的手术,它需要开腹、全身麻醉,而且需要一个较长的恢复时间;而 Essure 作为一种女性的永久性避孕手段,手术过程

P. Panel, M.D. • P. Baissas, M.D. (✉)
Service de gynécologie-obstétrique, Centre Hospitalier de Versailles, 177, rue de Versailles, 78150 Le Chesnay, France
e-mail: ppanel@ch-versailles.fr; pbaissas@ch-versailles.fr

© Springer International Publishing AG 2018
A. Tinelli et al. (eds.), *Hysteroscopy*, https://doi.org/10.1007/978-3-319-57559-9_32

微创、装置不含激素且手术时间短(5~20min),手术不需要全身麻醉,女性术后 1~2d 内就可以正常活动,非常高效,很容易被女性接受[3-4]。最初的放置成功率为 84%~99.8%,Essure 永久性绝育的有效性也被证实了,与输卵管结扎术相比,它的妊娠率较低,在一项近期的临床试验中,依赖 Essure 避孕的 503 例女性第 1 年内妊娠的有 3 例(0.6%)。在各种研究中,96% 的患者对包括放射学随访在内的整个手术过程感到满意。然而,这项技术可能与放置后的副作用有关。

一项针对 2002 年 11 月至 2012 年 2 月与 Essure 宫腔镜绝育术相关的"制造商与用户体验数据库"的回顾性综述研究中提到,在此期间共接到了 457 起与各种不良事件相关的投诉,包括导管放置障碍、疼痛、绝育后妊娠、穿孔、异常出血、避孕装置异位。经过对这些不良事件的评估和管理,最后共有 270 例(59.1%)需要额外施行手术治疗,其中包括 44 例子宫切除[5]。

手术切除后,大部分(72.72%)患者的症状有所改善[6]。

32.2 手术过程中的副作用

32.2.1 镇 痛

大多数(42.5%)患者在术中觉得疼痛或者不舒服,但仍能够接受,大多数患者术后疼痛时间不超过 4h。

一项纳入了 80 例亚洲女性的回顾性研究发现,

内圈
（钢316L）

聚对苯二甲酸乙烯纤维

镍钛醇外圈
（镍钛合金）

图 32.1　Essure 装置和 X 线片

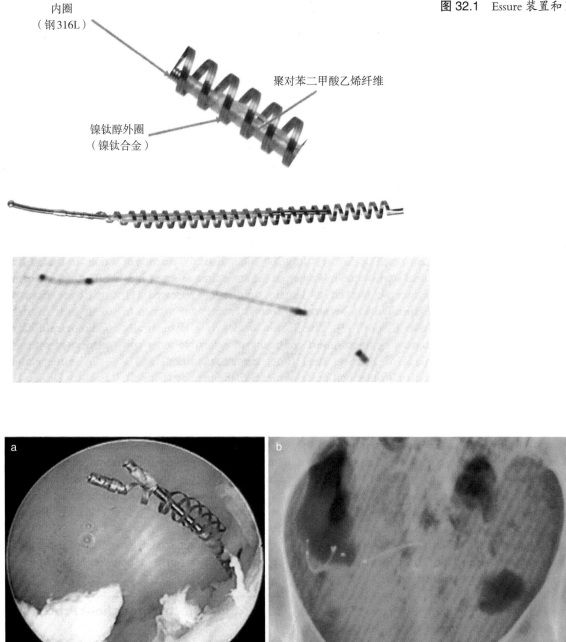

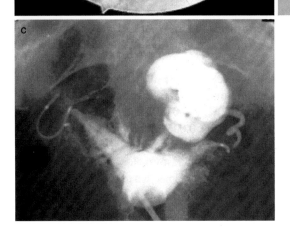

图 32.2　Essure 脱落。（a）宫腔镜检查。（b）X 线片。（c）子宫输卵管造影：子宫腺肌症和输卵管积水的表现

事先口服解痉药和镇痛剂可以显著改善 Essure 装置的放置失败率（20.0% *vs* 4.0%，*P*=0.021）以及缩短手术时间（27.3min *vs* 19.6min，*P*=0.006）[7]。病例中约有 1.9% 的患者发生血管迷走神经性晕厥等反应[8]。建议在没有局部麻醉的情况下使用阴道内镜[9]，并在整个过程中与指定的护士合作，以提供支持，分散注意力，并为患者提供所谓的"心语疏通"麻醉。

32.2.2 成功放置

在各种研究中，总的 Essure 装置双侧置入成功率在 81% 到 99% 之间[10]。

在临床中，应安排在月经周期的增殖期进行手术，以优化 Essure 设备放置成功率，尤其是对于较大的子宫[11]。法国的一项针对 495 例患者的前瞻性多中心研究发现唯一一个导致手术失败的因素是术中对输卵管口的辨识度不够高[12]。

当手术过程比较困难（术中阻力大、比平常痛、时间更长或者使用了超过两个以上装置）时，术后应进行经阴道超声或子宫输卵管造影检查[13]。

32.2.3 IUD

宫腔镜绝育术前不需要取出 IUD，对于 239 例带有 IUD 的患者实行 Essure 手术，放置成功率为 97.1%，并未发现特殊并发症。只有当手术操作不能顺利完成时 IUD 才应该在术中被取出[14]，否则 IUD 应一直保留到 3 个月确认试验之后。

32.2.4 宫腔镜下子宫内膜切除术

宫腔镜下子宫内膜切除术联合 Essure 宫腔镜下绝育术是治疗异常子宫出血和永久性女性绝育的一种安全、有效的方法[15-18]。但在出现不良事件时，很难区分这两种手术之间的责任，而且子宫内膜切除术造成的粘连可能使 3 个月后的 Essure 放置确认检查更加困难。

32.3 常见的轻微副作用

32.3.1 术后近期发生的副作用

据报道，疼痛、子宫收缩痛、阴道出血或分泌物平均能持续 3d，很少有报道泌尿系统或生殖系统感染。

一些女性会有恶心和（或）呕吐（10.8%）或晕厥。少数患者会有盆腔炎性疾病，但通常可以通过静脉使用抗生素来解决[8]。

32.3.2 月经改变

有报道少数女性在手术后月经周期立即变得不规律：严重的月经减少、轻度的月经减少或月经延迟。在 76 例女性中，有 20 例（26%，95%CI 17%~38%）报告了 3 个月时月经模式的持续变化，其中 14/76（18%）较重，2/76（3%）不规则，1/76（1%）有经间期出血，3/76（4%）闭经[11]，0.02% 的女性患有持续性腹痛[8]。

这更有可能是由于先前的激素避孕措施停止导致的，而不是 Essure 手术。术前记录月经周期、月经紊乱、子宫内膜异位症病史和宫腔内病变很重要，也有必要告知患者停止激素避孕后也将失去激素避孕所带来的益处。

32.3.3 过敏反应

有些女性在放置该装置后会出现过敏反应，表现为皮疹及瘙痒等症状，建议去看过敏专科医生。在普通人群中，对镍金属过敏的大约有 13.1%。女性比男性更容易对金属过敏（50.2% *vs* 29.9%，OR 2.36，95%CI 1.84~3.03），尤其是镍。接触致敏在曾经有过皮肤问题的人群中更加高发（53.8% *vs* 32.6%；OR 2.41，95%CI 1.85~3.14），尤其是对于镍的接触（45.5% *vs* 8.8%，OR 8.64，95%CI 5.67~13.17），某些女性不能耐受珠宝和香水也正是因为如此[19]。有些患者即使以前没有对这些材料的过敏史，也可能会出现这种情况。但因使用 Essure 微型避孕装置而出现的镍过敏反应相关不良事件很少发生（0~0.01%）[20-21]，同时由镍或者镍钛合金制造的避孕装置很少有过敏反应报道。一项纳入 1085 例戴牙齿矫正器女孩的研究并没有发现对镍敏感的人有更大的口腔不适风险[22]。但对于血管内支架，有报道一位 67 岁的老年女性在植入一种可回收的镍钛合金下腔静脉（IVC）过滤器（55.4% 的镍和 44.6% 的钛）后出现严重的瘙痒[23]，只能通过去除过滤器来解决。

目前还没有可靠的方法来预测该装置的延迟过敏反应何时会出现[24]，输卵管内放置避孕装置引起的全身过敏反应可以通过避孕装置在体内腐蚀从而释放镍离子来解释[25]。

大多数情况下，可以通过手术取出该植入体来治疗这些产生的症状[26]。手术可以在植入体植入后 3 个月内用宫腔镜取出[27]。

32.4 严重副作用

32.4.1 避孕装置脱落

西班牙中心做的 4306 例 Essure 绝育术有 19 例（0.4%）出现了脱落（图 32.2），其中有 14 例发生在术后早期，13 例又再次放置了新的 Essure 装置。另有 2 例发生不完全脱落，留在宫腔里的线圈尾丝最终通过手术进行了切除[8]。

一项法国的多中心研究报道，Essure 的脱落率为 0.95%（10/1054）[10]。

32.4.2 穿　孔

持续性疼痛也偶有发生，但并不多见。这种症状应该警示我们：可能发生了由于避孕装置导致的输卵管穿孔、线圈断裂以及断裂端异位，其发生率介于 0.04% 和 2%[8,13,23,28-29]。即使没有输卵管穿孔，避孕装置也可能已经异位至盆腔[30]。只有当 Essure 在术中放置很困难的时候才会出现微型避孕装置放置不当[29]。这种情况下我们必须要坚持对这些患者进行随访（图 32.3，图 32.4）。

32.4.3 后　悔

手术最大的并发症之一是手术后出现后悔的，据报道高达 5.5%。放置后女性的家庭和生活可能会发生变化，因此需要慎重考虑一段时间，即使是在考虑期间，生活都有可能发生变化。在法国，法律强制在决定绝育手术之后需推迟 4 个月再行手术。

32.4.4 避孕失败

据报道在荷兰从 2002 年到 2014 年接受 Essure

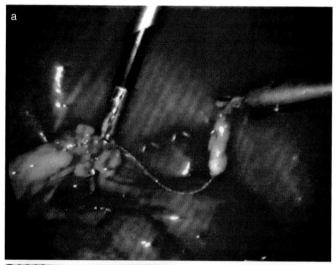

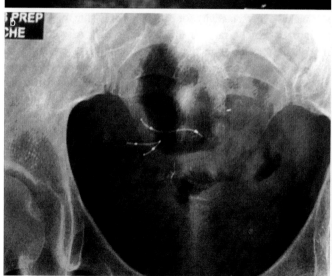

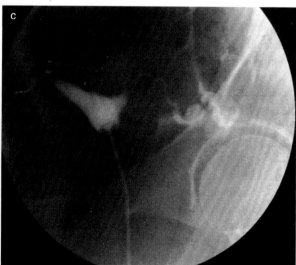

图 32.3　Essure 脱落。（a）腹腔镜下显示 Essure 脱落至大网膜。（b）X 线片。（c）子宫输卵管造影

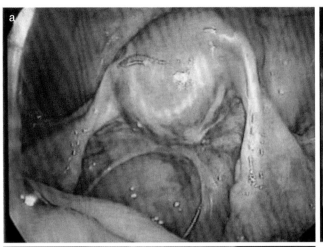
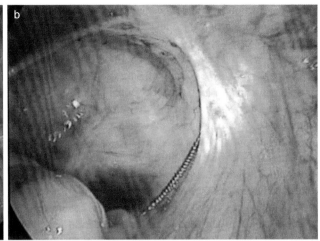
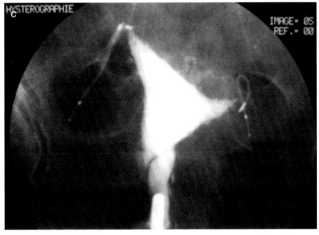

图 32.4 腹腔镜检查和 X 线片显示 Essure 的脱落和异位

绝育术的 27 346 例女性有 35 例怀孕[28]，提示术后妊娠率从 1997 年开始一直稳定在 0.13% 左右[32]，Pearl 指数为 0.05。而且所有的妊娠都跟医生或患者没有完全遵守荷兰关于 Essure 放置和随访的方案有关，或者跟术后确认试验的判读有误有关。从 2003 年到 2010 年，法国报道共有 58 例女性在 Essure 绝育术后意外妊娠，估计妊娠率在 1.01‰ ~1.09‰[33]。可以通过提高对患者宣教以及医生关于术后 3 个月对患者复查的知识来降低 Essure 绝育术的妊娠率[33]。

跟输卵管结扎相比较，Essure 的术后妊娠率相对较低（0.36% *vs* 0.46%，HR 0.62，95%CI 0.40~0.96）[34]。

32.5 还有其他风险吗？

在数据库中，7% 的女性发生了不良事件，但都不严重[35]。放置 Essure 的女性也向 FDA 报告了其他症状，但这些症状在支持 Essure 批准的临床试验中并没有出现。

Erin Brockovich 提醒美国妇科医生要注意一些重要不良事件，法国也出现了一个非常活跃的类似团体。它们称 Essure 可以造成皮疹，慢性感染（阴道、呼吸道），阴道异常出血，疲劳，嗜睡，震颤，记忆力减退，自身免疫性疾病，失语，感觉障碍，血压下降，体重改变，脱发，情绪改变如失落，各种各样的疼痛包括头痛、肌肉痛、腿痛和腹痛等症状[36]。但通常要求用 Essure 来达到永久性避孕的女性平均年龄是 40 岁，这个年龄也易发现其他疾病，我们需要注意的是，所有这些症状也都有可能在更年期、肿瘤、自身免疫性疾病、肌纤维痛等疾病中出现。目前还不清楚这些症状跟 Essure 有关还是其他疾病导致的。

所有这些症状有可能提示与 Essure 有关，但这需要进一步的评估和治疗，其中包括通过手术移除避孕装置。

但是 Essure 是怎么导致这些症状的呢？

Essure 装置是由不锈钢（铁、铬、镍）制成的柔性内圈和镍钛合金（镍钛醇）制成的动态外圈构成的动态膨胀微型嵌入体，沿着内圈并穿过内圈的是一层聚对苯二甲酸乙烯（PET）纤维，这些PET纤维引起局部组织的良性生长，从而导致输卵管阻塞，每个Essure装置都用环氧乙烷消毒。

27位女性（47个输卵管）的组织学证实了其在短时间内为急性炎症反应和纤维化反应，随着时间延长，逐渐成为慢性炎症和广泛的纤维化[37]。

关于金属对女性身体的影响的研究结果也很有意思。

通常，植入人体的外来物质会导致损伤、炎症、免疫反应，并最终愈合和（或）留下瘢痕。生物相容性差的材料会引起许多并发症，包括细胞毒性化学物质的累积和慢性炎症。

32.5.1 镍

心脏支架的不锈钢与人体并不能完全相容，植入后往往会导致再次狭窄或形成血栓。镍离子导致体内产生的免疫或镍导致的金属交叉免疫反应可能是慢性疲劳综合征的病因之一[38]。

植入装置释放的镍离子可以造成炎症反应。Messer等的体外研究证实含有镍的支架与血液接触72h会诱导产生内皮细胞毒性，增加炎症细胞的聚集[39]。有位患者在取出心脏卵圆孔装置后仍有全身症状，而在取出胸骨的不锈钢缝线后恢复，因为不锈钢缝线含有微量的镍[40]。

通过饮食摄入或吸入香烟烟雾而暴露于镍，可能引发全身性镍过敏，并导致出现慢性疲劳和肌肉疼痛[41]。镍的平均摄入量是300~600μg/d。

有项研究发现对牙齿上和环境中的金属超敏的患者常有复杂的临床疾病和慢性疲劳综合征，部分患者采用了无金属改装装置来替代银汞合金，对这些患者进行第6个月随访时发现，患者的疲劳症状减轻，很多之前的症状也消失；同时，淋巴细胞对金属的反应性下降。Sterzl认为，金属引起的炎症可能影响下丘脑—垂体—肾上腺轴，然后间接地引起慢性疲劳综合征、纤维肌痛等症状和其他病因不明的疾病[42]。

对于心脏支架，在其表面涂有生物惰性屏障被认为是减少致敏金属释放的一种方法，聚四氟乙烯涂层镍植入物在致敏患者中使用是安全的。

32.5.2 钛

钛主要被用于牙科的装置和仪器，例如正畸钢丝、牙髓锉、牙种植体和铸造修复装置。钛最初流行的原因在于其良好的机械性能：高度耐腐蚀性和优越的生物相容性[43]。

然而，一篇对医学和牙科文献的全面回顾表明，钛也可以引起化学－生物相互作用。曾有报道称接触钛金属的患者出现组织变色和过敏反应。钛的生物稳定性越来越受到人们的质疑[44]。不排除这可能也是牙齿种植失败的原因之一[45]。

32.5.3 一些谨慎的建议

Essure装置已经被研究和使用了好多年，现在它正处于被全球评估当中。当有患者要求取出Essure装置时，无论什么原因，我们必须听她们的叙述，重视所有的症状，并尽力将这些疾病区分开来：后来所得的妇科疾病或自身免疫性疾病、明显跟放置避孕装置有关的疾病以及其他不能解释的可能跟金属过敏有关的症状。

Essure取出的方法有两种：宫腔镜取出（任何时候都可以，尤其适合12周以内）和腹腔镜取出（宫腔镜不能看到避孕装置的患者或者避孕装置已经穿透到了腹腔）；行双侧输卵管切除术或全子宫切除术＋双侧输卵管切除术。

但有些患者（27.27%）取出Essure后仍有持续性症状，因此在手术取出Essure之前告知患者有术后症状持续存在的风险非常重要。

总之，门诊不用麻醉剂就能进行的宫腔镜下Essure绝育术是一项快速、成功且患者满意度高的技术，这项技术为夫妇选择永久性避孕提供了一种方便的、具有潜在成本效益的受欢迎的选择[46]。但是这种永久性避孕措施也同时出现了许多不良反应：一些较轻，也有些较重。此时，进行收益／风险权衡后，仍然倾向于选择这种避孕措施，但应加强患者信息管理，并向国家机构报告所有不良事件。同时，也不能盲目地把所有不良反应都归因于Essure。研究Essure的重金属物质释放及其对女性身体的影响很有意义。

参考文献

请登录www.wpcxa.com"下载中心"查询或下载。

第33章 Essure 的管理：放置与取出困难

Sebastiaan Veersema, Liselotte Maassen

33.1 引　言

Essure（Bayer AG，Leverkusen，Germany）是一个为女性设计的微创的不可逆避孕装置。2002年，它成为美国食品药品监督管理局（FDA）批准的第一个用于宫腔镜下绝育手术的产品[1-3]。经阴道途径放置使其成为一个很有吸引力的能替代广泛使用的经腹行绝育术的选择。它不需要腹部切口和全身麻醉，在门诊就可以完成[4-5]。自从上市后，已经售出了75万多个。

放置方法是通过宫腔镜将一种金属微线圈放置到双侧输卵管近端[4,8]。Essure 之前名叫 STOP（Selective Tubal Occlusion Procedure），由不锈钢制成的内圈和镍钛合金（镍钛醇）制成的外圈组成，沿着内圈并穿过内圈的是一层聚对苯二甲酸乙烯（PET）纤维[4-5,8]，内圈长约 30mm[6]，整个产品共长 4cm，最大直径 2mm，并在内外线圈的两端有 4 个不透射线的标记物[6,9]。放入输卵管内后，外圈会膨胀并锚定在输卵管上[4-5,8,10]；采用 PET 纤维是因为它能成功刺激组织向医疗装置内生长，如同在血管移植中应用的那样[8]。因此该产品放置后，PET 纤维会造成局部组织的炎症反应。自从 Essure 上市后，它已经经历了几个不同的版本，第一代是 STOP 产品，Valle 等在其研究中有描述[11]；后来 ESS105 型 Essure 上市。2002 年 11 月，ESS205 型 Essure 被 FDA 批准使用[12]；2007 年，该产品出

现了最新一款——ESS305；自 ESS305 之后 ESS505 进入了临床试验，被放置入女性体内，目前还未得到 FDA 的批准。

33.2 Essure 放置难的管理

该微型装置只有放置在合适的位置以及有正常的形态时才会表现出其高效性，因此，欧洲卫生管理局要求术后需进行放射学检查，以确定其位置和形态是否正常[13]，最初 FDA 要求该设备放置后3 个月需行子宫输卵管造影（HSG）检查，2015 年7 月经阴道超声（TVU）检查被批准成为 Essure 放置术后的确认试验。为了确认避孕装置在正确位置及其可靠性，需在术后 3 个月进行确认试验，在进行确认试验之前，建议患者使用一种额外的避孕措施。在不影响 TVU 检查的效率的情况下应尽量减少 HSG 的使用，X 线检查或 TVU 只能用于简单绝育手术后的确认手术，X 线检查可以被用为一线确认试验。在一个困难的手术后，包括因为放置的时候用力过猛和（或）阻力突然消失考虑可能穿孔、由于解剖异常导致术中辨认输卵管开口困难、膨宫压力不够或者光线不够等技术问题、子宫内膜碎片等，应用 HSG 作为确认试验，其适应证为：位置不确定，手术时间超过 15min（从镜子进入到出来的时间），放置点超过 8 个尾丝。同样的建议也适用于术后异常腹痛的患者，包括短暂性疼痛、持续性疼痛和术后迟发性疼痛。对于没有对侧输卵管切除病史的患者，仅放置一个避孕装置的手术应被认为是不成功的，不应该使用 HSG 作为确认试验，因为会出现认为对侧输卵管堵塞的假阳性风险[14]。如果对双侧输卵管成功正常放置避孕装置后 3 个

S. Veersema (✉) • L. Maassen
Department of Reproductive Medicine and Gynaecology,
University Medical Centre Utrecht, Utrecht, The Netherlands
e-mail: s.veersema@umcutrecht.nl; L.W.maassen-3@umcutrecht.nl

© Springer International Publishing AG 2018
A. Tinelli et al. (eds.), *Hysteroscopy*, https://doi.org/10.1007/978-3-319-57559-9_33

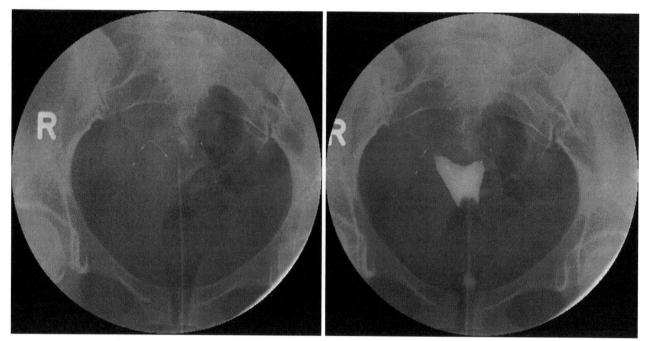

图 33.1　困难手术病例术后的 X 线片，高度怀疑穿孔。可以看到右侧的微型嵌入体位置异常，其外圈头端的铂标记物位置异常

月，进行的超声和X线检查结果不确定或者不满意，该患者应进一步行 HSG 检查来评估微型避孕装置在双侧输卵管的位置以及双侧输卵管的堵塞情况。理想情况下，超声检查应在月经周期的增殖期排空膀胱后进行。

如果 HSG 显示微型避孕装置存在，且放置位置满意，并证明双侧输卵管堵塞，医生就可以建议患者停止其他避孕措施了。评估的时候，要看双侧输卵管是否堵塞、微型避孕装置的位置以及内外圈各自头尾端的 4 个标记物的位置。内线圈的远端标记物和头端标记物彼此相对固定，而外线圈的头端标记物，由于外线圈的柔软性而被拉伸（图 33.1，图 33.2）。

33.3 Essure 的取出

近期，使用 Essure 微型避孕装置的女性提出了其安全性问题。大量的不良事件——不完整的手术操作、输卵管穿孔、意外妊娠、不能忍受的疼痛及出血等——通过制造商和用户设施设备体验数据库（User Facility Device Experience database，MAUDE）报告给了 FDA[7]。除此之外，2011 年 3 月植入该微型装置后出现严重并发症的女性在 Facebook 社交平台上成立了一个组织[13]，截至目前，其成员已有 3 万，都有 Essure 相关问题的。报告的并发症有慢性疼痛、疲劳、背痛等。Bahk 等通过利用这个网上组织的拓展服务及移动电话设备关于这件事情进行了一项研究，最后在 1349 例患者中共总结了关于 Essure 的 15 种不良反应：疲劳、背痛、盆腔痛、腹痛、腹胀、月经过多、子宫痉挛、头痛、疼痛、异常的体重增加、关节痛、阴道异常出血、偏头痛、性交痛和脱发[14]。

为了回应这一担忧，FDA 重新召开了妇产科医疗装置小组会议，以评估其安全性和有效性，并评估额外的上市后研究的必要性[15]。作为回应，研究人员称，对安全性的担忧和对有效性的怀疑可能在更早的时候就应该被注意到了。他们指出，市场前研究和市场后评价的质量很低，不够透明，也不够及时[7]。2002 年 Essure 上市前的批准仅基于两项非随机、非盲法的前瞻性研究[4-5]。这些研究总共包括 926 例妇女，且缺乏对照组。

截至目前，关于 Essure 和已报道的并发症之间的关系仍知之甚少，近期有关于 Essure 所致的慢性盆腔痛和（全身性）过敏反应的病例报道发表[16-20]。

总之，与 Essure 宫腔镜绝育术相关的主诉是一个具有挑战性的问题。由于有很多不确定因素，

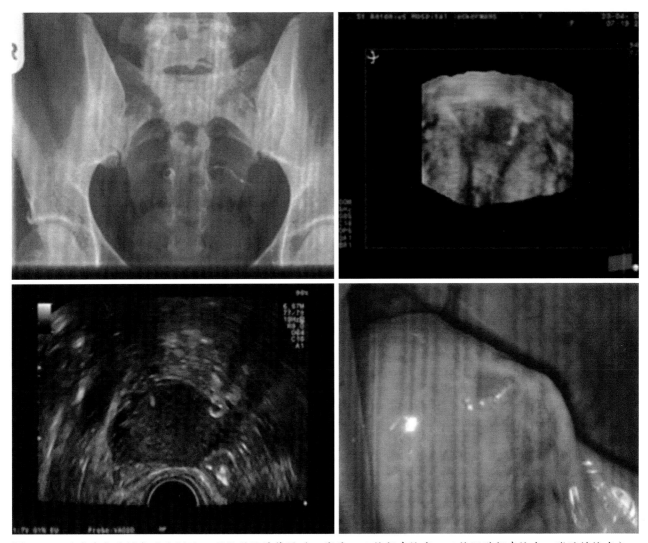

图 33.2　困难手术病例术后右侧的环形微型避孕装置（X 线片，三维超声检查，二维阴道超声检查，腹腔镜检查）

也没有合理的解释，虽然自从 2002 年开始大多数女性选择采用这种绝育方法，但这种曾经被提倡的微创绝育方法目前在荷兰已不再流行了。为了评估出现 Esure 相关症状的女性对治疗的反应，我们在乌得勒支大学医学中心开展了一项研究，目的是找出导致 Essure 相关并发症的机制。

33.4 方　法

33.4.1 背景与受试者

　　该研究为单中心观察性研究。纳入标准为：2016 年 1 月至 9 月的所有来乌得勒支大学医学中心妇科门诊就诊的要求取出 Essure 装置的患者，排除决定要求保守治疗的和有腹腔镜治疗禁忌证的患者，同时，也提取了患者的就诊记录和相关数据。

33.4.2 数据收集

　　所有因 Essure 相关并发症而就诊于妇科门诊的患者均需填写系统调查问卷。问卷由两部分组成，第一部分主要针对患者的病史、Essure 的放置情况、其他医疗情况以及 Essure 相关的并发症。其中病史中的镍过敏史和既往的慢性疾病很重要。然后计算 Essure 与并发症数量、严重程度间关系。第二部分为经过验证的 "RAND-36 项目健康调查" 问卷，是一份关于患者一般健康状况的调查问卷[21-22]。问卷包括 9 个不同维度的 36 个问题：生理功能，社会功能，角色功能（身体），角色功能（情感），情感健康状况，精力 / 疲劳，疼痛，一般健康状况和健康变化。每个维度有 0~100 个评分等级，100 分意味着健康状况良好。

此外，患者需接受妇科盆腔检查，包括 TVU 和盆腔的 X 线检查，以评估 Essure 装置的位置。TVU 通过以下 3 个点来描述装置的位置[23]：①位于输卵管近端，接近宫腔；②位于与肌壁间齐平的位置；③位于输卵管腔内。

骨盆 X 线检查的位置描述为：正常、可疑和异常。如果 X 线片上 Essure 确定是穿孔或异位则为异常；如果确定其位置正常则为正常；如果某些为可疑穿孔，则应描述为可疑。所有盆腔的超声和 X 线图像均由同一评估人员判断。然后计算其试验性能，以确定其作为术前诊断试验的价值。

所有患者要求在 Essure 取出术后 6 周来门诊复查，同时，患者被要求在术后连续 3 个月和 12 个月参加额外的调查问卷，以收集数据来评估治疗反应。

33.4.3 手术过程

所有患者均在乌得勒支大学医学中心由同一术者完成手术。在大多数病例中，手术包括诊断性宫腔镜检查、输卵管线性切开术和双侧输卵管切除术来取出 Essure。宫腔镜检查用于 Essure 位于输卵管近端的患者（1，2 或 1，2，3）；若 Essure 位于输卵管远端，因为通过宫腔镜在宫腔内也看不到该装置的头端，因此没必要进行宫腔镜检查。整个手术过程在全身麻醉下采用经阴道宫腔镜技术[24]。宫腔镜检查时应明确看到输卵管开口，若能看到设备外圈的头端，应将其剪断，以防止腹腔镜取出 Essure 时将其拉断，导致金属扩散，切除的部分使用宫腔镜从宫腔移除。宫腔镜手术结束后，利用腹腔镜下输卵管线性切开术将双侧的 Essure 移除，再行双侧输卵管切除术。若能在切除组织中辨认出头端的标记物则意味着标记物被完整取出，如果不能找到这个标记物，则应进一步行宫角切除术来确保完整去除 Essure，而且在随后切除的组织中也要仔细寻找头端标记物。我们在腹腔镜手术时，还发现了一些特殊的现象，如输卵管宫角处异常、输卵管穿孔征象、粘连、子宫内膜异位症和鸡翅征。鸡翅征是输卵管紧紧地缠绕 Essure 尾端从而形成类似于鸡翅结构的现象（图 33.3）。计算术中数据与术前数据或患者的特征间的关系以寻找导致这些并发症可能的机制。

合并子宫异常如子宫肌瘤或者其他情况的患者，她们个人要求或者被建议在行双侧输卵管切除术的同时行腹腔镜下子宫切除术。同时收集了术中的资料，手术标本也被送至病理科进行检验。一些患者的 Essure 部分脱落至宫腔形成的沉积物可以通过宫腔镜看到（图 33.4）。研究期间这些沉积物被送至临床化学部门进行检验，通过红外分光光度法检验其化学成分，监测到了一种方解石：碳酸钙（$CaCO_3$）。

33.4.4 统计学分析

用 23.0 版 IBM SPSS 进行统计分析；采用描述性统计方法分析人群和手术数据；采用卡方检验比较分类数据和二分类数据；对于非正态分布连续数据采用 Mann-Whitney U 检验进行非参数检验；连续数据结果以平均值和标准差表示，分类数据采用百分率表示。$P \leqslant 0.05$ 表示有统计学意义。

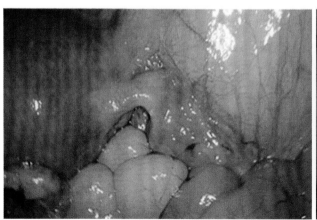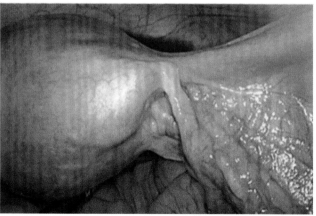

图 33.3 两张图片均显示了腹腔镜下的鸡翅征。右侧输卵管可以看到这种征象，同时右图还以看到输卵管宫角处肿胀

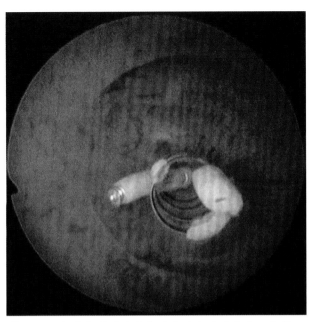

图 33.4　宫腔内微型避孕装置头端上面的白色沉积物

33.5 结　果

33.5.1 基本资料

本研究共有 108 例患者，患者平均年龄为（42.8±5.5）岁（范围 28~57 岁）；平均妊娠和分娩次数分别为 2.6 和 2.1。平均体重指数（BMI）为（27.0±5.5）kg/m²（范围 16.7~43.8kg/m²）；本研究有 54.9% 的患者 BMI 超过 25.5kg/m²。在这些有 Essure 相关并发症的患者中，大多数（86.5%）患者使用的是 ESS305 型 Essure 产品，12.5% 的患者使用的 ESS205 型产品，只有 1 例（1.0%）患者使用了 ESS505 型，ESS505 型目前还在临床试验中。使用 Essure 的平均时长是（57.4±33.1）个月（范围 1~134 个月）。大多数患者出现了多种 Essure 相关并发症，在第一次咨询的时候出现的并发症的平均数量为 10.5±4.0（范围 2~20）。通过皮肤贴片试验确认有 14.3% 的患者出现了镍过敏反应，有 40.8% 的患者的皮肤对镍较为敏感，但未出现过敏反应。有 66.8% 的患者在 Essure 相关并发症出现之前就有一个或多个慢性疾病，如腰背疼、头痛/偏头痛、纤维肌痛、肠易激综合征、子宫内膜异位症或心理问题。开始出现 Essure 相关并发症的时间长短不一。详见表 33.1。

33.5.2 并发症

图 33.5 为记录的 3 大类主要并发症的发生率，

表 33.1　一般特征资料

类别	值 （N=108）	范围	标准差
年龄（岁）	42.8	28~57	5.5
妊娠	2.6	0~9	1.4
分娩	2.1	0~4	0.8
戴 Essure 时间（月）	57.4	1~134	33.1
出现并发症的时间			
放置后 2 周内	19.1%	–	–
放置后 2 周到 3 个月	21.3%	–	–
放置后 3~6 个月	19.1%	–	–
放置后 6 个月到 1 年	17.0%	–	–
1 年之后	19.1%	–	–
不确定	4.3%	–	–
对日常生活的影响（1~10 分）	7.2	1~10	1.8
日常生活造成的不便（1~10 分）	7.7	2~10	1.3
镍过敏			
皮肤贴片试验证实的	13.0%	–	–
皮肤贴片试验未显示的	37.0%	–	–
累积百分率	50.0%	–	–
未经证实的	13.0%	–	–
慢性疾病			
下腰痛	46.3%	–	–
头痛/偏头痛	28.7%	–	–
纤维肌痛	13.9%	–	–
肠易激综合征	23.1%	–	–
子宫内膜异位症	5.6%	–	–
心理问题	28.7%	–	–
既往有一个或多个并发症的累积百分率	66.8%	–	–

最常见的并发症为疲劳，55.7% 的患者有疲劳，第二常见的并发症为下腹痛和臀部、腹股沟或腿部疼痛，发生率为 36.8%。

33.5.3 慢性疾病

表 33.2 显示了慢性疾病和并发症之间的关系。既往有腰背痛的患者表现出了更多的 Essure 相关并发症（中位数=12.0），U=742.5，z=-2.57，

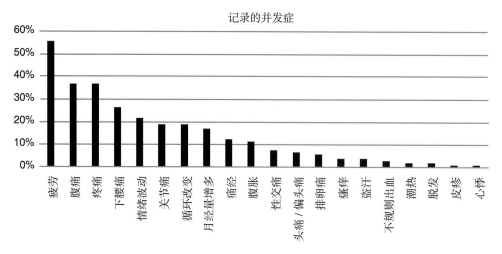

图 33.5 记录的并发症，N=106，前三列为三大最主要的并发症

表 33.2 慢性疾病和并发症之间的相关性

慢性疾病	有（中位数）	例数	无（中位数）	例数	P
下腰痛		50		44	
并发症的数目	12.0		9.0		0.01[b]
对日常生活的损害（1~10分）	8.0		8.0		0.10[b]
对日常生活的损害（1~10分）	8.0		7.0		0.05[b]
疼痛程度（0~100分）*	36.7		46.67		0.03[b]
偏头痛 / 头痛		31		63	
并发症的数目	13		9.5		0.01[b]
对日常生活的妨碍（1~10分）	8.0		8.0		0.17[b]
对日常生活的损害（1~10分）	8.0		7.0		0.06[b]
疼痛程度（0~100分）*	36.7		37.5		0.05[b]

[b] Mann-Whitney U 检验

* 一种评分标准，0分代表疼痛最严重，100分代表没有疼痛

$P \leqslant 0.05$，r=-0.27，此外，与无腰背痛病史的患者（中位数 =7.0）相比，这些患者报告并发症对日常生活的影响也更多（中位数 =8.0），U=769.5，z=-1.99，$P \leqslant 0.05$，r=-0.21，而且这些患者 Essure 绝育术后的疼痛也更加严重（中位数 =36.7），U=480.0，z=-2.23，$P \leqslant 0.05$，r=-0.26。既往患有偏头痛或长期头痛的患者也会表现出更多的 Essure

相关并发症（中位数 =13.0），U=652.0，z=-2.53，$P \leqslant 0.05$，r=-0.26，而且这些患者的疼痛较既往无头痛或偏头痛的患者更加严重（中位数 =36.7），U=429.0，z=-1.99，$P \leqslant 0.05$，r=-0.23。既往患有肠易激综合征的患者报告对日常生活的妨碍更加明显（中位数 =8.0），U=455.0，z=-2.82，$P \leqslant 0.05$，r=-0.30。但既往有心理疾病史或纤维肌痛症的患者与没有这些疾病的患者之间的 Essure 相关并发症没有显著差异。

33.5.4 生活质量

图 33.6 为 9 个不同维度的基线生活质量。影

表 33.3 术前检查 Essure 的位置

位置	左侧（N=108）	右侧（N=108）
TVU		
位置 1，2	5.6%	2.8%
位置 1，2，3	10.2%	18.5%
位置 2，3	57.4%	56.5%
位置 3	6.5%	2.8%
未发现 Essure	12.0%	11.1%
未发现穿孔	8.3%	8.3%
X 线检查		
正常	59.3%	65.7%
可疑	7.4%	2.8%
异常	1.9%	1.9%
未发现 Essure	2.8%	0.9%
未发现穿孔	28.7%	28.7%

生活质量

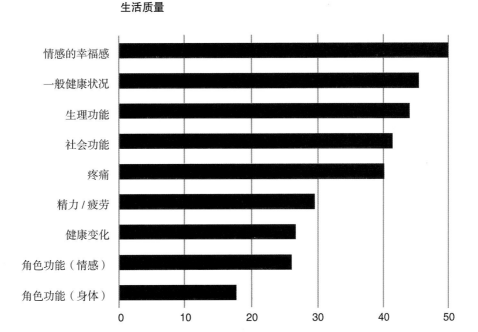

图 33.6　用 RAND-36 调查问卷报告的基线生活质量。$N=75$，100 分为最大值，代表最理想的健康状况值

响最大的一个维度是身体角色功能（18 分），然后是情感角色功能（26 分）和健康改变（负向）（27 分），影响最小的一个维度是情感状况，情感的幸福感得分为 50 分。

33.5.5 术前检查方法分析

　　表 33.3 为用 TVU 和盆腔 X 线检测 Essure 装置的相关数据，其中 4 例患者只能用 X 线检测到一侧输卵管的 Essure 装置，另外一个未找到。这些数据将与术中的数据进行比较。在表 33.4 中，将 TVU 检测结果同宫腔镜检查结果相比较，两者具有统计学意义：$x^2 =13.6$，$P \leqslant 0.05$。TVU 检测宫腔镜下可以看到避孕装置的灵敏度为 63.2%，特异度为 89.5%，阳性预测值为 85.7%；表 33.5 为骨盆 X 线的检查结果与腹腔镜的数据比较结果，X 线检查预测 Essure 装置穿孔的灵敏度为 20%，特异度为 72.2%，阳性预测值为 16.7%，阴性预测值为 76.5%。

33.5.6 手　术

　　在研究期间共有 32 例患者接受了手术，剩下的 76 例患者正在等待手术中。30 例患者接受了腹腔镜下 Essure 取出术和双侧输卵管切除术，2 例患者接受了腹腔镜下全子宫切除术和双侧输卵管切除术。表 33.6 为腹腔镜发现的结果，其中有 1 例患者只有一个 Essure；在 54 个输卵管中，Essure 都

在输卵管中，有 9 例（14.3%）发生了输卵管穿孔；没有发现异位的情况；28.6% 的被切除的输卵管肉眼可见输卵管宫角处肿胀；15 个（23.8%）输卵管有鸡翅征；84.4% 的患者手术完整取出了 Essure，其中 14 例（21.9%）患者需同时切除了宫角以完整取出该装置。有 8 例患者在术中 Essure 断裂导致其远端的标记物掉落入腹腔，有 1 例患者因粘连

表 33.4　TVU 检查结果和宫腔镜下可见到 Essure

| | | 宫腔镜观察结果 | | 总数 | x^2 | P |
		不可见	可见			
预测可以看到[b]	不可见	17	7	24	13.620	0.02[a]
	可见	2	12	14		
总数		19	19	38		

[a] Person 卡方（x^2）检验

[b] 表示 TVU 检查预测宫腔镜可以看到 Essure，即怀疑其在宫腔内位置（1，2 和 1，2，3）

表 33.5　X 线检查和腹腔镜检查的发现

| | | 腹腔镜检查 | | 总数 | x^2 | P |
		未穿孔	穿孔			
预测穿孔*	确定	13	4	17	2.495	0.48[a]
	可疑	5	1	6		

*X 线检查预测 Essure 位置。[a] Person 卡方（x^2）检验

表 33.6 腹腔镜发现

观察结果	例数（n= 63）	百分比
腹腔镜下的位置		
输卵管内	54	85.7%
输卵管穿孔	9	14.3%
异位	0	–
输卵管宫角处异常		
正常	45	71.4%
肿胀	18	28.6%
鸡翅征		
无	48	76.2%
有	15	23.8%
完整移除		
是	40	62.5%
合并宫角切除	14	21.9%
否	8	12.5%
因为某些原因未切除	1	1.6%
子宫内膜异位症 [a]	6	21.9%
粘连 [a]		
轻度	4	12.5%
重度	2	6.3%

n= 切除的输卵管个数

[a] N=32 例患者

非常严重未能切除输卵管。

出现输卵管穿孔的患者中输卵管宫角处异常的患者明显较多：x^2=7.47，$P \leqslant 0.05$。而且穿孔和 TVU 检查结果有关联：x^2=11.61，$P \leqslant 0.05$，TVU 检查显示 Essure 位于输卵管近端的患者（位置 1，2 或 1，2，3）未发现穿孔。

33.5.7 对治疗的反应

大多数患者的并发症在术后消除或者有所改善。90% 的存在下腹痛的患者在术后 3 个月此症状消失（n=10）；40% 的以疲劳为主要并发症的患者术后 3 个月此症状也消失。30% 患者的症状有所改善（n=10）。表 33.7 为对并发症治疗后的反应。

33.5.8 病理检查

对 12 例患者的 23 个输卵管进行了病理检查，其中 2 例患者的输卵管表现为中性粒细胞和巨噬细胞浸润的急性炎症反应；5 例患者发现了慢性炎症反应；4 例患者的输卵管发现有嗜酸性粒细胞浸润，但在这 4 例患者中，其嗜酸性粒细胞的数量均不足以说明这就是过敏反应，所有的反应均为轻度到中度；在 3 例患者的输卵管中，发现在 Essure 周围的组织中有晶体状沉积物，这些沉积物无细胞组成而且具有双折射性。

表 33.7 对治疗的反应（术后 3 个月）

术前的并发症（N=106）	例数	百分比	接受手术的患者（占所有患者的百分比）	术后并发症改变情况	例数	百分比
腹痛	39	36.8%	10（25.6%）	消除	9	90.0%
				未改变	1	10.0%
下腰痛	28	26.4%	7（25.0%）	消除	3	42.9%
				改善	3	42.9%
				未改变	1	14.3%
臀部 / 腹股沟 / 腿部疼痛	39	36.8%	6（15.4%）	消除	4	80.0%
				改善	1	20.0%
关节痛	20	18.9%	2（10.0%）	消除	1	50.0%
				未改变	1	50.0%
瘙痒	4	3.8%	1（25.0%）	消除	1	100%
性交痛	8	7.5%	2（25.0%）	改善	1	100%
不规则出血	3	2.8%	1（33.3%）	未改变	1	100%
痛经	13	12.3%	2（15.4%）	消除	1	50.0%

续表

术前的并发症（N=106）	例数	百分比	接受手术的患者（占所有患者的百分比）	术后并发症改变情况	例数	百分比
疲劳	59	55.7%	10（9.4%）	未改变	1	50.0%
				消除	4	40.0%
				改善	3	30.0%
				未改变	3	30.0%
情绪波动	24	22.6%	2（8.3%）	消除	2	100%
偏头痛 / 头痛	7	6.6%	1（14.3%）	未改变	1	100%
排卵痛	6	5.6%	1（16.7%）	消除	1	100%
月经周期改变	20	18.9%	4（20.0%）	消除	3	75.0%
				未改变	1	25.0%
脱发	2	1.9%	2（100%）	消除	2	100%

33.6 讨　论

　　本次单中心观察性研究的目的在于描述具有 Essure 相关并发症患者的一般特征、术中发现及对治疗的反应，同时也寻找导致 Essure 相关并发症的可能机制。最常见的几种并发症为疲劳、腹痛和臀部、腹股沟及腿部疼痛，但却没有关于 Essure 相关并发症发生率的长期观察数据 [18]。在一些上市前的研究中，就已经提到了一些不良反应 [4-5]：Kerin 等研究发现 13% 的患者出现了性交痛，其中 9% 的患者此症状在 Essure 放置后 3 个月内就出现了 [5]；Cooper 等的研究也报告了一系列的不良反应 [4]。大多数研究关注的是避孕装置放置过程中的事件，很少有人报道关于月经模式的改变，一项随访 15 个月的研究显示患者的舒适度为 99%，也有其他一些研究调查了患者的满意度 [3,25-26]。在一项前瞻性队列研究中，有 6% 的患者在 Essure 放置之后出现疼痛或者不适，3% 的患者出现了性交痛 [25]。相反，也有研究报道大多数女性的满意度较高，也没有长期并发症 [25-26]。但这两项研究的随访时间均有限，只有 3 个月。此外，有两项研究只是报道了注册到 FDA MAUDE 数据库的相关不良事件 [27-28]。从 2004 年 1 月到 2009 年，共有 20 例患者放置 Essure 后出现盆腔痛 [27]。另有一项研究是通过调取 MAUDE 数据库的数据报告了从 2002 年 11 月到 2012 年 2 月的不良反应 [28]，共有 217 例患者有不同程度的疼痛，持续时间不等，短至术中疼痛，长至术后持续超过 1 年。尤其是从 2009 年 1 月到 2012 年 2 月报告疼痛的患者数量增长趋势惊人，这可能是患者对登记注册的意识增强，以及社会媒体的影响力增强；也有可能是使用该避孕装置的患者增多导致的。但这些发表的文章以及相关的数起病例报道，均没有对这些并发症的可能诱因进行解释 [29-31]。而且最常见的并发症——疲劳——并没有报道出来。镍过敏是使用 Essure 绝育的禁忌证，但 2011 年 FDA 批准将镍过敏从 Essure 使用说明书的禁忌证中去除 [28]。镍过敏也可以造成 Essure 相关并发症 [9,16,20]。在工业化国家，镍过敏是引起接触性皮炎的最常见原因 [19]，尤其是女性群体发生率更高。在接受测试的 25 626 例参与者中有 18%~24% 的女性贴片试验阳性 [32]。有篇文章指出，对植入物的全身过敏反应可以通过镍钛诺外圈的腐蚀来解释，其腐蚀后将镍离子释放到血液中，从而造成全身过敏反应 [16,33]。在一些使用其他含镍医疗装置的研究中也描述了类似的情况 [34-35]。Zurawin 在 MAUDE 数据库中搜索了疑似镍过敏的报道 [20]，他们发现使用 Essure 出现镍过敏事件的发生率很小，在我们的研究中，50% 的患者声称自己对镍过敏，但最后只有 13.2% 的患者被贴片试验证实对镍过敏。由于对真实发病率的超估，因此自我报告对镍过敏的可靠性较低 [20]。在并发症发生的时间、并发症的数目、对日常生活的妨碍或损害以及疼痛的严重程度方面，并无显著差异。此外，有镍过敏的患者与无过敏的患者具有类似的并发症，总之，由于镍过敏而导致上述并发症的可能性微乎其微。还有，我们的研究中有 66.8% 的患者既往有一个或多个慢性疾病史，我们发现这些疾病与出现并发症的数目、对日常生活的妨碍或损害以及疼痛的严重程度有关。Yunker 等指出既往有慢性疼痛史是 Essure 放置之后出现盆腔痛的一个危险因素[17]。而且，在上市前研究阶段其排除标准就是：慢性盆腔痛病史和（或）之前 12 个月内的任何慢性疼痛[4]。因此，这提示既往有慢性疾病病史的患者在使用 Essure 后容易出现更加严重的疼痛或其他相关并发症。本研究是首次就患者的生活质量进行研究，受到影响最小的是情感幸福感（得分：50），分数最低的是身体和情感角色功能（依次是 18 分和 26 分），这些结果表明患者的生活质量明显受到了影响，但最后的随访还未完成，因此，尚无 Essure 取出术后生活质量的数据。但进一步研究 Essure 取出术后的得分变化包括安慰剂的效果很有意义。TVU 检查的特异度为 89.5%，这意味着 89.5% 的患者通过 TVU 就可以预知宫腔镜下可以看到 Essure，因此，我们就可以判断 Essure 的位置，以及是否有必要进行宫腔镜检查。X 线检查的准确性很弱，阳性预测值只有 16.7%，这意味着 X 线检查估计可能穿孔的患者只有 16.7% 是真正的穿孔，这提示 X 线检查不能用于 Essure 取出术前的诊断性检查。术中数据显示患者的输卵管穿孔率为 14.3%，这多是由于 Essure 放置的位置过于靠近输卵管远端所引起的。此外，发生穿孔的病例多伴随宫角处异常。还有 23.8% 的患者有鸡翅征，鸡翅征可能与 Essure 相关并发症有关，但目前还没有关于这种异常现象及其与并发症之间关系的文章。在我们的研究中，Essure 取出术后几乎所有的并发症都得到了改善，但由于数据有限，还不能总结说术后反应都是好的。Casey 等报道称有 29 例患者 Essure 放置后出现了新发的盆腔痛[18]，26 例患者接受腹腔镜下 Essure 取出手术后有 23 例患者在第一次随访时盆腔痛就明显减轻。此外，加拿大的一项研究发现取出 Essure 之后患者的疼痛得到

了明显的改善[36]。这都说明 Essure 取出术可以很好地改善这些并发症，但还需要进一步长期随访的研究来探索真正的手术效果以及安慰剂效应。病理检查发现 23 个输卵管出现了局部组织反应，除了 5 例中度的慢性炎症，很少有患者对 Essure 装置产生反应。一项包含了 27 例患者的子宫切除术前的研究对 Essure 装置的反应进行了描述，描述中提到：放置后 18~30 周，装置周围形成了大量致密的纤维化组织[11]。同时，大多数的输卵管有慢性炎症反应，这可能是 PET 纤维导致的，但以往对 PET 纤维的研究表明，该纤维引起的慢性炎症反应在 10 周内就会消失[37]。在我们的标本中，3 例发现了有双折射性无细胞结构的物质沉积。双折射是一种晶体的特征，于 1669 年在方解石中首次得到描述[38]，方解石以其很强的双折射特性而闻名，而在输卵管中发现的物质就是方解石，而且很有可能这些组织沉积物与装置腔内所见的物质相同。有 4 例患者的输卵管中发现了嗜酸性粒细胞，但数量太少，不足以确定这就是过敏反应。此外，这些标本所属的患者中有 3 例患有（自称）镍过敏，这比我们总体研究人群的患病率要低得多，因此，这可能造成结果偏倚，导致对过敏反应的报道过低。到目前为止，还不清楚 Essure 装置上方解石沉积的形成是否与镍钛诺外线圈的腐蚀有关，我们还需进一步研究 Essure 装置上沉积物形成的原因以更好地理解该机制与临床表现之间的关系。总之，利用 Essure 进行宫腔镜下绝育的相关问题仍然具有一定的挑战性。本研究显示使用 Essure 的女性有出现健康问题的趋势，但基于本研究还不能肯定 Essure 与并发症间的因果关系。本研究为以后的研究指明了方向。未来的研究应着眼于金属镍过敏、避孕装置周围沉积物的形成、慢性疾病史以及术中发现的一些异常现象等，以寻找其与并发症之间的因果关系。

参考文献

请登录 www.wpcxa.com "下载中心" 查询或下载。

第七部分
宫腔镜与黏膜下肌瘤

第**34**章 子宫肌瘤假包膜的生理学与重要意义

Andrea Tinelli, Ospan A. Mynbaev, Radmila Sparić, Saša Kadija, Aleksandar Stefanović, Raffaele Tinelli, Antonio Malvasi

34.1 引　言

子宫肌瘤，也叫纤维瘤或平滑肌瘤，是子宫良性肿瘤，由平滑肌细胞和成纤维细胞组成，富含细胞外基质[1]。

子宫肌瘤在育龄妇女中发病率较高。子宫肌瘤在总人群中发病率是很难估计的，因为许多患有子宫肌瘤的妇女并没有症状。在美国的一个城市健康计划中，对超过1000例随机选择的妇女进行了超声检查，结果显示，在之前没有诊断出子宫肌瘤的绝经前妇女中，约半数的妇女有子宫肌瘤[2]。对2500例19~82岁妇女进行宫腔镜检查，结果显示，约1/4的妇女患有子宫肌瘤[3]。2000多例盆腔超声检查发现，29.9%的妇女（11~96岁）患有子宫肌瘤[4]。组织病理学研究的数据表明，5.4%~77%的妇女患有子宫肌瘤，这取决于研究人群或应用的诊断技术[5]。据文献报道，高达60%的子宫切除术是因为子宫肌瘤。在美国和澳大利亚，子宫肌瘤是子宫切除术最常见的适应证（图34.1）[5]。

34.2 子宫肌瘤的流行病学

整体而言，20%~30%的育龄妇女患有子宫肌瘤。随着生育年龄的增加和辅助生殖技术的应用，妊娠期子宫肌瘤的发病率不断上升[6]。据报道，妊娠早期妇女子宫肌瘤的发病率为10.7%（图34.2）[6]。

美国经超声检查所诊断的肌瘤发病率高于欧洲，这可以用种族差异来解释（图34.3）[7]。20世纪发表的流行病学研究包括大多数有症状的妇女，研究所报道的子宫肌瘤总体发病率要比实际情况

A. Tinelli, M.D., Ph.D. (✉)
Department of Gynecology and Obstetrics, Division of
Experimental Endoscopic Surgery, Imaging, Minimally Invasive
Therapy and Technology, Vito Fazzi Hospital, Lecce, Italy
Laboratory of Human Physiology, Department of Applied
Mathematics, Moscow Institute of Physics and Technology
(State University), Dolgoprudny, Moscow Region, Russia
e-mail: andreatinelli@gmail.com

O.A. Mynbaev, M.D., Ph.D.
Laboratory of Human Physiology, Department of Applied
Mathematics, Moscow Institute of Physics and Technology
(State University), Dolgoprudny, Moscow Region, Russia
The Department of Obstetrics, Gynecology and Reproductive
Medicine, Peoples' Friendship University of Russia, Moscow,
Russia
Laboratory of Pilot Projects, Moscow State University of Medicine
and Dentistry, Moscow, Russia
e-mail: ospanmynbaev@hotmail.com

R. Sparić, M.D. • S. Kadija, M.D., Ph.D. • A. Stefanović, M.D., Ph.D.
Clinic for Gynecology and Obstetrics, Clinical Centre of Serbia,
Višegradska 26, 11000 Belgrade, Serbia
School of Medicine, University of Belgrade, Doktora Subotića 8,
11000 Belgrade, Serbia
e-mail: radmila@rcub.bg.ac.rs; sasha.kadija@gmail.com;
stefanovic.gak@gmail.com

R. Tinelli, M.D., Ph.D.
Department of Gynecology and Obstetrics, Perrino Hospital,
Brindisi, Italy
e-mail: raffaeletinelli@gmail.com

A. Malvasi, M.D.
Laboratory of Human Physiology, Department of Applied
Mathematics, Moscow Institute of Physics and Technology (State
University), Moscow Region, Russia
Department of Gynecology and Obstetrics, Santa Maria Hospital,
GVM Care and Research, Bari, Italy
e-mail: antoniomalvasi@gmail.com

© Springer International Publishing AG 2018
A. Tinelli et al. (eds.), *Hysteroscopy*, https://doi.org/10.1007/978-3-319-57559-9_34

低[7]。在过去的20年中，通过三/四维超声对无症状人群进行筛查，子宫肌瘤的发病率得到了更准确的评估（图34.4）[8]。

上述技术的广泛应用使得学者们进一步深入研究与肌瘤形成和发展相关的流行病学因素。与肌瘤的发病和生长相关的易感因素包括年龄、种族、体重指数（BMI）、遗传因素、生殖因素、性激素、肥胖、生活方式（包括饮食、咖啡因和酒精摄入量、吸烟、体力活动和压力）、环境和其他影响（如高血压和感染）。然而，这些易感因素的确切作用仍有待进一步研究[5,9]。许多评估肌瘤流行病学的研究存在患者选择偏倚，因为有些报道包括有症状的病例或手术病例，而另一些报则包括无症状的人群[7]。

子宫肌瘤的形成始于单个肌层细胞的突变，不同的生理和病理条件导致这些克隆性肿瘤的形成[9-10]。

有一种假说认为，各种触发因素有可能触发肌层干细胞增殖，从而导致子宫肌瘤的形成[9]。非激

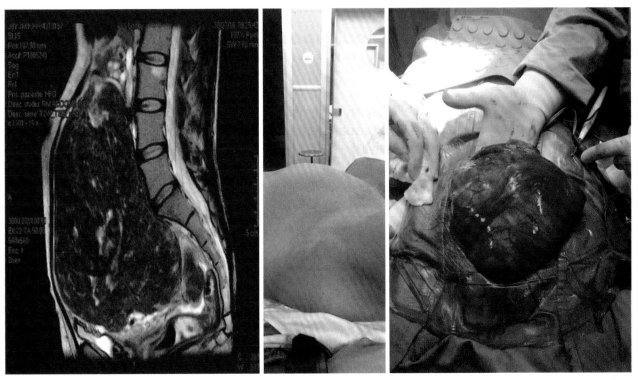

图 34.1 巨大子宫。左图为 MRI 图像；中间的图片为患者在手术台上时以横轴位置拍摄，腹部突出的肿块为子宫；右图示子宫切除术前从腹腔取出子宫肿块

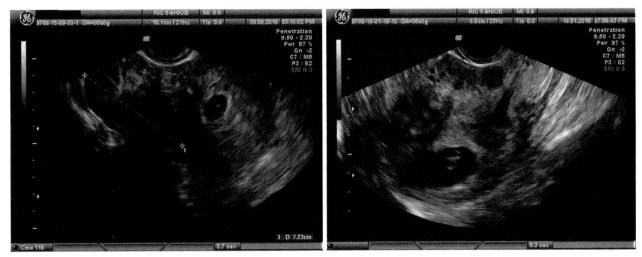

图 34.2 经阴道超声检查矢状面扫描图像，显示妊娠早期合并子宫肌瘤

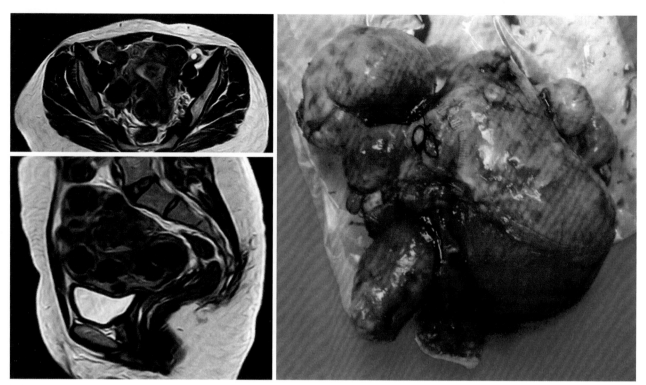

图 34.3　左图为 MRI 图像：上方为多发子宫肌瘤冠状面，下方为多发子宫肌瘤矢状面；右图为多发子宫肌瘤手术后子宫标本

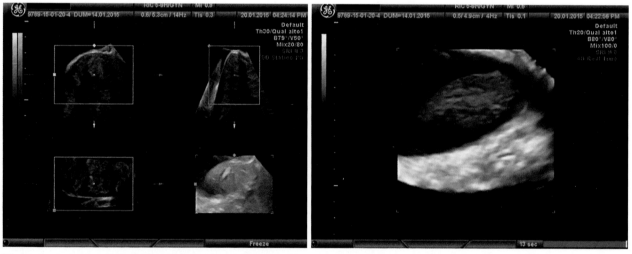

图 34.4　经阴道三维超声容积探头扫描：左图为经 3 个不同平面扫描宫底部前壁浆膜下子宫肌瘤图像，右下角为血运重建情况。右图中三维重建后子宫肌瘤看起来像膀胱内的白色突起

素因素是子宫肌瘤形成的关键因素，而激素刺激是其进一步生长所必需的[9]。然而，肌瘤的发生、生长及其复发的确切机制仍不清楚[9]。同一子宫上，子宫肌瘤的位置和生长方式的异质性进一步说明其形成和生长的病理生理学机制的复杂性和多样性。

　　大量研究表明，子宫肌瘤的形成与女性高水平性激素（雌激素和孕激素）有关。此外，有假说认为，在胎儿时期或儿童时期，高水平的雌激素暴露可能会影响成年后子宫对性激素的反应，从而影响肌瘤的发展[11]。子宫肌瘤组织中雌激素受体和孕激素受体的浓度均高于正常子宫肌层。青春期前不长肌瘤以及随着更年期的出现肌瘤体积缩小，体现了雌激素和孕激素在其形成和生长中的重要作用[5]。诸如妊娠或月经周期的分泌期等这些与血清孕激素水平升高有关的情况，可促进肌瘤细胞的有丝分裂[7]。此外，子宫肌瘤体积在妊娠早期增加，而在使用孕激素拮抗剂后可缩小[5,7]。所有这些发现都证实了雌激素和孕激素在子宫肌瘤形成中的重要作用。虽然性激素被认为是促使肌瘤发展的主要原因，但许多其他因素，如遗传学因素和表观遗传学因素、microRNA、生长因子、细胞因子和趋化因子在肌瘤的形成和生长中也发挥作用[9]。许多研究表明，基因和染色体的改变在子宫肌瘤的形成中起着重要的作用[9]。细胞遗传学研究表明，60%以上的肌瘤存在克隆性染色体重排，最常见的是12号和14号染色体，由不同的遗传位点决定。到目前为止，在肌瘤中发现了约200种不同的染色体异常[9]。染色体不稳定普遍被认为是肌瘤生长过程中的一个继发性事件[9]。

与其他类型的肌瘤相比，黏膜下肌瘤含有较少的染色体异常，这引发了基于不同部位的肌瘤的不同病因的争议[9]。X染色体上的中介体复合物亚基12（MED12）基因和14号染色体上的高迁移率基团AT-hook2（HMGA2）基因的突变与肌瘤的形成也有关联[9,12]。HMGA2的异常表达可能影响生长因子和生长抑制因子的表达[11]。MED12基因突变与较小的肌瘤有关，这暗示着肌瘤的多种发病因素，因为较大的肌瘤的发生机制可能与这些基因突变无关[9]。

34.3 子宫肌瘤的病理生理学

子宫是人类生殖过程中必不可少的器官。它是一个中空的梨形器官，肌层较厚，受精卵可植入其中，并进一步发育，直到新生儿出生。尽管它是人类生殖最重要的器官，但它也是育龄期生殖系统最常出现良性肿瘤的器官[1]，如子宫肌瘤（图34.5）。这类肿瘤有可能严重损害其功能，从而影响生殖功能。

肌瘤的生物学是相当复杂的，尽管乍看起来很简单。比较奇怪的是，肌瘤在6个月内体积可增加138%，但有丝分裂指数较低（图34.6）[13]。子宫肌瘤是克隆性平滑肌细胞肿瘤，可受性激素的刺激而生长，发生特征性的染色体重排，为其生长奠定基础。子宫肌层含有被称为肌层干细胞的平滑肌干细胞，在某些条件下，这些干细胞可以转化为肌瘤祖细胞[14]。

细胞外基质（ECM）在肌瘤中促进生长因子的

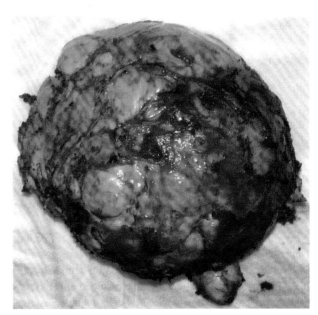

图 34.5　剔除的子宫平滑肌瘤

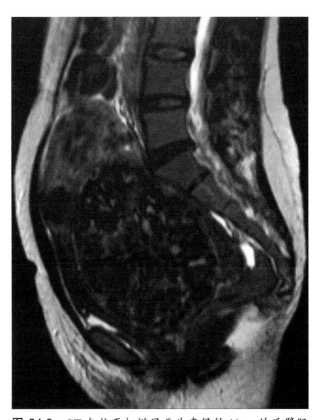

图 34.6　CT 矢状面扫描显示为直径约 11cm 的后壁肌瘤，占据整个直肠子宫陷凹。这是1例绝经前患者，在前一年检查出 5cm 的后壁肌瘤，但没有任何症状。此次患者主诉突发剧烈的盆腔疼痛，妇科医生建议行 CT 检查。子宫切除后，组织病理学显示为多发子宫肌瘤，其中一个肌瘤直径达 11cm，但有丝分裂指数低

捕获和固态信号传导，使肿瘤变硬[1]。

肌瘤至少由 4 个部分组成：平滑肌细胞、血管平滑肌细胞和两种类型的成纤维细胞（普通成纤维细胞和纤维瘤相关成纤维细胞）[15]。

成纤维细胞分泌的 ECM 是子宫肌瘤病理生理的重要组成部分。ECM 中的生长因子可调节肌瘤的形成。因此，它们是肌瘤病理生理中的关键因素[15]。

子宫肌瘤非常常见，这便于获取组织进行研究。肌瘤是用以研究恶性肿瘤微创治疗的一个很好的模型系统；它们易于定位、边界清楚，且治疗不彻底导致的后果极小。

根据生长位置与子宫的解剖关系，子宫肌瘤分为浆膜下肌瘤、肌壁间肌瘤和黏膜下肌瘤[1]。所有的肌瘤最初都位于肌壁间[1]。在肌瘤的进一步生长过程中，肌层平滑肌会迫使子宫肌瘤进入子宫腔和子宫内膜，或朝向子宫外生长，从而发展为黏膜下或浆膜下肌瘤[1]。如果它们朝着腹腔生长，最终可能会有蒂（通过蒂附着于子宫内壁或外壁）。尽管肌瘤有可能是单发的，但随着年龄的增长，多发性肌瘤的发生概率更高[1]。

34.4 子宫肌瘤的临床相关问题

子宫肌瘤是全世界最重要的公共卫生问题之一[16]。与子宫肌瘤相关的整体负担主要来自两方面，一是影响妇女日常生活的相关症状，二是可选的治疗方案的有创性，这两者都可能对生活质量带来影响。此外，子宫肌瘤的诊断和（或）治疗所带来的经济负担也比较大，这也会对患者的生活质量带来影响[17]。

在一些女性中，子宫肌瘤可能存在多年而没有任何症状，只是在常规妇科检查或者因其他疾病而进行妇科检查时才被发现[8]。在有些患者中会出现症状，也是发病的重要原因，并可能需要多次手术，因此生活质量也会受到严重的影响[8,18]（图 34.7）。

子宫肌瘤最常见的症状是出血、月经过多引起的继发性贫血、异常子宫出血、疼痛、压迫症状、性功能障碍和不孕[8-9,19-20]。多达 62% 的女性患者有上述多个症状[8]。此外，也可见一些罕见的症状，例如由肌瘤引起的腹水和假性 Meigs 综合征等[8]。肌瘤另一罕见的临床表现称为"良性转移性平滑肌瘤病（benign metastasizing leiomyomatosis）"，其特点是在肺部和盆腔淋巴结中可见类似肌瘤的病变。腹膜播散性平滑肌瘤病或弥漫性平滑肌瘤病的特点是许多平滑肌瘤遍布整个腹腔[21]。它是一种良性疾病，行为可能类似于恶性肿瘤；然而，也有良性肌瘤恶变的报道[21]。由于促红细胞生成素水平升高而引起的继发性红细胞增多症也可能发生在子宫肌瘤患者中[8]，但比较少见。

虽然肌瘤非常常见，且其并发症相对较少。但当它们发生时，有时病情也比较严重，甚至在极少数情况下会造成死亡[22-24]。

肌瘤的并发症包括腹腔内出血、阴道大量出血、子宫内翻、子宫扭转、输尿管积水和（或）肾积水、尿潴留、肾衰竭、静脉血栓栓塞、坏死和感染、肠

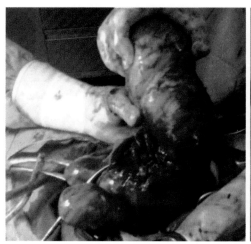
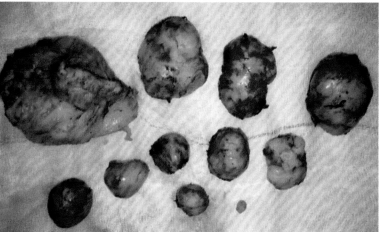

图 34.7 左图为腹腔镜下多发性子宫肌瘤切除术中图片；右图为离体的子宫肌瘤组织

系膜静脉血栓形成、肠坏疽和恶变[8,22,24-25]。

大多数患有子宫肌瘤的女性无症状，且能正常妊娠[6]。

虽然肌瘤对妊娠的影响尚不确定，但据估计，10%~40%的肌瘤患者会出现并发症[26]。报道的并发症包括自然流产（图34.8）、疼痛、胎盘异常（图34.9）、胎盘早剥、早产、胎儿宫内生长受限、难产、胎儿畸形、剖宫产率增高、产后出血[6]。子宫肌瘤相关的并发症也可发生在产褥期，有时会引起严重的并发症，甚至必要时需进行产后子宫切除术[7,27]。

整体而言，肌瘤每年造成的经济负担估计高达350亿美元[17,26]。2010年，美国每年的肌瘤直接费用总额在41亿美元到94亿美元之间[17,26]。直接医

疗费用包括手术、门诊和住院治疗费用、药品费用和随访费用。其实肌瘤所造成的经济影响超出了这些范围，即使在没有接受手术的患者中，费用也是非常大的[17]。间接费用包括因不能工作或工作表现不良而造成的费用。此外，肌瘤的经济负担还包括因其存在或治疗而引起的产科并发症的费用[17,26]。在美国每年的子宫肌瘤总费用中，产科疾病费用高达77.6亿美元[17,26]。因此，在美国，肌瘤每年的总医疗费用比乳腺癌、卵巢癌和结肠癌的费用高[17,26]。

34.5 假包膜：一种解剖上独特的结构

从解剖学上讲，子宫肌层主要由平滑肌细胞组成，其中含有精细的动脉、静脉和淋巴管网，这可以提供有效的子宫收缩力[28]。子宫肌瘤由排列紊乱的平滑肌细胞束和不同数量的纤维组织组成。肌瘤的力学特性是影响其生长的关键因素。事实上，肌瘤是一种较硬的肿块，其特征是ECM组成成分的过度沉积，特别是Ⅰ型、Ⅲ型、Ⅳ型胶原、蛋白多糖和纤维连接蛋白[10]。在其生长过程中，肌瘤压迫周围组织而形成一种假包膜，其将肌瘤与正常的子宫组织区分开（图34.10）。

利用透射电子显微镜在超微结构水平上观察肌瘤，可以看到假包膜细胞具有与肌层相似的平滑肌细胞特征，说明假包膜是被肌瘤压迫的肌层的一部分[29]。假包膜会引起子宫肌层的错位（图34.11），但这并不是破坏性的，因为子宫结构的完整性和收缩性依然存在[10]。假包膜中含有大量的胶原纤维、神经纤维和血管。有时，胶原

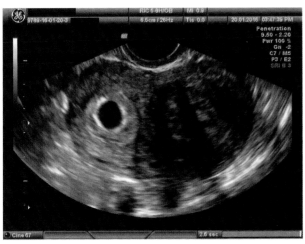

图34.8　经阴道矢状面超声检查报告的1例5cm子宫体部肌瘤伴孕囊萎缩

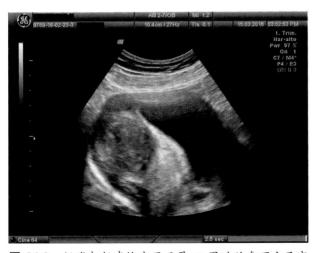

图34.9　经腹部超声检查显示孕12周时胎盘下方子宫体部壁间肌瘤；2周后，患者因子宫突然出血和完全性流产就诊于医院

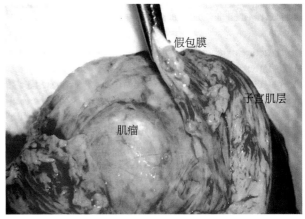

图34.10　肉眼观肌壁间肌瘤，手术钳钳夹假包膜，周围为肌层组织

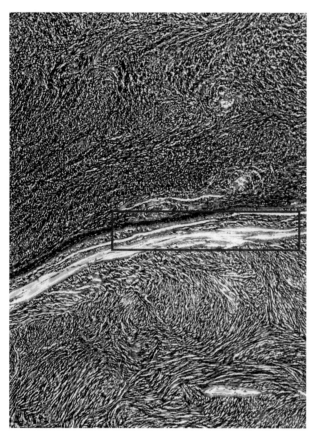

图 34.11 子宫的组织学切片：上面为肌层，下面为肌瘤组织，中间有分隔两个组织的假包膜（红色方框处）

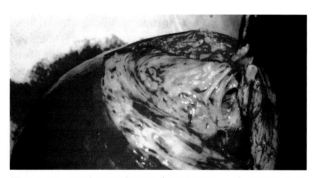

图 34.12 肌壁间肌瘤固定在假包膜上，手术钳钩住的为假包膜，可以看到纤维－结缔组织桥

纤维和血管的桥接结构会将肌瘤锚定到肌层（图 34.12），从而中断假包膜表面的连续性。这些现象导致在肌瘤和假包膜之间以及假包膜与周围肌层之间形成一个清晰的裂隙（图 34.13）。

Ito 等[30-31]对子宫肌瘤及假包膜进行了组织病理学研究。通过对有肌瘤存在的子宫肌层和细胞外基质结构的显微结构研究，作者发现肌瘤是通过结缔组织固定在假包膜上的（图 34.14），但缺乏真正的血管蒂。Dapunt 等[30-31]发现，肌瘤周围的

血管网形成类似假包膜状物质，在子宫肌瘤切除术中如果肌瘤瘤体在其内剥离，则会减少术中出血。Fox 等[30-31]对子宫肌瘤标本进行了超微结构观察。引用该文的其他作者发现一种不同于正常肌层的解剖结构，证实肌瘤有清晰的轮廓，并形成由挤压周围肌肉纤维组成的假包膜，包裹在肌瘤周围。Vizza 等[30-31]指出，在有假包膜的子宫肌瘤切片中，肌瘤周围的纤维从肌层突出，并形成一个坚固的、螺旋状或小梁状的表面。Walocha 指出，血管的密度从邻近肌瘤的肌层到肌瘤组织逐渐增加，并且随着肌瘤的增大，新的血管从 "血管包膜" 的周围进入肿瘤，在较大肌瘤中可观察到这种情况（图 34.15）[30-31]。

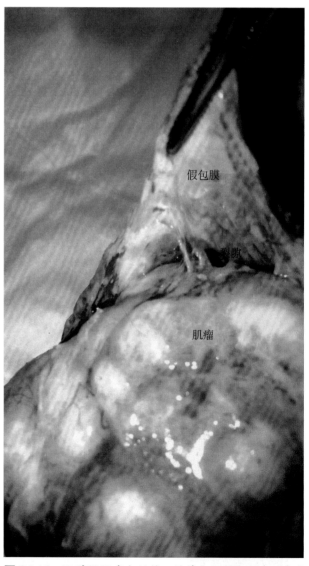

图 34.13 肌壁间肌瘤由纤维－结缔组织桥与假包膜（用手术钳暴露）连接。肌瘤与假包膜之间的裂隙清晰可见

266

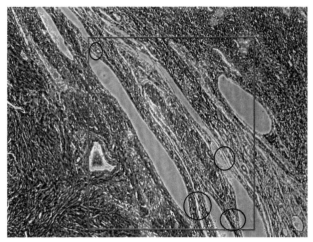

图 34.14 子宫组织学切片：子宫肌层（右侧），子宫肌瘤（左侧），假包膜分隔两种组织（中间，红色框里的为假包膜，黑色圈里的为纤维连接桥）

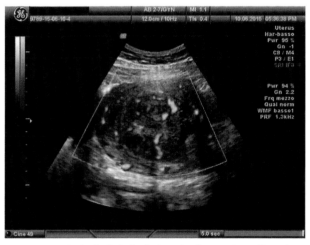

图 34.15 彩色多普勒超声矢状切片显示大血管从外围进入肌瘤（假包膜显示为外层白色的环）

经腹和经阴道超声检查对肌瘤及其周围结构的研究显示，假包膜在肌瘤周围呈一条 1cm 或 1cm 以下的回声线，并伴有远端回声的增强。Kurjak 等 [30-31] 用彩色多普勒技术研究了肌瘤，并描述了肌瘤周围存在所谓的"火环"（图 34.16），进一步明确了超声检查下对子宫肌瘤假包膜的定义。在上述研究的基础上，作者对子宫肌瘤假包膜进行了组织学研究，目的是评估假包膜在现代子宫肌瘤微创手术中的作用 [30]。肉眼观察假包膜和邻近的肌层，可以看到极其密集的毛细血管和有包膜的较大血管平行排列，与肌层血管之间有一个狭窄的无血管裂隙（图 34.17）[10]。

来自周围子宫肌层的假包膜血管聚集形成血管网，肌瘤周围的血管在假包膜下排列成血管丛，在手术过程中很容易被发现（图 34.18）[30-31]。此外，评估假包膜血管中的生长因子时发现假包膜中有很多新血管生成（图 34.19），这可能是由肌瘤本身促使生成的 [30-31]。

肌瘤假包膜的血管生成可能导致一种"保护性"的血管包膜的形成，负责向生长中的肌瘤供血；关于这一点，当代的研究已经证实了子宫肌瘤 [10] 中各种生长因子及其受体功能失调。作者对子宫肌瘤血供进行了评估，得出了两个假设：即一部分为包裹着肌瘤的血管包膜，另一部分直接进入肌瘤为中央提供血供 [10]。事实上，这并不能完全解释一些肌瘤发生坏死的机制。

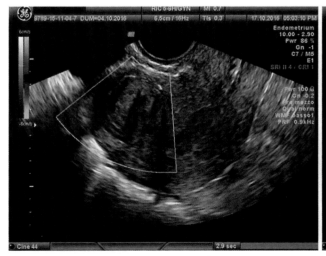
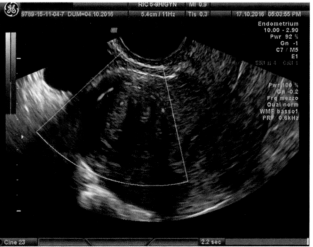

图 34.16 两张子宫肌瘤假包膜的超声检查图像，左侧为彩色多普勒图像，右侧为能量多普勒图像

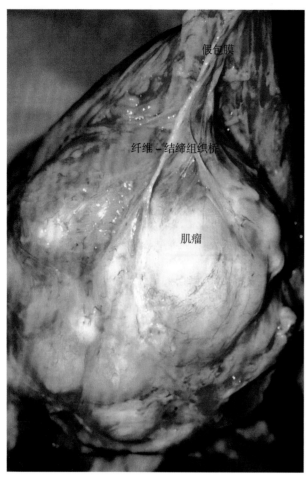

假包膜

纤维－结缔组织桥

肌瘤

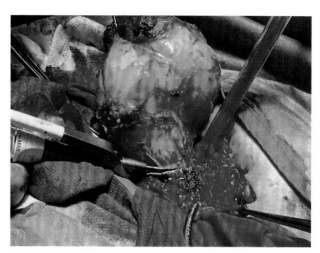

图 34.18　经腹包膜内肌瘤切除术：宫体部肌瘤切除术，对肌瘤周围静脉丛进行电凝处理，这些血管丛在使用电剪刀手术过程中极易发现

图 34.17　子宫肉眼观：分叶状肌瘤通过纤维－结缔组织桥固定于假包膜上

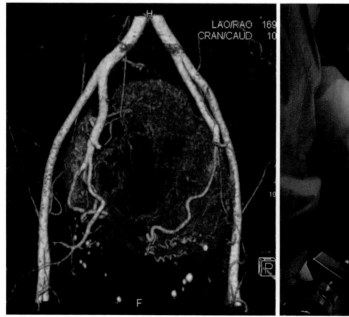

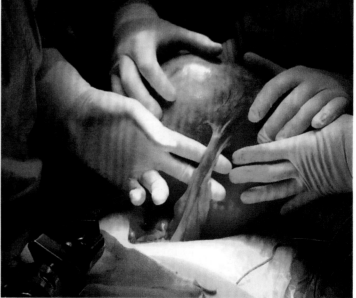

图 34.19　左图为大肌瘤周围静脉血运重建，这些血管在假包膜下方排列呈丛状；右图为手术治疗过程中的剖腹图片

34.6 肌瘤假包膜：一种神经内分泌束

肌瘤假包膜作为一种神经血管束，富含神经肽和神经递质。大量报道显示假包膜富含生理活性神经肽和神经递质 [32-34]。这些物质在伤口愈合和神经修复中有重要作用，可能对生殖和性功能都很重要。此外，下生殖道中的神经肽受体系统被认为是未来治疗和干预手段的潜在靶点。

文献资料表明，在与保留假包膜相关的再生过程中，神经肽和神经递质参与了伤口愈合。大量科学证据表明，神经系统及其神经递质——P物质（SP）、血管活性肠肽（VIP）、神经肽Y（NPY）、催产素（OXT）、血管升压素（VP）、PGP 9.5、降钙素生成肽（CGRP）以及生长激素释放激素（GHRH）——在炎症和创伤愈合中起着调节作用。关于子宫肌层瘢痕生理学，如 Mettler 等 [35] 所述，保留这些物质有助于子宫切开术后的愈合。

上述物质大部分均显著存在于肌瘤假包膜中。Malvasi 等 [34] 研究了 SP 和 VIP 两种神经肽在子宫肌瘤假包膜和正常肌层中的分布。他们的研究表明，肌瘤的假包膜和正常的非妊娠子宫肌层均含有 SP 和 VIP 的神经纤维。此外，假包膜中两种神经肽水平均无显著升高。后来 Malvasi 等 [33] 的研究发现在正常肌层和假包膜中均有 PGP 9.5、NT 和 NPV 的存在。与正常宫底部的肌层相比，假包膜中这些物质无明显增高。引用该文作者的假设，这些多肽在生育力、宫颈扩张和分娩时可能影响子宫肌层组织生理学。此课题组对假包膜内神经纤维上的阿片类神经肽包括脑啡肽（ENK）和催产素（OXT）及其对人类生殖的可能影响进行了进一步研究。结果显示，在宫底部和宫体部子宫肌瘤的假包膜中没有 ENK 阳性的神经纤维，而在子宫峡部及宫颈部的子宫肌瘤假包膜中有 ENK 阳性神经纤维的存在。OXT 阳性纤维分布于子宫各区域肌瘤的假包膜，在宫底区域密度较低，在子宫峡部及宫颈部分布较高。作者推测 ENK 和 OTT 可能在生殖功能的病理生理中发挥作用，特别是在子宫颈手术后的性功能障碍、围生期和产科并发症中。此外，他们还表示有必要进一步研究神经纤维对产科并发症的可能影响，如流产和分娩过程中宫颈原因的难产。

初步建立的三维数学模型 [36] 还研究了肌瘤假包膜血管。假包膜血管弯曲度增加，分布紊乱，分支异常，存在"陷凹"血管。这种血管系统结构在几何学上与恶性肿瘤组织血管系统相似。但是还很难阐明假包膜血管网络的维持是否通过肌瘤对肌层的机械作用和炎症作用，还是由肌瘤生长导致的一种"肿瘤型"新血管形成所引起的。假包膜血管网络也可能是后续愈合过程的催化剂，如女性身体因肌瘤切除（有蒂或浆膜下肌瘤）、坏死或消退而产生的神经血管反应，有助于正常子宫复旧 [36]。

34.7 子宫肌瘤切除术后子宫内神经递质和神经肽的作用

子宫肌层创伤愈合是一个涉及神经调节剂、血管生成因子、神经肽、血细胞、细胞外基质和实质细胞的相互作用的动态过程，经历了 3 个复杂而又相互重叠的阶段：炎症、组织形成和组织重塑 [37-38]。由于在获取子宫肌瘤切除术或剖宫产术后瘢痕子宫的标本方面存在障碍，因此针对子宫肌瘤切除术后和剖宫产术后子宫切口重塑的具体过程研究难度很大。到目前为止，还没有公认的诊断方法来评估子宫肌瘤切除术后切除部位的愈合过程和愈合后肌层瘢痕的质量 [37]。目前，可以用超声检查或 MRI 检查来评估 [37]（图 34.20）。

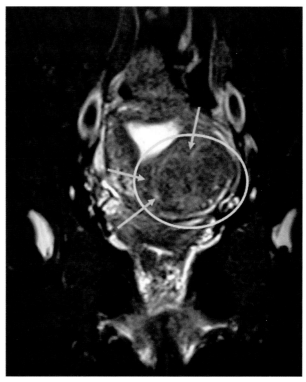

图 34.20 MRI 显示子宫肌瘤周围有白色假包膜（黄色环和箭头所示）

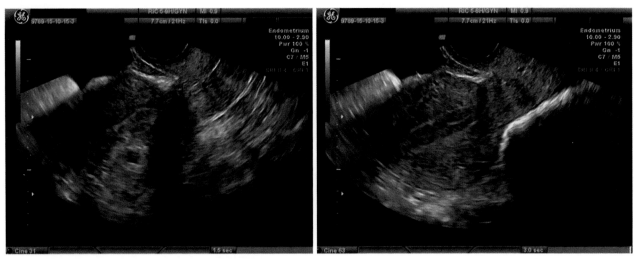

图 34.21　经阴道超声检查对切除 5cm 后壁壁间肌瘤后"肌瘤窝"内肌层密度的对比：左侧为手术 30d 后，在"肌瘤窝"显示肌层高回声水肿；右侧为 45d 时显示愈合的肌层，没有任何不均匀回声的肌层图像

　　子宫动脉上升支搏动指数和阻力指数参数改变可能是创面愈合的标志 [37]。为了评估腹腔镜包膜内肌瘤切除术（LIM）后子宫的愈合情况，我们进行了一项前瞻性队列研究，包括接受 LIM 治疗的 136 例直径在 50~90mm 的浆膜下或肌壁间肌瘤患者 [37]。经阴道超声检查评估患者肌瘤切除后肌瘤床（窝）的肌层密度（图 34.21）。术后第 1、7、30、45 天进行多普勒血流测速。肌壁间血肿的发生率为 1.5%。我们的结果显示，评估子宫动脉上升支的搏动和阻力指数有助于鉴别多普勒参数改变的妇女，作为子宫肌层愈合不良的潜在预测因子。此外，这种方法还可以区分子宫肌瘤切除术后可试产的患者和必须接受 CS 治疗的患者。

34.8 假包膜的生物自主性及其对肌肉组织愈合的影响

　　子宫肌瘤假包膜中的生长因子可诱导周围子宫肌层的血管生成，而这些血管生成可能还会被肌瘤所增强。这导致在肌瘤周围形成一个血管包膜，即所谓的"火环"（图 34.22），为肌瘤生长提供血液供应 [36]。生物化学研究发现，多种生长因子及其受体在子宫肌瘤组织中不发挥调控作用。对子宫肌瘤假包膜基因表达的研究表明，假包膜具有血管生成的特征。

　　Di Tommaso 等 [39] 采用实时荧光定量 RT-PCR 方法（qRT-PCR），对子宫肌瘤和子宫肌层进行假包膜基因表达分析。作者评估了作为肿瘤标记物的 IGF-2 和与血管生成过程相关的 COL4A2、CYR61/CCN1、CTGF/CCN2、VEGF-A 和 vWF 的表达水平。结果表明，子宫肌瘤假包膜具有明显的基因表达谱，与正常肌层及周围肌瘤相比，假包膜具有明显的解剖结构。与子宫肌瘤相比，假包膜和子宫肌层 IGF-2 基因表达明显降低。这些结果提示假包膜的非肌瘤起源及其与肌层结构的连续性。与肌瘤和肌层相比，假包膜中内皮素 /CD105 基因的过表达也有统计学意义。这种过表达表明假包膜与血管生成与修复有关。综上所述，肌瘤假包膜是一个活跃的血管生成位点，它与内皮素基因的激活有关，而与 VEGF-A 或 vWF 等其他血管生成促进剂无关。子宫肌瘤和邻近肌层的组织学研究发现了一组平行排列的极其密集的毛细血管，而这些毛细血管在子宫肌瘤中是不存在的 [10]。这一发现与活跃的血管生成 [30-31] 是一致的。此外，这些发现还可以确定假包膜的结构和功能，从而揭示假包膜可作为肌肉修复过程的促进剂和催化剂，在子宫肌层愈合中发挥积极作用 [30-31]。尽管如此，其生物学起源仍尚未确定。

　　Di Tommaso 等 [40] 对肌瘤假包膜进行了遗传学研究，分析了中介体复合物亚单位 12（MED12）基因的突变状态，已知在 70% 的肌瘤中存在这种突变。该基因编码中介体复合物的一个成分，作为一个转录因子参与一般和特定的基因调控。MED 12 基因突变可能导致肌瘤的发生和生长。Di Tommaso 等 [40] 证实了 MED12 基因突变具有很高的

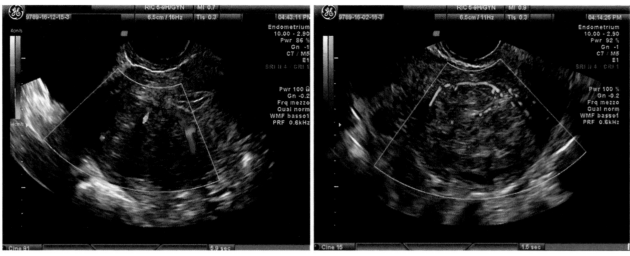

图 34.22 经阴道超声检查显示由假包膜向肌瘤周围供血。左侧是显示宫底后壁肌壁间肌瘤周围呈"火环"状的彩色多普勒图。右侧是显示子宫体后壁肌壁间肌瘤周围呈"火环"状的能量多普勒图

频率。该作者特别研究了 *MED*12 基因的介入序列 I（IVS）和外显子 2（exon 2），迄今为止，发现这些基因在肌瘤中发生的突变最多，在他们分析的 6 个肌瘤中发现各种缺失，以及之前报道的 12 个肌瘤中存在的错义突变。此外，作者还研究了相应的假包膜，在发生突变的肌瘤假包膜中没有发现任何突变。这些结果证实了假包膜的非肿瘤起源，其表现出与邻近健康肌层组织相似的基因组图谱。

34.9 子宫肌瘤假包膜的科学研究转化至临床及手术实践

在过去的几十年中，治疗肌瘤的方法包括许多药物和非手术方法[41]。然而，这些治疗方法中没有一种是根治性的，这些方法大多能使症状得到暂时缓解，但效果有限[11]。此外，育龄妇女应及时切除肌瘤，以免肌瘤压迫周围组织，使其再生潜力丧失[28]。关于这些治疗方式的长期结果和产科安全的数据仍有限。此外，由于缺乏组织病理学结果，恶性肿瘤漏诊的风险依旧存在，因为在怀疑有肌瘤的妇女中，肉瘤的发病率仅为 0.5%[42]。因此，子宫肌瘤切除术仍然是最有效和最主要的保留生育功能的治疗肌瘤的方法[11]。

据估计，仅在美国，每年就有多达 60 000 例子宫肌瘤切除术[9]。为了将最新的科学研究成果应用到手术实践中，本课题组尝试将有关子宫肌瘤假包膜的研究成果应用于子宫肌瘤切除术中。正确的子宫肌瘤切除术，除了能改善临床症状和提高

生活质量外，还能提高肌瘤患者的生育率和生育结局[18,43]。

据我们所知，现有文献缺乏有关手术技术原理的数据，以及对手术技术所有步骤的详细解释，因此我们致力于填补此方面的空白。同理，我们也会解释切除肌瘤同时保留假包膜的生殖外科手术原理（图 34.23）[44-45]。

妇科医生和泌尿科医生对肌瘤假包膜与前列腺包膜的类比进行了广泛的研究，得出了假包膜内存在围绕肌瘤的神经血管束的观点（图 34.24）。

前列腺癌手术需要保留前列腺周围的神经血管束，以降低术后阳痿和尿失禁的概率[30-31]。前列腺神经血管束位于盆侧筋膜，由深、侧方向头侧 Den 筋膜、前列腺筋膜和肛提肌筋膜走行。Takenaka 等[30-31] 和 Costello 等[30-31] 发现海绵状分支以喷雾状连接包膜内动、静脉，在膀胱和前列腺交界处远端 20~30mm 处形成神经血管束。在前列腺的顶端，神经向海绵体和横纹肌的分支也呈喷雾状分布，前后分布均有较大的变异。Walsh 等[46] 将这一解剖结构定义为神经血管束。据泌尿科医生分析，神经血管束穿过两个不同的围绕前列腺的筋膜平面，称为"前列腺和肛提肌筋膜"：神经在神经血管束中交叉，支配海绵体、直肠、前列腺和肛提肌。后 3 个接受来自神经血管束中血管的血液供应[47]。前列腺癌手术的进展使大多数接受前列腺癌根治术的男性得以保留两条神经血管束，因此很少有同时切除它们的必要。通过适当的保留神经的手术，使得

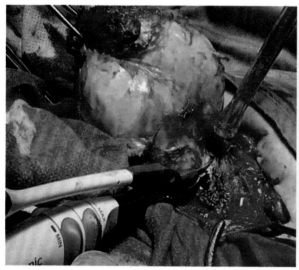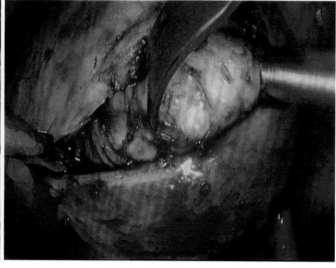

图 34.23 如图所示，正确的生殖手术，目的是摘除肌瘤而保留假包膜。左图为开腹子宫肌瘤切除术，采用超声刀对连接肌瘤与假包膜的纤维血管束和结缔组织桥进行止血。右图为腹腔镜下利用双极剪刀切除肌壁间肌瘤。可以看到剪刀尖端正要切断的假包膜分支，就是这些假包膜分支为肌瘤供血，使其在子宫内生长

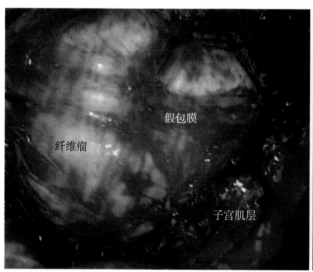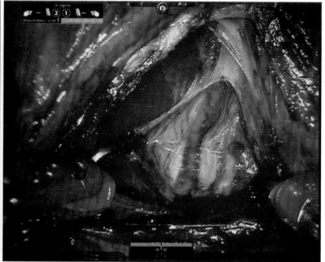

图 34.24 腹腔镜下保留假包膜的子宫肌瘤切除术（左图）与保留前列腺血管和神经血管束的根治性机器人辅助前列腺切除术（右图）类似。图片引自施普林格公司的图书：Mettler L 和 Alkatout I 主编的 Hysterectomy

前列腺筋膜在前列腺上保持完整。此外，即使在神经血管束在前列腺外延伸的区域，也可以仅切除该束的一部分，以保留其功能，并获得阴性切缘。

前列腺神经血管束为控制排尿提供躯体和自主神经支配。与保留神经血管束相比，切除神经血管束更容易导致尿失禁和阳痿[45]。这些神经血管束位于前列腺的周围。因此，腹腔镜和机器人辅助前列腺切除术都是可用的，因为这两种技术的图像放大效应确保了更小的创伤性剥离，特别是机器人辅助手术[48]。

基于假包膜的重要性和保留神经手术的临床意义，我们重新评估了肌瘤假包膜及其神经血管束的数据，并将其应用于生殖外科[38,44]。因此，一种独特的手术技术应运而生，被称为"包膜内肌瘤切除术"，意思是将肌瘤从假包膜中取出[42,49-50]。即首先凝结、切割、破坏假包膜的纤维桥（图 34.25），然后再从切口周围的肌纤维中牵拉取出肌瘤。

子宫肌瘤切除术的一般原则是："每一次子宫肌瘤切除手术都需要轻柔地进行，以使子宫肌肉组织能有正常的愈合过程，从而促进子宫肌层解剖 – 功能的正常恢复"[30-31]。

包膜内子宫肌瘤切除术符合子宫肌瘤切除术的

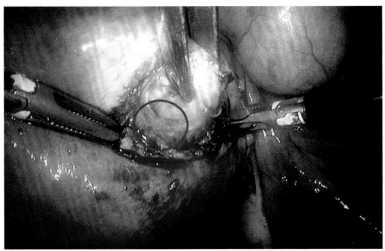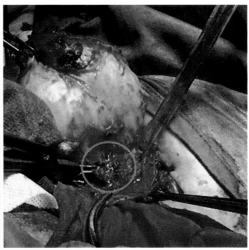

图 34.25 假包膜中肌瘤切除术。左图是腹腔镜下肌瘤剔除，红色圆圈显示肌瘤假包膜；右图是开腹子宫肌瘤剔除，绿色圆圈表示用剪刀剪开的肌瘤假包膜。这两种包膜内肌瘤切除术都是先凝结、切割并破坏假包膜的纤维桥，而不是直接从切口周围的肌纤维中牵拉取出肌瘤

基本原理：尽可能使所有操作精细且不出血。因此，如果通过假包膜开口完全剥离肌瘤、对周围肌层牵引、并在假包膜血管上温柔地选择性低能量止血，则一旦肌瘤被切除，肌层血管床就会下陷，不会出现过多的出血 [42]。包膜内子宫肌瘤切除术的手术原则适用于所有的子宫肌瘤切除术，既适用于腹腔镜和开腹子宫肌瘤切除术，也适用于剖宫产时子宫肌瘤切除术 [51]。与开腹手术相比，腹腔镜包膜内子宫肌瘤切除术有更多优点 [52]。包括术中和术后出血少，减少了术后尿管拔出后膀胱的疼痛，减少了镇痛药物的使用，缩短了住院时间。与开腹手术相比，腹腔镜技术在术后发热、肌层瘢痕血肿形成、肠梗阻和抗生素治疗等方面的短期疗效更优。腹腔镜下包膜内子宫肌瘤切除术也可以减少术中出血，这是由于 CO_2 气腹会增加腹腔内压力，从而导致子宫肌瘤假包膜的小血管和毛细血管阻塞。结合微创内镜入路的优点，这一优点使腹腔镜下假包膜内子宫肌瘤切除术的疗效更加显著 [49,52]。此外，这项技术可以保留肌瘤神经血管束，丰富的神经纤维含有肌层伤口愈合的重要物质 [53]。子宫肌瘤假包膜的医源性损伤可能会干扰神经肽在子宫肌层愈合中的作用，从而对子宫肌层的愈合造成不利影响。这可能进一步损害子宫肌层的功能，成为不适当的子宫切除手术的直接后遗症，即假包膜的损伤。因此，由于子宫上切口部位神经纤维的减少，导致愈合变差，以及不适当的肌层神经递质传递或肌肉收缩导致肌肉功能的改变，使得子宫肌肉组织的生理功能受到损害。

34.10 肌瘤和不孕症：肌瘤假包膜对不孕症的影响

肌瘤对生育和辅助生殖技术（ART）的影响不完全清楚。如前所述，肌瘤对生育有不利影响，它们不仅与不孕症和早孕并发症有关，而且还与不良的产科结局有关 [7-8]。解释这种现象的假说有以下几种：①与宫腔解剖变形或输卵管阻塞有关的局部解剖改变；②功能改变，如子宫收缩力增强、子宫内膜血供受损、子宫内膜慢性炎症等；③内分泌机制：局部激素环境异常理论；④肌瘤可能对邻近子宫内膜产生旁分泌分子效应。还可能同时存在两个或以上的机制，在不同程度上造成生育障碍。与无子宫肌瘤的妇女相比，黏膜下肌瘤对生育能力有负面影响，这是一种普遍的共识。患有黏膜下肌瘤的妇女受孕的概率减小，流产率显著提高，活产率降低，而这与受孕方式无关 [7,8,43]。宫腔镜下切除黏膜下肌瘤可提高生育能力和体外受精（IVF）结局。因此，可以向希望怀孕的妇女推荐手术治疗 [18]。此外，黏膜下肌瘤与异常子宫出血有关，而异常子宫出血通常是子宫肌瘤切除的独立指征。肌壁间肌瘤一直处于灰色地带，目前就其在生育和生育结局中的影响仍存在争议。近期有文献指出，超过一定大小（＞40mm）的肌壁间肌瘤，即使没有腔内变形，

也可能对生育力产生负面影响。此外，子宫肌瘤切除术可以提高术后受孕率，可达到无肌瘤妇女的受孕率，但是支持这一结论的证据仍然不是很充分[54]。

然而，2012 年，Cochrane 报告得出结论：①过早的子宫肌瘤切除术不会对妊娠率产生负面影响，因此支持手术本身并非有害的观点；②宫腔镜下切除黏膜下肌瘤可以恢复患者的生育潜力，术后妊娠率与正常对照组相似；③与非手术组比较，切除大于 50mm 的肌壁间肌瘤可能与较高的妊娠率有关，但证据还不够充分；④开腹和腹腔镜在生育恢复方面同样有效，但腹腔镜手术具有更好的术后恢复过程和更少的并发症。没有必要因为生育原因选择治疗体积不大的浆膜下肌瘤[55]。

在不孕症中，关于假包膜的几条共识得到了广泛的认可：①与其他肌瘤相比，黏膜下肌瘤的假包膜较厚[28]（宫腔镜下切除黏膜下肌瘤似乎可以恢复生育能力），因此推测它与生育机制有关；②随着肌瘤直径的增加，在假包膜的血管中，层粘连蛋白减少，Ⅳ型胶原增多[41]（切除直径大于 50mm 的肌壁间肌瘤似乎可提高妊娠率），这两种蛋白都与基底膜的丢失和组织的老化有关；③在腹腔镜下保留假包膜切除肌瘤，可减少手术中的出血[52]（腹腔镜手术可使患者术后恢复快，并发症少）。近几十年来，关于宫腔镜下子宫黏膜下肌瘤切除术，人们提出了几种方法，但冷刀技术似乎是治疗 G1 和 G2 型子宫肌瘤最安全、有效的方法[56]。宫腔镜冷刀下子宫肌瘤切除术是 Ivan Mazzon 于 1995 年提出的，它为宫腔镜下治疗黏膜下肌瘤提供了一种新的思路，克服了传统切割技术的局限性[57]。Mazzon 第一次利用了肌瘤解剖结构：假包膜。事实上，冷刀技术是一种包膜内肌瘤切除术，它能够完全切除黏膜下肌瘤，而不会对周围正常的肌层造成任何损伤。常规电切环切除肌瘤宫腔内成分后，将冷刀（Mazzon 机械环；Karl Storz, Tuttlingen, Germany）插入肌瘤及其假包膜之间的间隙，沿肌瘤表面反复切割（图 34.26 至图 34.28）。冷刀的机械作用使固定肌瘤壁内成分的结缔纤维断开，使肌瘤在宫腔内移动，从而成为易于治疗的宫腔内病变[58]。这样，肌壁间的结构就失去了它的意义，手术能否一次完成似乎与肌瘤的大小有关而不是

与分级有关[59]。对 1244 例单发肌瘤行宫腔镜下子宫肌瘤冷刀切除术的患者进行回顾性分析发现，87.62% 的患者可以一次就完成手术。只有大于 3cm 的 G2 型肌瘤有多次手术的风险[60]。应用冷刀技术，保留了假包膜，几乎不会出现严重的并发症如出血、子宫穿孔和过度灌注综合征等[58]。事实上，使用电切环对子宫肌层的肌纤维及其血管的损害可能导致出血和膨宫介质的吸收。而子宫肌层的完整

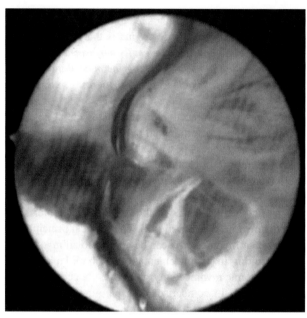

图 34.26 冷刀插入子宫肌瘤与假包膜之间的间隙。切断使肌瘤固定在假包膜上的纤维－结缔组织桥

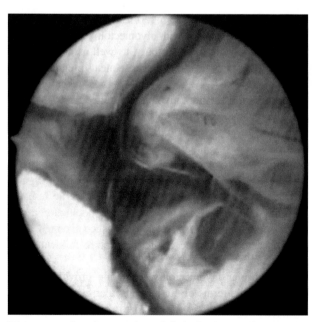

图 34.27 冷刀插入子宫肌瘤与假包膜之间的间隙。切断使肌瘤固定在假包膜上的纤维－结缔组织桥

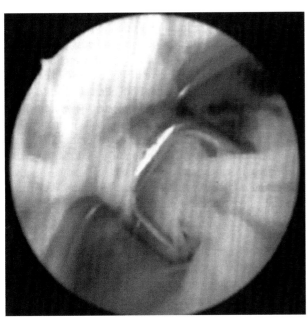

图 34.28 冷刀插入子宫肌瘤与假包膜之间的间隙。切断使肌瘤固定在假包膜上的纤维 – 结缔组织桥

性及其收缩力在手术过程中起着重要的止血作用。在 1434 例宫腔镜下子宫肌瘤冷刀切除术中，只有 12 例（0.84%）发生了术中并发症。无子宫穿孔或过度灌注综合征的病例报道。作者只报道了 1 例术后出血，通过宫腔内电凝止血很容易得到解决，不需要输血或进一步的外科干预[58]。虽然子宫粘连是宫腔镜下子宫肌瘤切除术后最常见的并发症[61]，但宫腔镜下子宫肌瘤冷刀切除术后发生宫腔粘连的概率较低。Mazzon 等对 688 例行宫腔镜下子宫肌瘤冷刀切除术的患者进行回顾性研究，报告术后宫腔粘连的发生率为 4.23%，作者强调在手术结束后不需要使用宫内节育器和防粘连物质[62]。这与子宫肌瘤的假包膜有关。如前所述，子宫肌瘤的假包膜在子宫肌层的愈合过程中起着重要的作用。此外，宫腔粘连可能是由电切环对肌瘤周围的正常肌层造成的手术创伤引起的[63-64]，而冷刀没有这种创伤。

保留假包膜的完整性和避免子宫肌层受损对子宫肌瘤切除术后的妊娠结局具有重要意义[42,59]。通过宫腔镜下冷刀子宫肌瘤切除术，可以避免妊娠期间子宫破裂等严重并发症的发生[65-66]，即使在多发性子宫肌瘤[67] 的情况下也是如此。

34.11 子宫肌瘤假包膜在剖宫产手术中的作用

产科教科书中不鼓励在剖宫产术中对子宫进行

手术，除非子宫肌瘤为带蒂肌瘤。此外，剖宫产子宫肌瘤切除术（CM）是一种复杂的产科手术，有明确记录的围手术期并发症[68]。因此，CM 的适应证和禁忌证仍然是产科医生争论的问题[27,69]。尽管如此，过去 30 年来发表的研究表明，在某些情况下，由熟练的外科医生进行手术是安全的[27]。CM 的禁忌证包括肌瘤位于子宫血管附近、母亲凝血功能障碍以及子宫收缩乏力[27,69]。有时，如果不处理肌瘤就会阻碍胎儿取出或使子宫下段切口或缝合切口变得复杂，分娩就很难顺利进行。那些改变了子宫在骨盆中正常位置的肌瘤，如引起扭转的肌瘤，必须在 CS 期间切除[25]。大多数研究者认为多发性、深部肌壁间肌瘤、宫底部和宫角部肌瘤不适合 CM，因为这增加了围手术期并发症的风险[27]。然而，最新的文献数据表明，即使对于肌壁间肌瘤来说，CM 可能仅存在潜在危险，但我们仍必须针对并发症的发生概率进行更进一步的评估[70]。

随着包膜内肌瘤切除术的发展，我们记录了它在围手术期发病率方面的良好结果，特别是在术中失血方面[52]。因此，我们进一步探讨了包膜内子宫肌瘤切除术在 CS 中的应用，并对 CM 的效果进行了观察。就此，我们进行了一项前瞻性的病例对照研究，研究对象为 68 例接受包膜内 CM 治疗的患者，对照组为 72 例单独行 CS 的合并子宫肌瘤的患者[51]。肌瘤类型和部位以浆膜下或肌壁间为主，主要位于宫体或宫底。我们认为，如有可能，可通过剖宫产切口切除子宫肌瘤。在并发症方面，各组间无显著差异：术前、术后血红蛋白含量、血红蛋白均值变化、术中出血率、输血次数、术后发热的发生率均无显著差异。CM 仅对手术时间和住院时间有负面影响。没有出现子宫切除术，也没有再次手术的情况。由于产科医生在进行 CS 手术时遇到同时伴有肌瘤的患者越来越多，他们面临着如何处理这些肌瘤的难题。考虑到研究的成本效益，我们认为包膜内 CM 手术是可行且安全的产科手术，如果由有经验的外科医生实施，这不会对术后病程和临床结果产生不利影响[51]。

然而，尽管有许多关于 CM 安全性和可行性的研究，但其中大多数只提供了短期随访的数据，而缺乏对长期效果的了解[71]。与子宫肌瘤切除术有关的主要问题是切口的愈合质量以及肌瘤切除处瘢痕维持妊娠和分娩的能力 [6,18,37]。一些作者近期对 CM 术后粘连形成、肌瘤复发率和围生期并发症进行了评估，但仍然缺乏有关 CM 术后瘢痕处肌层完整性的数据 [27]。随着晚孕的增加以及因辅助生殖技术（ART）导致的多胎妊娠增加，任何子宫手术后子宫破裂的问题已成为当今科学研究的热点。然而，即使是近期发表的关于子宫破裂的大数据研究也未能更好地揭示 CM 后子宫破裂的实际发生率 [72-73]。

包膜内子宫肌瘤切除术在促进子宫肌层愈合方面具有显著的优势 [37-74]。此外，CM 本身造成的子宫瘢痕比非妊娠子宫肌瘤切除术后的瘢痕更不容易破裂 [27]。文献资料提供了很多解释这一现象的原因 [27]。可以肯定的是，CM 中子宫肌瘤切除所需的切口要比常规子宫肌瘤切除所需的切口小得多，因为妊娠期间和非妊娠期间的子宫大小不同。分娩后强烈的宫缩和使用子宫收缩药物显著增强子宫收缩力，降低了子宫肌瘤切除术后出血和切口部位血肿形成的风险。对 CM 瘢痕部位的临床和超声检查表明，与非妊娠患者子宫肌瘤切除术后的瘢痕相比，CM 瘢痕在肌层完整性方面功能更好 [75-76]。研究还表明，妊娠诱导激活免疫系统所导致的良好愈合环境，可以使患者在 CM 后的后续妊娠中安全地进行阴道分娩 [77-78]。

关于肌瘤假包膜的试验和临床研究已经有了许多重要的数据。肌瘤在生长过程中使周围肌层发生变形，形成致密的假包膜，其内富含血管和神经纤维，具有血管生成特征 [29,79]。在肌瘤切除过程中，保留假包膜是非常重要的，这样可以使出血减少 [52]，且使术后肌瘤周围肌层修复更加符合生理特性 [74]。

这些结果表明，作为一种保留生育功能的手术，在子宫肌瘤切除术中尽可能地保留假包膜。科学研究仍然试图证实一些关于肌瘤影响不孕的证据，特别是存在肌壁间肌瘤的情况下，但很明显，在进行肌瘤切除术时，必须采用包膜内切除技术。在子宫肌瘤切除过程中保留假包膜可以保持子宫肌瘤周围肌层的完整性，促进子宫肌瘤切除后的子宫肌层愈合。

参考文献

请登录 www.wpcxa.com "下载中心"查询或下载。

第**35**章 诊室宫腔镜下子宫肌瘤切除术的限制因素

Ricardo Bassil Lasmar, Bernardo Portugal Lasmar

35.1 引 言

平滑肌瘤是子宫和女性盆腔最常见的肿瘤。子宫平滑肌瘤是良性肿瘤，由平滑肌细胞和数量不等的纤维–结缔组织构成。Muller 和 Ludovici[1] 认为平滑肌瘤是平滑肌细胞来源的肿瘤，Townsend[2] 则认为平滑肌瘤是单细胞来源的肿瘤。子宫平滑肌瘤有假包膜存在（图 35.1）。

虽然在 77% 的尸检中发现了子宫肌瘤的存在，但很难确定肌瘤的真实发生率[3]。通常在有肌瘤家族史，以及无生育和非裔美国妇女中发病率最高[4]。

肌瘤的症状常常在月经期更为显著。大多数患者无症状，但黏膜下肌瘤的症状比较明显。最常见的症状是异常子宫出血（AUB）与贫血。AUB 常由肌瘤表面扩张的血管破裂引起。出血的其他原因是：子宫内膜表面增加，子宫血管增加，子宫收缩模式改变，黏膜下肌瘤表面暴露和破溃，肌瘤结节变性，子宫静脉丛受肌瘤结节压迫而扩张[5]。

黏膜下肌瘤必须在手术前通过宫腔镜检查和超声（US）检查或 MRI 检查进行分类（图 35.2）。

黏膜下肌瘤有两种分类方法，一种是欧洲妇科内镜学会（ESGE）的三级分类（0、1 和 2）[6]，另一种是 STEPW[7] 的分类，分为三组（Ⅰ、Ⅱ、Ⅲ）。根据这一分类，可知宫腔镜下子宫肌瘤切除术的难度和复杂性（图 35.3）。

1978 年，由 Neuwirth 率先报道了宫腔镜下子宫肌瘤切除术，这次手术从宫腔切除了 4 个肌瘤[8]。1986 年，Goldrath 仅用一把抓钳经过阴道到达宫腔，取出了一个子宫黏膜下肌瘤[9]。

2001 年，Lasmar 报道了在宫腔镜下通过机械力直接牵拉，从而摘除较大直径的子宫肌瘤，从而证实了此类操作的可行性[10]。

目前，黏膜下肌瘤的手术方式有多种：使用剪刀、抓取或粉碎的机械方式；使用单极、双极、射

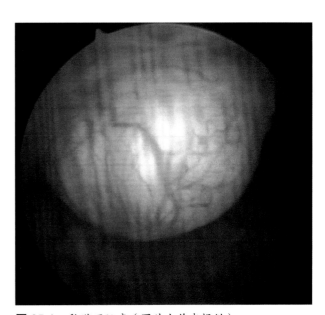

图 35.1 黏膜下肌瘤（图片由作者提供）

R.B. Lasmar, M.D., Ph.D. (✉)
Medicine Faculty, Department of Surgery, Federal Fluminense University, Av Marques do Paraná 303, Centro, Niterói, Rio de Janeiro, Brazil
e-mail: ricardo@lasmar.com.br

B.P. Lasmar, M.D.
Department of Gynecology, Estacio de Sá University (UNESA), Rio de Janeiro, Brazil
Department of Gynecological Endoscopy, Central Hospital Aristarcho Pessoa (HCAP-CBMERJ), Rio de Janeiro, Brazil

© Springer International Publishing AG 2018
A. Tinelli et al. (eds.), *Hysteroscopy*, https://doi.org/10.1007/978-3-319-57559-9_35

频和激光的能量方式。

在大多数情况下，宫腔镜下子宫肌瘤切除术需在患者麻醉的情况下在手术室进行，但在特殊情况下，也可以在门诊完成。

35.2 诊室宫腔镜下子宫肌瘤切除术的限制因素

首先，了解限制因素和禁忌证之间的区别是很重要的：根据患者情况、平滑肌瘤特点、手术技巧、术中使用的技术和外科医生的经验，限制因素是可以克服的。然而，如果存在禁忌证，是不能进行这类手术的。

另一个关键方面是文中描述的关于门诊宫腔镜的设置。我们目前观察到，医生们正在改善诊室条件，以便在手术过程中提供麻醉。根据巴西的法律，为了在诊室中进行麻醉，必须配备医用气体、心肺复苏设备、走廊和电梯，电梯的大小需要足以容纳患者躺在病床上。尽管这是在门诊，但整个结构设置与医院非常相似。因此，我们将从没有医院基础设施的门诊场景来探讨这个话题，这恰恰显示了诊室宫腔镜下手术的优点。

因此，宫腔镜检查的成功与患者的疼痛阈值、使用合适设备以及外科医生的专业知识直接相关。

关于诊室宫腔镜下子宫肌瘤切除术（OHM）局限性的文献很少，因此，我们用自己的经验和临床观察来进行总结。

包括子宫肌瘤切除术在内的诊室宫腔镜下手术，具有许多优点：在诊断时能够立即针对病变进行治疗，减轻了患者的焦虑和抱怨。此外，与医院手术相比，它更便宜，而且对于宫腔镜专家而言，也享受了在宫腔镜检查中的乐趣。

OHM 的第一个重要限制因素是患者手术过程中的不适感，即患者对疼痛的敏感性。对一些女性

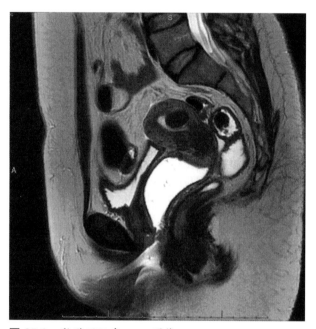

图 35.2 黏膜下肌瘤 MRI 图像

	大小（cm）	肌瘤的位置	肌瘤基底部占子宫壁的比例	向肌层扩张深度	侧壁	总分
0	≤ 2	下部	≤ 1/3	0	+1	
1	2~5	中部	1/3~2/3	≤ 50%		
2	> 5	上部	> 2/3	> 50%		
分数	+	+	+	+	+	

分数	组	复杂程度和治疗方式的选择
0~4	I	低度复杂，采用宫腔镜下子宫肌瘤切除术
5~6	II	高度复杂，采用宫腔镜下子宫肌瘤切除术，考虑用促性腺激素释放激素（GnRH）？考虑分两步进行宫腔镜下子宫肌瘤切除
7~9	III	考虑采用宫腔镜以外的技术进行治疗

图 35.3 黏膜下肌瘤分类——STEPW——Lasmar 分类

来说，手术所需的时间是她们所能忍受的最长时间。一些专家建议使用宫颈旁阻滞，而另一些则建议使用镇静剂。在我们的门诊，整个过程没有麻醉。患者仅在开始手术前 30min 口服镇痛药或抗痉挛药。

在操作过程中，我们采用囊内剥离肌瘤的技术，通过抓钳或剪刀以及机械的方法使肌瘤剥离。因此，只要黏膜下肌瘤类型适合门诊手术，就可以在门诊宫腔镜检查的同时进行肌瘤切除术。我们在肌瘤的周围对子宫内膜和纤维肌层进行分离，然后进入假包膜，将肌瘤剥离继而从肌层取出。在我们看来，最好的肌瘤切除技术是利用肌瘤假包膜，尝试用与开腹或腹腔镜肌瘤切除相同的方法。采用这种技术，宫腔镜下子宫肌瘤切除的

速度更快，出血和疼痛更少[11]（图 35.4）。

限制 OHM 的第二个因素是肌瘤的类型。门诊肌瘤手术的限制因素为肌瘤扩张到肌层的程度较深（ESGE 2 级）、体积大、肌瘤基底部范围大、肌瘤位于子宫角或子宫底部、或按照 Lasmar（STEPW）分类系统被划分到 II 组或 III 组的肌瘤。0 型或 1 型的平滑肌瘤或 Lasmar 分型中 I 组的肌瘤是最适合OHM 的，但如果存在限制因素，则必须由宫腔镜医生进行评估。

许多作者报道，肌瘤大小是一个重要的限制因素。对于门诊手术，3cm 似乎是上限，但这也取决于其他参数，如肌瘤位置和深入肌层程度。当肌瘤大小为 1~2cm 且完全位于子宫腔内，大多数有经

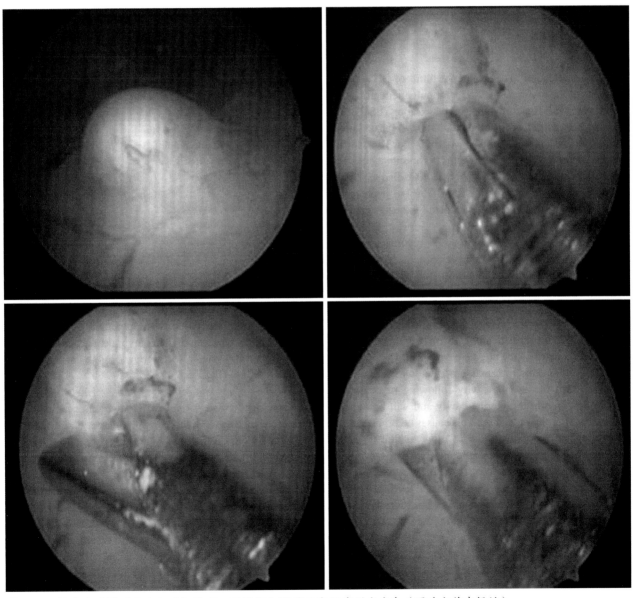

图 35.4 诊室宫腔镜下子宫肌瘤切除术，通过假包膜将子宫肌瘤剥离出来（图片由作者提供）

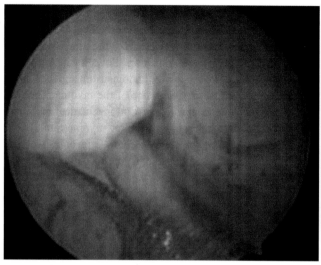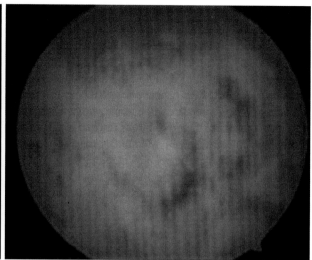

图 35.4（续）

验的外科医生会在麻醉或不麻醉下进行宫腔镜下子宫肌瘤切除术[12]。

大于 2cm 的肌瘤，不能在子宫肌瘤切除术后从宫腔中取出的，可以留在宫腔内，肌瘤会在手术后的几天内排出。这通常不会对患者造成任何问题，除了有些时候可能会出现肌瘤排出时类似于痛经的症状[13]。

对于黏膜下肌瘤，我们会考虑以下 4 个参数来评估 OHM 的可行性：腔内部分、肌瘤基底部占子宫壁的比例、位置和大小（表 35.1）。

肌瘤的腔内部分：如果肌瘤位于宫腔内的比例较大，则可以进行 OHM。根据 Wamsteker 分类，适用于 0 型或 1 型肌瘤。2 型肌瘤仅限于一次门诊手术。在这种情况下，可以尝试用不同类型的能量

手段分两次手术进行肌瘤剔除：单极、双极、激光、射频以及 OPPIuM 技术。OPPIuM（部分肌壁间肌瘤的诊室设备）技术是一种门诊手术，用于降低 I 型和 II 型平滑肌瘤的级别，并使随后的切除更加容易和安全。这不是本章的主题[14]（图 35.5，图 35.6）。

肌瘤基底部子宫壁的比例：当肌瘤基底部占子宫壁比例小于或等于 1/3 时，建议诊室手术治疗。基底部较大的肌瘤体积也较大，这就产生了两个限制参数。对于基底部占子宫壁比例大于 1/3 的肌瘤，也可以进行诊室宫腔镜下子宫肌瘤切除术，但一般需两次手术才能完成（图 35.7）。

表 35.1 诊室宫腔镜下肌瘤切除术（OHM）限制因素的建议——Lasmar

类型	基底	位置	大小(cm)	OHM
0	<1/3	中下	< 5	可行
0	<1/3	上部或宫角部	≤ 2	可行
1	<1/3	中下	< 5	可行
1	<1/3	上部	≤ 2	可行
1	<1/3	上部	≥ 3	不可行
1	<1/3	宫角部	≤ 1	可行
1	<1/3	宫角部	≥ 2	不可行
1	>1/3	中下	≤ 2	可行
1	>1/3	中下	≥ 3	不可行

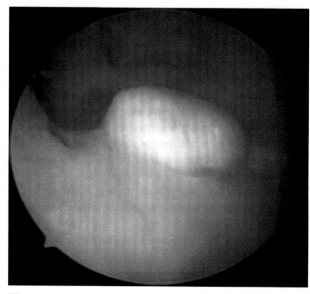

图 35.5 0 型黏膜下肌瘤（图片由作者提供）

外。在这些病例中，我们建议应评估诊室宫腔镜下子宫肌瘤切除术的限制因素，这可能取决于外科医生的宫腔镜经验、所应用的技术和宫腔大小。

手术技巧与设备技术相辅相成，因为根据所用到的不同设备技术，手术技巧将是不同的。减少肌瘤体积的方法有：旋切；双极微型电切镜；双极探针和肌瘤消融，大于 3cm 或肌壁间部分较多的肌瘤是宫腔镜下子宫肌瘤一步切除的限制因素（表 35.2）。

肌瘤肌壁间部分的大小是所有利用假包膜靠近肌瘤基底部切除肌瘤技术最重要的限制因素。对位

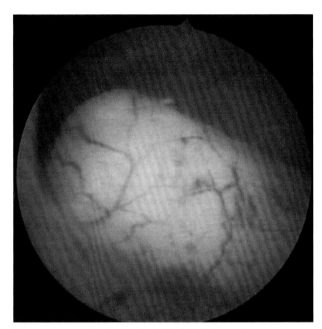

图 35.6　1 型黏膜下肌瘤（图片由作者提供）

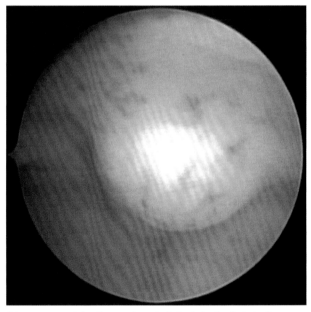

图 35.7　1 型黏膜下肌瘤，基底部占据宫壁的程度＜ 1/3（图片由作者提供）

位置：无论采用何种手术方法或技术，位于前壁或后壁的肌瘤手术都相对容易。但同样的方法却不一定适用于位于宫底或宫角的肌瘤。不同位置的肌瘤本身并不是禁忌证，但需要结合另外两个参数的评估来决定是否可以进行手术（图 35.8，图 35.9）。

肌瘤的大小也很重要，如果大于 5cm，就不适合门诊手术。然而，基底较窄的大肌瘤也可以在诊室切除，可将肌瘤留在宫腔内，几天后会被排出体

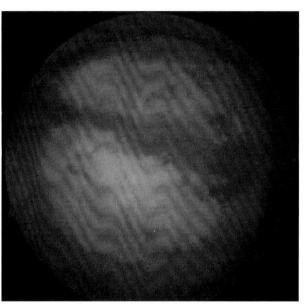

图 35.8　宫底部黏膜下肌瘤（图片由作者提供）

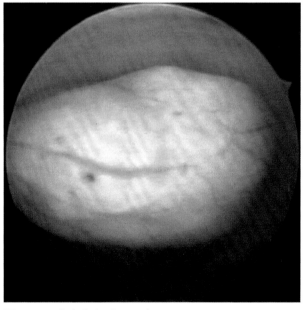

图 35.9　宫角部黏膜下肌瘤

表 35.2　诊室宫腔镜下子宫肌瘤切除术的限制和选择

限制	选择		
患者对疼痛的敏感度	麻醉		
大小	将肌瘤留置在宫腔	进行肌瘤消融	
深入肌层程度	囊内剥离	手术切除	两步进行
出血	凝血	停止操作	
宫底部位	囊内剥离	分两步进行	
宫角部位	囊内剥离	分两步进行	

于宫底和宫角位置的肌瘤进行这一操作也很困难，因为这些区域宫腔镜很难进入。

对于宫腔镜医生来说，诊室宫腔镜下手术是一种革命性技术。任何一个想要在宫腔镜检查时将患者不适感降至最低的医生，都可以经过训练，获得良好的定位能力及相关操作技巧就可以做到的。我们建议从宫腔镜直视下活检开始，到息肉切除，再到肌瘤切除。对于宫腔镜下子宫肌瘤切除术，宫腔镜医生的专业水平在所有技术中起决定作用。

35.3 最终考量

OHM 的限制因素有很多方面，如果存在多种限制因素，会使手术变得更加困难。

这些限制因素与患者、肌瘤、手术技巧、使用的技术以及外科医生有关。

对于患者而言，限制因素是他们的疼痛阈值，患者有时仅能接受诊断性检查，无法进行门诊手术。针对这种情况的解决方案包括局部麻醉或全身麻醉。

肌瘤的大小、其在子宫底或宫角的位置以及埋入肌层的深度是阻碍或禁止 OHM 的关键因素。这些因素的结合使得 OHM 的评估更加困难。

手术设备和能量类型可以提高门诊手术的可行性。针对突入肌层较深的肌瘤，囊内剥离技术更有用，而对于不超过 2cm 肌瘤，建议采用旋切技术。

子宫底部和宫角部的肌瘤无论采取哪种技术都很难去除。

外科医生的经验对 OHM 的实施至关重要。对于那些准备在诊室进行手术的医生，我们建议从 1~2cm 的且完全位于宫腔内的肌瘤开始开展 OHM，因为这类肌瘤无论是立即取出或延迟排出都不存在任何问题。

别忘了，诊室宫腔镜下子宫肌瘤切除术是针对特殊类型的黏膜下肌瘤患者的一种手术。

参考文献

请登录 www.wpcxa.com "下载中心"查询或下载。

第 **36** 章 保留假包膜的宫腔镜下子宫肌瘤切除术：冷刀子宫肌瘤切除术

Ivan Mazzon, Alessandro Favilli, Vittorio Villani, Sandro Gerli

36.1 引 言

肌瘤又称平滑肌瘤或纤维瘤，是肌层平滑肌细胞的良性单克隆肿瘤[1-2]。其发病率高，是女性生殖道最常见的肿瘤。准确估计肌瘤的发病率是相当困难的，因为差异性很大。调查结果显示，子宫肌瘤的发病率根据患者的年龄、种族以及诊断方法的不同，从 5.4% 到 77% 不等[3]。

子宫肌瘤可导致盆腔疼痛、异常子宫出血和不孕症[4]。肌瘤的数量、位置和大小对症状的严重程度和治疗难度起着至关重要的作用[5]。然而，超过 50% 的肌瘤是无症状的[6]。虽然黏膜下肌瘤占所有子宫肌瘤的 5.5%~16.6%，但它们会导致严重的症状[7]。

传统上，子宫肌瘤是通过外科手术治疗的。多年来，开腹手术或微创手术是子宫肌瘤切除术的主要手术途径[8]。妇科手术中内镜的出现彻底改变了子宫肌瘤的治疗方法，特别是黏膜下肌瘤的治疗，为子宫切除术找到了一种可行的保留子宫的替代方法。事实上，宫腔镜子下宫肌瘤切除术最早由 Neuwirth 等报道。1976 年，宫腔镜下子宫肌瘤切除术的使用逐渐取代了开腹手术，显著提高了患者的手术效果。然而，作者建议这种手术只适用于有丰富内镜经验的外科医生[9]。

自 1976 年以来，宫腔镜下子宫肌瘤切除术成为治疗完全或大部分位于宫腔内的肌瘤的标准微创手术方法[10-11]。在过去的 40 年中，有几种技术被用于宫腔镜下子宫肌瘤切除术，但冷刀技术似乎是治疗黏膜下肌瘤的最佳选择——仅通过一次手术就能切除肌瘤[5,11-12]。这种技术是 1995 年提出的[13]，它首次克服了传统切割技术的局限性，至今仍能确保在有效切除黏膜下肌瘤的同时，最大限度保护子宫肌层[15-16]。

36.2 子宫肌瘤和假包膜的解剖

为了更好地理解冷刀技术的基本原理，我们简要回顾一下子宫解剖和肌瘤结构的基本概念。

肌瘤在其生长过程中在不侵入肌纤维的情况下取代肌纤维，压迫周围肌层。这种缺血现象产生了假包膜，其由周围的胶原纤维、神经纤维和血管网络构成，就像一个独立的纤维神经血管组织[17]。因此，子宫肌瘤在假包膜内生长，假包膜确保了其血液供应，并允许肌瘤在肌层内移动，同时保持了子宫结构的完整性和收缩性[18]。胶原纤维和血管将肌瘤固定在肌层，阻断假包膜表面的连续性，这使肌瘤和假包膜之间形成一个清晰的间隙。显微镜下，假包膜似乎是肌瘤和肌层之间的一个连接

I. Mazzon, M.D. • V. Villani, M.D.
"Arbor Vitae" Centre, Clinica Nuova Villa Claudia, Rome, Italy
e-mail: i.mazzon@arborvitae.it

A. Favilli, M.D. (*)
Department of Surgical and Biomedical Sciences, Translational Medicine and Surgery Research Doctoral Program, University of Perugia, Perugia, Italy
e-mail: alessandrofavilli.mail@gmail.com

S. Gerli, M.D.
Department of Surgical and Biomedical Sciences, Section of Obstetrics and gynecology, Centre of Reproductive Medicine, University of Perugia, Perugia, Italy

© Springer International Publishing AG 2018
A. Tinelli et al. (eds.), *Hysteroscopy*, https://doi.org/10.1007/978-3-319-57559-9_36

层，由增厚的胶原纤维和血管组成，形成一个血管环，多普勒超声检查下表现为"火环"状[17]（图36.1，图36.2，图36.3a,b）。

平滑肌瘤的假包膜是一种富含神经肽的结构，类似于一种神经血管束。大量的研究表明，假包膜含有许多具有生理活性的神经肽和神经递质。这些物质在伤口愈合和神经支配的修复中起着重要作用，可能对生殖和性功能有重要作用。文献资料表明，保留假包膜后，神经肽和神经递质，如脑啡肽（ENK）、催产素（OXT）、P物质（SP）、血管活性肠肽（VIP）、神经肽Y（NPY）、血管升压素（VP）、PGP9.5、降钙素生成肽（CGRP）、生长激素释放激素（GHRH）等，可在炎症和伤口愈合过程中发挥作用[19-21]。

根据最新的研究证据，我们可以肯定，子宫肌

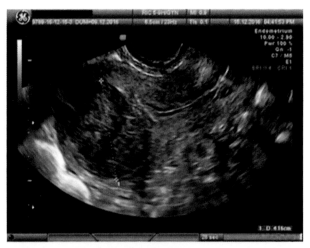

图 36.1 子宫肌瘤超声检查图像

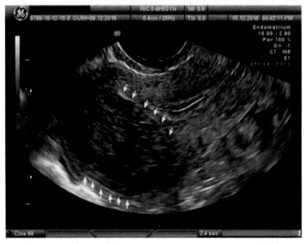

图 36.2 肌瘤假包膜的超声检查图像：肌瘤周围的高回声白环

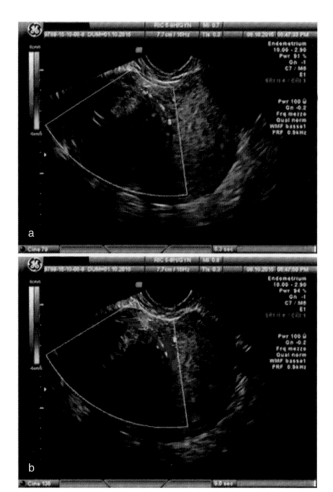

图 36.3 （a,b）子宫肌瘤假包膜的彩色多普勒超声检查图像：肌瘤周围彩色的"火环"

瘤假包膜是一个独特的内分泌解剖结构[17]，它在子宫肌瘤的手术治疗中发挥重要作用。

36.3 宫腔镜下子宫肌瘤切除术的基本原理

从一开始，宫腔镜下子宫肌瘤切除术的主要限制因素为肌瘤突入肌壁间的深度，因为这会导致患者对手术结果不满、术中并发症以及可能需要进行二次手术等问题[14,22]。1993年，Wamsteker根据黏膜下肌瘤在肌壁间所占比例制定了一种分类方法，该方法至今仍得到世界各国的广泛认可和使用：G0，完全位于宫腔内，带蒂肌瘤，无肌壁内突；G1，黏膜下肌瘤，向肌壁内突部分＜50%；G2，黏膜下肌瘤，向肌壁内突部分＞50%。肌瘤的肌壁内突与再次手术和失败率较高有关，因此作者建议对于G2型肌瘤患者的治疗要有选择性[14]。然而，Wamsteker等猜测[14]，为了改善异常子宫出血、避

免复发和子宫切除，在切除肌瘤时应做到"一直切到靠近包膜"[17]（即肌瘤的假包膜），才能做到完全切除肌瘤。

宫腔镜下子宫肌瘤冷刀切除术的目的是在不受肌瘤大小和肌瘤在肌壁间的比例等因素限制的同时，确保患者的手术安全、有效。冷刀技术的主要理论原理与柔道的理论原理类似：根据对手的动作借力打力，不是以刚克刚，而是通过"以柔克刚"获得胜利。Mazzon 放弃了传统的切割方法（即外科医生仅凭电能量来切割肌瘤），转而采用一种不同的方法，这种方法是利用肌瘤本身的结构和子宫肌层的生理活动：假包膜和子宫收缩。

宫腔镜下子宫肌瘤冷刀切除时，在剥离肌壁间的肌瘤部分时，使用机械性力量替代了电。事实上，切开假包膜后，在切割肌瘤的宫腔内突的部分时，连接肌瘤和假包膜的纤维桥被冷刀切开，将肌瘤从肌层中剥离出来，并不会对周围正常的肌纤维造成任何损伤。同时，子宫肌层的收缩会将位于肌壁内的肌瘤逐渐推入宫腔。通过这种技术，即使肌瘤位于像输卵管口这种复杂的位置或接近子宫浆膜层，也能安全地进行手术[23]。因此，我们需要强调一个重要的技术细节：冷刀切除肌瘤的主要手术难点不是手术本身，而是从正确的角度使用正确的力道[23-24]。

36.4 术前评估和治疗

对手术技术进行详述之前，我们需要针对几个问题进行讨论，这些问题对手术的成功有重要意义。

36.4.1 术前超声检查与诊断性宫腔镜检查

一个好的手术从疾病的诊断就开始了。我们认为，一台成功的宫腔镜手术是建立在术前充分的超声检查和诊断性宫腔镜检查的基础上的，这些检查为手术医生提供了许多基本信息，为安全、有效地进行手术奠定了基础[25-26]。诊断性宫腔镜检查和超声扫描可显示宫腔内肌瘤的数目、大小、分级、位置、游离肌层缘的厚度[27]，并且可以检查是否存在息肉、粘连或子宫畸形。通过对患者进行全面的检查，根据患者的特点及其病理特征，结合手术医生的经验和能力以及可用于手术的器械，安排适当的治疗。

36.4.2 术前应用促性腺激素释放激素类似物

术前给予促性腺激素释放激素类似物（GnRHa）

在宫腔镜下子宫肌瘤切除术中的作用尚不清楚且存在争议。多年来，在子宫肌瘤切除术前使用 GnRHa 是为了纠正子宫出血患者的贫血，同时也是为了降低子宫内膜厚度、肌瘤大小[28-29]、膨宫介质的吸收和术中出血[28,30-32]。虽然 Gutmann 和 Corson 确认黏膜下肌瘤是术前使用 GnRHa 的主要指征[28]，但有关这一问题的科学文献很少：只有两项随机对照试验且结果相互矛盾[31,33]，以及另外一项结论不确定的荟萃分析[34]。此外，其他研究报告称术前给予 GnRHa 会延长手术时间[35]、增加术中操作步骤[33]、产生副作用并且增加子宫穿孔和所谓的肌瘤"下沉"现象的风险[36-38]。

根据现有的文献，在缺乏随机对照试验的证据的情况下，几乎很难评估 GnRHa 是否对宫腔镜下子宫肌瘤冷刀切除术有利。虽然 GnRHa 可以使肌瘤缩小，但它不仅影响子宫肌层和肌瘤，而且还影响假包膜，可以改变肌瘤和假包膜之间的裂隙平面[39]。理论上讲，这种现象可能导致子宫肌瘤的切除更加困难。

根据我们的经验，在数年时间里，我们给予所有肌瘤大于 2cm 的育龄期患者 GnRHa 治疗。经过 3 个月的治疗后，肌瘤的缩小约 15%[15-16,24]。

在出现可以解释术前给予 GnRHa 对冷刀肌瘤切除术的影响的随机对照试验之前，我们建议对于贫血患者和（或）期待肌瘤缩小 15% 的患者使用 GnRHa 处理。

36.4.3 游离肌层缘

游离肌层缘（FMM）是指子宫肌瘤外缘与子宫浆膜内缘之间的最小厚度，通常由经阴道超声检查评估[23,27]。多年来，FMM 一直被认为是宫腔镜治疗子宫肌瘤的限制因素。很多作者提出宫腔镜下治疗子宫肌瘤的 FMM 下限为 5~10mm[5,27]。诚然，在肌层中进行肌瘤切割时，子宫肌瘤外缘和浆膜之间的肌层厚度很薄，会使得子宫穿孔等并发症的风险增加。应该强调的是，电切环导致子宫穿孔后可能会引起其他并发症，如血管和腹部器官的损伤[40]。电切环致子宫穿孔后，应进行腹腔镜或剖腹探查。

2011 年，Casadio 等证明 FMM 不是一个静态参数，最重要的是，FMM 并不是一次手术治疗 G2

型肌瘤的真正限制因素。在 13 例患 G2 型肌瘤的患者中，所有患者都是通过一次手术就完成了治疗，而与 FMM 无关。Casadio 等的研究表明，当切割肌瘤宫腔内部分时，FMM 开始增加。此外，使用冷刀技术切除肌瘤壁内部分时（手术步骤中存在的主要风险是穿孔），FMM 显著增大，从而提高了安全性。作者指出，宫腔镜下子宫肌瘤冷刀切除术是一种非常安全、有效的技术，无论肌层游离缘为多少，都可以成功和安全地处理 G2 型肌瘤[23]。

在子宫肌层中使用冷刀是宫腔镜下子宫肌瘤切除技术在安全性方面的一大优势。事实上，即使发生子宫穿孔，也可以避免血管或腹部脏器的热损伤，并且处理与 Hegar 扩张器导致的子宫穿孔引起的并发症一样[16]。然而，即使是在医生经验不足的情况下，我们仍建议可以将 10mm 的 FMM 作为一个进行冷刀手术的安全临界值。

36.5 仪　器

在进行宫腔镜下子宫肌瘤冷刀切除术，我们建议使用 9mm 的手术镜与 0° 光学系统（Hopkins Ⅱ，Karl Storz）。电切时，在纯切割模式下使用 100W 的单极电流，并使用 1.5% 甘氨酸或山梨醇 – 甘露醇作为膨宫液[16]。近期报道了一系列用双极电切镜和生理盐水为膨宫液的宫腔镜下子宫肌瘤冷刀切除术病例，并取得了满意的效果[41]。在我们看来，宫腔镜下子宫肌瘤冷刀切除术中使用的能量类型不是很重要。首先，严格控制术中膨宫液平衡（无论是盐水还是甘氨酸），可以避免术中出现过度灌注综合征。为了避免发生此综合征，应不断告知手术医生流入和流出液体的容积差。手术过程中如吸收 1000mL 膨宫液或血钠低于 125mmol/L 时应考虑停止手术。在使用单极能量和弱电解质膨宫液的情况下，即使出现膨宫液意外吸收，手术医生也可通过膨宫液平衡情况和血钠浓度进行再次确认[16,42]。此外，冷刀技术可以保护肌瘤周围的肌肉纤维及血管，避免肌层损伤和出血——引起过度灌注综合征的危险因素。如果方法应用正确，则术中不需要电凝止血。此外，为了减少对肌层纤维的损伤，应避免使用电凝止血或混合能量器械。

肌瘤切除使用的是不带电的机械刀（Mazzon机械刀；Karl Storz）。Mazzon 冷刀的特点是表面粗糙且强度一致，以便在切除肌瘤时承受机械应力。此外，为了确保更加安全，Mazzon 冷刀是绝缘的，即使在激活的情况下也不会导电。

膨宫使用 Hydromat 自动灌流系统（Karl Storz）。理想情况下，宫内压力应设置在 90~110mmHg，但它可以根据手术方式和患者的特点进行调整。利用 Equimat 自动计算系统（Karl Storz）对灌流液平衡进行监测。

36.6 手术技术

宫腔镜下子宫肌瘤冷刀切除术适用于所有 G1 或 G2 型的肌壁间肌瘤。手术分为 4 个不同的阶段[16,24]。

手术前超声检查和宫腔镜检查的重要性在前面的章节中已经强调过。尽管如此，宫腔的形态和病理可能在术中发生很大的变化。例如，在宫腔镜手术中，膨胀宫腔的压力，可能会导致某些"下沉型肌瘤"消失[43]。因此，为了评估最佳的手术方式，应首先仔细评估子宫肌瘤及其与宫腔解剖结构的关系。此外，为了避免错误和危险的操作，在开始手术前，必须看清输卵管开口的位置，以确保手术医生在"正确的地方"即宫腔中进行操作。

36.6.1 切除子宫肌瘤宫腔内部分

子宫肌瘤的宫腔内部分可通过电切环逐步切除。切割应从子宫肌瘤的上部开始，逐步向宫壁进行，当到达子宫内膜表面时，注意停止切割（图36.4a~e）。在此过程中，建议去除可能妨碍宫腔视野的肌瘤碎片。

虽然这一步手术可能显得有些琐碎，但这对于下一步的手术而言非常重要。这一步手术步骤的真正目的不仅是切除肌瘤的腔内成分，也是为了突显肌瘤与肌层之间的裂隙平面。

事实上，切除肌瘤宫腔内部分可以同时打开假包膜，消除肌瘤肌壁间产生的部分牵张力。此外，在这一阶段，通过切除肌瘤的宫腔内部分，宫腔变大，获得了更大的操作空间。相对宫壁的肌瘤部分的明显缩减使力作用在肌瘤床，力量随宫壁收缩力加强而少有阻力，有利于肌瘤肌壁间的部分向宫腔突入[23-24]。最后，FMM 逐渐变厚[23]，带来更大的安全范围，这在下一个手术阶段非常有用，因为在

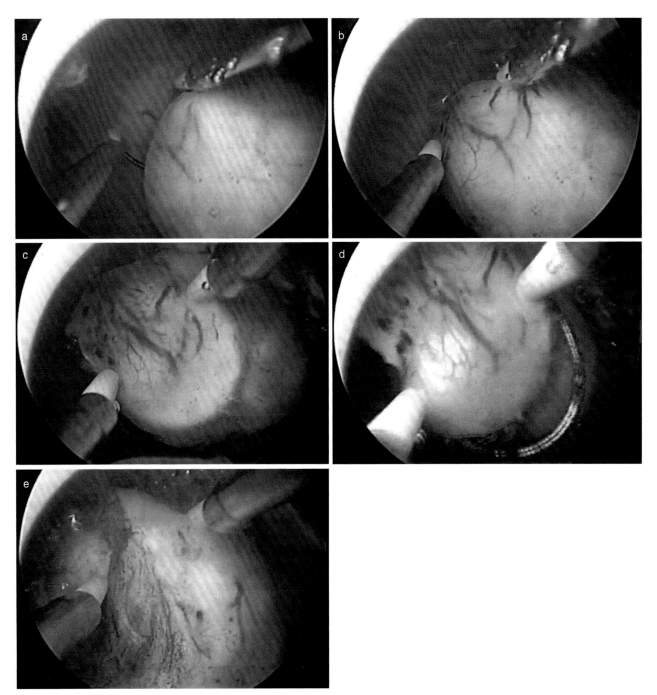

图 36.4　（a~e）子宫肌瘤宫腔内部分通过带角度的电切环逐步切除

下一个手术阶段，即肌瘤肌壁间部分的切除阶段，很有可能发生子宫穿孔。

36.6.2 剥除肌瘤肌壁间部分

　　这个阶段电切环被冷刀（Mazzon 机械刀；Karl Storz，Tuttlingen，Germany）取代，后者可进入肌瘤与肌层间的裂隙平面（图 36.5a~c）。通过沿着肌瘤表面进行反复的钩和分离，将肌瘤固定在假包膜上的纤维连接桥断开（图 36.6a~c）。这样，肌瘤的肌壁间部分逐渐失去与肌层的连接，滑向宫腔，使其变成宫腔内病变，从而易于处理。这一阶段大多是在宫壁内进行的，使用冷刀代替电切，避免了因电切环导致子宫穿孔而引起的潜在并发症。

36.6.3 切割肌瘤肌壁间部分

　　在剥除结束时，肌瘤的肌壁间成分在宫腔内滑动，因此可以像处理腔内病变一样，易于处理。为了避免子宫肌层或宫腔的热损伤，手术医生必须注

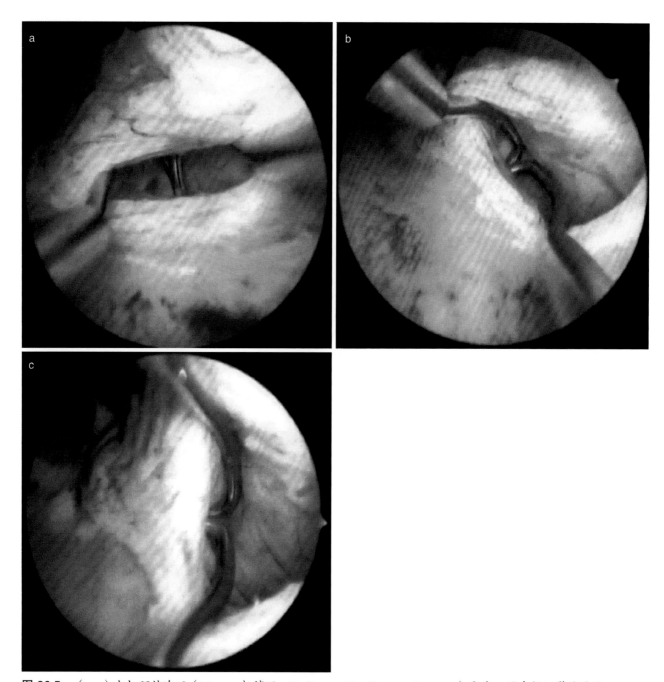

图 36.5 （a~c）电切环被冷刀（Mazzon 机械刀；KarlStorz，Tuttlingen，Germany）取代，后者插入裂隙平面

意沿着正确的角度切割肌瘤，即从肌瘤窝向宫腔切割，方向不能反（图 36.7a~c）。

对于肌壁内体积较大的大肌瘤，用冷刀进行钝性剥离肌瘤肌壁间部分是一个很好的选择。

36.6.4 保持宫腔完整性

当整个肌瘤完全切除，肌瘤窝和假包膜在宫腔内清晰可见时，该手术就成功完成了（图 36.8a,b）。相反，当血钠或吸收的液体达到临界值时，应该停止子宫肌瘤切除术，此时手术尚未完成，

应安排第二次手术，以完成残留肌瘤的切除。

最后，为了避免炎症和子宫粘连，非常重要的一步是取出所有的肌瘤碎片。

正如以前所报道的，冷刀切除的主要技术难点是选择合适的角度且使用合适的力量[23]。此外，冷刀的设计源于它们的"使命"：为了对纤维连接桥进行钝性分离，从而避免对子宫肌层带来损伤。基于这些理由而发明出的冷刀（Mazzon 机械刀；Karl Storz，Tuttlingen，Germany）由一种非常坚固

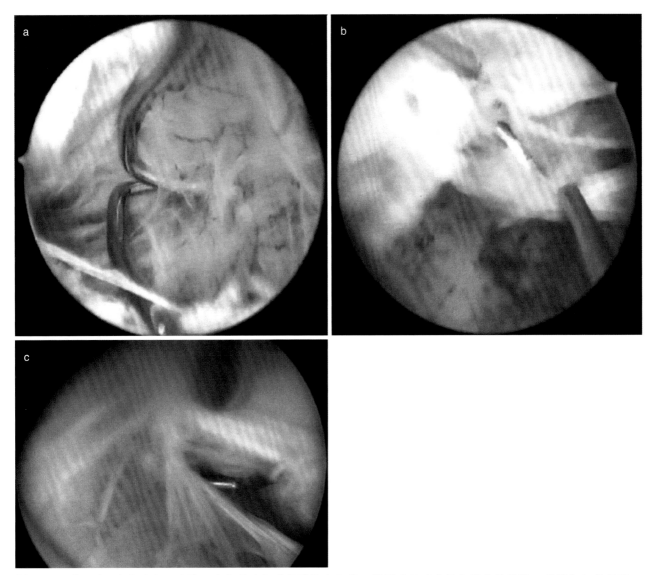

图 36.6　（a~c）通过用冷刀沿着肌瘤表面进行反复的钩和分离，将固定肌瘤在假包膜上的纤维 - 结缔组织桥断开

的合金制成，绝缘性好（在电流意外激活的情况下也不会导电，这在肌壁内的手术中非常重要），表面粗糙，有 3 种不同的形状，以便于纤维连接桥的提拉和切断。考虑到它们的特点，正确地使用冷刀，通常不需要很大的力。

36.7 传统切割技术与冷刀技术对比

传统的切割技术在治疗子宫肌壁间肌瘤时受到客观条件的限制：难以保留假包膜和周围正常的子宫肌层。事实上，为了完全切除肌瘤，必须在整个切除区域看到肌瘤肌壁间部分的"包膜组织"[5,14]。即使是外科专家，在宫壁上也很难区分肌瘤组织、假包膜和正常的肌层。解剖结构被电切破坏，术中也会因为直接切割或间接热效应对肌纤维造成一定

的损伤。这是所有宫腔镜下子宫肌瘤切除术中发生并发症的原因。此外，这些并发症往往与其他并发症的发生密切相关。

使用冷刀进行宫腔镜下子宫肌瘤切除术，能够正确区分解剖层面，保持子宫肌层的解剖和功能完整性。通过这种技术，可以避免严重的并发症，如电切环导致的子宫穿孔。此外，出血和过度灌注综合征也几乎不会发生。

我们近期报道了 1434 例宫腔镜下子宫肌瘤冷刀切除术，没有发生子宫穿孔，也没有出现过度灌注综合征 [16]。

36.7.1 子宫穿孔

宫腔镜下肌瘤切除时，当切除肌瘤肌壁间部分

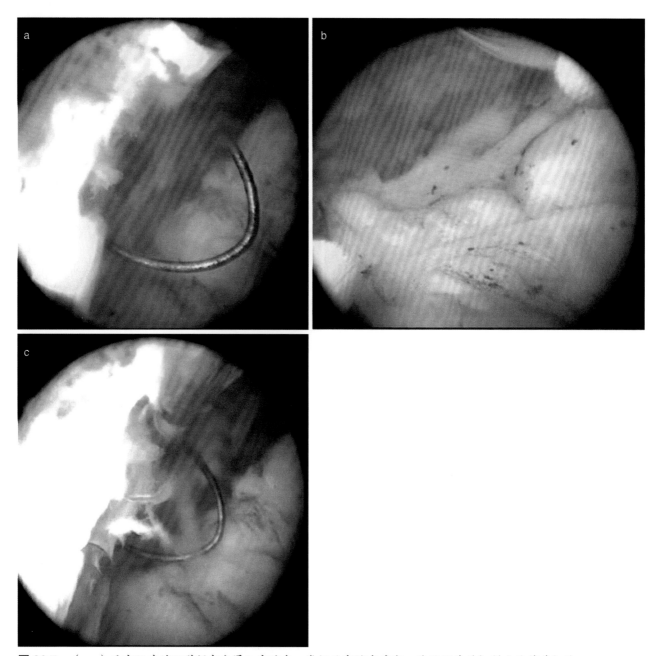

图 36.7 （a~c）子宫肌瘤的肌壁间部分滑入宫腔内，类似于宫腔内病变，使用经典的切割方法将其切除

时可能是子宫穿孔的主要危险阶段[44-46]。如前所述，如果发生电切环导致子宫穿孔，为了排除血管或腹部脏器的损伤，应进行剖腹或腹腔镜检查。冷刀可以安全地治疗肌瘤的肌壁间部分，甚至在子宫穿孔的情况下，处理与 Hegar 宫颈扩张器导致穿孔是相同的。事实上，肌层组织只是被分开了，没有被切断，因此对患者没有任何不良后果。

36.7.2 出 血

宫腔镜下子宫肌瘤切除术术中或术后出血是一种危及生命的并发症，可导致输血和子宫切除。在

对传统的电切技术的记载中[44,47-48]，报道了数例严重出血的病例。这种危险的并发症与在子宫肌层内使用电切环伤及肌纤维密切相关。高度迂曲的动脉和静脉穿过子宫肌层，靠近肌瘤的假包膜[49]。此外，肌纤维丧失功能，子宫不能有效地收缩，因此，无法通过子宫收缩而完成机械性止血。

冷刀技术是一种保护子宫肌层的治疗方法，避免了肌纤维及其周围血管的损伤。此外，使用机械性器械可以防止热损伤，剥除肌瘤的肌壁间部分时不会对周围正常的子宫肌层造成任何损伤。冷刀

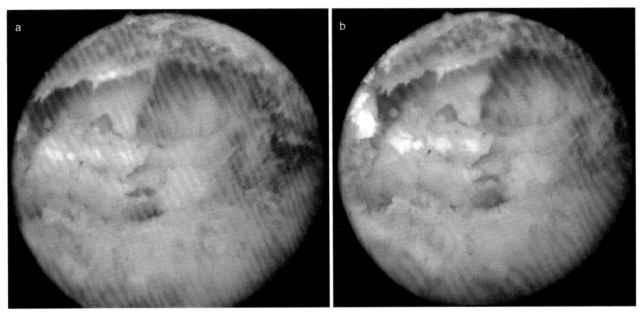

图 36.8　（a,b）肌瘤被完全切除，宫腔中可以清楚地看到肌瘤窝和假包膜

技术的应用过程中，大出血很罕见。

36.7.3 临床过度灌注综合征

作为一种潜在的致死性并发症，临床过度灌注综合征是单次手术完成宫腔镜下子宫肌瘤切除术的主要限制因素。如果所吸收的膨宫液达到临界值，则应停止手术，择期进行再次手术。当然，肌瘤的数量、大小和肌瘤壁内大小都会影响宫腔镜下子宫肌瘤切除术时发生过度灌注综合征的风险[9,14,50]。然而，我们认为传统的电切技术在治疗肌瘤肌壁间部分时造成的肌层及血管的损伤会增加这种危险并发症的发生风险。

冷刀技术使子宫肌层及其功能得到保护，能够防止血管损伤，减少膨宫液的吸收。这种方式能使出血最小化，保持良好的宫腔视野。此外，在术中和术后都必须严格把握液体平衡。

与电切术相比，冷刀切除术可以更好地修复宫腔，即使是多发性子宫肌瘤，也能提供更好的治疗效果。对于那些希望保留生育功能的患者而言，这是非常重要的[51]。

36.8 可行性与手术效果

宫腔镜下子宫肌瘤冷刀切除术的安全性和有效性已经得到了很好的证实。一项对 1244 例单发肌瘤行宫腔镜下子宫肌瘤冷刀切除术的病例进行回顾性分析显示，87.62% 的患者一次就完成了手术，

G1 期和 G2 期肌瘤单次手术治疗的成功率分别为 88.59% 和 82.55%[12]。通过子宫收缩以及保留子宫肌层和子宫肌瘤假包膜可以减少膨宫液的血管内渗，同时延长手术时间。此外，利用冷刀技术，肌瘤的肌壁间部分不再重要，手术最困难的地方取决于肌瘤的大小，而不肌瘤的分级[52]。Camanni 等用冷刀技术治疗了 33 例直径大于 5cm 的黏膜下肌瘤，其中 81.8% 的患者一次手术治疗成功[53]。宫腔镜下子宫肌瘤冷刀切除术可达到较高的成功率和更好的效果，并有可能一次性完全切除肌瘤。

宫腔粘连是宫腔镜下子宫肌瘤切除术后最常见的并发症[54]，宫腔镜下子宫肌瘤冷刀切除术造成的宫腔粘连发生率较低。这对有生育要求的患者具有重要意义。一项对 688 例宫腔镜下子宫肌瘤冷刀切除术回顾性研究分析显示，术后宫腔粘连 29 例（4.23%）。手术结束时未使用宫内节育器或预防粘连物质[15]。

总之，可以肯定的是，宫腔镜下子宫肌瘤冷刀切除术是一种安全、有效的手术方法，具有很高的可行性和最佳的手术效果。冷刀技术是一种保留肌层的治疗方法，它克服了传统切割技术的局限性，为有肌壁间内突的黏膜下肌瘤提供了一种有效的治疗方法。

参考文献

请登录 www.wpcxa.com "下载中心" 查询或下载。

第 **37** 章 子宫肌瘤的分类及其与手术结局的关系

Lisa Kirchner, Kristine Aas-Eng, Gernot Hudelist

37.1 术前影像学检查与患者选择

经阴道超声（TVS）和 MRI 检查等影像学技术的进步提高了子宫肌瘤的诊断率。许多患者同时合并有黏膜下肌瘤和肌壁间肌瘤。影像学在子宫肌瘤的定位和分类及确定治疗方案中起着重要的作用。手术前了解肌瘤特征对选择治疗方案是十分重要的。只有在详细了解患者的病史、症状和生育问题以及是否伴随其他病理情况后，才能制定最优化和个体化的治疗方案[1]。宫腔镜下子宫肌瘤切除术是一种微创手术，是治疗中等大小黏膜下肌瘤的首选方法。黏膜下肌瘤最常用的检查方法是 TVS 检查，而宫腔镜检查、MRI 也可以用来辅助诊断。但是，当对比不同的成像方式所得出的结果时我们需要注意：与 MRI 不同，TVS、子宫输卵管造影和宫腔镜检查都需要依赖于临床医生的技术[2]。然而，TVS 检查操作简单、经济、诊断子宫内膜息肉和黏膜下肌瘤的准确性高，所以 TVS 检查成为绝经前异常子宫出血（AUB）患者的首选检查手段。子宫输卵管造影（HSG）和计算机断层扫描（CT）对子宫肌瘤的定位作用有限[4]。

37.1.1 经阴道超声检查

经阴道超声（TVS）检查是一种简便而有效的

L. Kirchner, M.D. • G. Hudelist, M.D., M.Sc (✉)
Department of Gynaecology, Hospital St. John of God,
Johannes Gott Platz 1, 1020 Vienna, Austria
e-mail: lisakirchner@gmx.net; gernot_hudelist@yahoo.de
K. Aas-Eng, M.D.
Department of Gynaecology, Oslo University Hospital,
Kirkeveien 166, 0450 Oslo, Norway
e-mail: kristineaaseng@gmail.com

© Springer International Publishing AG 2018
A. Tinelli et al. (eds.), *Hysteroscopy*, https://doi.org/10.1007/978-3-319-57559-9_37

诊断子宫病变的方法。在进行任何治疗之前，都有必要评估子宫和宫颈，确定是否存在肌瘤或其他病变，如子宫腺肌病和子宫内膜息肉等。TVS 对小于孕 10 周大小的子宫的肌瘤检查比较准确[5]。与 MRI 相比，TVS 在诊断子宫肌瘤方面是有效的；然而，TVS 在较大子宫（> 375mL）和多发肌瘤（> 4 个）的子宫中有局限性[5-6]。未来应努力减少检查医生之间的差异，从而提高 TVS 的有效性[7]。一项在因良性疾病行子宫切除术的妇女中进行的双盲研究发现，MRI 和 TVS 在检出肌瘤方面具有可比性[5]。MRI 的灵敏度为 0.99，特异度为 0.86；TVS 的灵敏度为 0.99，特异度为 0.91。然而，MRI 在某些方面优于 TVS，例如在多发肌瘤病例中评估肌瘤的位置及数量，以及评估肌瘤突入宫腔的比例。

37.1.2 盐水灌注超声检查

盐水灌注宫腔超声造影（SIS）检查是一种简单的超声检查方法，可显示宫腔以及因黏膜和肌层边缘、良性或恶性病变引起的改变。检查时在宫腔内注入生理盐水，以增强宫腔内病变与周围组织和液体的对比度。如果肌瘤凸向宫腔的百分比不能清楚地确定，则可进行 SIS 检查。对于宫腔镜下子宫肌瘤切除术的术前评估或检查肌瘤合并不孕症病例时，SIS 检查是一个有用的手段。

一项对经阴道二维 SIS 检查的系统性综述得出结论称，其在评估生育能力低下患者的宫腔异常方面具有很高的诊断准确性[8]。SIS 检查可以诊断所有宫内异常，包括子宫内膜息肉、黏膜下肌瘤、宫腔形态异常和宫腔粘连，针对上述病变的总灵敏度为 0.88，总特异度为 0.94。SIS 检测黏膜下肌瘤的灵敏度和特异度分别为 0.82 和 0.99。另一篇综述[9]支持 SIS 检查在宫腔诊断中具有很高的准确性，尤其对于绝经前后发生 AUB 的妇女，其总灵敏度为 0.95，总特异度为 0.88。近期的一项荟萃分析证实了 SIS 检查检测黏膜下子宫肌瘤的总灵敏度和特异度分别为 94% 和 81%[3]。与宫腔镜检查相比，SIS 检查成本低，学习周期短[8]，且患者耐受性好[10]。

37.1.3 宫腔镜检查

诊断性宫腔镜能清晰地显示子宫内膜的宏观解剖结构。它是诊断黏膜下肌瘤的一种很好的手段，可以显示黏膜下肌瘤或肌壁间肌瘤向宫腔内凸的程度。然而，宫腔镜检查在评估肌瘤大小方面不如 TVS 和超声造影[6]。宫腔镜检查的优点是可以在门诊做手术治疗[11-12]。尽管在一项比较 TVS 检查、子宫超声造影、宫腔镜检查的系统性综述中发现异质性，但研究发现 SIS 和宫腔镜在诊断黏膜下肌瘤方面优于 TVS 检查[13]。

37.1.4 MRI

MRI 是一种有价值的诊断手段，可显示所有子宫肌瘤的大小、数目和位置，并能区分平滑肌瘤和子宫腺肌病[2,14]。一项针对因良性疾病行子宫切除术的妇女的双盲研究中发现，MRI、宫腔造影和宫腔镜检查在评估宫腔方面与 TVS 检查同样有效并有一定的优越性[15]。在对 51 例绝经前妇女因良性疾病行子宫切除术的病例研究中，MRI 在评估宫腔异常、黏膜下肌瘤、肌瘤数目和子宫腺肌病方面的检查医生之间差异小于 TVS 检查、子宫超声检查和宫腔镜检查[2]。然而，MRI 花费较多，并且不像其他成像技术那样容易获得。MRI 多用于较复杂的病例如大子宫、多发性肌瘤或区分肌瘤与其他实性盆腔肿块的情况[16]。研究表明，MRI 可能比 TVS 检查有更好的灵敏度和更少的测量误差[17]。

37.2 子宫肌瘤的症状和疾病特征

子宫肌瘤引起的症状与肌瘤的数目、大小和位置有关。在许多患者中，肌瘤可能没有症状，只是在常规检查或影像学检查中偶然发现。然而，它们可能导致严重的后果，包括月经异常（如量大、不规则和长时间的子宫出血）、缺铁性贫血、随着肌瘤增大引起的腹痛症状和生育问题[18]。尤其是黏膜下肌瘤，常常会引起一种或多种症状[19]。一项对 8 个国家 21 000 多例妇女进行的互联网调查发现，被诊断为肌瘤的妇女中，有出血症状和疼痛症状的人数比没有子宫肌瘤的妇女中有这些症状的人数更多[20]。在过去 12 个月中，子宫肌瘤对这些妇女的生活造成了严重的负面影响，影响了她们的性生活（43%）、工作表现（28%）、人际关系和家庭（27%）。目前，关于获得性宫腔异常在多大程度上影响生育能力和子宫内膜容受性以及胚胎着床过程仍存在争议，未能达成共识[21]。

37.2.1 异常子宫出血

异常子宫出血（AUB）在非妊娠、绝经前妇女群体中是一种非常常见的妇科症状。AUB 的定义是育龄期女性，有持续超过 6 个月的月经异常，包括月经频率、月经周期、持续时间和月经量的异常[22-23]。黏膜下肌瘤是 AUB 和月经过多的常见原因，但机制尚不完全清楚。由于人们描述 AUB 的术语各不相同，为临床、基础研究以及文献记录带来了一定的困难。国际妇产科联盟（FIGO）已经制定了 AUB 症状的定义和术语，并对育龄期女性的 AUB 病因进行了分类。使用不同的分类系统，为基础和临床研究的设计、结果诠释以及进行多中心或多国临床试验带来了困难[22,24-25]。FIGO 在 2005 年成立了月经异常工作组。自 2012 年以来，该工作组已成为 FIGO 的一个常设委员会——FIGO 月经异常委员会（MDC）。该小组制定了关于 AUB 症状的定义和术语，得到国际支持[22-26]，并对育龄期 AUB 的根本原因进行了新的分类[23]。这些术语和分类系统为 AUB 的病因、症状、诊断和治疗的讨论提高了准确性。这些定义和术语基于以人群为基础的研究，并将 AUB 的病因总结为 PALM-COEIN[23]。

37.2.2 反复妊娠丢失

反复妊娠丢失（RPL）是指连续 3 次及以上的孕 10 周之前的流产[27]。子宫肌瘤特别是那些侵犯子宫内膜的肌瘤，可能通过干扰病变周围的胚胎种植、妊娠早期宫腔迅速扩张或子宫收缩力而影响生育[28-29]。目前尚不清楚子宫肌瘤是如何影响 RPL 患者的妊娠结局的。然而，有荟萃分析发现黏膜下肌瘤妇女的自然流产率显著高于其他妇女（RR 1.68）[30]。一项关于在 2 次或 2 次以上流产的女性群体中黏膜下肌瘤和导致宫腔变形的肌瘤的发生率的系统性综述研究，发现了 3 项相关试验，但均无对照组[31]。对于有 2 次及以上的流产的女性人群中，因肌瘤影响宫腔的比例为 4%，在 3 次及以上的流产的女性群体中这一比例稍高（6%）。导致宫腔变形的肌瘤与自然流产有关[32]，也可能与 RPL 有关，因为近期的证据显示，与原因不明的不孕症妇女相比，RPL 人群中这种疾病的发病率略高[33]。

37.2.3 生育力低下

子宫肌瘤的治疗取决于几个因素，包括患者的年龄和症状，患者的产科病史和未来的生育计划。避免未来发生肌瘤相关并发症而采取预防性治疗是有争议的[34]。肌瘤会导致胚胎种植率下降，特别是那些损害子宫内膜的肌瘤。

此外，妊娠早期子宫肌层的异常扩张或子宫收缩力的改变也是导致妊娠率下降和流产率增加的原因[28-30]。关于平滑肌瘤是否对妊娠结局有不利影响，目前尚缺乏高质量的数据。可获得的信息主要包括描述性病例研究和病例报告，它们受到很

多因素的限制，包括不同患者群体，判断肌瘤大小、位置和数量的不同标准，偶发的不良事件，在选择研究对象时的偏倚以及混杂因素的不适当调整。在 5%~10% 的不孕症妇女中发现子宫肌瘤，1.0%~2.4% 的不孕症妇女中仅发现子宫肌瘤而无其他异常[35-37]。

37.3 子宫肌瘤的分类系统

在临床或研究过程中，评估不同治疗方案例如药物治疗或手术治疗的效果时，肌瘤的准确分类是至关重要的。到目前为止，已经有几种分类系统。但是，学者们在使用何种分类系统方面没有达成统一意见。目前，还没有足够的数据表明哪个分类系统对于临床和基础研究是最佳的。

37.3.1 三级分类方法

该分类由三部分组成，并与子宫肌瘤的 FIGO 分类有关[23]。一级分类系统只描述一个或多个肌瘤的存在或不存在，而不考虑肌瘤数量、位置或大小（图 37.1）。

子宫肌瘤三级分类系统

图 37.1 子宫肌瘤三级分类系统

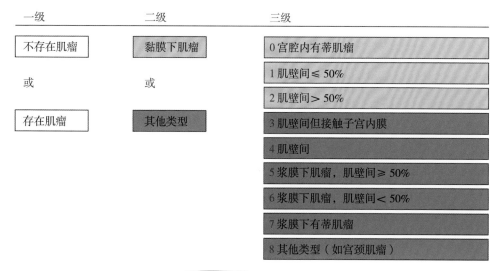

一级	二级	三级
不存在肌瘤	黏膜下肌瘤	0 宫腔内有蒂肌瘤
		1 肌壁间 ≤ 50%
或	或	2 肌壁间 > 50%
		3 肌壁间但接触子宫内膜
存在肌瘤	其他类型	4 肌壁间
		5 浆膜下肌瘤，肌壁间 ≥ 50%
		6 浆膜下肌瘤，肌壁间 < 50%
		7 浆膜下有蒂肌瘤
		8 其他类型（如宫颈肌瘤）

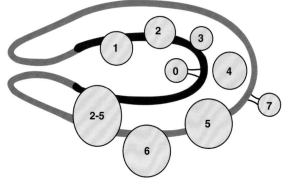

二级分类系统反映了宫腔变形情况。根据其与宫腔的关系，这与黏膜下肌瘤或其他类型有关（即肌壁间或浆膜下肌瘤）（图 37.2）。三级分类系统根据肌瘤与子宫内膜、肌层和浆膜的关系，将肌瘤分为黏膜下肌瘤、肌壁间肌瘤和浆膜下肌瘤。此外，该系统中对宫颈部分的肌瘤及子宫外肌瘤如韧带内肌瘤也进行了分类。

37.3.2 FIGO 子宫肌瘤分类系统

FIGO 系统对平滑肌瘤的分类符合欧洲妇科内镜学会（ESGE）对黏膜下肌瘤分类系统，但增加了一些其他类别，包括肌壁间和浆膜下病变[23]（图 37.3）。除 ESGE 分类外，这一系统还描述了子宫肌瘤与子宫浆膜的关系。2~5 型病变不适合宫腔镜手术，因为它们同时影响子宫内膜和浆膜，因此被称为混合型平滑肌瘤。FIGO 分类中 3 型、4 型和 5 型是位于子宫壁内的肌壁间病变，它们可能会扩大子宫，使宫腔或浆膜变形。FIGO 分类中 6 型和 7 型肌瘤起源于子宫浆膜表面的肌层。它们可以伴随宽的或有蒂的基底部，也可以位于韧带内侧，从而在阔韧带的皱褶之间扩展。8 型病变是与肌层无关的肌瘤，如宫颈部病变、存在于圆韧带或阔韧带周围而不直接附着于子宫的病变以及其他"寄生性"病变。

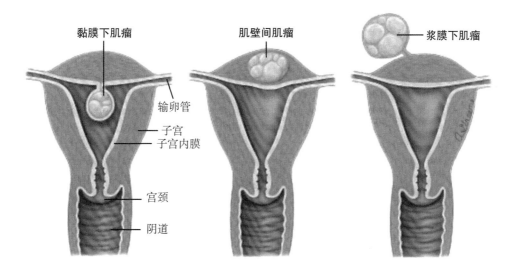

图 37.2　三级分类系统中的第二部分示意图，显示了子宫肌瘤与宫腔的关系

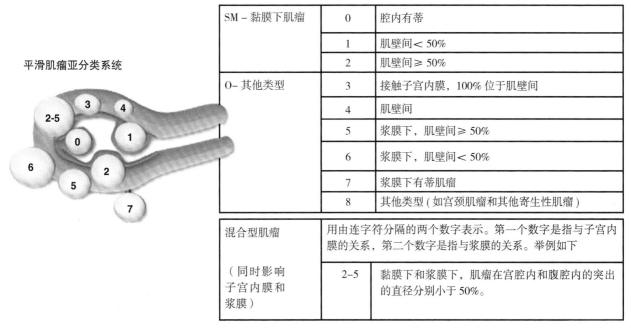

平滑肌瘤亚分类系统	SM – 黏膜下肌瘤	0	腔内有蒂
		1	肌壁间 < 50%
		2	肌壁间 ≥ 50%
	O– 其他类型	3	接触子宫内膜，100% 位于肌壁间
		4	肌壁间
		5	浆膜下，肌壁间 ≥ 50%
		6	浆膜下，肌壁间 < 50%
		7	浆膜下有蒂肌瘤
		8	其他类型（如宫颈肌瘤和其他寄生性肌瘤）
	混合型肌瘤 （同时影响子宫内膜和浆膜）		用由连字符分隔的两个数字表示。第一个数字是指与子宫内膜的关系，第二个数字是指与浆膜的关系。举例如下
		2–5	黏膜下和浆膜下，肌瘤在宫腔内和腹腔内的突出的直径分别小于 50%。

图 37.3　国际妇产科联盟（FIGO）子宫平滑肌瘤亚分类系统

37.3.3 PALM-COEIN 分类

PALM-COEIN 分类是对育龄期非妊娠妇女的 AUB 病因的分类[23]。标准的做法包括系统地获取患者的病史，并使用适当的辅助检查手段，从而确定 AUB 的可能原因。分类系统分为 9 个基本类别，在缩写 PALM-COEIN 中排列如下：息肉，子宫腺肌病，子宫平滑肌瘤，子宫内膜恶性肿瘤或增生，凝血障碍，排卵障碍，子宫内膜局部异常，医源性因素，"未分类"（图 37.4）。

PALM 可以通过影像技术和（或）组织病理学检查进行诊断。COEIN 组疾病则不能通过影像技术和组织病理学进行诊断。 这些分类可通过表格的形式来记录，以便于记录临床评价和结果。分类的目的是促进亚分类系统的发展。之所以建立该系统，是因为任何患者都可能有一个或多个与 AUB 有关的原因，而这些原因有些可能并不会引起症状，因此这些可能并不是 AUB 的原因（图 37.5）。

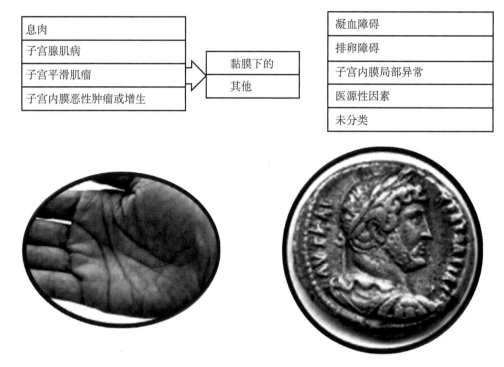

图 37.4 育龄期非妊娠妇女异常子宫出血的 PALM-COEIN 分类系统

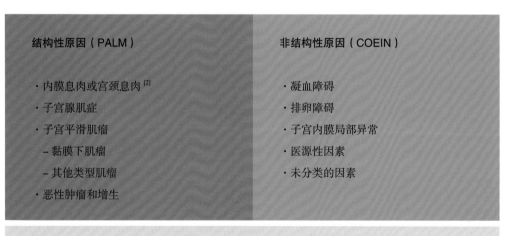

图 37.5 PALM-COEIN 分类系统将异常子宫出血的原因分为结构性和非结构性

结构性原因（PALM）	非结构性原因（COEIN）
·内膜息肉或宫颈息肉[2] ·子宫腺肌症 ·子宫平滑肌瘤 　－黏膜下肌瘤 　－其他类型肌瘤 ·恶性肿瘤和增生	·凝血障碍 ·排卵障碍 ·子宫内膜局部异常 ·医源性因素 ·未分类的因素

注意

可能为多种原因同时存在；命名类似于 TNM 肿瘤分期

如息肉同时有凝血障碍疾病，则分类为 $P_1A_0L_0M_0-C_1O_0E_0I_0N_0$

37.4 ESGE 分类

Wamsteker 及其同事最初描述了宫腔镜下黏膜下肌瘤肌层受累程度的分类系统[38]。已被 ESGE（欧洲妇科内镜学会）采用，并与 FIGO 系统相关（图 37.3，图 37.6）。根据向肌层扩展的程度，黏膜下肌瘤可分为 0 型、Ⅰ 型和 Ⅱ 型。与其他类型相比，0 型病变位于子宫腔内，更容易切除，所需手术时间更短，所需液体更少，失血量更少[39]。Ⅰ 型病变扩展到子宫肌层不到 50%。Ⅱ 型病变在肌层内扩展达到或超过 50%，这可能会增加术中液体过度吸收及出血增多的风险，手术时间较长并且会增加由于切除不完全而需要二次手术的风险[38-39]。

37.4.1 LASMAR 分类系统 /STEP-W 系统

LASMAR 分类系统又称 STEP-W（大小、宫腔形态、延伸、扩展程度和与宫壁关系）系统，是评估宫腔镜手术治疗黏膜下肌瘤的一种可行的术前分类方法[40]（图 37.7）。此外，该系统的目的是评估宫腔镜下子宫肌瘤切除术的困难程度，并提出适当的治疗建议。它有助于外科医生确定哪些患者可接受完整的子宫肌瘤切除术，哪些患者将接受更复杂的手术。ESGE 分型仅评估子宫肌瘤侵入肌层的程度，对宫腔镜下子宫肌瘤切除术的困难程度缺乏全面的指导。这一系统为以下参数给出分数（最多为 9），具体见以下缩写所示。

37.4.2 STEP-W 系统

– 肌瘤大小，指结节的最大直径（cm）。

– 在宫腔内的形态，指肌瘤位于宫腔的哪一部位。

– 肌瘤的基底部在子宫壁上延伸程度，如肌瘤覆盖了子宫壁 < 1/3、1/3~2/3 或 > 2/3。

– 肌瘤侵入肌层的深度，与 ESGE 的分类相同，见上文。

– 肌瘤附着在侧壁。

该评分系统将子宫肌瘤分为 Ⅰ 组、Ⅱ 组和 Ⅲ 组，用来评估手术成功的可能性。一个患者可以有

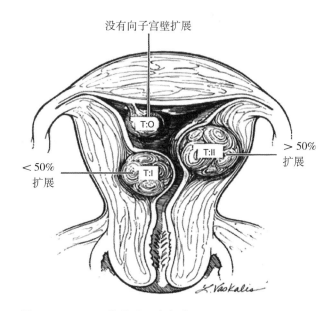

图 37.6　ESGE 黏膜下肌瘤分类

	大小（cm）	肌瘤在宫腔位置	基底的延伸占宫壁	向肌层扩展	侧壁	总分
0	> 2~5	下部	≤ 1/3	0		
1	> 2~5	中部	> 1/3~2/3	≤ 50%	+1	
2	> 5	上部	> 2/3	> 50%		
分数	+	+	+	+	+	

分数	组别	复杂程度和治疗方式的选择
0~4	Ⅰ	低度复杂，宫腔镜下肌瘤切除术
5~6	Ⅱ	高度复杂，宫腔镜下子宫肌瘤切除术，考虑用 GnRH ？ 考虑两步法宫腔镜下子宫肌瘤切除
7~9	Ⅲ	考虑宫腔镜以外的技术进行治疗

图 37.7　黏膜下肌瘤 LASMAR/STEP-W 系统

一个以上的黏膜下肌瘤，每个肌瘤是单独评分，根据最高评分的黏膜下肌瘤来指导可推荐的治疗。评分 0~4，也被称为 I 组，提示复杂程度低，可进行宫腔镜下子宫肌瘤切除术。评分 5~6 分被称为 II 组，建议行复杂的宫腔镜下子宫肌瘤切除术，作者建议考虑使用 GnRH 类似物和（或）分两步进行手术。III 组评分 7~9 分，建议采用宫腔镜以外的其他方法治疗肌瘤 [40-41]。Lasmar 等在一项前瞻性研究中对 55 例患者共 57 个肌瘤使用新分类系统与 ESGE 分类系统进行了比较 [40]。他们发现，他们的分类在预测手术是否可以完整的手术方面更准确。

该评分系统使用宫腔镜来进行评分 [40]。一项对 34 例行宫腔镜手术的黏膜下肌瘤患者进行的前瞻性研究观察了仅用二维和三维超声检查能否获得与 Lasmar 在 2005 年描述的通过宫腔镜检查获得的相同的 STEP-W 评分 [42]。两种方法的观察者间一致性较高（Cohen 的 κ =0.77）。然而，患者数量有限，且患者最多只有两个黏膜下肌瘤。

PALM-COEIN 分类直接描述了 AUB 的病因，分为结构性原因，即可通过影像学和（或）活检诊断；以及非结构性原因，即存在潜在的疾病。这成为评估患者的一种有用的临床手段，在临床实践中可评估患者情况及子宫结构，从而清楚地说明患者可能存在多个因素导致 AUB。它的设立是为了支持亚分类系统的建立。然而，它与其他分类不同之处在于它并没有进一步描述肌瘤，以帮助临床医生进行宫腔镜治疗。FIGO 分类为所有类型的肌瘤提供了一个标准化的命名方法，不仅包含了 ESGE 和 STEP-W 分类描述的肌瘤特征，而且还描述了肌瘤在子宫中的位置。但是，FIGO 分类系统中没有描述平滑肌瘤的大小和数量。它提供简化和统一的术语，有利于进行临床研究与合作。ESGE 和 STEP-W 分型均用于指导临床医生评估宫腔镜下切除黏膜下肌瘤的难度。与 ESGE 相比，STEP-W 分类法考虑的参数更多，不仅包括病变的肌层受累程度，还包括最大肌瘤的大小、病变在宫腔内的位置、肌瘤位于宫壁上的范围以及病变是否位于子宫侧壁。这为术前评估黏膜下肌瘤提供了一个更佳的分类方法，并为相关研究提供了明确的术语。STEP-W 分类法的缺点是其评分是在宫腔镜检查时给出的，因此排除了 TVS 等非侵入性成像技术。然而，二维和三维超声检查评分的可行性也许更高，且需要资源更少，同时可减少患者的不适 [42]。虽

然平滑肌瘤有许多分类系统，但它们在日常实践和研究教学环境中都有不同的价值。然而，简化并统一术语可以改善评估、（术前）管理、教学和研究，使患者受益。

37.5 宫腔镜下子宫肌瘤切除术的手术结局

我们很难对宫腔镜手术后的结果进行比较，因为在分类系统、肌瘤治疗类型、绝经状态、液体流失和失血量的客观测量、并发症发生率和随访时间等方面的研究缺乏一致性。此外，关于随后再次手术或生殖结局的数据很少 [43]。一项对 235 例接受宫腔镜下子宫肌瘤切除术的 AUB 或不孕症患者的回顾性研究发现，术中并发症发生率有限（2.6%）。患者的长期随访（18~66 个月）显示良好的结果和患者满意度为 94.4% [44]。两项大型研究发现与宫腔镜检查相关的不良事件发生率低于 1% [45-46]。宫腔镜下子宫肌瘤切除术的关键问题是肌瘤的大小和类型、不完全切除的风险、手术经验和可能的并发症风险。肌瘤能否完全切除取决于肌层浸润的程度。在回顾性病例中，不完全切除率为 5%~17% [44,47]。

一项对不明原因的不孕症患者和黏膜下肌瘤患者的 Cochrane 综述发现，行宫腔镜下子宫肌瘤切除术并不能使患者获益，因为与 12 个月内规律指导同房的女性相比，临床妊娠率（OR 2.4，P=0.06）和流产率（OR 1.5，P=0.47，94 例妇女）没有显著差异；然而，证据质量不高 [48]。由于缺乏很好的证据，所以针对 RPL 患者给出肌瘤的治疗方案时，应十分谨慎。

37.5.1 手术结局：宫腔镜手术的并发症

宫腔镜下切除大肌瘤可能会出现围手术期并发症，可能需要多次手术才能完全切除肌瘤并缓解症状。一项对 122 例妇女的前瞻性观察性研究调查了影响宫腔镜下子宫肌瘤切除术结果的患者特征 [49]。随访 4 年内，与直径 > 3cm 患者（RR 0.21）相比，直径 < 3cm 患者（RR 0.21）肌瘤相关手术的 RR 显著降低，且以腔内病变（0 和 I 型）为主，RR 为 0.26，明显低于壁内病变（II 型）。随着肌瘤的直径与体积的增大，完成手术需要更高水平的手术技巧 [38,47]。宫腔镜手术的典型并发症包括穿孔、病灶切除不完全、液体流失、出血和宫腔粘连等。

一项回顾性研究发现，925 例手术治疗的患者中有 25 例（2.7%）发生了子宫穿孔、甘氨酸吸收过多（11 例或更多）、低钠血症、出血（500mL或更多）、肠管和膀胱损伤、宫颈扩张以及与手术有关的其他需住院治疗的并发症等（25/925，2.7%）[50]。最常见的并发症是液体吸收过多（0.76%），其次是子宫穿孔（0.43%）。作者发现宫腔镜手术的类型与并发症的风险有关。与息肉切除术（OR 0.1）和子宫内膜消融术（OR 0.4）相比，宫腔镜下子宫肌瘤切除术发生并发症的概率最高（OR 7.4），其次是子宫纵隔切除术（OR 4.0）。类似地，Jansen及其同事发现，与子宫内膜切除术（0.81%）、子宫肌瘤切除术（0.75%）和息肉切除术（0.38%）相比，宫腔镜电切手术（如宫腔粘连松解术）的手术并发症发生率更高（4.48%，$P<0.001$）[46]。

最先为大家所知的泌尿系统手术（TUR）中的并发症也是宫腔镜手术时常见的因液体流失而导致的严重电解质失衡[51]。液体吸收过多时有可能会发生宫腔镜手术血管内吸收综合征（OHIA），类似于 TUR 综合征[52-53]。低渗溶液如甘氨酸应与单极电切环结合使用，而双极电切环应该与等渗溶液结合使用。过度的液体吸收发生在广泛的子宫内膜或肌层切除的情况下，可能导致低钠血症和术中液体超负荷[44]。为了清晰显示宫腔内的结构，膨宫压力有时会维持在 40~60mmHg 以上，此时肌层静脉血管压力为 10~15mmHg。这便有可能导致迅速的血管内渗、低钠血症、代谢性酸中毒、肺水肿和脑水肿[53]。终止手术的一个常见原因是膨宫液吸收过多[38,54]。手术过程中吸收的液体量与子宫肌瘤的肌层浸润程度显著相关。ESGE 分类所描述的 0 型肌瘤的液体吸收临界体积为 450mL，Ⅰ型和Ⅱ型肌瘤的液体吸收临界体积分别为 957mL 和 1682mL[39]。事实上，5%~10% 的轻度 OHIA 综合征患者会有少量（1~2L）的吸收，而典型的 OHIA 综合征发生率不到 1%，其血管内吸收超过 2L。血管内渗入液体超过 2L（1.5% 甘氨酸）可引起严重的 OHIA，其死亡率为 25%[53]。因此，在宫腔镜手术中，应持续监测液体流失，注意流失液体是否接近临界值到达约 1.5~2L。由于到目前为止，关于 OHIA 的临界值的结论并不统一，因此，BSGE/ESGE 最新指南提出，在健康妇女中，宫腔镜手术中使用等渗膨宫介质的丢失上限为 2500mL[55]。然而，对于患有合并症以及高龄的患者，应适当降低阈值，低渗

溶液的液体丢失量应为 750mL，等渗溶液的丢失量为 1500mL[55]。

有几种并发症与宫颈扩张不足有关，促宫颈成熟药物可预防这一问题的发生。宫腔镜检查前使用米索前列醇可以促进手术过程，从而降低手术相关并发症的风险。一项随机对照试验中，92 例因怀疑宫腔异常而行宫腔镜检查的未产妇在手术前 9~10h 阴道放置 200mg 米索前列醇或安慰剂[56]。米索前列醇组宫颈平均宽度显著高于安慰剂组（7mm vs 4mm）。米索前列醇组宫腔镜检查的平均持续时间显著低于安慰剂组（90s vs 142s）。同一研究小组的另一项随机对照试验包括了 152 例妇女，结果也支持了这一发现，同时发现安慰剂组比米索前列醇组更容易发生宫颈撕裂（11.4% vs 1.4%）[57]。

黏膜下肌瘤与子宫浆膜的关系是另一个重要因素，因为宫腔镜下切除手术不适合接触到浆膜层的肌瘤，这容易导致子宫穿孔和严重损伤。如果激活电极时发生穿孔，则必须进一步证实是否存在肠管损伤[50]。发生这种情况时应考虑腹腔镜探查[54]。

然而，不完全切除肌瘤并不意味着就一定需要再次手术。有研究显示，在 41 例不完全宫腔镜下子宫肌瘤切除术的妇女中，只有 44% 的妇女在 3 年内针对肌瘤或相关症状，进行了第二次手术[47]。另一项研究发现，在 3 个月的随访中，SIS 显示 38 例不完全切除的肌瘤患者，有 21 例肌瘤消退[58]。一些观察性研究认为 ESGE 分类系统可以预测肌瘤是否可以完全切除。0 型肌瘤完全切除占 95% 以上，Ⅰ 型占 86%~90%，Ⅱ 型占 61%~83%[47]。

最后，宫腔粘连的形成可能影响生育或月经。在初次宫腔镜下子宫肌瘤切除术后进行二次宫腔镜检查的研究发现，粘连的发生率差别很大，从 0 到 46% 不等[59]。如果切除单个肌瘤，粘连率为 31%，而切除多个肌瘤的粘连率为 46%[44,59]。

37.5.2 手术结局：AUB 的减少

AUB 在有症状的子宫肌瘤妇女中是一种常见的症状。在对 11 项研究的系统综述中，发现 AUB 妇女的黏膜下肌瘤发生率为 23.4%[60]。此外，23.4% 有 AUB 的绝经前妇女和 4.5% 的有 AUB 的绝经后妇女都有黏膜下肌瘤[1,60]。我们很难评估黏膜下肌瘤在多大程度上引起 AUB。导致 AUB 的机制尚不清楚，可能涉及子宫内膜止血功能失调和

（或）子宫肌瘤延伸至交界区（JZ）对子宫内膜产生机械刺激。然而，据我们所知，到目前为止，还没有任何研究清楚地评估了这些病理机制。子宫肌瘤局部刺激子宫内膜与 AUB 的关系或许可以通过对子宫肌瘤伴随 AUB 女性接受宫腔镜手术治疗后的效果来回答。以术后一定时间内无需进一步手术为标准，无需子宫内膜切除术或其他治疗方法的前提下，仅通过宫腔镜下子宫肌瘤切除术（TCRM）治疗 AUB 的成功率为 60%~90%[1]。我们需要适当选择手术患者并进行准确的术前诊断，以便提高患者满意度并且降低 AUB 率。术前检查包括对黏膜下肌瘤的大小、类型和数量的了解。一项为期 3 年的观察性研究发现，2 型肌瘤可以进行 TCRM，但需要比位于浅表的 0 型和 1 型肌瘤更多次的手术，而后两种基本只需一次手术就能完成[38]。该研究分析了可能有助于预测是否需要进一步手术的因素，作者设定了两个亚组：子宫大小正常并且宫腔镜检查发现有不超过两个黏膜下肌瘤的妇女在 3 年内接受进一步手术的风险仅为 9.7%。相比之下，子宫较大并有 3 个或 3 个以上的黏膜下肌瘤的患者需进一步手术的风险为 35%[38]。为了减少治疗 AUB 所需的宫腔镜手术次数，TCRM 可与子宫内膜消融术（EA）等其他手术相结合。一项回顾性研究比较了单独接受 TCRM 的妇女与接受 TCRM 和 EA 联合治疗的妇女的结果显示，TCRM 联合消融治疗的成功率显著高于单纯行 TCRM 的妇女。在肌瘤完全切除的病例中，若为联合 EA 的手术，96.7% 的患者 AUB 可以得到控制，而仅行 TCRM 的患者中 84.4% 的患者 AUB 可以得到控制[61]。在不完全切除的病例中，92.3% 的妇女在同时接受子宫内膜消融后 AUB 得到控制，而如果不同时进行消融，则只有 70.4% 的妇女达到控制。虽然还没有 RCT 来比较这些手术方法，但对于黏膜下肌瘤和 AUB 的患者，应考虑 TCRM 和 EA 的联合应用。如上所述，TCRM 后的后续手术治疗与子宫大和肌瘤数量多有关。此外，应该注意的是，其他伴随疾病如子宫腺肌病可能会降低 AUB 患者 TCRM 治疗的成功率[61]。TCRM 术前使用 GnRH 类似物或醋酸乌利司他（UPA）可增加手术成功率，因为这些药物有导致闭经和改善贫血的作用。两者都可以减少电解质失衡，从而减少并发症，如 OHIA[55]。一项回顾性队列研究分析了 TCRM 术前 3 个月接受 GnRH 或 UPA 的效果，证明这两种药同样有效[62]。是否应在 TRCM 术前常规使用这些药物仍有争议，因为虽然数据显示在减少液体流失和诱导闭经方面有益处，但在缩短手术时间和提高完全切除率方面仍是有争议的[19]。

37.5.3 手术结局：生育力与反复妊娠丢失（RPL）

在 10% 的生育力低下的妇女中发现了各种类型的肌瘤。在高达 2.4% 的生育力低下的妇女中，肌瘤是唯一可检测到的病理改变[19]。子宫肌瘤特别是黏膜下肌瘤对生育力和妊娠结局有多大影响已在前几章中讨论过。现有证据表明，若肌瘤改变宫腔结构，胚胎种植率和妊娠率显著降低[30]。

基于这些假设，TCRM 是切除黏膜下肌瘤以增加活产率和降低流产率的非常有价值的手段。Pritts 及其同事[30]的一项系统性综述明确认为行黏膜下肌瘤切除术的患者与未治疗的患者相比，术后妊娠率增加。宫腔变形的程度及矫正程度对预后有影响。据报道，TCRM 术后平均 41 个月的生育率在 0 型、1 型和 2 型肌瘤中分别为 49%、36% 和 33%[63]。一项 RCT 随机将 215 例患有黏膜下肌瘤伴不孕妇女分配到手术（TCRM）组或诊断性宫腔镜检查组中，手术组有 63% 的患者在手术后自然妊娠，而诊断性检查组仅 28% 的患者自然妊娠[64]。类似地，Casini 及其同事[65]分析了不孕症患者行黏膜下或肌壁间肌瘤切除术后妊娠结局的情况，观察到 TCRM 后自然妊娠率为 43%，而非治疗组为 27%。到目前为止，还没有研究评估 TCRM 在接受 ART/IVF（辅助生殖技术/体外受精）的患者中的效果。

然而，由于广泛切除覆盖黏膜下肌瘤的子宫内膜对生育能力的影响尚不清楚，TCRM 也应考虑到可能的不利并发症。目前，来自系统性综述的可靠证据[48,66]表明，TCRM 可以改善术前生育力低下的患者的生育能力，但需在手术前进行详细的检查。

参考文献

请登录 www.wpcxa.com "下载中心"查询或下载。

第**38**章 子宫肌瘤与浆膜之间的距离是一个限制因素吗?

Paolo Casadio, Francesca Guasina, Maria Rita Talamo, Giulia Magnarelli, Ivan Mazzon, Renato Seracchioli

38.1 引 言

子宫肌瘤（又称肌瘤或平滑肌瘤）是女性生殖道最常见的良性实体肿瘤。25% 的 35 岁以上的妇女和 40% 的 50 岁以上的妇女患有这种疾病。其发病率似乎与多种因素有关,这些因素不仅包括年龄,而且还包括种族、家族史、遗传和地域差别 [1-3]。其病因尚不清楚,但第一个假说是激素假说。子宫肌瘤似乎来源于子宫肌层,可接受雌、孕激素的刺激,因为子宫肌层有雌激素和孕激素受体的表达,也可导致负责细胞增殖的生长因子的表达。这些良性肿瘤是由有丝分裂指数低的细胞形成的,可能正是因为如此,它们通常具有较低的恶变潜能（估计不足 0.4%） [4]。

根据其生长情况,子宫肌瘤向阻力较低的区域生长:向腹腔生长形成浆膜下肌瘤,或向宫腔内生长形成黏膜下肌瘤 [5],或在肌层中生长为肌壁间肌瘤。此外,根据形状,肌瘤被分为有蒂肌瘤和无蒂肌瘤（图 38.1）。

子宫肌瘤通常没有症状,但部分肌瘤也会引起一些临床症状,尤其当肌瘤位于黏膜下时。临床症状包括异常子宫出血（AUB）,特别是严重的月经出血（HMB）、不孕症及反复妊娠丢失。相反,有些症状来自子宫增大继而对邻近结构产生影响,这些症状比较"庞杂"（包括坠胀、盆腔痛、泌尿系统疾病和肠道疾病等）,这些症状主要由肌壁间－浆膜下肌瘤引起 [6-7]。

在过去,根据患者是否有生育需求而行开腹子宫肌瘤切除术或全子宫切除术是治疗有各种伴随症状的肌瘤的金标准 [7-11]。然而,开腹手术往往会导致术后盆腔粘连,这可能会阻碍怀孕,并为自然分娩带来困难。大多数黏膜下肌瘤的治疗都伴随对生育的需求,幸运的是,对于大多数有生育要求的黏膜下肌瘤的治疗,内镜手术的发展,使得从子宫内切除子宫肌瘤成为可能 [12],而不会对子宫造成过度的损伤。现代内镜诞生于 1805 年,当时 Bozzini 发明了一种名为"光导体"的设备,它可以直接观察人体的一些体腔,如子宫（宫腔镜）。从那时起,宫腔镜不仅成为一种广泛应用的诊断技术,而且为许多疾病提供了另一种外科手术方法。对于一些疾病,宫腔镜提供了除了大手术以外的其他治疗选择,并可以治疗与女性生育有关的其他问题。目前,宫腔镜下子宫肌瘤切除术是治疗黏膜下肌瘤（占所有肌瘤的 5%~10%）的金标准。一般来说,宫腔镜手术是安全、容易掌握的,具有良好的手术效果,但有些时候人们也因为对并发症的过度恐惧而拒绝宫

P. Casadio, M.D. (✉) • F. Guasina, M.D. • M.R. Talamo, M.D.
G. Magnarelli, M.D. • R. Seracchioli, M.D.
Gynecology and Human Reproduction Physiopathology, DIMEC,
S. Orsola Malpighi Hospital, University of Bologna,
via Massarenti 13, 40138 Bologna, Italy
e-mail: paolo.casadio@aosp.bo.it; francesca.guasina@gmail.com;
mariarita_talamo@yahoo.it; giulia021088.gm@gmail.com;
renato.seracchioli@unibo.it
I. Mazzon, M.D.
Endoscopic Gynecologic Unit, Nuova Villa Claudia,
via Flaminia Nuova, 280, 00191 Roma, Italy
e-mail: i.mazzon@arborvitae.it

© Springer International Publishing AG 2018
A. Tinelli et al. (eds.), *Hysteroscopy*, https://doi.org/10.1007/978-3-319-57559-9_38

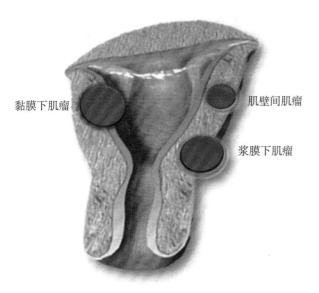

图 38.1　子宫肌瘤分类

黏膜下肌瘤　肌壁间肌瘤　浆膜下肌瘤

腔镜治疗（如黏膜下肌瘤的大部分位于肌壁间时）。宫腔镜下子宫肌瘤切除术不仅可以改善黏膜下肌瘤的相关症状（如减少月经过多、提高妊娠率、减少流产率），而且还可以避免传统手术（开腹手术和腹腔镜手术）所带来的不必要的并发症[13~16]。

此外，在手术切除黏膜下肌瘤后，没有对产科结局产生不良影响，也从未有过简单的宫腔镜下子宫肌瘤切除术后孕期子宫破裂的报道，而这两种并发症在开腹或腹腔镜下子宫肌瘤切除术时都有可能发生。

尽管如此，当肌瘤完全或大部分位于宫腔内时，宫腔镜下子宫肌瘤切除术已成为治疗的金标准。而对于主要位于肌壁间的黏膜下肌瘤，是否首选宫腔镜治疗并未达成一致意见，因为在这些病例中，风险和并发症都会增加，而成功率则会降低[9~11]。

因此，为了达到安全、有效的治疗结果，手术

需由有经验的外科医生操作且应在合适的患者中进行。根据大多数作者的意见，主要的选择患者的标准为，患有黏膜下肌瘤（有症状或轻微症状）同时希望保留生育功能的患者或伴随 AUB 的患者。

其他不常见的适应证包括痛经、无症状的黏膜下肌瘤且需接受一个周期的性激素刺激以及有非特异性盆腔痛的患者[17~19]。此外，几位作者认为肌层游离缘（定义为子宫肌瘤外缘与子宫浆膜内缘之间的最小厚度）是宫腔镜下切除黏膜下纤维瘤的一个重要限制因素，建议用经阴道超声（TVS）测量检查，下限为 5~10mm[19~20]。这些要求并不足以表明患者可以直接接受手术，也不足以确保手术的成功和安全。因此，大多数外科医生认为，在子宫肌瘤切除术前对患者进行细致和正确的术前检查是有必要的。

38.2 分　类

对黏膜下平滑肌瘤进行分类是十分重要的，以便提出不同的治疗方案。人们提出了许多分类系统来预测宫腔镜方法的可行性和复杂性，并选择最佳的手术方式。

黏膜下肌瘤的分类由 Wamsteker 等提出[21~22]，欧洲妇科内镜学会（ESGE）认可了该分类方法。这一方法是根据肌瘤深入子宫肌层的程度，目前该方法在世界范围内被广泛使用。根据这一分类，G0 型肌瘤完全位于宫腔内，仅由一个薄蒂与宫壁相连，G1 型肌瘤在宫腔中部分较大（＞50%），而 G2 型肌瘤在子宫肌层中的部分较大（＞50%）[21]（图 38.2）。随后，这一分类被广泛使用，并得到

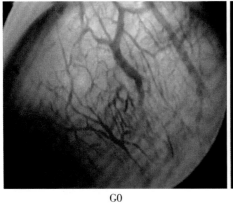
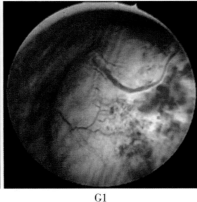
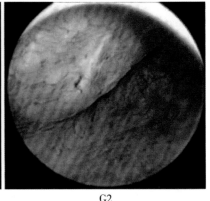

G0　　　　　　　　　　G1　　　　　　　　　　G2

图 38.2　宫腔镜下黏膜下肌瘤图像。G0 型肌瘤不侵犯子宫壁；G1 型肌瘤肌壁内浸润不足 50%；G2 型肌瘤肌壁内浸润超过 50%

补充，发展成为完整的平滑肌瘤分类。

国际妇产科联合会（FIGO）对育龄妇女发生 AUB 的原因进行了分类，其中包括黏膜下平滑肌瘤。该分类系统根据缩写 PALM-COEIN 由 9 个基本类别组成：息肉、子宫腺肌病、平滑肌瘤、子宫内膜恶性肿瘤和子宫内膜增生、凝血障碍性疾病、排卵障碍、局部子宫内膜病变、医源性和未分类[23]。第一组（PALM）是可以通过影像学或组织病理学诊断的，而第二组（COEIN）为功能性障碍。

FIGO 将平滑肌瘤（L）又分为两个亚类：黏膜下肌瘤（LSM）和不影响子宫腔（LO）的肌瘤。根据 Wamsteker 系统[24]，黏膜下纤维瘤可分为 0 型、1 型和 2 型。0 型包括完全起源于子宫肌层并仅附着于肌层的宫腔内病变，1 型和 2 型分别包括肌壁内部分小于 50% 和大于 50% 的病变。3 型病变是完全在肌壁间的病变，但与子宫内膜有接触。4 型病变为完全肌壁间平滑肌瘤，不延伸至子宫内膜表面或浆膜。浆膜下肌瘤（5~7 型）则与黏膜下肌瘤相反：5 型表现为肌壁内部分大于 50% 的病变，6 型为壁内部分小于或接近 50% 的病变，7 型肌瘤源自肌层，整个肌瘤被浆膜包围。穿透性肌瘤的分类首先取决于它们与子宫内膜的关系，其次取决于与浆膜面的关系（例如，2~5 型）。另一种类型，8 型，包括与肌层无关的位于圆韧带或阔韧带，没有直接附着在子宫、宫颈部的肌瘤或其他所谓的"寄生性"肌瘤。

近期，为了预测宫腔镜下切除子宫肌瘤的复杂性和可行性，提出了一种新的黏膜下肌瘤的术前分类方法。该方法不仅考虑了肌瘤凸入肌层的程度（与黏膜下病变的 ESGE/FIGO 系统相同），而且还考虑了其他参数（STEPW）（表 38.1，表 38.2）：

（1）大小：术前影像学检查时测量的最大直径。≤ 2cm 的结节得 0 分，2.1~5 cm 的结节得 1 分，> 5cm 的结节得 2 分。

（2）位置：取决于肌瘤的位置。如果它在下 1/3，则得到 0 分；如果在中 1/3，则为 1 分；如果在上 1/3，则为 2 分。

（3）肌瘤基底部扩张程度：当肌瘤占子宫壁面积 ≤ 1/3 时，得 0 分；当占肌壁面积的 2/3 时，评分为 1 分；而当超过肌壁的 2/3 时，计分为 2 分。

（4）肌瘤进入肌层的程度：当肌瘤完全位于

表 38.1　STEPW：手术前评分

分数	大小（cm）	位置	肌瘤基底部的延伸	肌瘤侵入肌层的程度 %	侧壁
0	≤ 2	下	≤ 1/3	0	
1	2.1~5	中	1/3~2/3	< 50	+1
2	> 5	上	> 2/3	> 50	

表 38.2　STEPW：手术复杂程度评分

复杂程度和治疗选择	分数
低复杂性，宫腔镜下子宫肌瘤切除术	0~4
高复杂性，宫腔镜下子宫肌瘤切除术，考虑两步切除	5~6
不推荐使用宫腔镜切除肌瘤	7~9

宫腔内时，得 0 分；当其较大部分在宫腔内突出时，得 1 分；当其较大部分位于肌层时，得 2 分。

（5）侧壁：当肌瘤位于侧壁时，无论其深度如何，都增加 1 分。

Lasmar 等认为，与 ESGE 系统相比，STEPW 分类与手术结果更有相关性[25]。

38.3 子宫平滑肌瘤的术前评估

由于宫腔镜下子宫肌瘤切除术有时是一个非常复杂的过程，外科医生应在术前评估其可行性，以尽量减少与之相关的并发症的风险。正确的术前评估应基于经阴道超声检查、子宫输卵管造影（SHG）、三维经阴道超声（3D-TVS）检查和诊断性宫腔镜检查[14-16]。

这些诊断技术应该联合使用，因为每次检查都可以了解肌瘤的特征，如位置、数量、肌壁间比例和潜在的相关病理。

诊断性宫腔镜不仅可以发现黏膜下肌瘤，还可以评估其位置、大小、与子宫结构的关系、子宫内膜的情况以及相关的其他宫腔内病变[24-25]。

只有诊断性宫腔镜检查才能使我们真正知道肌瘤是在肌壁间还是黏膜下，这是由于子宫内膜上长期受压表现出某些征象（如血管改变征象，子宫内膜变薄等）。此外，它还为我们提供了预测肌瘤位于肌层内的大小和深度的信息[14,26-27]。诊断性宫腔镜检查通常使用 2.9mm 的连续灌流镜鞘（Hopkins Ⅱ Forward-Oblique 30°），无需进行麻醉或宫颈扩张。

TVS 检查在评估子宫肌瘤在宫腔内情况方面可能不如宫腔镜，但在术前可以评估 3 个必不可少的因素：肌瘤的真实大小、"肌层游离缘"以及是否存在其他不累及宫腔的相关疾病（如多发肌瘤或附件病变）。因此，TVS 检查对制定手术方案是非常有必要的，有时可以借此确定手术是否需要采用"宫腹联合"的方式。几位作者认为，"肌层游离缘"是宫腔镜下黏膜下肌瘤切除术中最重要的限制因素。在传统观念中，人们认为这是一个静态参数，只能用 TVS 来测量 [25,28-29]。

超声子宫造影在诊断育龄妇女 [30] 和围绝经期妇女 AUB 的宫腔内病变时优于 TVS[31]。此外，它还可以确定肌瘤的确切位置以及凸到宫腔内的部分 [15,24,32-33]。与宫腔镜检查不同的是，这项技术无法获得组织样本用以诊断 [33]。

3D-TVS 检查可测量肌瘤的体积。允许同时探查肌瘤向 3 个空间平面的延伸（长度、宽度和深度）以及肌瘤的总体积。冠状位扫描可以准确告诉我们肌瘤位于子宫肌壁间的深度。综上所述，3D-TVS 使我们更容易判断肌瘤的形态、血管、位置以及与宫腔的关系。

Takeda 等提出使用"虚拟宫腔镜"对于术前黏膜下肌瘤进行检查 [33]。虚拟内镜是一种无创检查，可以使用三维计算机图形（3DCG）软件通过多层螺旋断层扫描获取图像，然后通过处理，将宫腔内的图像显示在屏幕上。这样，就可以像在真正的内镜中一样观察一个脏器的情况。

38.4 宫腔镜下子宫肌瘤切除术

黏膜下肌瘤切除术通常是通过宫腔镜手术进行的（电切镜）。

宫腔镜手术器械由电切镜组成，包括 5 个部分 [34]。

电切镜是一个直的向前的镜子，直径 4mm（0°）。理想的电切镜是 0° 镜，因为这样看到的视野不会扭曲，并在电切过程中方便控制电极的伸缩。

电切环是操作元件。它们有不同的形状（半弯型、带角型、钩形、耙状、直角型），适用于不同的病理类型（息肉、肌瘤、囊肿、纵隔）和手术技术。它们可以是电切环也可以是冷刀，取决于使用的类型（例如，用于子宫内膜消融的电切环或用于切除黏膜下肌瘤肌层内部分的冷刀）。

工作元件在使用时应由操作者抓握。通过手前后移动控制与弹簧连接的电切环的前进及后退。

内外鞘通常为 24/26~27-Fr 直径，以提供膨宫介质的连续灌注与流出，以便有一个连续的宫腔灌流系统，保证内镜下视野清晰。

其他元件也是必要的：液体流入管和流出管、连接氙气光源的光缆，以及用于单双极技术的高频电源（电外科）。

使用单极装置时，电流从电切镜的末端（激活电极）流出，到达负极板（接地电极）。传统的单极电极需要非导电的低渗膨宫介质（山梨醇 5% 或甘氨酸 1.5%）。这样，电流只会通过电切环到达组织，从而起到电切割的作用。双极电极需要电解质膨宫介质（生理盐水），因为电切环需要两个电极（主动电极和被动电极）：激活时无需接触组织，电极在切割时不会"粘住"组织 [35]。

是否应该选择宫腔镜下子宫肌瘤切除术主要取决于肌瘤的类型和宫腔内的位置。此外，手术医生的经验和可选择的器械也可能会影响这一选择。

38.4.1 完全位于宫腔内的肌瘤（G0）

手术者可选择多种手术方案。通常在患者全身麻醉下在手术室进行手术，当肌瘤小于 2cm 时也可以在诊室进行手术。

38.4.1.1 宫腔镜下逐层切片

逐层切片法切除肌瘤是黏膜下子宫肌瘤切除术的传统手术方式，其标准方法是反复对肌瘤进行切割。

带角型电极只有在向后移动时才切割肌瘤，切除时应首先越过肌瘤瘤体，然后向回移动进行切割。

切除通常从肌瘤的顶部开始，平稳地向底部进行 [36-39]。当肌瘤巨大或局部空间狭窄时，切除的肌瘤组织会堆积在宫腔内，影响视野，此时须用电切镜及时将碎片取出。在可视下去除切下的组织有时并不简单，通常需要几个步骤才能完全取出 [40-41]。近年来，一个带切割组织碎片自动吸引装置的电切镜有一些进展。特别要感谢这种极有效的脉冲式吸引装置，可以将宫腔内产生的组织碎片立即吸出而又不影响宫内膨宫张力 [42]。

在切除肌瘤的底部时，必须特别注意将手术创伤限制在肌瘤存在部位，避免邻近组织的损伤。宫腔内肌瘤（G0 型肌瘤）可以在一次宫腔镜手术中完全切除，影响手术的主要限制因素是肌瘤的大小。

38.4.1.2 子宫内旋切器的旋切

子宫内旋切器（IUM）是一种无热量、无凝血、无汽化的新技术。通过子宫平滑肌自发收缩达到止血的效果。其主要优点是在组织学检查时对组织不造成损伤。操作时需要使用一个由两个相互匹配的金属空心刚性管组成的装置。内管在外管内旋转。内管由一个电控制元件机械驱动，启动和调节转动方向皆由脚踏板控制。在内管的末端有一个带有切割刀头的开口。内管连接一个真空吸引装置，将切割的组织吸进开口内。切除的组织通过该装置取出，收集在组织标本带内，可用于病理分析。由于只需要进入宫腔一次，子宫穿孔的概率极低。子宫颈内口扩张后，在宫腔镜外鞘中插入闭孔器，宫腔镜可无创伤地经宫颈进入宫腔。可用盐水进行膨宫和冲洗[42]。

近期，Emanuel 和 Wamsteker[42] 对该技术与传统的电切镜进行了回顾性比较。结果表明，与传统的宫腔镜下子宫肌瘤切除术相比，使用旋切器进行子宫肌瘤切除术治疗 G0 和 G1 型肌瘤的效果更好、速度更快。由于可同时吸除组织碎片为外科医生节省了大量手术时间。然而，还需要更多的数据来证明这种新技术是否可以减少与液体有关的并发症（生理盐水用于膨宫和冲洗）以及缩短学习时间。需要强调的是，这一新技术不能用来治疗肌壁间深度超过 50% 的黏膜下肌瘤（G2）。

38.4.1.3 诊室宫腔镜下子宫肌瘤切除术

现在，由于小口径宫腔镜（5mm）的出现，专门用于宫腔镜的电外科系统的引入，以及几种 5-Fr 电极的使用，使得一些子宫病变在门诊条件下就得到治疗，包括小于 1.5~2cm 的子宫肌瘤，由于无需扩张宫颈，从而无需镇痛和（或）局部麻醉。首先将宫腔内肌瘤（G0）被分成两个半球体，然后从游离的边缘向基底部切割，切成 2 个或 3 个碎片。这些碎片必须足够小，才能用 5-Fr 抓钳从宫腔内取出[43]。通过较小直径的宫腔镜和 5-Fr 机械器械

和双极器械，甚至可以在门诊条件下切除部分少许位于肌壁间的肌瘤[44]。在这种情况下，正如"冷刀"切除章节所描述的那样，肌瘤首先用机械器械（主要是剪刀）小心地从包分离出来。一旦肌壁间部分变成宫腔内，就可以用双极进行切割[43]。诊室宫腔镜下子宫肌瘤切除术引入一种一次操作的创新理念，即将手术与诊断检查合二为一[45]，也被称为"即诊即治"。

38.4.2 向肌壁间生长的肌瘤（G1~G2）

向肌壁间生长的子宫肌瘤切除术在技术上难度较大，并发症的风险较高，应仅由熟练的外科医生进行手术[46]。决定此类肌瘤能否一次完全切除的重要因素是其向肌壁间扩展程度和体积大小。大多数作者认为，如果 G1 型肌瘤不超过 5~6cm，而 G2 型不超过 4~5cm，则可在宫腔镜下切除。然而，文献中所报道的宫腔镜下能切除的肌瘤往往体积更大[38,40,47]。对于这些类型的肌瘤的外科治疗已经提出了许多技术，其中大部分技术是通过将肌壁间部分转变为宫腔内肌瘤[48-49]。

38.4.2.1 仅切除宫腔内部分

很长一段时间以来，几位作者提出了仅切除宫腔内肌瘤组织的渐进手术方式[50]。这些作者认为子宫内膜将重新覆盖手术切除的区域，肌瘤的壁内部分将保留在肌壁中，类似于肌壁间肌瘤（通常无症状）。不幸的是，这一想法被证明是错误的，因为肌瘤的肌壁间部分会继续长大，并持续存在相关症状。因此，很显然这种治疗方法在临床上是无效的，不应再被继续使用。

38.4.2.2 两步法完全切除肌瘤

这项技术的诞生是由于宫腔镜下子宫肌瘤切除时观察到子宫肌瘤肌壁间残留部分迅速向宫腔内迁移[51]并且子宫肌瘤下方肌层厚度随着肌瘤的迁移也在增加[20,52]。目前，大多数外科医生遵循这个两步法，这最初由 Loffer 提出[51]。它包括以下两个步骤：

（1）第一次手术：只切除肌瘤的宫腔内部分，通过常规的电切镜切除。手术后 20~30d 或第一次月经后，必须确认肌瘤残余部分迁移入宫腔内，一旦证实，就可以进行第二步。

（2）第二次手术：肌瘤残余部分已成为宫腔内肌瘤，此时通过片状切除法完全切除这些残余肌瘤组织。在第一次和第二次手术前可以选择性地使用促性腺激素释放激素激动剂处理。优点包括：解决术前贫血，减小子宫内膜厚度，减小肌瘤的大小，减少肌瘤血管分布，以及安排手术的可能。

38.4.2.3 一步法完全切除肌瘤

·通过片状切除法切除肌壁间成分：在常规切除宫腔内肌瘤后，继续以片状切除的方式切除肌壁间部分，直到手术完成，切除所有的肌瘤组织。在处理肌壁间部分时，如果使用电器械，则应特别小心，因为这不可避免地会对周围正常的子宫肌层造成损伤（在切割过程中直接或间接的热损伤），从而也会导致手术并发症的发生（特别是穿孔、出血和液体血管内渗）。

·Toto 法切除：有两种方式。

Litta 技术：用 90°Collins 电极切开覆盖肌瘤表面的子宫内膜，从电极在宫壁上的投影水平开始，一直到（子宫肌瘤与假包膜）裂隙。这样，肌瘤与周围肌细胞之间的结缔组织连接被切断，肌瘤向宫腔内凸，这样便于使用传统切除法切除。该技术已成功应用于大多数 G2 型黏膜下肌瘤，大小为 2~4cm（平均直径 3.2cm），超声检查子宫肌层游离缘 > 4mm[53]。

Lasmar 技术：Collins 电极呈 L 形，用来分离肌瘤周围的子宫内膜，直至到达肌瘤。此时，可以从各个方向剥离肌瘤。当肌瘤位于宫腔内时，可以用抓钳（小肌瘤）将其取出，也可以用 Collins 电极将其切成几片取出。这一技术在所有报道的病例中均成功实施[54]。

38.4.2.4 "水按摩"技术

1990 年代初，Hamou[55] 提出了一种被定义为"按摩肌瘤"的技术，其灵感来自观察到在肌瘤切除术中，随着肌瘤碎片被取出，黏膜下肌瘤的肌壁间部分随着子宫收缩从基底部被挤出[51]。这项技术是基于一种电子控制的冲洗和吸引装置（Endomat；Karl Storz GmbH Co.，Tuttlingen，Germany），导致宫腔内压力快速变化。该装置可反复中断和重启膨宫液的灌流，以此来刺激肌层收缩，使肌瘤的肌壁间部分尽可能突到宫腔内。

38.4.2.5 "手动按摩"技术

这是 Hallez[56] 提出的一种一次切除技术。子宫肌瘤宫腔内部分切除后，用手指按摩子宫诱发宫缩，将残留的壁内肌瘤排入宫腔内，使之可安全地在宫腔镜下切除。

Hallez 报告了 222 个向肌壁间生长的黏膜下肌瘤，切除后的子宫具有良好的解剖结构和功能。

38.4.2.6 "冷刀"肌瘤切除术

Mazzon[57] 介绍了"冷刀"子宫肌瘤切除技术，其特点是由 3 个不同的手术步骤组成：

（1）用常规的有角度的单极电切环通过片状切除法切除肌瘤的宫腔内部分。直到切至子宫内膜平面时停止。

（2）一旦肌瘤的裂隙可以识别，就可以利用半弯形冷刀切除肌瘤的肌壁间部分。

它是一种沿着肌瘤表面的机械的操作方式，使肌瘤从肌层钝性剥除。然后，肌瘤和周围肌层之间的结缔组织桥被单钩冷刀钩住并切断。在这一阶段应避免使用能量器械。

（3）切除肌瘤肌壁间部分：一旦剥除完成，肌瘤肌壁间部分可视为完全位于宫腔内的新生组织，因此可通过带角型单极电切环逐渐切除，从而完全、安全地切除肌瘤肌壁间部分。

38.5 肌层游离缘

宫腔镜下子宫肌瘤切除术的可行性受多种因素的影响，如子宫肌瘤的大小、位置、数目、肌层深度、相关的病理和外科医生的经验。据多位作者介绍，宫腔镜下切除黏膜下肌瘤最重要的限制因素之一是肌层游离缘。肌层游离缘的定义是子宫肌瘤外缘与子宫浆膜内缘之间的最小厚度（图 38.3），传统上术前采用经阴道超声（TVS）检查来测量（图 38.4）。

完全切除 G2 型黏膜下肌瘤很困难，因为它与以下因素有关：

－手术时间延长。

－血管内渗综合征的风险。

－手术技术困难。

－肌瘤切除术中子宫穿孔的风险。

此外，许多作者认为子宫肌层游离缘的值是一个限制因素，必须≥ 5~10mm[19~20]。

此参数的定义是一个静态值，但子宫是一个动态的器官。事实上，子宫壁是一种弹性结构，由肌肉纤维组成，使其能够像怀孕、分娩时一样调节体积，并具有止血功能。

肌瘤周围有一个假包膜，假包膜通过结缔组织连接肌瘤与肌层，因此，肌瘤与肌层的肌纤维并不是连续性结构。

在肌瘤的生长过程中，周围的肌纤维从其初始的位置移位，产生的弹力直接朝向肌瘤的部位（图38.5）。

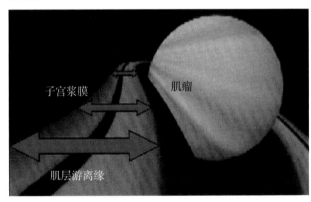

图 38.3　肌层游离缘的原理示意图

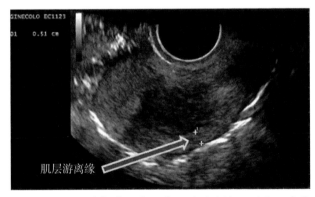

图 38.4　经阴道超声检查子宫肌层游离缘。测量肌瘤基底部和浆膜表面之间的距离

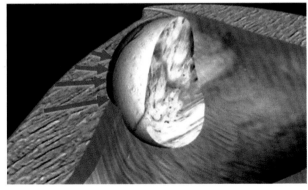

图 38.5　子宫肌瘤周围肌层弹力示意图

黏膜下肌瘤在子宫壁的深度不仅取决于假包膜周围肌纤维的弹力，还取决于对侧子宫壁的压力（方向相反）。子宫肌瘤在子宫壁的最终位置是其周围弹力的矢量之和决定的（图 38.6）。根据我们的经验，它的位置也可能在诊断检查时发生改变，如 SHG 或宫腔镜检查时使用的膨宫介质（CO_2，盐水溶液）会改变力的矢量。

由此可见，黏膜下肌瘤肌壁间部分的变化与肌层游离缘的值有关。

长期以来，肌层游离缘被认为是一个静态参数，能够影响患者的治疗方式。然而，我们的经验表明情况并非如此。

2009 年，我们对育龄期患者进行了一项前瞻性观察研究，这些患者均在宫腔镜下发现了一个直径小于 5cm 的 Ⅱ 型黏膜下肌瘤，且没有其他宫腔内病变[52]。所有患者均接受 TVS 和 SIS，并采用"子宫肌瘤冷刀切除术"进行治疗。子宫肌层游离缘在这一过程中被多次评估：

术前利用 TVS（T0a）和宫腔内盐水灌注超声造影（T0b）评估（图 38.7）；在手术中，分别在以下时间点再次评估子宫肌层游离缘：宫腔膨起后切除子宫肌瘤前（T1）、宫腔内部分切除后（T2）、肌壁内部分切除后（T3）、完全切除后（T4）。

从术前 TVS（T0a）到生理盐水灌注超声子宫造影术（T0b），直到宫腔镜手术过程中使用膨宫液进行宫腔扩张时（T1），子宫肌层游离缘的值逐渐减小。随着宫腔镜下肌瘤切除术的进行，这一值逐渐增加，尤其是在"冷刀肌瘤切除术"结束后，子宫肌层游离缘达到最大值[19,39,57]。

图 38.8 展示了经阴道超声检查测量的不同时

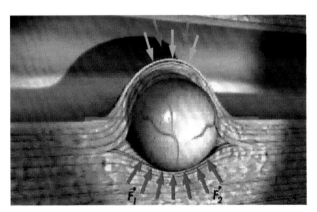

图 38.6　肌瘤周围的弹力矢量示意图。它们的总和决定了肌瘤在子宫壁中的位置

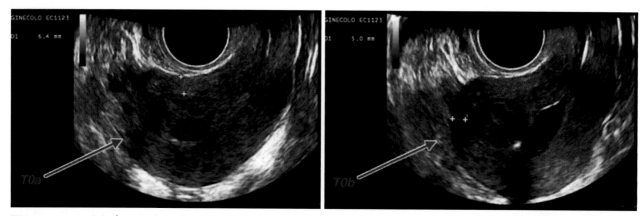

图 38.7 经阴道超声检查（T0a）和生理盐水灌注超声造影（T0b）对子宫肌层游离缘（MFM）的术前评价

期肌层游离缘的值与相对应的宫腔镜手术中各步骤时的宫腔内图像。

子宫肌层游离缘初始时值的降低是由于宫腔内注入膨宫介质引起的宫腔压力升高所致。事实上，在这一阶段，作用于肌瘤上来自宫腔内压力的矢量力比来自周围肌肉纤维的矢量力更强，结果导致肌瘤被推得更深。手术后子宫肌层游离缘值的增加可能是由于肌瘤体积的减小和对侧壁压力的降低，对侧壁的压力降低是因为宫腔内部分与对侧壁间的接触在手术过程中逐渐减少。在摘除肌壁间部分的阶段，这一值逐渐增加是由于假包膜结缔组织连接的切断和先前肌肉纤维中丧失的弹力得到了恢复。由于"冷刀技术"不使用热能，因此通过这一技术得以保护子宫肌层的结构和功能的完整性。使游离缘值增加的其他因素还包括子宫收缩，从而导致子宫肌层内的肌瘤部分向子宫腔突出。这一现象为随后的肌瘤电切（片状切除法切除肌瘤）奠定了基础。游离缘值的最大值出现在 T4 阶段，甚至在手术结束后仍在继续增大，直到肌纤维完全恢复到其原本的位置，使肌瘤床完全消失。我们分析了子宫肌层游离缘值的变化，并发现有统计学意义（$P<0.01$）（图 38.9）。

最后，肌层游离缘值是一个动态参数。因此，它不应当作为手术的禁忌。在适当的患者群体中，即使在术前 TVS 上显示非常接近浆膜的 II 型黏膜下肌瘤也可由有经验的外科医生使用适当的技术进行切除。

结　论

Yang 和 Li[20] 已经展示了宫腔镜下 II 型子宫肌

瘤切除术中肌层游离缘的动态变化。然而，他们只研究了游离缘 > 5mm 的患者，认为这是适合宫腔镜手术的最低值。然而，我们评估了低于这个阈值的患者，证明了肌层游离缘不能作为一个限制因素，因为它不是一个静态参数，它会在每一步切除后逐渐增加，在完成手术后达到最大值。

在我们的研究中，无论肌层游离缘值为多少，有经验的专家都能完全切除黏膜下肌瘤，并且没有并发症发生。这都归功于"冷刀技术"的应用。我们认为这是一种非常安全和有效的切除 II 型黏膜下肌瘤的方法。它是在将肌瘤肌壁间部分游离时（剥除期）仅使用机械力，避免使用电能[28]。

不使用电能可以避免损伤附近子宫肌层，也可以在切割时保护肌瘤周围有功能的肌纤维。在子宫肌瘤切除术中，保留子宫肌纤维的完整性是有必要的，可以使肌层收缩，增大肌层游离缘的值。例如，就像许多作者以前已经证明的那样，肌壁间肌瘤可以通过子宫收缩或借助机械和药物手段自然地将其从肌壁中挤出到宫腔[51,56,58-59]。

因此，"冷刀技术"的应用可以让有经验的外科医生安全地进行宫腔镜下子宫肌瘤切除术，即使在子宫肌层游离缘相当薄的情况下也可手术。在我们看来，它的主要技术难点是从适当的角度使用合适的力。

尽管我们的研究纳入的肌层游离缘较薄（< 5mm）的患者非常少，但研究提供了包括此类患者手术众所周知的高危并发症的原始数据。在这些患者中，子宫肌层游离缘厚度的增加与本身具有较厚游离缘的患者具有相似的趋势。然而，即使在我们的研究中，所有患者的肌层游离缘厚度都增

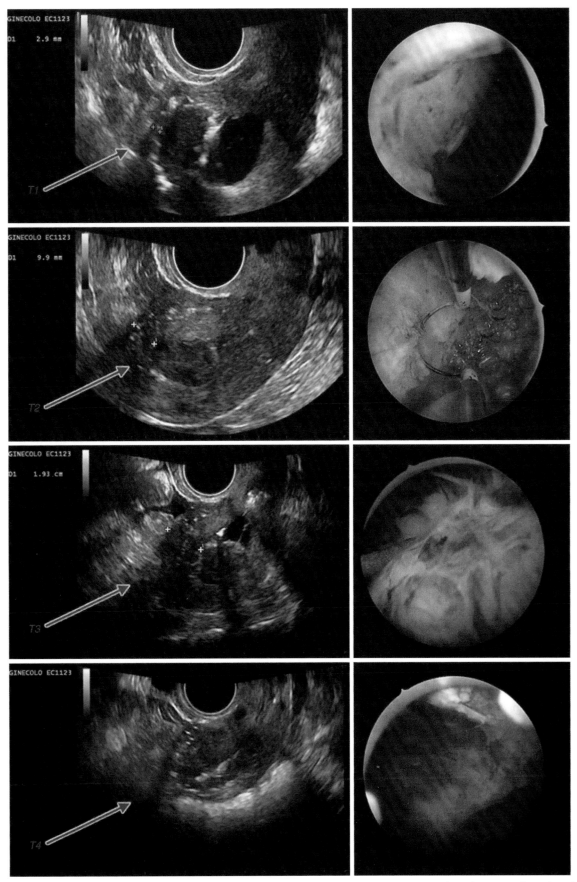

图 38.8　宫腔镜下子宫肌瘤切除术的每一阶段用超声检查评估子宫肌层游离缘（MFM）及相对应的宫腔镜图像。宫腔镜手术初期宫腔扩张（T1）。肌瘤的宫腔内部分切除（T2）。肌瘤壁内部分的冷刀切除（T3）。肌瘤完全切除（T4）

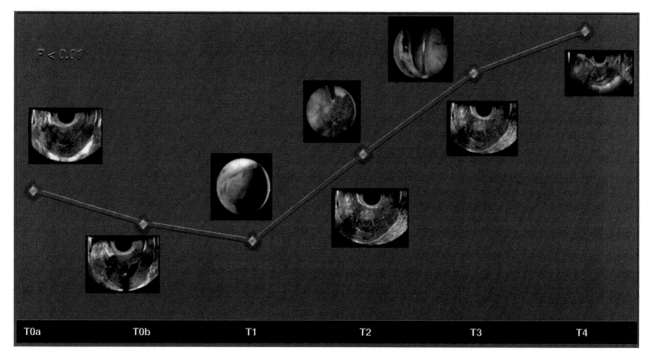

图 38.9 图示肌层游离缘（MFM）在术前评估和宫腔镜下子宫肌瘤切除术中的变化。分析子宫 MFM 的变化，结果有统计学意义（$P < 0.01$）

加了，但是由于研究纳入的患者数有限，我们并不能评估其变化与子宫肌瘤位置（峡部 / 基底部，前壁 / 后壁）之间的关系。

近期，Leone[60] 引入了另一个因素，它可以在宫腔镜下子宫肌瘤"冷刀"切除术中影响肌层游离缘的改变。即是否存在多发性肌瘤。具体来讲，根据他的经验，当邻近区域存在肌壁间和（或）黏膜下肌瘤时，子宫穿孔风险会增加，因为术中周围的肌层收缩是不可预测的。总之，子宫肌层游离缘的值是一个动态参数，在宫腔镜下子宫肌瘤切除术中

可能会显著增加。

在此基础上，如果有更大样本量的研究可以证明我们的研究，那么即使是非常接近浆膜的 II 型黏膜下肌瘤（术前用诊断性宫腔镜评估），也可以通过使用适当的技术由有经验的外科医生进行切除。

参考文献

请登录 www.wpcxa.com "下载中心"查询或下载。

第八部分
剖宫产瘢痕憩室

第 **39** 章 为什么一些女性患有剖宫产瘢痕憩室？

Emanuele Perrone, Cristina Di Cesare, Valeria Masciullo

39.1 引 言

剖宫产瘢痕憩室（CSD），也称为峡部膨出或壁龛，是由子宫下段剖宫产横切口术后子宫峡部肌层不完全愈合所引起。国际上更倾向于使用术语峡部膨出来描述，峡部膨出一词是由 Morris 在 1995 年检查有剖宫产手术史的女性患者子宫切除术后的子宫标本时提出的 [1]。

剖宫率的增加引起了人们对 CSD 的潜在远期发病率的关注 [1]。有研究报道称有剖宫史的妇女中超过半数会患有 CSD，较大的 CSD（定义为瘢痕的深度至少达到子宫前壁肌层组织的 50%~80% 或由超声评估缺损处剩余子宫肌层厚度 < 2.2mm）发病率在 11%~45% [2-3]。

剖宫产瘢痕憩室（CSD）可通过经阴道超声检查、宫腔声学造影或宫腔镜检查诊断。

经阴道超声检查下，峡部膨出表现为位于前次子宫下段剖宫产瘢痕水平的卵圆形无回声区，该区域子宫肌层呈现出不连续性（图 39.1，图 39.2）。宫腔镜下，峡部膨出表现为前次剖宫产瘢痕处，子宫峡部前壁囊袋样陷凹缺损（图 39.3）。

虽然大多数患者没有临床症状，但在绝经前妇女中 CSD 可能会引起异常子宫出血（AUB）、慢性盆腔疼痛、性交痛、痛经以及继发性不孕。CSD

的存在也可能与产科并发症相关，如瘢痕组织裂开、瘢痕部位妊娠、胎盘异常黏附。

文献中报道的有症状或与临床相关的峡部膨出的患病率从 19% 到 84% 不等 [4]。有些案例也可能与继发性不孕、产科并发症相关，如瘢痕组织裂开、瘢痕部位妊娠、胎盘异常黏附。

绝经前异常子宫出血（PAUB）是最典型、最令人困扰的症状，其特征是在月经过后的几天排出憩室内积聚的暗色血性物质。这是因为瘢痕组织使该部位子宫收缩减弱，峡部膨出的存在减缓了月经血从宫颈的排出，使经血易于在缺损处积聚 [5]。或者，这些血性物质可能与来源于基质部位与瘢痕周围的异常血管化造成的黏液样分泌物混合在一起 [1]。经血在宫颈部位的持续存在可能会使宫颈黏

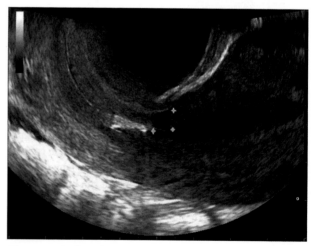

图 39.1 超声检查下的剖宫产瘢痕憩室（CSD）呈现一个类似等腰三角形的无回声区域，其顶端指向子宫峡部的前壁，底部指向宫颈管的后壁

E. Perrone, M.D., C. Di Cesare, V. Masciullo, M.D., Ph.D.
Division of Gynecology, Fondazione Policlinico Universitario
Agostino Gemelli, Largo A. Gemelli, 8, Rome, Italy
e-mail: ema.perrone88@gmail.com;
valeria.masciullo@policlinicogemelli.it

© Springer International Publishing AG 2018
A. Tinelli et al. (eds.), *Hysteroscopy*, https://doi.org/10.1007/978-3-319-57559-9_39

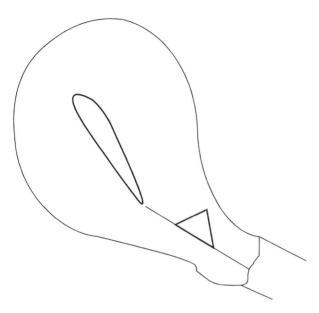

图 39.2 剖宫产瘢痕憩室超声检查结果示意图

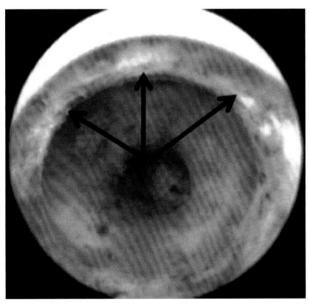

图 39.3 剖宫产瘢痕憩室宫腔镜图像，箭头示子宫峡部前壁憩室的边缘

液的性质改变，妨碍精子的输送，或者最终干扰胚胎植入造成继发性不孕。CSD 造成的一个非常罕见的结果就是剖宫产瘢痕妊娠：在前次剖宫产瘢痕的部位发生的异位妊娠植入子宫肌层。这是最罕见的一种异位妊娠，可能会导致严重的并发症，如子宫破裂及严重出血。

39.2 病因学假说

鉴于与妇产科的症状相关，有几项关于不孕症的研究旨在阐明憩室的病因学，以便提供预防策略。

Vervoort 等 [6] 发现了一些危险因素，可将其分为手术相关因素及患者相关因素。

39.2.1 手术相关因素

（1）剖宫产切口下的子宫颈位置。它可以使切口愈合受损，因为局部黏液的形成可诱使子宫肌层的裂开，有时随着时间推移也会使憩室增大。事实上，黏液积聚在憩室内就会导致大的潴留囊肿的形成，将影响瘢痕的修复过程。可以支持这一假设的是，经阴道超声检查及宫腔镜的评估发现，较大的 CSD 大都位于子宫下段，瘢痕缺损多数都含有大量的黏液或与潴留囊肿及子宫颈腺囊肿密切相关 [7]。这一假设有 2 项重要的队列研究支持。研究均强调了在分娩活跃期行低位切口剖宫产是形成大的 CSD 的一个独立危险因素的重要性 [8-9]。这些研究表明，在宫颈充分扩张的情况下进行剖宫产手术，切口选在充满腺体（可分泌液）的宫颈组织（根据分娩最后阶段的宫颈转化的生理过程）处，可能会影响切口的充分愈合 [10]。另一方面主要是膀胱解剖位置的影响，剖宫产时要求切口部位要远离膀胱顶部。一些数据表明这一操作也会影响切口位置，使得切口位置选择较低。但目前没有一项随机试验来支持这一假说。

（2）子宫壁不完全闭合。潜在因素包括切线闭合和缝合方式（单层或者双层缝合）。两种类型的缝合方法使用不同，在一些国家单层缝合方法最常用。在过去十年中，发表的关于剖宫产技术短期结果的 2 项随机试验（CAESAR 试验和 CORONIS 试验）发现，两种不同的缝合方法在孕产妇及胎儿结局方面无显著差异。然而，各种闭合方法的长期结局还没有得到充分研究，如生育力、子宫破裂的风险、与 CSD 相关症状出现的风险等 [11-12]。只有少数几项研究评估了子宫缝合方法对于 CSD 发生率的影响。Roberge 等在 2014 年的系统综述中讲述到单层缝合方法与双层缝合方法相比，在子宫瘢痕缺损发生风险上没有显著差异。然而，剖宫产术后 6~12 周在超声检查及子宫输卵管造影检查时，发现单层缝合方法似乎使得憩室部位残余子宫肌层的厚度更薄 [13]。近期的一项荟萃分析表明，剖宫产子宫切口的单层或者双层缝合，发生 CSD 的风险相同，同样后续妊娠后发生切口裂开及子宫破裂的风险也相同[14]。其他学者旨在研究子宫缝合时锁边缝合及非锁边缝合方法的使用。一些理论表明单层锁边缝合方法的使用使得组织缺氧及愈合不佳，将会增加切口裂开的风险。同时，单层连续锁边缝合方法似乎与较大瘢痕缺损形成有关[15-16]。因此，双层非锁边子宫缝合方法可能会导致缺损残余处子宫肌层更厚及 CSD 发生率减低。

（3）剖宫产切口与腹壁之间粘连的形成。瘢痕组织收缩可能导致子宫瘢痕被牵拉向腹壁，从而诱发 CSD 的形成。剖宫产术后有几个因素可能会影响其形成：感染引起的炎症，组织缺血，组织血运中断，止血和组织处理不充分等[17]。另外，其他因素也会导致粘连的形成，如缝合材料及腹膜缝合。特别是，不缝合腹膜，以及未缝合的膀胱皮瓣的形成，都可促进膀胱与子宫之间的粘连。

39.2.2 患者相关因素

伤口愈合存在个体差异。然而，一些研究者发现造成瘢痕不完全愈合的危险因素有：既往剖宫产次数、妊娠次数、剖宫产时的孕龄以及在第二产程行剖宫产。另一个危险因素是子宫位置：后位子宫的妇女似乎比前位子宫的妇女在发生憩室的风险上多 2 倍[7]。许多研究者认为，孕龄与憩室的发生显著相关[18-19]。妊娠次数对于瘢痕的影响尚不清楚：一些研究表明，其与瘢痕缺损的发生没有明显的相关性[10,18]，而另一些如 Hayakawa 等的研究，则认为妊娠次数与瘢痕缺损的形成相关[19]。超声检查下发现憩室的宽度和深度会随着分娩阶段发生变化。宫颈扩张和胎儿的下降水平与大的瘢痕缺损的发生密切相关。事实上，随着宫颈扩张程度的增加，发生较大瘢痕缺损的妇女比例也会增加（宫颈扩张 8cm 时发生率 50%，宫颈闭合时发生率 9%）[20]。

39.3 诊　断

憩室相关并发症的风险和严重程度似乎取决于憩室的形态。因此，评估 CSD 必须使用标准的方法来测量憩室及明确影响瘢痕愈合的因素。事实上，对于憩室的诊断标准并没有公认的指南。

诊断实际上是基于末次月经后 3~6d 行超声检

查[21]。近期，Pomosrki 等通过评估 399 例患有 CSD 的妇女，描述了一种标准超声检查方法，即矢状面测量子宫残余肌层的厚度、瘢痕憩室三角低回声区的宽度及深度。这些妇女均有至少一次子宫下段剖宫产史且使用单层缝合方法[18]。他们发现在接受检查的妇女中，CSD 的发生率有 67.1%。在其他研究中，这一发病率介于 24%~70%[22-24]。根据 Pomorski 的说法，剖宫产次数似乎并没有改变超声检查特征，而其他研究者则认为多次剖宫产后女性瘢痕的宽度和深度会更大[7]。尽管有着不同之处，但上述所有研究都支持现存的剖宫产瘢痕可能会对新的剖宫产切口的愈合产生不利的影响，这可能是由于瘢痕组织中血管灌注和氧合减少[3,23]。

子宫输卵管造影是一种可替代的方法来显示峡部的憩室；然而，其不能够测量肌层厚度和憩室的大小，这明显限制了该方法的使用。

宫腔镜是一种微创技术，能够在门诊检查并直接观察憩室。它可以作为一种无需麻醉的诊室直接检查方法，使用阴道镜、2.9mm 检查镜和连续流动的生理盐水扩张宫腔，可看到位于子宫峡部前方的缺损，最佳观察时间是在月经周期的第 7~12 天，因为该时期瘢痕缺损内充满了棕色的血液，而其余的子宫腔则是空的[25]（图 39.4）。

在特殊情况下，尤其是对于明显的缺损，可通过 MRI 来诊断 CSD（图 39.5）。

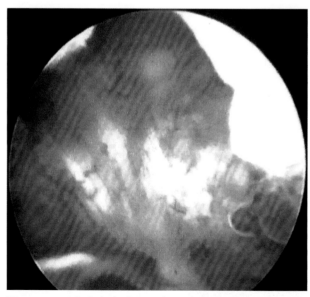

图 39.4　剖宫产瘢痕憩室的宫腔镜图像。剖宫产瘢痕增大并阻塞宫颈内口

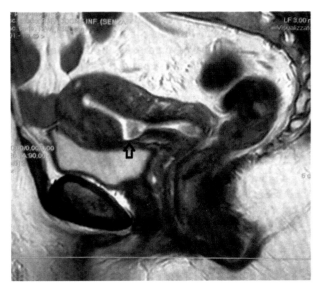

图 39.5 MRI 矢状位 T2 加权图像显示出前次剖宫产瘢痕处子宫峡部前壁有一个陷凹（箭头所示）。缺损部位残余子宫肌层厚度减少，这是再次妊娠子宫破裂的潜在危险因素

39.4 治 疗

憩室的临床治疗多以病例为基础，且其与症状

的因果关系尚不清楚，手术治疗的必要性有待商榷。

多年来，人们提出了几种手术治疗方式：腹腔镜切除[26]，腹腔镜及阴氏联合，以及单纯经阴道方法[27]。近期，机器人辅助腹腔镜修补[28]（图 39.6a~c）和宫腔镜治疗已经被引入。仅仅手术治疗是不够的，据文献报道，在接受治疗的患者中有 13% 需要药物治疗[29]。

剖宫产切口愈合不良可能引起的主要临床问题有两个：①缺损处残腔的影响；②缺损部位残留的子宫肌层厚度，这是未来再次妊娠时子宫瘢痕裂开和子宫破裂的潜在危险因素。第一种临床问题可以通过宫腔镜手术治疗，然而腹腔镜既能消除子宫瘢痕缺损，又能同时加强子宫肌壁层（图 39.7a,b）。现有的证据尚不能证明宫腔镜和腹腔镜治疗哪一种有效或更优。

这两种手术方法中，宫腔镜切除是最常见的，而且创伤较小，但是不能恢复子宫肌层的厚度。因此建议在无生育要求的妇女中采用这种方法。

一般而言，这种技术也称为"峡部成形术"，

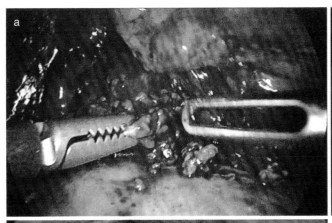
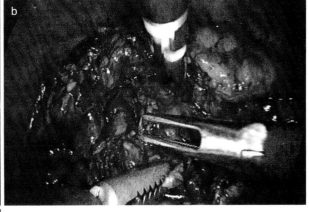
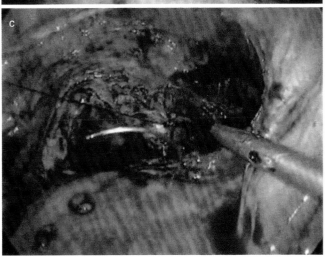

图 39.6 腹腔镜机器人辅助治疗剖宫产瘢痕憩室：有序切除缺损（a,b）与双层连续缝合方法闭合缺损（c）

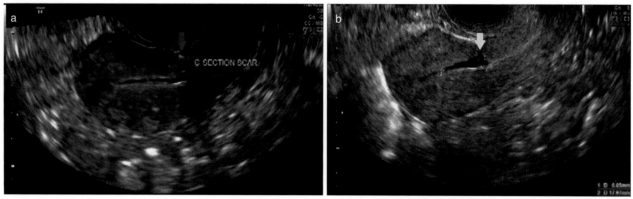

图 39.7 手术治疗前（a）和治疗后（b）剖宫产瘢痕憩室（CSD）的超声图像（箭头）

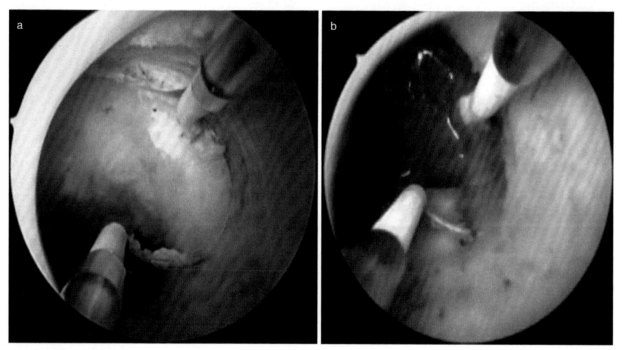

图 39.8 手术切除峡部憩室（峡部成形术），切除缺损的上缘（a），直至完全切除瘢痕组织（b）

包括切除缺损的上、下缘，有时还包括切除峡部的子宫内膜，以便于非炎症性的单层立方上皮生长，进而防止粘连的形成[21]。

近期，我们[25]在120例患者中建议，仅切除憩室近端（图39.8a,b），不烧灼炎性血管或清除憩室底部，因为一旦瘢痕被清除，炎症就会迅速消失。这种方法将会使手术并发症（如血管和膀胱损害）的风险降到最低。

峡部成形术后症状缓解的成功率高且未见并发症报道[30-31]；然而，有关准确的手术方法、随访及结局的评估鲜有报道。近期，Vervoort等[32]提出了第一项随机对照试验，该试验将会为宫腔镜切除憩室相对于期待治疗的有效性提供证据。

总之，腔镜（腹腔镜或宫腔镜）下治疗子宫峡部憩室是有效解决患者症状的方法，因此，应强烈推荐对于无其他原因和（或）异常子宫出血等症状的不孕症妇女，使用此种治疗方法。

参考文献

请登录 www.wpcxa.com"下载中心"查询或下载。

第40章　剖宫产瘢痕憩室恢复生育能力的手术治疗

Mario Franchini, Pasquale Florio, Giampietro Gubbini

剖宫产瘢痕憩室（CSD）、壁龛或峡部膨出通常被认为是在经阴道超声检查中偶然发现的前次剖宫产（CS）部位的子宫肌层内一个楔形的无回声区域（图 40.1）。在卵泡期，可检测到瘢痕缺损内的积血 [1]。

CSD 通常是无症状的，或者与月经后阴道的点状暗红色或褐色分泌物、盆腔痛及不孕有关 [2]。

随着世界范围内剖宫产率的增加，随机人群中经子宫输卵管超声造影（HyCoSy）及子宫输卵管造影（SHG）检查憩室的比例分别为 24%~70% 和 56%~84%（图 40.2）。在有症状的女性中经阴道超声检查憩室的比例（70%~84%）会更高 [3]，与剖宫产术后 3~12 个月、1~5 年、5~10 年接受检查的妇女中发病率相似 [4]。

有几点假设可以来解释 CSD 的形成：宫颈处剖宫产切口位置过低、切口愈合不良、粘连的形成、不恰当的缝合或者由子宫内膜闭合技术导致的瘢痕不完全愈合 [5]。

自从 Morris 在 1995 年第一次发现峡部膨出 [6]，已经有多种技术用于 CSD 的治疗（图 40.3）：重塑性方法包括腹腔镜切除或者机器人辅助腹腔镜切除、阴道修补及通道样电切治疗（图 40.4）[7-10]。

所有的这些切除或消融憩室纤维组织的方法都表明去除局部的炎症组织可能有助于症状的改善。CSD 的病理表现为纤维组织、炎性浸润及子宫内膜异位症（图 40.5）[11]。

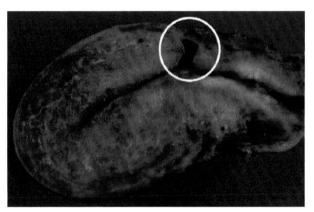

图 40.1　子宫标本的矢状切面。在前次剖宫产切口部位的子宫肌层前壁可见一个较深的缺损（白色圆圈内），表面覆盖有薄的子宫肌层。图片引自 CS. Donnez 等 [11]

M. Franchini, M.D. (✉)
Regional Health Agency of Tuscany, Borgo Santa Croce 17,
50122 Florence, Italy
e-mail: framagi@alice.it

P. Florio, M.D.
Division of Gynecology and Obstetrics, San Jacopo Hospital,
Pistoia, Italy

G. Gubbini, M.D.
Division of Gynecology, "Madre Fortunata Toniolo" Hospital,
Bologna, Italy

© Springer International Publishing AG 2018
A. Tinelli et al. (eds.), *Hysteroscopy*, https://doi.org/10.1007/978-3-319-57559-9_40

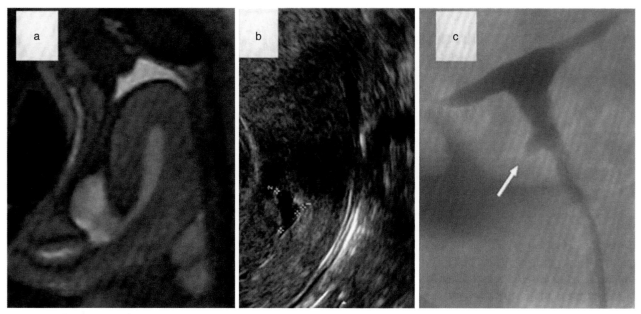

图 40.2 在 MRI、超声检查及子宫输卵管造影上的憩室图像（白色箭头）

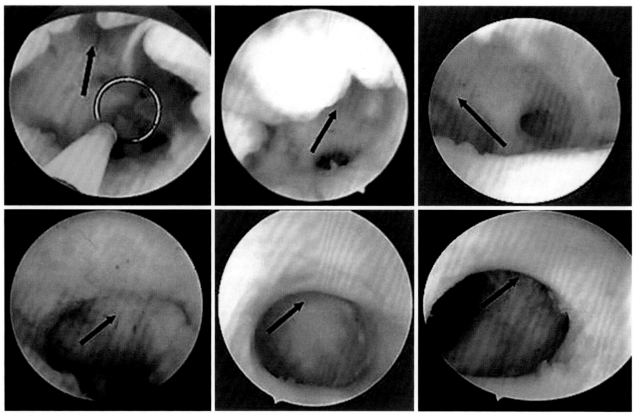

图 40.3 剖宫产瘢痕憩室宫腔镜图像（黑色箭头）

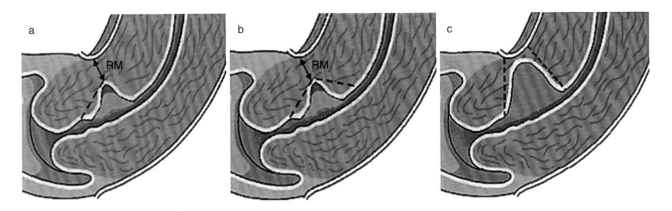

图 40.4　剖宫产瘢痕憩室（a,b）经阴道电切治疗。（c）腹腔镜切除或机器人辅助下的腹腔镜切除术及经阴道修补。RM：残余子宫肌层。图片引自 Gubbini 等[12]

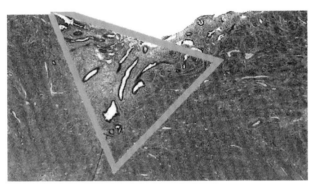

图 40.5　剖宫产子宫瘢痕憩室（CSD）的显微镜下图像（苏木精 - 伊红染色）。瘢痕处子宫肌层内可看到异位子宫内膜腺体(绿色三角形区域)。图片引自 Donnez 等[11]

40.1 憩室修复技术

40.1.1 宫腔镜下峡部成形术

宫腔镜修补术通常使用 26-Fr 或 27-Fr 电切镜，可分为由 Fabres 提出的仅切除憩室的下缘 / 远端方法（图 40.6）或由 Gubbini 提出的一并切除缺损的上缘 / 近端方法（图 40.6）。不同的术者之间差别不大，手术过程中电凝 / 不电凝憩室表面的血管，目的是减少这些小血管出血，经手术切除后，CSD 部位变平，恢复宫颈的连续性和改善月经血的排出以减少经血在憩室内的积聚及逆流回宫腔[12-15]。与子宫后屈患者相比，子宫前屈患者中术后显著改善者更常见[16]。

如 Gubbini 所述，我们是在宫颈扩张后使用 26-Fr 电切镜或使用 16-Fr（Gubbini system，Tontarra，Medizintechnik，GmbH，Germany）的阴道宫腔镜行峡部成形术[17]。这套手术镜（Gubbini

微型宫腔电切镜 ）是最小的能够连续灌流的电切镜，具有 2.9mm、0° 的光学视管，并带有钛合金的工作滑道和快速锁扣部件的双鞘系统。外鞘直径 16-Fr，内鞘直径 14-Fr，尖端有斜面（图 40.7 ）。

手术开始前，膀胱内充满亚甲基蓝液体以便能够早期发现膀胱损伤。使用单极或双极环切除憩室近端及末端的纤维组织，同时使用滚球电极凝结整个憩室表面，手术结束时，围绕着憩室以 360° 切除（子宫颈消融）所有残余子宫颈炎性组织（图 40.8，图 40.9），以便单层立方上皮细胞取而代之（图 40.10）。这种微型电切镜能够使外科医生利用小型器械的优势且在没有宫颈扩张相关并发症的情况下实行 CSD 的电切修复手术。

40.1.2 经阴道峡部成形术

经阴道修复是通过打开膀胱宫颈间隙进行的[18-19]。在膀胱宫颈反折腹膜下方 0.5cm 处，使用电刀或使用手术刀柄和食指从 3 点钟位置到 9 点钟位置做一个切口。

用锋利的解剖剪朝向腹腔方向，将膀胱从子宫上小心地分离，推向腹腔，直到暴露腹膜。一旦进入腹腔，子宫颈和子宫下段就会完全暴露出来，然后经宫颈放置子宫探针进入子宫腔并从子宫底部滑到子宫颈，可通过与术者食指的接触来判断 CSD 的子宫下段的厚度，探针与食指之间的 CSD 区域可能非常薄。使用冷刀和解剖剪切除 CSD 组织直至暴露正常的肌层，将探针留在此处作为标记，并用 1-0 可吸收线双层间断缝合切口。在充分止血后，缝合腹膜及膀胱周围组织，再缝合宫颈阴道处切口（图 40.11）。

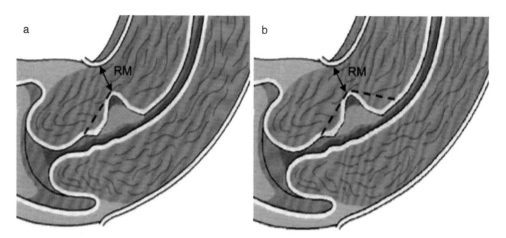

图 40.6 宫腔镜下剖宫产瘢痕憩室（CSD）修补手术。（a）仅切除憩室下缘/远端（Fabres 2005）。（b）去除缺损处近端/上缘和下缘/远端的纤维组织（Gubbini[12]）。RM：残余子宫肌层。图片引自 Gubbini G 等[12]

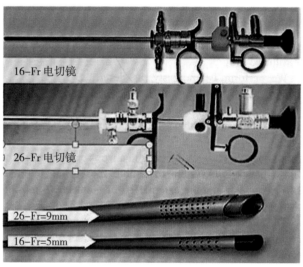

图 40.7 持续灌流手术电切镜。16-Fr（Gubbini system, Tontarra, Medizintechnik, GmbH, Germany）和 26-Fr 电切镜（Karl Storz, Tuttlingen, Germany）对比

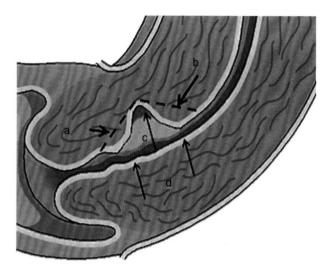

图 40.8 通道样电切治疗剖宫产瘢痕憩室（CSD）。（a）切除近端纤维化组织。（b）切除远端纤维化组织。（c）使用滚球电极凝结憩室表面。（d）围绕憩室周围 360°"宫颈内消融术"。图片引自 Gubbini 等[12]

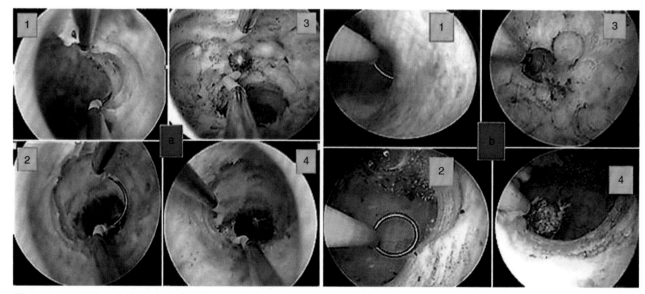

图 40.9 通道样电切镜治疗的外科技术。（a）26-Fr 电切镜。（b）16-Fr 电切镜：（1，2）切除憩室的远端和近端部分纤维组织；（3）用滚球电极电凝整个憩室表面；（4）对憩室周围所有残留的宫颈管炎性组织进行 360°"宫颈内消融术"

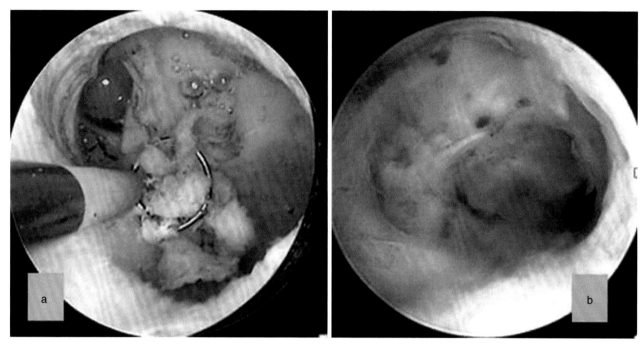

图 40.10 宫腔镜下剖宫产瘢痕憩室（CSD）图像。（a）切除纤维组织的图像。（b）随访 6 个月后的图像

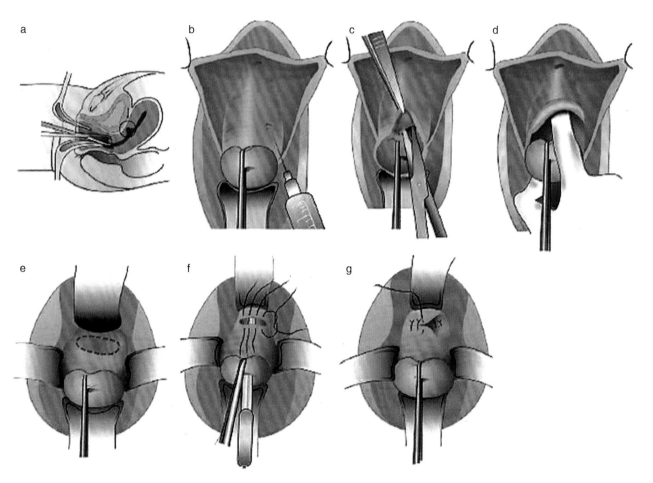

图 40.11 经阴道修复。（a）用抓钳抓住子宫颈前唇。（b）将肾上腺素（1∶2000）注入膀胱宫颈间隙，通过液体压力来松弛连接处。（c）切开阴道前壁的阴道黏膜，打开膀胱宫颈间隙。（d）在切开膀胱腹膜之前将膀胱从子宫上分离，触诊子宫峡部以识别囊性部分并确定瘢痕憩室的位置。（e）切开瘢痕组织，切除瘢痕及周围组织。（f）使用 3 个或 4 个间断 PDS 0 号缝线闭合子宫切口。（g）加一层缝线以加强缺损处缝合。引自 Luo 等[9]

40.1.3 腹腔镜和机器人辅助下的腹腔镜峡部成形术

腹腔镜修复是通过打开腹膜将膀胱与子宫前壁安全地分离来进行的。使用 CO_2 激光[11,20]、钩形电极[8]、超声刀[21]或腹腔镜剪刀[22]，将瘢痕从一端向另一端打开，然后从缺损边缘切除纤维组织以暴露正常的子宫肌层。在缝合缺损边缘新鲜组织之前，将 Hegar 扩宫器插入子宫颈以保持子宫颈管与子宫腔的连续性，对于 CSD 的闭合，已使用不同类型的延迟可吸收缝合材料（polyglactin-910，Vicryl，polydioxanone）以及不同的缝合方法。Donnez 和 Marotta 用 2 根 2-0 Vicryl 缝合线进行双层缝合[11,20]，Yalcinkaya 使用 2-0 和 3-0 Vicryl 缝合线进行双层缝合[8]，而 Li 使用 1-0 Vicryls 缝合线进行缝合[21]。Api 使用单向 2-0 polyglyconate 倒刺线，以双层连续非锁边缝合方式封闭缺损[7]。Urman 则使用 3-0 polyglyconate 倒刺缝合线连续非锁边闭合[22]。

然后，所有外科医生都会关闭腹膜（图40.12）。

由于 CSD 并不是很容易就能识别出来，因此有人提出了不同的方法来识别 CSD 的位置。Klemm 建议在腹腔镜下进行经阴道超声检查[23]；Api 采用盲法将 Hegar 探针插入子宫颈，并滑到子宫前壁，然后钩住缺损部位以便更明确分界，该方法被称为"滑钩技术"[7]。Urman 使用刮匙对 CSD 进行定位[22]，最后 Nirgianakis 提出使用宫腔镜通过瘢痕缺损的"Halloween 征"来确定缺损的确切程度和位置（图40.13）[24]。

迄今，还没有可用于识别 CSD 的位置以及切除纤维组织、关闭憩室标准的腹腔镜方案。

40.2 治疗憩室的原因

需要特别强调的是，并非所有的瘢痕缺损都会引起症状或导致不孕症，治疗主要是为了缓解症状，没有症状的缺损不需要治疗。此外，我们必须知道哪些因素会影响伤口愈合，以防止 CSD 形成。关闭子宫切口时不恰当的缝合技术可能在瘢痕缺损形成过程中起作用。然而，近期的一项荟萃分析报告指出，行单层缝合的女性 CSD 的发生率（25.5% vs 43.0%；RR 0.77，95%CI 0.36~1.64；5 项试验；350 例受试者；证据质量低）与行双层缝合者相似[25]。

据报道，与种植在愈合良好的瘢痕处的妊娠患者相比，完全种植在峡部憩室内（图40.14）者结局更差[26]。剖宫产瘢痕妊娠（CSP）可部分或完全种植在瘢痕处，或 CSD 内部，可能凸出到膀胱子宫间隙或甚至进入宫旁；然而，当妊娠早期发现 CSP，且子宫肌层厚度 ≤ 2mm 时，不管是种植到瘢痕处还是憩室内，行子宫切除术的风险是相似的[27]。

在过去的几十年中随着剖宫产率的上升，CSP 的数量有所增加。剖宫产分娩后，CSP 的发病率约为 1:2000~1:1800[28]。妊娠前行 CSD 修复可能是预防 CSP 和病理性胎盘附着（MAP）而不是瘢痕裂开和子宫破裂的指征。

近期的一项荟萃分析指出，与行双层缝合者相比，行单层缝合者在超声检查时残余子宫肌层的厚度明显变薄（MD-2.19mm，95%CI -2.80~-1.57；4 项试验；374 例受试者；证据质量低）。子宫裂开的发生率（0.4% vs 0.2%； RR 1.34，95%CI 0.24~4.82；3 项试验；3421 例受试者；证据质量低）或随后妊娠中子宫破裂（0.1% vs 0.1%； RR 0.52，95%CI 0.05~5.53；1 项试验；3234 例受试者；证据质量低）的发生率几乎没有差异[25]。此外，CSD 的超声检查表现在非妊娠状态和再次妊娠的 11~14 周中非常相似[29]，在分娩前或分娩早期自发性子宫破裂似乎极为罕见[30]。

迄今，仅 2 项研究结果揭示了 CSD 重建术后的不良后果：①CSP 复发；②当发现大的缺损时子宫瘢痕裂开和子宫破裂的发生率增加[31-32]。

尽管如此，对于有生育要求的妇女，建议行经阴道或腹腔镜多层缝合修补术的瘢痕处子宫肌层厚度界值为 2~3mm。然而，没有证据表明手术矫正 CSD 会增加子宫肌层厚度，从而改善产科结局。有研究显示，在腹腔镜或经阴道修补术后，有 30 例女性怀孕并接受了选择性的 CS，都没有发生产科并发症。此外，73 例行宫腔镜下峡部成形术的妇女中未发现 CSP、子宫裂开或者破裂，但是这显然不能增加怀孕期间和所有分娩手术（重复 CS）时子宫肌层的厚度[7,11,33-34]。

CS 对于后续生育能力的影响仍在研究当中。

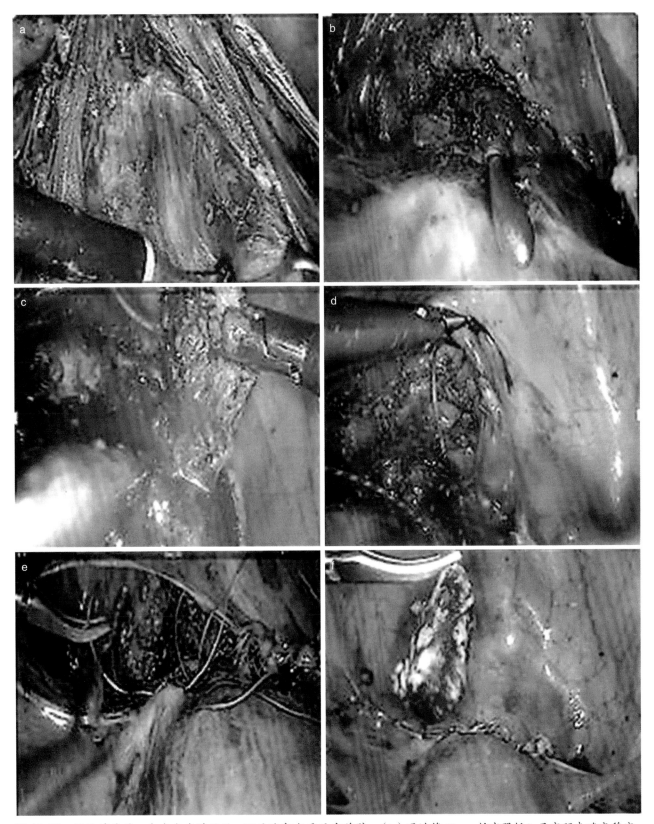

图 40.12　腹腔镜修补。（a）分离膀胱后，可见峡部水平子宫前壁。（b）通过将 Hegar 扩宫器插入子宫颈来确定憩室。（c）切除 Hegar 扩宫器周围的瘢痕组织。（d）带倒刺缝线闭合缺损。（e）关闭缺损上方腹膜。（f）切除和修补瘢痕组织后的图像。引自 Api M 等[7]

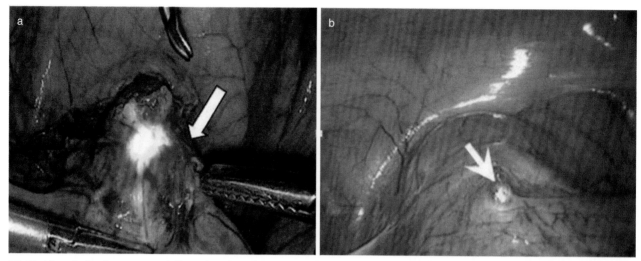

图 40.13　（a）"Halloween 征"：采用宫腔镜检查证实腹腔镜修补期间剖宫产瘢痕憩室（CSD）的确切程度和位置。引自 Nirgianakis 等 [24]。（b）"钩子效应"：Hegar 探针钩住缺损部位以便更好地分界。引自 Alpi M 等 [7]、Donnez 等 [38]

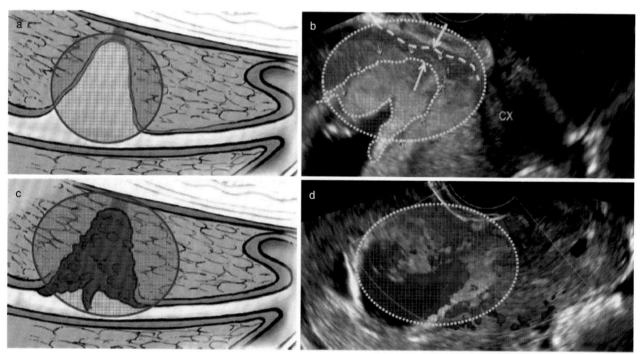

图 40.14　（a）剖宫产瘢痕憩室（CSD）示意图。（b）瘢痕憩室处灰度超声。（c）憩室内胎盘植入的彩色示意图。（d）多普勒超声检查图像显示瘢痕处的丰富血供模式。图片引自 Kaelin Agten 等 [28]

一项纳入 85 728 例女性的荟萃分析表明，与阴道分娩相比，CS 可能会使后续妊娠的妊娠率降低 9%（RR 0.91，95%CI 0.87~0.95）[35]。在一项针对低风险的 1 047 644 例首次分娩的女性回顾性队列研究中，CS 对于未来生育能力没有或只有轻微影响。导致 CS 的临床与社会因素比 CS 本身对未来生育能力的影响更大 [36]。

这些研究都没有评估 CSD 的存在与后续生育能力之间的关系。

尽管如此，据报道，憩室与不孕之间存在关联。CSD 可能会影响生育能力，因为月经血在子宫颈中潴留和积累可能会对宫颈黏液质量产生负面影响，妨碍精子运输，影响精子质量，或者最终通过形成一个有毒环境或因瘢痕周围协调性肌肉收缩缺乏，从而干扰胚胎植入 [10,15,37]。

一些研究报道，不孕妇女经腹腔镜和宫腔镜修补 CSD 后妊娠率有所改善（表 40.1），但未设立对照组 [10–11,26,28]。

表 40.1 继发性不孕和憩室患者妊娠结局

研究者	研究类型	病例数	随访时间（月）	手术方式	妊娠率	结局
Gubbini 等 [12]	前瞻性	9	12~24	HSY	7（77.7%）	7 e-CS
Fabres 等 [15]	回顾性	11	未知	HSY	9（81.8%）	5 e-CS，4 次未知
Van Horenbeeck 等 [42]	病例对照	1	未知	未采用手术	1	1 次早产
Masuda 等 [40]	病例对照	1	> 12	LPS	1	1 e-CS
Gubbini 等 [17]	前瞻性	41	12~24	HSY	41（100%）	37 e-CS；4 次流产
Donnez 等 [29]	前瞻性	18	12~72	LPS	8（44%）	8 e-CS
Schepker 等 [41]	回顾性	4	> 12	LPT	3（75%）	1 e-CS；2 次顺产
Tanimura 等 [39]	前瞻性	4	> 12	HSY	4（100%）	4 e-CS
		18		LPS	10（55.6%）	8 e-CS
Tsuji 等 [33]	回顾性	16	未知	LPT	9（57%）	未知
		20		LPS	10（50%）	
		6		HYS	6（100%）	
Api 等 [29]	回顾性	8	12~72	LPS	6（75%）	6 e-CS

HSY：宫腔镜；LPS：腹腔镜；LPT：开腹手术；e-CS：选择性剖宫产

由于有症状的女性 CSD 修补的目的是促进月经血从宫颈排出，而不是增加子宫肌层的厚度，所以宫腔镜似乎是有效且创伤性最小的方法。此外，腹腔镜修补时间需 42~117min[7,21,23]，机器人需 240min[8]，经阴道需 33~120min[9,18-19]，与之相比，宫腔镜 CSD 修补时间缩短至 11~23min[17]。虽然，宫腔镜操作可能有子宫穿孔和膀胱损伤的风险，但是并发症却低于经阴道或腹腔镜方法[33]。

自宫腔镜下峡部成形术这一微创技术出现以来，因其对缓解症状和改善生育的良好效果，大多数外科医生更愿意用宫腔镜切除术治疗有症状的 CSD。在药物治疗无效后，应该与患者讨论将宫腔镜切除术作为治疗 CSD 的首选[34]。

憩室是导致月经后出血、耻骨上盆腔疼痛和不孕症的常见原因。在 CS 分娩的妇女中出现这些症状应高度怀疑憩室的存在，尤其是后位子宫和多次 CS 中。在大多数患者中，缺损修复后能够改善月经症状、缓解盆腔疼痛以及恢复生育能力。

总之，在评估了共同的决策和预期治疗后，最好对有症状和不孕的妇女进行手术治疗。没有证据表明手术修补 CSD 可增加子宫肌层厚度并改善产科结局（降低子宫破裂的风险）。因此，宫腔镜修补似乎是最受欢迎且创伤最小的治疗方法，与患者协商后可作为首选治疗方式。不孕妇女的理想手术治疗方式仍有待证实，需要进一步的前瞻性病例对照研究来确认 CSD 修补的有效性。

参考文献

请登录 www.wpcxa.com "下载中心" 查询或下载。

第41章 子宫发病率：剖宫产瘢痕的并发症

Ospan Mynbaev, Tatiana I, Babenko, Firoozeh Ahmadi, Ivano Raimondo, Ioannis P, Kosmas, Anna A, Mishutina, Nahed E, Allam, Antonio Malvasi, Lidia S, Logutova, Natalia A, Shchukina, Maryam Javam, Andrea Tinelli, Victor Gomel, Michael Stark

O. Mynbaev, M.D., M.Sc., Ph.D., Sc.D (*)
Laboratory of Human Physiology, Moscow Institute of Physics and Technology (State University), Moscow, Russia
Department of Topographic Anatomy and Operative Surgery, Section of Pelvic Topographic anatomy and Pelvic Surgery, Pirogov Russian National Research Medical University, Moscow, Russia
e-mail: ospanmynbaev@crec.mipt.ru

T.I. Babenko, M.D.
High Risk Pregnancy Unit, Maternity Department, City Clinical Hospital for Emergency Medical Services N4, Tukhachevsky str, 17, 355040 Stavropol Krai, Russia
e-mail: tatiana.babenko@list.ru

F. Ahmadi, M.D. • M. Javam, B.Sc
Department of Reproductive Imaging, Reproductive Biomedicine Research Center, Royan Institute for Reproductive Biomedicine, ACECR, Number 12, East Hafez Avenue, Bani Hashem Street, Resalat High Way, Tehran, Iran
e-mail: dr.ahmadi1390@gmail.com; maryam_javam@yahoo.com

I. Raimondo, M.D.
Gynecologic and Obstetric Clinic, Sassari University, Viale San Pietro 12, 07100 Sassari, Italy
e-mail: pwraimo@gmail.com

I.P. Kosmas, M.D., M.Sc., Ph.D., M.I.P.T
Ioannina University, Ioannina, Greece
Moscow Institute of Physics and Technology (State University), Dolgoprudny, Moscow, Russia
e-mail: kosmasioannis@gmail.com

A.A. Mishutina, M.D.
Department of Topographic Anatomy and Operative Surgery, Section of Pelvic Topographic anatomy and Pelvic Surgery, Pirogov Russian National Research Medical University, Moscow, Russia
e-mail: anna.mishutina@list.ru

N.E. Allam, M.D.
Obstetrics and Gynaecology Department, Al-Azhar University Hospital, Al-Azhar University, Elyounany Street, Abassia, Cairo 11682, Egypt
e-mail: nahedallam16@gmail.com

A. Malvasi, M.D.
Moscow Institute of Physics and Technology (State University), Dolgoprudny, Moscow, Russia
Department of Obstetrics and Gynecology, Santa Maria Hospital G.V.M. Care & Research, Bari, Italy
e-mail: antoniomalvasi@gmail.com

L.S. Logutova, M.D., Ph.D., Sc.D
Moscow Regional Research Institute of Obstetrics and Gynecology, Pokrovka 22a, Moscow 101000, Russia
e-mail: lidialogutova@mail.ru

N.A. Shchukina, M.D., Ph.D., Sc.D
Gynecological Department, Moscow Regional Research Institute of Obstetrics and Gynecology, Pokrovka 22a, Moscow 101000, Russia
e-mail: luimucil@yandex.ru

A. Tinelli, M.D., Ph.D., M.I.P.T
Moscow Institute of Physics and Technology (State University), Dolgoprudny, Moscow, Russia
Division of Experimental Endoscopic Surgery, Imaging, Technology and Minimally Invasive Therapy, Department of Obstetrics and Gynecology, Vito Fazzi Hospital, Piazza Muratore, Lecce, Italy
e-mail: andreatinelli@gmail.com

V. Gomel, M.D., Ph.D.
Department of Obstetrics and Gynecology, Women's Hospital, University of British Columbia, Vancouver, BC, Canada
e-mail: victorgomel1@gmail.com

M. Stark, M.D., M.I.P.T
Moscow Institute of Physics and Technology (State University), Dolgoprudny, Moscow, Russia
The New European Surgical Academy, Unter den Linden 21, Berlin 10117, Germany
Department of Gynecological Oncology, Berlin Humboldt University Hospital Charite, Berlin, Germany
The ELSAN Group, Paris, France
e-mail: mstark@nesacademy.org

© Springer International Publishing AG 2018
A. Tinelli et al. (eds.), *Hysteroscopy*, https://doi.org/10.1007/978-3-319-57559-9_41

缩略词

AIR	急性炎症反应
AVF	子宫前屈
CD	分化群或细胞标志物
CD31	内皮细胞的细胞标志物
CD4	T 辅助细胞的细胞标志物
CD57	自然杀伤细胞的细胞标志物
CD68	巨噬细胞的细胞标志物
CD8	细胞溶解性 T 细胞或杀伤性 T 细胞标志物
CS	剖宫产
CU	常规单位
EGFR	表皮生长因子受体
FG	纤维蛋白胶
G	纱布
HSG	子宫输卵管造影
IHC	免疫组织化学
LUS	子宫下段
MMP9/MMP19	金属蛋白酶 9/19
MMR	孕产妇死亡率
MNC	单核细胞
MP	巨噬细胞
MRI	磁共振成像
NPY	神经肽 Y
NT	神经递质
PGA	聚羟基乙酸
PGP 9.5	蛋白基因产物 9.5
PID	盆腔炎性疾病
PNL	多形核白细胞
RMT	残余子宫肌层厚度
RVF	子宫后屈
SHG	宫腔声学造影
SMA	平滑肌肌动蛋白
STD	性传播疾病
TAS	经腹超声
TVS	经阴道超声
VEGF	血管内皮生长因子
WHO	世界卫生组织
X-ray	X 线

41.1 引　言

这些天我们沉迷于阅读 Poidevin 的预言，该预言已经完全兑现。他在 1961 年写道：

"对 10 年后可接受的比例进行预测既不明智，也没有任何实际意义。个别妇产科医生已经到达了这样的阶段：对所有不在正常范围内的孕妇均进行剖宫产分娩。这项政策很快将这一比例提高到 20% 以上。此外，还有一些狂热者，为保护骨盆底和下生殖道免受自然分娩的损伤，几乎全力以赴开展剖宫产。对于那些担心剖宫产比例会失去控制的人，我预测这种趋势将自动通过一个因素——子宫发病率——得到纠正。

"子宫发病率不应再根据剖宫产术后子宫破裂的发生率来粗略判断，未来 10 年的观点应该更加精确。

"未来 10 年，人们对子宫伤口的态度将变得更加批判，尤其是随着这一群体数量在普通人群中的继续增长。人们会对手术技术进行重新评估并且毫无疑问将会尝试进行修改[1]。"

Poidevin 在 1961 年预测了与剖宫产（CS）相关的越来越多的医学问题，并称其为子宫发病率。该术语描述了与剖宫产瘢痕并发症相关的所有问题。

目前，在许多国家 CS 率大幅上升的趋势使这些问题成为医疗保健系统的实际问题。CS 术后，许多女性的生活受到了子宫发病率的影响，表现为盆腔疼痛、月经后出血、异常子宫出血、月经过多、痛经、性交困难和继发性不孕。剖宫产瘢痕伴有以下病理情况：瘢痕子宫内膜异位症、子宫腺肌瘤、子宫腺肌病、宫颈狭窄、瘢痕边缘缺损、憩室、陷凹、瘢痕囊形成、瘢痕组织炎症反应与缺损内异物、瘢痕组织肉芽肿、瘢痕缺损息肉、瘢痕缺损内的内膜皱褶、肿瘤形成、瘢痕组织癌。此外，剖宫产瘢痕是妇女在随后妊娠和分娩期间危及生命的因素。如果在瘢痕缺损处发生胎盘植入，可能会引发大出血并导致母亲和胎儿死亡。当胎盘穿透瘢痕组织进入膀胱、结肠、网膜和盆腔等周围器官时，可能导致异常胎盘（胎盘植入 / 穿透性胎盘）。这可能会对母亲和胎儿的健康带来急性灾难性的影响，因此，需要高质量的手术治疗、高科技设备、高素质的产科医生和高昂的费用。

在这一章，引入剖宫产瘢痕并发症这一具有划时代意义的主题且介绍其病理生理机制方面的相关研究。我们介绍了包括 Hughesdon 和 Poidevin（1950—1960 年），Morris（20 世纪 90 年代）及其他人的原始研究，突出了他们的定义并讨论了他们的研究结果。对剖宫产术后子宫伤口愈合机制及产后子宫复旧给予了很多关注。由于存在明确的医源性因素，我们制定了瘢痕组织结构变化和 CS 瘢痕并发症临床表现的统一分类。我们还回顾了与这种疾病相关的诊断、治疗和预防方法问题。

41.2 全球剖宫产分娩现状

全球 CS 率急剧上升，平均水平达 18.6%（范围 1.4%~56.4%）[2]。目前，全球每年有超过 2300 万例 CS，3 个国家剖宫产率超过 50%，5 个国家超过 40% 及 22 个国家超过 30%（表 41.1）。

通过全球、区域和国家估计，根据先前收集的数据和当前的国家估计可看出从 1990 年至 2014 年

表 41.1 根据全球、区域和国家（1990—2014 年）估值[2] 及 WHO（2010 年）数据[3] 得出的剖宫产率趋势，根据 WHO（2015 年）数据得出的 1990—2015 年孕产妇死亡率（MMR）[4]

序号	国家	剖宫产率[2]		剖宫产率[3]（1999—2008 年数据）	WHO 数据[4]：MMR（每 10 万活产）	
		以前数据，20 世纪 90 年代	目前数据，2010 年后		1990	2015
1	巴西	37.8%	55.6%	45.9%	104	44
2	多米尼加	20.0%	56.4%	41.9%	198	92
3	马尔代夫	-	-	41.1%	677	68
4	埃及	4.6%	51.8%	27.6%	106	33
5	伊朗	35.0%	47.9%	41.9%	123	25
6	土耳其	8.0%	47.5%	21.2%	97	16
7	墨西哥	12.4%	45.2%	37.8%	90	38
8	哥伦比亚	16.0%	43.4%	26.7%	118	64
9	乌拉圭	22.0%	39.9%	31.8%	37	15
10	意大利	20.8%	38.1%	38.2%	8	4
11	格鲁吉亚	3.8%	36.7%	22.2%	34	36
12	韩国	17.3%	36.6%	37.7%	21	11
13	罗马尼亚	7.2%	36.3%	23.6%	124	31
14	中国	4.4%	36.2%	25.9%	97	27
15	葡萄牙	18.6%	36.2%	34.0%	17	10
16	马耳他	18.2%	33.5%	32.0%	13	9
17	匈牙利	12.6%	33.4%	28.0%	24	17
18	新西兰	20.8%	33.3%	24.0%	18	11
19	保加利亚	7.3%	33.1%	26.8%	25	11
20	巴拉圭	13.0%	33.1%	32.2%	150	132
21	美国	22.7%	32.8%	30.3%	12	14
22	澳大利亚	18.0%	32.4%	30.3%	8	6
23	瑞士	18.6%	32.2%	28.9%	8	5
24	委内瑞拉	-	32.2%	25.1%	94	95
25	泰国	15.2%	32.0%	17.4%	40	20
26	斯里兰卡	20.0%	30.5%	-	75	30

续表

序号	国家	剖宫产率[2]		剖宫产率[3]（1999—2008 年数据）	WHO 数据[4]：MMR（每 10 万活产）	
		以前数据，20 世纪 90 年代	目前数据，2010 年后		1990	2015
27	德国	15.7%	30.3%	27.8%	11	6
28	古巴	-	-	35.6%	58	39
29	阿根廷	-	29.1%	35.2%	72	52
30	智利	-	-	30.7%	57	22
31	加拿大 [a]	18.2%	27.1%	26.3%	7	7
32	克罗地亚 [a]	5.3%	20.16%	16.4%	10	8
33	挪威 [a]	12.7%	17.3%	16.6%	7	5
34	比利时 [a]	10.4%	19.7%	15.9%	9	7
35	法国 [a]	16.3%	21.0%	18.8%	15	8
36	芬兰 [a]	13.5%	14.7%	16.3%	6	3
37	冰岛 [a]	11.8%	16.2%	15.6%	7	3
38	日本 [a]	10.0%	19.2%	17.4%	14	5
39	荷兰 [a]	7.5%	15.6%	13.5%	12	7
40	柬埔寨 [b]	0.8%	3.0%	1.8%	1020	161
41	印度 [b]	2.5%	8.2%	8.5%	556	174
42	印度尼西亚 [b]	1.3%	12.3%	6.8%	446	126
43	摩洛哥 [b]	2.0%	16.0%	5.4%	317	121
44	塔吉克斯坦 [b]	1.9%	4.6%	2.1%	107	32
45	苏丹 [b]	3.7%	6.6%	3.7%	744	311
46	乌干达 [b]	2.6%	5.3%	3.1%	687	343
47	塞内加尔 [c]	2.3%	3.8%	3.3%	540	315
48	肯尼亚 [d]	5.2%	6.2%	4.0%	687	510
49	菲律宾 [d]	5.9%	9.3%	9.5%	152	114
50	津巴布韦 [d]	6.0%	6.0%	4.8%	440	443

孕产妇死亡率低的国家 [a]，在孕产妇死亡率预防上有进展 [b]、进展不足 [c] 和无进展 [d] 的国家

间隔 25 年剖宫产率呈增加趋势[2]。对于许多国家而言，这些估计数据（1990—2014 年）与世界卫生组织在世界卫生报告中公布的全球数据中的 CS 率相对应[3]。

虽然最准确的 CS 率不是通过循证方法来估计的，但是世界卫生组织称剖宫产率理想范围应该是 10%~15%[4]。这一声明多年来一直存在争议，近期的全球分析包括 194 个国家，表明当国家 CS 率上升至 19% 时，孕产妇和新生儿的死亡率均下降。

CS 率的进一步增加似乎并没有挽救母婴的生命[5]。世卫组织统计了 30 个国家（表 41.1）的孕产妇死亡率（MMR）有关数据[4]，其中包括 20 个 MMR 较低和 MMR 很高的国家，这些国家在孕产妇死亡率预防上正取得进展、进展不足或未取得进展。在 MMR 非常低的几个国家，如比利时、冰岛、芬兰、法国、日本、荷兰和挪威，其国家 CS 率并没有大幅上升，然而在 CS 率很高的 10 个国家中有 6 个国家，如多米尼加、哥伦比亚、巴西、墨西哥、

格鲁吉亚和埃及的 MMR 分别为每 10 万活产 92、64、44、38、36 以及 33（表 41.1）。相反，一些在预防孕产妇死亡方面取得成功的国家 CS 率仍然很低，如柬埔寨、印度、印度尼西亚、摩洛哥、塔吉克斯坦、苏丹和乌干达正在取得进展，而其他国家如塞内加尔、肯尼亚、菲律宾、津巴布韦处于进展不足或没有进展的状态[4]。似乎高度增长的 CS 率对于预防孕产妇死亡率的进展没有影响。

此外，基于从 31 个高收入工业化国家获得的数据，Xie 等[6] 发现剖宫产率超过 25% 的国家婴儿死亡率高于剖宫产率低于 20% 的国家（表 41.2）。作者得出结论，CS 率高与 CS 分娩后婴儿死亡率和医源性早产率较高有关，这也许是造成该结果的原因[6]。

近年来，许多流行病学研究表明新生儿和儿童健康问题与 CS 率的上升具有直接关系，包括慢性

表 41.2　31 个工业化国家的剖宫产分娩率及婴儿死亡率[6]

国家	剖宫产分娩率	婴儿死亡率（每1000 例活产）
1. 澳大利亚	31.5%	4.2
2. 奥地利	28.3%	3.5
3. 比利时	19.9%	3.5
4. 加拿大	27.8%	4.9
5. 捷克	24.1%	3.4
6. 丹麦	21.0%	3.3
7. 爱沙尼亚	20.3%	3.5
8. 芬兰	16.1%	2.6
9. 法国	21.0%	3.5
10. 德国	32.1%	3.5
11. 希腊	50.0%	4.0
12. 匈牙利	32.8%	5.6
13. 冰岛	16.6%	1.9
14. 爱尔兰	26.3%	3.5
15. 以色列	19.9%	3.6
16. 意大利	38.5%	3.4
17. 日本	23.3%	2.4
18. 韩国	35.2%	3.5
19. 卢森堡	25.7%	2.0
20. 荷兰	15.6%	3.7

续表

国家	剖宫产分娩率	婴儿死亡率（每1000 例活产）
21. 新西兰	23.6%	4.9
22. 挪威	17.1%	2.5
23. 波兰	33.7%	5.1
24. 葡萄牙	35.8%	3.1
25. 斯洛伐克	28.7%	6.8
26. 斯洛文尼亚	18.2%	2.8
27. 西班牙	25.3%	4.0
28. 瑞典	16.9%	2.4
29. 瑞士	32.8%	3.8
30. 英国	23.8%	4.4
31. 美国	32.8%	6.3

免疫性疾病，如哮喘、系统性结缔组织疾病、青少年关节炎、炎症性肠病、免疫缺陷，以及白血病[7]、自闭症[8] 以及学龄前儿童的超重和肥胖[9]。

考虑到 CS 率与孕产妇死亡率的趋势通常一致，逐渐升高的 CS 率对孕产妇健康的影响可以说是灾难性的，然而在全球范围内，孕产妇死亡率的下降却与当前 CS 率的急剧上升无关。即使在 25 年前，当 CS 发生率相对较低时，直接受到 CS 率的影响而导致的母亲健康问题也很少见，更不用说 Poidevin 预测当前医疗健康问题的时代了。

当排除所有其他功能 / 解剖因素时，剖宫产瘢痕并发症可以定义为与既往的单次或多次剖宫产直接相关的孕产妇医疗保健问题。剖宫产瘢痕并发症可以在未怀孕妇女中表现出来，也可在怀孕妇女妊娠或分娩时表现出来。怀孕与否，剖宫产瘢痕并发症的临床表现特征和病理生理机制可完全不同，但这两种情况都有相同的确定的医源性病因。

CS 率的增加将影响母亲和儿童的健康，目前正成为医疗保健机构、许多国家的社会体系以及未来全世界医疗体系的负担。

41.3 剖宫产术及其对伤口愈合和瘢痕并发症的影响

目前，由于 CS 手术非常简单，许多医院的住院医师可以在择期手术或急诊手术情况下独立完

成。在许多国家的住院医师培训期间，一定数量的 CS 是妇产科手术必须要求的。通常，CS 技术包括打开腹部和子宫下段（LUS）以及取出胎儿和胎盘。随后，通过缝线分单层或双层缝合子宫切口，再用缝线缝合筋膜和皮肤，关闭腹腔。子宫壁愈合时会伴随纤维蛋白沉积、成纤维细胞浸润以及纤维瘢痕组织形成，同时，肌细胞随着子宫壁结构恢复而沉积。然而，CS 后这一过程与产后子宫的生理性复旧同时发生。对侧子宫壁组织的最佳向内生长取决于伤口的生理愈合过程，同时也依赖于尽可能减少无菌性急性炎症反应（AIR），在不引起炎症并发症的情况下进行产后子宫复旧。AIR 的严重程度取决于子宫壁损伤的严重程度、缝合线的质量和类型、缝合技术、是否有异物存在、血肿、组织缺血以及手术过程中可能的伤口微生物和异物的污染。

关于手术因素，如缝合技术（单层或双层、单层间断缝合或连续缝合、不同缝线材料），对于 CS 短期和长期结局的影响，一直都是争论不休的话题。许多研究表明 Stark 技术对短期[10]和长期[11]结局的影响优于传统技术或其他技术。研究还表明，Stark 技术操作更快，并且可能比 Pfannenstiel–Kerr 方法更具有成本效益，但它们在发热发病率、肠道恢复时间或术后用药方面相似[12]。Stark 技术与传统方法相比，在疼痛的强度、神经性和慢性疼痛以及瘢痕外观的满意度上更具优势[13]。

然而，许多研究无法证明对瘢痕处残余子宫肌层厚度、CS 后的伤口感染以及手术技术相关的其他并发症而言，子宫切口的单层或双层缝合何种更优[14-18]。对采用不同的剖宫产方式进行分娩后长期结果的研究是有限的，并没有提供有关神经痛和其他并发症发病率的信息。Belci 等[13]证实，与传统术式相比，Stark 式剖宫产术后患者的远期（≥5 年）结局更佳。

这种简单的 CS 技术最初被命名为 Misgav Ladach 技术[19]，根据以色列的综合医院命名，该技术最初是在这里被发明和应用的。Michael Stark 是医院的院长，Joel-Cohen 是顾问。后来，这种方法以其发明者的名字——Stark——来命名[20]。

这种方法的主要理念在于简单易行。Stark 式剖宫产旨在最大限度地减少手术缝合材料，同时使用有限数量的手术器械，并避免外科医生在手术视野中的额外操作。Stark 技术仅需要 10 个器械和 3 根缝合线即可完成 CS，无需任何电外科手术和辅助材料[21]。

惯用右手的外科医生站在患者的右侧，以便用惯用的手来控制婴儿的娩出并防止在子宫缝合过程中当针尖向上时对膀胱造成损伤。改良的 Joel-Cohen 腹部切口是在两侧髂前上棘连线下方 3cm 处做一横切口。切开皮肤表面，沿切口正中向下分离，避开血管一直到筋膜。然后，在皮下组织下方筋膜表面做一约 5mm 的横切口，并插入一把圆头剪刀，剪刀的一个刀片在筋膜上方，另一刀片在筋膜下方，向侧边剪开筋膜以扩大切口，先剪左边再剪右边。接着上下牵拉筋膜，随后术者和助手将中指和食指自切口伸入至肌肉下方，根据需要尽可能向两侧分离肌肉，包括血管。用手指在腹膜上开一小孔，然后撕开腹膜。随后分离子宫膀胱反折腹膜，并用圆形窥器下推膀胱。子宫下段（LUS）横切口应选在 LUS 偏上方胎头最突出的水平。用手术刀在 LUS 中间作一小切口，随后术者用手指横向撕拉扩大切口，拇指向左侧拉、食指向右侧拉。

在胎儿娩出过程中，医生用右手托起胎儿头部，左手或者助手下推子宫底部。

胎儿娩出后，应暴露子宫、娩出胎盘，然后检查宫腔。

使用单层连续缝合从右至左缝合子宫切口。如有出血，则可用 Z 形缝合止血。

腹腔中的血凝块需要取出，液体血液可以不清除，因为它最终会被吸收，而使用纱布擦拭血液会导致术后的粘连。

不需要缝合腹膜（脏层和壁层），采用连续缝合关闭筋膜层。皮下组织和肌肉也不需要缝合。

腹部皮肤切口仅需少量缝线即可，通常为 3 根。一根缝线用于缝合切口中间，另外两根缝线在距离两侧端相等距离处开始缝合两侧。为了对齐皮肤切口边缘，可以使用 Allis 钳钳夹几分钟。

在伤口愈合过程当中，缝线的质量、直径以及缝针的大小等因素起着非常重要的作用；因此，外科医生应该熟知使用什么样的缝线材料。

CS 术后尽早活动[22]以及尽早母乳喂养对产妇恢复有益。这些建议在最近的研究中亦得到了证实[23-24]。

当 CS 技术被发明时，Stark 的想法大幅度降低了手术创伤。应用 Victor Gomel 所描述的显微外科原理和 William Stewart Halstedt 推荐的组织保留或轻柔手术原则（即对组织轻柔操作，细致止血，保持血供，最小组织张力，精确对合组织），Stark 实现了他的技术。不缝合腹膜[25-26]的想法受到了 Harald Ellis 的研究的影响。他证实了腹膜的愈合发生在 1d 或 2d 内，与区域大小无关，且不会发生术后粘连，而缝线缝合的区域在愈合过程中却会发生粘连。因此，当产科医生按照 Stark 的方法剖宫产时，应该严格遵循 Stark 原则，避免任何改动。因此，为比较不同的手术方法而设计的研究应详细描述手术细节，并按照标准化手术流程进行操作[27]，否则，这样的研究不应被纳入。

Stark 式 CS 技术已经应用于全世界，并且进行了一些改良[19,28-36]。众所周知，与其他 CS 技术相比，许多研究证实了 Sark 式 CS 更优。然而，由于 Sark 式 CS 改良方法很多，我们无法对比不同机构或不同外科医生之间的手术结果。我们应该考虑到，不是每个 CS 开始时 LUS 情况都是相同的。

41.4 有子宫切口和瘢痕形成的子宫下段

根据 Stedman 医学词典，LUS 被定义为"子宫峡部或子宫下段，其下端连接宫颈并可在怀孕期间扩张，成为子宫腔的一部分"[37]。

子宫颈是生殖系统中代谢功能最强的部分，尤其是在怀孕和分娩时，这是由激素的改变和其他已知或未知的变化造成的。宫颈组织含有约 15% 的平滑肌细胞，根据最新的发现，这些肌细胞在宫颈软化期间会经历程序性细胞死亡。尽管关于这一过程的整个生理学机制尚不清楚，但炎症信号被认为是宫颈成熟的触发因子。此外，学者们也提出了关于这种机制的几种潜在可能[38-39]。他们的发现与 Rorie 和 Newton[40] 的数据一致，他们研究了 31 例非妊娠且年龄在 21~55 岁女性的正常子宫和宫颈标本，通过组织学方法测定了其中的肌肉组织含量，并通过化学方法测量了其中的肌动球蛋白含量。子宫体平滑肌的平均比例为 68.8%，而子宫颈上 1/3 段为 28.8%，中 1/3 段为 18.0%，下 1/3 段为 6.4%。子宫体中肌动球蛋白

含量显著高于子宫颈。同样，子宫颈上部的肌动球蛋白的含量也显著高于下部[40]。由于子宫颈的主要成分是结缔组织，有人认为胶原重塑是宫颈成熟和分娩的关键[41]，而弹性纤维似乎与分娩后下生殖道形状的恢复有关[42]。

此外，不同细胞组织、细胞外基质和生理活性物质之间的相互作用在这个极其复杂的过程中起着重要的作用。因此，最近，我们从 57 例患有子宫肌瘤行子宫切除术的患者术后子宫不同部位取到 65 个样本，通过免疫组织化学方法和形态测定法对含有催产素和脑啡肽的神经纤维的分布分别进行了定性和定量测定[43]。我们在子宫峡部 – 宫颈区域观察到高密度的催产素 / 脑啡肽双阳性神经纤维，具体含量分别为 72.1 CU 和 94.0CU（图 41.1）。

通过对样本进行染色，每种类型神经纤维的分布（密度）由同一位病理学家通过 Quantimet Leica 2000 图像分析仪（Leica Microsystems Cambridge Ltd, Cambridge, UK）进行拍照评估。使用 Quantimet Leica 2000 图像分析仪软件对 CU 中的荧光区域进行计数和表达分析[44]。

众所周知的是，宫颈存在着 3 个不同的区域，互相自然地转变，从宫颈管向外层呈放射状结构。针对这一观点，1988 年，Aspden 从非妊娠妇女、非妊娠大鼠及孕 22d 的大鼠中取得宫颈组织样本，通过 X 线衍射法研究了胶原纤维的结构。Aspden[45] 证实与子宫颈管相邻且在最外层的胶原纤维主要是纵向的，与宫颈管平行（图 41.2）。在中间区域，纤维呈环形排列。在未孕的大鼠子宫颈中也能观察到类似的结构。孕 22d 大鼠子宫内的胶原纤维排列没有特定的方向，在组织内随意排列。胶原纤维的方向决定了组织能承受最大拉力的方向[45]。

子宫颈结构的复杂性在于其内充满了有功能的、有生物化学特性及内分泌功能的活跃的纤维网络，这些使得子宫颈成为研究人员广泛研究的对象[46]。因此，Buhimschi 等评估了子宫下段在女性剖宫产术后瘢痕、进入产程前以及处于产程中的生物力学特性[47]。作者发现，与那些进入产程和没有进入产程的女性相比，虽然子宫下段有剖宫产瘢痕的女性宫颈最重要的生物力学特性（弹性和强度）没有改变（图 41.3），但是与进入产程女性相

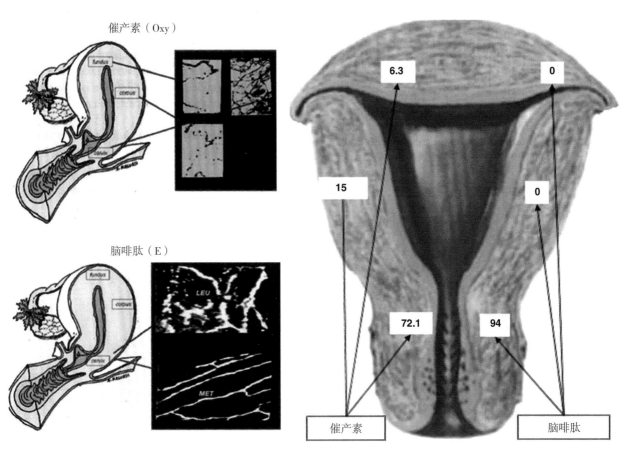

图41.1　宫底、宫体和宫颈中含有催产素和脑啡肽神经纤维。（a）子宫的不同部位充满催产素和脑啡肽神经纤维。（b）在宫底、宫体和宫颈中含有催产素和脑啡肽的神经纤维的密度（CU）。引自 Malvasi 等[43]

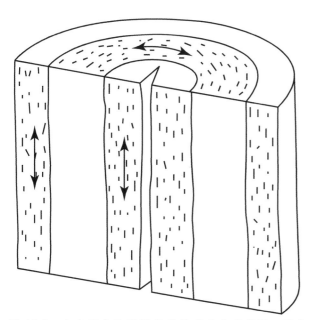

图41.2　人宫颈中胶原纤维的排列方向示意图。引自 Aspden[45]

比，瘢痕女性子宫下段的硬度明显降低[47]。

　　然而，在妊娠足月时，子宫颈经历巨大的结构改变及功能压力性锻炼。因此，Hughesdon 于1952年对子宫切除术后收集的子宫颈组织和尸检收集的样本进行了组织学检查[48]，对从非妊娠、妊娠及产后妇女以及新生儿获得的大量数据进行了分析，Hughesdon 得出结论，在妊娠足月时，子宫颈由大量不可收缩组织（包括未成熟肌肉组织、胶原蛋白及液体）以及成熟的肌层共同组成，沿切线方向从子宫颈上段向下传递来自上段的拉力[48]。在宫颈成熟（吸收）过程中，这两层之间的关系在解剖学上发生了改变，宫颈扩张如图（图41.4）所示，可见（分娩过程中）肌肉收缩作用于宫颈。

　　这一概念是进一步研究的基础，旨在为产程管理设计一个评分系统[49]。

　　一般而言，正常分娩由4个阶段组成，宫颈成熟开始于第二阶段[38]。固有免疫系统的激活开启了以细胞学和生化改变为特征的宫颈成熟过程。细胞外基质的降解及总胶原量的降低是宫颈成熟过程中结构和功能变化的主要细胞和生化机制。

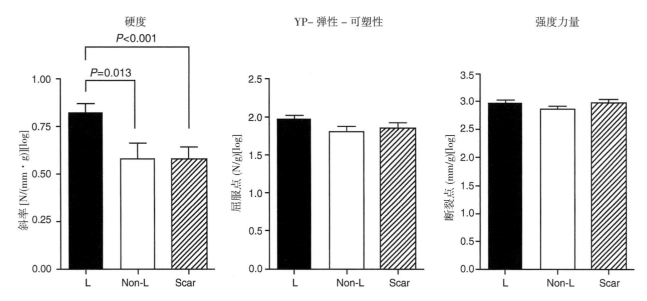

图 41.3　子宫下段的机械性能定量分析。数据用 log[平均值（SEM）] 显示。L：分娩；Non-L：未分娩；Scar：瘢痕子宫肌层（C）。引自 Buhimschi 等[47]

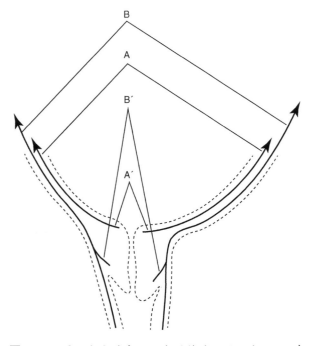

图 41.4　图示上方的宫颈肌肉延续为下段，由 AA′ 表示，而外部由 BB′ 表示。引自 Hughesdon[48]

分娩第三阶段的特征是临产开始，包括潜伏期和活跃期（图 41.5）。后者又包括 3 个阶段（加速期、最大加速期和减速期），宫颈扩张发生于活跃期，扩张速率有严格的时间限制[38]。

LUS 的结构随其长度、厚度和直径的变化而变化，同时也取决于宫颈成熟 / 消退程度以及宫口扩张大小（图 41.6）[50]。

LUS 的结构在初产妇及经产妇之间也有显著不同，这取决于宫颈成熟 / 消退状态，这一状态可以在临产早期通过对宫颈外口检查来评估（图 41.7）[51]。

在分娩的潜伏期以及整个第一产程的宫颈成熟期，LUS 的厚度变化与前次分娩无关，但是在经产妇中有着显著变化（图 41.8）[51]。

在整个分娩和临产过程中宫颈非典型和非同步性变化发生于羊水存在时，在胎儿头部形成一个前羊膜囊，在经产妇中宫颈成熟过程中前羊膜囊破裂，在前次剖宫产孕妇中前羊膜囊破裂发生在宫颈成熟之后[52-54]。宫颈的解剖结构和组织含量的改变及生化和激素水平的变化与宫颈重塑和宫颈正常功能丧失有关。这些改变在临床上被描述为宫颈软化、宫颈管缩短呈漏斗状、宫颈管消退和宫口扩张等[52]。

图 41.9 显示的是正常妊娠孕妇宫颈管消退的过程，当胎头下降时可导致宫颈缩短。当前羊膜囊滑入宫颈管，宫颈过早缩短时，宫颈管形成漏斗状[52]。

Fukuda 等[54] 在 1000 例妊娠妇女中，从孕 16 周开始每周连续经腹超声（TAS）和经会阴超声检查纵向扫描测量 LUS 的厚度，一直持续到分娩时及产后，结果证实了孕 16 周时 LUS 厚度为 5.2mm（1.6mm），LUS 厚度随着妊娠的进展逐渐变薄，

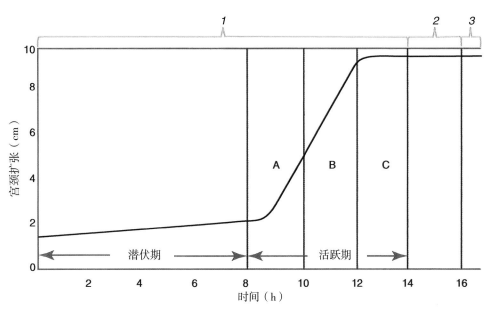

图41.5　潜伏期和活跃期宫口扩张速率。产程分期：*1* 宫缩和宫颈扩张；*2* 胎儿下降和分娩；*3* 胎盘娩出。产程活跃期：A 加速期；B 最大加速期；C 减速期。引自 Cunningham, et al. Williams Obstethcs. 23rd edition[38]

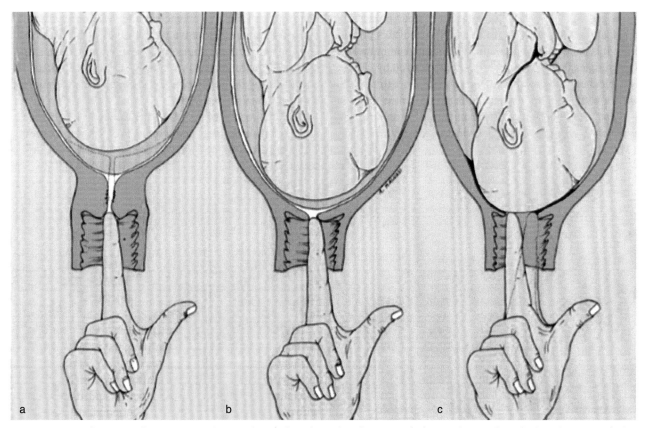

图41.6　不同宫颈状况孕妇的指检 / 内检。孕妇在宫颈成熟前的宫颈状况（a），子宫颈的消退（b），宫口扩张（c）。图片引自 Eggebo and Salvesen// A. Malvasi.Ultrasonography for Labor Management.©Springer−Verlag Berlin Heidelberg[50]

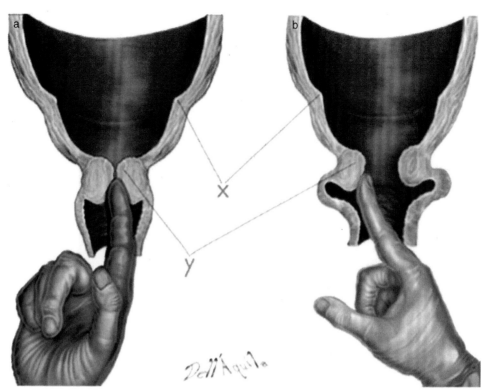

图 41.7 初产妇（a）与经产妇（b）临产早期宫颈外口的检查。y：宫颈外口；x：宫颈内口。图片引自 Potti//A.Malvasi. Ultrasonography for Labor Management.©Springer–Verlag Berlin Heidelberg[51]

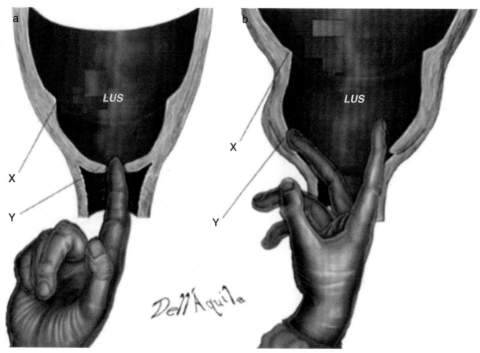

图 41.8 初产妇（a）与经产妇（b）第一产程宫颈成熟期。x：LUS 上限；y：LUS 下限；LUS：子宫下段。引自 Potti, et al//A.Malvasi.Ultrasonography for Labor Management.©Springer–Verlag Berlin Heidelberg[51]

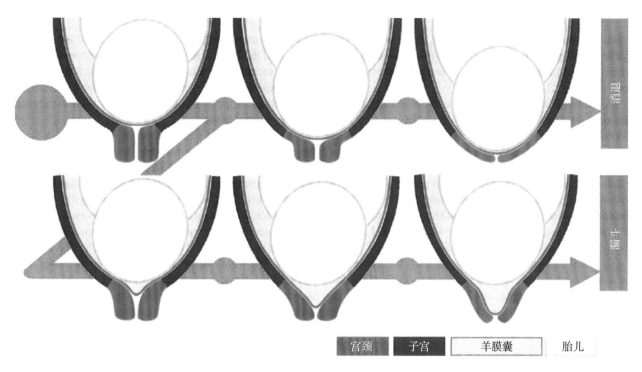

| 宫颈 | 子宫 | 羊膜囊 | 胎儿 |

图 41.9　正常分娩时宫颈管消退过程及当前羊膜囊滑入宫颈管内时宫颈管形成漏斗状。引自 Myers 等[52]

在孕 40 周时达到最薄的 2.3mm（0.6mm）（图 41.10）。在孕 40 周的女性中，3 个最薄的 LUS 厚度分别为 1.1mm、1.3mm 和 1.4mm[54]。在临产时 LUS 厚度没有显著变化，但在产后立即变厚，约为 3.8mm（1.1mm）。

有研究指出，在 LUS 和子宫颈中发现了大量的生理性活性物质，包括神经递质、神经肽、催产素等。综合这些数据我们可以推测出一般情况下，子宫颈或 LUS 控制或调节分娩过程，尤其是在临产时，这些活性物质刺激子宫平滑肌细胞来

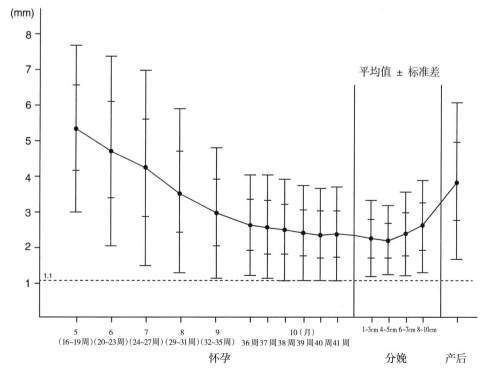

图 41.10　无剖宫产史的妇女在怀孕、分娩和产后时期子宫下段最小厚度平均值（±2 SD）。引自 Fukuda 等[54]

调控分娩[43-44,55-57]。研究结果表明，在顺产及剖宫产后妇女中，神经肽和神经递质对于伤口愈合、瘢痕形成、子宫复旧和身体恢复都有着显著影响。

在近期研究中，我们发现与首次紧急剖宫产相比，首次选择性剖宫产患者中 LUS 组织样本中含有神经递质（NT）、NPY 和 PGP 9.5 的神经纤维含量显著增高。这些研究结果提示，神经肽和神经递质的减少可能与剖宫产前宫口扩张及产程时间过长导致 LUS 组织炎症性损伤有关[43-44,56-57]。

众所周知，直到今天还没有标准的剖宫产方法，世界各地采取的剖宫产方法差异很大。有人建议在选择性剖宫产患者中做尽可能低的子宫切口，这与先露部分的位置有关。理论上，涉及的肌肉组织越少，瘢痕部位就越强，因此，当讨论剖宫产的结局时，应该提及子宫切口的确切部位。如果切口位于子宫下段较高的位置，该部位肌肉组织较多而纤维组织较少，相反，如果切口位于子宫下段较低的位置，则纤维组织较多。

虽然子宫和宫颈都起源于米勒管，但是它们的组织学和功能完全不同。与人体其他部位的肌纤维组织不同，子宫肌纤维的收缩称为缩复现象，即肌纤维在收缩间期是可休息的。在收缩过后肌纤维可以恢复到原来的长度。然而，宫颈中由于肌肉组织占比较少，而纤维组织较多，每次有效宫缩使宫颈逐渐扩张。整个子宫颈在分娩时成为子宫下段的一部分。在产后数周内，子宫恢复到原来的大小，宫颈及子宫的内膜也逐渐恢复（虽然都是激素依赖性的）。如果瘢痕位于恢复后子宫颈的上段，再次妊娠时胎盘植入风险将减小。当然这应该在未来开展进一步的研究，但是可以确定的是，子宫切口越低，对子宫肌层的损伤就越小。

还有一个未解决的问题是子宫切口选在什么位置最佳。相信对于胚胎学和组织学的进一步了解可以指导我们解决这个问题。

为了回答这个问题，我们回顾了有关瘢痕子宫、子宫复旧及剖宫产术后伤口愈合的横断面研究的文献。

41.5 剖宫产瘢痕裂开的病理生理学

剖宫产后再次分娩可以自然分娩而不会出现并发症，前次剖宫产后的女性可以和健康人一样，没有任何与剖宫产瘢痕并发症相关的症状，前提是子宫壁组织吻合良好、生理性伤口愈合完全并且形成功能性瘢痕。

然而，如上所述，剖宫产术后的子宫伤口愈合良好的基础是手术时子宫壁完全对合修复、创伤最小且手术后无菌性 AIR 程度最小。导致严重的 AIR 和剖宫产瘢痕缺损及其并发症的因素包括：子宫壁组织严重损伤，缝合线质量差，缝合技术粗暴或过度缝合，存在异物，血肿，组织缺血，可能的伤口微生物，以及手术过程中的异物污染。剖宫产术后子宫伤口的愈合可能受到产后子宫复旧及产后并发症的影响。

剖宫产术后子宫愈合机制是一个独特的过程，因为这一过程与产后子宫复旧同时发生[58]。在产后子宫复旧过程中，LUS 处约 10cm 横切口会在 6 周内减少至 1cm（图 41.11）。

在产后子宫复旧过程中，子宫在数周内通过肌纤维的收缩、分解代谢和子宫上皮细胞的再生，恢复到未孕时的大小。肌细胞的总数并未改变，细胞质中蛋白质发生分解代谢变化，从而导致单个细胞

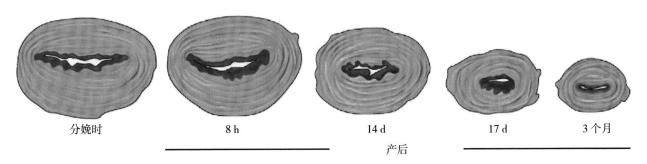

| 分娩时 | 8 h | 14 d | 17 d | 3 个月 |

产后

图 41.11　产后胎盘剥离位置横断面观察子宫复原情况。引自 Cunningham，F. Gary, et al.Williams Obstetrics.24th edition.New York： McGraw-Hill Education[58]

的体积显著缩小。分解代谢过程的产物被血液吸收并作为含氮废物经尿液排出[38,58-59]。刚分娩后子宫重约1000g，在分娩后1、3、4和6周内分别减少至约500g、300g、100g和60~80g[38,58-59]。产后子宫大小约为一个大的葡萄柚或者一个垒球，可通过触诊脐和耻骨联合之间子宫底水平来测量。产后14d在腹部触摸不到子宫底[38,58-59]。

Dicle等[60]在17例产妇中，通过MRI评估产后早期（前5d）复旧情况并在之后每3个月评估1次，一共3次。反复检查评估腹壁、膀胱瓣、子宫壁各层、宫旁以及骨盆和腹部等结构的信号强度和解剖学变化。记录产后早期子宫切口周围充血性和增生的组织在MRI上表现的高信号或T2加权图像。随访期间的信号强度变化显示切口瘢痕组织在3个月后失去信号，在2个SE序列中观察到等信号或低信号[60]。作者在后续的检查中几乎没有看到变化。所有17例患者产后早期检查中发现的切口线只有8例妇女在3个月时显示出来，3例妇女6个月时在T2加权像上可以显示出来[60]。作者注意到17例患者中有5例膀胱瓣内有血肿，膀胱瓣的平均大小为4cm。在接下来的随访检查中，切口瘢痕组织在前3个月内在2个SE序列均失去信号，并且在随后的检查中几乎没有改变。在CS后6个月，子宫的各部分解剖结构完全恢复。子宫复旧的时间与各部分解剖恢复无关，并且在前3个月内检查变化最大。根据他们的发现，作者得出在无并发症的CS中，子宫肌层瘢痕组织的成熟时间大约为3个月，而完全复旧及恢复各部分解剖结构至少需要6个月[60]。

Morris[61]描述了51例无肉眼可见子宫异常的子宫切除标本的宏观和显微镜检结果。患者的平均年龄为36.7岁，子宫切除的原因是患者合并有月经过多、性交困难、痛经和下腹痛等合并症。选择标本的主要标准是子宫有剖宫产瘢痕且子宫颈、子宫内膜和子宫肌层无明显病理变化[61]。在测量了子宫重量、子宫内膜、子宫上段、子宫肌层厚度，以及整个子宫大小后，得到两个关于子宫瘢痕组织的重要参数：①子宫内膜隐窝深度（从腹侧子宫内膜皱褶到隐窝最深点）；②瘢痕缺损的顶端到子宫前壁表面子宫肌层的厚度[61]。

很显然，在显微镜下，作者发现隐窝深度差异

很大，最大可达10mm（平均3.7mm），而缺损处子宫肌层厚度可为1mm（平均6.5mm）[61]。瘢痕的情况可能取决于前次剖宫产次数：在25.0%的病例中描述了两处瘢痕（图41.12）。

其他瘢痕的特征包括瘢痕处子宫内膜充血隆起；LUS的变形/增宽；从瘢痕憩室上方凸出一块子宫内膜形成"外凸"或皱褶，形成从瘢痕憩室上方垂下的一层组织；瘢痕憩室内发现息肉，以上4种情况在患者中的发生率分别为84.0%、75.0%、61.0%及16.0%（表41.3）。

显微镜下（表41.4），在大多数病例中都可发现残留缝线导致的巨细胞异物反应及纤维化。

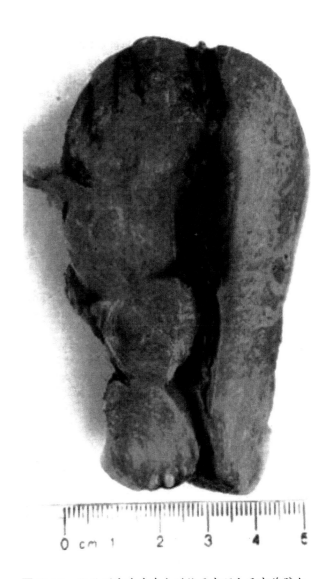

图41.12 两处剖宫产瘢痕分别位于宫颈和子宫前壁上。患者47岁，宫颈管中剖宫产瘢痕的位置非常低，这种情况不常见，患者主诉有月经过多和性交困难。图片引自Morris[61]

表 41.3　剖宫产瘢痕部位肉眼所见异常[61]

宏观特征		百分比
1	瘢痕处的子宫内膜充血隆起	84.0%
2	LUS 变形 / 增宽	75.0%
3	瘢痕憩室上方凸出一块子宫内膜形成 "外凸" 或皱褶	61.0%
4	瘢痕下方充血	35.0%
5	瘢痕憩室内息肉形成	16.0%
6	瘢痕位置过低	6.0%

表 41.4　瘢痕憩室内显微镜检查结果[61]

显微镜下特征	
1	所有病例均有慢性炎症淋巴细胞浸润
2	所有病例均有纤维化
3	多数为残余缝合材料
4	巨细胞异物反应
5	子宫内膜皱褶充血
6	中度至重度的炎性浸润
7	含铁血黄素巨噬细胞
8	由子宫内膜腺体和间质细胞组成的医源性子宫腺肌病
9	子宫内膜毛细血管扩张
10	碎片和子宫内膜破裂
11	以子宫内膜型为主的息肉
12	以坏死性肉芽肿和周围一层栅栏状组织细胞为主
13	缝线部分露出到瘢痕憩室处子宫内膜外
14	鳞状上皮化生仅局限于瘢痕憩室处
15	含有羊肠线色素的巨噬细胞
16	宫颈纳囊

在瘢痕组织内可见含有可能来自羊肠线色素的巨噬细胞，少数病例中发现含有含铁血黄素的巨噬细胞，占 31.0%。所有病例均发现中度至重度纤维化和慢性炎性淋巴细胞浸润。在高达 65.0% 的病例中出现炎性浸润。瘢痕憩室表现为：子宫内膜毛细血管扩张，碎片，子宫内膜破裂，而 LUS 的上段及下段子宫内膜无类似改变。在 69.0% 的病例中发现子宫内膜皱襞充血。息肉主要是子宫内膜型，而在 28.0% 的患者中发现了医源性子宫腺肌病，即在瘢痕内可见子宫内膜腺体间质细胞。在少数病例可见到宫颈纳囊、仅限于瘢痕憩室处的鳞状上皮化生、明显坏死性肉芽肿及周围栅栏状组织细胞等改变[61]。

基于肉眼和显微镜下发现，Morris[61] 得出结论，伴随纤维化和 LUS 变形的炎性浸润可能是引起下腹痛、性交困难和痛经等症状的原因。

Roberge 等 [62] 系统地分析了 13 项研究中与瘢痕缺损相关的危险因素，证实了前次剖宫产次数是子宫瘢痕缺损大小的唯一危险因素。其他因素（产妇年龄、子宫位置、阴道试产、引产及子宫缝合方式和技术）不会影响瘢痕参数。作者发现子宫缝合方式、阴道试产以及其他危险因素与子宫瘢痕缺损大小之间的相关性存在高度异质性，这表明不同研究之间在纳入标准、差异范围、危险因素及结局的确定等方面存在潜在差异[62]。

在 20 世纪，许多研究人员对子宫部位剖宫产瘢痕进行了大体切片、组织学和 X 线研究。Poidevin（1960 年）和 Morris（1995 年）在显微镜下描述了瘢痕缺损两个重要的参数，即子宫内膜隐窝深度（从腹侧子宫内膜皱褶到隐窝最深点）和瘢痕缺损的顶端到子宫前壁表面子宫肌层的厚度。此外，过去这些研究对于临床医生的重要贡献是证明了剖宫产瘢痕缺损在不同 LUS 水平的定位，特别是，在子宫切除后发现瘢痕缺损位于子宫下段非常高的水平（图 41.13）[63] 以及位于宫颈管内非常低的水平。

这些发现在许多通过 HSG、超声检查和 MRI

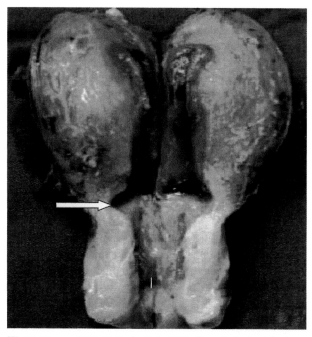

图 41.13　1 例经历两次子宫下段剖宫产手术的妇女，因子宫腺肌病行子宫切除术，术后患者子宫下段可见瘢痕缺损。引自 Wang 等 [63]

可视化瘢痕缺损的进一步研究中得到证实。

剖宫产瘢痕的定位和水平在非妊娠妇女以及妊娠和分娩期间的并发症中发挥着重要作用。在妊娠和分娩期间高水平的瘢痕可能与更多的并发症有关。这可能是由于肌肉组织的含量增加以及伤口愈合中可能的并发症和进一步的瘢痕缺陷形成。

近期，Stark 等 [64] 在其综述中强调，子宫内膜有其独特的、已知的激素依赖性周期模式，然而，从米勒管中胚层发育而来的宫颈黏膜层显示出不同的周期性特征（宫颈黏液成丝状和结晶状）[65]。

在这里，我们引用 Stark 等的文章 [64]，是为了说明宫颈组织的功能和人体中其他括约肌不同，它是被动地、逐渐地被扩张的。宫颈是一个纤维性器官，含有透明质酸、胶原蛋白及蛋白多糖 [66]。子宫也与人体的其他肌肉不同，有缩复特性。每个水平的不同组织结构可能与子宫切口部位选择有关。切口位置越高，子宫肌壁越厚，在妊娠末期对肌肉的损伤越大，膀胱皱襞（膀胱子宫腹膜反折处）位于子宫体及子宫下段交界处。传统上，打开膀胱反折腹膜，下推膀胱，在子宫下段切开子宫。如果子宫下段形成良好，在中间切一个小口，由于肌纤维已经处于横向位置，可以用手指双向拉伸切口。这样导致的出血量最少并且通常仅需单层缝合子宫。不同的缝线导致的疼痛结局不一样 [67]。尽管没有人研究过缝针大小对结局的影响，但是缝针越大，需要的缝线则越少。子宫在术后不久开始收缩，残留的缝线越多，异物反应就越多，这可能会导致瘢痕更薄弱。单层缝合子宫，在再次妊娠时导致子宫破裂的可能性较小，但这一结论仍存在争议 [68]。还有一个未解决的问题是究竟子宫切口选在什么位置最佳。剖宫产时子宫切口选在膀胱反折腹膜上方或下方与术中出血、术后疼痛持续时间和将来妊娠结局有关。最后，对胚胎学和组织学的进一步了解可以指导我们解决这个问题。

如上所述，传统方式是在切开子宫前将膀胱反折腹膜向下推，但是，一些医生在近期对游离膀胱瓣的必要性提出了质疑 [69-70]。一些医生认为在膀胱瓣上方切开子宫有优势。然而，子宫切口越高，可能肌层组织损伤越重。子宫壁较厚，因此有时需要多缝合一层才能达到最佳止血效果，瘢痕处子宫壁可能比 LUS 肌壁更薄，所含有的肌肉组织更少。

关于结局评估的一个最主要的问题就是缺乏手术方法的标准化 [27]，因为在任何手术方法上做一点改变都有可能对短期和长期结局产生影响。

41.6 缝合材料对伤口愈合及子宫壁修复的影响

20 世纪 90 年代早期，我们研究了大鼠子宫角吻合术后的伤口愈合、形态和功能 [71-74]，以及兔子的卵巢重建。选用体重在 210~230g 的成年雌性 Wistar 大鼠，饲养条件：温度 20℃ ~25℃，湿度 40%~70%，白天 14h，夜间 10h，昼夜循环。在研究开始前 10d 起，进行自由饮水与进食。手术在无菌条件下进行，术中做一个 2cm 的腹部中线切口并使用眼科开睑器扩大切口。操作时使用的器械包括：带放大镜的头戴式光纤前照灯，2 个精细的 240mm 长的 De Bakey 组织镊，无创伤的 De Bakey 组织钳，圆形手柄钛合金显微持针器，及其他的无创性器械。在手术过程中，使用乳酸林格液保湿，以防干燥，所有操作均遵循显微外科原则。Osol 和 Mandala 很详尽地描述了大鼠的子宫解剖结构 [75]；因此，我们参照他们的示意图，制作大鼠子宫角实验手术模型（图 41.14a）。

在子宫角分叉处上方 1cm 的肠系膜对侧面上做一个半圆形横向切口，注意不损伤肠系膜血管（图 41.14b）。在子宫角的分叉处做一个小切口，通过该切口将 10~12G 的导管分别插入双侧子宫角，以便准确地吻合子宫切口边缘（图 41.14b）。然后，在其中一个子宫角上，子宫切口用 PGA 8-0 缝线缝合 5 针。其中一针位于 12 点钟方向，即该侧子宫角的肠系膜对侧缘，其他左右两边各两针。缝合只针对浆膜层和肌肉层，避开了子宫内膜层（图 41.14c）。对于另一侧子宫角，切口边缘首先在 12 点位置缝合一针作为暂时固定。随后，为了完成吻合，将纤维蛋白胶（FG）涂抹于（图 41.14c）切口边缘，并使用无创组织镊和组织钳将切口边缘钳夹 2~3min；随后拆除临时固定的缝线和导管。两侧子宫角分叉处的微小切口使用缝合线 PGA 8-0 通过 Z 形缝合法将浆膜层和肌肉层关闭（图 41.14d）。腹壁使用连续缝合法分两层闭合（Polyglactin 910，5-0）。第一层缝合腹部的腹膜、肌肉和腱膜，第二层缝合皮肤。

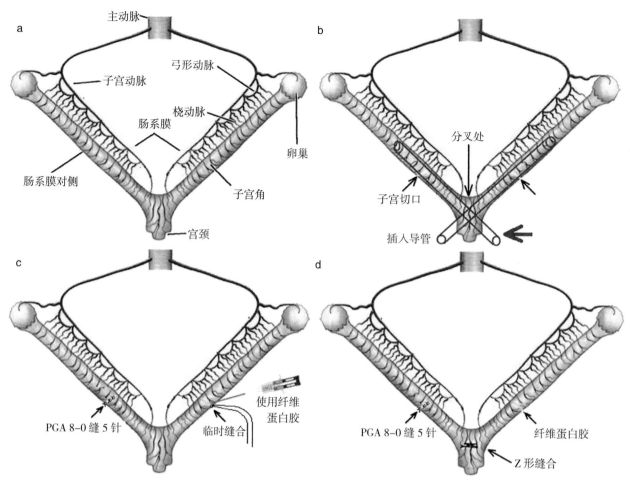

图 41.14 采用显微缝合和纤维蛋白胶修复大鼠子宫角切口。（a）大鼠子宫角解剖学结构[75]。（b）在肠系膜对侧部位做一子宫切口，自分叉处将两根导管分别插入双侧子宫角以便暂时固定子宫角伤口边缘。（c）用 PGA 8-0 缝合线缝 5 针，修复子宫切口。在另一侧，通过临时缝合线固定，然后用纤维蛋白胶吻合切口。（d）通过缝合线吻合及纤维蛋白胶吻合的子宫角术后子宫角形态，移除导管，采用 Z 形缝合关闭分叉处的切口。引自 Mynbaev[74]

分别在手术后第 1、3、5、7、10、15、21、30、45、60、90 及 120 天进行大体标本切片和组织病理学检查，所有实验动物通过肌内注射过量的 Hexenalium 安乐死。在术后观察期间，在子宫分叉处将 X 线造影剂注入子宫角，随后行 X 线检查子宫角是否通畅，同时观察妊娠率和活产率评估大鼠的生殖功能。

研究发现，在手术第 1 天局灶性出血后，切口周围出现片状纤维蛋白沉积、水肿，以及多形核白细胞（PNL）、淋巴细胞、单核细胞（MNC）以及巨噬细胞（MP）的中度浸润。这些变化主要集中在缝线周围或上皮下层。子宫角周围的组织是完整的，并且在伤口边缘和黏膜中可以观察到零星散在的淋巴细胞。第 3 天时，除了上述的这些变化外，可以见到周围成纤维细胞和柔软的胶原纤维。第 5 天时，

有密集的成纤维细胞浸润，此时组织水肿仍然存在。这些变化在术后 21~45d 逐渐消失，而进一步的组织学评估未显示出子宫切口缝线附近有任何明显变化，除了一些残留的缝合线和偶尔出现的异物反应。我们采用了同样的方法观察了使用 FG 修复的子宫角切口，发现伤口愈合速度更快，且在术后愈合过程中没有异物反应或仅有极低的异物反应。同时，免疫细胞浸润较少，且炎症反应也很弱[71,74]。采用显微缝合和 FG 修复大鼠子宫角切口中，子宫角功能、妊娠率、活产率在两种不同方法吻合子宫角切口的实验组中具有可比性[71-72,74]。

用 4-0 肠线缝合子宫角的结果是灾难性的，缝合后会导致子宫肌层内严重的组织创伤、子宫角结构变形伴多点出血、纤维蛋白沉积以及严重水肿。这些改变伴随着切口周围 PNL、淋巴细胞、MNC

和 MP 的重度浸润。子宫肌层内血管周围存在纤维蛋白沉积。同时发现弥漫性水肿从子宫肌层蔓延到子宫内膜层。还有局灶性出血、血浆渗出、PNL 弥散性浸润以及子宫角浆膜层和浆膜下层淋巴细胞、MNC 和 MP 数量减少。在子宫角的不同位置可观察到中等浓度的中性多糖，而酸性多糖集中在浆液性上皮和局灶性出血部位覆盖下的水肿区域。术后第 3 天炎性反应增强。

沿着子宫角的浆膜表面可见纤维蛋白沉积，伴有 PNL、淋巴细胞、MNC 和 MP 重度浸润。附着于子宫角浆膜层表面的脂肪组织、网膜、输卵管系膜 / 输卵管、结肠系膜 / 结肠、肠系膜 / 小肠和侧壁腹膜在腹腔和盆腔中形成大量的团状结构。在黏膜层中可发现中度嗜酸性粒细胞浸润。从术后第 5 天和第 7 天开始，初始特征从急性炎症反应逐渐转变为慢性炎症反应。具体表现是 MNC 和 MP 的浓度增加，并伴有成纤维细胞的出现和 PNL 及淋巴细胞量的减少。在肠线周围出现组织营养不良样改变。纤维蛋白沉积与成簇的腹腔及骨盆结构相连，而子宫角的浆膜层表面的细胞又会同时向这一结构浸润。这一区域可见柔软的胶原蛋白纤维生长。中等浓度的中性及酸性多糖通常出现在同一区域。子宫角的黏膜层被嗜酸性粒细胞轻度浸润。

在术后第 10 天可见明显的慢性炎症特征，具体表现是出现 MNC、浆细胞以及 MP 的浸润并伴有肠线周围致密（严重）的纤维化结缔组织。缝合线周围的子宫壁组织变形且伴有水肿。水肿仍存在于浆膜层之下，同时，黏膜层伴有轻度的嗜酸性粒细胞浸润。

术后第 15 天和第 21 天的子宫壁组织中，MN 细胞，淋巴细胞和 MP 炎症细胞浸润明显减少。仅在残余的肠线周围发现了局部异物反应。

在变形的子宫角浆膜表面的切口线上，腹部和盆腔的成簇结构强有力地附于缝线上。脂肪组织碎片、致密纤维结缔组织和含有成纤维细胞的黏附物紧密地黏附在子宫角的浆膜表面上。黏膜层中发现了嗜酸性粒细胞的局部浸润。

在术后长时间的随访中（3 个月到 1 年），我们发现子宫角临近的组织中炎症特征进一步减少并逐渐消失，主要表现为 MNC 和淋巴细胞浸润消失以及残余 MP 恢复。在变形的子宫角壁上肠线周围

仍然存在主要以巨噬细胞浸润为主的局部异物反应。由脂肪组织所包裹的致密纤维化粘连带紧密地黏附在子宫角浆膜表面的缝合线上。黏膜层中仍然存在嗜酸粒细胞的局灶性浸润。

通常，由于缝合的子宫切口周围变形，子宫角通常会部分或完全阻塞。生殖功能通常会受到影响，只有个别大鼠可以成功妊娠。然而，妊娠大鼠位于子宫切口上段的胚胎最终并不能自然分娩 [71-72,74]。

这些研究结果表明，影响生殖器官结构修复和最佳功能最重要的因素是缝合线的质量和外科手术的精确度。基于我们的实验结果，莫斯科 Kulakov 妇产与围生中心用合成材料缝线取代了肠线缝合线。随后，俄罗斯逐渐限制了肠线的应用。包含这项研究在内的类似工作清楚地证明了设计巧妙的动物实验对丰富我们的知识以及提高外科技术具有重要的意义。很明显，手术质量和手术中使用的材料在手术治疗结果中起着至关重要的作用 [76]。

我们的实验研究结果与 CS 术后短期和长期随访的患者的子宫瘢痕的组织学研究结果一致（LSL 和 NAS 未发表的数据）。有 2 例患者分别于产后第 20 天和第 23 天因剖宫产手术切口缝合处出现并发症而接受了紧急手术。另有 2 例患者分别于 CS 术后 4 年和 4.5 年因前次剖宫产瘢痕缺损进行了重建手术，由于这 2 例患者仍有生育需求，因此，我们针对缺损部位进行了瘢痕组织切除以及子宫成形术。

我们收集的所有组织样本都进行常规组织学染色（苏木精 – 伊红染色和 Van Gieson 染色）以及针对免疫活性细胞标志物的免疫组织化学（IHC）染色，例如巨噬细胞（CD68）和淋巴细胞亚群，具体包括辅助性 T 细胞（CD4）、细胞溶解性 T 细胞或杀伤性 T 细胞（CD8）及自然杀伤细胞（CD57）。

后者是人类 CD8+T 细胞终极分化的标志物。此外，通过对标志物染色，我们研究了平滑肌肌动蛋白（SMA）、内皮细胞（CD31）、基质金属蛋白酶（MMP9、MMP19）、血管内皮生长因子（VEGF），和表皮生长因子受体（EGFR）的表达。

剖宫产分娩后第 20 天切除的瘢痕样本经组织学和 IHC 检查，发现瘢痕中心布满大量坏死组织

且被纤维化组织包裹（图 41.15a）。平滑肌束被肉芽肿和结缔组织包围，表现出不同的结构特征：从海绵状到致密纤维化组织，具有硬化纤维结构（图 41.15b）。

在这些伤口周围发现了局部组织再生的特征。伤口组织被中性粒细胞、淋巴细胞、浆细胞和巨噬细胞浸润。在子宫肌层内靠近宫腔的一侧可见缝线碎片被异物肉芽肿和新生的子宫内膜包裹。

剖宫产术后第 23 天获得的伤口创面组织的组织学和 IHC 特征与产后第 20 天收集的样本大致相似。肉芽组织以含有增殖的内皮细胞为特征，并且特异性表达 CD31（图 41.16a）和一些细胞外基质（ECM）成分，例如 MMP9 和 MMP19（图 41.16b）。

这些 ECM 成分参与了 ECM 的重塑。VEGF 和 EGFR 等生长因子也有适量表达。在具有多形态细胞浸润（图 41.16d）的这些肉芽肿（图 41.16c）中，CD68 被大量表达，而淋巴细胞亚群标志物，如 CD4、CD8 和 CD57 的表达却较少。

剖宫产术后间隔 4.5 年收集到的瘢痕样本中，纤维组织厚度不均，且周围存在平滑肌束（图 41.17a）和脂肪组织。此外，组织中还可见大小不一的多种血管，包括厚壁静脉型血管，以及在异物肉芽肿的包围下被压缩的缝线碎片。在这些区域中还可见到包含宫颈内膜和峡部黏膜层的结构。

局部呈不规则形状、扇形分布且结构均一。这些区域在 HE 染色中呈现出嗜酸性，在 Van Gieson 染色中未发现胶原组织（图 41.17b），其他染色中也未发现纤维蛋白（MSB 染料）、酸性多糖及糖蛋白（阿尔新蓝 – 希夫反应）。在这些区域的边界可见 SMA、CD68、CD31 和 MMP19 的表达。类似地，CD68、CD4、CD31、明胶酶活性标记物（MMP9 和 MMP19）以及 VEGF 仅在异物肉芽肿中有很高地表达。但是在没有肉芽肿的纤维化组织中未观察到这些生长因子的表达。在肉芽肿区域之外，仅有 CD68 的表达而没有 CD4。巨噬细胞、血管内皮细胞、蛋白酶及平滑肌的标志物仅在结构混乱的组织边界处有广泛表达。在陈旧的纤维化瘢痕组织中没有检测到 VEGF 和 EGFR 的表达。仅在含有缝线碎片和巨噬细胞的残余肉芽组织中有 VEGF 的微弱表达。在纤维化组织中，可见杂乱的结缔组织区域，该区域缺乏果冻样且结构均一的胶原蛋白和纤维蛋白。

在 CS 术后间隔 4 年获得的瘢痕组织的组织学和 IHC 特征与间隔 4.5 年收集的组织样本大致相似。巨噬细胞、辅助 T 细胞和内皮细胞、明胶糖和 VEGF 主要在含有缝线碎片的异物肉芽肿中表达（图 41.18a）。

在肉芽肿外侧仅表达 CD68，而不表达 CD4，这是慢性炎症的主要细胞特征。在肉芽肿巨噬细胞和纤维化组织中观察到希夫反应呈阳性

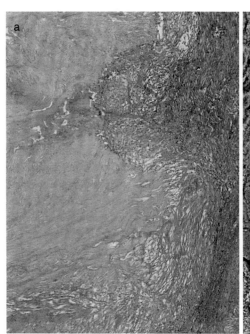
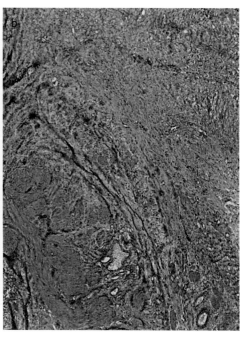

图 41.15 产后第 20 天切除裂开的剖宫产瘢痕组织。（a）苏木精 – 伊红染色可见被纤维化组织包围的瘢痕组织中心广泛坏死组织。（b）Van Gieson 染色可见被纤维组织包裹的平滑肌束

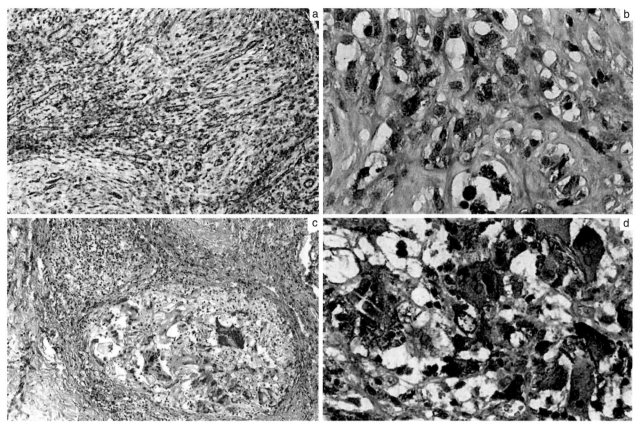

图 41.16　产后第 23 天切除裂开的剖宫产瘢痕组织，免疫组化染色见具有增殖内皮和 CD31 表达的肉芽组织（a）及 MMP9 的表达（b），Van Gieson 染色可见肉芽肿组织（c），多形态细胞浸润（d）

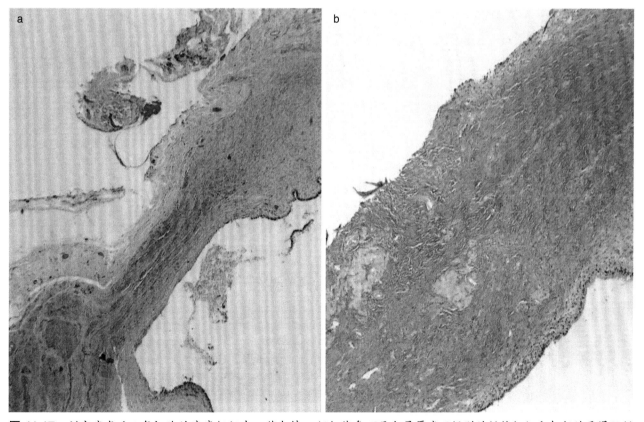

图 41.17　剖宫产术后 4 年切除的瘢痕组织中，苏木精 - 伊红染色可见大量厚度不规则的纤维组织和相邻的平滑肌纤维束（a），Van Gieson 染料染色瘢痕组织中心可见杂乱的结缔组织区域被纤维组织包绕（b）

的物质（图 41.18b）。这些发现是组织病理改变的特征，例如糖蛋白和多糖可能是组织局部结构杂乱的特征。

纤维化组织中不存在 VEGF 和 EGFR 的表达（图 41.18c），且在肉芽肿区域外仅有 CD68 的表达，无 CD4 的表达。巨噬细胞（CD68）、血管内皮、蛋白酶和平滑肌的标志物仅在紊乱的局部组织的边界中表达（图 41.18d）。有些区域形状不规则、结构均匀、无纤维结构，且缺乏胶原蛋白、纤维蛋白、黏多糖以及未染色的糖蛋白。瘢痕组织的结构化合物主要由大量的纤维化组织、杂乱的结缔组织病灶和残余的缝线碎片组成。残余的缝线碎片被肉芽肿包围，伴有不同强度的巨噬细胞浸润，其中表达的细胞标志物包括巨噬细胞、淋巴细胞、内皮细胞、明胶和 VEGF。

瘢痕中大量存在的纤维化组织虽然不表达VEGF 和 EGFR，但血管化良好，具有大小不一的血管，其中包括厚壁静脉型血管。巨噬细胞、血管内皮、蛋白酶和平滑肌的标志物仅在结构杂乱的局灶组织的边界处有表达。

在这之后，关于 CS[77] 后子宫伤口愈合机制的历史性争论值得一提。

1917 年，Williams 提出第一个理论[78]，理论中提到了平滑肌再生而没有瘢痕组织形成。随后，Schwarz（1938 年）和 Siegel 等（1952 年）却不支持这一理论[79-80]，他们证明子宫切口愈合是通过成纤维细胞的应答产生纤维化瘢痕组织，这种组织随后会被肌细胞浸润（引自 Poidevin[77]）。总之，我们的研究结果与后一理论一致。

在当时，Poidevin[77] 基于其对怀孕的兔子和猫的实验研究，得出结论，子宫壁缝合技术、缝合材料的质量和手术部位感染情况在子宫伤口愈合过程

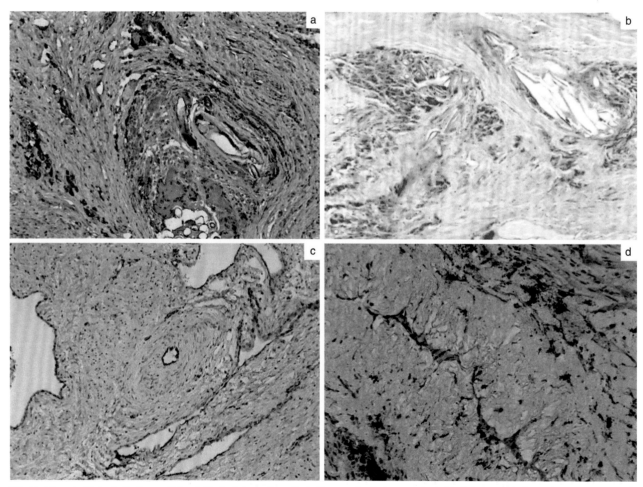

图 41.18 在剖宫产术后 4.5 年切除的瘢痕组织中，苏木精 – 伊红染色可见由肉芽肿包围的残余缝线碎片（a）、希夫反应阳性物质（b），肉芽肿巨噬细胞和纤维组织中不同强度的巨噬细胞浸润，其中阳性表面标记物有 CD68、CD31、CD4、MMP9、MMP19 和 VEGF

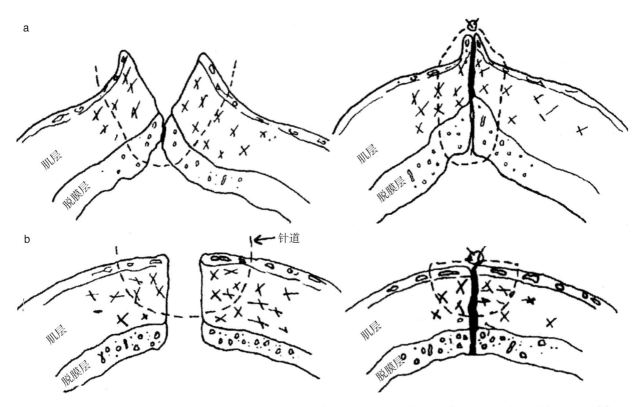

图 41.19　Poidevin 的子宫角处肌壁缝合实验技术。（a）带黏膜层缝合。（b）不带黏膜层缝合。引自 Poidevn[77]

中发挥重要作用。与带黏膜层缝合法相比，不带黏膜层缝合法对伤口完全愈合更有益（图 41.19）。

我们没有比较不带黏膜层和带黏膜层的缝合技术。在我们的实验中仅应用了不带黏膜层缝合技术。我们比较了不同的缝合材料（肠线、合成可吸收线和不可吸收线），发现缝合材料的质量对于伤口愈合过程和功能的最佳恢复至关重要，包括子宫角是否通畅和是否能恢复正常生殖功能 [71-74]。

总之，我们对文献的分析表明，足月妊娠期的妇女 LUS 的解剖结构与产褥期有显著差异。在分娩活跃期，子宫下段结构会根据宫颈扩张状态和胎儿羊膜破裂而发生变化。随后，如果在足月妊娠期间进行 CS，则剖宫产子宫切口位置较高，相反，当在分娩活跃期进行 CS 时，剖宫产子宫切口位于较低位置。此外，在分娩活跃期剖宫产子宫切口的水平取决于宫颈扩张状态；由于外科 / 产科医生通常在子宫下段、胎儿前额水平处做切口，因此在子宫颈完全扩张的情况下切口才可能位于最低位置。由于这些原因，强烈建议在非紧急情况下，即使有手术指征，也应尽可能在子宫收缩和宫颈扩张开始后再进行 CS。

41.7 X 线（宫腔造影和子宫输卵管造影）可视化剖宫产瘢痕憩室

子宫输卵管造影（HSG）可对比显示宫腔形态及判断输卵管通畅性，因此在生殖医学中仍是一个重要、常见且简单的可视化操作。现有文献详细描述了 HSG 检查的技术参数、适应证、禁忌证和可能的并发症。许多影像学图书、指南、评论和研究性文章都对宫颈管、宫颈、宫腔、子宫和输卵管的正常和病理状态下的 X 线特征进行了详细的阐述。

早在 1910 年，HSG 作为 X 线的特殊衍生技术被使用。Baker 于 1955 年首次对剖宫产瘢痕进行了 X 线成像，他对 24 例患者进行了 HSG 检查，发现 5 例患者子宫下段前壁有瘢痕缺损 [81]。HSG 在当时被称为宫腔造影术。后来，Bockner[82] 于 1958 年和 Poidevin[1] 于 1961 年对该技术进行了详细的描述。此后该技术作为常规使用。

Poidevin 和 Bockner[82] 描述了经阴道分娩后 HSG 下子宫解剖结构的特征，子宫轮廓平滑且规则，而 CS 后的伤口畸形根据其深度小于或大于 5mm 分为小瘢痕缺损和大瘢痕缺损（图 41.20）。

3 年后，Poidevin[1] 在一项病例研究中描述了他

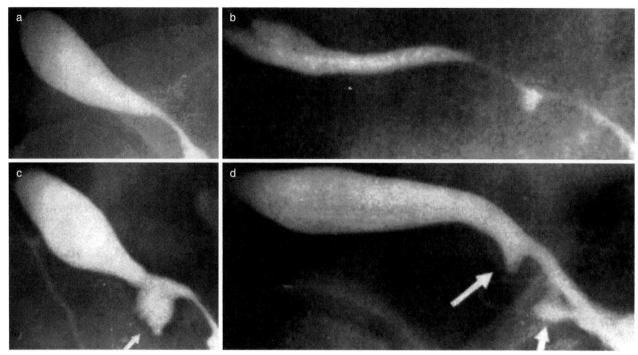

图 41.20 （a）正常前倾子宫的侧面图像。（b）小瘢痕缺损的侧位图像。（c）大瘢痕缺损。（d）两次剖宫产后可见子宫上有两个瘢痕缺损。引自 Poidevin 和 Bockner[82]

在临床遇到的有 CS 史的非怀孕和怀孕妇女具有瘢痕的临床表现的病例。Poidevin 的病例：1 例 30 岁患者，有 6 次妊娠史，在第 7 次怀孕分娩期间因脐带脱垂进行子宫下段剖宫产术。手术因大量出血而变得复杂，需要钳夹伤口边缘。子宫切口分两层使用普通肠线进行连续缝合闭合伤口。患者术后发生腹膜炎、麻痹性肠梗阻和腹部伤口裂开伴小肠脱出。重新缝合了伤口并最终愈合。在接下来的 6 个月中，患者主诉有严重的盆腔疼痛和性交困难。HSG 显示，伤口左侧末端缺损以及由于伤口肉芽肿引起伤口充盈缺损（图 41.21a）。

该患者的 HSG 成像和盆腔疼痛是子宫切除的指征。在显微镜检查中发现了子宫外部伤口缺损（图 41.21b）。当将 4mL 不透射线染料注入标本中时，瘢痕缺损未被完全充盈。进一步注射 6.5mL 不透射线染料对整个瘢痕缺损进行成像（图 41.21c），更多的染料从窦中溢出。最后，对标本切片的观察也印证了子宫造影结果（肉芽肿和窦，图 41.21d），且进一步的组织学检查证实了该诊断并显示了肠线的存在。基于这些发现，Poidevin 总结，这种方法能够提供子宫瘢痕的详细图像，并且对患者造成的影响较少[1]。

目前，医学技术和科技进步使 HSG 成为损伤更小且速度更快的检查方法，在评估剖宫产瘢痕状况和子宫腔的结构变化中发挥着重要作用[83]。出于这个原因，这个检查通常在月经周期的第一阶段，也就是月经结束的 7~11d 内进行。要求患者未孕，同时应排除所有可能导致 HSG 后并发症的危险因素，如出血、PID/STD 和其他感染。目前，几家医疗器械公司已经设计出多种用于 HSG 的子宫导管或 8-F Foley 导管。HSG 检查时通常使用稀释后的水溶性高渗对照液，且应避免将气泡注入子宫腔。

Ubeda 等[84]在他们的文章中结合图像，对不同情况下 HSG 的特征、技术因素以及 HSG 不会对生育造成影响进行了详尽的描述。他们将剖宫产瘢痕缺损描述为宫颈内口水平的一个楔形向外的凹陷（图 41.22）。

Ubeda 等[84]写道"这一发现没有临床意义，如果与患者的临床病史结合，则并非诊断问题。"这表明剖宫产瘢痕缺损并不是导致不孕症的原因，因为不孕可能与输卵管的功能相关。

Simpson 等[85]证实了剖宫产瘢痕缺损在 LUS 峡部区域常见位置呈线形表现（图 41.23a）。Ledbetter 等[86]近期在他们的 HSG 影像学图谱中（图

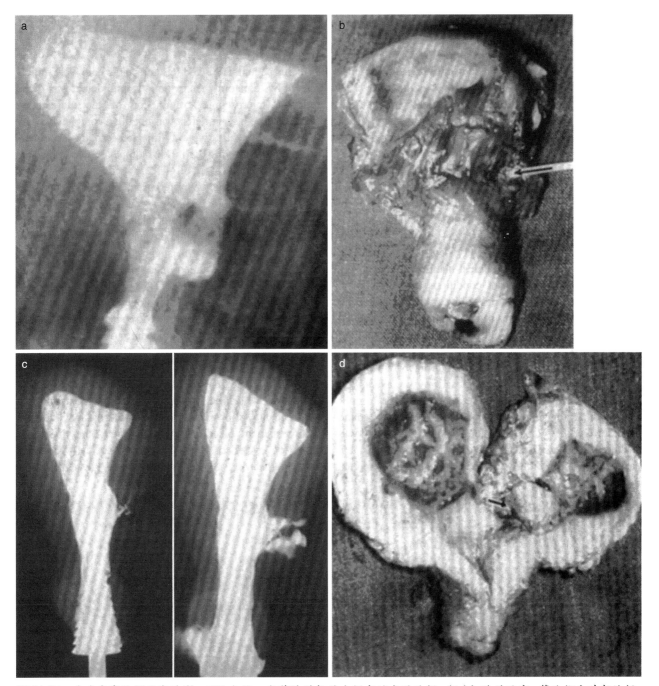

图41.21　（a）瘢痕缺损子宫造影，可见由伤口肉芽肿引起的左侧末端充盈缺损。（b）切除的子宫，箭头指向外部缺损。（c）将两种剂量（4mL和6.5mL）的不透射线染料注入样本中。（d）子宫切开后显示瘢痕处的肉芽肿和陈旧伤口左侧末端窦。引自 Poidevin[1]

41.23b）提到的剖宫产瘢痕也具有类似特征。

　　近期，Ahmadi 等[87]发表了一篇研究，该研究包括了 21 项 HSG 相关的病例系列研究。作者描述了子宫瘢痕和其他类似剖宫产瘢痕病例在 X 线下的表现。Ahmadi 等在文中描述了由他自己行 CS 手术的患者 LUS、子宫峡部和宫颈管上部的剖宫产瘢痕缺损部位和形状[87]，这些结果与先

前由 Surapaneni 和 Silberzweig 所证实的研究结果一致[88]。

　　值得注意的是，这个病例系列研究中，剖宫产瘢痕缺损表现为各种形状，如粗或细线形、三角楔形及局部向外凹陷形（图41.24a~d）。

　　有的剖宫产瘢痕缺损形状为单侧或双侧犬耳形假性憩室（图41.25a,b）。由于瘢痕缺损上方突出

且下方边界狭窄，使得子宫内膜褶皱悬垂在瘢痕缺损边缘呈充血状。子宫峡部剖宫产瘢痕缺损上方的狭窄区域呈悬挂状或锚状缺损（图 41.26a,b）[87]。

其他罕见的独特病例包括：子宫体上有细线状瘢痕缺损、剖宫产瘢痕缺损位于长形纵隔子宫的峡部、多发剖宫产瘢痕缺损以及由剖宫产造成的子宫下段非典型的峡部嵌入影（图 41.27a~d）。

Ahmadi 等提到了一个重要的病例[87]：由 HSG 证实的子宫膀胱瘘。一位经历过 4 次 CS 的 30 岁女性，将造影剂注射入子宫腔通过子宫峡部到达膀胱。患者 CS 术后曾主诉月经期血尿，且每天有尿液通过阴道流出（图 41.28a,b）。

Surapaneni 和 Silberzweig[88] 通过 HSG 在 148 例

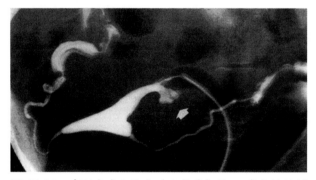

图 41.22 有剖宫产分娩史（几年前）的 37 岁女性的剖宫产瘢痕。子宫输卵管造影显示在宫颈内口水平处有一楔形外翻的袋状结构，代表剖宫产瘢痕部位（箭头）。引自 Ubeda 等[84]

有 CS 史的女性中发现了 89 例（60.0%）瘢痕缺损。在 58 例（65.0%）中，这些研究者将剖宫产瘢痕描述为"外翻的袋状憩室"，在另外 32 例（36.0%）中，研究者将其描述为"细线状缺损"[88]。对瘢痕缺损位置和形状的分析表明，缺损主要位于宫腔下段（48%）、子宫峡部（36%），少数位于宫颈上段（10%）。在其他一些既往病例中，有 44.0% 为小球状或三角形缺损，35.0% 为线形缺损，还有 9.0% 为大球状缺损（表 41.5）。剖宫产瘢痕缺损多为双侧（46.0%），左右缺损发生概率大致相同，右侧 25.0%，左侧 21.0%，其余 8% 的病例为瘢痕中线处小缺损[88]。

Ubeda 等[84] 证实了一系列与剖宫产瘢痕缺损看起来相似的病理状态，如黏膜下肌瘤切除术后憩室、Gartner 管囊肿、宫颈管腺体突出和静脉血管内渗（图 41.29a~d）。

Ahmadi 等特别关注[87] 一些缺损，因为这些由突出的子宫颈腺和子宫颈管壁引起的小管状结构形状与剖宫产瘢痕缺损相似。与剖宫产瘢痕缺损不同的是它们通常是多发的、呈对称状双侧可见。宫颈腺囊肿常见于子宫颈间质、刮宫术后憩室和先天性宫颈憩室（图 41.30a~d）。

最后，由于生殖器结核患者生殖系统炎性改变，会形成局灶性子宫腺肌病，即子宫内膜组织进入肌层，并伴有邻近的平滑肌增生和其他病理改

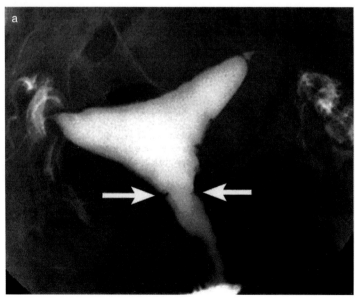
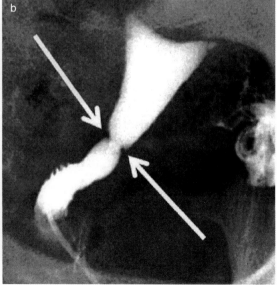

图 41.23 子宫下段峡部常见位置呈线形的剖宫产瘢痕缺损。（a）引自 Simpson 等[85]。（b）引自 Ledbetter 等[86]

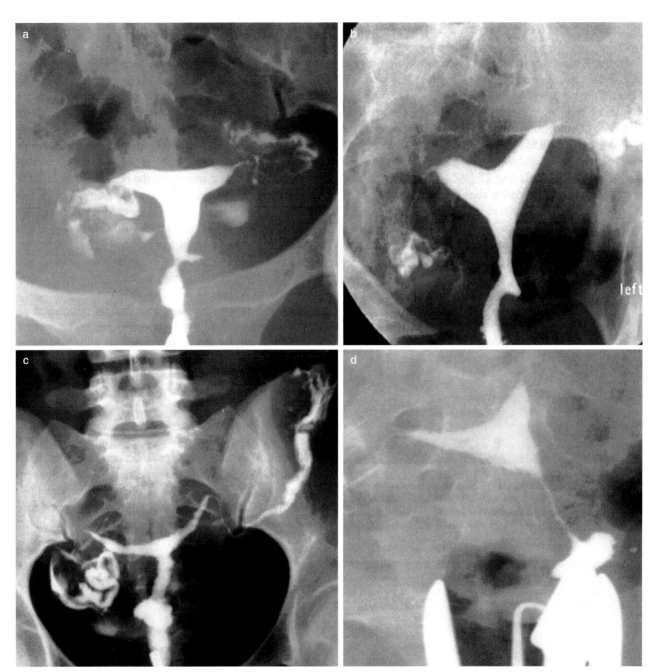

图 41.24　（a）剖宫产瘢痕的位置及形状：1 例 29 岁的女性宫腔下段左侧线形缺损。（b）1 例 29 岁女性子宫峡部三角形－楔形缺损。（c）1 例 27 岁女性子宫峡部外翻袋状缺损。（d）1 例 28 岁患者宫颈管内大的瘢痕缺损并呈袋状突起。引自 Ahmadi 等[87]

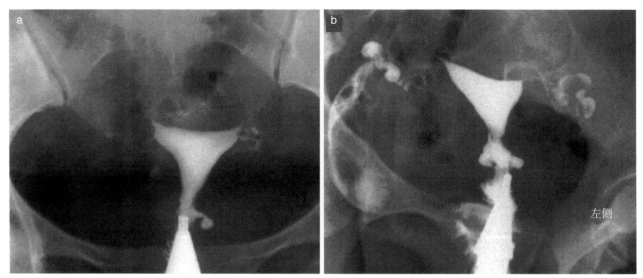

图 41.25 剖宫产瘢痕的不同形状。（a）1 例 26 岁女性的瘢痕呈假憩室——单侧犬耳状。（b）1 例 27 岁女性子宫峡部瘢痕缺损，呈双侧犬耳状。引自 Ahmadi 等[87]

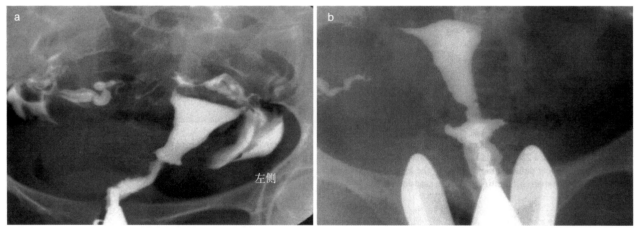

图 41.26（a）1 例 32 岁的女性，子宫峡部非常狭窄，瘢痕缺损边缘上部突出，内膜皱褶悬于其上。（b）1 例 27 岁患者，子宫峡部瘢痕上方区域狭窄，导致瘢痕组织悬挂（锚定）于其上。引自 Ahmadi 等[87]

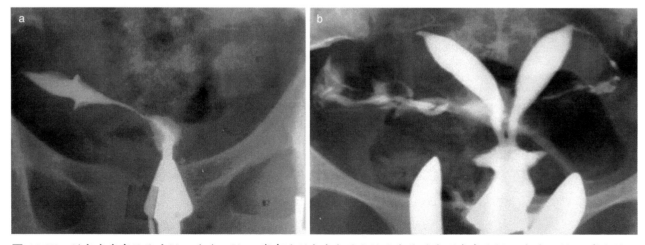

图 41.27 剖宫产瘢痕罕见病例。（a）1 例 25 岁有过剖宫产史的女性子宫体的线形瘢痕缺损。（b）1 例 28 岁女性，剖宫产瘢痕缺损位于长形纵隔子宫的峡部。（c）34 岁女性多个剖宫产瘢痕缺损。（d）1 例 32 岁患者，由剖宫产造成的子宫下段非典型的峡部嵌入影。引自 Ahmadi 等[87]

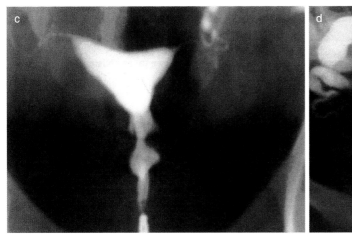
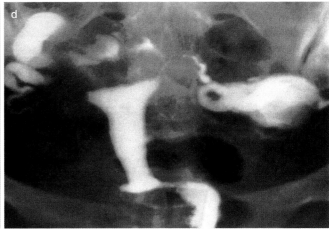

图 41.27（续）

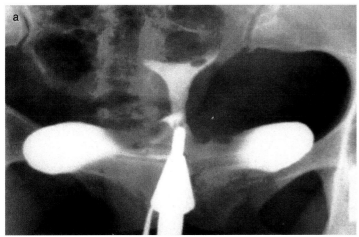
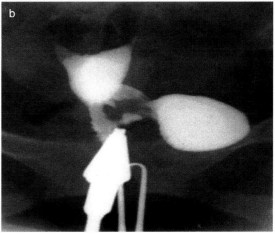

图 41.28　（a）1 例 30 岁女性，有 4 次剖宫产史，月经期有血尿且平时阴道有尿液流出。子宫输卵管造影显示造影剂通过子宫峡部到达膀胱，证实该患者有子宫 – 膀胱瘘。（b）1 例 34 岁的女性，在子宫峡部左侧有一个较大的袋状缺损，缺损内可见造影剂（盆腔软组织瘘）。引自 Ahmadi 等[87]

表 41.5　剖宫产瘢痕的外观和定位（位置和左右）[88]

瘢痕参数：位置，左右及外观			
瘢痕缺损的总数量（*n*=148）		89	60.0
瘢痕缺损的部位（*n*=89）	子宫腔下段	48	48.0
	子宫峡部	32	36.0
	宫颈管内口上方	9	10.0
瘢痕缺损的侧位（*n*=89）	右侧	22	25.0
	左侧	19	21.0
	双侧	41	46.0
	中线处小的缺损	7	8.0
瘢痕缺损的外观（*n*=89）	线形	31	35.0
	小的球形或三角形	39	44.0
	中等球形	11	12.0
	大球形	8	9.0

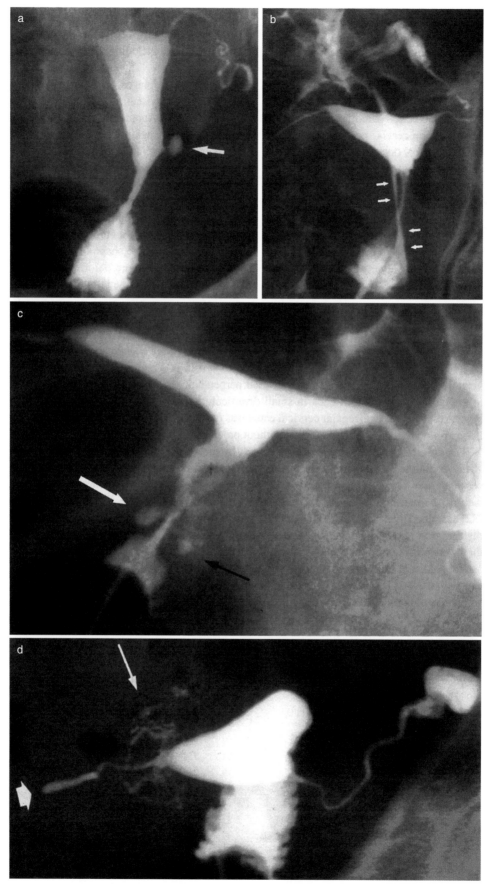

图 41.29 （a）1 例 33 岁女性黏膜下肌瘤切除术后发现憩室。（b）1 例 25 岁无症状的女性发现 Gartner 管囊肿。（c）1 例 27 岁的女性发现宫颈管腺体突出。（d）1 例健康的 36 岁女性静脉血管内渗。引自 Ubeda 等[84]

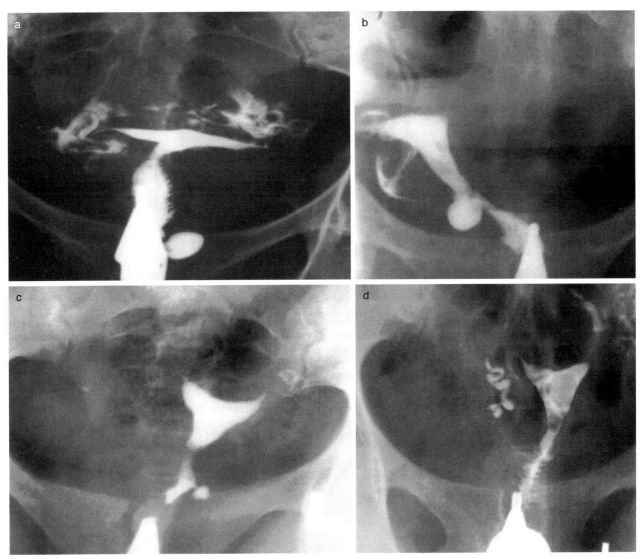

图 41.30 产生类似于子宫下段剖宫产瘢痕缺损的病理情况。（a）无子宫手术史的 28 岁女性宫颈腺囊肿向子宫颈管左侧突出。（b）28 岁无剖宫产史的女性由于诊刮引起的憩室。（c）无子宫手术史的患者子宫峡部左侧先天性宫颈憩室。（d）有剖宫产史的 32 岁女性宫颈腺体突出，表现为宫颈管壁憩室样结构。引自 Ahmadi 等 [87]

变，这也可能产生与 LUS 剖宫产瘢痕缺损类似的缺损（图 41.31a,b）。

由于子宫底部造影剂的局部积聚和子宫颈区域的憩室，HSG 会呈现蜂窝状外观，这可能会与剖宫产瘢痕缺损混淆。局灶性子宫腺肌病比剖宫产瘢痕小，且通常为多发病灶，并伴有子宫增大，而剖宫产瘢痕缺损通常较大且为单一病灶（图 41.31a）。在 HSG 中可看到的局灶性子宫腺肌病是垂直于子宫腔扩张的细小管道，末端呈小憩室样结构，然而，我们在一例没有 CS 史的 28 岁结核病女性中发现了不规则的宫颈管。

通过 X 线技术描述剖宫产瘢痕缺损始于 1955年，当时 Baker[1] 将剖宫产瘢痕缺损定义为子宫

下段前壁的畸形。此外，1958 年，Poidevin 和 Bockner[82] 将它们描述为某种程度的畸形，并根据畸形深度是否大于 5mm，将其分为小型或大型。

Roberge 等 [62] 系统地回顾了可用于非妊娠妇女子宫瘢痕评估的不同方法。表 41.6 按照时间顺序总结了 Roberge 等的数据 [62]，其中包括宫腔造影呈现的剖宫产瘢痕缺损特征、定义以及相关描述。

剖宫产瘢痕缺损定义为：病理图像表现为囊状或刺刀状 [89]，可见小、中、大三种缺损 [90]。可能导致这些差异的因素包括：子宫颈峡部区域的异常改变 [91]，从小憩室到狭长憩室 [92]，毛刺和囊状结构 [93]，宫腔的外翻或外凸；宫腔内陷或狭窄 [94]，各种程度的瘢痕缺损，如宫颈峡部区域的延长、扩张、不规

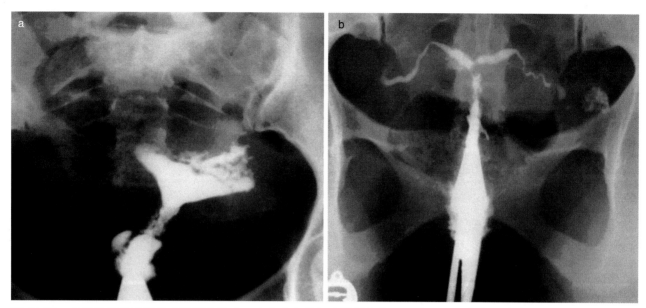

图 41.31 子宫输卵管造影显示蜂窝状外观，这是宫底局部造影剂积聚以及局灶性子宫腺肌病导致的子宫颈区域的憩室，可能与剖宫产瘢痕相混淆。需要注意的是，与剖宫产瘢痕相比，局灶性子宫腺肌病常为多发，且病灶很小，同时伴有子宫增大。而剖宫产瘢痕通常较大且单发（a）；1 例 28 岁有结核病无剖宫产史的女性发现宫颈管呈不规则状。患者没有前次剖宫产史以及子宫腔阻塞有助于鉴别诊断（b）。引自 Ahmadi 等 [87]

表 41.6　通过子宫腔造影或子宫输卵管造影对剖宫产瘢痕缺损的 X 线特征、定义和描述的总结

N	缺损的定义和描述	剖宫产术后时间	参考文献
1	瘢痕缺损伴造影剂从瘢痕缺损的侧方流出	6 个月	1
2	子宫下段前壁瘢痕缺损	3 个月	81
3	部分瘢痕缺损根据深度是否达到 5mm，将其分为小型和大型	> 6 个月	82
4	子宫颈内口水平楔形外凸袋状剖宫产瘢痕缺损	NA（未评估）	84
5	线形或楔形外凸袋状瘢痕缺损或憩室	NA	85
6	子宫下段线形充盈缺损	NA	86
7	细线形缺损；三角 – 楔形缺损；单 / 双侧犬耳状缺损；子宫峡部囊状外凸缺损；单 / 双侧假性憩室；悬挂（锚定）或悬垂在瘢痕缺损边缘上方的充血性子宫内膜褶皱		87
8	在预期的子宫切口位置，子宫剖宫产瘢痕在解剖学上的缺损。憩室在 65% 的病例中表现为局灶性囊袋样外凸，35% 为细线形缺损，54% 位于子宫下段，36% 位于峡部，10% 位于宫颈管上部。46% 的病例为单侧缺损，46% 为双侧缺损，中线处缺损为 7.8%	NA	88
9	病理图像（囊状、剃刀状等）	3~4 个月	89
10	改变（小、中、大缺损）	2~6	90
11	由于子宫颈峡部区域改变引起的异常	3 个月至 > 2 年	91
12	放射状缺损：从小缺损到狭长憩室	2~6 个月	92
13	在宫腔造影术中观察到的异常（针状、囊状等）	6 个月	93
14	宫腔外翻或外凸；宫腔内陷或变窄	1 年	94
15	各种程度的瘢痕缺损（宫颈峡部区域延长、扩张、不规则轮廓、子宫颈峡部壁上的隆起，子宫体的部分粘连）	2 个月至 > 3 年	95
16	瘢痕缺损	3 个月	96
17	楔形、针状或凸起状的缺损：大缺损	8 个月	97

续表

N	缺损的定义和描述	剖宫产术后时间	参考文献
18	小到中缺损：深度＜6mm，大缺损：深度＞6mm	4~6 个月	98
19	中到大缺损，深度＞3 至＞6mm	＞4 个月	99
20	形成缺损，深度＞3mm	NA	100
21	异常：宫颈损伤	6 个月	101
22	弯曲、伸长、楔形缺损、扩张、收缩、囊状缺损	3 个月	102

则轮廓、宫颈峡部壁上隆起；子宫体部分粘连[95]，变形[96]，楔形、针状或凸起变形[97]，缺损（中小缺损：深度＜6mm，大缺损：深度＞6mm[98]，中到大缺损，深度3~6mm[99]，存在深度＞3mm 的缺损[100]），宫颈异常与宫颈损伤[101]，扭曲、伸长、楔形缺损、扩张、收缩、囊状缺损[102]，在宫颈内口水平的楔形囊状凸出可提示剖宫产瘢痕的位置[84]，线状外观、楔形外翻或憩室[85]（表 41.6）。

Surapaneni 和 Silberzweig[88] 更为详尽地描述了在预期的子宫切口位置，子宫剖宫产瘢痕在解剖学上的缺损。在宫腔造影图像上，憩室在 65% 的病例中表现为局灶性囊袋状凸出，在 35% 的病例中表现为细线状缺损。这些变化在 LUS 中占 54%，在峡部占 36%，在宫颈管上段占 10%。所有病例中单侧缺损为 46%，双侧缺损为 46%，中线处缺损为 7.8%[88]。

Ahmadi 等[87] 描述了剖宫产瘢痕缺损的不同特征，如细线形缺损、三角楔形缺损、单/双侧犬耳状缺损、子宫峡部的囊袋状凸出缺损、单/双侧假憩室和悬吊（锚定）在瘢痕缺损边缘上方的充血子宫内膜皱褶。Ledbetter 等[86] 仅提到了 LUS 中的线形充盈缺损。

总之，剖宫产瘢痕缺损多见于子宫下段峡部或宫颈管上段。瘢痕多呈单个或多个分布，形状分为以下几种：薄片状或大的线形横向缺陷，三角形 - 楔形缺损，子宫峡部狭窄，单侧或双侧犬耳状假憩室，峡部的局灶性囊袋状突出。

剖宫产瘢痕缺损的罕见和非典型病例可表现为：子宫体部的细线形缺损，由剖宫产造成的子宫下段非典型的峡部嵌入影，可伴随有其他病理状况和畸形。最后，剖宫产瘢痕并发症也可表现为子宫 - 膀胱瘘或子宫 - 腹膜瘘或在其他部位形成瘘管。当造影剂通过瘢痕缺损处穿过宫腔流向其他地方时，瘘管的走向就会清晰地呈现在图像上。

诊断的准确性是非常重要的，可以避免一些不必要的甚至是有创的检查。将来，虚拟 HSG[103]、3D 以及其他更先进的技术可以促进医生和研究人员之间的密切合作，以帮助有 CS 史的女性在后续分娩时作出最佳的分娩决策。

41.8 非妊娠妇女剖宫产瘢痕的超声检查评估

剖宫产瘢痕缺损的超声评估方法是在 20 世纪 80 年代发展起来的，但是文献包括病例报告和应用超声进行剖宫产瘢痕缺损评估的研究是在我们这个时代大量涌现的。经腹部超声（TAS）检查或经阴道超声（TVS）检查可以联合造影剂对宫颈与子宫腔进行评估[104-106]。该方法称为宫腔声学造影（SHG）。在该技术的进一步发展过程中，我们有了包括多普勒、三维超声检查等技术。这些技术都显著增加了检测非妊娠和妊娠状态下剖宫产瘢痕缺损特征的可能性。

Ofili-Yebovi 等[107] 在超声的纵切平面上，将宫颈内口确定为子宫内膜腔与宫颈管之间的连接点。通过评估子宫体纵轴和子宫颈纵轴之间的夹角来确定子宫屈度。当子宫体的长轴相对于子宫颈的长轴向前偏离时，子宫位置为前屈，相反，向后偏时为后屈。他们测量了剖宫产瘢痕与子宫底部在纵切平面上的距离（a，图 41.32a），并将这一距离（a）与宫颈内口到宫底部的距离（b）的比值定义为剖宫产瘢痕的"高度比"。当比值等于 1 时，对应瘢痕位于宫颈内口水平，而当比值＜1 时，表示瘢痕高于宫颈内口水平。有多次 CS 史的病例，以最接近宫底部的瘢痕为准。

如果在瘢痕部位发现子宫肌层变薄，则说明有瘢痕缺损（图 41.32b）。子宫肌层变薄的程度用瘢痕最深处的子宫肌层厚度（c）与纵切面上相邻位置的正常子宫肌层厚度（d）的比值来表示（"缺损比例"）。当瘢痕处子宫肌层缺损比例超过 50% 时，视为为严重缺损。

Ofili-Yebovi 等[107]证实，在 1 次、2 次和 ≥ 3 次 CS 后，瘢痕缺损的发生率分别为 15.2%（32/211）、23.8%（20/84）和 37.9%（11/29）。在仅有 1 次前次剖宫产史的病例中，有 99.5%（210/211）的病例可见剖宫产瘢痕（表 41.7）。

在有 2 次剖宫产史的女性中，有 2 个可见瘢痕的比例仅有 47.6%（40/84），而 51.2%（43/84）仅有单一瘢痕，另外 1.2%（1/84）无可见瘢痕（表 41.7）。同样，在经历 3 次或 3 次以上剖宫产的女性中，仅 10.3%（3/29）可发现 3 个瘢痕，20.7%（6/29）发现 2 个瘢痕，65.5%（19/29）仅有 1 个瘢痕，其余 3.4%（1/29）的女性没有瘢痕。

Osser 等[108]的数据（表 41.7）整合并展示了单次剖宫产后可见的瘢痕（n=108），然而，在 2 次剖宫产（n=43）后，63% 的病例中可以见到 2 个瘢痕，37% 的病例中仅可见 1 个瘢痕。在有过 ≥ 3 次剖宫产的患者（n=11）中，有 82% 的患者可以见到 2 个瘢痕，在剩余的 12% 的患者中仅可见到 1 个瘢痕[108]。

预期瘢痕数量的减少有可能是因为 CS 过程中，在 LUS 的旧瘢痕处做子宫切口。此外，当后续妊娠需要进行剖宫产时，若胎盘向内生长到瘢痕组织中，则在手术中可以切除 LUS 前次剖宫产瘢痕缺损。

先前 CS 的次数会增加瘢痕缺损的概率，不论是单个缺损还是大缺损甚至完全缺损（表 41.7）。然而，峡部的子宫肌层厚度会随着先前 CS 次数增加而减少。峡部子宫肌层厚度 ≤ 5mm 的病例数会随着前次剖宫产次数增加而增加[108]。

此外，Osser 等[108]分析了 124 个瘢痕缺损的形状、位置和大小，并证明在大多数情况（83.0%，103/124）下瘢痕缺损呈三角形，其余不到 1/5（17.0%，21/124）的病例呈其他形状，包括圆形（n=3）、椭圆形（n=5）或完全缺损（n=13）。有 89.0%（110/124）的瘢痕缺损位于瘢痕的中央，其余 11.0%（14/124）的缺损位于瘢痕侧面，分别为右侧（n=7）或左侧（n=7）。剖宫产瘢痕缺损的尺寸（基部、高度和宽度）与前次剖宫产的数量无关。但是，这些参数中，有些参数与前次剖宫产次数有关，例如缺损部位残余的子宫肌层，在具有两次或多次 CS 的患者中趋于更薄（表 41.8）。

Wang 等[63]评估剖宫产瘢痕缺损时发现，在 LUS 肌层内部，前次剖宫产切口部位存在低回声区域（充盈缺损）（图 41.33a）。

作者提供了一个非常清晰的示意图，描述了瘢痕宽度（沿着子宫峡部管腔缺损最宽处的长度）、瘢痕深度（缺损基底部到缺损顶点之间的垂直距离）和残留子宫肌层的厚度（图 41.33b）。他们还将子宫前屈定义为"子宫腔长轴朝向子宫颈轴，向前倾斜"，子宫后屈定义为"子宫腔长轴朝向后偏离子宫颈轴"[63]。

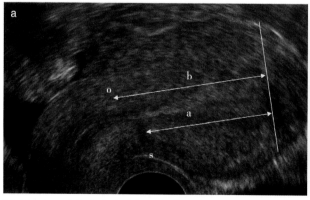
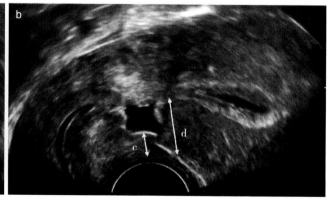

图 41.32 剖宫产瘢痕缺损的超声检查评估：子宫纵切面，评估剖宫产瘢痕位置（S）与内口（O）的关系。从瘢痕到子宫底部的距离（a）及子宫颈内口到子宫底部的距离（b）测量如上，高度比为 a/b（a）；剖宫产瘢痕缺损的子宫纵切面。通过测量瘢痕最深处的子宫肌层厚度（c）和相邻位置的正常子宫肌层厚度（d）来评估瘢痕缺损的严重程度。缺陷程度用 c/d 来表示（b）。引自 Ofili-Yebovi 等[107]

使用这些测量方法，Wang 等[63] 分析了 207 例患者的剖宫产瘢痕缺损参数，并证实了既往 CS 次数对缺损宽度和深度有显著影响，而残留的肌层厚度与既往 CS 次数无关（表 41.9）。

Fares 等[109] 对 92 例有 CS 史的绝经前妇女进行了回顾性研究，剖宫产瘢痕憩室被定义为：位

表 41.7　剖宫产（CS）瘢痕是否可见取决于 CS 次数和每次 CS 后的瘢痕缺损程度，同时也取决于峡部子宫肌层的厚度[107-108]

可见的瘢痕		单次 CS	两次 CS	3 次或更多 CS
[107]	（n=324）	（n=211）	（n=84）	（n=29）
	0	1（0.5%）	1（1.2%）	1（3.4%）
	1	210（99.5%）	43（51.2%）	19（65.5%）
	2	–	40（47.6%）	6（20.7%）
	3	–	–	3（10.3%）
[108]	（n=162）	（n=108）	（n=43）	（n=11）
	1	108（100.0%）	16（37.0%）	2（18.0%）
	2	–	27（63.0%）	9（82.0%）
至少 1 个瘢痕有缺损		66（61.0%）	35（81.0%）	11（100.0%）
至少 1 个瘢痕有大缺损		15（14.0%）	10（23.0%）	5（45.0%）
至少有 1 个完全缺损的瘢痕		7（6.0%）	3（7.0%）	2（18.0%）
峡部子宫肌层的厚度（mm）中位数（区间）		8.3（3.8~15.0）	6.7（3.6~10.7）	4.7（2.4~8.0）
第 25 百分位数；第 25 百分数位数		7.1；9.5	5.3；7.8	3.0；6.0
峡部子宫肌层的厚度 < 5mm		2（2.0%）	8（19.0%）	6（55.0%）

表 41.8　剖宫产（CS）瘢痕缺损的大小取决于 CS 的数量及瘢痕位置的高低[108]

参数	低位瘢痕缺损的大小			高位瘢痕缺损的大小	
	单次 CS（n=66）	2 次 CS（n=35）	3 次或更多次 CS（n=11）	2 次 CS（n=8）	3 次或更多次 CS（n=4）
缺损的长度 + 高度 /2（mm）	5.0（2.0~12.4）	4.0（2.2~10.7）	4.3（2.8~8.9）	3.8（3.0~7.3）	4.0（3.0~5.0）
缺损的宽度（mm）	4.1（1.9~13.7）	3.7（1.6~11.4）	4.1（1.7~7.0）	3.7（2.5~9.3）	2.8（2.0~3.0）
无法测量	4（6%）	2（6%）	3（27%）	2（25%）	2（50%）
缺损部位残余的肌层（mm）	3.2（0~10.6）	3.0（0~9.5）	2.6（0~7.8）	2.1（0~6.9）	3.2（2.3~6.6）
缺损周围的肌层厚度（mm）	8.1（3.8~15.0）	6.4（3.6~12.3）	6.9（3.0~10.8）	6.6（4.5~9.1）	7.8（6.0~9.1）
比值	39.6%（0~83.3%）	50.0%（0~83.3%）	37.6%（0~72.2%）	32.8%（0~75.8%）	43.3%（32.9%~72.5%）
< 50	44（67%）	18（51%）	6（55%）	6（75%）	3（75%）
< 25	14（21%）	6（17%）	4（36%）	2（25%）	0（0）
缺损上方残余肌层厚度 < 2mm 的例数	21（32%）	10（29%）	5（45%）	4（50%）	0（0）

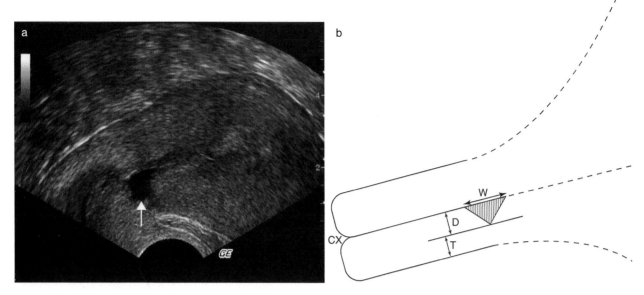

图 41.33 子宫纵切面超声图像、可见子宫下段子宫肌层不连续（a）； 示意图说明了剖宫产瘢痕缺损的测量方法：宽度是在子宫峡部方向上子宫颈管的缺损最宽处的长度；深度是从缺损基底部到顶点的垂直距离；残余子宫肌层的厚度是从缺损的顶点到子宫–膀胱腹膜处的距离（b）。W：宽度；D：深度；T：残余子宫肌层厚度；CX：宫颈。引自 Wang 等 [63]

表 41.9 剖宫产瘢痕缺损参数（宽度、深度） 及残余子宫肌层厚度取决于单次还是多次剖宫产 [63]

参数	单次剖宫产	2 次或多次剖宫产
缺损宽度（mm，平均值 ±SD）	5.05 ± 3.04	6.90 ± 3.56
缺损深度（mm，平均值 ±SD）	7.33 ± 2.51	8.53 ± 2.50
残余子宫肌层厚度（mm，平均值 ±SD）	4.87 ± 2.42	4.79 ± 2.16

于子宫峡部前壁的前次剖宫产瘢痕部位的"蓄水池"样袋状缺损。这些解剖学缺陷被称为"凹陷"（图 41.34）[109]。

Taiseer 等 [110] 在一项纳入了 40 例患者的前瞻性横断面临床研究中，从纵切面上对子宫进行了检查，以确定剖宫产瘢痕和瘢痕缺损的位置。

作者将子宫前屈（AVF）描述为子宫体的长轴相对于宫颈长轴向前偏离，若通过超声检查发现宫体长轴向后偏离则确定为子宫后屈（RVF）（图 41.35a~c）。

在 1 例伴有盆腔刺痛和月经期延长的女性中发现，其 AVF 子宫有一个稍大的瘢痕缺损，缺损较深且缺损处残留子宫肌层非常薄。另外 1 例 31 岁

的患者，子宫一度后屈，子宫内有一纽扣孔样的缺损，缺损处残留子宫肌层较薄，患者主诉有周期性月经延长 3d 且伴随持续的褐色分泌物。随后，Taiseer 等 [110] 记录了在纵切面上测量瘢痕附近的子宫肌层厚度。描述瘢痕缺损的参数包括缺损深度、宽度以及残余子宫肌层厚度（表 41.10）。

总结这些数据（表 41.10），总的瘢痕缺损宽度为 4.6mm（1.0mm），且不受观察因素的影响，例如子宫前屈与后屈位置、剖宫产次数（1 次、2 次或更多次）以及 CS 类型（择期手术还是急诊手术）和是否有经阴道分娩史。总的瘢痕缺损深度为 4.3mm（1.5mm）。这个参数在有 2 次或更多次 CS 史的子宫前屈的女性中明显增加，而 CS 类型及是否有经阴道分娩史二者并不影响这一数值。瘢痕附近的子宫肌层厚度为 4.5mm（0.4mm），仅有 1 次 CS 史的女性这一数值要大于有 ≥ 2 次 CS 史的女性。至于其他因素，对瘢痕附近子宫肌层厚度的影响都不显著。瘢痕处残余子宫肌层的厚度为 1.3mm（0.3mm）。在仅有 1 次 CS 史子宫前屈的女性中观察到，残留子宫肌层厚度显著高于其他女性。阴道分娩后的女性残余子宫肌层厚度（RMT）明显大于有 2 次或 2 次以上 CS 史且无自然分娩史的子宫后屈的女性 [110]。

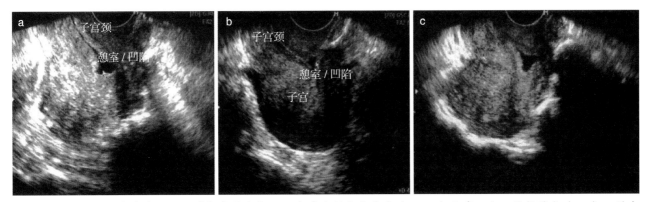

图 41.34　3 例不同患者中，经阴道超声检查都显示在前次剖宫产瘢痕（PCDS）处有 1 个凹陷或憩室（a~c）。引自 Fabres 等[109]

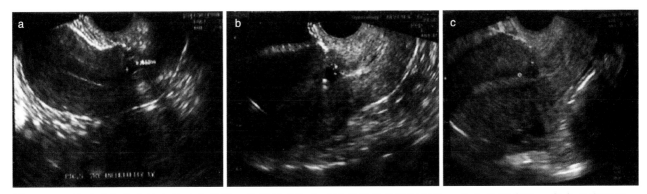

图 41.35　针对子宫在盆腔中的不同位置，使用超声检查对剖宫产瘢痕进行评估。（a）子宫前屈。（b）子宫后屈。测量子宫肌层厚度（c）。引自 Taiseer 等[110]

尽管患者数量有限，但这种前瞻性横断面研究证实子宫位置和 CS 类型对瘢痕缺损深度和残留肌层厚度参数有显著影响。此外，无阴道分娩与瘢痕肌层厚度较薄有关，而所有观察参数都不受 CS 类型影响[110]。

Naji 等[111]观察了一些明显可见的剖宫产瘢痕缺损的大小，包括瘢痕宽度和深度、矢状面上残余子宫肌层厚度、剖宫产瘢痕长度，并在横切面上通过示意图展示了这些参数的具体测量方法（图 41.36a~d）。

Chen 等在 1990 年使用 TVS 检查了 87 例剖宫产瘢痕，其中包括 40 例（A 组）妊娠晚期的女性和 47 例非妊娠期女性[112]。

根据所得结果，Chen 等[112]将剖宫产瘢痕的各种超声特征分类为正常、变薄、楔形缺损、球囊形缺损、增厚、内凸、外凸、血肿和回缩（表 41.11）。

有人提出，SHG 是诊断和测量子宫肌层厚度和瘢痕处覆盖完整的子宫肌层的首选影像学方式[106,113-116]。尽管能够通过 TVS 识别 CS 的实际部位，但是如果没有利用生理盐水增强回声，就无法测量剖宫产瘢痕缺损的深度和大小。Ahmadi 及其同事[113]提出通过比较 TVS、SHG 和 3D 技术，联合 3D 技术进行 SHG 可以补充这一信息，更精确地显示瘢痕部位（图 41.37a~c）。

在子宫腔内灌注生理盐水进行 SHG 的同时，液体会勾勒出憩室并更清楚地划分瘢痕缺损的边界，从而便于检查和测量瘢痕缺损的深度和大小。这些参数都是预测可能并发症的最佳标准。

Ahmadi 等[113]在他们的图片综述中，通过对比 SHG 与 TVS 的图像，列举了憩室的不同形状。引入 SHG 是为了清楚地确定瘢痕缺损的数量和大小，以及缺损处残余子宫肌层的厚度。该部位子宫肌层显著变薄是剖宫产瘢痕缺损的特征。变薄程度用 a/b 的比值表示（图 41.38a,b）。

2014 年和 2015 年，Ahmadi 等在一系列文章中，通过 SHG 研究了瘢痕缺损。他们记录了憩室顶端到子宫浆膜表面之间的子宫肌层厚度（c），以及缺损周围的正常子宫肌层的厚度（d）。憩

表 41.10 参加这项研究的 40 例患者中，瘢痕参数变化取决于子宫在盆腔的位置（AVF/RVF）、既往剖宫产次数和类型以及经阴道分娩（VD）史

参数	子宫位置			剖宫产次数			剖宫产类型			VD			总计
	AVF (n=34)	RVF (n=6)	P	仅1次 (n=8)	2次 (n=15) 或 2次以上 (n=17)	P	择期 CS (n=31)	紧急剖宫产 (n=9)	P	否 (n=34)	是 (n=6)	P	
缺损 (mm) 宽度	4.559 ± 1.014	4.667 ± 1.285	0.82	4.95 ± 0.602	4.481 ± 1.112	0.26	4.548 ± 1.075	4.667 ± 0.97	0.77	4.606 ± 1.127	4.4 ± 0.179	0.66	4.6 ± 1.0
缺损 (mm) 深度	4.315 ± 1.598	3.05 ± 0.138	0.032	3.175 ± 1.331	4.575 ± 1.509	0.021	4.49 ± 1.589	3.622 ± 1.337	0.14	4.338 ± 1.559	4.05 ± 1.717	0.68	4.3 ± 1.5
子宫肌层厚度 (mm) 瘢痕附近	4.565 ± 0.41	4.35 ± 0.414	0.245	4.591 ± 0.177	4.3 ± 0.436	0.007	4.497 ± 0.391	4.656 ± 0.485	0.32	4.568 ± 0.405	4.333 ± 0.437	0.20	4.5 ± 0.4
子宫肌层厚度 (mm) 瘢痕上方	1.342 ± 0.272	1.153 ± 0.305	0.0132	1.474 ± 0.219	1.273 ± 0.283	0.048	1.293 ± 0.289	1.384 ± 0.253	0.4	1.015 ± 0.238	1.366 ± 0.342	0.003	1.3 ± 0.3

数据的单位为 mm，表示为平均值 ±SD。AVF：子宫前屈；RVF：子宫后屈。引自参考文献 [110]

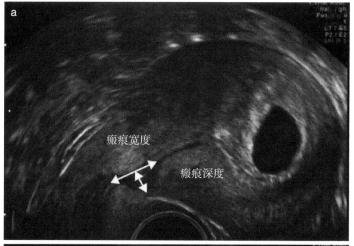

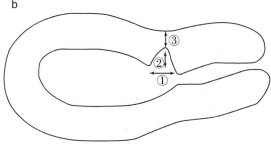

① 矢状面上瘢痕处低回声部分的宽度（明显的"缺损"）
② 矢状面上瘢痕处低回声部分的深度（明显的"缺损"）
③ 矢状面上残余子宫肌层厚度

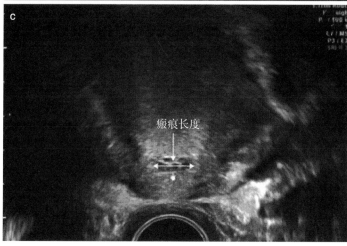

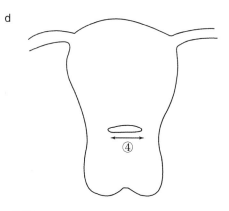

④横切面上瘢痕处低回声部分的长度（明显的"缺损"）

图 41.36 明显可见的剖宫产瘢痕缺损的大小。（a）矢状面上瘢痕宽度和深度。（b）示意图，①表示瘢痕宽度，②表示深度，③表示矢状面上残余子宫肌层厚度。（c）图示横切面上剖宫产瘢痕缺损的长度。（d）示意图，图中④表示横切面上瘢痕缺损长度。引自 Naji 等 [111]

表 41.11 妊娠晚期（28~40 周）子宫与非妊娠妇女在前次剖宫产后不同时间间隔的剖宫产瘢痕的超声下影像学特征分类 [112]

主要特征	研究人群及超声特征的描述	
	A 组（n=40）：有前次剖宫产史并处于妊娠晚期子宫（28~40 周）。前次剖宫产的间隔时间范围为 11 个月至 10 年	B 组（n=47）分为 B1 和 B2 两组：B1（n=34 剖宫产后时间间隔在 3 个月内（7~90d）；B2（n=13）非妊娠期妇女，剖宫产后时间间隔 > 3 个月（4 个月至 8 年）
正常	子宫 3 层结构回声均匀，包括子宫下段（LUS）最内层的绒毛膜羊膜和蜕膜化的子宫内膜层、中间的子宫肌层和外部的脏腹膜层。2 年前有 1 次剖宫产史，此时处于孕 34 周，子宫下段矢状面扫描正常。子宫下段的所有 3 层结构均显示回声均匀	LUS 前壁轮廓光滑，伴或不伴有代表正常的组织反应或缝合材料的致密的回声线，术后第 50 天对后倾子宫进行矢状位扫描。LUS 前壁的轮廓光滑，有明显的回声线提示切口位置
变薄	正如 Michaels 等所推荐的那样 [124]，子宫肌层变薄的定义是 LUS 前壁的厚度小于 5mm。孕 31 周子宫的 LUS 矢状位扫描，3 年前有 1 次剖宫产史。下段轮廓光滑，但比正常的下段薄	
楔形缺损	在 LUS 切口部位呈现楔形暗区。矢状位扫描显示，孕 36 周的子宫下段有 1 个楔形缺损，该女性两年半前有 1 次剖宫产史	LUS 前壁切口部位呈现出楔形的暗区或形状各异的低回声区。术后第 29 天子宫矢状位扫描。清楚地显示子宫前壁楔形暗区

续表

球囊形缺损	LUS 前壁 3 层结构全部凸出。对孕 36 周子宫下段矢状面扫描显示球囊形瘢痕缺损，该女性 20 个月前有 1 次剖宫产史	
增厚	LUS 前壁任何一层结构的厚度与相邻部位相比增加。矢状面扫描显示妊娠 37 周的子宫下段的内表面和外表面都有增厚，8 年前有 1 次剖宫产史	
内凸		剖宫产瘢痕的内表面向子宫腔凸出。回声提示子宫内膜变形并凸向子宫腔。术后第 44 天子宫矢状位扫描。子宫切口处子宫内膜回声向子宫腔凸出并扭曲变形
外凸		剖宫产瘢痕的外表面向膀胱或腹腔凸出。子宫内膜回声正常。术后第 57 天对后倾子宫进行矢状位扫描。子宫切口的外表面向腹腔凸出。子宫内膜回声正常
血肿		与 LUS 前壁切口相邻的异常回声团块。术后第 44 天子宫矢状位扫描。LUS 前壁异常回声团块，超声影像类似卵巢肿瘤，但剖腹探查后证实为血肿
回缩		剖宫产瘢痕的外表面向子宫肌层凹陷。子宫内膜回声正常。这个凹陷区多普勒检查显示无血管结构。术后第 21 天子宫矢状位扫描。LUS 前壁外表面回缩深到子宫肌层。凹陷区多普勒检查表明，该区域没有血管结构

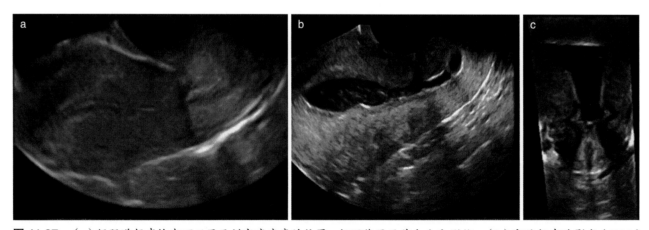

图 41.37 （a）经阴道超声检查可以显示剖宫产瘢痕的位置，但不能显示其大小和形状。（b）宫腔超声造影术（SHG）可显示瘢痕缺损直径和形状等精确数值。（c）3D 技术可以在冠状面中更好地显示缺损

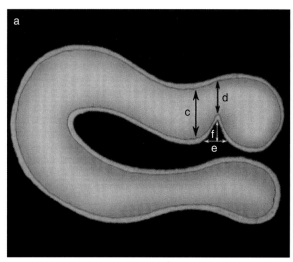
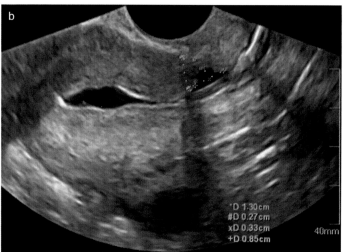

图 41.38 超声测量剖宫产瘢痕缺损的原理。（a）剖宫产瘢痕缺损的示意图：评估和记录了缺损处残留的完整子宫肌层厚度（c）、相邻区域子宫肌层厚度（d）、缺损宽度（e）和缺损深度（f）。（b）宫腔超声造影术（SHG）可通过将液体注入子宫腔来测量瘢痕缺损的准确直径。引自 Ahmadi 等[113]

室的宽度也可以用憩室两端之间的线段长度来表示（e）。憩室的深度为憩室顶端到这条线段的中点的长度（f）[113,117]。

"c/d" 的比值表示瘢痕缺损处的子宫肌层变薄程度和瘢痕缺损严重程度。小于 50% 提示瘢痕部位的子宫肌层严重缺损（图 41.39a,b）[113]。

各种形状的 CS 瘢痕缺损都已被描述和说明。SHG 检查剖宫产瘢痕可能会发现各种形状：半圆形、矩形、液滴状、楔形或三角形、类似包涵囊肿、线形、不规则形、多发缺损（图 41.40a~h）。

根据文献资料，最常见的外观似乎是半圆形（50.4%）和三角形（31.6%）[113-114]。剖宫产瘢痕缺损边界很容易描述，并且在 SHG 下看起来比普

通超声检查更大[118]。附加二维和三维超声检查可显示剖宫产瘢痕内的妊娠囊（图 41.41a,b）。

彩色多普勒检查证实，在一位有 CS 史的孕妇中，TVS 检查显示胎盘植入（图 41.42a,b）。

结合 Roberge 等[62]和 Naji 等[111]的研究结果，将其通过 TVS 检查剖宫产瘢痕缺损的超声特征、定义和特征描述按时间顺序总结在表 41.12 中。

Chen 等[112]在一个文献分析中，首次总结了应用超声方法诊断剖宫产瘢痕缺损特征的意义。他们将剖宫产瘢痕缺损进行了分类，具体包括薄型、楔形、球囊形、增厚、内/外凸、血肿和回缩。作者将瘢痕缺损定义为 LUS 前壁切口部位存在的楔形无回声暗区或形状不规则的低回声区[112]。

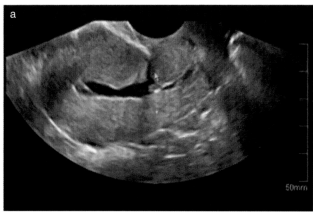
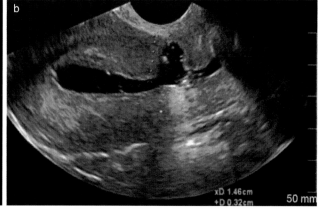

图 41.39 不同程度的剖宫产瘢痕缺损。（a）细线形缺损。（b）宫腔超声造影术 SHG 检测到剖宫产瘢痕部位严重的子宫肌层缺损，深度超过 50%，瘢痕缺损较宽。数据由 Ahmadi F 博士提供，引自 Ahmadi 等[113]

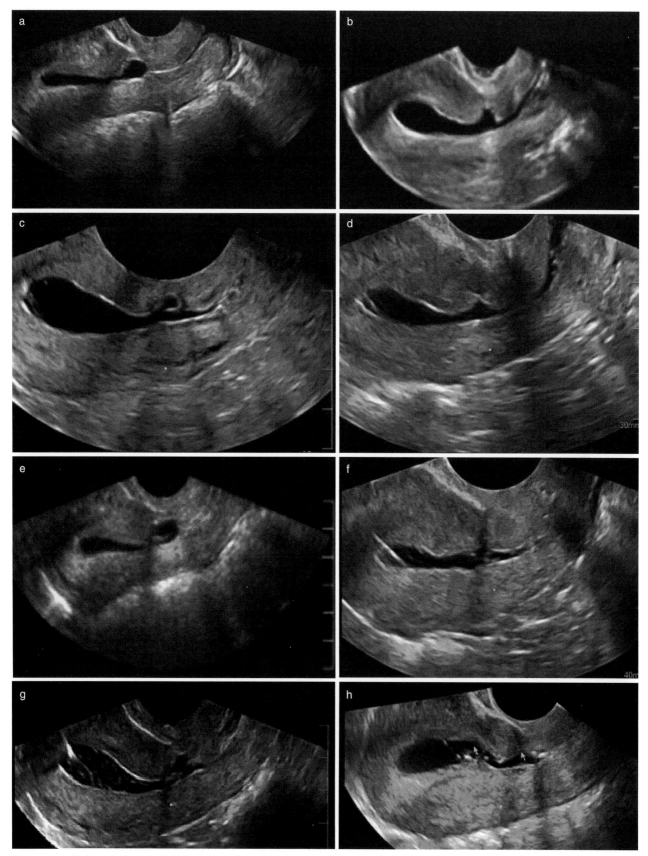

图 41.40　各种形状的剖宫产瘢痕缺损。（a）半圆形。（b）矩形。（c）液滴状。（d）楔形或三角形。（e）类似包涵囊肿。（f）线形。（g）不规则形。（h）多发缺损。数据由 Ahmadi F 博士提供，引自 Ahmadi 等[113]

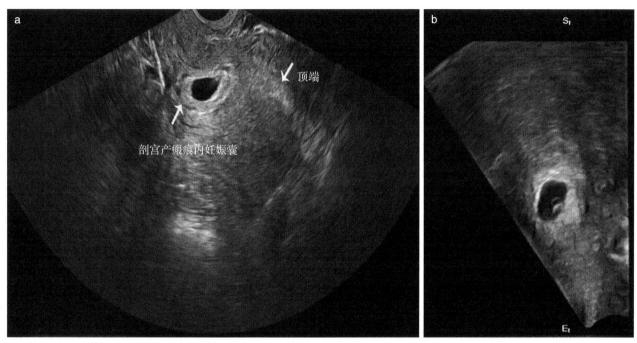

图 41.41　二维（a）和三维（b）阴道超声检查显示剖宫产瘢痕内的妊娠囊。引自 Ahmadi F 博士

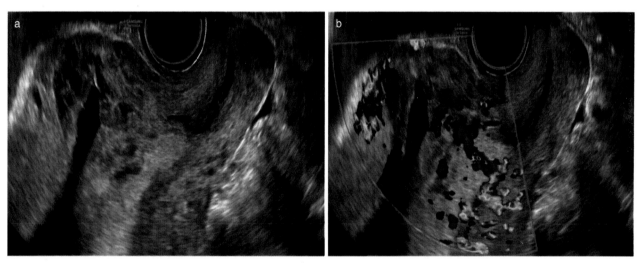

图 41.42　（a）经阴道超声检查提示 1 例有剖宫产史的孕妇存在胎盘植入。（b）彩色多普勒检查证实这一诊断。引自 Ahmadi F 博士

表 41.12　通过经阴道超声可视化检查剖宫产瘢痕缺损并总结缺损的超声特征、定义及描述

研究样本量	缺损的定义和描述	方法	剖宫产后的时间间隔	明显的瘢痕缺损占比	引用文献
4250	在前次剖宫产的部位，LUS 子宫肌层内充盈缺损	瘢痕宽度；瘢痕深度；残余子宫肌层厚度	NA	6.9%（6.3%）	[63]
324	若在剖宫产瘢痕处可检测到子宫肌层变薄则为缺损	LT	3 个月	NA	[107]
162	瘢痕处存在凹陷，不论大小	主观评估；瘢痕处残余子宫肌层厚度；缺损处及其周围的子宫肌层厚度		69.0%（42.0%）	[108]

续表

研究样本量	缺损的定义和描述	方法	剖宫产后的时间间隔	明显的瘢痕缺损占比	引用文献
92	三角形无回声区，基底部位于宫颈管后壁，顶点向对侧扩张，朝向峡部前壁。此类剖宫产瘢痕缺损定义为凹陷	瘢痕缺损的超声特征描述，并寻找凹陷与异常出血之间的关系	长期 NA	NA	[109]
NA	剖宫产憩室的定义是：子宫峡部前壁上，位于前次剖宫产瘢痕部位的类蓄水池样的袋状缺损	回顾要点	NA	NA	[109]
87	楔形：LUS 前壁切口部位存在楔形的回声暗区或形状不规则的低回声区	剖宫产瘢痕缺损分为变薄、楔形缺损、球囊、增厚、内/外凸出、血肿和回缩	3 个月、11 个月至 10 年		[112]
225	憩室：剖宫产瘢痕部位的无回声区深度至少 1mm	瘢痕深度；残余子宫肌层厚度；XIVOCAL™ 上的瘢痕体积；伴和不伴 GI	6~12 个月	24.0%（TVU）56.0%（GI）	[114]
33	预期的切口部位的三角形无回声区（憩室）	瘢痕深度；残余子宫肌层厚度；缺损处肌层厚度；用盐水增强回声		60.0%	[115]
32	超声提示瘢痕内有液体或任何可检测到的液体回声	瘢痕的存在或缺失	< 5 年	42.0%	[116]
	瘢痕缺损占总瘢痕长度 > 2/3		4d，4 个月，1 年		[119]
	凹陷深度超过 5mm		1 个月		[120]
116	憩室：切口附近的三角形无回声区；厚度：尽可能在宫颈管纵切平面的切口部位测量	瘢痕的存在或缺失	> 3 个月	59.5%	[121]
120	憩室在子宫前壁呈现三角形或椭圆形阴影，可见不同大小的回声区，并且在宫颈管中部或上部呈袋状	TVS 检查和宫腔镜检查诊断患者有憩室	NA	100%	[122]
162/NA	瘢痕缺损的大小、形状和位置——大缺损：缺损处的残余子宫肌层在超声下厚度为 2.2mm，在超声宫腔造影下厚度为 2.5mm	TVS 检查：1 次、2 次、3 次及更多次剖宫产	6~9 个月	1 次剖宫产：61%（66/108）2 次剖宫产：81%（35/43）3 次剖宫产：100%（11/11）	[118/123]

GI：凝胶灌注；LT：下段横切口；TVS：经阴道超声；VOCAL：虚拟器官计算机辅助分析；LUS：子宫下段；NA：未评估

考虑到异常出血与凹陷之间的高度相关性，在没有其他病理实体的情况下，Fabres 等[109]认为这种解剖学缺损是可能的原因。

Wang 等[63]测量了 LUS 部位 CS 处子宫肌层内的低回声区（充盈缺损）。进一步将剖宫产瘢痕缺损的超声特征定义总结如下：超声提示瘢痕内有液体或任何可检测到的液体回声[116]；切口附近的三角形无回声区（憩室）[115]；瘢痕缺损占总瘢痕长度的比例 > 2/3[119]；凹陷深度超过 5mm[120]；憩室：切口部位的三角形无回声区；厚度：尽可能在宫颈管纵切平面的切口部位测量[121]；瘢痕处存在凹陷，不论多小[108]；憩室表现为子宫前壁三角形或椭圆

表 41.13 剖宫产瘢痕缺损的发病率（研究数量、中位数、95%CI），包括非妊娠妇女中的大的瘢痕缺损

结局		研究数量	中位数	95%CI
瘢痕缺损	总计	21	56.0%	33%~65%
	宫腔造影	14	58.0%	33%~75%
	经阴道超声	7	37.0%	20%~65%
	子宫超声显像术	3	59.0%	58%~85%
大的瘢痕缺损	宫腔造影	7	16.0%	10%~20%
	经阴道超声	5	17.0%	10%~20%
	子宫超声显像术	1	37.0%	NA

引自 Roberge 等 [62]

形的阴影，回声区大小不一，并且在宫颈管中部或上部呈口袋状 [122]；憩室：剖宫产瘢痕部位的无回声区，深度至少为 1mm [114]；如果在 CS 部位可检测到子宫肌层变薄则确定为瘢痕缺损 [107]；瘢痕缺损的大小、形状和位置以及大的瘢痕缺损：缺损处的残余子宫肌层在超声下厚度为 2.2mm，在 SHG 下厚度为 2.5mm [118,123]。

不同作者的综述文章中，Florio 等 [109] 将剖宫产导致的子宫峡部膨出定义为子宫峡部前壁位于前次剖宫产瘢痕部位的囊袋状缺损。

最后，Roberge 等 [62] 在他们的系统性综述中，根据文献分析和 268 例剖宫产瘢痕妊娠缺损结果（表 41.13）提出了 4 项主要研究结果：

①所有子宫瘢痕缺损均可通过可视化方法检测（宫腔造影 58%，TVS37%，SHG59%，发病率的中位数分别为 33%~75%、20%~65% 和 58%~85%）。②与 TVS 相比，SHG 可以检测到瘢痕缺损的比例更高。③大的瘢痕缺损似乎与再次妊娠时子宫破裂的风险有关。④前次剖宫产次数与瘢痕的风险有关。

基于这些结果，Roberge 等 [62] 建议在剖宫产术后对伤口愈合和瘢痕缺损进行评估，以帮助女性在未来怀孕时选择合适的分娩方式。

总之，目前，由于超声检查能够精确测量子宫肌层厚度和剖宫产瘢痕缺损的大小，因此，超声检查几乎可作为常规检查手段应用于剖宫产瘢痕的随访。TVS 可以识别剖宫产瘢痕缺损部位。需要训练有素的超声检查专家，通过超声检查仔细检查非妊娠子宫中剖宫产瘢痕缺损，预测未来怀孕期间瘢痕变化及潜在的孕期并发症。三维技术可以补充额外信息并使得瘢痕缺损部位的成像更加精确。然而，TVS 可能在检测瘢痕缺损的数量、大小或残余子宫肌层厚度方面具有局限性。当联合 3D 技术进行 SHG 时，医生可以获得更加详细的瘢痕信息，包括缺损的宽度、深度和长度，并且可以测量子宫肌层厚度。

参考文献

请登录 www.wpcxa.com "下载中心" 查询或下载。

第九部分
子宫腺肌病

第42章　宫腔镜与子宫腺肌病：最新观点

Jerome Bouaziz, David Soriano

42.1 引　言

　　子宫腺肌病是一种严重困扰着育龄期妇女的常见妇科良性疾病[1]。约1%的妇女会受到该病的影响，且通常是在40~50岁确诊。子宫腺肌病的临床表现具有非特异性，常表现为痛经、月经量增多、慢性盆腔痛、性交痛以及不孕等，无症状者可占1/3[2]。根据Bird在1972年提出的定义，子宫腺肌病的特点是子宫内膜腺体和间质异位于子宫肌层，其周围平滑肌纤维肥厚、增生，从而使子宫弥漫性增大[3]。子宫内膜侵入肌层的深度不一，可以从内膜层至浆膜层，侵及子宫肌层全层。侵及深度距子宫内膜 – 肌层结合带 > 2.5mm 是一个能够被普遍接受的确诊标准。子宫腺肌病主要分为局限型与弥漫型两种类型。约1/3的子宫腺肌病患者为局限型，其特点为有边界的局灶性病变；而大多数患者为弥漫型，其特点是子宫内膜 – 肌层结合带边界不清[4]。在手术切除的子宫标本中，子宫腺肌病患病率从5%到70%不等，这主要取决于病理检查的严谨程度[2]。

　　由于研究对象以及评估方法的不同，目前报道的子宫腺肌病患病率差异很大。许多研究都依赖于子宫切除术后的病理检查结果，但接受子宫切除术的患者大都有明确的适应证。可想而知，所报道的子宫腺肌病的患病率较实际偏高[5-7]。子宫腺肌病

最常见于40~50岁的妇女，这不仅是因为子宫切除术在这一年龄段更为常见，也可能是长期暴露于性激素的原因。所报道的与之相关的最常见的症状为异常子宫出血及痛经，约65%的患者出现上述症状[8]。子宫腺肌病患者常合并有深部子宫内膜异位症。子宫腺肌病及子宫内膜异位症对不孕症的影响目前仍有争议，并且人们对其中的作用机制也知之甚少。子宫腺肌病合并深部子宫内膜异位症的妇女往往在生育方面的预后极差[7,9-10]。一项近期的荟萃分析显示，对于直肠阴道及结直肠子宫内膜异位症术后有生育要求的妇女，其妊娠的概率降低了68%[9]。

　　最初，子宫腺肌病的治疗方式只有子宫切除术，而诊断也只能依靠组织病理学检查。近来，超声检查以及MRI方面的研究进展使得子宫腺肌病的诊断率有所提高[11]。尽管如此，仍然没有一个关于子宫腺肌病的统一的影像学定义，并且非手术治疗的效果也没有一个可以对照的金标准。

　　子宫腺肌病在切除子宫前往往无法得到确诊。其早期诊断多依赖于全面的病史、专科查体以及超声检查或MRI等影像学检查。

　　宫腔镜既可以诊断子宫腺肌病又可以进行相关的治疗。虽然诊室宫腔镜因其视野仅局限于子宫内膜表面而无法诊断或者排除子宫腺肌病，但是在怀疑子宫腺肌病的病例中可以作为初步的检查手段，可以有助于医生在宫腔镜检查中发现子宫的异常[12]。此外，宫腔镜可以在直视下取活检，从而获得更精确的信息。当怀疑子宫腺肌病时，在某些特定适应证下，宫腔镜可作为保留子宫和（或）生育能力的综合治疗手段之一。

J. Bouaziz, M.D. (✉) • D. Soriano, M.D.
Department of Obstetrics and Gynecology, Chaim Sheba Medical Center, Tel-Hashomer 52621, Israel
Sackler Faculty of Medicine, Tel-Aviv University, Tel-Hashomer 52621, Israel
e-mail: dr.jeromebouaziz@gmail.com

© Springer International Publishing AG 2018
A. Tinelli et al. (eds.), *Hysteroscopy*, https://doi.org/10.1007/978-3-319-57559-9_42

本章节的目的在于阐述宫腔镜对诊断子宫腺肌病的重要性以及寻求新的治疗策略。

42.2 宫腔镜与子宫腺肌病的诊断

宫腔镜的诊室设置在其他章节讲述，在此就不再赘述，我们的重点将放在诊断方面。宫腔镜可以评估宫腔和子宫内膜的情况。微型宫腔镜普遍应用于探查宫腔。可以确定的是，宫腔镜无法作为诊断子宫腺肌病的金标准，因为子宫腺肌病深达子宫肌层，而在子宫内膜表面无明显表现。由于诊室设备尤其是成像质量及视野范围的改善，宫腔镜在某些病例中可以很容易地用作一线诊断手段。宫腔镜在异常子宫出血和（或）不孕症的一线探索中的作用已经被普遍接受[13]。除了宫腔镜检查的常见适应证外，子宫腺肌病疑似病例也应该进行宫腔镜检查。疑似子宫腺肌病的判断包括临床症状以及经阴道超声检查（图 42.1）或MRI（图 42.2）表现。

经阴道超声探头分辨率的提高使得对于子宫结构的细致、全面评估，包括对以往不可见的某些特点的探索成为可能。近期的研究以影像学检查如经阴道超声检查[14-15]及MRI[16]为基础，报道了子宫腺肌病的患病率。根据经阴道超声检查及MRI便能可靠地检查出子宫腺肌病，而无需进行活体标本的组织学检查[16]。经阴道超声检查优于MRI之处在于其应用广泛且费用较低。

近期的研究提倡在子宫内膜异位症手术之前将经阴道超声检查作为术前评估的一线影像学手段，

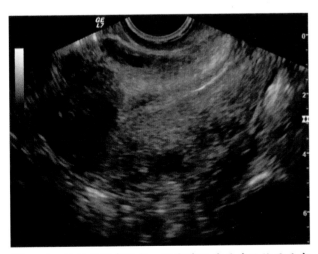

图 42.1 经阴道超声检查：子宫腺肌病的病灶位于子宫底部。引自意大利 Andrea Tinelli

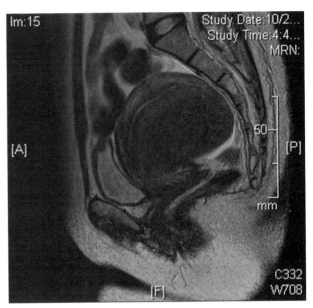

图 42.2 MRI：子宫腺肌病的病灶主要位于子宫后壁。引自意大利 Andrea Tinelli

以确定疾病的范围及严重程度，并且为外科手术获取信息[17-19]。经阴道超声检查被认为是诊断子宫腺肌病的一种准确的工具，并且可以作为子宫腺肌病的非侵入性诊断的常规手段[18,22-25]。子宫腺肌病经阴道二维超声检查的最常见表现是子宫肌层回声不均匀、肌层异常回声、肌层内囊肿、球形和（或）不对称子宫、子宫内膜与肌层之间边界不清、线性条索状回声以及局灶性腺肌瘤[20]。三维超声检查可以清晰地显示子宫内膜与肌层交界处，并可以诊断早期的子宫腺肌病。

虽然已经描述了子宫腺肌病在接受子宫内膜异位症手术的妇女中的患病率，但是在无症状的妇女中有关子宫内膜异位症合并子宫腺肌病的数据就很少了。

42.3 宫腔镜下表现提示子宫腺肌病

虽然宫腔镜检查还缺少能确诊子宫腺肌病的表现，但是许多文献[12-13,23-25]都描述了子宫腺肌病在宫腔镜下的改变。妇科医生应该知道这些改变并能够在日常临床实践中辨别出来。

– 子宫内膜表面的小开口。这一表现提示了内膜 – 子宫肌层表面的破损，这在子宫输卵管造影中同样可以观察到[26]，表现为囊状黏膜缺损或多个从子宫内膜表面侵入的毛刺（图 42.3）。

– 子宫内膜血管过度形成。为了能够观察到这

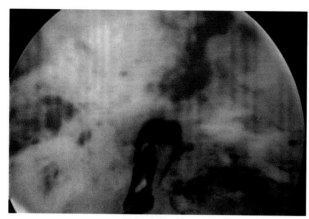

图 42.3 子宫腺肌病在宫腔镜下的表现：子宫内膜表面的小开口以及子宫内膜血管过度形成

一现象，操作者应该减小膨宫压力以避免宫腔的充分扩张。在超过半数的子宫腺肌病患者中都可以观察到子宫内膜不规则的血管分布，表现为密集的和（或）网状的血管。这一现象很可能和子宫腺肌病患者月经过多有关，并可能影响胚胎着床（图42.3）。

Ota 等对育龄期妇女的子宫内膜进行了形态学分析，他们发现与增殖期相比，分泌期子宫内膜的总表面积和毛细血管总数明显增加。而子宫腺肌病患者无论是增殖期还是分泌期，这两个参数均显著增加。这些发现强烈支持子宫腺肌病患者子宫内膜功能异常的可能性[27]。

– 囊性出血性病变。当用电切环电切子宫内膜或肌层时，如有积血排入宫腔则应怀疑存在该病变，这表明子宫肌层结构缺损（图42.3）。

有一项研究分析了组织病理学确诊子宫腺肌病的患者在子宫切除术前行宫腔镜检查所见到的改变，并以此对宫腔镜检查诊断子宫腺肌病的准确性进行了评估[28]。结果表明，宫腔镜检查诊断子宫腺肌病的灵敏度（40.74%）和特异度（44.62%）均较低[28]。

42.4 宫腔镜下子宫内膜肌层活检

与盆腔 MRI 及经阴道超声检查相比，宫腔镜作为诊断性工具的一个优点在于它可以在直视下获取组织学标本。子宫内膜及其下方的子宫肌层组织活检可以通过穿刺活检技术或者电切环来完成。Darwish 等[29]证实了后者更优于前者。即使在诊室内也可以进行直接活检。

为了判断宫腔镜下子宫内膜肌层活检诊断子宫腺肌病的准确性，Dakhly 等[28]对292例术前通过宫腔镜下子宫内膜肌层活检确诊子宫腺肌病患者的子宫切除术后病理检查与术前诊断进行了比较，发现其特异度（78.46%）较灵敏度（54.32%）更高。经阴道超声检查联合子宫内膜肌层活检术将使诊断的特异性（89.23%）提高。

在诊室行宫腔镜引导下的子宫内膜肌层活检术已被普遍接受。但是，子宫腺肌病患者似乎比因其他原因行宫腔镜检查的患者承受的疼痛更严重。Di Spiezio Sardo[30]进行了一项纳入198例接受诊室宫腔镜下活检术的不孕妇女的研究，该研究评估了子宫内膜组织中是否存在神经纤维，以及其对引起活检术中疼痛的原理的潜在影响。他们对分别从不同疼痛程度的患者中收集的内膜标本中神经纤维标记物进行了免疫定位，发现其在疼痛更明显患者[视觉模拟评分法（VAS）评分 > 5]的子宫内膜标本中的水平显著高于（$P < 0.01$）疼痛较轻（VAS ≤ 5）的患者，且其水平与 VAS 呈显著的正相关（$P < 0.000\ 1$）。此外，在手术过程中经历更多疼痛的患者（VAS > 5）中，子宫内膜异位症或子宫腺肌病的发生率更高，并且该结果有统计学意义（$P=0.018$）。他们总结出，神经纤维存在于子宫内膜的功能层，并且导致在宫腔镜下活组织检查中产生疼痛。而且，在子宫腺肌病患者中这一现象更明显。从该研究的数据中可以看出，神经纤维存在于子宫内膜的功能层，并且导致接受检查者特别是患有子宫腺肌病和子宫内膜异位症的妇女在宫腔镜活组织检查中觉得疼痛。

42.5 罕见型子宫腺肌病的诊断

子宫腺肌病是一种异质性疾病，其鉴别诊断具有一定的挑战。并且，罕见型子宫腺肌病无法通过宫腔镜检查诊断出来。作为妇科医生，即使宫腔没有异常发现并且组织学检查为阴性，也应该想到是否可能是以下几种类型的子宫腺肌病：

– 局灶性子宫腺肌病囊肿（图42.2）。Cullen 在其1908年出版的关于子宫腺肌瘤的教科书中描述了首例囊性子宫腺肌病。腺肌病囊肿的特征为内层是子宫内膜组织，周围包绕着子宫肌层组织，并且在大多数情况下其内含有出血性物质。这种囊性病灶如果深入到子宫肌层，因其不突向宫腔且对子宫腔没有影响，通常无法通过宫腔镜检查看到。但有时可见到局灶的隆起及其表面异常的血管走行。这种病灶通常很难与子宫肌瘤鉴别，甚至在子宫切除术中所见也类似（图42.4）。

– 巨大的囊性腺瘤。MRI 及超声检查几乎难以区分此类病灶与子宫肌瘤。

– 宫颈管内非典型息肉样腺肌瘤[31]。非典型息肉样腺肌瘤是一种罕见的、在绝经前发现的子宫肿瘤。在宫腔镜下表现为存在于子宫颈的以血管过度形成为特征的息肉。他们可以与子宫内膜腺癌同时存在，也可先于子宫内膜腺癌形成。因此，如果选择保守治疗，即宫腔镜下切除病灶，那么就需要长期的术后随访。

– 由子宫腺肌病病灶发展形成的子宫内膜样腺癌。这是一种罕见的子宫内膜样腺癌类型。该病的诊断是非常具有挑战性的，并且因为正常位置上的子宫内膜没有肿瘤，所以宫腔镜检查难以发现[32]。一些研究[33]报道了腺肌病病例中相关的基因异常、表观遗传学改变、单克隆扩增、突变分析和特异性肿瘤抑制基因的失活。因此，子宫腺肌病似乎是一些癌症的潜在前兆，但对于启动恶变的分子机制仍知之甚少。能够意识到这一病变并进行仔细的超声检查对减少延迟诊断非常重要。

– 膀胱子宫内膜异位症。这从组织学角度来看实际上是一个长在膀胱的子宫腺肌病结节[34]，类似于直肠阴道子宫腺肌病。这种情况无法通过宫腔镜检查发现，而是要进行膀胱镜检查[35]。

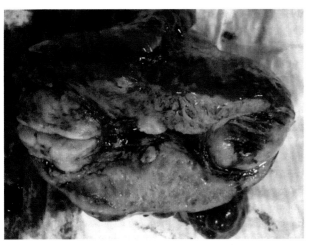

图 42.4　存在腺肌病囊肿的子宫切除术后标本。引自意大利 Andrea Tinelli

42.6 子宫腺肌病的宫腔镜检查与治疗

在过去，子宫腺肌病唯一的治疗方式是子宫切除术，并且通过对子宫切除标本的组织学检查来诊断。而现在，我们的目标是进行个体化治疗，取决于患者病变的类型、范围以及有无生育要求。可以通过药物、手术或者是二者相结合的方式进行治疗。激素治疗可以减少子宫内膜细胞的增殖，并且通常作为首选治疗。然而，尚缺乏评估药物治疗对疾病演变的长期影响以及对妊娠结局影响的研究。左炔诺孕酮宫内缓释系统（LNG–IUS）被广泛应用于没有生育要求的女性。LNG–IUS 耐受性良好，并且可以有效减少出血和相关的疼痛。自从影像学技术和宫腔镜检查能够对子宫腺肌病进行初步诊断以来，保守治疗就应用于有症状的要求保留子宫的妇女。事实上，近期出现的新的介入技术为子宫腺肌病提供了无创或者微创治疗的机会，包括：促性腺激素释放激素（GnRH）激动剂、含激素的宫内节育器、子宫动脉栓塞、MRI 引导的超声聚焦手术以及宫腔镜。基于临床表现的子宫腺肌病术前诊断的特异性较差，从 2% 到 26% 不等[36]。子宫腺肌病的临床三联症包括异常子宫出血（近 50%），继发性痛经（近 30%），以及子宫增大、压痛。

42.7 异常子宫出血的宫腔镜治疗（对于绝经前无生育要求的妇女）

对于异常子宫出血的病例，当排除肿瘤后，如要求保留子宫，宫腔镜下子宫内膜切除术是一种可考虑的替代治疗方法。其优点在于住院周期短，仅在日间病房就可以完成，没有手术切口，可迅速恢复日常活动，且成本 – 效益比较佳。但术前基于临床表现诊断子宫腺肌病的特异度差，从 2% 到 26% 不等[14]。

在本章节中我们不再讨论关于子宫内膜切除术的技术方面及手术方式的问题，因为这些问题不是子宫腺肌病所特有的。尽管如此，子宫内膜切除术所带来的后果仍需要讨论。事实上，宫腔镜下子宫内膜切除术的主要缺点是症状控制失败率高，这就需要行子宫切除术。而子宫腺肌病在这种失败案例中较常见。

Busca 等[37]进行了一项研究，该研究将经子宫内膜切除术获得的标本按照术后症状持续存在需要行子宫切除术和术后症状缓解无需行子宫切除术分为两组，比较其组织学检查结果。在子宫腺肌病患者中，切面含有内膜组织的碎片数量显著增加：对上述两组进行比较，其结果为 2.11 *vs* 0.94（*P*=0.005）。但是，最大连续尺寸（2.3cm : 2.79cm）、三面均有子宫内膜组织的标本数（4.5 : 2.78）以及含有子宫内膜岛的标本数（4.5 : 4.11）在子宫腺肌病患者及非子宫腺肌病患者间并没有显著差异。在那些行子宫切除术的病例中，约 72.2% 为子宫腺肌病，其中 27.8% 侵及深肌层。内镜黏膜切除术（EMR）后标本的子宫内膜在肌壁分布模式与术后症状改善失败及需要最终手术有关。这可能是因为子宫内膜 – 肌层结合带显著的不规则造成残留部分内膜未被切除，从而影响手术效果。子宫腺肌病在内膜切除术失败的病例中很常见。然而，上述关于 EMR 的研究与子宫腺肌病之间的一个重大的联系未被观察到。Maia 等[38]进行的一项对于接受子宫内膜切除术的子宫腺肌病患者的随机对照研究表明，术后 1 年闭经率在术后放置 LNG–IUS 的患者中显著升高。他们还发现与从术后放置 LNG–IUS 获益的妇女相比，19% 未获益的女性需要进行二次治疗以控制出血。

42.8 生育能力与子宫腺肌病

目前文献中仍缺乏关于子宫腺肌病与生育能力等临床问题的相关性的统一意见。这可能是因为大多数研究设计都是回顾性的。此外，他们纳入的受试者主要为接受子宫切除术的女性[39]。而且，这些研究使用的诊断子宫腺肌病的标准各式各样，其中大多数都没有对疾病的严重程度进行量化。值得注意的是，这些回顾性研究[40-46]均显示子宫腺肌病与临床妊娠率没有相关性。一项回顾性研究发现，子宫腺肌病患者及非子宫腺肌病患者的临床妊娠率没有显著差异（RR 0.84，95%CI 0.67~1.06，*P*=0.220）[47]。相比之下，前瞻性研究显示，与没有子宫腺肌病的患者相比，子宫腺肌病患者的临床妊娠率显著降低（24/98，24.5%）（RR 0.55，95%CI 0.32~0.96）[48]。

不同的诊断手段也会影响研究结果。超声诊断显示子宫腺肌病与临床妊娠率之间没有显著相关性。在一项纳入 244 例超声诊断为子宫腺肌病的患者的研究中，109 例（44.7%）最终临床妊娠，这与 1095 例（48.3%）非子宫腺肌病妇女的临床妊娠率相似（RR 0.84，95%CI 0.68~1.04）。相反，对经 MRI 诊断的子宫腺肌病患者的研究发现子宫腺肌病可显著降低临床妊娠率（RR 0.40，95%CI 0.25~0.64）[48]。这表明，使用不同的影像学技术可能导致不一致和（或）相反的结果。因此，子宫腺肌病对生育能力的潜在影响仍然备受争论。而且，合并症的存在如平滑肌瘤（35%~55%）、子宫内膜异位症（6%~20%）、子宫内膜息肉（2%~3%）、子宫内膜增生伴或不伴有非典型增生或肿瘤（> 10%）、卵巢反应低下（未知百分比）可能对诊断、症状以及结局有着重大的临床影响[41,43,48-49]。

最后，因为体外受精及单精子卵细胞质内注射（IVF/ICSI）的实施，患有子宫腺肌病的不孕妇女的生殖结局差异巨大。在 IVF/ICSI 周期中使用长方案促性腺激素释放激素（GnRH）激动剂治疗的不孕症妇女中，子宫腺肌病患者和非子宫腺肌病患者的临床妊娠率相似 [经过对 2 项研究的数据汇总，每例患者临床妊娠的 RR 为 1.05（95%CI 0.75~1.48）][50]。与之相反的是，当在 IVF/ICSI 周期中使用短方案时，合并子宫腺肌病的不孕症妇女的临床妊娠率显著下降（RR 0.58）。Vercellini 等在近期发表的文章中指出子宫腺肌病与辅助生殖技术（包括 IVF/ICSI）之间可能存在相关性。为此，我们进行了系统回顾和荟萃分析。对 Vercellini 等的研究结果[48]以及 Benagiano 等关于生殖结局的文章进行总结发现，与未患子宫腺肌病的妇女相比，患有子宫腺肌病的妇女每次胚胎移植后的着床率、临床妊娠率、活产率或持续妊娠率较低，而自然流产率较高。

此外，很难确定子宫腺肌病对生育能力的具体影响，因为 70% 经组织学证实为子宫内膜异位症的患者同时合并有子宫腺肌病。

疑诊为子宫腺肌病（未经组织学确诊）的妇女流产风险增加了 1 倍（RR 2.12，95%CI 1.20~3.75），这提示存在腺肌病的子宫环境有流产升高的风险，且与卵母细胞和胚胎质量无关。子宫腺肌病患者的整体活产率显著受损（RR 0.70，95%CI 0.56~0.87）。

整体而言，子宫腺肌病患者的临床妊娠率显著下降而流产率显著升高。这导致了最终活产率的显著下降，并且说明子宫腺肌病与生育能力之间存在着强相关性。

从降低临床妊娠率和增加流产率方面而言，子宫腺肌病似乎会对生育能力产生不利影响。然而，很多潜在的混杂因素未得到充分评估。应该评估不孕症妇女是否患有子宫腺肌病，同时进一步讨论和治疗方案应该结合其他几个可能会影响妊娠成功率的变量。因此，治疗方案应该遵循不孕症评估指南。考虑到上述所有原因，我们建议宫腔镜诊断应该作为不孕症患者初步评估的一部分，并且在特定的病例中应该进行直视下活检。

42.9 子宫腺肌病囊肿的宫腔镜治疗

在一项名为"生活方法研究"的研究中，Benagiano 等发现，相比于老年妇女，子宫腺肌病囊肿（也称为子宫腺肌瘤）在年轻女性及青少年中更常见[51]。在青少年中鉴别诊断包括与单角子宫腔不相通的残角子宫积血。其症状具有非特异性，首先表现为严重的痛经、慢性盆腔痛以及功能失调性子宫出血。对于进行性的、严重的以及药物治疗无效的痛经病例，应该怀疑这一罕见类型的子宫腺肌病[52]。诊断延迟是其主要问题。虽然不是很常见，但随着非侵入性影像技术如 MRI 和三维经阴道超声检查的引入，越来越多的病例已被文献报道[53-57]。MRI 对于诊断非常有利，并且可以显示出子宫肌层内边界清晰的囊肿，这种囊肿在 T1 加权像上表现为高信号，而周围的子宫肌层在 T2 加权时表现出明显的低信号（这是与子宫肌瘤鉴别诊断的一部分）[58]。也有一些腺肌瘤直接突向宫腔。

Acien 等表示残角子宫、囊性子宫腺肌病和部分子宫样肿块均为病理性的且都含有功能性子宫内膜。这些病变不突向宫腔，因此无法通过宫腔镜检查发现。缩短诊断延迟的第一步是临床上意识到这种病变的可能性。据报道，通常在口服避孕药及镇痛药无效后才诊断此病[59]。近期的一项研究[60]报道了对于子宫腺肌病患者使用 LNG-IUS 减轻痛经的病例，但没有对于子宫腺肌瘤影响的研究课题。囊性子宫腺肌病是否为生育能力及妊娠结局受损的根本原因仍然是一个值得争论的问题。随着越来越多妇女推迟妊娠，寻求生殖治疗的子宫腺肌病及腺肌瘤患者数量也逐渐增加[61]。因此，对于这些患者，进行子宫探查不应仅对子宫腔进行评估，也应对子宫内膜以外的部分进行探查。间接成像技术（三维超声和 MRI）结合微型宫腔镜检查，可以对子宫进行全面检查。对于药物治疗效果不佳的子宫腺肌瘤患者，手术切除是最好的选择。值得一提的是，关于这些病变最合适的治疗方案以及不孕症患者治疗的必要性尚未达成共识。但对于有生育要求的女性而言，选择最大限度地保留生育能力以及创伤最小的治疗方案非常重要。

子宫腺肌病的治疗可以行腹腔镜手术或开腹手术，在某些病例中也可采用宫腔镜。手术方式的选择取决于囊肿的大小、位置和外科医生的技术。与其他手术方式相比，宫腔镜下切除术的优点在于避免了切开腹部及子宫浆膜层（可以导致腹腔内粘连、子宫壁变薄弱及子宫破裂风险增加）[62]。然而对于年轻女性，选择宫腔镜切除必须是囊肿位于黏膜下或者壁间内突时。宫腔镜手术治疗可以通过机械剪刀或者双极电切完成。螺旋取样穿刺针可以直接对组织进行活检，在超声引导下，可以进入肌壁内囊性病变处，而无需在宫腔内见到可疑病变。实际上，微型宫腔镜通常用于探查子宫腔。通过一个滑动系统，Trophy 宫腔镜（Karl Storz，Germany）可以从 2.9mm 检查镜直接转换为 4.4mm 手术镜而无需拔出宫腔镜。5-Fr 器械（剪刀、双极电针和双极电凝）通过工作通道用于分离和止血。

宫腔镜操作中，通过工作通道使用 5-Fr 剪刀，能够对囊肿周围肌层组织清晰解剖。这种可以破坏内层囊壁的切除技术，主要用于囊肿局限在近宫腔的病例。值得注意的是，切除或剥除突向宫腔的腺肌病囊肿可造成子宫肌层肉眼可见的缺损。当壁内存在囊性结构时，超声可以对其进行定位。螺旋取样穿刺针能够穿透囊肿并留下一个可见通道，这使得宫腔镜可以通过该通道进入囊肿并且使用双级进行切除。对于肌壁内的不与子宫腔相通的腺肌病囊肿，是否可以使用切除手术进行充分治疗还是应该扩大囊肿开口，使其与子宫腔相通，仍是一个有争议的问题。虽然对于这一问题的研究很少，但是从未来妊娠的预后方面来看，经宫腔镜对囊肿进行切除似乎更可靠。

结　论

　　子宫腺肌病仍未被充分诊断。但随着微型宫腔镜质量的改善以及诊室内设备可行性的增加，宫腔镜检查将成为提高诊断和早期发现的一个很好的一线手段。医生应该熟悉子宫腺肌病宫腔在宫腔镜下的改变并且对异常子宫出血、不孕以及盆腔痛的病例进行适当的评估。另外，随着新设备（包括螺旋取样穿刺针）的出现，宫腔镜下子宫内膜肌层活检术成为可能，宫腔镜下活检能够为疾病确诊提供质量良好的组织学标本。活检同样可以在超声引导下进行。

　　过去，子宫腺肌病的唯一治疗方法就是子宫切除术，并且术前往往并没有确诊，诊断依靠术后组织学分析。宫腔镜治疗子宫腺肌病囊肿的侵入性小于腹腔镜和开腹手术。宫腔镜下切除子宫腺肌病囊肿的适应证取决于患者的年龄、囊肿的位置和大小、症状以及是否保留子宫。目前，在子宫腺肌病对生育能力以及着床失败的影响方面仍然存在争议，合并不孕症的子宫腺肌病的治疗仍是一个难题。

参考文献

　　请登录 www.wpcxa.com "下载中心" 查询或下载。

第 43 章 囊性子宫腺肌病

Rahul Manchanda, Prabha Manchanda, Jahnavi Meena

43.1 引 言

子宫腺肌病的定义为子宫内膜腺体及间质异位、生长于子宫肌层。异位的子宫内膜与宫腔中正常的子宫内膜一样随着月经周期增殖、分泌。通常发现于 35~50 岁的女性，但也可存在于更年轻的妇女中[1]。子宫腺肌病患者通常表现为痛经和月经过多。也可能有性交不适、慢性盆腔痛以及膀胱刺激症状。其病灶可呈局限性或弥漫性。通常以子宫肌层内弥漫性生长更常见。随着子宫内膜组织侵入肌层，子宫增大、变硬。在细胞水平，随着疾病的扩散，子宫肌层细胞受损，最终失去伸缩功能。

局限性病灶可以是腺肌瘤或者腺肌病囊肿。腺肌瘤是局限性的良性子宫内膜腺体结节，其周围包绕着子宫内膜间质。腺肌病病灶呈局限性生长形成团块，并难以与子宫肌瘤区分，虽然在子宫腺肌病中子宫变形的程度通常更不明显。主要症状包括下腹部疼痛、痛经和异常子宫出血（AUB）。这是一种较少见的子宫腺肌病，但是其早期诊断及治疗对有慢性盆腔痛症状的患者很重要。诊断范围应该扩大，从肠道症状到常见妇科情况如盆腔炎性疾病（PID）都应包括在内。局限性腺肌病囊肿是一种罕见的实体病灶，可以完全位于肌壁间、黏膜下或浆膜下，其特点是异位的子宫内膜周期性出血形成出血性囊肿[2]。

子宫腔内的囊性结构不是很常见[3]。子宫肌层囊肿的命名包括子宫腺肌病囊肿、青少年型囊性子宫腺肌病、青少年型腺肌病囊肿、囊性子宫腺肌病、子宫附腔畸形（ACUM）、副宫腔和子宫肌层内或先天性子宫囊肿。子宫囊肿分为先天性和后天性两类。后天性囊肿包括子宫肌瘤囊性变、囊性子宫腺肌病和浆膜囊肿。先天性囊肿由米勒管（中肾旁管）发育异常形成，如无交通的残角和单角子宫，或者也可以用中肾管（或 Wolffian 管）和米勒管囊肿表示[4]。

腺肌病囊肿是一种不常见的表现，许多妇科医生都不知道。虽然有一些相关的文献，但仍需进行详细的研究以破解这个谜团。在很多方面如组织学行为上、关于来源的假设理论以及疾病的治疗原则上，它基本上是指存在于子宫体及肌层内的"子宫内膜异位囊肿"。腺肌病囊肿是局限性的子宫腺肌病，其特征是子宫内膜异常存在于子宫肌层。以前称为子宫内膜异位症，然而子宫腺肌病与子宫内膜异位症不同，二者代表两种独立的病变，但在许多情况下合并存在。

根据患者的发病年龄，子宫腺肌病囊肿分为两类：成人型和青少年型。成人型子宫腺肌病囊肿主要病因为子宫内膜－子宫肌层交界处损伤，例如手术时子宫的创伤即刮宫或剖宫产切口[5]。青少年型多考虑为先天性疾病，由关键区域的米勒管组织复制并持续存在形成，靠近圆韧带根部，可能与韧带功能障碍有关[1]。

R. Manchanda, M.B.B.S., M.D., F.I.C.O.G. (✉)
J. Meena, M.B.B.S., M.S.
Gynaecology Endoscopy Unit, Manchanda's Endoscopic Centre,
PSRI Hospital, New Delhi, India
e-mail: drrahulmanchanda@rediffmail.com
P. Manchanda, F.R.C.S., F.R.C.S.(E.)
Manchanda's Endoscopic Centre, New Delhi, India

© Springer International Publishing AG 2018
A. Tinelli et al. (eds.), *Hysteroscopy*, https://doi.org/10.1007/978-3-319-57559-9_43

43.2 历　史

该疾病最初命名为"子宫腺肌瘤"，并由德国病理学家 Carl von Rokitansky 于 1860 年首次对其进行描述。他发现了子宫肌层中的子宫内膜腺体，并且将此发现称为"子宫腺瘤样囊肉瘤"。Thomas Stephen Cullen 于 1908 年首次对子宫腺肌病进行了系统的描述[6]。Cullen 明确指出上皮组织的侵袭是由"子宫黏膜"构成的，并明确了黏膜侵犯下层组织的机制。他还描述了第 1 例局灶性腺肌病囊肿。2013 年，Cucinella 等发表了一篇文章[7]，指出截至当时已有 30 例类似特征的子宫腺肌病囊肿的病例报道。1925 年，Frankl[8] 对子宫肌层的黏膜侵犯进行了命名，并清楚地描述其解剖结果；他称之为"腺肌病子宫"。目前的子宫腺肌病定义最终是在 1972 年由 Bird[9] 提出的，他指出："子宫腺肌病可以定义为子宫内膜向肌层的良性侵袭，并由此产生一个弥漫性增大的子宫，在显微镜下呈现出异位

的、非肿瘤性的子宫内膜腺体及间质，其周围包绕着过度肥厚、增生的子宫肌层。"

43.3 发病机制

关于子宫腺肌病或子宫腺肌病囊肿（类似于子宫内膜异位症）的发病理论是多种多样的（图 43.1）。

43.3.1 组织重塑理论

传统上，子宫腺肌病通常描述为基底层子宫内膜异常向内生长，侵入子宫肌层[9]。根据提出的理论，在再生、愈合及再上皮化的过程中，子宫内膜组织侵入易受影响的子宫肌层或受损的子宫内膜 - 子宫肌层结合带。创伤可导致组织损伤和修复，从而可能引起子宫腺肌病[10]。在损伤修复过程中，细胞外基质（ECM）成分、重塑酶、细胞黏附分子、生长因子、细胞因子以及趋化因子基因等多种物质大量产生以供组织重塑。在组织重塑过程中，活化的巨

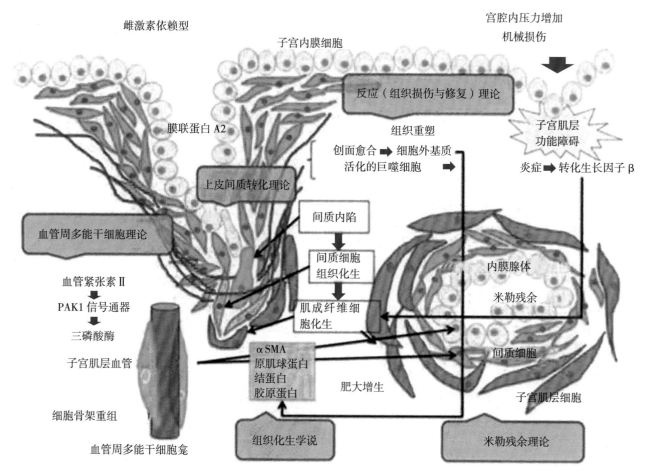

图 43.1　子宫腺肌病发病机制

噬细胞产生各种各样的细胞因子，包括转化生长因子（TGF）-β，从而促使成纤维细胞分化成肌成纤维细胞。由于 α - 平滑肌肌动蛋白、原肌球蛋白、结蛋白以及胶原蛋白的表达，基质细胞具有肌成纤维细胞的特征。肌成纤维细胞通过表达细胞外基质蛋白在子宫腺肌病的发展中起重要作用。同创伤愈合的生理病理机制相类似，子宫肌层肥大是异位的子宫内膜细胞的一种应答 / 反应[11]。

可以支持这一理论的是，有研究观察到在妊娠期间反复剧烈刮宫后子宫腺肌病的发病率增加。这可能是因为破坏了子宫内膜 - 子宫肌层结合带并促使子宫内膜异位、植入以及存活从而大大增加子宫腺肌病风险[12]。类似的过程可导致囊性子宫腺肌病的形成。在子宫手术过程中医源性肌层子宫内膜组织异位也可导致局部的腺肌病囊肿[13]。

43.3.2 组织化生理论

组织化生理论认为肌成纤维细胞由成纤维细胞或间质细胞分化而来，这表明平滑肌由间质细胞化生而来。如子宫内膜异位症一样，腺肌病相关的平滑肌细胞也源自组织化生。在免疫组化研究中，特定的子宫标记分子的表达，包括具有子宫肌层细胞特征的基本成分，如缩宫素受体（OTR）、血管升压素受体（VPR）、雌激素受体和孕激素受体的表达可在腺肌病组织中见到[14]。子宫内膜间质细胞具有细长的成纤维细胞样外观，α - 平滑肌肌动蛋白免疫阳性，这表明其单纯为平滑肌表型。

43.3.3 米勒管残余理论

另一种理论认为子宫腺肌病是由子宫肌层的米勒管残余新发而来[11]。子宫腺肌病可能是由继发性米勒系统分化为子宫内膜腺体、间质和其周围的平滑肌细胞而形成。

43.3.4 肥大细胞激活理论

肥大细胞通过产生神经生长因子（NGF）、前脂肪细胞因子 1（Pref-1）以及胰岛素样生长因子[15]而导致子宫肌层的分化和发育。它们通常存在于子宫内膜中并且与子宫平滑肌细胞密切相关。类似的机制也见于子宫内膜异位症。

43.3.5 多潜能周围血管理论

血管生成是子宫腺肌病发展的一个重要因素。

子宫腺肌病潜在的血管生成因子有血管内皮细胞生长因子（VEGF）、成纤维细胞生长因子 1（FGF-1）、成纤维细胞生长因子 2（FGF-2）、血小板反应蛋白 1（TSP-1）和血小板衍生物生长因子（PDGF）。病理生理血管重塑导致血管平滑肌细胞肥大、增殖或迁移。潜在的多潜能周围血管间质和子宫肌层细胞在子宫腺肌病的发展中起着至关重要的作用[10]。

43.3.6 淋巴理论

另一种理论表明偶尔会在子宫肌层淋巴管中发现子宫内膜组织[16]，表明这可能是基底层子宫内膜入侵的一个途径，因为可以看到沿着血管或淋巴管存在孤立的子宫内膜间质细胞结节，其内不含子宫内膜腺体。这提示新的间质可能成为子宫内膜腺体增殖的"新土壤"，从而形成腺肌病囊肿。

43.3.7 其他理论

有一些证据证明子宫腺肌病具有家族性倾向；许多激素、遗传、免疫以及生长因子可能发挥作用。一些发现，例如子宫腺肌病与他莫昔芬治疗[17]之间的关联，提示激素水平失衡对子宫腺肌病有一定的影响；然而，如果涉及雌激素过多，可能是通过增加局部雌激素发挥作用。子宫腺肌病是一种雌激素依赖性疾病。雌激素过多可导致周围子宫肌层及其上覆盖的子宫内膜的肥大 / 增生，从而导致子宫腺肌病。同样，雌激素也可以增强子宫腺肌病中子宫内膜的生长、转移和血管生成。

43.4 子宫腺肌病与子宫内膜 - 肌层结合带

子宫分为子宫体和子宫颈。子宫壁由黏膜层即子宫内膜和纤维肌层即子宫肌层组成。子宫腹膜面由浆膜层覆盖。在子宫肌层，肌纤维按照走行方向形成不同的层次。子宫内膜由单层柱状上皮和其下方较厚的结缔组织间质组成。子宫肌层过去被认为是由大量单一的平滑肌纤维构成。但是对子宫进行 MRI 检查发现子宫肌层可以被分为两个独立的区域——内膜下子宫肌层或结合带以及其外部的子宫肌层。子宫内膜 - 肌层结合带在 T2 加权像中表现为明显的低信号，将表现为高信号强度的子宫内膜与中等信号强度的外部肌层分隔开来。MRI 是第一个将结合带可视化的影像学技术，并且同样是评估其相关病理学的一种可选择的方法。结合带在功能上以及结构上均与外部的肌层不同。非孕期子宫的收缩完全来自结合带，其幅度、频率以及方向取决于在月经周期中所处时间的不同。研究显示，与外部子宫肌层典型的肌细胞相比，结合带所包含的肌细胞具有不同的形态特征。这些肌细胞具有相对较大的细胞核和更松散的细胞外基质并且含水量更低[18]。

受激素的影响，结合带的最大厚度出现在月经期。这可以由子宫的个体发生学解释，即子宫内膜以及结合带细胞起源于米勒管系统，外部子宫肌层则起源于间叶细胞而非米勒管系统。因此，外部子宫肌层很少或根本不依赖激素的刺激，其厚度在生殖周期没有明显的变化。在初潮前、孕期或绝经后期，子宫内膜肌层结合带的解剖通常不太明显[19]。

子宫内膜肌层结合带的厚度在生理上随年龄增长。在正常女性中，可以从 0.5cm 增至 0.8cm，但是在子宫腺肌病或子宫肌瘤患者中，可以从 0.5cm 增至 1.1cm[20]。结合带的扩大可以由生理性增生或子宫腺肌病导致。但是，结合带测量厚度超过 1.2cm 伴有子宫肌层高信号出血点可以高度怀疑子宫腺肌病。子宫腺肌病的典型表现为子宫肌层弥漫性或局灶性的增厚或者 T2 加权 MRI 中不规则的低信号结节。其特征为子宫肌层结合带的均匀增厚，依据这一特征甚至可以诊断出轻微的子宫腺肌病。子宫肌层的这种增厚是由过度的内部肌细胞增殖和（或）血管生成所致，并导致子宫腺肌病的发展。它的严重程度可能有所不同，范围从单纯的结合带增厚到累及整个子宫壁的弥漫性和结节性病变，也可以表现为腺肌瘤 / 囊性腺肌病。

43.5 临床表现

诊断子宫腺肌病囊肿的主要条件是在临床鉴别诊断中意识到这一疾病，特别是在青少年或年龄小于 30 岁的年轻女性中，腺肌病囊肿常见于这类人群[1]。该病的临床表现缺乏特异性，有多种症状，包括痛经、异常子宫出血、慢性盆腔痛以及不孕，其中，最常见的症状为痛经，发生年龄早，大约从初潮开始，随着年龄的增长逐渐加重，并且对包括镇痛药或周期性口服避孕药在内的药物治疗反应不佳。

43.6 分　类

Brosens 等在关于子宫囊性腺肌病的综述中提出了一种关于腺肌病囊肿的分类系统。按照囊肿的位置及病变的复杂程度，他将腺肌病囊肿分为 3 个亚型（A、B 和 C）：A1 亚型包括黏膜下或肌壁间的囊肿，A2 亚型包括囊性息肉样病变，B1 亚型为浆膜下囊肿，B2 亚型为外生型囊肿，C 亚型为子宫样肿块（图 43.2）。他还提出了首字母缩略词为 MUSCLE 的分类方法，其中 M 代表与肌层的位置关系（黏膜下、肌壁内、浆膜下），U 代表与子宫之间的位置关系（中线、中线旁、外侧），S 代表结构（囊性、混合型、息肉样），C 代表内容物（清亮的、血性的），L 代表水平（子宫底、子宫体、子宫颈），E 代表子宫内膜或内衬（子宫内膜、组织化生）[1]。为了区分该病与其他壁内囊肿，需要进行组织学诊断以确定内层的子宫内膜和外层的子宫肌层。

子宫腺肌病囊肿的分类（Brosens）

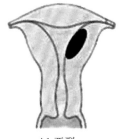 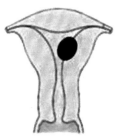 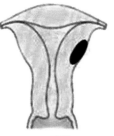 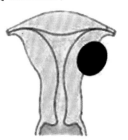 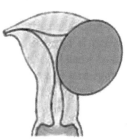

A1 亚型	A2 亚型	B1 亚型	B2 亚型	C 亚型
黏膜下囊肿，肌壁间囊肿	囊性息肉样病变	浆膜下囊肿	外生型囊肿	子宫样肿块

图 43.2　子宫腺肌病囊肿的分类

43.7 诊 断

43.7.1 影像学表现

据报道，腹部超声诊断该病的灵敏度和特异度分别为 32%~63% 和 95%~97%[20]。在超声图像上，子宫腺肌病病灶与子宫肌层之间分界不清。它可能存在于一个或多个部位或者累及大部分子宫肌层。检查结果包括正常子宫、局灶性或弥漫性子宫肌层增大（尤其是后壁）、结合带增厚，有时可见低回声光晕，周围子宫内膜厚度 ≥ 12mm、内膜下的线性条纹状的回声、内膜下回声结节（特异征象）、小的肌层内囊肿 / 内膜下囊肿（特异征象）、异质性回声（子宫肌层回声不均匀）[5]。弥漫性子宫腺肌病分散在子宫肌层内，而局灶性腺肌病则为局限性的、小范围的。子宫腺肌瘤是伴有周围子宫肌层代偿性肥大的局灶性病变，在非常罕见的情况下，它可能会变成囊性，称为腺肌病囊肿或囊性子宫腺肌病。囊肿被认为是反复的局灶性出血致使囊腔中充满血性物质的结果。表现为直径 ≥ 10mm 的囊性结构，其周围由子宫肌层包裹。但是，腺肌病囊肿可能无法在超声图像上显示，也可能只表现为子宫内膜下的出血区，因而在超声检查中出现了漏诊。子宫肌壁间囊性病变的鉴别诊断包括与单角子宫宫腔不相通的残角子宫、子宫肌瘤囊性变和子宫腺肌病。

CT 无法诊断子宫腺肌病，但是当子宫增大时，提示可能存在子宫腺肌病。在 CT 上难以区分子宫腺肌病和子宫肌瘤。

盆腔 MRI 是诊断和显示子宫腺肌病首选方式，并且在 T2 加权成像（矢状位和轴位）最有用。MRI 诊断子宫腺肌病的灵敏度为 78%~88%，特异度为 67%~93%[20]。黏膜下存在微小囊肿是子宫肌层内存在子宫内膜腺体的直接征象。MRI 表现为局灶性的圆形囊肿，直径从 0.2 到 0.7cm 不等，平均约 3mm，嵌入在结合带的子宫肌层中[21]。在 MRI 中，这些囊肿表现为与水一样的信号，即在 T1 加权成像中为低信号，在 T2 加权成像中为高信号。但是，子宫腺肌瘤是子宫腺肌病腺体位于子宫肌层内的局灶性病变，故必须与子宫肌瘤相鉴别。虽然两者在 T2 加权成像中均表现为低信号强度，但是子宫腺肌病经常在 T2 相中出现点状的高信号强度。并且，子宫腺肌瘤不像子宫肌瘤一样在其周围存在大血管。囊性子宫腺肌瘤与肌层中异位的子宫内膜过度出血有关。表现为囊肿直径大于 1cm，内含出血性物质，其周围包裹着在 T2 加权成像上表现为低信号的纤维组织。

在 MRI 中，也可以看到因子宫内膜入侵而激活的肌层反应继发的征象。结合带厚度是最常用的诊断子宫腺肌病的征象[21]。当整个结合带变厚时，应该怀疑存在弥漫性子宫腺肌病。而当只有部分结合带被累及时，应该考虑局灶性腺肌病的存在。结合带厚度大于 1.2cm 是被最广泛接受的诊断子宫腺肌病的标准。

43.7.2 病理学

确诊子宫腺肌病的金标准为组织病理学检查。当看到基底层子宫内膜侵入到增生的肌层纤维中时，就可以确诊。可以使用多种诊断标准，但典型的标准为子宫内膜组织侵犯了子宫肌层的 2% 以上，或浸润的最小深度为 1~4mm。在囊性子宫腺肌病中，表现为囊腔内衬子宫内膜上皮，周围被子宫肌层组织包围。上皮下间质在整个囊腔内很薄，其内充满了出血性液体和具有含铁血黄素的巨噬细胞，且与子宫腔不相通。

43.8 作为一种工具的宫腔镜

"直视下仔细地探查宫腔优于多次盲目刮宫。"

用于疾病诊断和治疗的内镜技术在医学上已经变得越来越重要，尤其是近几年。其优点在于直视下对体腔进行判断以及可以在一次操作中进行手术性治疗。虽然诊断性和治疗性妇科腹腔镜技术已经发展了几十年，但宫腔镜由于其技术发展的限制而依然被忽视。宫腔镜的引进为患者评估开辟了一个新的领域。整个子宫腔都可以直接可视，并且在可视下识别出病变并对可疑病变组织进行活检。另一个优点是大量的良性病变可以在诊室用诊室宫腔镜或者电切镜进行治疗[22]。

以往，子宫腺肌病的诊断依靠病理学家对子宫切除术后标本的检查；近年来，宫腔镜中高质量的成像技术和微创技术的发展使得临床医生能够在诊室进行诊断。近几年，宫腔镜开始被用作诊断性工具来评估患者[23-25]。在宫腔镜检查中，腺肌病囊肿表现为突向宫腔的囊性结构。降低宫腔压力有助于更好地识别黏膜下囊性结构。应该注意的突向子宫腔的征象有：不平整的子宫内膜伴子宫内膜缺损、血管化改变、囊性出血/蓝色病变[23]。

43.9 关于宫腔镜

概 述

宫腔镜是一种带有光学通道或光纤的观察宫腔的内镜。它包括一个镜鞘，该镜鞘带有进水和出水的通道，用以扩张宫腔。另外操作通道可以允许剪刀、抓钳或者活检器械通过（图43.3）。电切镜包含一个可以切除肌瘤、息肉等组织的电切环。

适当地选择合适的患者，并为其在全身麻醉下或者在门诊/诊所中进行宫腔镜检查。最好是在子宫内膜相对较薄时进行，即月经期后。如有需要，可以使用局部麻醉。简单的宫腔镜手术治疗也可以在门诊或者诊所进行。可以使用宫颈旁阻滞麻醉，即在子宫颈上段注射利多卡因。术中患者采取截石位，为了顺利地通过子宫颈到达宫腔，操作者必须知道一些基础的解剖知识。

·子宫的正常位置是前倾前屈位。子宫体右旋，而宫颈指向左侧，即左旋。

·进行宫腔镜检查必须知道3个标志：①宫颈外口；②宫颈内口；③两个输卵管口。

·未产妇的宫颈外口为圆形开口，宽度为4~5mm。而经产妇为横向的，宽度为10~15mm。

·宫颈管可以通过其典型的称为"树枝状"的纵行的皱襞来识别。这一特征在宫颈内口下方5mm处消失。

·宫颈内口在纵轴上呈椭圆形，在未产妇中为4~5mm，在经产妇中为7~8mm。

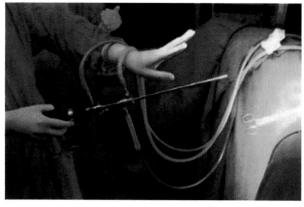

图43.3 组装好的宫腔镜及连接线

·一旦进入宫腔，就可以看到4个壁、宫底部和2个输卵管口。

43.10 宫腔镜操作技巧

·每例患者术前记得嘱排空膀胱。

·检查前应进行双合诊确定子宫的大小、位置及活动度。子宫的位置和方向决定宫腔镜进入的方向（图43.4）。

·熟悉所使用的设备。使自己适应宫腔镜的倾斜角度。

·虽然0°视野更容易为初学者进行定位，但是使用30°的宫腔镜只需要旋转光源即可快速评估所有宫腔壁及宫角。

·使用直径较小的宫腔镜，如1.9mm和2.9mm，可以轻松地通过子宫颈而无需机械扩张。

·虽然上述方法可以帮助医生克服实际操作中的一些困难，但是无法代替医生的临床经验和智慧。

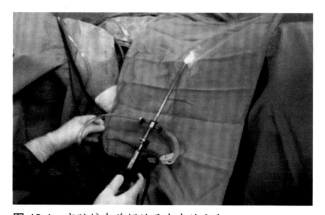

图43.4 宫腔镜在前倾的子宫中的方向

43.11 文献回顾

迄今，很少有关于子宫腺肌病的研究。其中，Keating等[26]首先报道了1例独特的位于浆膜下子宫肌层的子宫腺肌瘤囊肿，患者为39岁女性，囊肿破裂导致腹腔内出血。该病例具有囊性腺肌病的临床和病理特征[26]。Dobashi等报道了1例发生于异常增大子宫的局灶性腺肌病病例[23]，患者为43岁女性，主诉异常阴道出血8年。宫腔镜检查可见宫腔内息肉样肿块以及黏膜下子宫肌瘤，最终该患者进行了子宫切除。切除后子宫标本显示宫腔前壁可见7cm×5cm×3cm的息肉样实性肿块，占据大部分宫腔并突出于宫颈口。肿块中央有一较大囊腔，腔内充满血性液体。肿块表面以及囊腔内均有子宫内膜覆盖，二者之间可见子宫内膜岛。上述特殊类型的子宫腺肌病应与下列疾病相鉴别：息肉样黏膜下子宫肌瘤伴子宫内膜内陷、子宫内膜息肉以及子宫憩室[23]。

2005 年，Gaina 等描述了 1 例子宫腺肌病囊肿，患者为 46 岁女性，该患者做了经阴道超声、宫腔镜以及病理检查。经阴道超声检查表现为无回声区。宫腔镜检查发现子宫后壁囊性肿块，并用双极电切环切除。术后组织病理学检查显示为典型的子宫腺肌病囊肿特征性表现。上述检查结果提示，宫腔镜联合经阴道超声检查对该类腺肌病病变的诊断和治疗具有特异性[27]。Ryo 等应用射频消融术治疗了 1 例囊性子宫腺肌病[28]。患者 21 岁，严重痛经。在全身麻醉及超声引导下，将射频穿刺针通过宫颈插入囊肿中并对其进行消融。3d 后患者出现下腹痛及高热，但是随着坏死组织的排出，上述症状很快就消失了。最终，囊性病变消失了，并且与消融之前相比，痛经的严重程度也有所降低[28]。Kaori 等在 1 例子宫切除术中发现了巨大的囊性子宫腺肌病[29]。

王建华[30] 报道了 1 例较大的囊性子宫腺肌瘤（直径 1.6cm 的无回声区），患者 3 年前因早期右侧宫角妊娠行刮宫术，经手术及病理学检查诊断该病。囊性子宫腺肌病是一种位于子宫肌层的罕见形式的子宫腺肌病，通常在老年人中多见。这种情况之前从未在儿科医学文献中见到过。Takeda 报道了 2 例腹腔镜手术治疗的青少年囊性子宫腺肌瘤的病例[31]。术前诊断性影像学检查发现这 2 例年轻的伴有严重痛经的患者的子宫结节中分别有一个囊性结构。基于囊性子宫腺肌瘤的诊断，对她们施行了腹腔镜下病损切除术。对切除的组织进行病理学检查，发现了子宫肌层结节内由上皮细胞和间质组成的子宫内膜结构。术后，2 例患者的痛经症状都得到了缓解[31]。

Mai-Lan Ho[32] 描述了 1 例发生于青少年女性子宫腺肌病囊肿，做了经阴道超声、CT 以及 MRI 检查，并最终通过术后病理检查确诊。掌握囊性子宫腺肌病的影像学特征对进行非侵入性诊断以及有效的药物 / 手术治疗非常重要[32]。2008 年，Erbil Dogan 同样报道了 1 例发生于青少年女性的囊性子

宫腺肌病，患者表现为严重的应用任何药物都无法缓解的痛经。该患者最初被诊断为单角子宫合并残角子宫。经过手术探查和囊肿切除，患者的症状得到了有效缓解。作者介绍，该病与子宫畸形类似，手术后才得以确诊[3]。

Takeuchi[33] 进行了一项研究来确定青少年囊性腺肌瘤（JCA）的诊断标准，描述该疾病的组织学特征，并评估腹腔镜切除治疗相关痛经和盆腔疼痛的作用。这是一项前瞻性的长期随访研究，该研究纳入了 9 例连续在大学附属医院就诊的患者。那些符合 JCA 诊断标准的患者接受了腹腔镜下病损切除术。术后每 6 个月随访 1 次，观察患者痛经的严重程度并与术前进行对比。5 例患者在术后 6 个月进行了二次腹腔镜检查。评估的主要结果是：通过视觉模拟评分法来衡量痛经的缓解程度，腹腔镜二次检查后的术后愈合，以及根据患者意愿的后续妊娠情况。结果显示腹腔镜切除囊性腺肌瘤可以减轻痛经，缓解慢性盆腔痛，并且上述结论具有统计学及临床意义。在随访期间，囊性腺肌瘤及严重的痛经均未复发。再次手术时也未发现明显的粘连。3 例有生育要求的患者中有 2 例在手术后成功妊娠。JAC 的组织学表现与子宫腺肌病类似，在所有患者中，子宫内膜腺体及间质在周围肌层的浸润与子宫腺肌病中的表现是一致的。综上所述，腹腔镜下病损切除后痛经症状显著改善。

Kriplani 等将囊性子宫腺肌病作为发生于年轻女性的对药物反应欠佳的严重痛经的罕见病因进行了研究[34]。他们在一家三级转诊医院评估了 4 例年轻的（年龄 16~24 岁）未生育的 JCA 患者，这些患者均伴有严重的药物无法缓解的继发性痛经。对上述患者进行了腹腔镜下囊性腺肌瘤切除术，病变是无包膜的（与肌瘤不同），在肌层内呈局灶性分布（与弥漫性子宫腺肌病不同），并且腔内有巧克力色的积血。所有病例组织病理学分析显示为子宫腺肌病的特征。所有患者术后痛经症状缓解。与术前相比，术后第 1 个月经周期视觉模拟评分显著改善。研究的结论是对于药物治疗反应不佳的痛经应进行彻底的评估且应将囊性腺肌病纳入鉴别诊断。手术是此类患者唯一的治疗方法，并且技术精湛的微创手术更适用于保留生育功能[34]。

Jain[35] 报道了 2 例年轻囊性腺肌病病例，类似

于子宫畸形。1 例患者最初被诊断为单角子宫合并残角子宫，并且在封闭的残角中存在宫腔积血，另 1 例患者则被诊断为阔韧带肌瘤。腹腔镜探查证实了囊性子宫腺肌病的诊断并且通过手术切除囊性肿块缓解了患者的症状[35]。腺肌病囊肿并不常见，通常与弥漫性腺肌病同时存在，并且直径小于 5mm。Cucinella[7] 报道了在 1 例 25 岁、患有严重痛经和盆腔痛的未产妇中，发现大小约 4.5cm 的子宫腺肌病囊肿。经阴道超声和 MRI 检查发现子宫后壁低回声肿块，边界清晰，该肿块与子宫腔明确分离。病理显示囊肿内衬有子宫内膜上皮和间质，周围有平滑肌增生[7]。

Gordts 等借助间接成像技术结合诊室微型宫腔镜在宫腔镜下对囊性子宫腺肌病进行评估，为彻底探查子宫提供了可能[36]。螺旋取样穿刺针在超声引导下可用于肌壁内的局部病变如囊性子宫腺肌病，形成可见的宫腔镜通道，可进入囊腔[36]。近期报道的关于腺肌病囊肿的病例已表明其与子宫内膜癌有关。Akira Baba 等报道了 1 例起源于腺肌病囊肿的罕见的透明细胞腺癌病例。患者 40 岁，子宫肌瘤病史 6 年。患者被怀疑有子宫肌瘤变性，并且可能为恶性变，因此进行了经腹全子宫切除术。术后组织病理学提示为来源于腺肌病囊肿的透明细胞腺癌[37]。同样，Lu 也描述了 3 例来源于子宫腺肌病 / 宫颈残端腺肌病囊肿的罕见的浆液性癌病例[38]。

43.12 我们的研究

我们近期发表了一项关于宫腔镜诊断和治疗最大样本量的腺肌病囊肿研究。其中包含了从 2009 年 1 月至 2016 年 5 月近 8 年的时间里共 1173 例宫腔镜检查，发现 9 例局灶性子宫腺肌病囊肿（发病率为 0.76%），这表明该病比较罕见。下面简要介绍这些病例[39]。

·29 岁女性，原发性不孕症 7 年。月经周期规律，无盆腔痛、痛经以及异常阴道分泌物。2 年前行腹腔镜下双侧卵巢子宫内膜异位囊肿切除术。术后进行了 2 个周期的 IUI，但均未孕。患者血液及激素检查正常，丈夫精液分析正常。盆腔超声检查正常。患者计划行 IVF，并且术前进行了诊断性宫腔镜检查。宫腔镜检查提示子宫腔狭窄，因此在宫底和侧壁行子宫成形术，粘连松解后，子宫后壁

可见一 2cm×2cm 的蓝色囊性病变（图 43.5）。分离病变表面的粘连带后，可见一个腺肌病囊肿（图 43.6），用 5-Fr 剪刀将其切除，随后可以见到血性液体排出。术后患者通过 IVF 已妊娠。

·26 岁女性，P1L1，继发性不孕症。月经过少 1 年，因此对其进行了评估。患者血液和影像学检查正常。宫腔镜检查诊断为 Asherman 综合征，并且进行了粘连松解术。6 周后进行了二次宫腔镜检查，镜下显示宫底及侧壁轻度粘连，故进行了粘连松解术（图 43.7）。并且可以看到子宫后壁有一小病灶突向宫腔（图 43.8）。使用 5-Fr 剪刀松解病变表面粘连后可以看到一 0.5cm×0.5cm 的蓝色小病灶（图 43.9）。对病灶进行切除时，可以看到血性液体排出（图 43.10），从而确定了腺肌病囊肿的诊断。

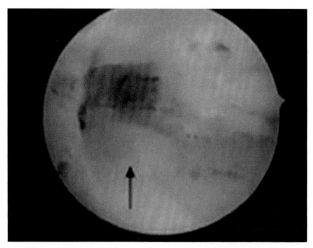

图 43.5 宫腔镜下子宫后壁可见蓝色病灶

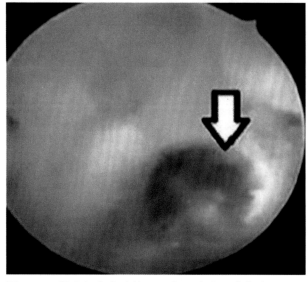

图 43.6 箭头指向宫腔镜下子宫后壁腺肌病囊肿

・33 岁女性，患有原发性不孕症。3 次宫腔内人工授精失败史。月经周期规律，血液及激素检查正常。排除了男性不育症因素。盆腔超声检查发现子宫内一 2cm×2cm 的囊性无回声病变，卵巢无异常。患者计划 IVF，并在 IVF 前做了宫腔镜检查。

宫腔镜下示宫颈管正常，于子宫后壁可见突起性病灶（图 43.11）。用电切镜切开病灶表面组织，术中见血性液体自病灶流出（图 43.12）。用电切镜完整切除腺肌病囊肿（图 43.13）。术后患者成功受孕。

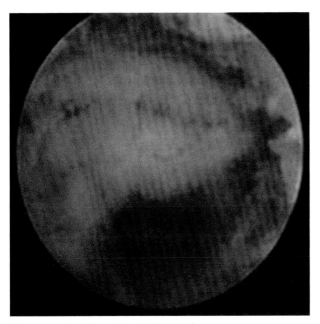

图 43.7　宫腔镜下显示子宫腔全景

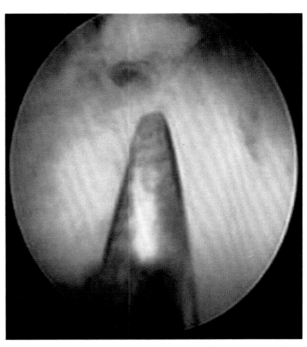

图 43.9　宫腔镜下显示宫腔表面粘连带分离后可见蓝色的子宫腺肌病病灶

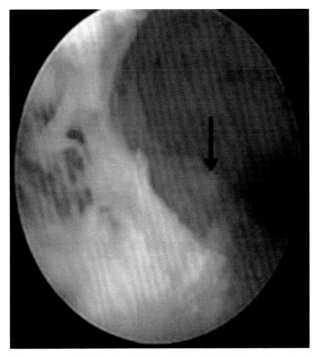

图 43.8　右侧壁子宫成形术后的宫腔镜图像，显示子宫后壁突起区域

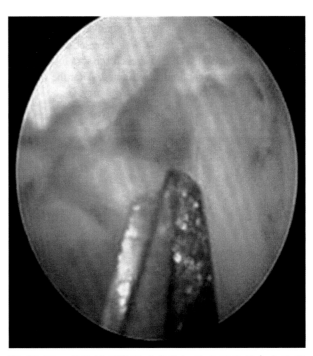

图 43.10　宫腔镜下腺肌病囊肿切除后可见褐色血性液体流出

387

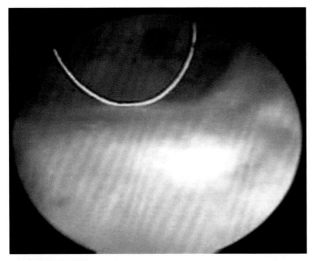

图 43.11 宫腔镜下显示子宫后壁的突起区域

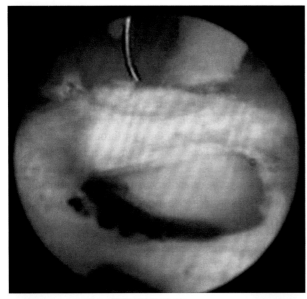

图 43.12 宫腔镜下电切镜切除囊肿后可见血性液体排出

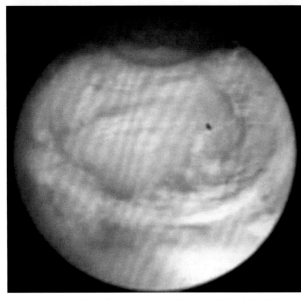

图 43.13 完整切除后壁腺肌病囊肿后的宫腔镜图像

·28 岁妇女，因原发性不孕来到了我们中心。无异常子宫出血、痛经或异常阴道分泌物。血液学检查、激素分析、丈夫精液检查以及盆腔超声检查均正常。诊断性宫腔镜检查提示宫颈管未见异常，宫腔右侧壁可见一 1cm×0.5cm 的腺肌病病灶，术中用 5-Fr 剪刀予以切除。

·1 例 23 岁的患有原发性不孕症的女性被转诊给我们行 IVF 前宫腔镜检查。患者结婚 3 年未孕。对患者进行不孕不育方面的检查以及盆腔超声检查，结果均未见异常。患者接受过促排。3 次 IUI 均未孕。宫腔镜检查提示不完全纵隔子宫，所以进行了宫底成形术。宫腔左侧壁轻微粘连带，行粘连松解术，术中发现靠近左侧输卵管开口处有一棕色的 0.5cm×0.5cm 的腺肌病囊肿，予以切除。

·35 岁女性，原发性不孕症伴严重痛经。超声检查发现双侧卵巢囊肿。初步诊断为子宫内膜异位症，行宫腹联合手术。宫腔镜下子宫后壁可见一 1cm×2cm 的腺肌病囊肿，术中用 5-Fr 剪刀予以切除。腹腔镜下子宫未见明显异常，双侧卵巢均可见子宫内膜异位囊肿，行双侧卵巢囊肿切除术。

·30 岁女性，原发性不孕症。结婚 7 年未孕，月经周期正常，无痛经，实验室及影像学检查正常。宫腔镜下可见宫腔变小。用单极电切镜行宫腔粘连松解术，粘连松解后于宫腔后侧壁可见 2cm×1cm 大小的局灶性腺肌病囊肿。囊肿切除后可见血性液体流出。

·25 岁女性，月经过多 4 个月。月经规律，周期 28d，经期 10~12d，每天 4~5 片卫生垫（浸透），并且伴有血块。盆腔检查可见宫颈及阴道未见异常，子宫前位，活动，正常大小，双侧附件区未及异常。超声检查正常。诊断性宫腔镜检查显示子宫后壁可见一 2cm×2cm 的局灶性腺肌病囊肿。单极电切镜切除囊肿后可见血性液体流出。

·32 岁女性，月经过多。2 个月前有药物流产史。血液学检查正常。超声检查可见一 2cm×3cm 的伴有血管蒂的子宫内膜息肉。初步诊断为胎盘息肉，行宫腔镜下息肉电切术。宫腔镜下，可见息肉位于右侧宫角，予以切除。息肉切除后，可见一 0.5cm×0.5cm 的腺肌病囊肿（图 43.14，图 43.15），电切镜切除囊肿后可见褐色血性液体流出。

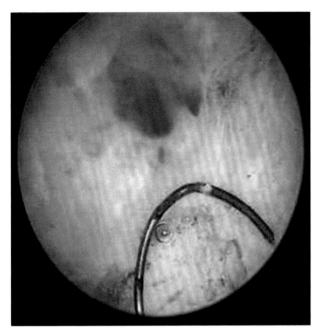

图 43.14　宫腔镜下电切镜切除息肉

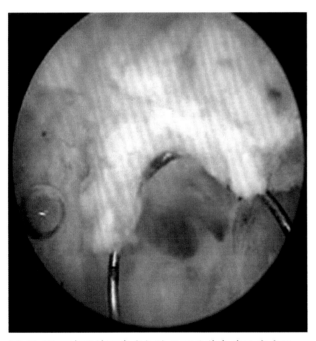

图 43.15　宫腔镜下息肉切除后可见蓝色腺肌病病灶

43.13 治 疗

目前关于腺肌病的治疗尚缺乏共识，但是提倡应用保留子宫的保守手术以提高生育能力，并改善患者生活质量[22]。因为囊性子宫腺肌病影响年轻患者，因此必须进行保守手术，应首选囊肿切除术[34]。宫腔镜切除术仍然是治疗的金标准，并且在不孕及痛经的病例中通常可以取得显著效果。

对于黏膜下囊性腺肌病病灶或者突向宫腔的腺肌瘤，可以直接选择宫腔镜。宫腔镜手术时使用5-Fr 剪刀可以将囊肿的肌壁与周围的子宫肌层清晰地解剖出来。也可以使用环形电极和电切镜通过消融的方法进行切除。将射频针经宫颈插入囊肿的射频消融的方法也有报道。对于较深的肌壁间腺肌病囊肿，首选电切镜。目的是使用与子宫内膜异位症相同的原理彻底切除囊肿。超声引导可能更有助于定位更深的腺肌病囊肿，同时切除囊肿。宫腔镜下子宫肌瘤切除术后，子宫腔可愈合正常，而与之相反，切除或者消融突向宫腔的腺肌病囊肿会导致子宫肌层明显缺损。

诊断性宫腔镜检查可能无法显示子宫腺肌病的病理特征，一些研究表明，子宫腺肌病可能与不规则的子宫内膜伴内膜缺损、血管化改变以及囊性出血性病变有关[25]，特别是肌壁间囊肿，超声引导对于囊性结构的定位是必不可少的。螺旋取样穿刺针可以穿透囊肿并为宫腔镜进入囊肿提供通道，从而可以应用双极对病变进行消融。肌壁间囊性子宫腺肌病可能无法通过消融手术得到充分治疗，应该扩大囊肿开口，使其与子宫腔相通来进行治疗。

宫腔镜的优点是可以保持子宫肌层轮廓的完整性，避免腹部形成瘢痕。由于子宫腺肌病的发病率随着年龄的增加而上升，并且妇女推迟生育，因此在接受生育治疗的女性中子宫腺肌病发病率增加是可以预料的。因此，子宫检查不仅要仔细检查子宫腔，还应评估子宫壁，特别是注意结合带。这通常可以在诊室内使用三维经阴道超声和诊室微型宫腔镜来进行检查。

如果较大的囊性腺肌病位于子宫肌层外 1/3，则首选腹腔镜。腹腔镜手术是微创手术[40]，它与传统的开腹手术相比具有很多优势，如创伤小、出血少、住院时间短以及能够更快地恢复日常活动。此外，它还具有仔细探查整个盆腹腔以识别和治疗其他病变的优势[34]。虽然囊肿无明显的包膜，但是与局灶性或弥漫性子宫腺肌病相比，可以完整地切除囊肿。在已报道的腺肌病囊肿中[1]，直径大于 50mm 的只有 13%，而直径小于 25mm 的则占40%。腹腔镜很难发现小的囊肿。大多数腹腔镜下切除术都是针对严重的痛经和（或）功能障碍性子宫出血进行的。

术前使用 GnRH 激动剂治疗有助于减轻症状、减少子宫血供、纠正贫血以及减少手术出血[41]。但是这类药物会导致囊肿和正常组织之间界限不清，从而增加手术切除不彻底的风险并且术后出现早期复发。因此，建议对囊肿进行广泛切除并切除周围的纤维化组织以预防复发[34]。

囊肿切除术后使用假绝经疗法以防止临床和（或）解剖学上复发的作用是不明确的。虽然近期的研究表明，保守手术后长期口服避孕药（OC）治疗可预防卵巢子宫内膜异位囊肿复发[42]，但尚无明确证据表明其在预防囊性子宫腺肌病复发中的作用。

结 论

总之，子宫腺肌病囊肿 / 囊性子宫腺肌病是一种罕见的子宫腺肌病。目前，随着生育年龄的推迟以及精确的影像学检查如三维超声检查的普及，本病的发病率逐渐增加。因此，随着越来越多的女性寻求辅助生殖技术的帮助，可以预期子宫腺肌病和囊性子宫腺肌病的诊断会越来越多。宫腔镜检查是一种可直视下探查宫腔的诊断手段，可以直接观察腺肌病囊肿，并且可以同时采用切除或消融的方法对腺肌病囊肿进行治疗。螺旋取样穿刺针可以直接对组织进行活检，在超声引导下，可以进入肌壁内的囊性病变，而无须宫腔内见到可疑病变。宫腔镜为囊性腺肌病的治疗提供了另一种选择，同时对组织损失最小。重要的是要让妇科医生意识到这样一种疾病，也让宫腔镜医生意识到他 / 她有能力通过宫腔镜以一种新颖的微创的方法治疗和管理这个罕见的疾病，从而大幅减轻患者的症状。

参考文献

请登录 www.wpcxa.com "下载中心" 查询或下载。

第44章 囊性子宫腺肌病：宫腔镜技术的地位

Hervé Fernandez, Yaël Levy-Zauberman, Solène Vigoureux, Anne-Gaëlle Pourcelot,
Jean-Marc Levaillant, Perrine Capmas

子宫肌层囊性病变很少见。大多数通过二维和（或）三维超声检查或 MRI 发现的子宫囊肿都与子宫腺肌病的诊断有关。

主要的症状是由于子宫肌层少量出血导致的严重痛经以及慢性盆腔痛。如果没有弥漫性子宫腺肌病或浅表子宫腺肌病，即囊肿位于子宫内膜基底层下 12mm 时，由于囊肿与正常的宫腔相独立，因此没有外部出血。

子宫腺肌病囊肿通常小于 5mm[1]。如果大于 15mm，则称为囊性腺肌瘤[2]。主要的鉴别诊断是与严重痛经有关的梗阻型子宫畸形。囊肿的发病机制尚不清楚。有些囊肿发生在年轻女性，称之为青少年型腺肌病囊肿[3-6]，与先天性发育异常无关。

H. Fernandez (✉)
Service Gynécologie Obstétrique, AP-HP, CHU Bicêtre,
78 rue du Général Leclerc, 94270 Le Kremlin Bicêtre, France
Faculté de Médecine, Paris-Sud Saclay,
63 rue Gabriel Péri, 94270 Le Kremlin Bicêtre, France
CESP-INSERM U1018 "Reproduction et Développement de l'enfant", 82 rue Gabriel Péri, 94270 Le Kremlin Bicêtre, France
e-mail: herve.fernandez@aphp.fr, bureau.fernandez.bct@aphp.fr
Y. Levy-Zauberman • A.-G. Pourcelot • J.-M. Levaillant
Service Gynécologie Obstétrique, AP-HP, CHU Bicêtre,
78 rue du Général Leclerc, 94270 Le Kremlin Bicêtre, France
S. Vigoureux
Service Gynécologie Obstétrique, AP-HP, CHU Bicêtre,
78 rue du Général Leclerc, 94270 Le Kremlin Bicêtre, France
Faculté de Médecine, Paris-Sud Saclay,
63 rue Gabriel Péri, 94270 Le Kremlin Bicêtre, France
P. Capmas
Service Gynécologie Obstétrique, AP-HP, CHU Bicêtre,
78 rue du Général Leclerc, 94270 Le Kremlin Bicêtre, France
CESP-INSERM U1018 "Reproduction et Développement de l'enfant", 82 rue Gabriel Péri, 94270 Le Kremlin Bicêtre, France

另外一些囊肿则是获得性的，特别是可能发生在子宫手术将子宫内膜缝合进入子宫肌层时，或宫腔镜切除 2 型或 3 型肌瘤后[7-8]。症状可能出现在分娩后，无论经哪种方式的子宫肌瘤切除术或诊刮术后，且都可能伴有出血。还有一类应该被归为成人型囊性子宫腺肌瘤。

在 Brosens 等对囊性子宫腺肌病病例的综述中[9]，将囊肿根据位置分为 3 个亚型（A、B 和 C）：

A1 型包括黏膜下或肌壁内囊腺瘤；

A2 型包括囊性息肉样病变；

B1 型包括浆膜下囊性子宫腺肌病；

B2 型包括外生型囊性子宫腺肌病；

C 型包括子宫样肿块。

作者提出了使用首字母缩略词 MUSCLE 对囊性子宫腺肌病进行分类：

M：与子宫肌层的位置关系（黏膜下，肌壁内，浆膜下）；

U：与子宫之间的位置关系（中线、中线旁、外侧）；

S：结构（囊性、混合型、息肉样）；

C：内容物（清亮的、血性的）；

L：水平（子宫底、子宫体、子宫颈）；

E：子宫内膜或内衬（子宫内膜、组织化生）。

通常，手术切除囊肿是通过开腹来完成的。腹腔镜手术治疗囊性子宫腺肌病在日本已有报道[2,10]。Ryo 等在超声引导下用射频针消融囊壁[11]。根据我们的经验，超声引导下的宫腔镜手术可用于向宫腔内突和不内突的囊肿[12-13]。本章旨在强调子宫腺肌病囊肿的诊断流程以及不同的手术选择，特别是宫腔镜手术。

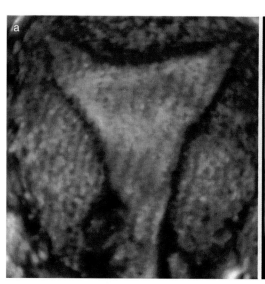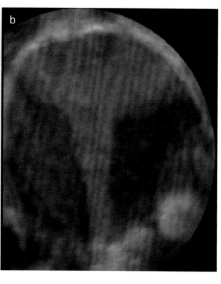

图 44.1 冠状位显示子宫内膜结合带

44.1 检查方法

尽管子宫腺肌病的病因尚不明确,但有人认为最初的病理学改变发生在子宫内膜结合带(JZ)(图44.1)[14-15]。

MRI 诊断子宫腺肌病的客观诊断标准:结合带增厚,JZ ≥ 12mm[16-18],JZ 最大厚度比(JZ 最大厚度 / 总的子宫肌层最大厚度)> 40%,以及 JZ 最大厚度与最小厚度差 > 5mm[19]。考虑到有假说认为子宫腺肌病是由于子宫内膜向 JZ 浸润并进入子宫肌层引起的,因此,对 JZ 进行 MRI 评估是很重要的。

静脉注射造影剂钆贝葡胺(0.5mmol/kg),可获得轴位、矢状位以及冠状位的 T1 及 T2 加权图像。当发现出血性肿块时,应该考虑诊断子宫腺肌病囊肿。子宫腺肌病囊肿在 T2 加权像上表现为低信号强度,而在 T1 加权像中信号强度增加。这些特征与子宫内膜异位囊肿非常相似。脂肪抑制扫描通常也无明显不同。囊壁表现为低强度区域,并且囊肿的大小可以随着月经周期变化(图 44.2 至图44.4)。

子宫腺肌病囊肿在月经周期的任何时间都不会完全消失。如果囊肿消失,则应该考虑其与子宫腔相通。

当怀疑子宫腺肌病时,通常二维超声检查可作为一线影像学检查。二维超声检查可对子宫肌层进行描述,如回声不均匀、肥大或者囊肿。Kepkep 等[20]发现 JZ 轮廓不清对于诊断腺肌病特异度(82%)

较高而灵敏度(46%)较低(图 44.5)。

二维超声检查的一个难点是在一个平面上评估结合带时往往显示不清。因此,使用三维经阴道超声检查,可以从冠状面观察,有助于判断模糊的或者边界不清以及不规则的 JZ。冠状位三维重建盆腔及子宫解剖提供了一个新的、独特的视野[21]。Exacoustos 等[22]将 JZ 的三维经阴道超声检查结果与组织学结果相关联。通过三维超声检查获得的子宫冠状面可以准确评估和测量 JZ 并且可观察子宫肌层的改变。三维超声检查增加了诊断的灵敏度、特异度、阳性预测值和阴性预测值,分别为91%、88%、85% 和 92%。三维超声检查可以用于疾病早期诊断,特别是年轻患者。

三维经阴道超声检查是诊断的关键。获取子宫容积以获得冠状面图像,从矢状面和横截面可获得 2~4 个静态灰阶容积。冠状位重建技术需在矢状和横截面上沿子宫内膜画一条直线或曲线(图44.6)。

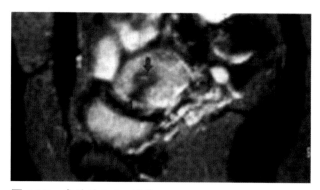

图 44.2 囊肿的 MRI 图像

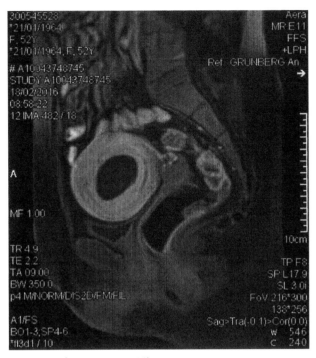

图44.3 囊肿的 MRI 图像

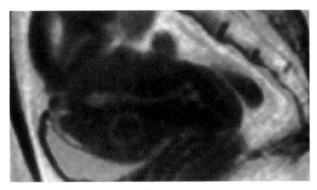

图44.4 囊肿的 MRI 图像

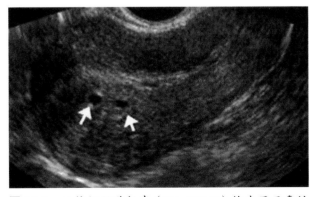

图44.5 二维经阴道超声（2D-TVUS）检查显示囊性腺肌病图像

44.2 治 疗

利用影像学研究以及囊性子宫腺肌病图像，可以对腹腔镜及宫腔镜手术方式进行选择。手术的目的是在缓解症状的同时保留或恢复正常的宫腔以便将来妊娠。

腹腔镜手术时，子宫切口的位置取决于术前视诊和触诊以及超声检查和（或）MRI 评估。用肾上腺素和 20mL 生理盐水或者血管升压素（1mL 20U 的血管升压素，用 40~100mL 生理盐水稀释）将利多卡因稀释至 1%，然后可以注射到病变周围的子宫肌层。用单极或者超声设备切开子宫壁直至到达囊腔。通常，无法直接确定肌层和病灶交界，因此，一般从囊肿周围切开子宫肌层，然后完整切除囊肿。用 0 号线分一层或者两层缝合子宫切口。浆膜层用 3-0 可吸收线（polyglecaprone 25）缝合。透明质酸凝胶可用于子宫创面。

然后将标本在盆腔旋切并取出 [2,10]。

腹腔镜检查时，我们有时会放置一个举宫器，并用靛洋红行输卵管通液，以了解囊腔与宫腔之间是否相通以及输卵管是否通畅。检查盆腔中是否有子宫内膜异位病灶，如果有，进行处理。

膀胱充盈 250mL 液体，以提高超声下腹部探头探查宫腔的清晰度。超声引导可以精确定位宫腔平面以及输卵管开口。若囊肿位于肌壁内或者接近浆膜时，可一次完成手术。我们使用的是带有 5-Fr 手术通道的 Karl Storz（德国）公司的 Bettocchi 宫腔镜（5mm），或者带有 7-Fr 手术通道的 Delmont EasyCare（5mm）（法国）的宫腔镜（图 44.7）。用 5-Fr 或 7-Fr 剪刀和（或）双极电凝探头，弹簧电极或者旋转电极穿过子宫壁进入囊腔。抽吸清亮的或者褐色的液体，然后用双极汽化囊壁内部使其粘连。

当囊肿靠近子宫内膜但未与宫腔相通时，在超声引导下使用剪刀或者双极电针切开子宫内膜，直至可以看到囊肿（图 44.8）。在这种情况下，有两种选择：汽化纤维囊壁或者彻底清除囊内容物。为了完全切除囊肿，我们可以使用 5-Fr 或 7-Fr 剪刀（7-Fr 更容易）（图 44.9）及双极电切环（宫颈扩张后使用法国 Delmont 的 6mm Resecare 电切镜或德国 Karl Storz 的 9mm 电切镜）（图 44.10）。

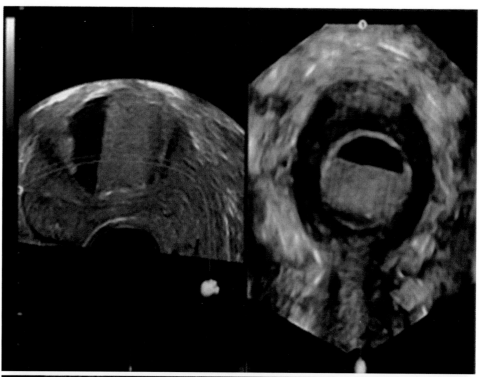

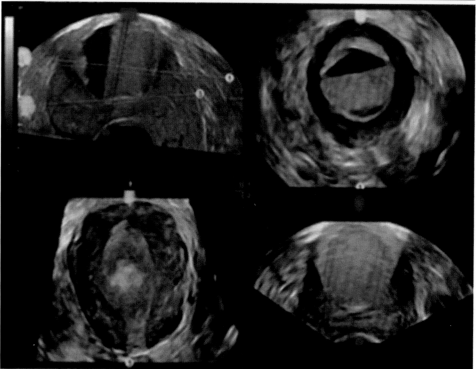

图44.6 三维经阴道超声（3D-TVUS）检查冠状位显示囊性子宫腺肌病

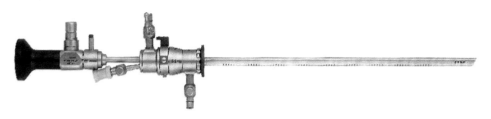

图44.7 带有7-Fr操作通道的 EasyCare 5mm 宫腔镜

手术结束时，我们注入透明质酸凝胶防止子宫腔内粘连形成。Gordts 等 [13] 使用一种新的设备——子宫 – 螺旋取样穿刺针，可以直接获取组织。通过这一方法，可以进行子宫内膜活检。该设备需要与另外两个器械串联工作：远端带有螺旋切割头的接收针以及作为外鞘的切割套管。超声引导下或者宫腔镜下控制螺旋头的方向。螺旋取样穿刺针为宫腔镜进入囊腔提供了一个可见的通道。下一步，用 5–Fr 剪刀切除病变。

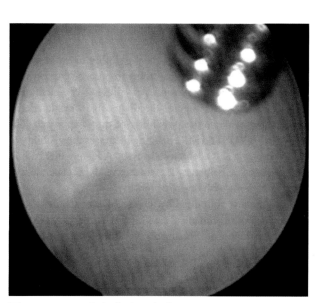

图 44.8　5–Fr 电极穿过子宫壁

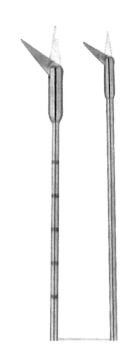

图 44.9　7–Fr 与 5–Fr 剪刀对比

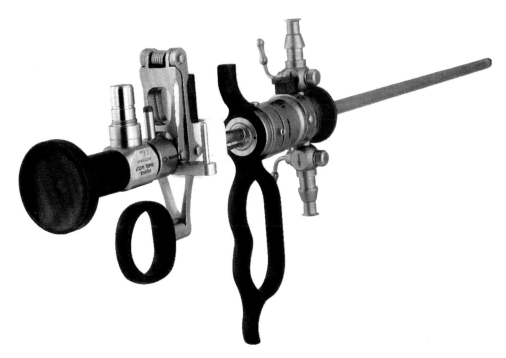

图 44.10　Resecare 6mm 电切镜

44.3 讨 论

随着女性生育年龄的推迟，可以预测到这种病理改变的发病率将会增加。初步治疗旨在通过激素抑制作用缓解疼痛，可以连续使用口服避孕药、含激素的宫内节育器或 GnRH 激动剂联合反向添加疗法。然而，在育龄期，可能需要手术治疗。

在一些病例中，当囊肿靠近子宫内膜时，我们是否有必要全部切除囊肿，还是应该汽化囊内壁并扩大囊肿开口使其与子宫内膜腔相通，目前还不清楚。手术过程中，三维经阴道超声检查可以对子宫壁进行评估，并注意 JZ。

囊性子宫腺肌病是一种特殊的子宫腺肌病，只有子宫肌层没有弥漫性浸润的情况下才可能进行保守治疗。无论子宫腺肌病病灶侵及子宫肌层何种程度，宫腔镜可同时观察子宫腔（图 44.11）和输卵管开口。对于年轻女性，有必要排除先天性发育异常伴与宫腔无交通的残角积血。Acien 等 [23] 将一类囊肿描述为子宫副腔畸形。这些病变为孤立的位于圆韧带根部的囊肿，不与宫腔相通，可能源于米勒管组织的持续存在。

关于子宫腺肌病合并不孕症的治疗适应证目前尚未达成共识。显然，有人建议保守治疗，如日本研究团队 [2,5-6] 所述的腹腔镜下囊肿切除术，或者在超声引导下通过宫腔镜进行微创手术。后者可以直接进入腺肌病囊腔从而清楚地观察囊腔内病变并进行机械性或消融手术。

超声引导下宫腔镜手术可以将囊壁从周围的子

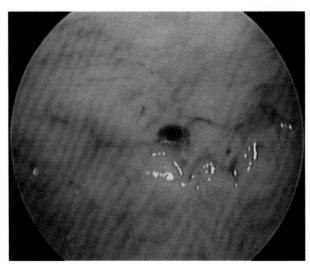

图 44.11 鉴别诊断：子宫腺肌病的囊腔

宫肌层中分离出来。对靠近子宫内膜的囊肿进行切除或者消融可以导致子宫内膜明显的缺损。但是，宫腔镜手术的一个优点在于可以保持子宫肌层轮廓完整，因为仅对内层囊壁进行汽化，因此避免了腹腔镜及开腹手术必然会有子宫瘢痕的后果。宫腔镜为清晰地观察病变提供了可能，而超声引导将逐渐成为评估这些适应证的金标准。

我们的经验表明，为避免子宫切除术（图 44.12）以及剖腹手术而对子宫腺肌病进行保守治疗是可行的。如前所述，三维经阴道超声检查和 MRI 可诊断囊性子宫腺肌病并评估直接切除病变的可能性。三维经阴道超声检查和 MRI 的应用提高了 JZ 增生以及腺肌病囊肿的可见度。Exacoustos 等 [22] 对腺肌病的病理学进行了描述。保守手术适用于有生育要求的患者。

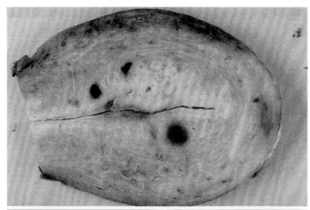
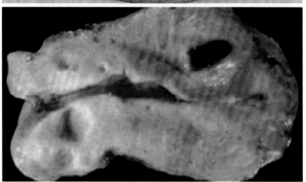

图 44.12 囊性子宫腺肌病的大体标本

机械性及双极手术中更小型号器械的使用使治疗得到了简化。需要评估手术对未来生育能力的影响。

参考文献

请登录 www.wpcxa.com "下载中心"查询或下载。

第 **45** 章 子宫内膜异位症的宫腔镜表现

Tamer Seckin, Amanda Chu, Stephanie Baum

45.1 引 言

子宫内膜异位症是指有活性的子宫内膜样组织种植到子宫外的疾病。该病具有如下特征：雌激素依赖性；良性；炎症性；干细胞驱动；有时进展为弥漫性纤维化和深部浸润，并对细胞凋亡和孕激素抵抗。

5%~10% 的育龄期女性受该病影响[1]。常见症状包括慢性盆腔痛、痛经和不孕。确诊靠组织病理学检查，通常可通过腹腔镜实现。治疗呈多因素性，手术切除是最明确的方式。

子宫内膜异位症的病因尚不明确；但人们提出了多种可能的原因，包括经血逆流、种植、异位子宫内膜组织（米勒管起源）的自然生长、腹膜化生、间充质细胞分化，或者上述原因的非特异性组合[2-3]。正常人体的子宫内膜上皮经历许多的生长和分化周期，其再生能力被认为来自机体的间充质干细胞/基质细胞，这些细胞可能具有骨髓间充质干细胞的所有分化潜能，包括多潜能性以及在异位位置自我更新和重建的潜能[4]。此外，遗传因素在疾病发展中发挥潜在作用。家谱数据库显示，受子宫内膜异位症影响的一级亲属和二级亲属之间具有家族关系，提示疾病的发病因素之一为遗传因素[5]。此外，*HOX* 基因表达异常可以导致子宫结构以及子宫内膜发育异常（图 45.1）[6-7]。基因表达谱分析显示，子宫内膜存在差异，引起子宫内膜异位症的易感性

更高。子宫内膜的分子组成影响异位子宫内膜是否具有与容受性腹膜相互作用并发挥功能的能力，从而导致疾病[8-9]。对该疾病的易感性可以解释那些患子宫内膜异位症或有症状的人与未患该病的人之间的差异。例如，许多女性都有经血逆流，腹腔镜检查时发现盆腔有血液也可以证实这一点，但是大多数都没有症状，也没有子宫内膜异位症的病理证据。

最为广泛接受的子宫内膜异位症理论是 Sampson 的经血逆流理论。该理论提出，月经期子宫内膜细胞通过输卵管到达腹腔，导致子宫内膜组织异位并发展成为子宫内膜异位症。多项研究表明子宫畸形与子宫内膜异位症之间存在关联，可能是因果关系。子宫结构异常可能导致月经期子宫收缩和血液流动异常。阻塞性和非阻塞性子宫畸形均可导致经血逆流增加[10]。子宫内膜异位症症状在子宫流出道梗阻纠正后仍持续存在，对必须存在流出道梗阻才能引起月经异常的理论提出了挑战[11]。但是，流出道梗阻可能增加了通过输卵管逆流入腹腔的血液量。已有研究表明纠正子宫结构异常可以改善子宫内膜异位症的症状，并且可能改善子宫畸形和子宫内膜异位症共同的并发症：不孕症[12-13]。

异常子宫蠕动与异位子宫内膜组织的分布既明显不同又相互关联。子宫蠕动发生在子宫内膜及子宫肌层。经腹腔镜证实为子宫内膜异位症的妇女经阴道超声检查显示子宫内膜下方的子宫肌层回声增强[14]。功能性 MRI 研究的结果发现子宫蠕动异常，这表明子宫内膜异位症的起源可能与子宫的结构和功能有关（图 45.2）。子宫结构异常将会增加异常子宫蠕动的风险[15]。蠕动障碍、经血逆流以及容

T. Seckin, M.D. (✉) • A. Chu, M.D. • S. Baum, M.D.
Department of Obstetrics and Gynecology, Lenox Hill Hospital,
Northwell Health, Great Neck, NY, USA
e-mail: drseckin@mac.com, Info@DrSeckin.com;
achu4@northwell.edu; sbaum@northwell.edu

© Springer International Publishing AG 2018
A. Tinelli et al. (eds.), *Hysteroscopy*, https://doi.org/10.1007/978-3-319-57559-9_45

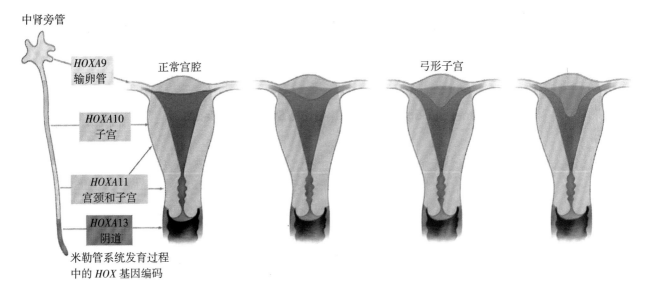

中肾旁管

*HOXA*9
输卵管

*HOXA*10
子宫

*HOXA*11
宫颈和子宫

*HOXA*13
阴道

正常宫腔

弓形子宫

米勒管系统发育过程
中的 *HOX* 基因编码

图 45.1 *HOX* 基因表达在子宫腔以及其他子宫畸形形成过程中的作用

受性良好的腹膜三者联合可合理解释异位子宫内膜是如何定植并发挥功能的（图 45.10）。

虽然不能低估超声检查和 MRI 对于评估子宫内膜异位症的重要性，但是它们不能完全替代宫腔镜检查对子宫腔异常进行评估。宫腔镜可以评估宫颈管的长度、扩张情况和角度，可以对纵隔的轮廓和外观（血管、肌肉）进行判断，也可以评估输卵管口与宫腔的关系。宫腔镜也可同时诊断病变或畸形并治疗。

45.2 我们 2 年的研究数据（2015—2016 年）

2015 年 1 月至 2016 年 12 月，作者所在的三级医疗保健中心共进行了 373 例子宫内膜异位症手术。113 例没有接受宫腔镜检查的患者被排除在外，例如因子宫腺肌病和子宫肌瘤而进行子宫切除的患者以及既往有子宫切除术史的患者。260 例患者符合纳入标准，其中有 100 例表现为弓形子宫。我们将弓形子宫或类似弓形子宫定义为宫腔内的纵行突起、漏斗状宫角或者双侧输卵管口扩张。在剩下的 160 例中，宫腔镜检查显示为正常宫腔，不存在上述所说的任何异常。

从这 260 例患者中，共获得 3767 件标本，包括剥除的卵巢囊肿，将这些标本送至病理科在显微镜下进行确诊（平均每个病例包含 14.48 个切除组织）。2230 件（59.2%）标本在病理检查中发现子

宫内膜异位症病灶，而其余的则显示为炎症和纤维化（40.8%）。

在 100 个具有弓形子宫结构的病例中，共有 1874 件腹膜切除标本，其中 1115 件（59.5%）显示为子宫内膜异位症。在该组中，平均每个病例有 18.74 个切除的标本，而其中 11.15 个通过显微镜检查确定为子宫内膜异位症。在本组病例中，共有 39 个卵巢存在子宫内膜异位囊肿——13 例为双侧，13 例为单侧（右侧 7 个，左侧 6 个）（表 45.1，表 45.2）。

在剩余的 160 例子宫结构正常的患者中，切除标本 1993 件，其中 1115 件（55.9%）有子宫内膜异位症病灶。即平均每个病例有 12.46 个切除的标本，而其中 6.96 个确定有子宫内膜异位症病灶。在该组病例中，共有 38 个卵巢存在子宫内膜异位囊肿——11 例双侧，16 例单侧（4 例右侧和 12 例左侧）。

此外，伴有子宫发育畸形的病例，卵巢子宫内膜异位囊肿的发病率为宫腔结构正常组的 1.77 倍，这不仅表明子宫内膜异位症发病增加，同时表明深部浸润子宫内膜异位症（DIE）涉及多个器官。然而，对于宫腔结构正常的患者，当存在单侧附件区囊肿时，左侧卵巢患子宫内膜异位囊肿的概率是右侧的 3 倍，而在弓形子宫病例组中，双侧患病率相等。

对于伴有弓形子宫的病例，每例患者所取的标本数更多（平均值 18.74 *vs* 12.46），并且在每例患

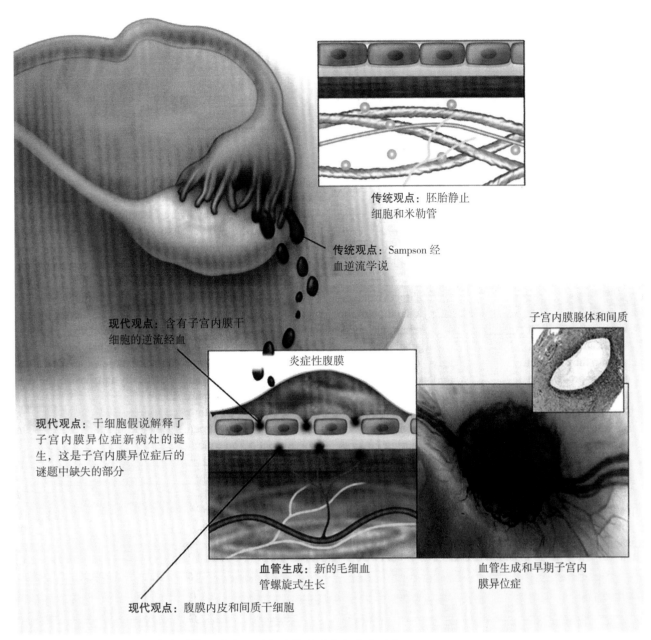

传统观点：胚胎静止
细胞和米勒管

传统观点：Sampson 经
血逆流学说

现代观点：含有子宫内膜干
细胞的逆流经血

现代观点：干细胞假说解释了
子宫内膜异位症新病灶的诞
生，这是子宫内膜异位症后的
谜题中缺失的部分

炎症性腹膜

子宫内膜腺体和间质

血管生成：新的毛细血
管螺旋式生长

血管生成和早期子宫内
膜异位症

现代观点：腹膜内皮和间质干细胞

图 45.2 理论图：新发子宫内膜异位症病灶形成的传统观点和现代观点

表 45.1 腹腔镜子宫内膜异位症标本与宫腔镜诊断的正常及弓形宫腔之间的关系

	正常宫腔（n=160）	弓形宫腔（n=100）	合计	显著性（$P < 0.05$）
宫腔镜检查病例	160	100	260	N/A
标本数	1993	1874	3767	N/A
平均每例病例标本数	12.46	18.74		差异显著，$P < 0.001$
子宫内膜异位症诊断阳性的标本数	1115	1115	2230	N/A
平均每例病例子宫内膜异位症诊断阳性的标本数	6.96（55.9%）	11.15（59.5%）		差异显著，$P < 0.001$

表 45.2　弓形宫腔与正常宫腔女性卵巢子宫内膜异位囊肿单双侧比例比较

	n=260	宫腔镜检查为正常宫腔病例数，n=160	宫腔镜检查为弓形宫腔病例数，n=100	显著性（P < 0.05）
子宫内膜异位囊肿总病例数	55	29, 29/160（18%）	26, 26/100（26%）	NS, P=0.16
双侧子宫内膜异位囊肿	24	11, 11/29（38%）	13, 13/26（50%）	NS, P=0.09
右侧卵巢子宫内膜异位囊肿	11	4, 4/29（14%）	7, 7/26（27%）	NS, P=0.08
左侧卵巢子宫内膜异位囊肿	18	12, 12/29（41%）	6, 6/26（23%）	NS, P=0.64
子宫内膜异位囊肿总数	77	38, 38/160（24%）	39, 39/100（39%）	差异显著, P= 0.008 8

NS：无显著差异

者收集的标本中，被诊断为腹膜子宫内膜异位症的标本占多数，与宫腔正常的病例相比，比例为 11.15∶6.96。

使用样本 Z 检验，我们得出了以下结论：

（1）伴有弓形宫腔的病例中平均标本数及阳性结果均较宫腔正常的患者多，且具有统计学意义。

（2）伴有弓形宫腔的患者中患子宫内膜异位囊肿的数量较宫腔正常的患者多，且具有统计学意义。

45.3 我们的操作技巧

不接触或减少接触的阴道 - 宫腔镜检查是我们首选的方法。子宫内膜异位症腹腔镜手术前，我们依次检查以下部位：阴道穹隆、宫颈外口、子宫颈管、宫颈内口以及子宫腔。用液体扩张阴道上下段并观察宫颈外口。不放置阴道窥器、不扩张宫颈或不用宫颈钳牵拉宫颈，检查宫颈管及经宫颈内口进入宫腔的角度。术前 24h 在阴道放置 200μg 米索前列醇促宫颈成熟。

许多子宫内膜异位症患者主诉为深部性交痛。这可能继发于直肠子宫陷凹后方的子宫内膜异位症病灶，这些病灶在腹腔镜下可以看到。当这些病灶浸润至阴道黏膜时，在阴道内镜检查中便可很好地观察到（图 45.3）。虽然通常是采用腹腔镜手术切除病灶，但是通过阴道内镜鉴别病灶可以更好地指导外科医生。如果不能识别和切除这些病灶，将导致症状不能完全缓解，患者的满意度下降，二次手术的概率增加。

宫腔镜检查可以对子宫的结构进行评估。虽然可以很容易就看到宫腔中间的突起，但是对其进行分类具有一定的挑战性。首先，应该确定该突起是"轻度的"还是"严重的"。异常突起的特征是突

起呈白色并与宫腔垂直。然后，观察双侧输卵管口是否有异常扩张或呈漏斗状。有时，上述特征单独存在，例如单侧的漏斗状输卵管口。因此，我们引入了隐匿性子宫畸形的观点———一种不符合其他任何子宫畸形诊断标准的宫腔异常。

在放置 Pelosi 举宫器之前，应最大限度地扩张宫颈以减少任何可能阻碍经血流出的因素。腹腔镜采用经典的 3 个套管针的方式：2 个 5mm 和 1 个中央 1cm。通过蓝染（ABCt™）技术可使腹膜子宫内膜异位症更易观察到，该技术是将用生理盐水稀释后的亚甲蓝注入腹膜下。所有异常腹膜最好用双极剪刀切除。使用双极和 Allis 钳并辅以水分离切除卵巢子宫内膜异位囊肿。卵巢的手术避免使用电凝，卵巢重塑一般选用间断褥式缝合，并采用单点悬吊技术（SSSt）对其进行暂时性的悬吊（图 45.4）[16-17]。

本章节展示了子宫内膜异位症患者的宫腔镜检查结果，包括弓形子宫、纵隔子宫、双角子宫、双子宫、息肉、肌瘤以及前面所提及的阴道病变。作者关注的是最常见的异常，即弓形子宫和纵隔子宫，并特别强调两者之间的关系。

弓形子宫和纵隔子宫的病因学、表现以及治疗不同。准确的诊断对管理子宫内膜异位症患者至关重要。如本章所述，宫腔镜检查可以根据特定的诊断标准帮助诊断。宫腔中央处的隆起可被分类为弓形或者纵隔子宫，并且在一些文献中互换使用。如上所述，外科医生必须使用特定的标准来区分纵隔、弓形子宫或隐匿性子宫畸形。后一种情况不易诊断，但对子宫内膜异位症患者有一定影响。例如，如果腹腔镜手术后患者症状改善不明显或者复发，那么，下一步的治疗就必须是纠正子宫畸形。

此外，作者对纵隔子宫是最常见的子宫畸形这

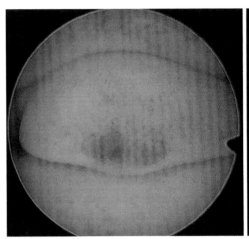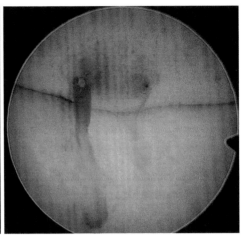

图 45.3 后穹隆处子宫内膜异位病灶侵犯黏膜（左图）以及子宫内膜异位病灶活动性出血（右图）

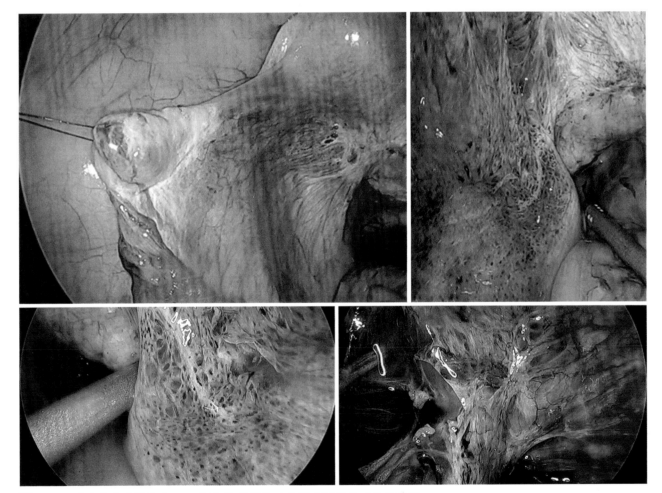

图 45.4 通过腹膜下蓝染（ABCt™）技术强化对子宫内膜异位病灶的鉴别

一观点提出质疑。在上述的 260 例子宫内膜异位症患者中，100 例有子宫畸形，除了 1 例纵隔子宫和 1 例合并残角子宫畸形外，均为弓形子宫。因此，在我们的研究群体中，弓形子宫占子宫畸形的 98%。

有些人认为弓形子宫是一种正常的改变，这将导致弓形子宫被忽视。产科医生和生殖内分泌专家通常不做关于弓形子宫的评估，直至患者遭受反复流产。然而，妇科医生必须首先认识到这种病理改变，然后确定最佳治疗方案。子宫内膜异位症合并弓形子宫的患者可能有因月经失调而持续出现子宫内膜异位症症状和盆腔痛的风险。在评估子宫内膜异位症时描述子宫结构的重要性不容小觑。

诊断子宫畸形的第一步标准做法是经阴道超声检查和MRI。单独的宫腔镜检查不足以诊断所有子宫畸形，因为还必须通过影像学检查或腹腔镜检查对宫腔外进行评估。反之亦然，仅通过影像学检查和腹腔镜检查也无法全面评估子宫畸形。如我们的研究数据所示，宫腔镜检查所提供的关于子宫结构和宫腔环境的信息是独有的。这不仅仅因为宫腔镜可直视宫腔，也有膨宫介质的作用，因为当膨宫压力达40mmHg时可以看到宫腔未膨起时无法显现的异常。下文所展示的所有宫腔镜和腹腔镜图像都是在腹腔镜下计划诊断和切除子宫内膜异位症时获得的。

45.4 弓形子宫

弓形子宫向来难以定义，但是它代表了程度较轻的子宫发育过程中宫腔中间的隔吸收障碍。其特征包括中央处突起＜1.5cm以及子宫腔的横径增加，但是没有双侧宫角的分离，且宫底轮廓正常。很难获得米勒管系统畸形以及弓形子宫的总体患病率，根本原因在于大多数研究关注的焦点都是妊娠结局不良的妇女。虽然纵隔子宫是所报道的最常见的子宫畸形，一项针对没有不孕症及产科并发症病史的妇女的筛选调查显示，弓形子宫是最常见的子宫畸形（5%），其次是纵隔子宫（3%）和双角子宫（0.5%）。这项研究将弓形子宫定义为任何从宫底突入子宫腔且夹角大于90°的畸形[18]。

此外，Chan等的研究分析了94项观察性研究共89 861例妇女的资料，分析表明，米勒管系统畸形在正常人中患病率为5.5%，在不孕症妇女中为8.0%，在有流产史的妇女中为13.3%，而在不孕症合并流产史的妇女中为24.5%。在未经筛选的患者

群体中，弓形子宫为最常见的子宫畸形，患病率为3.9%，与之相比，纵隔子宫的患病率为2.3%。纵隔子宫是最常见的高风险子宫畸形，影响了15.4%有流产和不孕症病史的女性（图45.5至图45.8）[19]。

弓形子宫似乎对经血逆流有影响。我们2年的统计数据显示，38%的女性有子宫畸形，其中大部分是弓形子宫或中央处有隆起（38% vs 未经挑选的一般人群中为3.9%）。宫腔镜检查时弓形子宫的表现包括中央处隆起、宫底部隆起较宽导致宫角呈漏斗状，伴或不伴输卵管口扩张（图45.9）。宫腔镜检查时，可见宫底隆起部白色垂直的条纹。关于弓形子宫对生育及生殖结局的影响尚无定论。但是，这种结构性畸形所导致的子宫肌层蠕动障碍足以影响经血的正常流出，因此，可能增加经血逆流，这可能是引起子宫内膜异位症的复杂原因之一（图45.10）。弓形子宫对产科患者的意义不同于其对于伴有月经过多、痛经、不孕症及盆腔痛的子宫内膜异位症患者的意义。鉴别弓形子宫是评估的一个关键点，并且手术切除中央隆起可能是治疗子宫内膜异位症的重要一步。

45.5 纵隔子宫

纵隔子宫被认为是由于胚胎在20周以前中肾旁管（米勒管）融合后形成的子宫阴道隔全部或部分未被吸收导致的。纵隔可以分为不完全性的和完全性的。不完全性纵隔子宫是指一个宫底、一个宫颈，纵隔组织从宫底部向下延伸长度大于1.5cm。而完全性纵隔子宫是指纵隔组织自宫底部延伸至宫颈管或者造成双宫颈。纵隔被认为主要是纤维组织；然而，近期的很多研究认为纵隔中存在血管和肌纤维[20]。

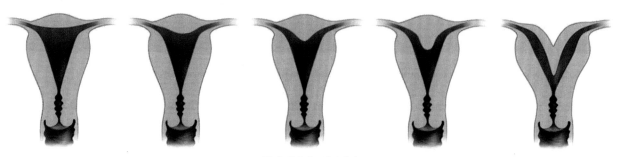

弓形子宫的不同形态

图45.5 正常宫腔和弓形子宫从轻度到重度直至双角子宫形态的演变

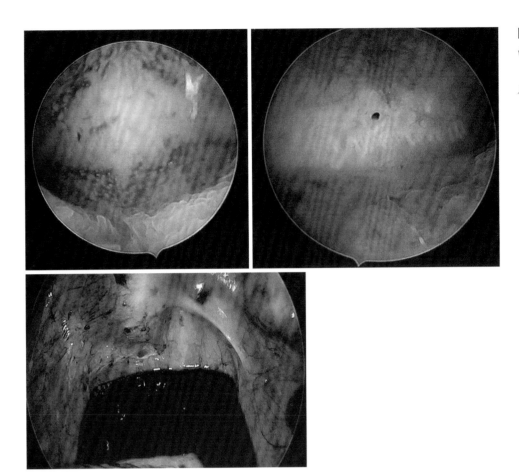

图45.6 具有中央隆起的弓形子宫，伴垂直条纹（左图）。直肠子宫陷凹后方逆流的经血（右图）

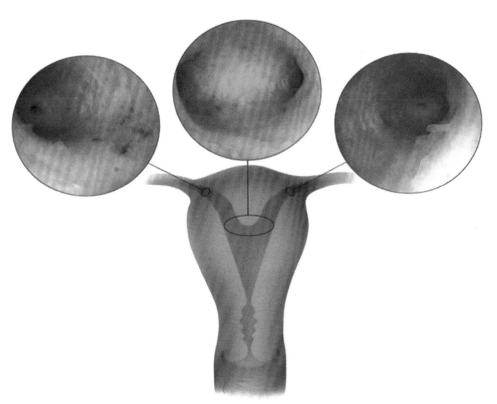

图45.7 宫腔镜图像以及弓形子宫示意图，宫腔中央处突起明显，垂直条纹和漏斗状宫角

2016 年，LaMonica 等发表了一项前瞻性病例对照研究，以描述纵隔子宫与子宫内膜异位症之间的关系。该研究纳入了 343 例因不孕、疼痛、异常出血或者出现上述几种症状而就诊于她们不孕症诊所的妇女。他们对每例患者都进行了宫腔镜及腹腔镜检查。当宫腔镜检查发现宫腔被无血管的纵隔组织分隔，并且当宫腔镜到达子宫中段时，该组织造成双侧宫角视野被遮挡，则该患者被认为患有纵隔子宫。作者总结出纵隔子宫的总患病率为 33%，并且在不孕症患者（36%）和疼痛患者（34%）之间没有显著差异。但是，该研究确实显示了子宫内膜异位症与纵隔子宫之间有统计学意义的关联。在确诊为子宫内膜异位症的患者中，纵隔子宫的发病率为 37%。相比之下，在没有子宫内膜异位症的患者中，发病率为 27%（$P=0.022$）[10]。

最后，反复流产及较高的早产率与纵隔或弓形子宫的隔有关。一些观察性研究表明，切除纵隔可以降低流产率并且提高活产率。其他研究也显示纵隔子宫与子宫内膜异位症之间的关联，并强调在对子宫内膜异位症患者进行腹腔镜检查的同时评估子宫腔的重要性[21]。

对于与上述研究结果类似的数据，必须仔细分析纵隔子宫的定义。我们的研究扩展了 LaMonica 等的研究结果，证实了纵隔子宫患者存在子宫内膜异位症。但是，当未发现明显的纵隔时，我们建议外科医生对整个子宫的结构进行评估。更细微的异常可能意味着弓形子宫或隐匿性病变。这可能足以导致子宫内膜异位症患者的疾病或症状进展（图 45.5，图 45.11）。

45.6 双角子宫

双角子宫是由米勒管部分融合失败所导致的子宫畸形，占先天性子宫畸形的约 25%。其特征是宫底外部凹陷大于 1cm 以及两侧宫角之间距离变宽，这一特征可被腹腔镜检查和宫腔镜检查发现。双角子宫不能简单地进行手术切除，手术也不一定是必需的。

双角子宫与反复流产、宫颈功能不全及可能需要宫颈环扎有关。宫腔镜检查可探查双侧宫角并对其深度和角度进行评估。对于生殖失败的患者可以进行手术矫形（图 45.12，图 45.13）。

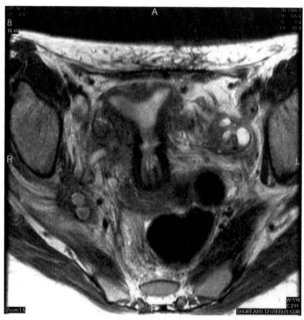

图 45.8 弓形子宫的 MRI 图像

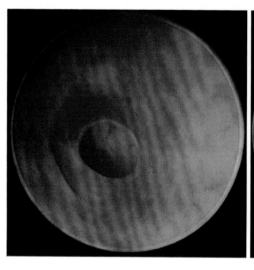
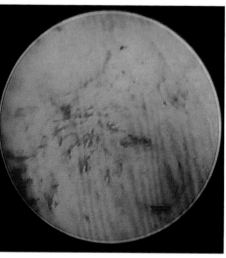

图 45.9 双侧扩张的输卵管开口，右图可见子宫内膜息肉

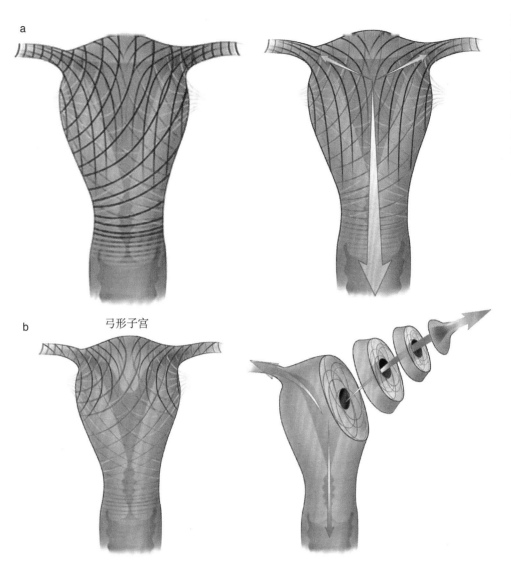

a

b

弓形子宫

图 45.10　弓形子宫和与漏斗状宫角相关的肌纤维结构改变的示意图，及其对增加经血逆流的影响。（a）正常肌纤维结构和经血流动方向。（b）弓形子宫以及蠕动障碍造成的经血流动方向改变

子宫纵隔

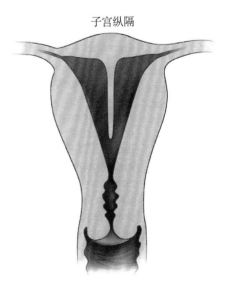
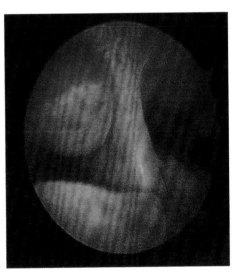

图 45.11　子宫内膜息肉及子宫纵隔的宫腔镜图像

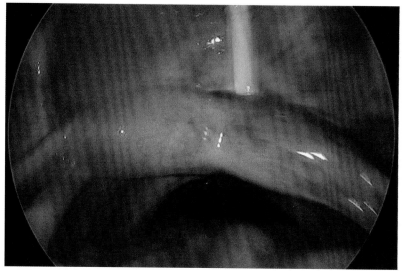

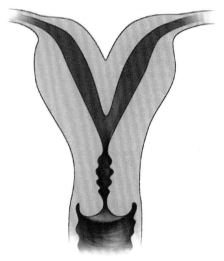

图 45.12 双角子宫伴中央凹陷的腹腔镜图像及示意图

45.6.1 双子宫

双子宫是一种具有双宫角及双宫颈的米勒管畸形。双子宫的两侧宫角不相通，并且在 75% 的病例中存在阴道隔。阴道横隔可能堵塞一侧宫角。当不存在阴道隔时，通过非接触式阴道–宫腔镜检查技术可以很容易地对子宫腔进行评估。这类患者的生育能力下降，且早产风险升高（图 45.14）。

45.6.2 单角子宫

单角子宫是一侧米勒管延伸失败而另一侧发育正常所导致的米勒管畸形。根据是否存在残角可以进行亚分类，如果存在，可以进一步根据该侧存在

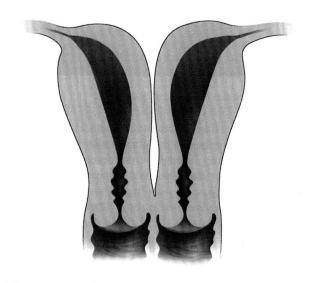

图 45.14 双子宫

子宫内膜腔以及两个腔是否相通进行分类。产科相关的影响包括自然流产、早产以及先露异常。常见的宫腔镜表现为一个狭窄的宫腔，仅具有一侧输卵管开口。如果与残角相通，宫腔镜可以进入残角并进行评估（图 45.15）。

45.7 子宫肌瘤 / 息肉

除了子宫畸形，黏膜下子宫肌瘤和子宫内膜息肉通常与子宫内膜异位症同时存在。这些疾病及子宫内膜异位症都是雌激素高依赖性疾病。子宫内膜息肉的总体患病率很难被评估，但一般而言，往往会随着年龄增长而增加，并且更常见于绝经前的妇女。有子宫内膜异位症的患者，子宫内膜息肉的发

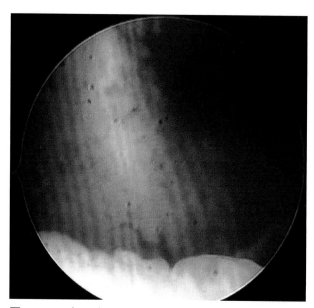

图 45.13 宫腔镜下双角子宫的宫腔中可见一较厚的隔

生率比没有子宫内膜异位症的患者高近 3 倍[22]。同样，子宫肌瘤在子宫内膜异位症患者中发病率也很高，并且即使不考虑子宫内膜异位症，子宫肌瘤也与不孕症有关。在腹腔镜手术时，用宫腔镜对宫腔进行评估可以对病变进行鉴别并切除（图 45.16）。

45.8 讨　论

一直以来，子宫内膜异位症以痛经、性交困难以及排便障碍等症状为特征。经血逆流是子宫内膜异位症的主导理论，也是现代研究的焦点，指的是含有子宫内膜 – 肌层结合带细胞、多能干细胞以及生长因子的月经血逆流到遗传学上可容受这些物质的表面。

如前所述，子宫畸形与子宫内膜异位症有强相关性，可能是因为导致了逆流经血量的增加。在我们的患者群体中，对确诊为子宫内膜异位症者同时进行诊断性宫腔镜检查发现，弓形子宫的发病率为 38%，这显著高于一般人群中所估计的 3%~5%。而且，子宫内膜异位症病灶在腹膜的扩散及严重程度与子宫腔的弓形度有关。与宫腔正常的女性相

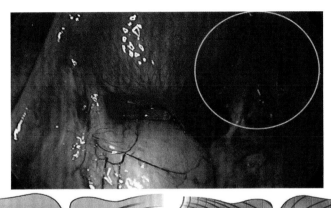

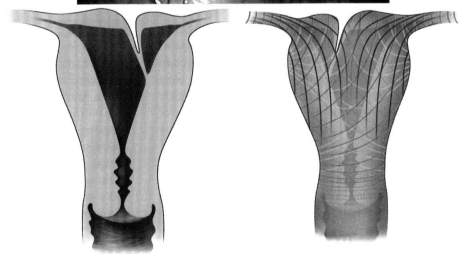

图 45.15　伴有残角的单角子宫及双侧子宫内膜异位囊肿腹腔镜下的图像，伴有残角的单角子宫的示意图

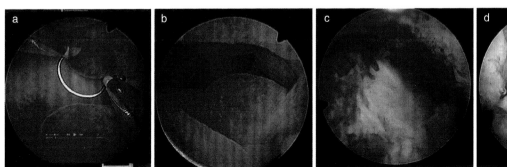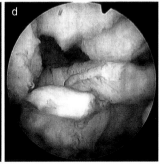

图 45.16　（a,b）宫腔镜下子宫内膜息肉切除术。（c,d）宫腔镜下黏膜下肌瘤切除术

比，弓形子宫患者中获得的总标本数和组织病理学证实为子宫内膜异位症的标本数要高出 50%。代表 3 期或 4 期子宫内膜异位症的卵巢子宫内膜异位囊肿，在弓形子宫患者中发生率增加，与在正常宫腔的患者发生率相比为 26% vs 18%。如前所述，虽然弓形子宫被认为是一种常见的解剖学异常，对生殖的影响仍有争议，但是在子宫内膜异位症患者中，弓形子宫必须被当作是病理状态。

美国生殖医学会指南根据宫底中央突起的长度对纵隔子宫和弓形子宫进行定义，临界值为 1.5cm。但必须注意的是，子宫畸形有多种不同的分类系统[20]。因此，当解释术语"纵隔"和"弓形"子宫的定义时，应当考虑宫底中央异常的连续性，或理解"弓形"程度从轻度至重度。中央的突起有可能引起疼痛、不孕、异常出血和子宫内膜异位症。

Chan 的研究报道了在 89 681 例未经筛选的女性中，子宫畸形的发生率为 5.5%，其中 3.9% 为弓形子宫，即在这一人群中，弓形子宫几乎占子宫畸形的 70%。在未经筛选的人群中，子宫内膜异位症影响了约 10% 的育龄期女性。然而，在筛选出来的经过组织病理学确诊为子宫内膜异位症的患者中，有 38% 合并弓形子宫。

LaMonica 等的研究结果与我们的观察结果有明显的相似之处。在我们的研究中，经腹腔镜检查发现子宫内膜异位症的患者群体中，宫腔镜检查子宫畸形的检出率为 38%，而 LaMonica 的检出率是 37%。除此之外，我们与 LaMonica 等很可能对于同一种病变使用了不同的名称：我们将其归类为弓形子宫，他们则将其归类为纵隔子宫。而 LaMonica 等对于纵隔子宫的描述是我们以及其他文献中对弓形子宫的描述。另外，我们还描述并且比较了当存在弓形子宫时疾病的严重程度及范围。无论是否涉及故意避免使用弓形子宫（因为这种异常通常被认为是正常的变异），还是其应用专业术语不严谨，几乎完全相同的百分比还是非常有意义的。

因为所有病例的手术均由同一位外科医生完成，所以这些宫腔镜检查结果的数据可能具有主观性和偏倚。此外，腹膜下蓝染技术增强了病灶与腹膜之间的对比，有利于病灶在腹腔镜下切除，这同样会增加前面提到的偏倚。相反，我们的研究可能更客观，我们所有的图片和视频资料来自同一位内镜手术治疗子宫内膜异位症经验非常丰富的医生。最终经组织学诊断确定每个标本是否存在子宫内膜异位症病灶和卵巢子宫内膜异位囊肿，确切地说，是病理学家对 3974 个标本的诊断使我们的研究结果更有说服力。弓形子宫组中从腹膜上切除的标本平均数为每例 18.46，而正常子宫组为 12.46。与正常子宫者相比，弓形子宫者合并子宫内膜异位症和卵巢子宫内膜异位囊肿者更多（39% vs 24%）。已经有明确的具有统计学意义的证据证实了子宫结构在腹膜和卵巢部位的子宫内膜异位症中的重要作用（表 45.1，表 45.2）。

我们也期待其他同样关注子宫内膜异位症手术的中心可以报道其宫腔镜观察结果以及与腹腔镜检查结果和治疗结果之间的比较。只有这样，才能确定未来子宫内膜异位症患者的最佳治疗方式。

结 论

子宫内膜异位症是一种源于宫腔的与月经相关的疾病。阻塞性和非阻塞性子宫畸形均与子宫内膜异位症有关。虽然经血逆流对于阻塞性畸形的意义不言而喻，但在非阻塞性畸形中仍然意义不明。本章中，我们首次报道了具有统计学意义的证据，即异常的弓形结构和轻微改变与腹膜及重度卵巢子宫内膜异位症发生率增加有关。我们认为，子宫结构异常和蠕动障碍与子宫内膜异位症存在因果关系。

因此，对子宫内膜异位症患者的评估不能仅限于诊断性腹腔镜检查及手术。在腹腔镜评估及治疗子宫内膜异位症的同时，采用宫腔镜评估子宫腔是必需的标准程序。

参考文献

请登录 www.wpcxa.com "下载中心"查询或下载。

第十部分
子宫内膜切除术

第**46**章 子宫内膜切除术前子宫内膜预处理

Raffaele Tinelli, Ettore Cicinelli

46.1 引　言

较薄的子宫内膜是进行宫腔镜手术的最佳条件之一。因此，月经刚结束的几天被认为是宫腔镜手术的最佳时期；然而，在早卵泡期的短短几天内安排并完成手术，在组织安排上可能会有难度[1]。

对于育龄期的女性，尽可能薄的子宫内膜有利于宫腔镜手术的进行。较薄的子宫内膜可以使所有宫腔内操作更容易、手术视野更清晰、手术时间更短，因此可以增加手术的便利性，降低膨宫液渗入血管的风险[2-5]。

事实上，很多医生都有这种经验：在诊室进行宫腔镜下子宫内膜息肉切除术的头几分钟内，未准备好的子宫内膜会吸收膨宫液并且变肿胀，从而使手术变得困难。为了避免这种情况发生，有几种药物可以尽可能使子宫内膜变薄。促性腺激素释放激素类似物（GnRH-a）对于术前子宫内膜预处理非常有用。治疗 2 个月便可以使子宫内膜变薄，且疗效可靠[4-7]。但是，由于成本和效力的原因，将 GnRH-a 用在"较小的"宫腔镜手术（如子宫内膜息肉切除术或子宫纵隔切除术）中，实际上是一种过度治疗。

达那唑具有雄激素特征，可减少循环中雌二醇和黄体酮的水平。每日口服 600mg，持续 6 周，可以有效地萎缩子宫内膜。与 GnRH-a 相比，达那唑更便宜，但由于其抗雌激素活性以及雄激素的作用，可能引起副作用。

孕三烯酮是一种三烯类固醇，具有抗雌激素和抗孕激素活性，其被证明可减小子宫体积、月经量和子宫内膜厚度[8]。近期发现，醋酸诺美黄体酮（一种高效孕激素）给药 14d，可以快速、有效地完成宫腔镜手术前的子宫内膜准备[9]。

口服避孕药（OC）也被认为是获得薄子宫内膜的一种简单而廉价的治疗方法。Grow 等报道，在早卵泡期开始服用一种单相低剂量复方口服避孕药（含有 150μg 去氧孕烯和 30μg 炔雌醇），在服药的第 18 天，用超声检查测量 100 例受试者的子宫内膜厚度，发现子宫内膜厚度为 4.1mm ± 1.6mm，效果确切[10]。

Laganà 等在一项前瞻性随机研究中比较了地诺孕素和达纳唑用于宫腔镜下子宫黏膜下肌瘤切除术前子宫内膜准备的效果。他们招募了 80 例符合条件的育龄期子宫黏膜下肌瘤患者，并随机分为两组：40 例每天给予 2mg 地诺孕素，另外 40 例给予 100mg 达纳唑，从月经第 1 天开始，共口服 5 周。术中数据显示两组在宫颈扩张时间上无显著差异。但是在地诺孕素组，他们发现手术时间、灌流量和术中出血显著减少。因此他们分析，与达纳唑相比，地诺孕素用于子宫黏膜下肌瘤患者宫腔镜手术前子宫内膜准备更为有效，且副作用较小[11]。

另一项前瞻性随机研究比较了去氧孕烯和达那唑用于宫腔镜术前子宫内膜准备的疗效。他们连续招募了 200 例符合条件的有宫腔内疾病的育龄期女性，并随机分为两组：100 例每天给予 75μg 去氧孕烯，100 例每天给予 100mg 达那唑，两组均从月

R. Tinelli, M.D., Ph.D. (✉)
Department of Obstetrics and Gynaecology, "Perrino" Hospital, Strada Statale 7 per Mesagne, 72100 Brindisi, Italy
e-mail: raffaeletinelli@gmail.com

E. Cicinelli
Department of Obstetrics and Gynaecology, University Medical School, Bari, Italy

© Springer International Publishing AG 2018
A. Tinelli et al. (eds.), *Hysteroscopy*, https://doi.org/10.1007/978-3-319-57559-9_46

经第 1 天开始口服，持续 5 周。他们观察到，与达纳唑相比，去氧孕烯在促进子宫内膜萎缩方面的效果更显著。术中数据显示，两组在宫颈扩张时间上没有显著差异，而去氧孕烯组的手术时间、灌流量和术中出血显著减少，并且副作用更少。因此认为，去氧孕烯在促使子宫内膜萎缩方面效果显著，可以创造更好的宫腔镜手术条件，并且治疗期间副作用较小[12]。

2007 年，Cicinelli 等在一项前瞻性随机研究中评估了口服孕激素联合阴道放置雷洛昔芬治疗 10d 在抗子宫内膜增殖方面的作用。90 例子宫内膜息肉患者在月经周期第 1 天开始随机接受下列治疗之一：口服去氧孕烯联合阴道放置雷洛昔芬（1 粒）治疗（n=30；A 组）；口服去氧孕烯 60mg /d（n=30；B 组）；或者口服达那唑 200mg，每天 3 次（n=30；C 组）。他们得出的结论是，口服去氧孕烯联合阴道放置雷洛昔芬为宫腔镜手术提供了一种快速、低成本、令人满意的子宫内膜准备方案[13]。

Haimovich 等在一项非随机性前瞻性临床研究中评估了去氧孕烯对使用 Essure 装置进行绝育术前子宫内膜准备的作用。受试者术前需每天口服 75μg 的去氧孕烯，共 6 周。接受治疗的 16 例组成去氧孕烯组，而 18 例拒绝治疗的患者则组成无治疗组。去氧孕烯组的手术时间中位数比无治疗组更短。该研究指出，在放置 Essure 系统之前，去氧孕烯可以作为复方性激素避孕药的替代方案，方便手术操作，并可以在随后的 12 周输卵管阻塞之前发挥避孕作用[14]。

Florio 等在一项研究中探讨了醋酸诺美黄体酮（一种高效孕激素）14d 方案用于宫腔镜手术前子宫内膜快速准备的疗效。共有 86 例需要进行宫腔镜手术的育龄期妇女在月经周期第 1 天开始口服醋酸诺美黄体酮 5mg/d（n=43；A 组）或叶酸 4mg/d（n=43；B 组），共 14d。结果发现，A 组所有患者的子宫内膜变薄、规则、苍白，与 B 组相比，A 组子宫内膜准备效果更好。综上所述，醋酸诺美黄体酮能有效降低子宫内膜厚度，也可作用于下丘脑—垂体—卵巢轴，为宫腔镜手术创造有利条件[9]。

近年来，一种含有雌二醇（E_2）而非炔雌醇（EE）及地诺孕素（Klaira）的口服避孕药（Bayer-Schering），因为具有较强的抑制子宫内膜的活性，

在市场上被推广。从理论上讲，与传统的用作子宫内膜准备的口服避孕药相比，该药具有一定的优势，因为它结合了 E_2（是 EE 效力 1‰）以及地诺孕素（一种具有强效抗子宫内膜增殖活性的孕激素受体激动剂）的优点。

Cicinelli 等近期的一项研究[15]评估了雌二醇（E_2）和地诺孕素（Klaira）对 74 例在诊室行宫腔镜下子宫内膜息肉切除术（息肉大小 < 1.5cm）的妇女子宫内膜抑制的有效性。

随机选择患者在月经周期的增殖期（周期 5~7d）（A 组）或雌二醇（E_2）和地诺孕素（B 组）处理 9~11d 后进行手术。切除息肉时，若需要，可使用钳子及双极电极。然后比较手术过程中可视下宫腔图像质量、医生总体满意度和患者总体满意度（图 46.1，图 46.2）。B 组患者在手术前和手术结束时子宫内膜厚度显著减小，平均手术时间也比 A 组短。另外，B 组术中图像质量、医生及患者的满意度均明显更高。在手术前 10d 给予 E_2 和地诺孕素药物治疗，对诊室宫腔镜下子宫内膜息肉切除术

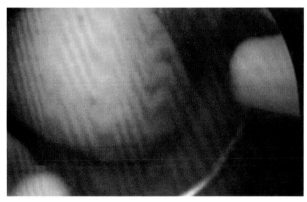

图 46.1 事实上，当子宫内膜较薄时，子宫腔会变宽并且更易探查，宫腔内病变（息肉、肌瘤等）也更易于观察

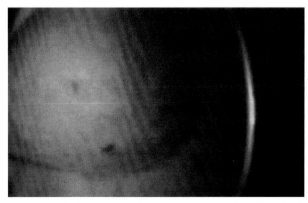

图 46.2 事实上，当子宫内膜较薄时，子宫腔会变宽并且更易探查，宫腔内病变（息肉、肌瘤等）也更易于观察

术前的子宫内膜准备效果明显。

他们得出结论称，术前给予 E_2 和地诺孕素治疗，可以使宫腔镜手术变得更容易、更快，并且能提高手术医生和患者的满意度。

结　论

术前子宫内膜预处理有利于诊室宫腔镜手术的实施（图 46.3，图 46.4）[5]。事实上，当子宫内膜

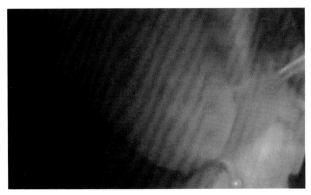

图 46.3　雌二醇（E_2）和地诺孕素预处理子宫内膜后行宫腔镜下息肉切除术

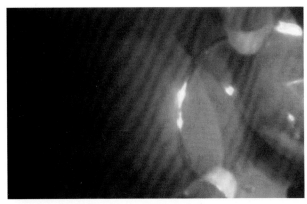

图 46.4　雌二醇（E_2）和地诺孕素预处理子宫内膜后行宫腔镜下息肉切除术

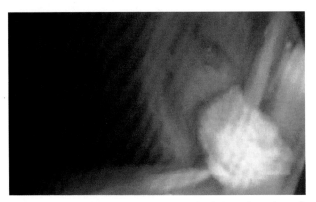

图 46.5　手术中及术后子宫腔图像质量更佳。雌二醇（E_2）和地诺孕素预处理使术前、术后子宫内膜厚度变薄，且手术时间明显缩短

较薄时，子宫腔会变宽且更易探查，宫腔内病变（息肉，肌瘤等）也很容易被发现，并且通常比术前评估的更小。这意味着切除病变可能更容易，手术时间更短，需要的膨宫介质量更少，因此手术将变得更安全且更容易被患者接受。

所有这些研究的结果表明，E_2 联合地诺孕素给药 10d 可以快速有效地抑制子宫内膜。在更短的时间内获得满意的子宫内膜抑制效果，提高了患者的接受度和治疗进度，因为这样使手术便于安排并且避免了长时间地推迟手术。

口服避孕药并不是最早用于准备子宫内膜的原创方法[10]。如上文中所报道的，给予含有 30μg 炔雌醇和 150μg 去氧孕烯的复方避孕药治疗 10d，可以使子宫内膜有效变薄[10]。此外，类孕激素药物地诺孕素可以产生强效的抗子宫内膜增殖作用，这可能有助于解释我们治疗的有效性。近期的一项研究也证实了地诺孕素可以通过抑制 cyclin D1 基因的表达直接抑制人子宫内膜上皮细胞的增殖[11,16-17]。

直接宫腔镜探查宫腔与超声检查测量的结果一致：地诺孕素具有较好的子宫内膜抑制效果（图 46.5）。事实上，通过上述预处理，约 92% 的女性子宫内膜变得非常薄、苍白、规则，并且医生满意度也高。反之，在没有给予地诺孕素预处理，直接于子宫内膜增殖期进行手术的女性中，约 55% 的患者内膜表现变化多样且不可预测。

总之，仅需在宫腔镜手术前给予 10d 的 E_2 和地诺孕素预处理，便可获得快速、低成本的和令人满意的子宫内膜抑制效果，这提高了宫腔镜手术的可接受度和安排效率。

参考文献

请登录 www.wpcxa.com "下载中心" 查询或下载。

第 **47** 章 子宫内膜切除术失败的预测因素

Aarathi Cholkeri-Singh

47.1 引 言

月经过多的定义为规律的、周期性的有排卵的出血，出血量多到影响了妇女的生活质量。2011年国际妇产科联盟（FIGO）修订了异常子宫出血的原因分类系统，将月经过多包括在内。该分类系统首字母缩写词是 PALM-COEIN（表47.1）[1]。美国的一项基于18~50岁女性的人群研究报道显示，异常子宫出血的患病率为53‰[2]。如果治疗方式选择不恰当，这种高患病率的疾病

表 47.1　PALM-COEIN 首字母缩略词

异常子宫出血分类系统
结构性因素
P——息肉
A——子宫腺肌病
L——平滑肌瘤
M——子宫内膜恶变和不典型增生
非结构性因素
C——凝血障碍
O——排卵功能障碍
E——子宫内膜局部异常
I——医源性的
N——未分类的

A. Cholkeri-Singh, M.D., F.A.C.O.G
Advocate Lutheran General Hospital, Park Ridge, IL, USA
Department of Obstetrics and Gynaecology, University of Illinois at Chicago, Chicago, IL, USA
The Advanced Gynecologic Surgery Institute,
120 Osler Dr., Suite 100, Naperville, IL 60540, USA
e-mail: acholkeri@gmail.com

© Springer International Publishing AG 2018
A. Tinelli et al. (eds.), *Hysteroscopy*, https://doi.org/10.1007/978-3-319-57559-9_47

可能会影响女性健康和生活质量，并带来医疗保健费用方面的负担。

在欧洲及北美地区，每年子宫切除的患者中，有超过1/3的人是由于严重的周期性出血[3]。子宫切除对患者的工作、社交活动、体育运动/锻炼和性交等都可能造成负面影响，因此，许多人都在探索避免子宫切除的治疗方法[4]。虽然关于月经过多的诊断及治疗选择的讨论很重要，但是本章重点讨论子宫内膜切除术这种治疗方法，为选择合适的患者提供指导以减少失败，并讨论治疗失败的预测因素。

47.2 子宫内膜切除术

子宫内膜切除术是国际公认的可在门诊治疗因良性疾病导致月经过多的方法。与子宫切除术相比，子宫内膜切除术更微创，手术时间更短，恢复更快，出血更少，此外，子宫内膜切除术并发症少，费用低，患者满意度较高，并且可以在诊室进行[5-10]。

47.3 历史（图 47.1）

1937年，Bardenheuer报道了第一例子宫内膜切除术[11]，该项技术是通过将射频电针盲插入宫腔实现的。随后在1948年，出现了连接到绝缘手柄的钢球电极，1967年以及20世纪70年代初出现了冷冻电针[12-15]。

Goldrath等在1981年成功完成了第1例直视下子宫内膜切除术[16]，他们在宫腔镜下利用钕：钇：石榴石（Nd：YAG）激光对子宫内膜进行光汽化。在同一时期，出现了宫腔镜直视下的环形电

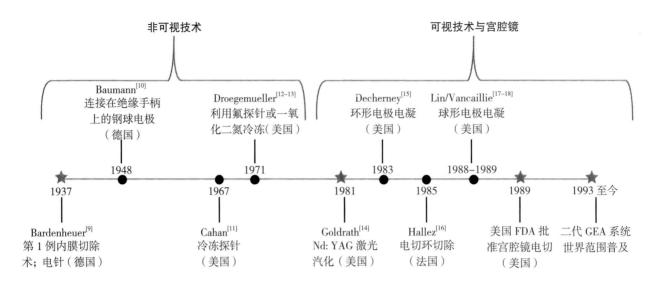

图 47.1 子宫内膜切除术的历史时间轴

极和球形电极[17-20]。随着电切镜的发展，1989 年 12 月美国食品药物监督管理局（FDA）批准了电切镜在妇科领域的应用。到 20 世纪 90 年代中期，宫腔镜下子宫内膜切除术用于月经过多的治疗在世界范围内被接受。

子宫内膜切除术的广泛开展促进了第二代器械的出现，通常被称为整体子宫内膜切除术（GEA）系统。第一代设备被设计成用球囊内循环加热的液体来去除子宫内膜，于 1993 年在欧洲上市，1997 年在美国上市。后来逐渐出现了冷冻法，自由加热循环液体、双极电极以及微波能量等设备。与原始技术相比，第二代 GEA 设备的主要优点在于手术时间短，技术更简单，体液超负荷风险低，成功率和并发症发生率与上一代技术相当[21]。

47.4 患者选择

随着人们对子宫内膜切除术的快速接受，越来越多的门诊微创手术用于治疗绝经前有排卵的月经过多。FDA 针对第二代设备的 Ⅲ 期试验纳入的患者平均年龄为 40 岁。该手术的禁忌证包括有生育要求，手术时处于孕期，既往有切开子宫肌层的子宫手术史，盆腔炎症的活动期，以及已知或怀疑子宫内膜不典型增生。所有患者在手术前均应进行子宫内膜活检以排除不典型增生或恶性肿瘤。若宫腔内存在息肉或者子宫肌瘤，通常应该在进行子宫内膜切除术之前予以切除。然而，双极射频和球囊

内液体加热去除装置已成功用于 ≤ 3cm 的黏膜下肌瘤[22-23]。

子宫畸形被认为是子宫内膜切除术的相对禁忌证，特别是对于第二代设备。虽然已有整体子宫内膜切除术成功的病例报道，但电切术对于这些患者来说可能更为可行[24-26]。目前关于绝经后或者凝血异常的患者的研究尚不充分[27]。此外，有子宫内膜增生及恶性肿瘤危险因素的女性应慎重考虑，因为子宫内膜切除术后子宫内膜组织的评估可能会更加困难[28]。

47.5 现代技术和临床结局

所有技术的目标都是减少出血率，提高生活质量，避免子宫切除术。子宫内膜切除术使子宫内膜变干燥并破坏基底层来减少出血，从而阻止激素存在下的内膜再生[20,29]。为了达到这一目的，在女性月经周期的增殖早期手术或者使用外源性激素使内膜变薄再进行手术，效果更好。无论选择什么术式，熟悉所用的设备以及选择适当的技术对手术成功至关重要。本章将对全球范围内所有可用的手术方式进行简要综述。

47.5.1 激光去除术

宫腔镜下激光子宫内膜切除术使用的是 Nd：YAG 激光器，因为它是唯一能使子宫内膜深层凝固和穿透子宫内膜破坏基底层的激光[30]。手术需要全身麻醉或者局部麻醉。使用的膨宫液是生理盐水。

激光凝固子宫的方法有两种，从输卵管口开始呈三角形从宫底部一直到子宫下段。接触或拖动技术所用功率为 40~50W，但可导致血管断裂，造成能见度降低和液体吸收增加。非接触或热烫技术 F，将光纤放置在距离宫壁 1~5mm 处，利用 50~60W 的功率产生更大的光斑和更短的操作时间[28]。一项小型研究比较了这两种方法，接触式的闭经率为 12%，而热烫法的闭经率则为 65%[31]。一项更大的研究评估了使用 Nd：YAG 激光行子宫内膜切除术的效果，结果闭经率为 60%，月经减少率为 32%[32]。

47.5.2 电切术

使用单极或双极进行子宫内膜切除术或去除术的一个优点在于允许外科医生同时切除宫腔内的病变。使用单极时，最好将切割电流设置在 50~80W，以降低电容耦合的风险，以免灼伤阴道[33]。使用单极电极时，必须用非电解质膨宫介质，使用双极电极时则使用生理盐水。

1997 年，Bhattacharya 等对激光和电切术的结果进行了 1：1 的对比研究，结果显示在 12 个月时，闭经率为 45% *vs* 49%，月经减少率为 49% *vs* 46%，再次手术率为 16% *vs* 20%[34]。

由于这些第一代技术的良好预后，第二代技术在疗效试验中与宫腔镜激光去除术、子宫内膜电切术或滚球电极去除术进行了比较。

47.5.3 宫腔镜热盐水循环灌注

利用宫腔镜观察去除过程，外科医生可以控制宫腔去除区域。波士顿科学公司（Natick，MA）开发的 Hydro ThermAblator™（HTA）子宫内膜去除系统于 2001 年经 FDA 批准作为球形子宫内膜去除系统使用。它使用的是一个 3mm 的宫腔镜，配备 7.8mm 聚碳酸酯护套。保护套尖端的 16 个软硅胶翅片设计能够创造并保持子宫颈密封状态，防止加热的盐水泄漏烫伤阴道。膨宫压力保持在 50mmHg，压力大于 70mmHg 时可以冲开输卵管口，加热的生理盐水将溢入盆腔。如果流失液体超过 10mL 会触发安全机制，关闭系统。将液体加热至 80℃~90℃需 10min，冷却至 45℃需 1min。

HTA™ 系统对于那些宫腔深度为 6~10.5cm 的患者效果较理想，因为宫腔太大，液体的温度可

能无法保持。FDA 进行的为期 12 个月的 Ⅲ 期临床研究显示，HTA™ 和宫腔镜滚球去除效果相当，闭经率为 35.3% 与 47.1%，月经减少率为 68.4% 与 76.4%，手术失败率为 31.6% 与 23.6%。FDA 排除了由黏膜下或肌壁内大于 4cm 的肌瘤、双角子宫或完全性纵隔子宫以及子宫内膜息肉导致宫腔变形的患者。但是，一项平均随访 12.7~33 个月的研究表明，接受 HTA™ 子宫内膜切除术的妇女中，宫腔正常的患者与合并有黏膜下子宫肌瘤患者的满意度是相当的[35-36]。在大于 3cm 黏膜下肌瘤的妇女中，手术失败率显著升高。

47.5.4 子宫球囊

宫腔内球囊系统是第二代子宫内膜去除技术中第一个无需宫腔镜引导的技术。这种非可视技术将一个带有探头的可扩张球囊放置在子宫腔内，利用球囊内循环加热的液体来干燥子宫内膜。

最早的产品——Cavaterm™（PNN Medical SA，Morges，Switzerland）——自 1993 年以来一直在美国以外的地方使用。探头设计有一个外径为 6mm 的硅胶球囊导管。球囊内液体是 5% 葡萄糖溶液，加热至 78℃，宫腔压力保持在 230~240mmHg，持续循环 10min 以达到治疗效果。如果子宫内膜用促性腺激素释放激素激动剂预处理，必须在去除术前 10d 内进行经阴道超声检查，确保子宫肌层厚度达到 12mm 以上，以减少子宫外组织热灼伤的风险。上述技术不适用于有明显宫腔畸形（不包括小于 2cm 的肌瘤）、宫腔深度 < 4cm 或 > 10cm 或宫颈管长 > 6cm 的女性，因为这样会妨碍球囊与子宫内膜均匀接触。很多研究对 Cavaterm™ 与宫腔镜激光去除术和子宫内膜电切术的有效性进行了比较。Cavaterm™ 与宫腔镜激光去除术的 1：1 研究中显示在术后 12 个月时闭经率为 29% 与 39%，月经过少/月经正常 56% 与 42%，治疗失败需要二次手术率为 12% 与 15%[37]。Cavaterm™ 与宫腔镜下子宫内膜电切术的 2：1 对比研究显示在术后 12 个月时，闭经率为 36% 与 29%，月经过少/月经正常为 57% 与 59%[38]。

几年后，在 1997 年，美国推出了其境内的第一个二代设备，即 Gynecare ThermaChoice™ Ⅰ（Ethicon Women's Health and Urology，Somerville，NJ）。

经过两次修改，ThermaChoice™ Ⅲ 被开发出来。该产品近期已退出市场不再使用。

最新的子宫球囊子宫内膜去除装置是 Thermablate EAS™（Idoman Limited， Dublin， Ireland）。自 2003 年以来该设备一直在美国以外的地区使用，直到 2012 年才开始在 15 个地点接受 FDA 临床试验。Thermablate EAS™ 有一个硅胶球囊导管，但是外径稍大一点，为 6mm。将甘油溶液在宫腔压力为 180mmHg 的情况下，在球囊内加热至 173℃，每 10s 进行一次减压及加压循环，总的治疗时长为 2 分 8 秒。建议在手术前口服避孕药 3 周，或者进行诊断性刮宫术（D&C）。FDA 指南排除标准包括：宫腔畸形（双角子宫或纵隔子宫，黏膜下子宫肌瘤）或者探针测量宫腔深度 < 8cm 或 > 12cm。由于该产品目前正在进行 FDA 试验，仅见一些小型的研究结果发表，闭经率为 22.2%~35%，月经减少率为 33.3%~50%，手术失败率为 3%~5.5%[39-40]。

47.5.5 双极射频网

NovaSure™ 阻抗控制子宫内膜去除系统（Hologic Corporation， Marlborough， MA）使用的是一个外径为 7.2mm 的探头，它可以与传输高达 180W 功率的 3-D 网状双极相连接。将探头盲插入宫腔，医生通过轻微挪动探头，使网状双极电极适应宫腔并展开。由于该装置可以产生负压使网状双极贴附于子宫壁并且能够吸出排空残留物，因此不需要激素进行预处理。在干燥内膜之前，系统会向宫腔注入二氧化碳气体以产生 50mmHg 的宫腔内压力。为保障安全，如果此压力不能维持 4s，系统将不会被激活，表明可能存在子宫穿孔。如果安全确认通过，典型的去除手术时间平均为 90s。

FDA 进行了 NovaSure™ 与宫腔镜滚球去除术 2∶1 的为期 12 个月的 Ⅲ 期临床试验，二者显示了类似的结果：闭经率为 36.0% 与 32.2%，月经减少率为 77.7% 与 74.4%，手术失败率为 22.3% 与 25.6%。在美国，FDA 排除了宫腔测量深度 < 6cm 和 > 10cm 的女性，以及有宫腔畸形（即双角子宫或纵隔子宫）、带蒂的黏膜下肌瘤或其他突向宫腔的肌瘤、大于 2cm 的息肉的女性。然而，在评估 NovaSure™ 对 ≤ 3cm 的 Ⅰ 型和 Ⅱ 型黏膜下肌瘤伴或不伴息肉的效果的小型研究中，其成功率也很高[41]。

47.5.6 冷冻法

冷冻法相对于其他技术而言是独特的，因为它是冷冻组织，而其他技术则是使用热能或者电能造成子宫内膜热损伤。Her Option™ 子宫内膜冷冻去除术（American Medical Systems， Minnetonka， MN）是一种超声引导的技术，医生可以看到去除深度。冷冻探头的规格为：尖端直径 4.5mm，导管直径 5.5mm，冷冻头长度 35mm。细胞在 −20℃ 会被破坏，发生在探头形成冰晶的低温区域。在超声引导下将探头置入一侧宫角，在第一个冷冻循环中可以看到冰晶形成，并且控制所需去除的深度，该冷冻循环最长可持续 4min。然后将探头置入另一侧宫角重复上述步骤，最长持续 6min。

在 FDA 临床试验期间，下列女性被排除在外：有宫腔畸形（即双角子宫或纵隔子宫），息肉，突向宫腔的肌瘤 > 2cm，宫腔探测深度 < 4cm 或 > 10cm 或宫腔容积测量 > 300mL。FDA 的为期 12 个月的 Ⅲ 期临床试验（对 Her Option™ 与宫腔镜滚球去除术的 2∶1 对比研究）结果显示：闭经率为 22.0% 与 46.5%，月经减少率为 67.4% 与 73.3%，手术失败率为 32.6% 与 26.7%。近期研究发现，延长冷冻循环，即延长每个宫角的冷冻循环，不论包不包括中央处的冷冻循环，可以使闭经率提高至 72.7%[42]。

47.5.7 射频电离氩气

Minerva™ 子宫内膜去除系统（Minvera Surgical， Inc.， Redwood City， CA）由射频控制器和末端包含等离子体形成阵列（PFA）的一次性探头组成。将宫颈扩张到 7.0mm 后再将探头盲插入宫腔。当探头被置入合适位置，PFA 便会展开。医生将密封硅胶球囊置入宫颈内口并向内充气，从而将宫腔密封。为确保安全，系统会向宫腔注入二氧化碳气体以检测子宫的完整性。当系统通电以后，PFA 中的氩气被电离，变成等离子体，将热量传导到宫腔内组织。在治疗过程中，还会应用少量的双极射频电流。一个周期约 120s。在完成治疗后，排出密封球囊中的气体并关掉 PFA，便可将探头取出。

FDA 的一项关于 Minerva™ 子宫内膜去除系统

的随机、对照、多中心研究的 12 个月随访结果于 2017 年发表。但是，该设备早在 2015 年就获得 FDA 批准。该研究是针对 Minerva™ 去除系统与宫腔镜滚球去除术的 2 : 1 对比性研究。排除标准为：宫腔深度 < 4cm 或 > 10cm，盆腔炎，活动性 / 急性子宫内膜炎，性传播感染性疾病，菌血症，败血症，其他活动性的局部和（或）全身性感染，未经治疗 / 未评估的宫颈不典型增生（CIN 1 除外），子宫内膜增生，或已知 / 怀疑盆腔或腹部恶性肿瘤。已经确诊的未使宫腔变形的肌瘤或者小于 2cm 的息肉患者被纳入在内。两组之间所有基本特征无显著差异。计算术后 1 年两组手术成功率以及闭经率。Minerva™ 去除系统的整体手术成功率为 93.1%，闭经率为 71.6%，而宫腔镜下滚球子宫内膜切除术的总体成功率为 80.4%，闭经率为 49%。两者的差异均具有统计学意义[43]。

47.6 第一代与第二代子宫内膜去除技术概述

第一代与第二代技术的手术成功率相似。表 47.2 显示了每种技术术后 12 个月的成功率。第二代技术更受欢迎，因其手术时间平均缩短 15min，更易操作，并且降低了液体超负荷、子宫穿孔、宫颈裂伤和子宫积血的风险。整体而言，患者满意度为 90%，两年内二次手术率为 8.5%[21]。

47.7 远期并发症

整体子宫内膜切除术可以破坏整个子宫内膜，形成瘢痕，从而导致子宫挛缩。并发症的产生是由

表 47.2　子宫内膜切除术术后 12 个月成功率总结

FDA 试验	月经减少	闭经
Her Option™	67%	22%
NovaSure™	78%	36%
Hydro ThermAblator™	68%	35%
Minerva™ [43]	93%	72%
文献数据		
Nd：YAG 激光[32]	32%	60%
电切术[34]	46%	49%
Cavaterm™	56%~57%	29%~36%
Thermablate™	35%~50%	22%~35%

于子宫内膜再生和瘢痕形成后的经血流出受阻。这一过程可发展为中央型或者宫角型积血、内膜去除后输卵管绝育综合征、经血逆流可能导致子宫内膜异位症的发生以及子宫内膜恶性肿瘤诊断延迟[44]。

中央型子宫积血是宫颈或子宫下段狭窄，术后残留或再生的内膜组织出血而形成。这通常是由于内膜去除过程累及到了比较窄的宫腔下段或者宫颈内口处所致。在子宫下段水平终止手术通常可以防止这种并发症发生。然而，如果中央型子宫积血形成，患者通常闭经，在预期的月经期间会出现周期性的中央性盆腔疼痛。在患者出现症状时进行经阴道超声检查，通常可以诊断中央型子宫积血（图 47.2，图 47.3）。治疗方法包括宫颈扩张术、宫腔镜下粘连松解术（术后放置或不放置宫腔内支架）或超声引导下再次宫腔镜手术[41,45]。

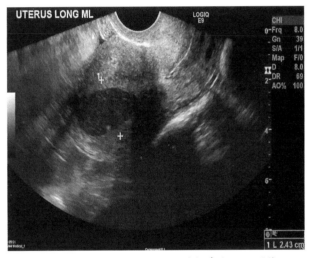

图 47.2　中央型子宫积血的经阴道超声矢状位图像

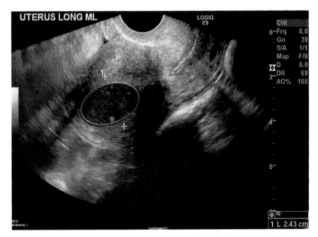

图 47.3　中央型子宫积血的经阴道超声矢状位图像，红色圈内

宫角型子宫积血以及内膜去除术后输卵管绝育综合征是由残留或再生的子宫内膜出血逆行进入闭塞的输卵管引起的。这类患者通常闭经，在预期的月经期间会出现周期性的单侧或双侧盆腔下部疼痛。因为出血量少，一般在月经周期的后期会被吸收，导致诊断可能比较困难。经阴道超声检查通常可以看到近端输卵管积血。如果超声检查未发现异常，可以在患者出现症状时进行 MRI 检查。如果发现输卵管积血，可以通过腹腔镜下输卵管切除缓解症状。但是，如果诊断为宫角型子宫积血，除非可以安全地完成粘连松解手术，否则患者通常需要进行子宫切除术来缓解症状。图 47.4 展示了子宫内膜切除术后宫腔镜下右侧宫角处的瘢痕。图 47.5 是在成功完成宫腔镜下右侧宫角粘连松解之后所拍摄的图像。当上述两种情况同时存在时，应选择子宫切除术加近端输卵管切除术。为了防止这些并发症，最好的办法是更彻底地去除宫角处子宫内膜。首选与宫腔解剖相符合的第二代设备，因为使用第一代设备可能会增加穿孔的风险[41]。

子宫内膜切除术不会增加或减少子宫内膜癌的发病率。但是，该技术可导致许多妇女的子宫内膜活检不可靠，已报道的子宫内膜活检失败率高达23%[46-47]。

为了治疗月经过多，预期的目标是通过子宫内膜去除减少患者的出血量。当损伤的内膜相互黏附

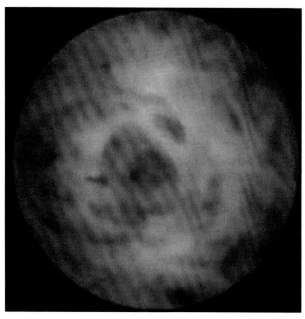

图 47.4 内膜去除术后宫角瘢痕形成

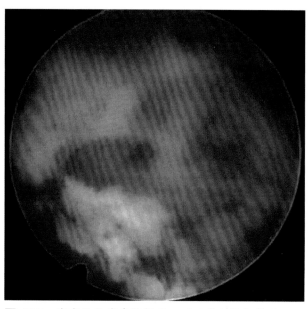

图 47.5 宫角处的瘢痕松解后，可以看到输卵管开口

在一起时，便会形成宫腔内瘢痕。Hamou 是第一个发表部分性子宫内膜切除术的人。他提出对整个宫腔上段内膜进行切除，保留峡部和靠近峡部上方的内膜[48]。McCausland 等也发表了关于部分性子宫内膜切除术的研究，但是，他们的技术不同，他们仅去除前壁或者后壁子宫内膜，避开宫角区域。对于无深部子宫腺肌病证据的患者，术后不仅出血减少、无宫腔粘连，而且出现上文所述的术后远期并发症的风险也较小[49]。

47.8 子宫内膜切除术后妊娠

目前已有子宫内膜切除术后成功妊娠的报道[50-51]。然而，子宫内膜切除术后妊娠的妇女发生严重的、潜在危及生命的并发症的风险更高[52-53]。已报道的并发症包括异位妊娠、妊娠早期和中晚期流产、子宫破裂、胎盘植入、胎先露异常、早产和围生期死亡等[25,49,54-55]。

47.9 子宫切除率

对子宫内膜切除术后 5 年以上的子宫切除率进行统计的研究很少。2004 年的一项研究对 89 例接受子宫内膜切除术的患者进行了 6~12 年的随访，发现其子宫切除率为 18%。这些妇女中有 3 例因宫腔镜下子宫内膜切除术后病检为子宫内膜不典型增生而进行了子宫切除。有 8 例患者主要是因为子宫内膜切除术失败行子宫切除术，手术失败很大程

度上是因为存在子宫肌瘤[56]。随后，2007 年的一项研究对 120 例患者随访了 10 年，其中 11% 的患者进行了二次去除术（超美国 FDA 指南规定实施）。同时，这项研究还发现子宫切除率为 22%，其中 6% 发生在宫腔镜下子宫内膜去除或切除术后 2 年以上[57]。2008 年，Longinotti 等回顾性研究了 3681 例接受宫腔镜下子宫内膜切除术、电切术、双极射频、球囊内热液体或循环加热液体子宫内膜去除装置等治疗的病例。子宫切除术总概率在术后 1 年为 9.3%，术后 2 年为 14.4%，术后 5 年为 22.2%，术后 8 年为 26.2%[58]。2009 年，El-Nashar 等开展的另一项回顾性研究发现，接受双极射频或球囊内热液体治疗的患者，5 年累计手术失败率为 16%，其中许多人选择了子宫切除而不是二次子宫内膜去除[59]。Shavell 等近期的一篇文章，将子宫切除率根据年龄进行了分层，发现年龄 ≤ 36 岁的女性子宫切除术的风险为 20.8%，37~41 岁女性的风险降至 19.9%，而 ≥ 42 岁的女性风险小于 12%[60]。

47.10 子宫内膜切除术失败的预测因素

除了子宫内膜切除术的发展和演变，考虑到对患者的年龄、适应证、降低子宫内膜增生和癌症的风险，以及采用微创技术减少或控制子宫内膜去除的并发症等的选择，都可能最终会影响全球子宫切除率。因此，患者的选择及适当的咨询和使其了解如何进行子宫内膜切除术同样重要。

年龄 在 Longinotti 的研究中，对接受子宫内膜切除术的女性进行了 8 年的随访，发现 40 岁以下的女性子宫切除率为 40.6%，40~44.9 岁的女性为 31%，而 45~49.9 岁的女性为 19.8%[57]。同样，另外两项研究发现，女性年龄 < 45 岁可以作为手术失败的一个预测因素[58,61]。当特别关注疼痛与年龄的相关性时，两项研究发现年龄 ≤ 40 岁的女性最容易因术后疼痛而导致手术失败[62-63]。

痛经 许多研究都关注术前痛经的诊断及其与失败的相关性。一项研究发现，有痛经病史的患者，术后疼痛的风险高出 74%[64]。数项研究也发现痛经是手术失败的危险因素[58,61-63,65]。Smithling 等建议，为了更好地利用卫生保健资源，对于月经过多合并痛经的患者将子宫切除术作为一线手术治疗方案[65]。

输卵管结扎 去除术后输卵管绝育综合征，也称为 PATSS，会产生周期性或慢性疼痛症状。这是由于当存在严重的宫腔内瘢痕时，宫角处残留或再生的子宫内膜会产生月经导致宫腔积血并进一步造成近端输卵管扩张。Carey 等发现疼痛的最强危险因素是子宫积血。7 例因内膜去除术失败而行子宫切除术的患者中，有 6 例（85%）被发现有子宫积血及既往输卵管结扎史[66]。近期的另一项研究发现，有输卵管结扎史的患者子宫切除的风险增加了 1 倍以上[64]。其他一些同样关注去除术失败预测因素的研究也支持既往输卵管结扎史是一个重要危险因素[58,61-65,67]。

子宫病理学 子宫腺肌病、肌瘤或息肉的存在可以导致月经量多这一点不足为奇。Wishall 等发现，对于任何影像学检查发现子宫肌瘤、子宫腺肌病、子宫内膜增厚和息肉的患者，子宫切除的风险高出 4 倍[64]。已经有研究发现很多患者子宫内膜切除术失败原因是患有子宫肌瘤[61,66,68]。根据近期的文献，Wortman 等强烈建议在子宫内膜切除术前彻底切除黏膜下子宫肌瘤和子宫内膜息肉，以防止手术失败[69]。

子宫腺肌病引发了更多的争论。最初，子宫腺肌病被认为是由于位于子宫肌层内的子宫内膜腺体未被去除而导致子宫内膜切除术失败的一个重要危险因素[63,67]。然而，一些研究发现并不是这样，认为子宫腺肌病可能没有想像的那么重要[60,62,66,70-71]。

前次剖宫产史 很少有研究将前次剖宫产史作为子宫内膜去除失败的危险因素进行讨论。Shavell 等[60] 和 Wishall 等[64] 发现手术失败的女性有前次剖宫产史。Wishall 等指出，这些女性手术失败的可能性是无前次剖宫产史的 2 倍以上，并且术后子宫切除的间隔时间更短[64]。相反，Peeters 等和 Simon 等并没有发现剖宫产是一个重要的危险因素[61,67]。

术中发现 Shazly 等对 1178 例患者进行了研究，以确定远期失败的术中预测因素，特别是第二代子宫内膜射频去除设备。手术失败的重要危险因素包括：探针探查子宫 > 10.5cm，子宫腔长 > 6cm，宽 > 4.5cm，表面积 > 25cm^2，手术时间 < 93s[63]。Peeters 等还发现，与宫腔平均深度为 8.02cm（范围 7.61~8.43cm）相比，宫腔平均深度

为 8.77cm（范围 8.31~11.23cm）以及子宫后倾也是危险因素[61]。作者认为，与前倾子宫相比，后倾子宫的后壁内膜可能无法很好地去除。

其他因素　研究中提到的其他因素还有肥胖和吸烟。Thomassee 等发现吸烟是导致患者子宫内膜切除术后疼痛从而进行子宫切除的重要危险因素[62]。Smithling 等发现肥胖是子宫内膜去除失败的重要危险因素，而一些小型的研究结果与此并不一致[65,72-73]。由于 Smithling 等的研究纳入患者数量很大，因此研究样本量的差异可能是造成这种结果不一致的原因。

结　论

子宫内膜切除术在大多数妇女中取得了成功，然而，与子宫切除术相比，它并不是月经过多的最终治疗方法。因此，仔细选择患者和了解导致手术失败的危险因素有助于提高手术成功率。文献综述可以使我们更好地理解子宫内膜切除术的预测因素，但其主要局限在于，这些研究主要是回顾性的，并且研究人群样本量各不相同。我们已经获得了很多关于失败原因的知识，例如为什么疼痛和出血，以及常见变量因素会增加失败风险。应用这些知识也只是帮助选择患者，进行术前咨询，降低医疗保健成本，以及最终提高适合子宫内膜切除术的女性的生活质量。

参考文献

请登录 www.wpcxa.com "下载中心" 查询或下载。

第十一部分
有关宫腔镜的争议

第 48 章 可选择的诊室子宫肌瘤切除技术：限制因素有哪些？

Cinta Vidal Mazo, Carmen Forero Díaz, Consol Plans Carbonell

48.1 引 言

近 20 年来，内镜成像技术和外科手术的迅速发展为妇科医生提供了更多的选择。1957 年，William Norment 用电切环开展了第 1 例宫腔镜子宫肌瘤切除术。1976 年，Neuwirth 和 Amin 报道了经宫颈切除肌瘤的方法，该方法结合了电刀和卵圆钳等技术[1]。

子宫黏膜下肌瘤占所有子宫肌瘤的 16.6%~55%。大多数子宫肌瘤无症状，不需要任何干预。然而，有 30% 的患者出现异常子宫出血、痛经和不孕等临床症状。这些患者有三种手术可选择：子宫切除术、经腹子宫肌瘤切除术和宫腔镜下子宫肌瘤切除术。

宫腔镜下子宫肌瘤切除术是一线手术治疗方案。诊室宫腔镜下子宫肌瘤切除术也是一种非常有效的手术方式，成功率高达 80.2%，即使是较大的肌瘤（大的黏膜下肌瘤和肌壁间肌瘤，40mm），通过多个步骤，也可得到治疗。该手术安全，并发症发生率低，即使没有任何麻醉，患者也能耐受。主要的缺点是有可能需要二次手术[2]。事实上，如果肌瘤不能完全切除，则有半数的患者会在 2 年内复发，需要再次手术。Emanuel 等研究发现，术后复发与宫腔镜检查时子宫大小、黏膜下肌瘤数量之

间存在相关性。在子宫大小正常、肌瘤数量小于 2 个的患者中，5 年内肌瘤复发再次手术的概率仅为 9.7%[3]。

宫腔镜下子宫肌瘤切除术的严重并发症发生率为 1%~5%，严重并发症包括液体超负荷、出血和生殖道损伤。最严重的并发症为膨宫介质过量吸收。严重的液体超负荷可以导致低钠血症、肺水肿、心力衰竭、脑水肿和死亡等。Emanuel 等研究发现，导致液体超负荷的主要因素有两个：手术时间过长，肌瘤在肌壁间部分过大[3]。美国妇科腹腔镜医师协会（AAGL）指南建议健康患者的最大低渗液体吸收量为 1000mL，对于老年患者和其他有合并症的患者，最大液体吸收量为 750mL。生理盐水的最大吸收量尚不明确，但不宜超过 2500mL[4-5]。发生上述并发症时，应仔细评估患者，并迅速终止手术[5-6]。

手术时间很重要。手术时长不应超过 45min，膨宫压力不能超过 80mmHg。Mergui 发现，使用低于平均动脉压 70~80mmHg 的膨宫压力非常重要[4]。

术前应用促性腺激素释放激素（GnRH）或选择性孕激素受体调节剂（SPRM）[4,7]对缩小肌瘤体积有益，尤其是较深的肌壁间肌瘤和合并贫血的患者。GnRH 激动剂可以减少子宫血管的数量和大小，增加肌瘤完全切除的概率，减少液体吸收。近期证据表明，黄体酮通路在子宫肌瘤的病理生理机制中发挥着关键作用。研究表明，SPRM 可减小子宫肌瘤的大小，减少子宫出血，具有良好的有效性和安全性。

C.V. Mazo, M.D. (✉) • C.F. Díaz, M.D. • C.P. Carbonell, M.D.
Department of Obstetrics and Gynecology, University Hospital of Huelva, Ronda Norte s/n, Huelva, Spain
e-mail: cividama@yahoo.es; carmenfd@hotmail.com; consolplans@hotmail.com

© Springer International Publishing AG 2018
A. Tinelli et al. (eds.), *Hysteroscopy*, https://doi.org/10.1007/978-3-319-57559-9_48

48.2 诊室子宫肌瘤切除术现状

近年来，我们见证了诊室宫腔镜子宫黏膜下肌瘤手术中不同设备和手术技术的发展进步。在许多情况下，做手术甚至不需要麻醉，可以通过直径4~5mm/工作通道为5-Fr的器械使用不同类型的能量，如Versapoint®联合双极能量或激光。应用这些不同的技术甚至可以切除更深的肌瘤。尽管如此，目前40%的宫腔镜子宫肌瘤切除术还是在手术室进行的。

成功开展诊室子宫肌瘤切除术的关键

（1）设备。2005年，Campo等评估了宫腔镜直径、患者分娩次数、医生经验、诊室宫腔镜检查时患者的疼痛与手术成功率的相关性[5,7]。他们发现所有的结果（疼痛、手术视野清晰度和成功率）在很大程度上都受患者的产次和宫腔镜直径的影响。经验丰富的外科医生手术时患者疼痛更轻。与使用外径为5mm的宫腔镜相比，使用微型宫腔镜（外径为3.5mm）患者疼痛更轻。手术宫腔镜可以配合使用电外科器械和机械器械用于子宫肌瘤切除手术。

（2）肌瘤的复杂性。肌瘤的大小、位置、基底的延伸、肌瘤穿透肌壁、位于侧壁（Lasmar分类）[8-9]：在过去的30年里，肌瘤治疗时使用的主要分类方法是Wamsteker分类。2005年，Lasmar等利用大小、位置、基底部的延伸、穿透和侧壁，以及对子宫肌层的穿透（STEPW）这5个参数对黏膜下肌瘤进行了新的分类。他们对62例宫腔镜子宫肌瘤切除术进行了初步研究，结果显示STEPW分类与手术结局的相关性高于ESGE系统（图48.1）。在不同的中心使用并验证这种分类很重要，可以评估世界范围内其对宫腔镜子宫肌瘤切除术的实用性。在所有现有的预测宫腔镜子宫肌瘤切除术成功与否的分类中，Lasmar分类是最准确的。如果将它与Haimovich提出的理论相结合，则更准确（图48.2）。

STEPW的5个参数如下。

（a）大小。任何影像学检查发现的最大直径。当结节 < 2cm时，评0分；2.1~5cm，评1分；> 5cm，评2分。

（b）肌瘤位置。由肌瘤在宫腔内的位置决定：位于宫腔下1/3，评0分；位于中1/3，评1分；位于上1/3，评2分。

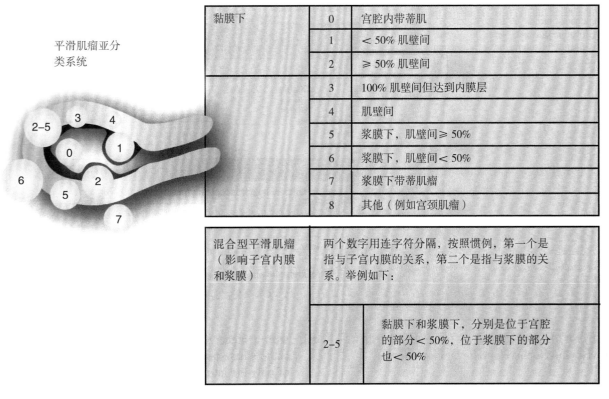

平滑肌瘤亚分类系统

黏膜下	0	宫腔内带蒂肌
	1	< 50% 肌壁间
	2	≥ 50% 肌壁间
	3	100% 肌壁间但达到内膜层
	4	肌壁间
	5	浆膜下，肌壁间 ≥ 50%
	6	浆膜下，肌壁间 < 50%
	7	浆膜下带蒂肌瘤
	8	其他（例如宫颈肌瘤）
混合型平滑肌瘤（影响子宫内膜和浆膜）	两个数字用连字符分隔，按照惯例，第一个是指与子宫内膜的关系，第二个是指与浆膜的关系。举例如下：	
	2-5	黏膜下和浆膜下，分别是位于宫腔的部分 < 50%，位于浆膜下的部分也 < 50%

图48.1 欧洲妇科内镜学会子宫肌瘤分类系统

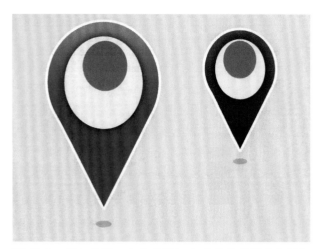

图 48.2 引入容器 / 内容物的概念来考虑容器（宫腔）与内容物（肌瘤）的关系

（c）肌瘤基底部的延伸。当肌瘤基底部占据宫壁面积小于 1/3 时，评 0 分；当肌瘤基底部占据宫壁面积 1/3~2/3 时，评 1 分；超过 2/3 时，评 2 分。

（d）子宫肌层穿透程度。当肌瘤完全位于宫腔内时评 0 分；肌瘤大部分位于宫腔内时评 1 分；肌瘤大部分位于肌壁间时评 2 分。

（e）宫壁。当肌瘤位于侧壁时，要额外加 1 分（图 48.3）。

（3）宫腔镜技术水平和经验。由于宫腔镜手术技术难度大，并发症风险高，建议由经验丰富的内镜医师进行子宫肌瘤切除术。G1~G2 型肌瘤需要在较短的时间内完全切除，应由宫腔镜专家来完

成 [2]。此外，虽然设备上的差异似乎对 G0 型肌瘤手术没有显著影响，但对于肌壁间肌瘤，宫腔镜切除时使用最先进设备还是很有必要的。

（4）手术时间。手术时间与肌瘤的大小、位置、所用器械、宫腔镜医生的手术技巧有关。在 15~30min 内完成手术时患者的耐受性较好 [2]，液体超负荷等并发症发生率低。

（5）患者对手术的耐受性。目前还没有证据表明哪一种技术在治疗 G1~G2 型子宫肌瘤方面优于其他技术。两步法似乎是一种安全、有效的方法；然而，延长 GnRH 激动剂治疗或重复宫腔镜检查会增加患者的痛苦，导致诊室肌瘤切除术失败率升高。

48.3 子宫黏膜下肌瘤手术方式

大多数专家建议只有 0 型、1 型和 2 型黏膜下肌瘤可以在门诊治疗。对于有症状的 3 型肌瘤没有指导意见。

目前 3 型肌瘤的宫腔镜切除是可行的，但术后宫腔粘连率高，且手术切除不完全的概率比较大 [25]。育龄期妇女 3 型肌瘤宫腔镜切除术后应该进行宫腔镜检查 [26]。可以用物理器械、剪刀，或者单极、双极电切处理肌瘤 [10]。宫腔镜技术的选择主要取决于肌瘤与宫壁的关系，以及个人经验和现有技术 [11]。

通过一次手术就切除肌瘤的技术将是外科手术的重要转折点。多年来，许多作者设法一次性切除

STEPW 黏膜下肌瘤分类

	肌瘤直径（cm）	肌瘤在宫腔位置	肌瘤基底部占子宫壁的比例	肌瘤向肌层穿透的深度	肌瘤在宫腔侧壁	总分
0	< 2	宫腔下段	< 1/3	0		
1	2~5	宫腔中段	> 1/3~2/3	< 50%	+ 1	
2	> 5	宫腔上段	> 2/3	> 50%		
分数	◆	◆	◆	◆	◆	

分数	分组	治疗方案建议
0~4	I	低难度的宫腔镜肌瘤切除术
5~6	II	高难度宫腔镜手术 可以考虑术前应用促性腺激素释放激素？通过两次手术来切除
7~9	III	难度极高，不考虑宫腔镜手术

引自 Lasmar. New classification of submucous myomas. Fertil Steril，2011

图 48.3 STEPW 黏膜下肌瘤分类。引自 Lasmar. New classification of submucous myomas. Fertil Steril，2011

壁间内突的肌瘤并提出了多种方法，但这些方法大多基于子宫肌层的收缩反应，是不可预测的，也无法标准化。

近年来，旋切式宫腔镜以简化宫内肿物的切除为目的进入市场。该工具的优点是不需要电切，使用生理盐水作为膨宫介质。虽然已经有各种的经验报道，但目前的数据表明，即使是使用旋切式宫腔镜完全切除壁间内突的黏膜下肌瘤仍然是一个挑战。安全且"一步完成"的肌瘤切除术是治疗突向肌壁的黏膜下肌瘤的目标。

48.4 G0 型子宫肌瘤手术方法

建议先切断蒂部后取出离体肌瘤。如果肌瘤较小可以用抓钳取出，若肌瘤较大可以分割、汽化后取出。宫腔镜手术切除仍是治疗 G0 型肌瘤的"金标准"术式。其他技术如 Nd：YAG 激光消融或旋切肌瘤也是有效的。在子宫肌瘤切除过程中，组织碎片可能会干扰手术视野。得益于旋切器的使用，组织碎片可以直接被吸走，同时不影响膨宫压力。一些作者建议将子宫肌瘤的碎片留在子宫腔内，因为这些碎屑可以在几个月经周期后自行排出[12]。

可以明确的是，无论宫腔内肌瘤多大，一般都可以在一次手术中切除。普通的宫腔镜医师都可以完成这种手术[12]。

48.5 G1~G2 型子宫肌瘤手术方法

全部切除肌瘤组织并小心取出才能确保 G1~G2 型肌瘤的充分切除。这种手术需要经验丰富的医生来开展，因为其并发症发生率较高。既往有学者曾提出可采取渐进式切除方法，仅切除肌瘤的宫腔内部分，由于肌瘤的壁间部分不断内凸，可导致临床症状的持续。通过一步或两步手术切除肌瘤是可行的。想要完整切除 G1~G2 型肌瘤，需要找到肌瘤假包膜。假包膜是子宫肌层与肌瘤之间的一层独立结构。它由胶原纤维和小血管形成的血管环组成。假包膜负责肌瘤的血液供应（有蒂肌瘤除外）。当进入正确的假包膜平面时，可见疏松的结缔组织桥和多条毛细血管或小血管。切开假包膜较简单，可以减少手术过程中的失血。另外一个优点是可以保持子宫肌层的完整性，避免子宫瘢痕形成。子宫肌

层留下瘢痕可能影响随后的生育力，并导致术后粘连的形成。另外，黏膜下肌瘤手术时应保持假包膜的完整。现在有很多不同的技术来处理假包膜，使子宫肌壁间肌瘤转变成宫腔内病损，从而避免切开肌层过深。

–Bettochi 技术（OPPIuM）。该技术是指用宫腔镜剪刀或双极电极在子宫肌瘤的子宫内膜面做一个切口，切口深达肌瘤表面子宫肌壁全层、肌瘤包膜和肌瘤裂隙的表面。该技术可促进子宫肌瘤在随后的月经周期中进入子宫腔，方便以后手术，增加手术切除的机会，并减少并发症[13]。

–ToTo 技术。该方法与上述方法类似，在覆盖肌瘤表面的子宫内膜上做一个椭圆形切口，效果与上述方法相同。肌瘤被推入宫腔后，医生可以通过一个有角度的切割环完全切除子宫壁内的部分，这样比较安全。

–Haimovich 技术。假包膜切除术。为了切除黏膜下肌瘤，Haimovich 等对 Bettocchi 宫腔镜技术进行了改进。据报道，两种技术的差别是在门诊无全身麻醉分两步完成切除和使用激光二极管代替标准的双极能量。然而，有 20% 的病例需要进行第 3 次手术。两步法门诊宫腔镜手术的局限性之一是由于宫腔镜的直径限制，不能切除一些较大的肌瘤。在这些病例中，因为所有病例都有病理检查排除了恶性，组织碎片被留在了子宫腔内，且 2 个月后超声检查时发现这些肌瘤碎片全部消失[14]。

–Mazzon 技术。也被称为"冷刀"（Cold loop）技术，其并发症发生率为 2%，肌瘤一次性切除成功率在 80% 以上。首先是切除肌瘤的宫腔内部分，接着挖除肌瘤的肌壁内部分。"冷刀"肌瘤切除术是 Mazzon 在 1995 年研发的一项技术。该技术是利用强壮的机械环插入子宫肌壁间，挖出子宫肌壁间的肌瘤组织。这种手术不仅能在一次手术过程中完全切除肌瘤，而且还能保持子宫肌层的完整性，这对止血和以后妊娠都是必要的[15]。

– 水按摩技术（hydromassage，Hamou 1993）[12]。改变宫腔内的膨宫压力，达到与机械器械相同的效果，实现一次切除肌瘤的宫腔内部分。目前，国际上缺乏对该技术效果评价的研究。

综上所述，要充分切除宫腔内较小的肌瘤，可以采用上述两种技术在子宫内膜上做切口。另

一方面，要想切除较大的宫腔内肌瘤，应先切除肌瘤的宫腔内部分，然后挖除肌瘤的子宫肌壁内部分。

48.6 手术设备

Versapoint®

这项发明在诊室宫腔镜手术中非常有用。它可以使用生理盐水作为膨宫介质，与单极电手术时使用的低渗性非离子介质（如甘氨酸、山梨醇或甘露醇）相比，可以减少液体超负荷的风险。横向热扩散的可能性较小。除了 Versapoint 双极环形电极外，还提供 3 种电极配置：螺旋状电极、钩形电极和电极球。Versapoint® 双极系统宫腔镜是一种微创手术设备，可在门诊治疗子宫病变，无须全身麻醉。该设备通过宫腔镜使用小口径双极电极（1.7mm），通过连接摄像头等光学系统可以显示子宫腔内情况。宫腔镜直径可能只有 5mm，不需要扩张宫颈。Versapoint® 技术是基于电外科的基本原理。这是宫腔镜手术中的一个突破，因为尽管理论上它是单极系统，但是电极的排列允许它像双极能量电路一样工作，不但可以提供单极能量的多种功能（切割和凝固），还可以像双极一样安全。因为它的电极尺寸小，以前只能在手术室进行的手术现在也可以在门诊开展。它的电极设计很特殊，即正极位于尖端，回流电极位于手柄上。它们被绝缘线分开放置。这也提供了一个低电阻电路，允许产生的能量返回到回流电极，而不用患者的身体作为电路的一部分。目前市场上有 5 种双极电极，其中的 3 种电极搭配不同终端，工作通道为 1.6~2mm，每个终端都是为特定任务而设计的：螺旋状（用于汽化）、细钩（用于切割）、球状（用于凝固），还有两个电极只能与电切镜一起使用（图 48.4）。

48.7 激 光

激光是一种能够通过发射不同波长的光束将其他能量转换成电磁辐射的装置。它们将光放大并产生相干光束，其频率从红外线到 X 线不等。1917 年，爱因斯坦描述了激光受激并发射的过程。但直到 20 世纪 60 年代，人们才在红宝石晶体中观察到了第一个激光发射过程。根据所使用的环境不同，激光可以被命名为固态、气体、半导体或液体。激光应用的可能性几乎是无限的。该装置能够将其他类型的能量转换成电磁辐射并发射不同波长的光束。根据波长不同，它可以达到不同的效果：切割，凝固，汽化。宫腔镜最常用的激光是可产生较长波长的含钕（Nd）激光，穿透深度可达10mm，可用于切割和凝固[16]。目前有几种激光纤维：Biotect® 激光 [带 17.5-Fr 宫腔镜选择性光汽化

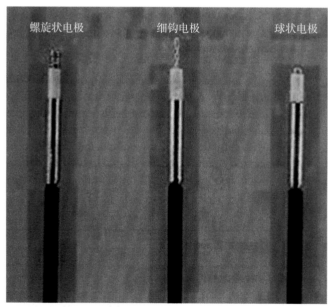

图 48.4　Versapoint 系统

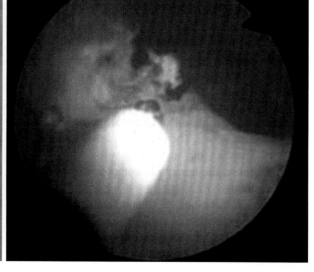

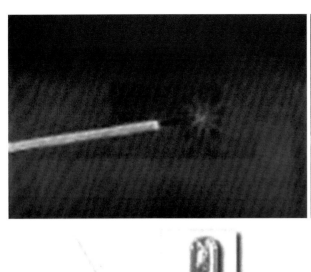

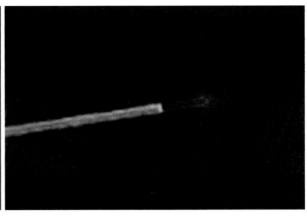

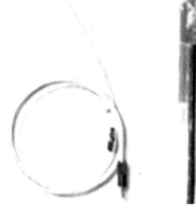

图 48.5　激光

（SLV）二极管和纤维缠绕器] 和 Nd：YAG 激光器。对于子宫肌瘤而言，可以用激光来烧灼肌瘤。这项技术首先用离焦激光纤维使表面血管凝结。然后，在肌瘤上反复移动激光，直到肌瘤变平（触摸技术）。激光可以在距离肌瘤几毫米处工作，所以这可能是一种非接触式诊室子宫肌瘤切除术。这种方法的缺点是手术耗时较长，并且没有用于病理诊断的组织标本。此外，目前的激光设备往往非常昂贵，这大大限制了激光的广泛使用（图 48.5）。

48.8 微型电切镜

小直径的 Gubbini 微型电切镜使用双极能量，其功能与传统的双极手柄相同。16-Fr 微型手术镜可以连续灌流，具有 5-Fr 工作通道，可以提供快速和流畅的内镜治疗。医生可以按照特定解剖比例引入理想形状的微型电切环，使女性患者的痛苦明显减少。目前有不同电极头（球、环、刀片）（图 48.6）。

48.9 旋切式宫腔镜

为了能够改进宫内治疗，生物医学工程专家研发出了能够将门诊宫腔镜的优点与电切镜的有效性结合起来的新设备。旋切器是近期出现的新器械，这种宫腔镜系统可用于切除息肉和黏膜下肌瘤。它们配有一个终端侧窗和一个同时旋转和摆动的机械切割刀片。市场上用于诊室子宫肌瘤切除术的两个常见品牌是 Truclear®（图 48.7）和 MyoSure®（图 48.8）。Truclear® 系统直径为 5mm，工作速度为 750 转 / 分。MyoSure® 系统直径较大（6.25mm），需要局部麻醉，但工作时转速更快（6000 转 / 分），从而缩短了操作时间，避免了手术时间过长带来的并发症，如液体超负荷和手术耐受性差等[17-19]。

此外，由于宫腔内旋切器（IUM）设备不需要使用单极能量，因此可不使用非导电性膨宫介质，避免了非导电性膨宫介质引起的额外风险（液体超负荷、电解质紊乱、明显的低钠血症和继发性脑水肿导致的脑损伤）。使用宫腔内旋切器可以不扩张

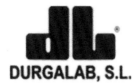

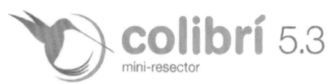

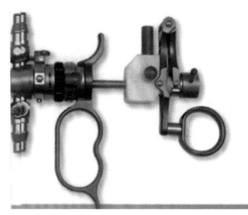

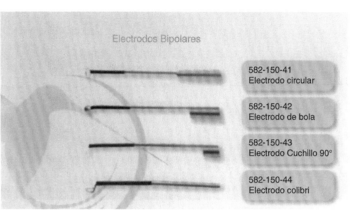

图 48.6　微型电切镜

TRUCLEAR[◊] 系统组件

INCISOR[◊] 设备
（软组织）

振荡

默认速度：<800> 转 / 分

建议速度：

<800> 转 / 分（TRUCLEAR INCISOR Plus 设备）

<1500> 转 / 分（TRUCLEAR INCISOR 设备）

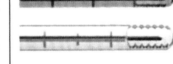

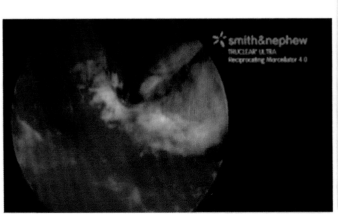

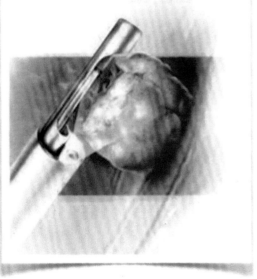

图 48.7　Truclear 系统

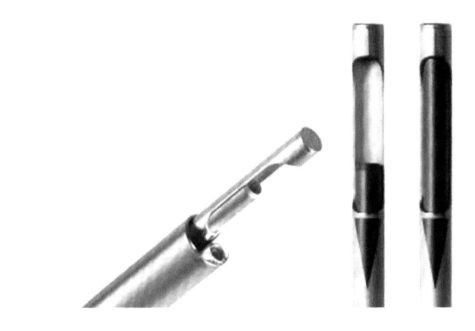

图 48.8　MyoSure 系统

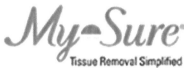

宫颈，减少术中并发症。由于手术时间和子宫操作减少，诊室手术中血管迷走神经反应发生率较低，这也证实了 IUM 的安全性。宫腔粘连可能与机械损伤（刮宫）和能量器械使用（单极和双极）有关，所以，使用 IUM 可能会减少宫腔粘连的发生。这些新型设备有可能成为治疗年轻、有生育要求女性宫内病变的金标准。

使用 IUM 设备可能存在缺点，但目前的文献报道的不多。主要问题是仪器使用过程中可能遇到技术困难。然而，van Dongen 等在对住院医师进行的一项随机对照试验研究证明，其学习曲线并不陡峭。这些数据也可能证实了我们的观点：即使对于操作不熟练人员，该设备也易于使用[24]。

IUM 可能需要解决的缺点是手术中无法凝固出血血管。然而，目前的研究中没有 1 例术中出血的报告（不包括胎盘残留清除后发生出血的 1 例病例）。我们由此可以认为，子宫内膜和子宫肌层血管的自发凝固可能足以有效地止血。在临床实践中，体积大且密度高的肌瘤是使用 IUM 的实际限制因素，特别是在门诊治疗时。事实上，正如 Saccardi 等之前报道的那样，子宫肌瘤切除术所需的手术时间与肌瘤体积、密度和组织类型密切相关。

现有的证据证明 IUM 装置是一种安全、经济和有效的工具。可以为门诊或住院患者切除息肉、肌瘤（0 型和 1 型）和胎盘残留物等子宫内病变。

IUM 可以用于诊室宫腔镜，可以减少手术时间并且可以在小直径的宫腔镜（如 Truclear5.0，图48.8）中使用。使用 IUM 后出现宫腔粘连的概率较低。由此我们推测，将来此装置有可能成为有生育要求的年轻女性宫腔内病变治疗的金标准。

48.10 限制是什么？

宫腔镜下子宫肌瘤切除术是治疗黏膜下肌瘤最微创的手术方法。妇科内镜技术的发展和创新理念的实施，使得宫腔镜下子宫肌瘤切除术在技术上是可以治疗大多数黏膜下肌瘤的。

诊室宫腔镜下子宫肌瘤切除术是一种非常有效的手术，即使对于大的肌瘤（40mm），成功率也很高（80.2%）。通过多个步骤，我们有可能治疗巨大的黏膜下肌瘤和向肌壁内生长的肌瘤。手术安全，并发症发生率很低，即使没有任何麻醉支持，患者也能耐受。综上所述，想要安全、成功地开展诊室子宫肌瘤切除术，首要因素是缩短手术时间，提高患者耐受性并减少并发症（表 48.1）[20]。

表 48.1　如何提高子宫肌瘤切除术的成功率：术前、术中和术后因素列表

术前因素
·术者的经验
·手术的复杂性
·技术的实用性
·术前的处理
术中因素
·手术时间
·膨宫液压力尽可能低
·手术成功率
术后因素
·治疗干预的有效性

48.11　如何减少诊室子宫肌瘤切除术手术时间？

　　首先，我们需要一个高效的设备，它的直径小，可以在没有麻醉或宫颈旁阻滞的情况下使用。诊室子宫肌瘤切除术无须扩张宫颈，痛苦小。传统的宫颈旁阻滞是在 12 点位置表面注射 1mL 或 2mL 局部麻醉药物（丙胺卡因）。然后，轻轻地抓住宫颈。在宫颈阴道黏膜周围注射 1mL 或 2mL 产生一个小泡，然后在宫颈周围注射一周总共 10mL。再向子宫下段深部（子宫骶韧带附着处）注入 10mL。通过向前牵拉宫颈，可以看到韧带连接处的隆起。宫颈旁阻滞包括在 2 点位置到 3 点位置之间、4 点位置到 5 点位置之间、9 点位置到 10 点位置之间以及 7 点位置到 8 点位置之间进行深部注射。注射前抽吸是很有必要的。经验不足的临床医生经常将麻醉药打到宫颈阴道反射处。根据 Cochrane 数据库的数据，宫颈旁阻滞麻醉可以减少手术过程中和术后 30min 的疼痛 [21]，而法国的指南 [22] 不建议在诊室宫腔镜检查时使用镇痛药或麻醉，而在英国，镇痛药的使用率为 62.5% [23]。

48.12　术前预处理减少手术时间

　　术前应用促性腺激素释放激素类似物治疗。促性腺激素释放激素类似物主要用于直径大于 5cm 的肌瘤。可开具 GnRH 类似物醋酸亮丙瑞林 1.88mg（Lupron；Takeda Chemical Industries，Osaka，Japan），3 支（1 次 / 月）。小于 4cm 的肌瘤不需要术前用药 [7]。在宫腔镜下切除 10~35mm 大小的 G0~G1 型黏膜下肌瘤前使用 GnRH 类似物治疗，可有效减少手术时间、液体吸收和手术难度 [27]。

48.13　使用 SPRMS 术前治疗

　　研究发现 SPRM 可缩小子宫平滑肌瘤和减少子宫出血。一些研究显示子宫肌瘤的体积减小了 30% 左右，但在 Cochrane 的文献综述中没有明确的证据支持。在有效性和安全性方面，SPRMS 已显示出良好的结果。Ferrero 的研究 [27] 表明，术前 3 个月使用醋酸乌利司他（UPA）治疗，可减少大肌瘤切除时术中失血量，减轻血红蛋白下降，减少术后输血和手术时间。

参考文献

　　请登录 www.wpcxa.com "下载中心" 查询或下载。

第**49**章 宫腔镜检查前的准备和治疗

Maria Luisa Cañete Palomo, Sara Rojas Ruiz, Gloria Alcazar Pérez-Olivares

49.1 引　言

为使诊室宫腔镜检查顺利进行，患者的准备和选择是必不可少的。手术失败的主要原因有疼痛、宫颈狭窄和视野差。因此，对于那些正在接受检查的患者而言，这些困难是可以预测的，有必要优化检查前准备以避免检查失败。

49.2 三维超声检查

在开始宫腔镜手术之前，明确诊断是非常重要的。虽然目前我们的诊断主要是在二维超声下进行的，我们使用多普勒来观察血管形成，而在三维高清实时超声下，我们可以看到一个非常真实的病理图像：息肉、肌瘤或子宫壁，这有助于我们诊断水平的提高（图 49.1 至图 49.5）。

在宫腔镜手术之前，明确子宫肌瘤形态和位置是非常重要的。如果子宫肌瘤诊断很明确，那么在二维超声监护下我们就能看到并治疗子宫肌瘤。多普勒给我们提供了血管走行和血管位置的信息，这些信息将有助于我们进行宫腔镜手术。在宫腔镜手术前，三维超声配合高清实时图像技术有助于我们明确宫腔内情况，提高诊断率，但有时这并不重要。一些妇科医生有时会使用MRI，所以除了特殊情况，没有必要再进行超声检查。

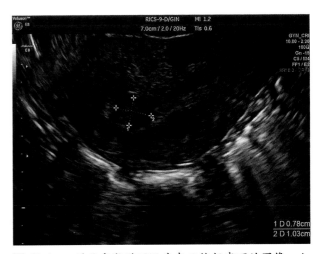

图 49.1 0 型子宫黏膜下肌瘤在二维超声下的图像。如果想看到并治疗子宫肌瘤，在宫腔镜手术前明确肌瘤位置非常重要

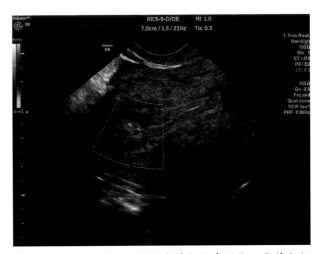

图 49.2 0 型黏膜下肌瘤的多普勒超声图像。多普勒超声图像提供了血管走行和血管位置的信息，这些信息将有助于宫腔镜治疗

M.L. Cañete Palomo (✉) • S. Rojas Ruiz • G. Alcazar Pérez-Olivares
Hospital Quiron Salud Tres Culturas,
Urbanización Tres Culturas S/N, Toledo 45005, Spain
e-mail: luisa.canete@quironsalud.es

© Springer International Publishing AG 2018
A. Tinelli et al. (eds.), *Hysteroscopy*, https://doi.org/10.1007/978-3-319-57559-9_49

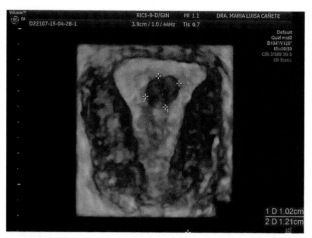

图 49.3 同一个 0 型黏膜下肌瘤的高清实时三维超声图像。三维超声与高清实时技术帮助我们在宫腔镜治疗前明确宫腔内诊断

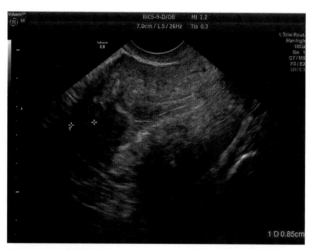

图 49.4 子宫肌瘤到浆膜的距离（决定宫腔镜手术方法的重要数据）

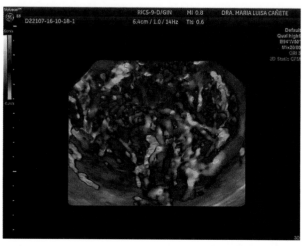

图 49.5 0 型黏膜下肌瘤在三维多普勒超声下的图像。一个大于 2cm 的肌瘤，血管丰富，也许最好两次手术

49.3 子宫内膜准备

对绝经前妇女而言，在月经的什么时期做宫腔镜检查很重要。在月经周期的前半期，妊娠的概率小，在这个时期进行宫腔镜检查可以更好地评估子宫内膜息肉、肌瘤或纵隔等宫腔内异常情况。然而，其他病理情况，如子宫内膜增生、子宫内膜炎或不孕等在月经后半期进行检查更好。

2002 年和 2013 年，Cochrane 发表了一篇综述，论述了对于绝经前因月经量多行子宫内膜消融术的患者，术前使用促性腺激素释放激素（GnRH）类似物、达那唑、雌激素和孕激素使子宫内膜变薄的有效性和安全性。经过分析，他们认为几乎没有证据推荐使用这些药物来使子宫内膜变薄。GnRH 类似物治疗效果较好，但也有副作用[1]。然而，其他研究确实支持在进行宫腔镜手术之前使用这些治疗方法。Florio 和 Col 的研究显示宫腔镜手术前服用了孕激素的妇女的子宫内膜比服用安慰剂的妇女明显变薄（$P < 0.001$），这显著改善了宫腔镜条件[2]。在 Bifulco 和 Col 的研究中，他们将宫腔镜检查前口服避孕药（戊酸雌二醇 / 地诺孕素）3 个月的患者情况与超声检查怀疑有宫内病变（息肉 / 纵隔）未做处理的患者情况进行比较，发现口服避孕药预处理使得手术更快速、更容易[3]。

Laganá 等比较了宫腔镜检查时去氧孕烯与达那唑的应用效果，结果发现，应用去氧孕烯的女性的手术时间、副作用和出血量显著减少[4]。随后，作者对诊室宫腔镜子宫肌瘤切除术患者服用这两种药物进行了比较，得到了相同的结果[5]。

分析了诊室宫腔镜检查前使用避孕药的文献后发现，不建议常规使用避孕药。然而，在切除息肉、肌瘤或子宫纵隔等宫腔病变前短时间内服用避孕药可以使宫腔镜手术视野更佳，手术更容易。

49.4 麻 醉

宫腔镜检查过程中引起疼痛的主要原因是宫颈操作。此外，宫体的膨胀和前列腺素释放也是导致疼痛的原因。目前，诊室宫腔镜镇痛的最佳方法尚未达成共识。

49.4.1 口服镇痛

在有关诊室宫腔镜操作中使用镇痛药的系统回

顾研究中，有 6 项试验比较了镇痛药和对照组的作用，在这 6 篇文章中，3 篇使用了阿片类药物，3 篇使用了非甾体抗炎药（NSAID）[6]。

在一篇关于阿片类药物镇痛作用的文章中，作者比较了宫腔镜检查前 50min 肌内注射曲马多和其他形式的镇痛剂或安慰剂的效果，发现那些服用阿片类药物的妇女疼痛显著减轻[7]。随后，这些结果被另一项研究证实，在该研究中，与安慰剂组相比，静脉注射曲马多组患者在检查期间和检查结束后 15min 内疼痛感显著低于其他组[8]。

在副作用方面，在这两项研究中，恶心、呕吐或心动过缓的发生率没有显著差异。然而，在使用丁丙诺啡的第 3 项试验中，不良事件的发生率显著高于其他对照组[6]。

关于 NSAID 使用的文章有 3 篇。虽然有 3 篇文章被纳入，但只有两篇文章显示出更确切的结果。他们分别比较了双氯芬酸钠、甲芬那酸和安慰剂的使用情况。在第一项试验中，在宫腔镜检查前 1~2h 给予双氯芬酸钠 50mg 或安慰剂口服，两组在疼痛减轻或不良反应的发生方面没有显著差异。虽然 NSAID 给药时间的异质性影响了结果，研究发现双氯芬酸钠给药剂量的最大峰值效应出现在给药后的 20~60min。因此，宫腔镜检查前 2h 给药的患者疼痛控制较差，因为 NSAID 在宫腔镜检查结束前就已经达到峰浓度[9]。

在试验前 1h 给予甲芬那酸与安慰剂的研究中，两组在试验期间不良反应的发生和疼痛减轻方面没有显著差异，但在手术结束后 30min 和 60min，患者感觉到的疼痛明显减轻。这可能是因为甲芬那酸在给药后 2~4h 达到最大峰值效应，此时检查已经结束[10]。

另一项荟萃分析研究了诊室宫腔镜检查的疼痛管理，评估了几种药物的使用、安全性和有效性，研究纳入了 15 项随机对照临床试验，在这些试验中评估了不良反应并成功完成了测试。

纳入的试验比较了阿片类和非阿片类镇痛药（包括局部麻醉药）与安慰剂的使用。一些试验选用了非阿片类镇痛药中的对乙酰氨基酚。由于对乙酰氨基酚没有抗炎作用，对宫颈操作和子宫扩张引起的前列腺素释放导致的疼痛没有观察到任何作用，因此，最好使用 NSAID[11]。

目前，由于可能出现副作用，不推荐使用阿片类镇痛药作为宫腔镜引起疼痛的首选治疗方法[12-13]。

目前，还没有研究分析镇痛的最佳时机，也没有分析什么药物是理想的，因为这取决于所使用药物的药效学和药代动力学特性。一般情况下，建议口服非阿片类镇痛药的患者在手术前 1h 口服[14]。

49.4.2 麻　醉

目前有一些文献报道了旨在减少诊室宫腔镜产生的疼痛的比较研究，这些研究将局部麻醉剂与安慰剂或其他镇痛药物进行比较。虽然使用了不同的方法（喷雾、凝胶、稀释在膨宫液中），但无论在什么部位（宫颈外、经宫颈、宫腔内）应用，没有一种方法显示出显著的疼痛减轻作用[15]。关于宫腔镜检查前宫颈或宫颈旁注射局部麻醉药的方法，Cooper 和 Col 发表了一篇综述，这篇荟萃分析中包含了 18 篇文章，比较了局部麻醉药与安慰剂或无任何处理的异同。在完成其中 15 项研究的荟萃分析后，他们发现，将麻醉药注射到子宫颈或宫颈旁时，患者疼痛明显减轻。此外，他们还发现，当麻醉药应用于宫颈旁时，这一结果更为显著（$P < 0.048$）[16]。根据 Finikiotis 发表的一篇文章，在子宫骶韧带内注射麻醉药和在宫颈旁注射麻醉药之间没有显著差异[17]。因此，在回顾文献后，我们可以得出结论：在宫腔镜检查过程中，局部麻醉（最好是宫颈旁麻醉）可以显著减轻疼痛，而且这种效果在绝经后患者中更为明显[16]。目前，并不是常规推荐给所有患者，因此正确选择病例很重要[11]。

49.4.3 笑气（氧化亚氮）

氧化亚氮是一种无色、无味、易燃、无刺激性、非爆炸性气体，在室温下以液态储存，但以气态释放。它部分作用于阿片受体，因此具有轻微的镇痛作用，持续时间短，能维持咳嗽反射而不产生呼吸抑制。在 50%（50% 氧化亚氮和 50% 氧气）的剂量下，它具有镇痛、抗焦虑和遗忘特性。此外，它能清醒镇静，是一种有效的抗焦虑药[18]。它能抑制中枢神经系统，使脑血流量和颅内压升高，使肝肾血流量减少。吸入 2~5min 后就能起效，在给药后 3~5min 内达到最大效果。其通过呼出气体清除，小部分经皮肤排泄。可能出现一些不良反应，如恶心、呕吐、低血压、呼吸暂停、意识模糊和头痛。不推荐巨幼细胞性贫血患者使用笑气，因为它会干扰维生素 B_{12} 的吸收。迄今，只有一篇文章比较了笑气与 1% 利多卡因宫颈旁阻滞以及不做镇痛处理在宫腔镜检查中的镇痛效果的异同。该研究结果表明，与宫颈旁阻滞相比，笑气减轻疼痛的效果更快，作用更持久，并且比局部麻醉剂具有更低的并发症发生率。但是，需要更多的研究来验证这些数据 [18]。

49.5 抗生素的预防性使用

在宫腔镜手术过程中预防性使用抗生素的主要原因是宫腔镜操作增加了局部和全身感染的风险，因为阴道含有丰富的细菌菌群 [19]。宫腔镜的重复插入和拔出可以将阴道和宫颈菌群带入子宫腔。并且当膨宫液流过输卵管时，可以导致腹腔内感染。除了上述因素，宫腔镜手术时子宫内膜创面可以直接吸收膨宫液，这可能会导致菌血症，因此诊室宫腔镜手术后存在感染的潜在风险。然而，对于是否有必要预防性应用抗生素来预防术后感染尚未达成共识。原因可能是这些手术小，组织损伤较小。考虑到抗生素的使用会产生严重的副作用，例如不常见但发作时会致死的过敏性休克（0.2%），或者更常见的是它可能有利于耐药细菌的生长。所以应评估这些手术中预防性应用抗生素的风险和益处。根据已发表的文献报道，宫腔镜检查后的感染并发症很少发生，估计发生率为 0.18%~1.5% [20]。近期的一项 Cochrane 综述显示，现在还没有关于经宫颈外科手术前预防性应用抗生素的重要性的高质量证据 [21]。Agostini 等在一项前瞻性研究中调查了一组不使用抗生素接受宫腔镜手术的女性。在 2116 例手术患者中，只有 18 例（0.85%）被诊断为子宫内膜炎 [22]。有一些研究评估了不同宫腔镜手术和诊断性宫腔镜患者中预防性应用抗生素的情况。有一项多中心研究调查了 631 例接受宫腔镜检查的无症状不孕患者的感染并发症发生率。266 例妇女预防性应用了抗生素，其余 365 例患者只进行了宫腔镜检查而没有使用抗生素。只有 1 例（0.4%）感染并发症发生在接受预防治疗的患者中。根据这些数据，作者不

建议预防性使用抗生素 [23]。在另一项多中心、双盲、随机、安慰剂对照研究中，评估了一组患者在宫腔镜手术（息肉切除、纵隔切除、黏膜下肌瘤切除或子宫粘连松解）期间使用抗生素（头孢唑林 1g 肌内注射）后的感染并发症发生率。1046 例患者中有 12 例就诊症状与感染并发症有关，总体发病率为 1.15%。然而，预防性应用抗生素组与安慰剂组的感染并发症发生率相似（1.3% vs 1%），术后均未发生严重感染 [24]。他们还发表了另一项双盲随机研究，比较了 364 例接受诊断性宫腔镜检查但无相关操作的患者预防性应用抗生素的情况。预防性应用抗生素的妇女（0.57%）和未接受预防措施的妇女（0.53%）术后感染发生率无显著差异 [25]。然而，在接受宫腔镜手术但未预防性应用抗生素的 200 例女性中，3 例出现了严重的盆腔感染，但这 3 例患者均有盆腔炎病史 [26]。由于感染的风险较低，且缺乏关于其有效性的证据，不常规推荐接受这些手术的患者预防性应用抗生素。然而，与子宫输卵管造影、输卵管通液和输卵管子宫超声造影等其他手术一样，近期有盆腔炎或输卵管积水病史的患者可以考虑预防性应用抗生素 [12-13,19]。

心内膜炎预防

2007 年，美国心脏协会修订了关于心内膜炎预防的指南。在对最相关的文献进行分析后，如果只是为了预防心内膜炎，美国心脏协会不建议对接受泌尿生殖系统或胃肠道手术的患者给予抗生素治疗 [27]。

49.6 抗血栓治疗 / 预防血栓形成

49.6.1 抗血栓治疗和诊室宫腔镜检查

患者围手术期接受抗血栓治疗是基于：①患者血栓栓塞的风险评估；②围手术期出血的风险评估。解决这些问题将决定手术时是否中断抗凝治疗，如果是这样，是否考虑过抗凝桥接治疗。迄今，还没有经过验证的风险分层方案，无法将维生素 K 拮抗剂治疗的患者基于血栓栓塞和出血而进行分类。这些建议主要来自间接证据和临床经验。风险分层计划旨在提供一般指导，然而，患者管理可能会根据患者的个体特征、手术或手术类型以及患者的价值观和偏好而有所不同。下

述建议主要基于美国胸科医师学会抗凝治疗和血栓形成预防循证临床实践指南（第9版）[28]。

49.6.2 评估血栓栓塞的风险

在围手术期中断抗凝治疗期间评估患者的血栓栓塞风险与评估患者术后静脉血栓栓塞风险不同。在前一种情况下，患者已经接受了抗血栓治疗，其目的主要是预防动脉血栓栓塞，在某些情况下，是用低分子量肝素桥接抗凝。而在后一种情况下，重点是通过应用抗血栓药物来预防术后静脉血栓。表49.1所示的血栓栓塞风险分层建议主要基于围手术期以外研究的间接证据，这些研究涉及机械性心脏瓣膜、慢性房颤或静脉血栓栓塞患者，这些患者要么没有接受抗凝治疗，要么接受治疗的效果较差。在本建议的风险分类中，高危患者年发生血栓栓塞的风险为>10%，中度风险患者年发生血栓栓塞的风险为5%~10%，低危患者年发生血栓栓塞的风险<5%。评估围手术期血栓栓塞风险时经常考虑的另一个因素是手术类型。现已证实，与其他类型手术患者相比，冠状动脉搭桥术、心脏瓣膜置换术或颈动脉内膜切除术的患者卒中风险增加，但

新出现的证据也表明，在接受非心血管手术的患者中，卒中的风险可能因手术类型而异。

整体而言，对患者围手术期血栓栓塞风险的评估是主观的。应该同时考虑估计基线风险和与患者手术类型相关的个人因素。

49.6.3 评估出血风险

围手术期出血风险的评估应考虑围手术期抗凝和抗血小板药物治疗的出血风险，特别是在临近手术的情况下。这一点很重要，因为虽然某些手术可能不会导致术后出血，但应用抗凝药物可能会导致出血并发症。根据围手术期应用抗凝药物时的出血风险，要提供一个基于循证医学的可对手术进行分层的方案仍然存在很大问题，因为关于这种出血风险的现有证据主要是基于已选定手术类型的病例报道。我们可以认为，诊室宫腔镜检查不会使接受抗凝治疗的患者出血风险增加。当我们要给正在接受抗凝治疗的患者做宫腔镜检查时，第一个需要做的决定是判断是否需要或是否方便停用药物，第二个是判断应提前多久停药，第三个是判断应何时重新开始用药。

表 49.1　围手术期血栓栓塞的危险分层建议

危险分层	适用于 VKA 治疗		
	机械性心脏瓣膜	房颤	静脉血栓栓塞
高危[a]	任何二尖瓣假体 任何闭锁球或倾斜瓣主动脉瓣假体 最近（6个月内）卒中或短暂性脑缺血发作	CHADS2 评分为 5 分或 6 分 最近（3个月内）卒中或短暂性脑缺血发作 风湿性心瓣膜病	近期（3个月内）VTE 严重血栓形成（如蛋白C、蛋白S或抗凝血酶缺乏；抗磷脂抗体；多个异常）
中危	双叶式主动脉瓣假体及以下一个或多个危险因素：房颤，既往卒中或短暂性缺血发作，高血压，糖尿病，充血性心力衰竭，年龄 >75 岁	CHADS2 评分为 3 分或 4 分	VTE 在过去 3~12 个月内 非严重血栓性疾病 [如莱登第 V 因子（factor V Leiden）杂合子或凝血酶原基因突变] 复发性 VTE 活动性癌症（6个月内治疗或姑息治疗）
低危	无房颤及其他卒中危险因素的双叶式主动脉瓣假体	CHADS2 评分为 0~2（假设无卒中或短暂性缺血发作）	VTE 发生在 12 个月以前，无其他危险因素

CHADS2：充血性心力衰竭，高血压，年龄＞75岁，糖尿病、卒中或短暂性缺血发作；VKA：维生素 K 拮抗剂；VTE：静脉血栓栓塞

[a] 高危患者可能还包括这些患者：有卒中或短暂性脑缺血发作史的患者，＞3个月前计划手术和 CHADS2 评分＜5分的患者，血栓 VKA 临时中断期间的患者，接受与卒中或其他相关血栓栓塞风险增加相关的某些类型的手术（如心脏瓣膜置换术、颈动脉内膜切除术、主要血管手术）的患者

49.7 接受抗血小板药物治疗患者的围手术期处理

目前还没有随机试验评估手术前抗血小板药物停用的最佳时机，尤其是应该术前 7~10d 停止（以便完全消除抗血小板作用）还是应该临近手术时才停止，因为这会影响出血和血栓栓塞的结果。停止抗血小板治疗的决定取决于患者的血栓风险以及与手术相关的出血风险，同时，抗血小板药物的类型也应该考虑到（接受氯吡格雷的患者出血风险增加）。诊室宫腔镜手术属于低出血风险手术。

· 对于正在接受阿司匹林治疗并需要宫腔镜手术的心血管事件中、高危患者，可以在手术前后继续服用阿司匹林，而不是在术前 7~10d 停止服用阿司匹林。

· 在心血管事件风险较低的患者中，接受阿司匹林或氯吡格雷治疗的患者可以在手术前 7~10d 中止治疗。

需要手术的冠状动脉支架患者的管理是一个常见且具有挑战性的临床问题。患者的管理较为复杂，因为如果抗血小板治疗中断，与支架相关的冠状动脉血栓的发生率和临床结局令人担忧。尽管对冠状动脉支架患者围手术期血栓事件的程度和严重程度存在担忧，但还没有随机试验比较不同围手术期的管理策略。

· 对于接受双重抗血小板治疗且需要手术的冠状动脉支架患者，ACCP 指南建议在放置裸金属支架至少 6 周后手术；在放置药物涂层支架至少 6 个月后手术。对于需要在放置裸金属支架 6 周内或放置药物涂层支架 6 个月内进行手术的患者，建议在手术前后继续双重抗血小板治疗，而不是在术前 7~10d 中止。

· 重启抗血小板治疗。如果没有与手术相关的出血风险，可以在手术 24h 后恢复治疗。

49.8 接受维生素 K 拮抗剂治疗患者的围手术期处理

· 对于需要小手术的患者，如诊室宫腔镜手术，ACCP 指南建议继续服用维生素 K 拮抗剂，并在手术前 2~3d 联合口服止血药或停用维生素 K 拮抗剂。

· 对于需要在手术前暂时停用维生素 K 拮抗剂的患者，指南建议在手术后 12~24h（晚上或第 2 天早上）以及止血充分时恢复服用维生素 K 拮抗剂。

在维生素 K 拮抗剂治疗中断期间的抗凝

· 对于血栓栓塞风险较低的患者，指南建议在中断维生素 K 拮抗剂治疗期间无需进行抗凝。

· 对于血栓栓塞风险高的患者，指南建议桥接抗凝治疗。

· 对于有中度血栓栓塞风险的患者，选择或不选择抗凝，与高风险和低风险患者一样，是基于对患者和手术相关因素的评估。

· 目前还没有建立单一的肝素抗凝方案。抗凝药物类型（低分子量肝素或普通肝素）、抗凝强度（治疗剂量、低剂量或中等剂量）和围手术期给药时间存在差异。

· 虽然低剂量低分子量肝素或普通肝素可有效预防术后静脉血栓栓塞，但这种低剂量肝素是否能有效预防包括卒中在内的动脉血栓栓塞尚缺乏证据。较低剂量的维生素 K 拮抗剂方案（目标 INR 2.0），可能被认为与低剂量肝素方案相当，对预防卒中的效果较差。

· 对于皮下注射治疗剂量低分子量肝素抗凝治疗的患者，ACCP 指南建议在手术前约 24h 给予最后一次术前剂量。

49.9 新型抗血栓药物的围手术期处理

达比加群、阿哌沙班和利伐沙班已被批准用于房颤患者的一级和二级卒中预防。直接口服抗凝剂阿哌沙班、达比加群或利伐沙班后 2~4h 便可达到血浆峰值水平。达比加群的消除主要取决于肾功能。因此，如果肾功能受损，达比加群的药物累积风险最高，其次是利伐沙班，然后是阿哌沙班，因此剂量建议是不同的。迄今，直接口服抗凝药物的抗凝效果还没有得到可靠临床试验的评估，也没有具体的解毒剂可用 [29]。

49.9.1 达比加群（普拉达沙）

在低出血风险的手术中，不论肾功能状况如何，建议在内镜手术前 24h 停用达比加群。在高出血风险的手术中，建议肾功能正常患者术前 48~72h 停用达比加群，中度肾功能损害患者术前 72~96h 停用达比加群，严重肾功能损害患者术前 96~144h 停用达比加群。需要中断抗凝时间更长的高风险血栓栓塞患者用普通肝素或低分子量肝素抗凝桥接治疗。当手术后认为无出血时，应该恢复应用达比加群。鉴于达比加群在摄入后 2~3h 内迅速起效并达到峰值，建议在高出血风险手术后 48~72h 恢复达比加群，在低出血风险手术后 24h 恢复达比加群。

49.9.2 利伐沙班（拜瑞妥）

在低出血风险的手术（如宫腔镜手术）中，肾功能正常的患者术前 24h 停用利伐沙班，轻度肾功能损害患者术前 48h 停用利伐沙班，中度肾功能损害患者术前 72h 停用利伐沙班，重度肾功能损害患者术前 96h 停用利伐沙班。止血完成后，利伐沙班可按先前相同剂量重新服用，然而，在高出血风险的手术中，建议在 48~72h 后重新应用利伐沙班。高和非常高的血栓栓塞风险患者，在抗凝剂停止的间期，可能需要用低分子量肝素桥接抗凝。

49.9.3 阿哌沙班（艾乐妥）

在低出血风险的手术中，阿哌沙班可以继续应用。在高出血风险的手术中，肾功能正常的患者建议在手术前 24~48h 停用阿哌沙班，中度肾功能损害的患者在手术前 72h 停用阿哌沙班，严重肾功能受损的患者在高危出血手术前 96h 停用阿哌沙班。一旦止血成功，患者可以安全应用阿哌沙班恢复抗凝。

49.10 宫颈准备

近期发表的一项随机、双盲、多中心的关于绝经前和绝经后未产妇女的临床试验，比较了诊室宫腔镜检查中米索前列醇和安慰剂的应用情况。研究纳入了 149 例女性，她们在手术前 12~24h 被随机给予 400μg 米索前列醇或安慰剂。研究人员通过视觉模拟评分法（VAS）评估疼痛情况，研究显示应用前列腺素的绝经前妇女在宫腔镜通过宫颈内口时，疼痛较安慰剂组显著减轻（$P=0.02$）。此外，整体而言，该组患者能更好地耐受宫腔镜检查。然而，与安慰剂组相比，其胃肠道不良反应也更大（$P < 0.01$）。作者认为，宫腔镜检查前给予米索前列醇可以减少绝经前妇女的疼痛[30]。Song 等进行了一项研究，比较了绝经前妇女宫腔镜检查前不同米索前列醇给药途径的有效性。在纳入的 160 例患者中，她们随机接受 400μg 米索前列醇口服、舌下含服、阴道放置或者接受安慰剂。研究结果显示，不论通过哪种途径给药，应用米索前列醇的患者宫颈扩张及持续时间显著少于安慰剂组。在不良反应方面，没有观察到任何差异。询问应用米索前列醇的患者哪种给药途径更好，82% 的患者选择口服途径。因此，作者认为：绝经前患者应用米索前列醇，口服、舌下和阴道放置这三种给药途径具有相同的疗效[31]。

参考文献

请登录 www.wpcxa.com "下载中心" 查询或下载。

第50章 打破诊室宫腔镜子宫肌瘤切除术的限制

Sergio Haimovich

50.1 引 言

切除黏膜下肌瘤是宫腔镜的一大挑战，尤其是在诊室。我们手术的目标是在不损伤子宫肌层的情况下完全切除肌瘤。之前的选择是在手术室麻醉下进行切除。在过去的10年里，新设备/能源的发展和新技术的应用使得无须麻醉就能治疗子宫黏膜下肌瘤，我们能够在诊室进行更多的手术。无论采用何种技术，肌瘤切除术都是以摘除肌瘤为基础的。与腹腔镜下的肌瘤切除术或是开腹肌瘤切除术中需要明确解剖标志一样，在宫腔镜手术中也要明确解剖关系，以切除肌瘤，而不损伤邻近组织/肌层。

正确的解剖标志是假包膜。假包膜是子宫肌层和肌瘤之间独立存在的结构。它富含胶原纤维和小血管网。血管环在彩色多普勒超声下表现为围绕肌瘤的火环样图像。与我们所认为的相反，除了有蒂的肌瘤外，其他肌瘤中未发现滋养血管蒂。假包膜神经血管网负责肌瘤的血液供应。

黏膜下肌瘤是较少见（5%~10%）的肌瘤类型，但大多数是有症状的。出血、不孕和流产是最重要的症状。在每个宫腔镜中心，最大的挑战是黏膜下肌瘤。欧洲妇科内镜学会（ESGE）根据黏膜下肌瘤从子宫肌层向子宫内膜的突出程度对其进行分类（表50.1）；这个分类系统是 Wamsteker 分类系统的一个改进。

后来，Lasmar 等[1-2] 针对子宫肌瘤的不同特点，

表 50.1 欧洲妇科内镜学会黏膜下肌瘤分类系统

ESGE 黏膜下肌瘤分型系统	
G0	完全宫腔内，有蒂
G1	> 50% 宫腔内
G2	< 50% 宫腔内

表 50.2 Lasmar 黏膜下肌瘤分类

得分	肌瘤向肌层扩张深度	大小（cm）	肌瘤在宫腔位置	肌瘤基底部占宫壁的比例	肌瘤在子宫侧壁(+1)
0	0%	< 2	下段	≤ 1/3	
1	< 50%	> 2~5	中段	1/3~2/3	
2	> 50%	> 5	上段	>2/3	
评分	+	+	+	+	=

提出了一种新的分类系统，以确定宫腔镜切除的难度和可行性（表50.2）。

50.2 门诊宫腔镜子宫肌瘤切除术的限制因素有哪些？

- 肌瘤类型。
- 肌瘤大小。
- 与宫腔的关系。

50.2.1 肌瘤类型

根据黏膜下肌瘤的 ESGE 简单分类，我们发现大多数技术对 G2 型肌瘤有局限性。肌壁间部分越

S. Haimovich, M.D., Ph.D.
Hysteroscopy Unit, Del Mar University Hospital, Barcelona, Spain
e-mail: sergio@haimovich.net

© Springer International Publishing AG 2018
A. Tinelli et al. (eds.), *Hysteroscopy*, https://doi.org/10.1007/978-3-319-57559-9_50

大，完全切除越困难。目前只有两篇关于 G2 型肌瘤切除的研究论文发表。

2009 年，Bettocchi[3] 提出了 de OPPIuM 技术，他意识到了深部子宫肌瘤切除的难度，他建议采用两步手术。第一步是在诊室完成的，Bettocchi 用 Versapoint® 打开黏膜和假包膜，肌瘤可以向宫腔内突。第二步是在手术室内继续宫腔镜下切除肌瘤。

在 OPPIuM 技术的基础上，我们开发并发表了一种不同于 Bettocchi 的技术，因为我们是在诊室进行的这两个步骤[4]。第一步用二极管激光打开黏膜和假包膜（Leonardo®，Biolitec），然后肌瘤开始向宫腔内迁移（G2 型或 G1 型，图 50.1），很容易完成切除。为了最终切除肌瘤，可以像开腹或腹腔镜下肌瘤切除时那样处理假包膜。

切开假包膜后，肌瘤从结缔组织腔内释放出来（图 50.2），同时血管也可一并处理。切开的越大，肌瘤游离内突越明显，在第二步中肌瘤可能会被部分甚至完全切除。

有时，当肌瘤向宫腔内迁移时，由于体积较大，有可能无法完全进入宫腔。这种情况下，必须缩小肌瘤体积。如表 50.3 所示，我们的两步切除技术仅限于小于 3cm 的肌瘤。对于诊室宫腔镜的新设备，G2 型肌瘤仍然是一个限制因素。从图 50.3 可以看出，美奥舒系统（Myosure System）切除的肌瘤组织仅占 G2 型肌瘤的 50%。

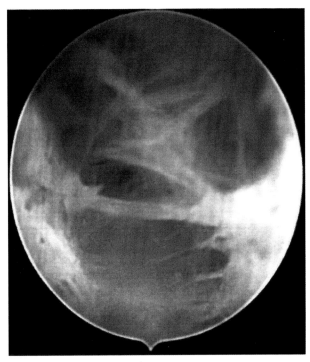

图 50.2 假包膜内的结缔组织桥

表 50.3 两步切除术的结果

研究变量	两步诊室宫腔镜手术		P
	摘除术	电切术	
大小，平均直径（mm）			
≤ 18	17/17（100）	0	< 0.001
19~30	17/20（85）	3/20（15）	
> 30	0	6/6（100）	

50.2.2 肌瘤大小

肌瘤大小是在诊室实现完全切除肌瘤的第二个限制因素。Emanuel[5] 研究发现肌瘤大小与手术时间有直接关系，如图 50.4 所示。肌瘤大小作为一个限制因素影响所有的肌瘤类型，包括 G0 型肌瘤。

肌瘤大小和肌瘤来源密切相关。Di Spiezio 在有关宫腔镜下子宫肌瘤切除的文献综述中描述了 2cm 大小的肌瘤切除过程[6]；这一方法的前提是，将肌瘤切成碎块并以小块的形式取出，如图 50.5 所示。切割是使用 Versapoint® 进行的。

我们的研究结果显示，深部肌瘤的界限为 3cm（表 50.3），而 G0 型肌瘤无界限。就切除手术而言，Lasmar 在他的分类中（表 50.2）将切除范围限制在 5cm 或 5cm 以上，而 AAGL 关于黏膜下肌瘤[7]

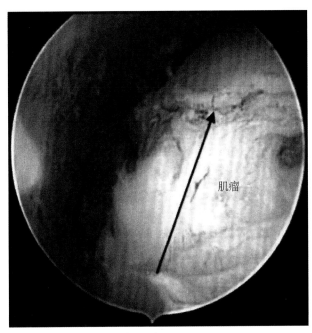

图 50.1 肌瘤向宫腔内迁移

病理类型	大小（mm）（平均值；范围）	手术时间（平均值；范围）	组织切除比例	重量（g）（平均值；范围）
息肉	9.6；5~30	37 秒；14~58s	100%	1.9；0.5~4.3
0 型肌瘤	22.5；15~30	2 分 19 秒；38s 至 4min	100%	9.6；4.3~14.9
1 型肌瘤	31.7；20~40	9 分 10 秒；14s 至 22 分 38 秒	100%	20.8；4.5~45.3
2 型肌瘤	50	11 分 49 秒	50%	11.7

Charles Miller，MD；Larry Glazerman，MD；Kelly Roy，MD；Andrea Lukea，MD，宫腔镜手术结果分析"一种新型宫腔镜下旋切器临床评价——回顾性病例分析"

图 50.3 美奥舒系统移除组织的结果

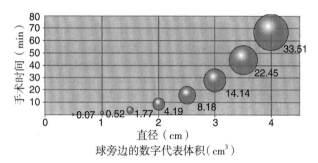

图 50.4 肌瘤直径与手术时间的关系

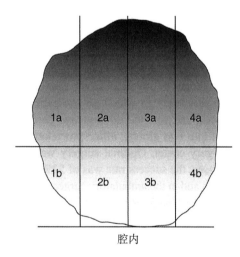

图 50.5 黏膜下肌瘤削切术

的治疗指南建议将手术范围限制在不超过 4~5cm 的肌瘤。

根据肌瘤切除术的相关建议，考虑到大小和手术时间的关系，肌瘤大小将是诊室手术中应用微型切除器或旋切器的限制因素。可以预料，在没有麻醉的情况下，在诊室进行手术的时间可能会受到限制。事实上，一些研究已经确定患者的耐受范围在 15~30min。

根据图 50.4 中的数据，对于大于 30mm 的肌瘤，由于手术时间较长，以完全切除肌瘤为目标的技术有时并不是最佳选择。我们不应该忘记手术是在没有任何麻醉的诊室进行的。我的问题是，这只是大小或类型的问题吗？是否所有增加手术难度的因素都只与肌瘤有关？为了回答这些问题，我们接下来将引入一个新的因素。

50.2.3 容器 / 内容物比值

图 50.6 中的例子说明了这个比值。如图所示，相同大小的肌瘤，如果长在生过多个孩子的宫腔内，手术相对容易；如果长在没有生过孩子的子宫内，则手术将具有挑战性。

这个容器 / 内容物比值对以下情况至关重要：
（1）进入大的 G0 型肌瘤的蒂部。
（2）允许肌瘤在第一步手术过程中和手术后

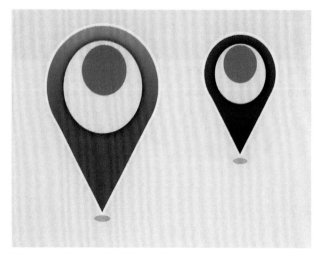

图 50.6 容器 / 内容物比值。两幅图像中的肌瘤大小相同

迁移进入子宫腔，保证手术成功。令人惊讶的是，尽管这是与宫腔镜手术处理困难情况有关的一个重要因素，但文献中没有相关主题的讨论。以后应该将这个因素加入子宫肌瘤的手术分类系统中。我们认为，要在诊室成功实现宫腔镜子宫肌瘤切除术，必须改善容器与内容物（宫腔与黏膜下肌瘤）之间的比例。

50.3 打破诊室肌瘤切除的限制

50.3.1 G0 型肌瘤

G0 型或有蒂肌瘤可以在一次宫腔镜手术中切除。我们的目标一直是把肌瘤完全切除；这就是为什么诊室只能切除小的肌瘤。使用 4.3mm 宫腔镜进行子宫肌瘤切除术的限制因素之一是不能通过子宫颈取出肌瘤。为了克服这一限制，已经报道了几种肌瘤粉碎技术，然后移除小块组织；问题是这个过程很长，患者耐受性差。Bettocchi[8] 所描述的治疗 15mm 以下 G0 型肌瘤的技术是用 Versapoint® 将肌瘤分成两半，然后将每个瘤体切成 2~3 片，最后通过 5-Fr 通道用镊子取出。肌瘤的大小和手术时间长短是该技术治疗 0 型肌瘤的局限。Bettocchi 总结道："使用 5-Fr Versapoint® 电极治疗大于 20mm 的肌瘤很费时"。在 G0 型肌瘤中，当我们想要用微型切除镜或旋切器来切除肿块时，肌瘤大小与手术时间的比例是很重要的（图 50.4）。肿块越大，时间越长。然而，当肌瘤较大无法切除时，应进行活检排除恶性，然后将肿块留在宫腔内[9]。因此，在我们的病例中，只需用二极管激光切割瘤蒂就可以完成整个手术。这样，手术时间与肌瘤体积无关，我们只需要找到瘤蒂即可。我们统计了本中心的 90 例 0 型肌瘤病例，85 例（94%）使用上述技术成功地在门诊完成了手术。在 5 例患者中，由于肌瘤过大（≥ 30mm），技术上无法达到蒂部，无法进行肌瘤切除。这 5 例病例占 ≥ 30mm 的 G0 型肌瘤总数的 19%，说明激光切除大型 0 型肌瘤的成功率为 81%。

50.3.2 G1~G2 型肌瘤

对于 G1 和 G2 型肌瘤，我们无法将我们的结果与其他人使用不同设备进行的子宫肌瘤切除术结果进行比较。究其原因，旋切器和微型电切镜的适

应证受肌瘤类型和大小（G0~G1）的限制，推荐用于小肌瘤。使用这些设备获得研究结果并发表的医学证据非常有限。关于宫腔镜下子宫肌瘤切除术中使用旋切器的问题，2015 年 6 月，英国国立临床规范研究所（NICE）发布了具体指南[10]。结论称，有关使用旋切器治疗肌瘤的证据在数量和质量方面受到限制。与安全相关的证据表明这种方法可能导致严重并发症。该指南还提到绝经前妇女的平滑肌肉瘤风险较低。他们强调了腹腔内腹腔镜旋切与宫腔内宫腔镜旋切的区别。Rubino[11] 发表了关于使用美奥舒系统治疗 G0 型和 G1 型肌瘤的结果，该肌瘤大至 30mm。G2 型和 G1 型宫底部肌瘤或大于 30mm 的肌瘤不在研究范围内。在这项研究中，所有患者均接受局部麻醉和宫颈扩张，患者被分为两组，诊室手术或手术中心手术。63% 的病例获得了最佳的手术治疗，诊室治疗患者的成功率为 52%，而在手术中心治疗的患者成功率为 83%。在文献中没有发现关于 5.0Truclear® 用于肌瘤切除术的报道。关于门诊子宫肌瘤切除术的样本量最大的文献研究报告囊括了 123 个黏膜下肌瘤，直径在 5~22mm。在该研究中，Bettocchi 通过一个 5-Fr 工作通道使用 Versapoint® 作为能量器械[12]；60%（n=76）一次性切除；40%（n=49）需要分两步切除；这是直径大于 1cm 肌瘤的特点；80%（n=99）的患者耐受性良好，无明显并发症。2014 年，Tantini 等[13] 在微型切除镜发明者 Gubbini 的参与下发表了一篇简短的通讯，报道了在 2009—2013 年在诊室无麻醉下使用微型切除镜治疗的 135 例肌瘤。他们报道的成功率为 100%。尽管结果惊人，但应该注意的是，研究中所包括的 G0 型肌瘤的直径小于 30mm，而 G1 型肌瘤小于 20mm。大多数 G1 型肌瘤可以一步到位；在我们的病例中，64% 的肌瘤仅需要一次手术过程。需要强调的是，在 22 例直径小于 20mm 的肌瘤中有 18 例（82%）是一次手术切除的，而在直径大于 30mm 的肌瘤中，只有 16% 的病例可以一次手术切除。85% 的大于 30mm 的 G1 型肌瘤需要二次手术才能完成肌瘤切除（表 50.4）。

虽然文献中关于诊室肌瘤切除的资料较少[11-13]，但在 Bettocchi 的论文[12] 中提到了两步切除肌瘤的方法，40% 的病例中使用了该方法，但病例多

为小于 20mm 的肌瘤。Tantini[13] 描述了在肌瘤切除术中使用微型电切镜的一次性切除的成功率为 100%，但在研究中，仅包括 G1 型肌瘤，其直径最大 20mm。Rubino[11] 使用 Myosure® 旋切器切除肌瘤，肌瘤最大直径 30mm，成功率达 52%，但由于旋切器直径较大，不得不使用局部麻醉和宫颈扩张。无论在手术室还是在诊室进行宫腔镜下 G2 型子宫肌瘤切除都是最具挑战性的。诊室宫腔镜设备中没有一种适合用于 G2 型肌瘤的切除，这一领域尚缺乏证据。因此，我们在诊室宫腔镜治疗 G2 型肌瘤的结果代表了一种创新的方法。2009 年，如前所述，Bettocchi 开发了 OPPIuM 技术[3]，在手术室进行 G1 型和 G2 型肌瘤手术。作者纳入大于 15mm（平均直径 29mm）的 G1 型（45.8%）和 G2（54.2%）型肌瘤，均有显著的肌壁间部分。第一步，他在诊室进行宫腔镜手术，使用双极能量器械切割肌瘤表面的子宫内膜及肌纤维到达肌瘤假包膜，促使壁内部分进入宫腔内。4 周后，患者在手术室接受了切除手术。采用这两步技术，他们在宫腔镜下治疗最大 4cm 肌瘤的成功率为 93%。根据 OPPIuM 原理，我们开发了自己的技术，在这个病例中，我们用二极管激光切开黏膜到达假包膜，然后在第二步完成切除术。该技术的创新之处在于，这两个步骤都是在诊室环境中进行的。2013 年发表了 43 例 G1 型肌瘤（n=21）和 G2 型肌瘤（n=22）的试验结果[5]。通过该技术，80.9% 的 G1 型肌瘤和 77.3% 的 G2 型肌瘤成功切除（表 50.3）。纳入的肌瘤平均直径为 21.7mm（DS7.3）。第一步后，95.3%（41/43）的肌瘤变为 G0 型或 G1 型肌瘤。在第二步手术中，66.7%（14/21）的 G1 型肌瘤转化为 G0 型，27.3%（6/22）的 G2 型肌瘤转化为 G0 型（P=0.021）。

50.4 改善效果的策略

我们可以应用一些策略来减少肌瘤体积，提高容器 / 内容物（宫腔 / 肌瘤）的比值，提高切除术的成功率。我们引入了二极管激光器用于组织汽化，更精确地说，用于汽化肌瘤的宫腔内部分，从而减小肌瘤体积。Hola®（BioLitec）系统用于组织汽化的激光纤维更粗，需要更大直径的宫腔镜，同时需要更高的能量。在常规激光手术中使用的能量为 15W；患者对此耐受性良好。对于

表 50.4　G1 型肌瘤手术结局（1 或 2 次手术）

大小	肌瘤数目	成功率	
＜ 20mm		22/22（100%）	
	22		
一次手术		18/18（100%）	
二次手术		4/4（100%）	
20~29mm		55/56（98%）	
	56		
一次手术		38/38（100%）	
二次手术		17/18（94%）	1/90（1.1%）
≥ 30mm		5/12（41.6%）	
	12		
一次手术		2/2（100%）	
二次手术		3/10（30%）	7/90（7.7%）
合计	90	82/90（91.1%）	8/90（8.8%）

Hola® 光纤，所需功率在 80~120W。因为这种能量较高，子宫壁附近的热量被传送到子宫肌层并产生严重的疼痛，这限制了这种激光的使用。由于这些原因，它只用于位于宫腔内的大型肌瘤（＞30mm），以减小体积和提高容器 / 内容物比值。病例数仍然很少，因此，尽管报告结果令人鼓舞，但还没有确定结果。另一种减少肌瘤和提高容器 / 内容物比值的方法是使用选择性孕激素受体调节剂（SPRM）、醋酸乌利司他（UPA）。在第一次宫腔镜手术中，根据子宫肌瘤的特点，分析该疗法的潜在益处以及进行子宫肌瘤切除术的可行性。如果缩小体积可行，第一步手术是为了促进子宫肌瘤向子宫腔内迁移，然后开始每天 5mg 的 UPA 治疗 3 个月。有些患者对治疗没有反应。在最初接受治疗的 68 例妇女中，19.6%（n=13）患者的肌瘤体积没有任何减少。在阳性反应者中，治疗 3 个月后，平均减少 37%（范围 25%~75%）。这些结果与发表在核心研究中的结果（平均体积减小了 49.9%）不同[14]。近年来，我们将激光消融术作为治疗黏膜下肌瘤的一种新方法。

50.5 诊室宫腔镜激光消融术

20 世纪 80 年代末，欧洲引入了子宫肌瘤消融术作为一种保守治疗方法。肌肉溶解是指通过聚焦

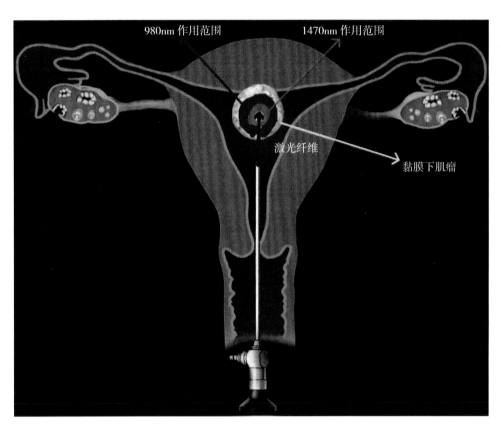

图 50.7　用 Leonardo 二极管激光肌瘤消融

能量破坏子宫肌瘤。该技术利用能量使肌瘤缩小并破坏其血液供应。这些技术可以在腹腔镜手术或超声引导下经阴道进行，最近还可以通过宫腔镜直视下进行。在我们的病例中，我们使用 Leonardo® 二极管激光（Biolitec）通过激光引导间质热疗法（LITT）进行肌瘤消融。特殊设计的激光光纤通过 4.3mm Bettocchi® 宫腔镜（Storz）的 5-Fr 工作通道工作。该激光器具有独特的功能，可同时适用于两种波长，1470nm 与水有亲和力，980nm 与血红蛋白有亲和力。这些波长的作用半径是不同的；1470nm 在较近的区域汽化组织，980nm 在较宽的区域凝结血管。所以，即使肌瘤没有完全汽化，血管也会受到破坏（图 50.7）。

在诊室进行宫腔镜肌瘤消融术，无须麻醉。我们纳入了 20 例 G1 型和 G0 型黏膜下肌瘤患者，肌瘤直径为 25~58mm（平均 34mm）。激光纤维被引入肌瘤内，在子宫内膜上只留下一个 1mm 的插入孔。能量应用时间在 3~8min，这取决于肌瘤的体积和所应用的能量。

在 20 例患者中，有 15 例患者的适应证是月经过多，5 例患者因不孕从生殖中心转诊过来。术后 1 个月行超声检查随访，2 个月后复查宫腔镜，发现肿块减少 60%~100%（肌瘤消失），平均体积减小 77%。在复查宫腔镜时，对肌瘤区域进行了子宫内膜活检。15 例月经过多的患者在手术后很快月经量减少，无并发症，患者耐受良好。当患者开始感到发热时应停止手术。当我们检查肌瘤内部时，我们观察到组织汽化达到假包膜，而不影响肌层。

我们探讨了这项新技术的可行性，它与其他技术的区别不仅在于其结果，而且在于它是在没有麻醉的诊室环境下进行的。我们相信这将是一个突破肌瘤大小限制而治疗黏膜下肌瘤的主流技术。

参考文献

请登录 www.wpcxa.com "下载中心" 查询或下载。

第51章 宫腔镜检查的并发症

Bruno J. van Herendael, Antonio Malvasi, Simona Zaami, Andrea Tinelli

51.1 引 言

　　宫腔镜是治疗子宫腔非恶性疾病的有效工具。随着技术的进步和小孔径宫腔镜的使用，一些并发症的发生率较低。整体而言，该手术不良反应的风险较低，在 13 600 例手术中的发生率为 0.28%[1]。德国一项包含 21 676 例手术的研究发现，宫腔镜的并发症发生率为 0.24%[2]。随着内镜手术的适应证越来越广泛，制定手术安全规范预防并发症发生变得更加重要。因为大多数并发症发生在外科医生掌握该技术的学习曲线中，而且在特定的手术（如宫腔镜下子宫肌瘤切除术）中，并发症的风险可高达 10%[3]。建议从事宫腔镜手术的外科医生应至少进行 250 例诊断性宫腔镜检查。建议宫腔镜手术也要根据难度分级。目前有不同的分级。作者使用的是国际妇科内镜学会（ISGE）认证工作组发布的分类（表 51.1）。在一些困难的情况下（如子宫肌瘤切除、子宫腺肌病、子宫纵隔、严重粘连等），建议使用腹部超声来监护，以便保留足够的子宫肌层，避免并发症（van Herendael B, personal communication, FIGO 2012, Rome）。这样做有两个优点，首先是子宫在其纵轴上被拉伸，其次是器械在子宫腔中可见，可以在手术时客观地测量子宫肌层厚度和子宫的方向。

表 51.1　国际妇科内镜学会（ISGE）宫腔镜手术难度分级

手术难度分级
Ⅰ 级：低难度宫腔镜手术
诊断性宫腔镜包括阴道内镜
直视下内膜活检
Ⅱa 级：中难度宫腔镜手术
输卵管口插管
绝育术
非孕期非嵌入式宫内节育器去除
不完全性子宫纵隔子宫成形术
子宫内膜去除术
息肉切除术
GO~G1 型子宫肌瘤切除术
Ⅱb 级：高难度宫腔镜手术
G2 型肌瘤切除术
大息肉
完全性子宫纵隔 + 阴道纵隔切除术
妊娠期非嵌入式宫内节育器去除
广泛的宫腔粘连分离术

B.J. van Herendael, M.D., Ph.D.
Endoscopic Surgery, Università degli Studi dell'Insubria, Varese, Italy
Endoscopic Surgery Ziekenhuis Netwerk, Antwerpen, Belgium
A. Malvasi, M.D.
Department of Obstetrics and Gynecology, Santa Maria Hospital, GVM Care & Research, Bari, Italy
Laboratory of Human Physiology, Department of Applied Mathematics, Moscow Institute of Physics and Technology (State University), Dolgoprudny, Moscow Region, Russia
S. Zaami, M.D.
Department of Anatomical, Histological, Forensic and Orthopaedic Sciences, Sapienza University of Rome, Rome, Italy
A. Tinelli, M.D., Ph.D. (✉)
Laboratory of Human Physiology, Department of Applied Mathematics, Moscow Institute of Physics and Technology, Moscow State University,
Inststitutskii per 9, 141700 Dolgoprudny, Moscow, Russia
Division of Experimental Endoscopic Surgery, Imaging, Technology and Minimally Invasive Therapy, Department of Obstetrics and Gynecology, Vito Fazzi Hospital,
Piazza Muratore, 73100 Lecce, Italy
e-mail: andreatinelli@gmail.com; andrea.tinelli@unisalento.it

A. Tinelli et al. (eds.), *Hysteroscopy*, https://doi.org/10.1007/978-3-319-57559-9_51

51.2 宫腔镜手术的并发症

51.2.1 扩张宫颈

在宫颈扩张时，用于固定宫颈的宫颈钳会撕裂宫颈。扩宫器通过宫颈管需要一定的力量。建议使用两把宫颈钳，一个钳夹在3点，一个钳夹在9点。使用27号Charriere仪器时，用Hegar扩宫棒扩张宫颈管至少到10号（图51.1a），最好到10号半。因此，建议使用Hegar扩宫棒从4号到10号半逐

渐扩张宫颈。要有一定的耐心，也要避免在宫颈形成假道（图51.1b）。一些机械扩张器，比如Pratt扩张器，似乎造成的创伤更少。有时，有些患者也可以通过柔软的尿管扩张宫颈（图51.1c），特别是在子宫颈内口非常狭窄的情况下，很容易发生子宫穿孔（图51.1d）。

药物扩张和机械扩张器对于解决宫颈狭窄是有用的。海藻棒具有吸水性，吸收液体数小时后可膨胀。有证据表明，机械膨胀物扩张宫颈优于扩宫棒

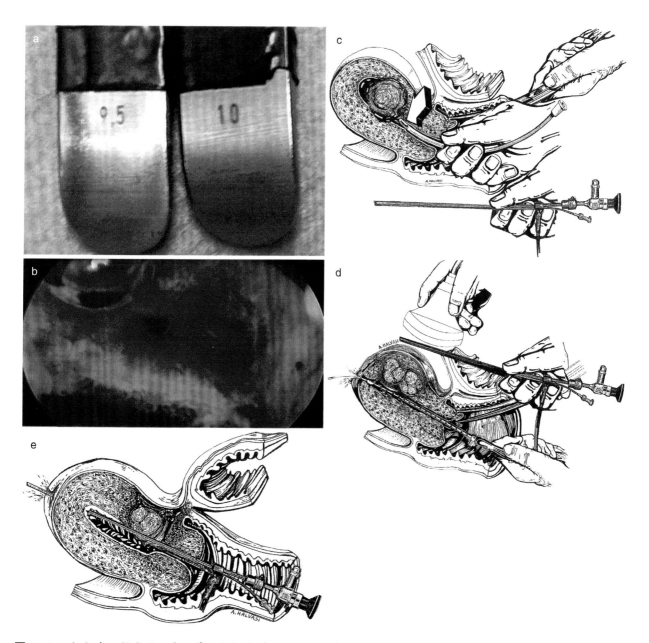

图51.1 （a）宫颈扩张器；宫颈管必须扩张到Hegar10号（图片由Enrique Cayuela博士提供）。（b）手术前机械扩张宫颈时出现假道（图片由Alice Ubeda博士提供）。（c）在宫腔镜子宫肌瘤切除术前，用软性单腔导尿管轻柔地机械扩张狭窄的宫颈内口。（d）宫腔镜子宫肌瘤切除术前宫颈内口狭窄，宫腔镜子宫穿孔。（e）宫腔镜子宫肌瘤切除术时子宫底部穿孔

扩张宫颈。问题是这些膨胀物往往会进入宫腔，有时候难以移除。建议使用具有记忆功能的扩张器，例如 Lamicel®（Cabot 医药公司，美国波士顿）。这种扩张器内部是个聚乙烯核，浸在小于 500mg 的磷酸钠中[4]。

另一种方法是使用天然前列腺素（地诺前列酮）和目前合成的前列腺素类似物进行药物扩张。以前使用的舒前列酮是前列腺素 E_2 的合成衍生物，它在较低剂量时比前列腺素 $F2\alpha$ 更有效，可在 1h 内达到最大效果。给药方式为阴道给药，但大多数妇女更喜欢口服给药[5]。这种药物使子宫颈变软，并通过引起子宫肌层收缩来增强效果。80% 的女性在手术前 1~2h 给予 125~250mg 的剂量会引起宫颈扩张。副作用很少见，包括恶心、呕吐、高血压、低血压，偶尔见皮疹。近期，可以选择使用前列腺素类似物米索前列醇，在阴道栓剂中剂量为 $400\mu g$，用药时间为 12h。手术前每天阴道用 $25\mu g$ 雌二醇，连用 14d，可以减少绝经后妇女术后不适[6]。

在宫腔镜手术中，约有 50% 的并发症 [如宫颈撕裂、假道形成、穿孔（图 51.1e）、出血或单纯进入宫颈内口困难等] 与宫颈进入困难有关，这第一步要非常小心。有中等质量的证据表明，在术前使用米索前列醇可以减少术中并发症[7]。

51.2.2 膨宫介质的危害

历史上，二氧化碳（CO_2）气体也曾被用于宫腔镜手术。

51.2.3 二氧化碳和其他气体的并发症

二氧化碳是一种可溶性气体，在体温下 100mL 的血液可以吸收 57mL 的二氧化碳[8]。如果每分钟向血液中注入 100mL 二氧化碳，则 PCO_2、PO_2 或 pH 值不会发生变化。如果每分钟输注 1000mL，则会由于心肌纤维的急性二氧化碳中毒而发生不可逆的心源性休克。因此，流量不应超过每分钟 80mL，注入压力不应超过 200mmHg。

二氧化碳这种气体不仅在血液中产生气泡，还在宫颈管黏液中产生气泡。由于这些并发症，在宫腔镜手术或患者出血时不再推荐使用 CO_2，因为相对于液体膨胀介质而言，使用 CO_2 的手术时间变得过长，术后患者的不适感增加，满意度也随之下降[9]。

决不能用空气和其他气体膨胀宫腔。血液中空气含量超过 30 mL 可发生空气栓塞。Baggish 和 Daniell[10] 报道了 5 起致死的案例，在这些案例中，房间里的空气被意外地用来冷却 ND：YAG 激光纤维的蓝宝石尖端。据报道，输卵管通液和宫腔镜检查均有致死事故发生。

麻醉学者越来越担心所谓的二氧化碳栓子。Phil Brooks[11] 报道说，至少有 3 起事件与室内空气的吸收有关，这 3 起事件均经心脏穿刺获得的血液中的气体分析证实。近期的一项包括 12 例的调查发现死亡率接近 50%[12]。这就是为什么在扩张宫颈的时候，最后一个 Hegar 扩宫棒必须留在宫颈管，直到阴道充满膨宫液。机械扩张可撕裂宫颈管内的血管，在宫腔镜手术中取下 Hegar 扩宫棒，心脏的负压吸入可使室内空气进入体循环。这种考虑也是将患者处于轻度头高脚低位以对抗这种负面影响的原因之一。另外还建议尽量减少仪器进出宫颈管。

51.2.4 液体膨宫介质并发症

在宫腔镜电切手术过程中，尤其是在肌瘤手术中，液体膨宫介质由于膨胀压力而被注入子宫血管。血管内灌注可引起渗透障碍和血管内液体代谢性改变（图 51.2a）。

经输卵管腹腔内溢液不那么重要。在同时进行的腹腔镜检查中，可以观察到液体进入腹腔，但后者的吸收不能预防与液体相关的并发症。预防这一并发症的方法之一是有一个合适的仪器（膨宫机和回收液体容器）可以实时地监测进入宫腔的液体和回收的液体（图 51.2b）。

51.2.5 非电解质溶液

由于大多数小直径电切镜和老一代的大直径电切镜仍然使用单极电能，因此仍需使用非电解质溶液。此时，电流需要通过患者的身体从正极移动到中性电极，这个过程需要使用非电解质溶液。

51.2.6 高黏度液体

32% 的右旋糖酐 70 溶于 10% 的右旋糖酐（葡聚糖）溶液中，得到的溶液具有优良的光学性能，且不导电。血管内右旋糖酐的代谢依赖于其分子量。分子量小于 50 000 的葡聚糖经肾脏过滤。较大的分子在网状内皮系统中代谢。主要的风险是过敏以

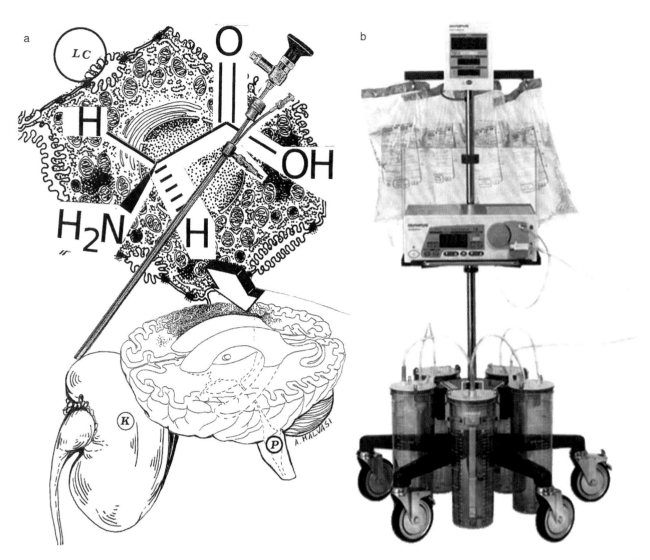

图 51.2 （a）宫腔镜检查过程中大量液体进入血液循环，此为主要并发症。甘氨酸、肝细胞（L.C.）代谢改变。肾脏（K）渗透障碍和代谢性血管内液体改变。脑水肿和脑桥中央髓鞘溶解（P）。（b）在宫腔镜检查过程中，一个合适的宫腔镜仪器可以在一个封闭的系统中准确、简便地测量液体平衡和宫内压力，从而确保整个过程中准确地测量液体损失，确保安全和舒适（图中展示了奥林巴斯宫腔镜 / 宫内压 II 系统）

及与链球菌、肺炎球菌和沙门菌等细菌的交叉反应导致过敏性休克，发病率为 1/30 000~1/1500[13-14]。所谓右旋糖酐诱导的过敏反应（DIAR）是不可预测的，且不依赖于给药量。皮试不能预防 DIAR[15]。高分子量右旋糖酐仅限于血管内。由于代谢很慢，所以它们显著增加了胶体渗透压。在宫腔镜检查中，每克右旋糖酐 70 可通过损伤的子宫内膜及其下血管吸收入血循环约 20~27mL（图 51.3a,b）。

相关管理包括体液过多和肺水肿的治疗，治疗时主要依靠呼吸支持和利尿。胶体渗透压的增加也应给予相关治疗。因为分子量超过 50 000。透析治疗是无效的。治疗有可能需要用肾上腺素

（气管内和静脉注射）联合氢化可的松。在某些情况下，需要考虑使用抗组胺药物，治疗应由麻醉师协调。

51.2.7 右旋糖酐的其他副作用

右旋糖酐与凝血障碍有关。弥散性血管内凝血与宫腔镜下使用右旋糖酐有关。在注射高分子右旋糖酐后，凝血时间和凝血酶原活性显著延长，纤维蛋白原、血小板、血细胞比容以及 II、V、VII 和 VIII 因子均降低。葡聚糖也很黏稠，且该产品会粘在仪器仪表上，必须在操作后立即冲洗干净，否则将影响仪器仪表的使用。

51.2.8 低黏度液体

TURP 综合征是由于吸收了大量的膨宫介质而引起多种症状。该综合征的患者表现为心动过缓和高血压，继之以低血压、恶心、呕吐、头痛、视觉障碍、躁动、精神混乱和昏睡等。这是高血容量、稀释性低钠血症（实际上是所有阴离子）和渗透压下降的结果。麻醉医师必须在刚出现症状时就处理，最好在手术过程中即开始治疗。如果不及时治疗，该综合征可能导致癫痫发作、昏迷、心力衰竭和死亡。

51.2.9 1.5% 甘氨酸溶液

甘氨酸是一种存在于人体循环中的非必需的简单氨基酸。如果与水混合制成 1.5% 的溶液，这种溶液的导电性差，能见度好，但要使用液体循环宫腔镜[16]。

如果这种溶液大量进入血液循环，会导致水中毒。这些大量的溶液会导致高血容量和低钠血症。甘氨酸在肝脏和肾脏中经历氧化脱氨作用，形成氨和乙醛酸。

大脑中氨浓度过高会改变神经氨基酸的代谢。其结果是在视网膜、神经节和水平细胞中产生虚假的抑制性神经递质，从而造成视觉障碍。

乙醛酸代谢为草酸，其代谢的最终产物在尿液中形成晶体，在肾衰竭时无法排泄。

1.5% 甘氨酸溶液在等渗浓度下可引起细胞外容积的稀释和膨胀；这一过程导致血清钠的降低。Jacques Donnez（个人交流）报告了 1 例患者术中

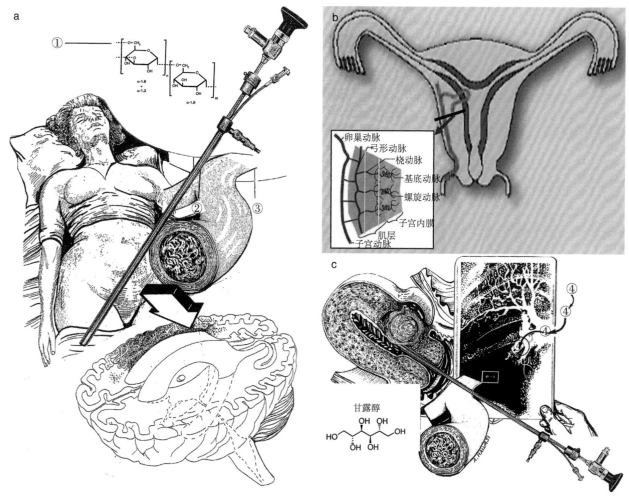

图 51.3 （a）使用右旋糖酐宫腔镜检查的并发症（①右旋糖酐；②血管性脑梗死；③血管）。（b）图示子宫肌层和子宫内膜的一部分（蓝线），各层的相对血管密度，从外向内开始，在左下角的方框中高亮显示。液体通过这些血管，可发展为液体超负荷（图片由 Tirso Pérez Medina 教授和 Enrique Cayuela 博士提供）。（c）宫腔镜子宫肌瘤切除术时甘露醇溶液的静脉灌注及肺血栓栓塞并发症（④栓塞；PI：肺梗死）。（d）宫腔镜手术中血栓栓塞和肺并发症（箭头）。影像学表现为动脉血栓形成后肺梗死

图 51.3（续）

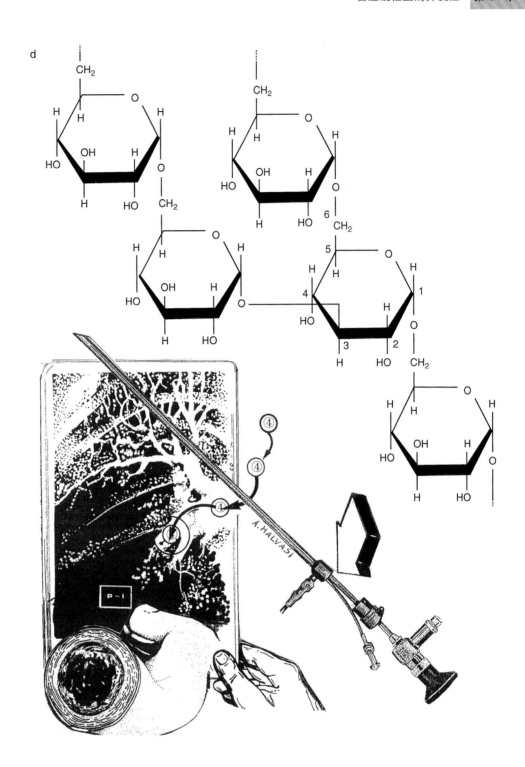

膨宫液减少了 1300mL，但没有出现不良反应。在宫腔镜手术过程中，应始终使用泵系统积极监测液体输入，液体丢失量未到 1500mL 时可以不用干预。

　　当子宫大血管被切断时，膨宫液可进入血管内。高血容量可以使血清钠降低。血清钠及其相关阴离子占血浆渗透压的绝大部分。当血清钠降低时，血清渗透压降低。最初，甘氨酸分子的渗透活性将有

助于维持血清渗透压。经过一段时间（甘氨酸的半衰期为 85min）后，甘氨酸会被细胞吸收，从循环中消失。结果就是水过多。当这些游离水没有被迅速排出时，会导致低渗性低钠血症。手术可引起患者抗利尿激素的释放，不利于尿液产生。高血容量的风险是可以造成不可逆转的脑损伤。游离水的迅速增加导致渗透压降低，水进入大脑，引起脑水肿。

大脑组织膨胀，受到颅骨的压迫可能会受损。脑细胞肿胀可引起颅内压降低，导致血流减少和缺氧。脑容量增加 5% 可能导致脑疝，而脑容量增加 10% 则有生命危险。

低钠血症可以是一个独立的因素，可造成功能障碍，因为钠影响心脏和骨骼肌、神经冲动、膜电位和膜渗透性。

治疗的基础是去除多余的液体和纠正阴离子水平，特别是钠。等待多余水自发排出是不行的，因为这些严重的低钠血症患者病情迅速恶化。一旦确诊，必须立即开始治疗，最好是在术中就开始。然而，快速矫正可能会导致神经脱髓鞘，发生脑桥中央髓鞘溶解症（CPM）。

治疗包括静脉滴注生理盐水和加强利尿。选用的药物是呋塞米，用法为 20mg 静脉注射。每 h 监测一次血清电解质，直至恢复正常。

51.2.10 甘露醇和山梨醇

两者都是六碳糖醇异构体。山梨醇离开血液循环，在肝脏中代谢为果糖和葡萄糖。本品不宜用于严重糖尿病患者。甘露醇是惰性的，少量（6%~10% 的甘露醇）吸收可以被人体代谢。90%~94% 被肾脏过滤，经尿液排泄。甘露醇血浆半衰期为 15min，因此，它可以作为一种渗透利尿剂，从而降低高血容量的风险（图 51.3c）。

血液循环中含量过高可导致恶心、呕吐、头痛，最后是低钠血症。甘露醇是利尿剂，本品不宜用于肾衰竭患者。唯一已知的严重并发症是液体超负荷和水中毒，直至血栓栓塞和肺部并发症（图 51.3d）。上文已阐明机制和治疗方法。

51.2.11 电解质溶液

随着双极设备的出现，诊断性宫腔镜使用的低黏度液体可以用于宫腔镜手术中，因为电子必须在电切环的两个电极之间移动。这个过程需要离子电解液。最常用的是生理盐水和林格乳酸盐。在这里，更多的液体可以被吸收，因为这些溶液的生理渗透压可以防止低钠血症和低渗透压。然而，过量的电解液进入血液循环最终也会导致低钠血症！与非电解液相比，使用电解质溶液处理难度更小，且液体超负荷的风险更小[17]。当液体吸收超过 2500mL 时应该停止手术。

51.3 其他并发症

51.3.1 围手术期并发症

51.3.1.1 与患者体位相关的并发症

手术必要的截石位本身就可引起神经损伤——直接损伤和急性筋膜室综合征[18]。

由于髋部过度屈曲、外展和髋外侧旋转导致股神经极度成角，当神经受到压迫和损伤时，可导致股神经病变。在大多数情况下，这种损伤会自行痊愈，但恢复可能需要几个月的时间。坐骨切迹处有坐骨神经经过，腓骨颈处有腓神经经过。当髋关节过度弯曲，膝盖伸直，或当腿支架压迫腓骨神经太紧时，可能会出现脚下垂或下肢外侧感觉异常。急性筋膜室综合征是骨筋膜室内的肌肉和神经因急性缺血、缺氧而造成的。缺血后再灌注，缺血组织内毛细血管渗漏，水肿加重，导致神经肌肉损伤。这将导致横纹肌溶解，并可能导致包括永久性残疾在内的严重后遗症[19]。

51.3.2 器械相关并发症

51.3.2.1 穿　孔

使用扩宫棒和刮勺（图 51.4，图 51.5）或宫腔镜使用微剪刀或钳子（图 51.6，图 51.7）时确实会发生穿孔，这是一个公认的事实。据文献报道，穿孔发生率在 4%~13%[20]。当使用宫腔镜时也会发生

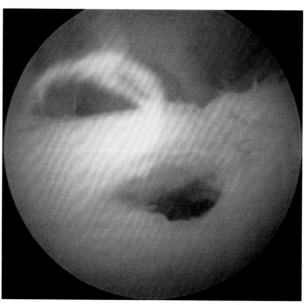

图 51.4　宫腔镜手术前宫颈扩张导致的子宫穿孔（图片由 Enrique Cayuela 博士提供）

同样的情况（图 51.8）。穿孔有时不需要治疗。如果使用能量时穿孔了，则必须采用腹腔镜来评估损伤并最终进行修复（图 51.9）。如果发生穿孔，应在接下来的几小时内密切观察患者。脉搏加快和血压下降表明有并发症。这时候也必须进行腹腔镜检查（图 51.10），如有必要，还需要剖腹手术来治疗并发症。为避免电切镜穿孔，应使用被动切除镜，

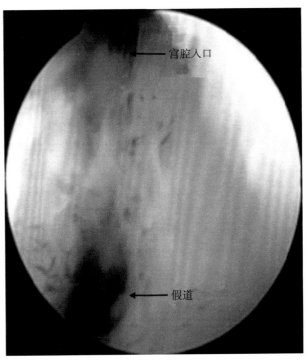

图 51.7　在诊断不孕症的宫腔镜检查中形成的假道

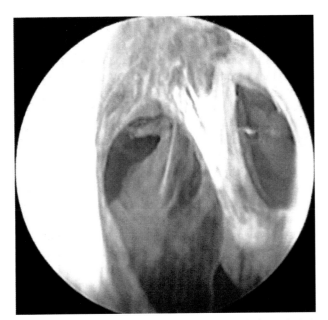

图 51.5　宫腔镜手术前宫颈扩张导致的子宫穿孔（图片由 Enrique Cayuela 博士提供）

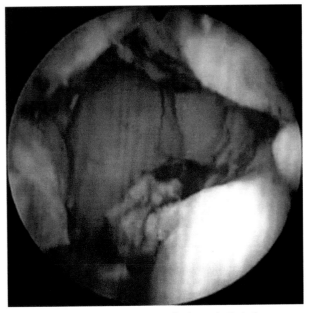

图 51.8　宫底部的完全性子宫穿孔（图片由 Enrique Cayuela 博士提供）

并直视下通过宫颈管进入宫腔[21]。

51.3.2.2 器械损伤

仪器越复杂，外科医生就越需要了解它的物理特性。

51.3.2.3 "冷刀"

宫腔镜下"冷刀"能够将 2 型黏膜下肌瘤转

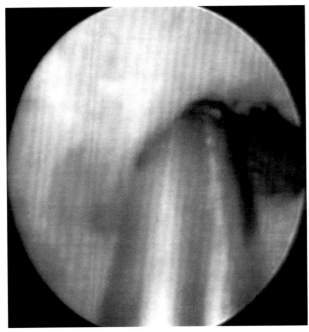

图 51.6　2.9mm "Bettocchi" 宫腔镜下使用 5-Fr 剪刀进行重度宫腔粘连松解术中造成的子宫穿孔

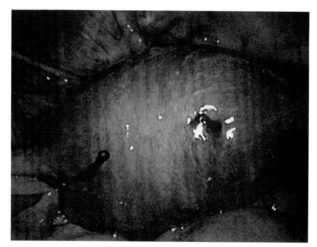

图 51.9 宫底部的子宫穿孔，腹腔镜下所见（图片由 Enrique Cayuela 博士提供）

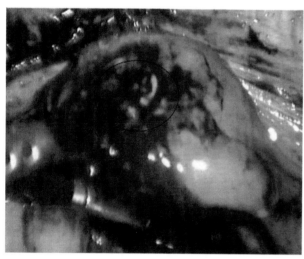

图 51.10 腹腔镜下所见：宫腔镜子宫肌瘤切除术中子宫穿孔后在子宫底部形成的血块（图片由 Rahul Manchanda 博士提供）

化为 1 型，从而实现一步切除肌瘤，并在随后的宫腔镜检查中可以看到肌瘤处子宫内膜很快恢复[22]。

51.3.2.4 机械式旋切器

机械式旋切器可用于宫腔镜手术。主要并发症是穿孔。

应确保器械在宫腔合适位置时再启动设备。当使用该设备时，必须充分扩张宫腔，确保术野清晰[23]。

51.3.2.5 电器械

如果器械或器械所产生的热量超出了范围，覆盖在子宫上的肠管就会受到损伤（图 51.11a）。接受宫腔镜手术的患者必须在手术后半 h 内好转。如

果患者一直说腹部不适或疼痛加剧，应进行腹腔镜检查以评估可疑子宫穿孔的问题（图 51.11b）。当肠道受损时，必须进行修复，然后放一个引流管，继续观察以排除腹膜炎。

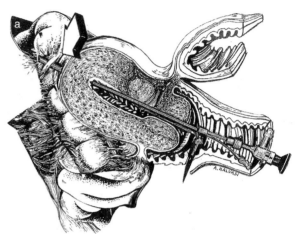

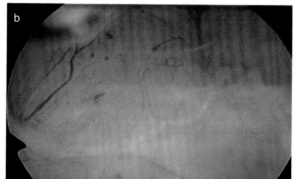

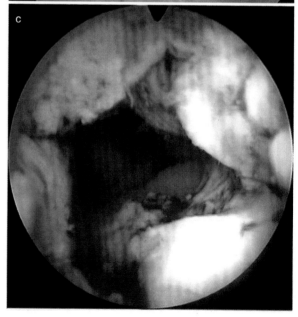

图 51.11 （a）宫腔镜肌瘤电切时子宫和肠穿孔（箭头）。（b）子宫底穿孔，可以看到肠管（图片由 Alice Ubeda 博士提供）。（c）宫腔镜子宫肌瘤切除术中子宫底较大穿孔的宫腔镜图像（图片由 Tirso Pérez Medina 教授提供）

当发生穿孔时（图51.11c），必须立即停止手术，主要原因是穿孔时膨宫液的血管内渗透可增加25%。

在治疗广泛粘连或大肌瘤时，由于穿孔而引起的阔韧带处积液可能会存在很长时间，吸收可能需要数周。当患者主诉髂窝受压或持续发热时，应考虑腹腔镜检查并引流。

51.3.2.6 单极设备

当宫腔未扩张或视野较差时，千万不要激活单极。在这种情况下，穿孔的风险很大（图51.12）。由于单极能量需要非电解质膨宫液，流体超负荷的风险增加。应始终使用泵系统，术中必须保持液体平衡[24]。

有证据表明，在治疗大于37.5mm的2型肌瘤的过程中，当工作超过30min时，电解质紊乱风险增加，需要进行两步操作[25]。

51.3.2.7 双极设备

看起来比单极设备更安全，但是外科医生必须

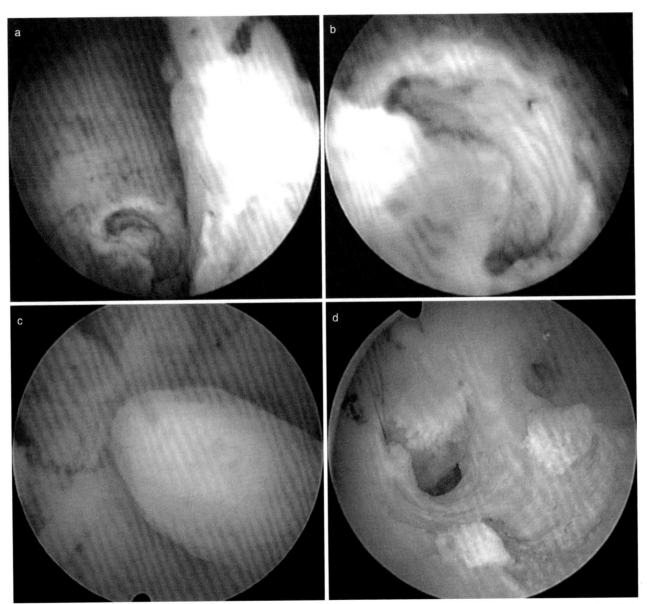

图51.12 （a）此例宫腔镜手术由一名经验不足的住院医师完成，他在切除肌瘤之前，将通电的电切环碰到了宫底部（图片由Andreas Thurkow博士提供）。（b）宫腔镜下子宫肌瘤切除术中，经验不足的住院医师造成了子宫肌层部分穿孔（图片由Andreas Thurkow博士提供）。（c）这张图片显示的是宫腔镜切除前的带蒂息肉，由一位经验较少的住院医师完成（图片由Andreas Thurkow博士提供）。（d）图像显示错误的宫腔镜息肉切除结果以及明显的子宫穿孔（图片由Andreas Thurkow博士提供）

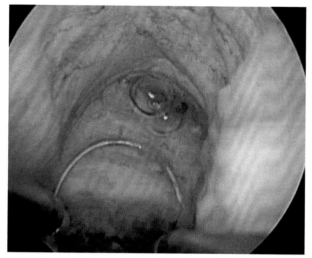

图 51.13 这张图片并不是并发症本身的图片，而是显示了气泡如何进入血液，特别是在前壁，有时会导致栓塞，在极少数情况下会导致严重的问题（图片由 Andreas Thurkow 博士提供）

意识到双极设备与单极使用的完全相同的电流。此外，还应采取预防措施，防止烟雾气泡进入血液，特别是在前壁，有时会引起栓塞，在极少数情况下会导致严重问题（图 51.13）。电解质溶液将掩盖液体超负荷的症状，如果吸收过多，也会导致严重并发症，所以在双极设备的使用中要严格控制液体平衡。如果手术复杂，时间超过 30min，必须有一个泵系统来评估液体出入。双极设备产生气泡较多，主要因为两个电极靠的比较近[26]。

组织中的热传导损伤是单极和双极设备在使用过程中的另一个陷阱。子宫肌层不是均匀的。当子宫腺肌病腺体囊肿浸润肌层时，可以促进电流的传导，导致电流所达深度远超预期。一项未公开发表的前瞻性研究（由 Bruno van Herendael、Marianne Stevens 和 Bettocchi Stefano 开展）对 70 例使用单极电外科设备行子宫内膜切除的患者进行了随访，在术后 3、6、9 和 12 个月进行宫腔镜检查和超声检查，研究发现损伤达浆膜下 3mm。宫腔镜检查显示瘢痕组织在 9 个月后才稳定，这就解释了一些并发症为何延迟发生。

51.3.2.8 出　血

宫腔镜手术中及术后第二常见的并发症是出血（图 51.14）。发病率约为 2.5‰，在子宫肌瘤切除时发病率较高，尤其是肌壁间的肌瘤（2%~3%）[27]。通常用钢丝圈或滚球等电极电凝止血。建议在手术结束时降低膨胀压力，以发现隐性出血。遇到麻烦的出血，可以将一根 Foley 导管插入宫腔并注入 20~30mL 的生理盐水。这个对患者而言非常痛苦。导尿管可以在 2~24h 取出[28]。如果治疗失败，可以在宫颈注射稀释的血管升压素（20U/20mL 生理盐水）来止血，同时可以考虑合并使用米索前列醇。

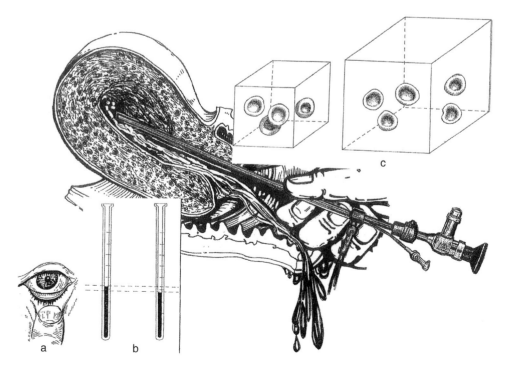

图 51.14 宫腔镜下前壁 G2 型肌瘤切除时子宫出血（a 临床症状；b 出血减少；c 血细胞比容下降）

如果所有这些治疗都失败了，就必须考虑子宫动脉栓塞甚至子宫切除术[29]。

51.3.2.9 感　染

宫腔镜手术后子宫内膜炎是一种极其罕见的并发症（图 51.15），发生率从 0.01% 到 1.42% 不等，除了绝经后摘除宫内节育器的患者以外，一般人群不建议常规预防性使用抗生素（建议等级：B 级）[30]。如果患者有盆腔炎病史（PID），ACOG 和加拿大妇产科医师协会建议可考虑预防性使用抗生素（建议等级：C 级）。

51.3.3 远期并发症

51.3.3.1 宫腔粘连

对有生育需求的育龄妇女而言，术后粘连的形成是一个问题。一项评价术前治疗效果的 RCT 研究显示息肉切除后粘连发生率为 3.6%，子宫纵隔切除后粘连发生率为 6.7%，单个肌瘤切除后粘连发生率为 31.3%，多个肌瘤切除后粘连发生率为 45.5%[31]。当大范围粘连松解术后子宫内膜残留少量或仅小块内膜时，极有可能再次形成粘连。

51.3.3.2 子宫积血

子宫积血是一种发生率极低的并发症，只有在电切子宫峡部引起闭塞性粘连时才会发生，发生率为 1%~2%[32]。

除宫角部较严重的粘连外，大多数病例可通过扩张宫颈管进行处理。这些都需要重复手术。当子宫内膜斑块留在子宫角时，就会产生切除后输卵管绝育综合征，表现为单侧、双侧周期性盆腔绞痛和阴道少量出血。

51.3.3.3 意外妊娠

除了剖宫产瘢痕缺损处子宫穿孔（图 51.16）或手术切除瘢痕缺损时意外破裂（图 51.17a,b），宫腔镜绝育术后还可能发生意外妊娠，但这在设备不断更新的时代非常少见。子宫内膜切除术后患者还可能发生意外妊娠。2002 年，Cook 等报道了 43 例术后妊娠病例和 17 例妊娠超过 20 周的病例[33]。2005 年，Hare 等在回顾文献时确实发现了 70 例的妊娠报道，其中 31 例存活，围生儿死亡率 12.9%，早产发生率 42%，胎盘粘连发生率 26%，剖宫产发生率 17%，不良妊娠发生率 31%[34]。结论是宫腔镜手术后妊娠应作为高危妊娠处理。

51.3.3.4 癌细胞扩散

近期，一项系统回顾和荟萃分析显示，宫腔镜检查后的腹膜恶性细胞的发生率显著高于未行宫腔

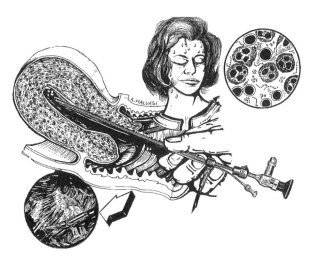

图 51.15　宫腔镜检查期间感染伴发热（上部圆圈），宫腔镜下剪刀切除粘连（下部圆圈）

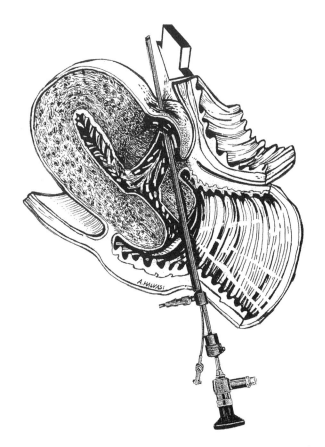

图 51.16　宫腔镜检查子宫前壁穿孔；宫腔镜下剖宫产术后瘢痕峡部穿孔

些输卵管堵塞的子宫内膜癌患者的腹腔积液中发现了癌细胞[36]。

51.3.3.5 麻　醉

术中面临的主要问题之一是患者焦虑、血管迷走神经反应和疼痛。患者走进检查室时很焦虑，外科医生必须决定哪些患者应在麻醉下进行宫腔镜检查。外科医生应该知道可能发生的并发症，并且应该能够当场治疗。如果进行复杂的操作，应该有必要的监测设备[37]。

如果参考规定的最大剂量，严格控制局部麻醉药物的用量，则这方面的相关并发症是非常罕见的（表 51.2）。

发生时主要有以下 3 种情况：

（1）对心脏传导系统的抑制作用可导致心律失常，其次是低血压和心搏骤停。

（2）嗜睡，呼吸停止，癫痫发作，心搏骤停后昏厥。

（3）过敏反应（主要是由制剂中的稳定剂引起）。

前两种与快速吸收有关，而过敏反应与剂量无关。

了解引起并发症的原因是很重要的。过敏反应可用肾上腺素（0.5mg，肌内注射）治疗。其他问题的处理措施包括吸氧（每分钟 4~6L），辅助通气和注射阿托品（0.5~1.0 mL，静脉滴注，1∶1000溶液）以及心脏复苏。

51.3.3.6 全身麻醉

麻醉医师应熟悉宫腔镜手术。由于子宫扩张，

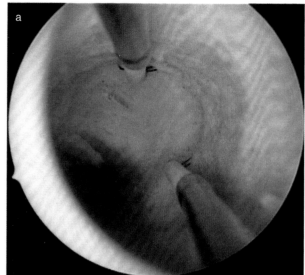
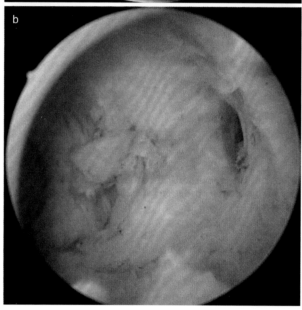

图 51.17　中央凹切除术中的峡部隆起裂隙（图片由 Gianpietro Gubbini 博士提供）

镜检查的子宫内膜癌患者（OR 1.8，95%CI 1.1~2.8，P=0.013，9 项研究，1015 例女性）。与未行宫腔镜检查者相比，行宫腔镜检查者有更高的疾病升级率（OR2.6，95%CI 1.5~4.6，P=0.001，9 项研究，1015 例女性）。当使用生理盐水时，腹膜细胞学恶性的发生率增加（OR 2.9，95%CI 1.5~5.6，P=0.002，9 项研究，1015 例女性）。在宫内压升高至 100mmHg 时，腹腔积液中恶性细胞似乎没有增加（OR 3.2，95%CI 0.94~11，P=0.06）[35]。

另一方面，早期的研究已经证明，癌细胞可以通过输卵管通道进入腹腔，因此要警惕宫腔内压力。但癌细胞转移也有其他的途径，例如在一

表 51.2　推荐剂量的常用局部麻醉药

局部麻醉药	无血管收缩剂的最大剂量（mg）	有血管收缩剂的最大剂量（mg）
利多卡因®（1%~2%）（昔洛卡因）	200	500
甲哌卡因®（1%~2%）（斯堪的卡因、丁哌卡因）	300	500
丙胺卡因®（1%~2%）（盐酸丙胺卡因）	400	600

利多卡因、斯堪的卡因、丁哌卡因和盐酸丙胺卡因均由英国阿斯利康公司生产

液体将被注入患者体内，这一事实并不意味着该患者在手术前不应静脉补液。

由于液体过多可能在几分钟内就会出现，因此必须对接受宫腔镜手术的患者进行插管或至少用面罩（AAGL 2013）。

51.3.3.7 手术阶段

有证据表明，在宫腔镜手术前将稀释后的血管加压素注入子宫颈，可以减少严重的液体吸收（A 级证据）[38]。然而，大剂量的全身应用血管升压素会导致心血管衰竭、心肌梗死和死亡。因此，AAGL 指南不推荐使用浓度超过 0.4U/mL 的血管升压素。

在手术过程中，建议将宫腔内压力维持在尽可能低的水平，并应始终低于收缩压（AAGL 2013）。

51.4 术后阶段

如果发生了严重并发症，必须在重症监护病房对患者进行监测，并由对病理生理学和治疗有充分了解的人员进行监测。

在这些患者出院时，医生应叮嘱他们，当他们感到不舒服时，应立即就诊。

参考文献

请登录 www.wpcxa.com "下载中心" 查询或下载。

第52章 与宫腔镜诊治相关的医学法律问题

Enrico Marinelli, Gianluca Montanari Vergallo, Andrea Tinelli, Simona Zaami, Antonio Malvasi

并发症的医学概念是指在临床诊疗过程中发生的任何损害性事件，这些事件可能导致对预期临床路径的不利偏差。这样的定义，在医学上被广泛接受，但并不符合基本法律的要求，正如法医学纠纷中经常看到的那样。

事实上，在盎格鲁－撒克逊（Anglo-Saxon）（普通法）和罗马传统（民法）的医疗事故领域出现的法律方法并不否认临床统计学可预测某一特定不良事件为并发症这一事实。从法律诉讼的角度来看并发症的概念，比医学中的概念更具限制性。事实上，

E. Marinelli, M.D. (✉) • G.M. Vergallo, Ph.D. • S. Zaami, M.D.
Department of Anatomical, Histological, Forensic and Orthopaedic Sciences, Sapienza University of Rome,
Viale Regina Elena 336, 00161 Rome, Italy
e-mail: enrico.marinelli@tiscali.it; I.montanarivergallo@libero.it; simona.zaami@tiscali.it

A. Tinelli, M.D., Ph.D.
Division of Experimental Endoscopic Surgery, Imaging, Technology and Minimally Invasive Therapy, Department of Obstetrics and Gynecology, Vito Fazzi Hospital,
Piazza Muratore, 73100 Lecce, Italy
International Translational Medicine and Biomodeling Research Group Department of Applied Mathematics Moscow Institute of Physics and Technology, Moscow State University,
Inststitutskii per 9, 141700 Dolgoprudny Moscow, Russia
e-mail: andreatinelli@gmail.com

A. Malvasi, M.D.
International Translational Medicine and Biomodeling Research Group Department of Applied Mathematics Moscow Institute of Physics and Technology, Moscow State University,
Inststitutskii per 9, 141700 Dolgoprudny Moscow, Russia
Department of Obstetrics and Gynecology, Santa Maria Hospital, GVM Care & Research, Bari, Italy
e-mail: antoniomalvasi@gmail.com

© Springer International Publishing AG 2018
A. Tinelli et al. (eds.), *Hysteroscopy*, https://doi.org/10.1007/978-3-319-57559-9_52

可以免责的并发症只是所谓的不可预知或不可避免的事件。特别是，如果预期的有利结果在现实中没有达到，此处的未达到不仅仅是基于统计数据的概率事件，而是由于发生了不可预测或不可避免的并发症，此时方可排除责任。在意大利，这一原则在法院判决中一再被提出，近期得到最高法院的确认[1]。

这种原则背后的逻辑是：在所选择的治疗（例如，在非紧急情况下进行的治疗）中，应根据临床统计的规律，遵循治疗原则，取得良好的结果。后者与多数欧洲国家和美国所适用的"事实自证（*res ipsa loquitur*）"（拉丁语）原则密切相关（图52.1）。

这一原则是 Anglo-Saxon 法律所特有的，它影响到原告与被告之间的举证责任，并包含一项证据规则，该规则推定：外科医生对原告所陈述的损害发生的事实有过失行为。在公认的解释中，推定责任要适用，必须满足3个条件：

（1）造成损害的材料（如器械）是由手术者直接操作的。

（2）只有手术者的过失或错误才可能造成该损害。

（3）受害方当事人的行为不会造成该损害[2]。

经验表明，法院应用这一原则的方式没有原规则严格，在不确定的情况下，判决通常有利于受害方。

根据所发生并发症的实际特点，只有在特定的病例中，在无法避免的情况下，医生才可以免除责任。在所有其他情况下，很可能由外科医生负责。

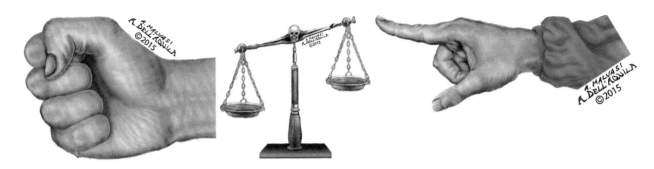

图 52.1 医疗诉讼中最重要的问题是并发症与医疗事故的争议问题。美国和欧洲声明中实际定义为不可预测的事件

此外，即使在有些情况下，并发症是不可避免的，但如果患者没有得到针对该并发症的医疗标准的治疗，则认定医生具有责任，因为无论如何这都是不适当的医疗行为。

这种评估应该具体问题具体分析，不可避免地需要咨询专家。当法院在处理某些法律纠纷时需要特定的技术知识，此时就会需要这些专家。他们应具备所讨论方法和医疗证据方面的专业知识，以避免在评估责任时出现任何可能导致评估程序在法律上无效的程序性错误。

一个人只有在法庭上被证明其资格后，才能作为医学专家作证。律师可以通过询问他们在特定领域的教育、培训、技能和经验来评估医学专家的资格。一旦确定了专家证人身份资格，法官将确认证人具备专家资格。大多数专家证人应得到报酬才能代表一方当事人作证。一个案例中可能有不止一个医学专家证人[2]。

由于在医疗诉讼中，一名专家证人同时具备技术操作技能和专业知识是很困难的，因此集体法律评估团在这一方面正在逐渐被采纳（评估团包括实际应用手术方法的医生以及具备专业知识的医疗专家证人）。这一做法在一些医学伦理规范中被提到，并且得到了广泛支持[3]。意大利于 2017 年 3 月 17 日颁布了相关法律[4]。

这种认识证明人们对并发症有着的极大的兴趣，人们聚焦于提高每位手术者的个人技能，预防和管理可能的损害以避免治疗不当而被起诉，或者至少可减少不良后果。

为了预防和更好地处理在宫腔镜操作中可能出现的任何并发症，从患者准备开始就应注意治疗的各个阶段。因此，对于每个关键阶段，我们将尝试

识别主要风险，并指出一些文献中报告的特定安全规则，这些准则都应保持定期更新。

52.1 正确的适应证

原则上，手术宫腔镜的适应证必须符合适当的指南和最佳的操作准则。这并不意味着宫腔镜手术永远不能脱离预期的指南进行，但应该清楚的是，在这种情况下，必须在事先评估风险 – 收益比的基础上，合理地作出选择，且前提是患者已收到完整信息，签署公开、合法、有效的知情同意书。

关于宫腔镜的适应证，黏膜下肌瘤切除术强烈推荐采用该方法[5]。术前必须通过超声检查评估肌瘤的大小、位置以及肌瘤外缘（假包膜）与覆盖子宫外表面的浆膜之间的距离，必须 > 3mm（图 52.2）。

事实上，宫腔镜下子宫肌瘤切除术时对于肌瘤外表面与子宫外表面之间的子宫肌层残留必须谨慎对待（图 52.3）。

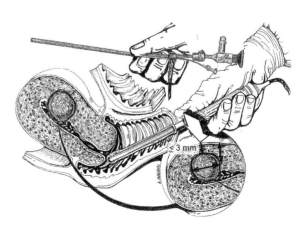

图 52.2 经阴道超声检查评价子宫肌瘤的位置、大小及黏膜下肌瘤至子宫外表面浆膜层的距离

不遵守这一预防性原则可能会导致子宫穿孔（图 52.4），这将被法院视为过度治疗（图52.4）。

对于提供服务的医生而言，无论是在私立诊所还是在公共卫生服务资助的公立医院，另一个需要考虑的问题是采取适当的治疗方法，防止医疗管控机构质疑医生造成了国家收入损失。

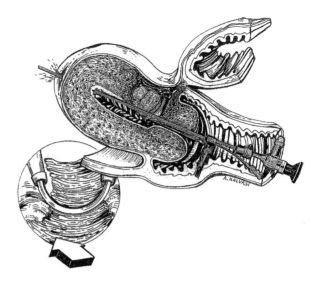

图 52.4　宫腔镜下子宫肌瘤切除术时由于过度治疗导致子宫穿孔（箭头所指圆圈）

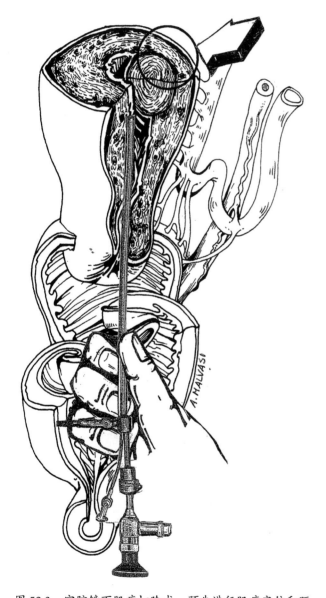

图 52.3　宫腔镜下肌瘤切除术，预先进行肌瘤定位和距离测量，测量肌瘤周围假包膜和子宫浆膜之间的距离。最佳距离＞3mm，以避免并发症（箭头所指圆圈表示肌瘤与浆膜之间的距离）

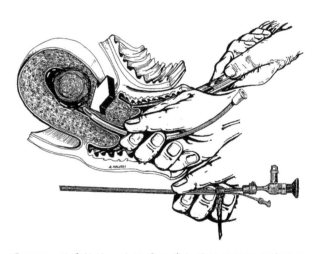

图 52.5　用柔软的一次性导尿管机械性地扩张狭窄的宫颈内口（箭头所示，宫腔镜下子宫肌瘤切除术前）

52.2 宫腔镜和麻醉

诊室宫腔镜减少了全身麻醉的使用。在某些病例中，可能需要使用局部麻醉；宫颈旁注射是可选择的方法[6-7]。宫颈管狭窄是诊室宫腔镜常见的问题，需要使用柔软导管（图 52.5）机械性扩张宫颈管，必要时使用较硬的扩张器，如 Hegar 圆柱形扩宫器（图 52.6）。

使用前列腺素（图 52.7）或联合扩张法（图52.8）可作为预防性方法。如果狭窄很严重，宫腔镜插入和扩张宫颈管就可能导致错误的操作或导致子宫穿孔（图 52.9）。如果没有遵守这些预防性方法，可能会被视为是操作者的过失导致了撕裂伤或

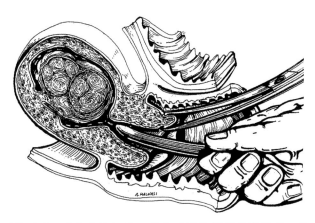

图 52.6　子宫矢状切面，子宫后壁黏膜下带蒂肌瘤。手术前需要用 Hegar 扩张器扩张宫颈管。如果患者感到不适，则需要麻醉

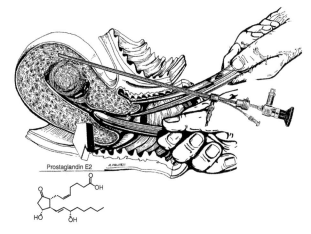

图 52.8　宫颈内口狭窄（箭头）。Hegar 扩宫器联合前列腺素加雌二醇药物扩张宫颈管。这一操作可减少患者在宫腔镜下子宫肌瘤切除术时的不适

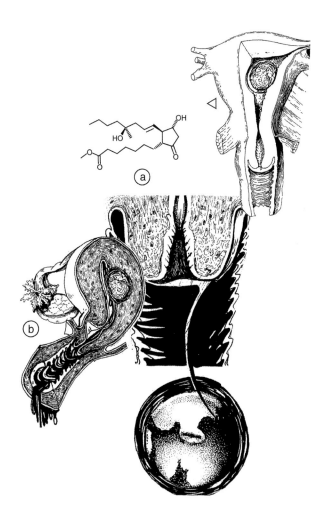

图 52.7　术前宫颈检查（a）。宫腔镜下子宫肌瘤切除术前使用米索前列醇（200μg，b）

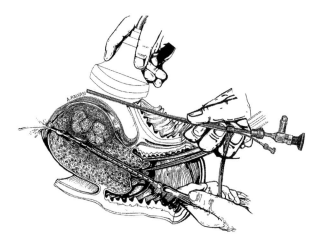

图 52.9　宫腔镜下子宫肌瘤切除术前宫腔探针探查导致子宫底穿孔及超声下诊断穿孔

穿孔。此外，除了在特定的病例中（在绝经后妇女中使用直径＞ 5mm 的宫腔镜），目前不建议使用宫颈内或宫颈旁麻醉等类似的局部麻醉，因为这种镇痛方法的临床效果尚未确定。事实上，如果局部麻醉剂出现不良反应，妇科医生很难逃脱过度治疗的指控。更重要的是，由于清醒镇静在疼痛控制和患者满意度方面没有明显的益处，因此没有明确的适应证。在这种情况下，关于常规宫颈准备和使用柔软可弯曲的宫腔镜代替硬性宫腔镜的实用性引起了广泛讨论。目前，硬性宫腔镜的使用显然更为可取，因为它们提供了更高质量的图像，缩短了手术时间，降低了成本，手术操作失败的次数更少。

52.3 使用抗生素

没有证据表明诊断性宫腔镜检查时预防性使

用抗生素是有必要的[8-9]。然而，围手术期预防性使用抗生素是可取的，因为它可以减少术后发热的情况（图 52.10），还可减少粘连的形成（图 52.11）。若遵守了该预防措施，如果术后出现不明原因发热或粘连，妇科医生可以反驳任何治疗疏忽的指控[10]。为了最大限度地减少粘连相关并发症的出现，应该遵从微创手术的基本原则，例如"使用广泛的腹腔灌洗，以及开发新型、实用

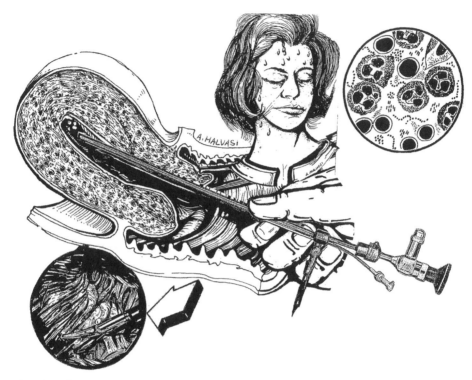

图 52.10 宫腔镜检查时感染合并术后发热（上部圆圈）和术后粘连（下部箭头所指圆圈）

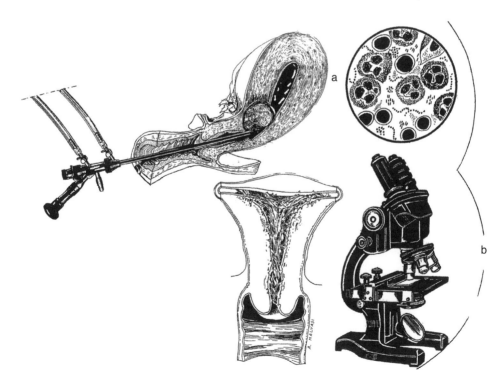

图 52.11 宫腔镜下子宫肌瘤切除术中感染（a~b）。在 Asherman 综合征中，宫腔镜下子宫肌瘤切除术后停用抗生素治疗是一个重要的法律问题

的外科器械，如超声刀和单极电刀"[11]。目前，随着日益普及的日间手术，如诊室宫腔镜检查，短期出院十分普遍。不良事件的发生也是医疗花费的重要组成部分；然而，只有在患者安全的情况下，即不良事件发生的概率极低或不存在时，才允许进行日间手术。相反，在未被识别的子宫穿孔（图 52.12）或术后出血的情况下，可能会发生不良事件（图 52.13）。

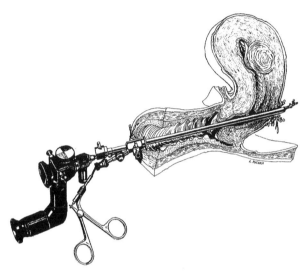

图 52.12 不明原因的子宫穿孔是诊室宫腔镜检查术后并发症的一个重要法律问题

52.4 设备和仪器的护理

治疗成功的关键是选择合适的设备和仪器。尤其在宫腔镜手术领域，应能预见可能发生的严重不良事件。因此，在局部麻醉下进行手术时，不论有没有镇静和镇痛，医院或诊所都应有足够的医疗设备进行相关的手术，并保证如有需要可在短时间内进入手术室。如此谨慎，除了能更好地保障患者的安全，也无疑对手术操作者和医疗机构都有积极的法律保护作用。术者手边应该至少有一个高质量的摄像系统、光源和图像记录设备，并且知道如何使用[10]，且该仪器应妥善管理确保手术安全。设备的过度老化，甚至影响治疗的安全性，术者应立即向医疗机构报告，以避免因设备不符合安全规则而被追究责任。在这种情况下，术者有权为了患者的利益而拒绝进行手术。由于大多数并发症与手术时所用的器械有关，因此应该选用"直接可视化"的宫腔镜设备。

采取预防措施对减少并发症是必要的，但治疗阶段同样需要采取措施减少并发症，如"术前使子宫内膜变薄，持续控制液体平衡，尽量减小宫内压力，缩短手术时间，切入子宫肌层时使用超声实时监测"[12-13]。

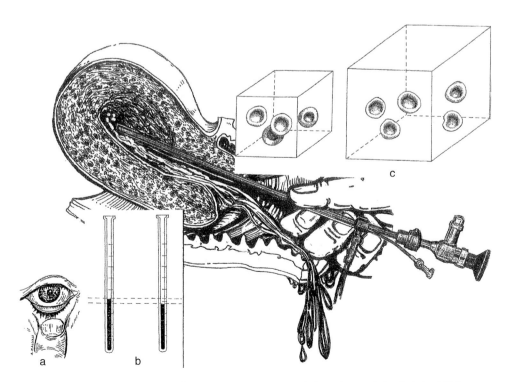

图 52.13 宫腔镜下子宫肌瘤电切术后出血（a. 临床症状；b. 血红蛋白下降；c. 血细胞比容下降）

52.5 膨宫方法

为了手术时有更好的视野，需要利用气体或者液体扩张宫腔，与此相关的并发症很少见，当液体大量进入血液循环后会导致循环负荷过重、肺水肿（图 52.14）、充血性心力衰竭和电解质平衡紊乱[14]。也有液体大量吸收致死的文献报道[12,15]。右旋糖酐液体的使用除了会引起肺栓塞现象（如静脉内注射）外，还可引起局部凝血障碍，例如中枢神经系统凝血障碍，或伴有弥散性血管内凝血（DIC）发作的全身性凝血障碍（图 52.15）。

由于甘氨酸这种非必需氨基酸已经存在于人体血液中，因此 1.5% 甘氨酸溶液具有一定的优越性，

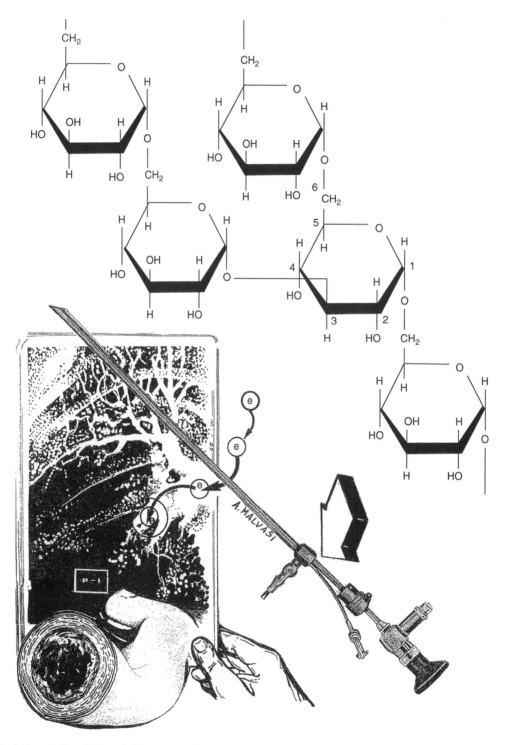

图 52.14 宫腔镜下子宫肌瘤电切术中右旋糖酐膨宫液进入血液系统后引起的肺栓塞并发症（e：栓塞；PI：肺梗死）

当其与水结合时，具有较低的导电性，并可提供良好的视野。但这种液体吸收过多，进入血液循环后会导致高血容量和低钠血症。且甘氨酸在肝脏中经历氧化脱氨的过程，并在肾脏中产生氨和乙醇酸，过量的氨会引起脑细胞的代谢变化，从而导致昏迷。

渗透压的急剧降低反过来又会导致低钠血症，如果纠正得太快，会导致脑桥中央桥脱髓鞘，造成严重的甚至不可逆的损伤（图52.16）。处理这些不良事件时，由于其后果严重，因此需要合适的环境和经验丰富的专业人员。麻醉师及人工呼吸机必要时应及时到位，同时应对生命体征进行密切监测。

在进行宫腔镜手术时拥有一个连续监测液体流失的系统以及治疗液体过度吸收的流程非常重要。促性腺激素释放激素（GnRH）类似物常用于宫腔镜手术前的子宫内膜预处理，有研究显示，术前使用GnRH类似物可以减少液体的吸收并降低潜在并

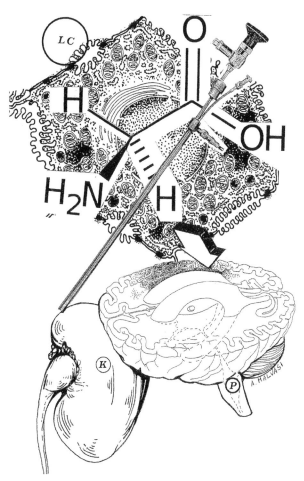

图 52.16 甘氨酸膨宫液在宫腔镜操作时进入血循环。肝细胞（L.C.）新陈代谢改变，肾脏利尿受限，脑水肿，有些病例出现脑桥中央髓鞘溶解（CPM）

发症的发生风险[16-17]。虽然不是所有的宫腔镜手术都需要进行预处理，但有文献建议对于大的1型或者2型肌瘤以及手术时间可能较长的患者术前3个月开始用GnRH类似物预处理。血管升压素对宫腔镜手术中的液体吸收问题也有益处[18]。要特别注意液体的管理：当出现循环超负荷或者可疑低钠血症时，需要请重症监护专家会诊[19]。当达到预先设置的液体平衡阈值时，应立即停止手术，马上通知麻醉师，应评估患者的液体超负荷体征，插导尿管，评估尿量和肾功能。有症状的患者和血钠 < 120mmol/L 的患者，应安置在重症监护室或者至少在高依赖康复病房（HDU），多学科团队应该参与到患者的护理中，以最大限度地降低患者永久性损伤或者死亡的风险[12,20]。

虽然子宫扩张手段的选择由操作者自行决定，但应该考虑到使用盐溶液可以缩短时间并降低血管

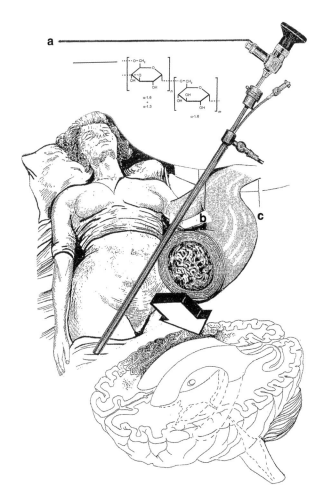

图 52.15 右旋糖酐（a）在宫腔镜检查时进入血循环引起并发症（b），大脑动脉（c），脑血栓（箭头）

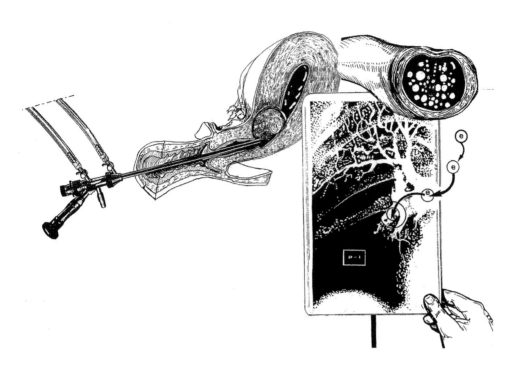

图 52.17 宫腔镜下子宫肌瘤电切术中出现肺栓塞（e：栓塞；PI：肺梗死）。上右显示了 CO_2 存在于血管中

迷走神经综合征的发病率，有些情况下使用气体扩张会出现血管迷走神经综合征。显然，在诊室宫腔镜手术中，需确保选择的液体与电外科器械类型（单极或双极）相兼容。

若用 CO_2 作为宫腔镜膨宫气体，则不可避免地会有少量气体进入循环，这可能就会出现血管迷走神经症状和气体栓塞现象。大多数由膨宫气体导致的血管迷走神经症状可以很快得到解决，但少数病例会有更高的临床相关性并引起不可避免的法律纠纷；气体栓塞也有同样的问题（图 52.17）。

52.6 子宫穿孔

宫腔手术最常见的并发症是子宫穿孔，因此，宫腔镜也可能会引起各种性质和部位的穿孔，它们代表着一组非常常见且性质相同的不良事件。有些预处理，虽然对治疗而言是合理的，但会显著增加穿孔的风险。在宫腔镜中，一个典型的例子就是 Morris 综合征，行宫腔镜下电切矫正时造成的"憩室"。

事实上，一些与月经周期无关的异常子宫出血，拒绝激素治疗，并伴有继发性不孕的妇女，在剖宫产术后需要宫腔镜切除子宫瘢痕。即所谓的憩室，因为瘢痕处残余子宫肌层较薄，会造成子宫前壁穿孔，有时甚至会造成膀胱穿孔（图 52.18）。

为了控制宫腔镜的切割范围，避免发生子宫穿孔而因过度治疗被起诉，建议使用经阴道超声检查评估憩室处的肌层厚度。宫腔镜治疗子宫畸形时也有可能出现穿孔，尤其是在纵隔切除时：事实上，纵隔切除时切到正常子宫肌层，从子宫壁整形角度来说，是可以接受的。在一定范围内，这些做法取决于术者。一个很实用的经验是，出血增多说明已经切到了正常子宫肌层。纵隔组织一般出血很少，除非电切镜切到纵隔的肌纤维组织。

对于简单的穿孔，尤其是宫底的穿孔，可以在严密监测的情况下保守治疗，超声检查评估盆腔内出血情况，使用缩宫素（甲麦角林），预防性使用抗生素，监测患者血压、血红蛋白和体温。然而，若为复杂穿孔，包括膀胱或直肠损伤，则需要腹腔镜探查，必要时开腹（图 52.19）。

当怀疑盆腔血管破裂、情况更为复杂时，则需要紧急剖腹探查，找到出血点，钳夹血管并缝合，同时输血。整个治疗过程需要血管外科专家协助。

还有一种容易低估的情况，在临床上和法医学上特征均比较隐匿的复杂穿孔，如子宫直肠穿孔，常常在出院好几天后表现出腹膜炎症状（图 52.20）。

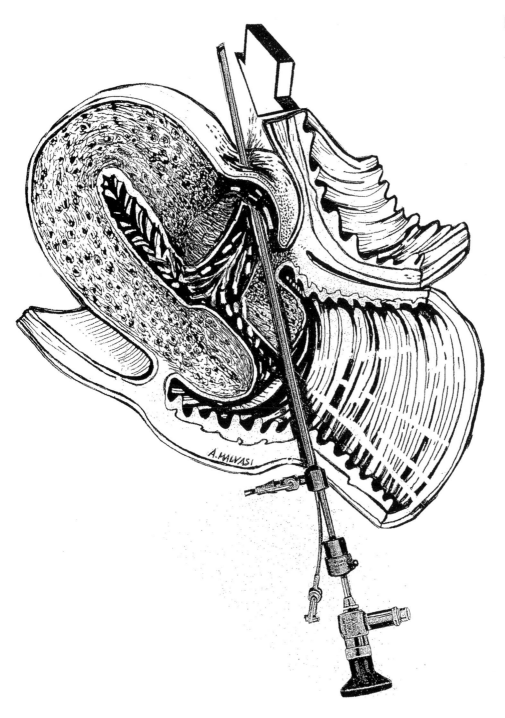

图 52.18　宫腔镜下子宫憩室修补时出现子宫前壁穿孔

52.7 关于知情同意的问题

应该强调的是，常见并发症的定义作为知情同意书的一部分，其本身并不足以确保妇科医生在发生任何此类并发症时不会被起诉。在决定医生是否免于该纠纷时，法官只会考虑不可避免和无法预料的并发症。然而，及时和完整的知情告知则会避免侵犯患者自我决定权的控告，不完整的知情同意也是不允许的。

从实际的角度来看，我们要考虑哪些是必须要告知患者的最基本的信息，因为理论上无论告知患者多少情况都有可能会引起纠纷，因为告知的信息永远不可能囊括所有可能性。然而，根据一些逻辑上的标准（可以据此列一张需要告知患者的信息清单），可将风险控制在最低水平。

充分尊重患者知情权的必要信息内容应包括：
· 手术的作用、目的和操作方法。

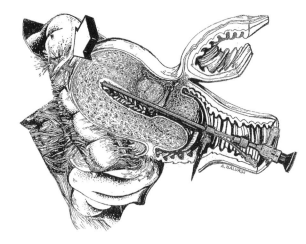

图 52.19 宫腔镜下子宫肌瘤电切术中宫底穿孔伴直肠穿孔（箭头）

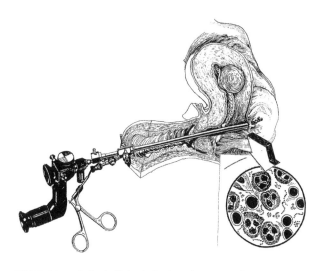

图 52.20 子宫后壁合并降结肠穿孔。肠穿孔是一个很危险的并发症，常常引起腹膜炎（箭头显示的是肠球菌）。此类穿孔需要开腹或腹腔镜下进行缝合、腹腔冲洗消毒、引流及抗生素治疗

· 是否有其他同样有效的治疗方法可选择。

· 手术的耐受性（疼痛、不适、时间）。

· 需要使用药物时，说明其特性、给药途径、剂量、副作用，以及可能与患者正在服用的任何其他药物的相互作用。

· 有统计学意义的与手术相关不良事件（子宫穿孔、宫颈撕裂、出血、热损伤、术后粘连、膨宫液进入血循环相关综合征）的风险。

· 医生的技术水平。

在这种情况下，仍然存在争议的是，医生是否需要提供关于不良事件发生率的一般统计信息，或者他们是否有必要提供自己手术的个人统计数据。此处更加推荐后者，不仅因为它更具体，而且因为它更透明。

知情同意的作用不能被低估，因为在许多国家，尤其是意大利，即使手术效果很好，若患者声称医生提供的信息不足，且医生不能证明已充分告知，则法院会根据公平、公正的方法（酌情）计算赔偿金来惩罚医生[21]。

参考文献

请登录 www.wpcxa.com "下载中心"查询或下载。

第十二部分
宫腔镜技术培训

第53章 新时代的宫腔镜培训

Ibrahim Alkatout

53.1 引 言

53.1.1 概述：宫腔镜

53.1.1.1 无麻醉的诊室宫腔镜

在全世界很多医疗生殖中心，子宫输卵管超声造影（HyCoSy）、经阴道注水腹腔镜检查结合宫腔镜检查已经成为在无可疑病变情况下被广泛使用的早期不孕症诊断的检查手段。如果一对夫妻因生育问题前来就诊，需接受腹腔镜下亚甲蓝通液时，应同时用带有小号手术通道的宫腔镜进行检查。如果患者有不孕症或者疑有输卵管、卵巢或子宫病变，有腹腔镜探查指征时，宫腔镜检查可以作为补充手段，有利于完整的诊断。即使宫腔内未发现任何病变，有时也可对子宫内膜进行搔刮，因为这可改善胚胎种植成功率。所有不孕症伴黏膜下息肉、肌瘤、纵隔子宫和宫腔粘连都是宫腔镜手术的适应证。

随着20世纪70年代内镜技术与设备的发展，以及20世纪80年代膨宫介质的使用，宫腔镜手术也开始盛行起来。从那时起，不断有新的宫腔镜手术器械、光缆纤维以及数字化影像设备被发明出来，使得手术可操作性更强，更加有效，且创伤更小。小直径宫腔镜的发明使得手术更加安全。除了将两种内镜结合外，宫腔镜也可以用于异常子宫出血、

黏膜下肌瘤、子宫息肉、纵隔子宫、宫腔粘连松解、输卵管介入术、胎盘残留或宫腔异物取出以及绝育。宫腔镜下可直接诊断子宫腺肌病，并且可对有严重盆腔痛及有生育需求的患者进行手术治疗。在腹腔镜下子宫肌瘤切除术或全子宫切除术的术前准备及手术过程中，不论是良性疾病还是生殖系统恶性肿瘤，宫腔镜探查都为腹腔镜手术提供了更加全面的诊断视角。

宫腔镜通常是安全的，但也有可能出现严重的并发症。为了提高患者的安全性，与其他所有外科手术一样，医生在做宫腔镜手术前必须进行培训。

本章将着重讨论在腹腔镜诊断和手术时，宫腔镜作为补充的情况及意义，这些和传统的多孔腹腔镜、单孔手术、微型腹腔镜以及机器人辅助腹腔镜手术一样。此外，本章也将讨论现有的宫腔镜培训模式以及培训时的注意事项。

53.1.2 概述：腹腔镜

常需要腹腔镜联合宫腔镜（宫腹联合）手术治疗的妇科良性疾病有子宫肌瘤、子宫内膜异位症、子宫腺肌病、不孕症以及其他宫腔镜手术时需要腹腔镜辅助解决的一些问题。然而，子宫内膜异位症的治疗主要采用的是腹腔镜治疗，很少有宫腔镜诊断（深部病灶切除）或治疗（如打开局部腺肌瘤）指征。对于子宫肌瘤，所有的0型与Ⅰ型肌瘤可以也应该在宫腔镜下切除。有时Ⅰ型与Ⅱ型肌瘤仅凭超声检查很难区分，此时子宫超声造影十分有用（图53.1，图53.2）。生殖系统畸形通常是不太明确的，因此，腹腔镜联合宫腔镜手术对畸形的明确

I. Alkatout, M.D., Ph.D., M.A.
Department of Gynecology and Obstetrics, Kiel School of Gynecological Endoscopy, University Hospitals Schleswig-Holstein, Campus Kiel, Arnold-Heller-Strasse 3/House 24, 24105 Kiel, Germany
e-mail: ibrahim.alkatout@uksh.de, kiel.school@uksh.de

© Springer International Publishing AG 2018
A. Tinelli et al. (eds.), *Hysteroscopy*, https://doi.org/10.1007/978-3-319-57559-9_53

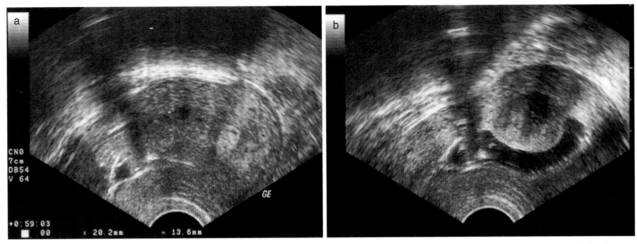

图 53.1 （a）经阴道超声显示子宫后壁存在不明包块。包块与宫腔关系尚不明确。因此，无法判断是否有超过 50% 的肌瘤存在于子宫肌壁间（Ⅰ型还是Ⅱ型）。（b）最终，子宫输卵管超声造影显示黏膜下肌瘤（ESGE，Ⅰ型）。向三通 Charriere Nelaton 导尿管中灌入生理盐水（左下角可见球囊），肌瘤边界、浸润深度以及与浆膜层的距离清晰可见。肌瘤与黏膜角度可通过测量得知。小于 90° 代表Ⅰ型，因此可在宫腔镜下切除

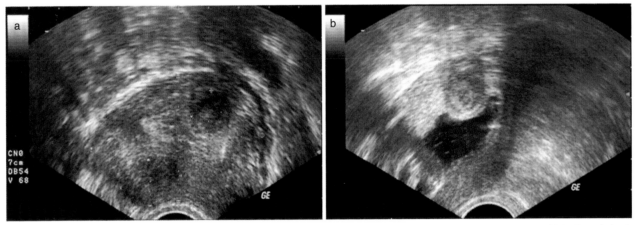

图 53.2 （a）经阴道超声检查显示子宫后壁存在不明包块。包块与宫腔关系尚不明确。因此，无法判断是否有超过 50% 的肌瘤存在于子宫肌壁间（Ⅰ型还是Ⅱ型）。（b）最终，子宫输卵管超声造影显示为肌壁间肌瘤（ESGE，Ⅱ型）。向 Charriere Nelaton 导管中灌入生理盐水（左下角可见球囊），肌瘤界限、浸润深度以及与浆膜层的距离清晰可见。肌瘤与黏膜角度可通过测量得知。大于 90° 代表Ⅱ型，因此可在宫腔镜下切除

探查和治疗是非常必要的。对于手术过程中发生的宫腔镜问题（如子宫穿孔、假道、纵隔不明确），腹腔镜可以清晰地暴露问题，同时进行治疗。在恶性病变中，宫腔镜一般仅作为诊断手段，例如子宫内膜癌、宫颈癌（很少用）与宫腔不明肿物。宫颈、子宫内膜以及输卵管癌的治疗中，常见的方法包括腹腔镜手术或开腹。因良性疾病进行开腹全子宫切除的数量在逐渐减少，而经阴道全子宫切除的数量仍不稳定。但腹腔镜下全子宫切除与机器人辅助腹腔镜下全子宫切除的数量却在增加[1]，在全世界范围内也可观察到这一趋势[2]。

53.2 宫腔镜

53.2.1 术前注意事项与准备

53.2.1.1 诊室宫腔镜：膨宫

无论是进行宫腔内检查还是手术，都需要借助液体持续灌流将宫腔膨起，常用的液体为无菌生理盐水。持续灌流的液体可以保持视野的清晰，清除黏液、血液、组织碎片等。宫腔膨宫压力通常在 50~80mmHg。最佳流速是可以保证视野清晰时的最小流速。如果压力过高，会导致宫缩，患

表 53.1　宫腔镜中硬式内镜与软式内镜的优缺点

	优点	缺点
硬式内镜	宫腔内视野更佳 宫腔镜成像清晰有利诊断	操作时间短 操作时更易带来痛苦与不适
软式内镜	不适感较轻	操作时间长 鉴别诊断难度大 价格贵

者会有痛感，并且液体会经输卵管流入腹腔。认为液体流入腹腔会导致癌细胞扩散的证据级别很低。有时为获得更清晰的视野，可将膨宫压力调至125mmHg。

对于诊室宫腔镜（表 53.1），一个装有 1L 生理盐水的压力袋产生的压力就足以进行宫腔镜检查与活检。在操作开始时通常将压力设定在125mmHg。

宫腔镜膨宫机可保证维持足够的压力从而提供清晰的手术视野。在操作开始时，可调至50~80mmHg，在手术中，可能需要适当增加压力。

无菌生理盐水是理想的膨宫介质，因血管内渗导致水中毒的风险很低，并且是使用双极时所必需的。使用双极进行组织电切和汽化时需要使用导电型离子溶液或电解质溶液来完成正负电极之间电路的闭合[3]。

53.2.1.2 宫腔镜诊断及手术：指征

宫腔镜在不孕症中的应用

不孕症，包括不孕及不育两方面，即无法受孕或受孕后无法坚持到正常分娩。针对不孕症进行检查时需要检查的部位包括精子进入子宫的部位、进入输卵管后使卵子受精的部位以及受精后胚胎最终回到宫腔着床的部位，即阴道、宫颈、宫腔以及输卵管。胚胎种植的部位可通过宫腔镜与腹腔镜来检查。腹腔镜探查或修复手术时，配合宫腔镜，可完善检查范围，并在女性生殖道解剖学探查时提供可能的诊断和治疗。

不孕症中最常见需要宫腔镜的适应证：

· 不完全 / 完全性纵隔子宫切除。

· 宫腔粘连松解 [Ⅲ ~ Ⅳ 度 / 欧洲妇科内镜学会（ESGE）]。

· 子宫肌瘤切除。

有出血症状或宫腔内病变的宫腔镜手术治疗

除了在（上述）不孕症中的适应证外，宫腔镜还可以治疗因子宫内病变导致出血的疾病：

异常出血：

· 子宫肌瘤切除。

· 息肉切除。

· 子宫内膜消融 / 电切。

其他特殊适应证：

· 胎盘残留清除。

· 打开积血的残角子宫残腔进行电凝。

53.2.1.3 宫腔镜手术：器械与设备

宫腔镜手术必须具备的基本设备包括：

· 带有匹配电极的宫腔镜，且同时具有 12° 镜头。

· 带光缆的光源。

· 具有进出水管的膨宫机。

· 膨宫介质。

· 摄像机。

· 高频能量发生设备。

53.2.1.4 宫腔镜手术：技术与手术步骤

（1）在多数适应证中，宫颈诊刮是第一步。

（2）扩张宫颈至 9 号 Hegar 扩宫棒（使用小号电切镜行与生育相关手术时扩张至 7 号扩宫棒即可）。

（3）将闭孔器装到镜鞘内。

（4）将闭孔器取出，换成带有 12° 镜头与匹配电极的电切镜。

（5）检查连接是否正确。

（a）检查膨宫介质是否正确（双极：林格溶液；单极：山梨醇 – 甘露醇溶液）。

（b）确保进水管无气体残留，并且与膨宫机正确相连。

（c）检查膨宫机上显示的压力与流速。

（d）出水管连接是否正常。

（e）电器械连接是否正确，并检查高频设备的功率（单极和双极的预选程序）。

（6）将进液阀门打开，使膨宫液流入宫腔，宫腔膨起。膨宫液的灌流很重要，因为扩张宫颈时常常会伴随一定的宫腔出血。

（7）膨宫后且手术视野足够清晰时应尽快进行手术。

53.2.1.5 宫腔镜手术：各种宫腔镜手术具体步骤

子宫纵隔切除术

子宫纵隔切除术在近几年中逐渐增多，在术前需要更加细致的诊断。对于双角子宫和纵隔子宫的鉴别诊断，我们应当借助腹腔镜，因为双角子宫子宫穿孔风险很大。

绝对指征：

·习惯性流产（2~3 次反复流产）。

相对指征：

·原发或继发性不孕。

·痛经（药物治疗无效）。

纵隔切除技巧：

·使用电针自远端向宫底部切割。

·借助输卵管口确定切除方向，随时查看切除的程度。

·对于完全纵隔，首先切除远端纵隔组织，然后将电切镜完全伸入宫腔（保持足够的膨宫液灌流），随后自子宫底部向远端进行切除。

可疑子宫畸形（纵隔子宫/双角子宫）的诊断与治疗

（1）既往病史（流产史、早产史）。

（2）妇科检查与超声检查（"双腔"现象）。

（3）择期手术——月经刚结束时为宜（此时子宫内膜较薄）。

（4）手术步骤：

（a）宫腔镜诊断：宫腔被分为两部分。

（b）腹腔镜诊断：宫底光滑或稍隆起。

（c）宫腔镜下经宫颈切除纵隔。

纵隔切除术后的治疗应根据纵隔的类型而定。

对于完全性纵隔或基底较宽的纵隔，或伴有宫腔粘连者：

·手术结束时应放入 IUD 并保持 3 个月，预防宫腔粘连（宜使用 DANA 型 IUD 或表面积较大的带铜 IUD）。

·术后给予雌激素治疗 3 个月，刺激子宫内膜增殖（例如：2~4mg 雌二醇连续服用 21d，孕激素 12d）。

·术后宫腔镜随访（可能取环），术后 3 个月，大多数病例可在门诊检查，无需麻醉。

最常见的纵隔切除术的并发症为宫底部穿孔。

解决方案：

·腹腔镜探查。

·检查其他器官有无损伤（特别是肠管损伤）；如果不能完全排除，则需进行开腹手术！

·伴随出血——内镜下缝合止血。

·围手术期应用抗生素。

·术后多次随访。

宫腔粘连术

宫腔粘连松解术的指征包括：

·习惯性流产（反复流产 ≥ 2 次）。

·原发及继发性不孕。

·月经量过少或闭经。

·痛经。

·反复下腹痛。

宫腔粘连的诊断与治疗（表 53.2）：

（1）既往病史。

（a）出血特征。

（b）既往宫腔操作史。

（2）妇科检查。

（3）经阴道超声检查：子宫内膜结构。

（4）宫腔镜检查：宫腔粘连程度判断。

（5）宫腔粘连松解术（必要时同时超声或腹腔镜引导）。

（6）手术后放置 IUD（根据 ESGE 规定，Ⅲ度与Ⅳ度粘连必须放置）。

（7）雌激素治疗 3 个月，促进子宫内膜增殖。

（8）宫腔镜随访，取环（必要时进一步行粘连松解术）。

子宫肌瘤切除术

宫腔镜下子宫肌瘤切除术指征：

·反复异常子宫出血，药物治疗无效。多数伴痛经或继发性贫血。

·口服避孕药期间或绝经后激素治疗过程中出现异常子宫出血。

表 53.2　手术治疗与宫腔粘连预后

	Ⅰ度	Ⅱ度	Ⅲ度与Ⅳ度
手术方式	宫腔镜镜鞘分离	剪刀分离	电刀分离或激光（需宫腔镜手术）
异常子宫出血治疗有效	100%	100%	60%~70%
妊娠率	70%~90%	70%~90%	20%~40%

·习惯性流产。

·原发或继发性不孕。

最佳手术时机是在未经任何治疗时月经干净后；或术前预处理（如醋酸乌利司他或 GnRH-a）停药 2~3 周后。

肌瘤切除与息肉切除类似。肌瘤的包膜需切除，这也是手术操作的界面。在包膜内切除肌瘤组织时，可活动范围大，很容易在不伤及周围正常组织的情况下完整切除肌瘤。通常情况下，肌瘤被切成一条一条的，最后一起被取出，这样膨宫效果更好，视野最佳。

息肉切除术

（1）妇科检查与阴道超声检查，必要时进行孕激素试验，鉴别息肉和子宫内膜增生。

（2）宫腔镜诊断及定位诊刮。

（3）宫腔镜手术（患者应术前知情同意），经宫颈宫腔镜下息肉电切术[4]。

53.3 腹腔镜

腹腔镜：诊断性腹腔镜检查，可通过亚甲蓝或其他染料检查输卵管是否通畅。但不能诊断纵隔子宫、息肉或子宫腺肌病，因此宫腔镜可作为补充手段。在不孕症或反复流产患者子宫肌瘤切除术或卵巢囊肿切除术后，常规行宫腔镜检查时经常会发现之前未诊断出纵隔子宫。当然，针对不孕症患者的这一解剖学异常应当同时行纵隔切除术。

在许多病例中，腹腔镜手术需要预防性抗生素治疗，如第二代头孢菌素。特别是对于手术时间较长，必须打开如阴道等与外界相通的通道时，并与感染性物质接触时，必须预防性使用抗生素。如果疑有肠管损伤，则应同时使用甲硝唑。抗生素应在术前约 30min 开始使用。

使用器械包括穿刺套管（trocar）、举宫器（个别手术需用到）、持针器、缝针。此外，还需要止血钳、抓钳、剪刀、卵圆钳以及吸引装置。如果有条件使用机器人辅助设备，则应根据具体情况调整相应的器械。有带刀的热消融设备也可选择。

53.3.1 术前准备

肥胖症或合并症，子宫较大、多发肌瘤、卵巢囊肿或粘连等，并非腹腔镜手术的禁忌证。但对这些患者，术前评估及麻醉方式必须与患者提前沟通。套管穿刺的部位可能要稍高一些，需要的套管数量可能也比正常手术时（正常 2 个）多一些。在因生殖器畸形、子宫穿孔、输卵管成形术或类似问题行宫腹联合手术的患者中，套管的大小与位置或有不同。术前准备包括要考虑是行宫腔镜手术、腹腔镜手术，还是宫腹联合手术。

对于不孕症伴严重合并症的患者，应慎重考虑手术的风险与收益。而且，减重及改变生活习惯等也应在术前仔细讨论。同样，术前应排除导致不孕的男方因素。

53.3.2 腹腔镜手术步骤

53.3.2.1 第一步

麻醉后在放置举宫器前先进行阴道检查，若无阴道或直肠病变，则可根据需要放置举宫器（如全子宫切除术、深部浸润型子宫内膜异位症、部分肌瘤切除术）。对于不孕症患者，尽量避免钳夹宫颈，最小限度地扩宫。

53.3.2.2 第二步

穿 刺 [5]

进入腹腔的方式有多种，近几年比较受欢迎的是可视下进入腹腔。然而，20 世纪 80 年代，Kiel 大学妇产科的 Kurt Semm 和 Liselotte Mettler 使用的传统方法，目前在 Kiel 妇科内镜学院仍被使用。

53.3.3 置镜穿刺套管

53.3.3.1 Veress 针穿刺与二氧化碳气体

为便于 Veress 针穿刺，手术台应保持水平位。在气腹打好后，患者应调至 Trendelenburg 位（头低脚高位）。最常见的 Veress 针穿刺点在脐孔，因为此处腹壁最薄，Veress 针穿刺位置应略深以保证进入腹腔。在穿刺之前，建议触诊主动脉分支以判断髂动脉分支。这样可以检查并触诊腹部，及时发现任何异常包块（图 53.3 至图 53.6）[6]。

穿刺前检查 Veress 针，确保进气阀关闭，气体压力在 6~8mmHg。在脐孔处，以 45° 角朝向子宫方向插入 Veress 针，并注意将腹膜后血管损伤的风险降到最小。在穿刺前，应提起腹壁。对于肥胖症患者，穿刺角度接近 90°，对于较瘦的患者，

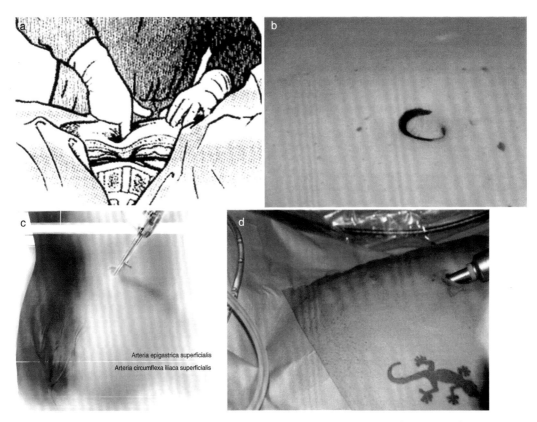

图 53.3　（a）在脐下触诊。指尖朝向骶岬。指尖经脐孔切口向下按压触诊感知皮肤与脊柱之间距离。（b~d）使用光源镜照亮腹部皮肤，确定辅助穿刺套管进入位置，避开表浅腹壁动脉和表浅旋髂动脉

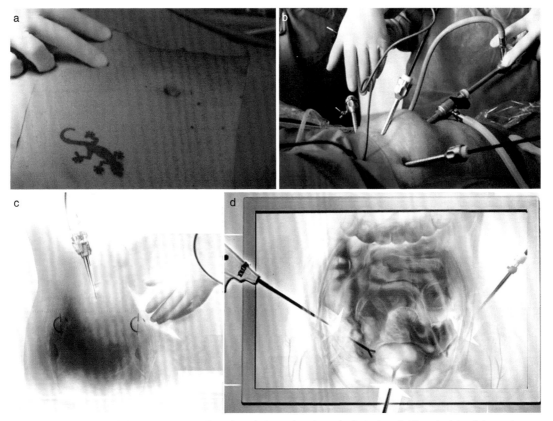

图 53.4　（a,c）从外部呈 90°进针（髂前上棘内两横指），穿透腹壁。套管从脐外侧襞侧面进入。（b,d）腹腔镜进入后与 3 个辅助套管位置总览

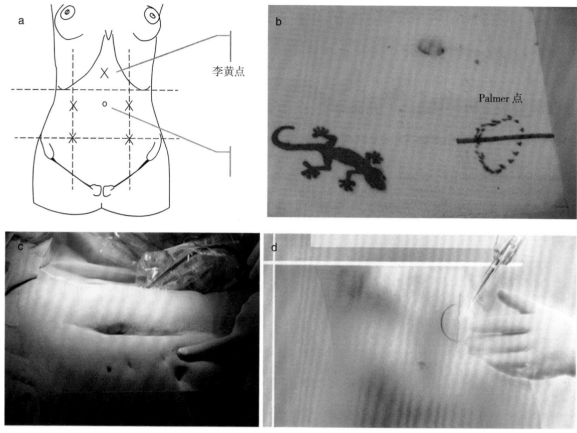

图 53.5　其他可选择位置（a），若子宫过大，特别是超过脐水平时，可从李黄（Lee Huang）点进入。这一位置是摄像辅助腹腔镜或 Palmer 点处有疑似粘连时的最佳位置（c）。（b~d）Palmer 点位于锁骨中线肋缘下 3cm 处

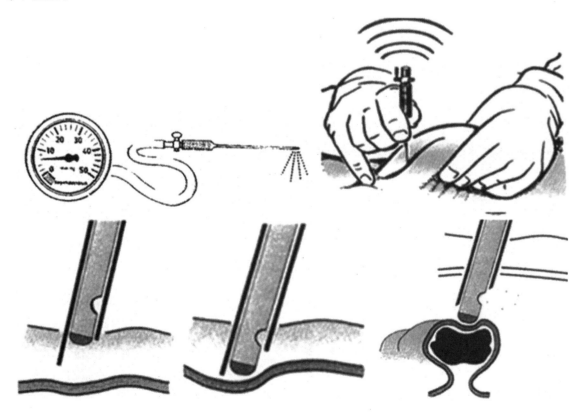

图 53.6　Veress 针。可避免肠管或血管损伤的安全操作示意图

角度为 45°左右。如果第一次尝试失败，第二次应在初次尝试的同样位置再试一次，若仍不成功，再选择其他位置尝试。放置 Veress 针之前，为减小并发症风险，应进行一系列的安全检查：

听到两声"咔哒"：第一次为穿透肌肉筋膜，第二声为穿透腹膜。保持 Veress 针在拇指与食指指尖，确保针头进入位置正确。

抽吸试验：注射 5~10mL 生理盐水，如果 Veress 针进入腹腔，会产生负压吸引，若针头进入血管，则会见到淡红色的抽出物，若 Veress 针进入肠道内时则会见到肠内容物。"进水试验"：当 Veress 针进入腹腔时，此时提起腹壁则会导致腹腔负压。此时在 Veress 针的开口端放一滴水，如果针头在腹腔内，则水会顺利进入腹腔。

针头进入后应尽量避免移动，避免将小小的针孔扩大成复杂的撕裂伤。Veress 针穿刺正确后即可开始进气。充入足够气体，腹腔达到一定压力时，可继续增大二氧化碳进气流速至 2~3L/min，直至腹腔内气体达到 3~6L，具体气体体积取决于患者的体型与肥胖程度。约 300mL 气体进入腹腔后，肝脏区域叩诊可发现肝脏浊音界消失，这也是 Veress 针进针正确且产生气腹的可靠标志。腹腔压力应当在套管进入之前达到 20~25mmHg，以保证腹壁与腹腔其他器官有足够的距离[7]。

置镜穿刺套管可分一步或两步穿刺。10mm 的套管可通过 Z 形法穿刺；但有手术史或有其他未知病变的患者可先使用 5mm 套管进入腹腔探查腹膜以确保周围没有粘连，随后使用 10mm 的套管扩大入口，可视或不可视均可，这样可以保证最佳手术视野。

第一步：Z 形法进入腹腔，具体操作如下：将穿刺套管向前推 1.5cm，随后尖端呈 90°向右侧移动 1.5cm。提起腹壁（与 Veress 针穿刺时同样），随后使用惯用手将套管呈 90°角向骶骨方向旋转进入腹腔。

当气体经过套管上阀门发出"嘘嘘"声时，则表示套管穿刺正确。随后可取下闭孔器，保持套管在原位。在切换至 10mm 直径的套管之前，可使用 5mm 腹腔镜旋转 360°检查是否有出血、腹腔内异常或肠管粘连等。如果怀疑肠管与脐孔区有粘连，则应在辅助穿刺套管位置（如下腹部）使用 5mm

腹腔镜监测穿刺第一个套管。

第二步：通过 5mm 套管放入一根探针，将套管外鞘顺着探针拔出。随后将 10mm 的套管顺着探针旋转插入腹腔[7]。

53.3.3.2 肋下穿刺充气技术 [Palmer 点或李黄（Lee Huang）点穿刺]

没有哪种方法可完全避免气体栓塞或血管损伤、肠管损伤或尿路损伤的风险。由于 Palmer 点是最不易形成粘连的区域，因此它是最安全的腹腔镜穿刺点。

对于粘连风险较高的患者，有前次腹腔手术包括剖宫产手术、大肌瘤子宫、脐疝、较大卵巢囊肿、腹膜外进气或脐孔穿刺失败等，Palmer 在 1974 年提出了锁骨中线肋缘下 3cm 处的穿刺点。Palmer 点也可作为 Veress 针和小号套管进入的位置。怀疑左侧肋缘下有粘连的患者，可选择位于腹中线的李黄点穿刺（图 53.5）[7]。

53.3.3.3 辅助穿刺套管

所有的辅助穿刺套管都应在腹腔压力维持在 15~20mmHg 时在可视下穿刺进入腹腔。上腹前壁的血管可在腹腔镜下直接看到，而表层血管可用光源镜透照观察。

当套管尖端穿过腹膜时，在腹腔镜直视下调整套管朝向宫底的角度，保证位置正确，且不影响套管内闭孔器的取出。

在辅助套管穿刺之前，将患者调成头低脚高位，过早调成头低脚高位会增加腹膜后血管损伤的风险，因为髂血管正好位于 45°穿刺角轴线上，特别是对于腹膜后脂肪层较薄且较瘦的患者。辅助套管的数量可因人而异，但穿刺时都应在可视下进行。若需要两个辅助套管，则它们应位于下腹部，耻骨联合上方，从腹腔内看，应位于上腹部深血管的旁边。从体表观察，套管应位于髂前上棘内两横指处。两根主要的表浅血管——腹壁浅动脉和旋髂浅动脉——要尽量避开。这两根血管可通过光源透照找到。若需要第 3 个辅助套管时，耻骨联合上中线处为常用位置。另一常见位置为左中腹部。但应注意，放置光源镜的穿刺点应与其他穿刺点保持足够的距离。对于精确的术前准备来说，两个辅助穿刺套管从腹壁中线到侧方之间的距离是关键。

通过光源镜透照法寻找深部血管并不是百分之百可靠的，尤其是对于肥胖症患者来说（图 53.7，图 53.8）。

医生可用手指轻拍腹部外侧以确认套管位置放置正确。在套管外鞘进入之前可用手术刀切一小口，以便套管的穿刺。穿刺时应呈 90°，经最短

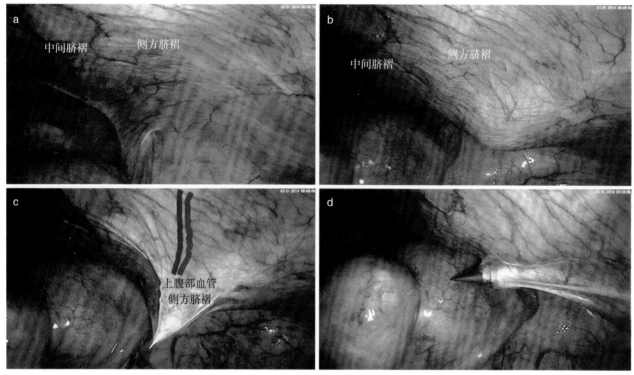

图 53.7 辅助套管从右侧下腹进入的位置。（a）可见 3 处褶皱。（b）手指可触及脐褶皱侧面区域。（c）辅助套管尖端从脐褶皱侧面进入。（d）刺穿腹膜后，套管尖端指向宫底，以避免对主要血管和肠管造成损伤

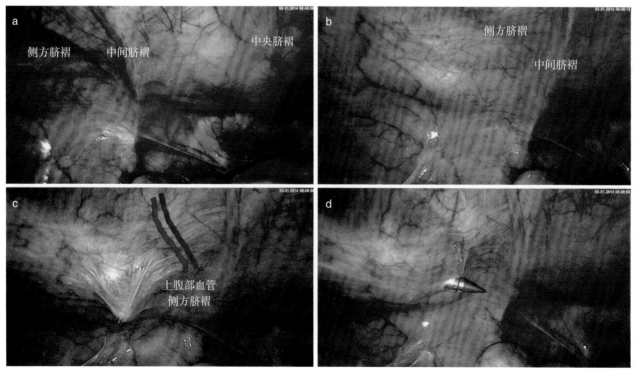

图 53.8 辅助套管从左侧进入时的位置。（a）可见 3 处褶皱。（b）手指可触及脐褶皱侧面区域。（c）辅助套管尖端从脐褶皱侧面进入。（d）刺穿腹膜后，套管尖端指向宫底，以避免对主要血管和肠管造成损伤

路径刺破皮肤表面进入腹腔，从而减少在穿刺进入腹壁的过程中造成损伤。从腹中线穿刺套管时，应注意观察 Foley 导尿管的位置，避免造成膀胱穿孔[7-8]。

53.3.3.4 第三步

手术步骤

子宫肌瘤切除术：肌瘤的病因学说有很多种。肌瘤组织的主要成分是平滑肌细胞。子宫、胃、膀胱都是平滑肌器官。平滑肌细胞的特有排列使得器官具有很强的伸缩性，不像四肢的骨骼肌细胞那样排列严格有序，只可被"拉"向特定方向。

肌瘤患者的子宫内膜在显微镜下并无异常。但某些黏膜下肌瘤可导致子宫内膜中腺体正常结构消失。这类情况被称为功能性子宫内膜腺体缺失，伴有月经异常时则提示存在黏膜下肌瘤的可能。慢性子宫内膜炎是另一种子宫内膜相关疾病，虽然这种疾病也可能由其他原因引起，如妊娠物残留或各种宫腔感染，但此时我们也应当考虑患者可能患有黏膜下肌瘤。

免疫组化研究发现，对于有生育要求的女性患者，在切除肌瘤时应尽量避开切口附近的神经纤维及假包膜。对此，我们发表了文章，证明这一举措对于肌肉组织愈合及未来怀孕时子宫肌层发挥功能是至关重要的。对于直径小于 5~6cm 的肌瘤，特别是有生育需求的年轻女性，应在肌瘤直径增长至压迫周围组织导致子宫形态失常，甚至造成子宫内膜自我更新能力丧失之前进行手术。

某些特定病例中，在行腹腔镜下子宫肌瘤切除术前，先进行宫腔镜检查是有必要的。此时宫腔镜的优势在于它可以发现并处理不孕症患者子宫内膜的病变，并且可观察子宫肌瘤向宫腔内凸的情况。切除肌瘤之前应先进行输卵管通液。在腹腔镜下看到蓝色染料是输卵管通畅的标志。术后根据子宫肌瘤及子宫创伤的大小，有时会进行第二次腹腔镜下输卵管通液。术后可得出双侧输卵管是否通畅的结论，若输卵管阻塞，则可采用辅助生殖技术。

对于一定大小的肌瘤，特别是位于子宫后壁的肌瘤，在手术时建议使用举宫器来固定子宫方便切除。

在肌瘤切除时通常选纵向切口，但当子宫肌瘤范围较大、向侧方延伸时，也可横向切开。如果在术中切透宫腔时，则应单独缝合。如果肌瘤位于子宫后壁，则有发生粘连的风险，因此，在术后应采取预防粘连的措施。术前应充分告知患者，术中不排除转开腹手术的可能。

在腹腔镜下进行肌瘤切除时，我们通常会将肌瘤自包膜内取出，尽可能修复子宫壁，为患者将来怀孕做准备。肌瘤取出前，在肌瘤表面多点注射稀释后的血管升压素，随后可使用超声刀的切割刀头或其他电切装置切开肌瘤包膜。此时周围的主要血管都处于收缩状态，可切除肌瘤组织。伤口缝合时根据不同情况可分 1、2、3 层进行缝合。如果术中打通了宫腔，则应针对子宫内膜多缝一层。传统缝线或有倒钩的缝线均可，但根据我们的经验，使用单股可吸收缝线于体外打结效果最好。

如果需要在封闭的环境中旋切和取出肌瘤组织时，应格外小心谨慎。子宫缝好后可使用一定的防粘连措施。

患者术后 3 个月后可尝试怀孕，这样给子宫创伤留有足够的愈合时间。至于患者是否可以自然分娩或需进行剖宫产则是医生需考虑的问题，这点在进行肌瘤切除术时应在病历中说明。

53.3.3.5 腹腔镜下子宫肌瘤切除术及子宫壁重建步骤（图 53.9 至图 53.14）

子宫内膜异位症

子宫内膜异位症是女性生殖系统疾病中第二常见的疾病，其发生率仅次于子宫肌瘤。子宫内膜异位症是子宫内膜腺体与间质出现在子宫腔被覆内膜以外的地方。患者的症状通常包括慢性盆腔痛、痛经、深部性交痛、周期性肠管及膀胱症状（如大便困难、胀气、便秘、直肠出血、腹泻或血尿）、生育力低下、月经异常、慢性疲劳及腰背部疼痛。由此可见患者的症状并不统一，这反映了这一疾病的病理学及发病部位的多样性以及患者的个体差异性。迄今，所有的分类方法对于疾病预测的价值都十分有限[9]。

从首次出现非特异性症状到确诊子宫内膜异位症的时间间隔可长达 7 年。首次确诊通常在 20~40 岁。在继发性不孕患者中，发病率与距离上次怀

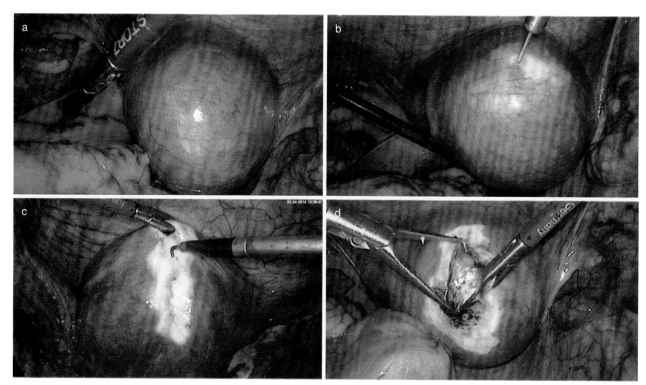

图 53.9 腹腔镜下肌瘤剥除。（a）宫底／前壁肌瘤。（b）在正常的子宫肌层组织与肌瘤／包膜表面多点注射 1∶100 的血管升压素溶液，进行预防性止血。注射的目的是分离肌瘤与包膜并减少出血。（c）使用双极在纵切口表面进行电凝止血，使用单极电钩和电针打开肌瘤上方的肌层组织，直至触及肌瘤。（d）抓钳抓住肌瘤并开始剥除。肌瘤假包膜仍保留在宫体内，使用器械头轻推肌瘤

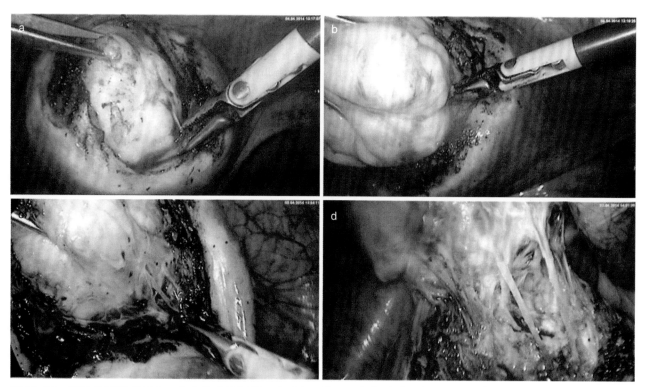

图 53.10 腹腔镜下肌瘤剥除。（a）使用抓钳将肌瘤固定，将肌瘤与包膜进行钝性分离。（b）使用双极进行局部止血。（c）不断牵拉将肌瘤取出，含有血管的包膜电凝止血。（d）放大观察残留的肌瘤组织，进行止血并剥除

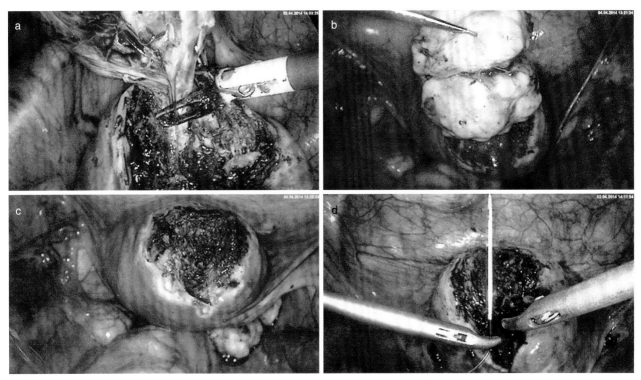

图 53.11　腹腔镜下肌瘤剥除。（a）对于包膜血管进行最后的止血。（b）剥出后呈双头鼓形肌瘤。（c）通过吸和冲洗对出血血管进行轻微止血。（d）用圆形或直形针及单丝可吸收线对切口进行缝合

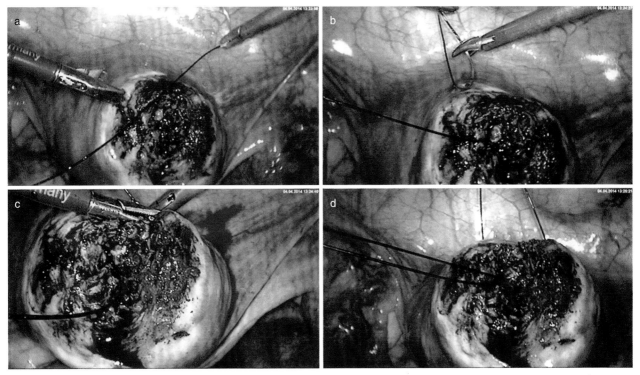

图 53.12　腹腔镜下肌瘤剥除。（a）圆形针头缝合的优点：i.Manhes 抓钳将切口处组织提起时，进针角度非常安全；ii. 圆针可以很容易地将更深部位的肌层组织勾起。（b）便于持针器再次抓取组织和出针。（c）最后一针反向打结。（d）取下缝针，体外打结并用推结器下推

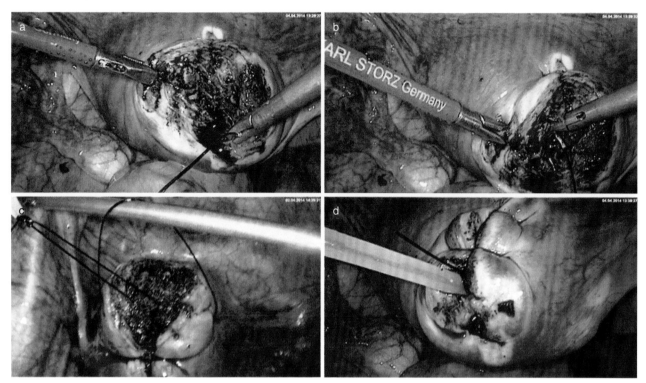

图 53.13 体外"von Leffern"结。(a)将缝线向外拉,取下缝针,紧拉一侧。(b)左手抓住线结,抬置右手上方。(c)右手从下方抓住半结出线圈短线端,拉回打结。(d)反过来将线拉紧,将结打紧

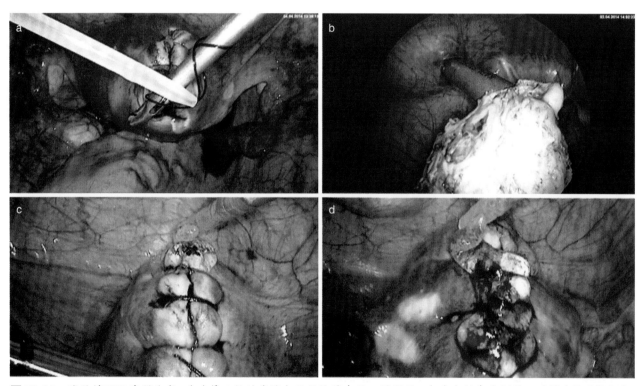

图 53.14 腹腔镜下肌瘤剔除术。(a)第二针的线缝合开始尽量在伤口的深处。(b)出针在左侧伤口边缘(紧贴抓钳)。(c)完成缝针后准备外打结。持针器在拉线(PDS缝线)时注意避免撕裂子宫伤口肌壁组织。(d)以塑料推结器将外打结推至伤口深处打结,尽量减少缝线在伤口外裸露

孕的时间间隔呈正比：小于 5 年时 7%，5~10 年时 19%，10 年以上为 26%[10]。

子宫内膜异位症的发病机制尚不清楚，因此对因治疗无法开展。治疗方法包括期待治疗、镇痛治疗、激素治疗、手术干预，以及术前 / 术后联合药物治疗。由于子宫内膜的生长受到雌激素的刺激，因此可进行一系列相关治疗[11-12]。

子宫腺肌病与子宫内膜异位症有所不同，子宫腺肌病患者的子宫内膜腺体与间质出现在子宫肌层。子宫内膜组织的扩散导致周围组织肥大及增生过长，最终导致子宫过大，质地多较硬但也偶见柔软。子宫腺肌病通过影像学可容易识别。但局部腺肌病有时会与平滑肌瘤相混淆。

子宫腺肌病与不孕症

子宫内膜异位症常常会导致不孕，可通过药物或手术进行治疗。手术治疗可增加术后自然怀孕的概率。

子宫腺肌病对于生育力带来的不良影响主要来源于精子的运输，输卵管蠕动异常导致精子运输障碍。这些患者的在位和异位子宫内膜出现生化及功能的改变，从而导致子宫内膜容受性变差。自然流产率高也可能是由于子宫肌层 – 内膜结合区功能异常所致。子宫腺肌病也会影响体外受精（IVF）和卵胞质内单精子注射（ICSI）的结果：有报道称临床妊娠率与胚胎种植率降低，早期妊娠流产率升高。对该类患者采用长方案降调节可能有效[13-14]。

治 疗

子宫腺肌病的对因治疗有一定难度。保守药物治疗方法与子宫内膜异位症治疗方法相同。在许多病例中，子宫腺肌病与子宫内膜异位症往往共存[15]。

子宫内膜异位症合并子宫腺肌病的治疗

由于子宫内膜异位症的发病机制尚不清楚，因此，目前除子宫切除外并没有真正对因的治疗方法。可选的方法有期待治疗、镇痛治疗、激素治疗、手术干预，以及术前 / 术后联合药物治疗。治疗方法分为三类：药物、手术、药物联合手术。由于子宫内膜异位症的进展受雌激素的刺激，因此出现了一系列相关治疗[11-12,16]。Mettler 和 Semm 首次报道了系统治疗方案，具体包括：腹腔镜诊断，尽可能切除所有可见的子宫内膜异位病灶，进行 3~6 个月的内分泌治疗后进行二次腹腔镜探查并进一步切除残余病灶、分离粘连并进重建组织器官结构。如果患者有生育需求，医生会建议行辅助生殖技术助孕[17]。

联合治疗：联合治疗包括腹腔镜诊断，切除所有可见病灶，3~6 个月内分泌治疗，后续腹腔镜二探切除残余病灶、粘连松解、器官结构重建。若患者有生育需求，医生可采用降调节及超长方案联合辅助生殖技术治疗[18-23]。

手术治疗子宫腺肌病：子宫腺肌病的内镜治疗优点在于可以同时针对腹腔内的其他病灶进行治疗，如子宫内膜异位症、严重子宫腺肌病影响周围脏器 [骶子宫韧带、主韧带、膀胱和（或）肠管]、粘连。虽然保留子宫的手术至今仍有争议且效果看起来并不怎么理想，但唯一真正有效的治疗方法就是子宫切除。由于疾病仅限于子宫，因此可以保留卵巢。

子宫腺肌病的诊断（图 53.15 至图 53.17）以及子宫内膜异位症手术步骤

在这类病例中最重要的步骤就是去除所有可见的子宫内膜异位病灶。病灶通常浅表且容易切除（图 53.18 至图 53.25），但也可能与一些复杂的结构粘连难以分离（图 53.26，图 53.27）。

术后管理

拔除尿管（仅在有特殊感染原因的患者考虑保留）。严重子宫内膜异位症或膀胱上方有粘连患者术后需进行膀胱镜检查。术后数小时鼓励下床活动。术后 6h 可饮水及少量进食。适当时候应当使用机械性与药物性手段预防血栓。术后应行肾脏盆腔超声检查。患者可适当运动并于术后 4~5d 恢复正常工作。术后 6~8 周应避免性生活、剧烈运动以及重体力活动。

先天性子宫发育畸形

先天性子宫发育畸形很难分类。图 53.28 与图 53.29 展示了已知的子宫发育畸形。

在下文中，作者会介绍宫腔镜与腹腔镜的重要性，以及它们在 3 个病例中的具体应用。

病例 1：双角子宫伴完全阴道纵隔（图 53.30 至图 53.32）。

病例 2：胎盘残留刮宫，腹腔镜引导下宫腔镜手术，子宫多处穿孔（图 53.33 至图 53.35）。

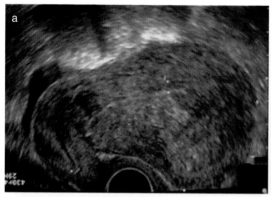

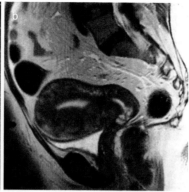

图 53.15　（a）经阴道超声检查观察子宫。子宫前壁明显回声不均匀。前壁与后壁厚度不同，肌壁间可见多发性子宫腺肌病囊肿。（b）MRI 矢状面同样显示子宫质地不均，MRI 可作为鉴别诊断手段排除肌瘤

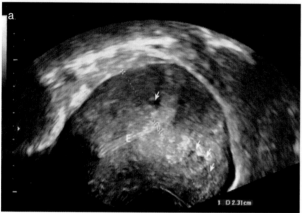

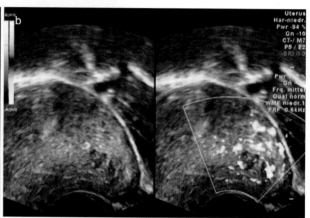

图 53.16　（a）经阴道超声检查观察子宫。前壁广泛回声不均匀，肌壁间可见小囊。前、后壁厚度不同，肌壁间可见多发性子宫腺肌病囊肿。未发现界限清楚的肌瘤。（b）子宫腺肌病及局灶性腺肌病可通过多普勒超声诊断

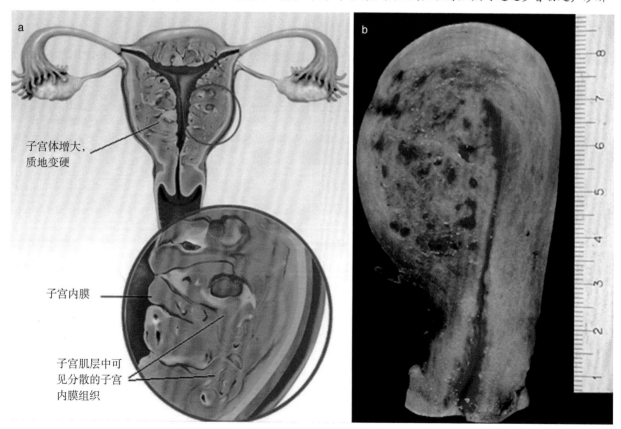

图 53.17　（a）子宫腺肌病大子宫示意图，子宫内膜异位腺体分散在肌层。（b）矢状面剖开子宫标本。后壁明显厚于前壁，子宫内膜异位腺体分散在肌层

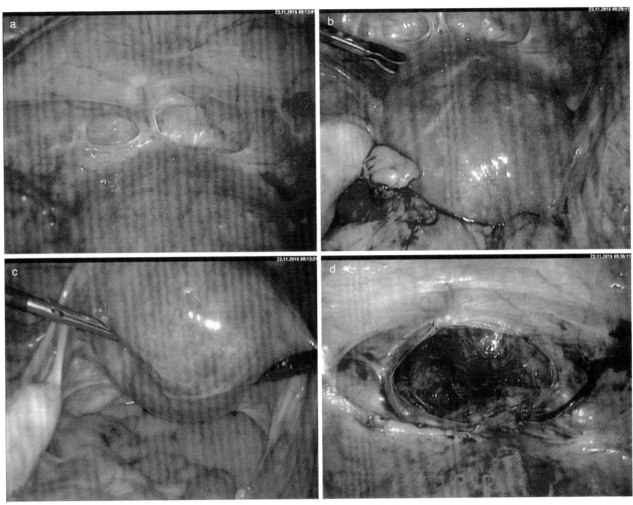

图 53.18 （a）严重痛经患者腹腔镜下示意图。子宫增大质地较软（a~c）。前壁与膀胱腹膜多处粘连。（d）粘连松解后，可以看到腺肌病病灶已经子宫壁浸润至膀胱周围

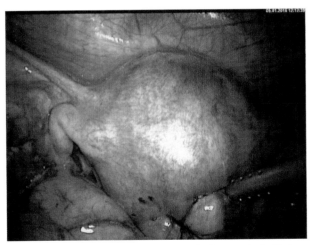

图 53.19 有严重痛经与性交痛的患者。注射染料后可见肌壁间血管显著增多。该图为典型腺肌病的子宫

病例3：剖宫产瘢痕缺损——vis-à-vis 法子宫壁重建（图 53.36 至图 53.39）。

53.3.4 宫腔镜培训模式

目前可以上手练习宫腔镜的方法有几种。关于腹腔镜模拟器的一些研究表明这种培训可以大大提高受训者的手术技巧。因此，虽然到目前为止只有个别研究针对宫腔镜培训方法是否有效进行了探讨，但可以推断在宫腔镜中这样做也是有帮助的。下文将具体介绍各种方法的优缺点。

53.3.4.1 训练箱

不论是自制训练箱还是购买的训练箱，这都是一种常见练习宫腔镜操作的方法。市面上购买的训练箱通常包含乳胶、硅胶或橡胶制成的子宫模型，便于练习者可以通过不同疾病的模型练习器械操作及诊断性操作。此外，还有针对手术练习的一次性

模型，以及需要使用膨宫介质的模型。

用此类模型训练时需指导员指导并给出反馈。

为了避免手术并发症及手术时间延长，学员在术前练习宫腔镜的安装与使用非常重要，这点通过训练箱很容易做到。在培训时使用与手术室相同的器械和设备可使学员轻松地将训练箱上学到的技术运用到实际手术中。

53.3.4.2 动物模型

使用动物模型，如牛子宫、羊膀胱或猪心等与训练箱类似，有诸多益处但也有不利之处，但动物模型的最大好处在于可以使用电切设备进行真实的操作。基本原理是使用中空器官模拟宫腔。然而在模型中不能提供人体器官的真实解剖学结构。由于组织是未灌注的，因此并不会有真实手术中的出

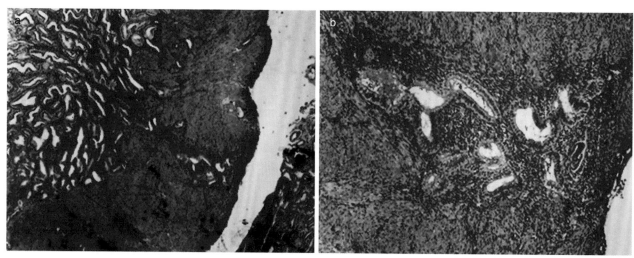

图53.20 （a）低倍镜下分泌早期子宫内膜与肌层。（b）子宫肌层间质中的子宫内膜腺体，腺体开口并未与宫腔相通。显然，此处的子宫内膜也参与生殖内分泌周期

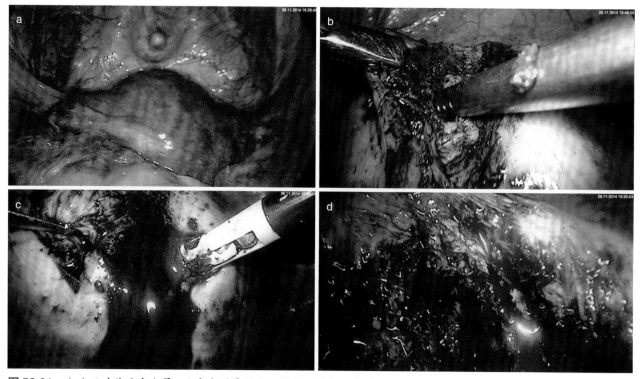

图53.21 （a）不对称子宫全景；子宫内膜异位症可能位于左侧输卵管处，可见隆起病灶。（b）病灶切开后，疑似肌瘤。（c）腺肌瘤切开后流出巧克力样液体。（d）放大倍数后可见子宫内膜组织

血，且会导致阻力过大，从而需要比真实手术中设置更高的能量，但仍可让操作者真实感受各种器械的使用。这种模型也可以实际训练与真实手术类似的灌流系统与进出水阀。动物器官相对便宜，但需要与真实手术类似的设备与电极。针对某种特殊宫腔内疾病的治疗的训练就相对困难。这类模型更适合训练一般手术技巧，如电切。由于不需回路电极，因此双极设备更容易使用，也可直接使用生理盐水作为膨宫介质。

53.3.4.3 虚拟现实模拟器

虚拟现实（virtual reality，VR）模拟器由一台计算机组成，该计算机可产生一个虚拟操作环境，您可以在其中使用与真实操作设备相同的界面来执行过程。包括计算机发生器与虚拟现实手术台，操作者可以使用装备进行与现实一模一样的操作。

HystSim（VirtaMed AG，Zurich，Switzerland）是宫腔镜 VR 设备之一。这部模拟器可模拟出血场景以增加真实感，但仍存在的问题是不能反馈真实手术时需要的力度。同样，借助这一模拟器可以训练一些特殊的操作，如宫腔镜消毒及使用新型手术器械，包括组织粉碎器 [24]。

53.4 摘要与结论

宫腔镜在女性生殖系统手术中可作为腹腔镜的辅助手段，例如不孕症与反复流产、育龄期女性与绝经后女性的异常子宫出血、子宫腺肌病、腹腔镜下肌瘤切除以及个别案例的腹腔镜下全子宫切除及肿瘤探查性手术。

此外，腹腔镜也可在许多宫腔镜手术中作为辅助手段。因此，熟知腹腔镜技术对于安全开展宫腔镜手术而言十分必要。

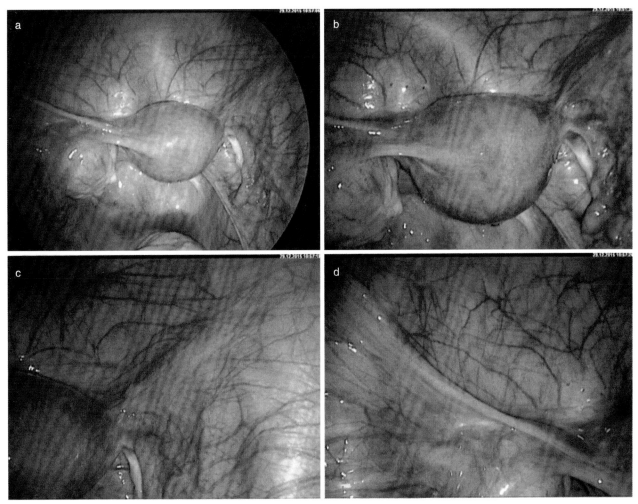

图 53.22　痛经患者腹腔镜手术。（a,b）子宫增大，不规则，可见浆膜层过度血管化。慢性疾病导致圆韧带不对称。（c）右侧明显短于左侧（d）

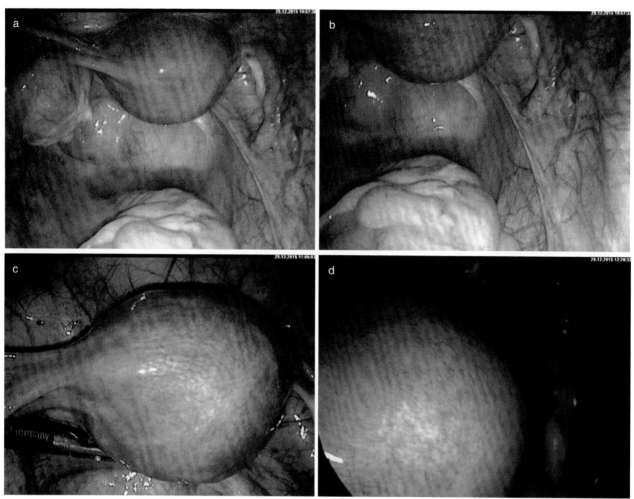

图 53.23 （a,c）子宫活动性差，固定在骨盆中。（b）输尿管上方腹膜张力大，可明显区别于子宫骶韧带。（c，d）子宫表面过度血管化，输卵管伞端变硬

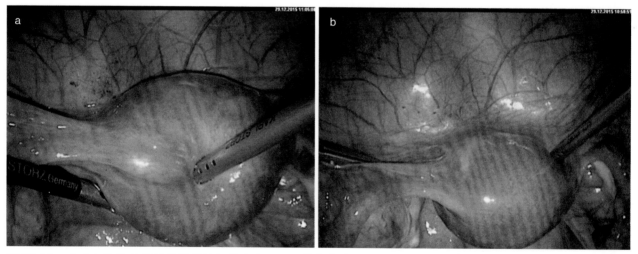

图 53.24 （a,b）使用头部较钝的器械轻触子宫，显示柔软度降低；组织变韧且血管分布密集。（c）子宫下段前壁发现子宫内膜异位症病灶。（d）左侧卵巢呈囊性增大，固定在卵巢窝中。腹膜后可见尿管被提起至卵巢固定部位

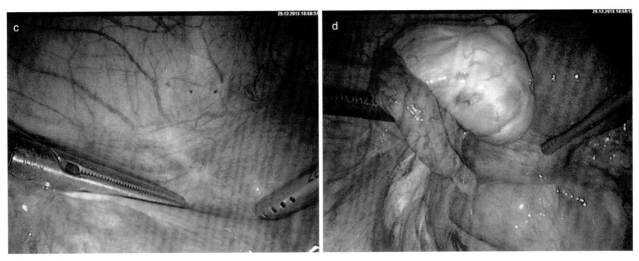

图 53.24（续）

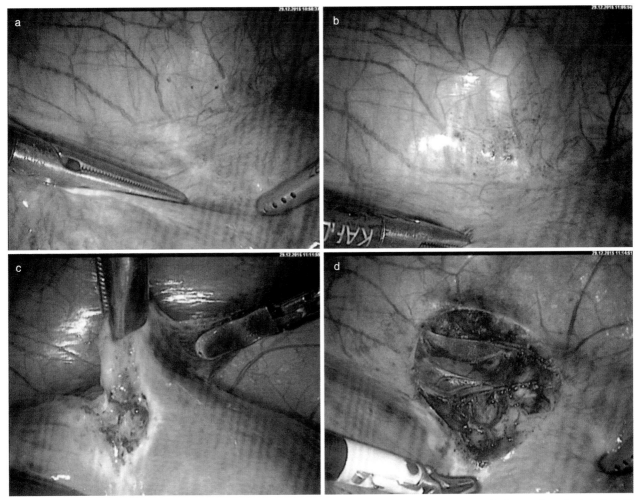

图 53.25 （a~d）切除子宫下段前壁上子宫内膜异位症病灶。（b）相邻的膀胱腹膜疑似受累，因为可见到过度血管化且组织较脆

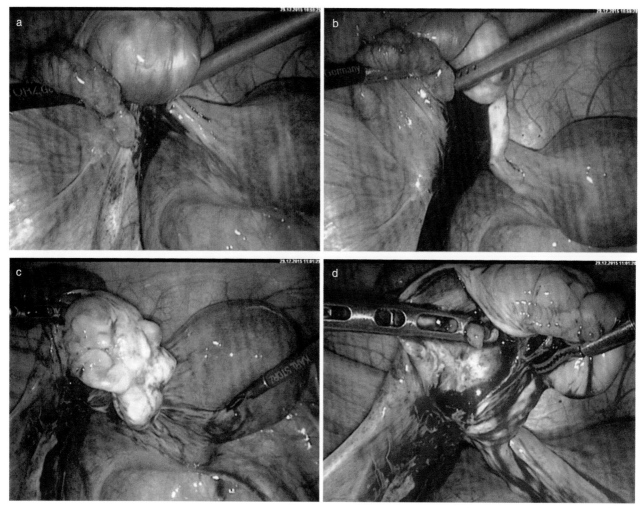

图 53.26 （a，b）将卵巢提起，分离粘连，可暴露子宫腺肌瘤。（c，d）卵巢窝的深度可受到子宫内膜异位症的影响，可由腹膜的异位病灶的界限证实。这些异位病灶通常与主韧带或骶韧带相连

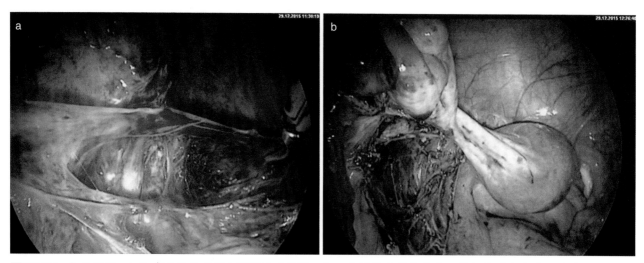

图 53.27 打开腹膜，切除有症状的子宫内膜异位症结节。（a~d）将输尿管和盆壁血管与腹膜和内异症结节钝性分离。输尿管和血管很少受累，如果受累，则需手术治疗

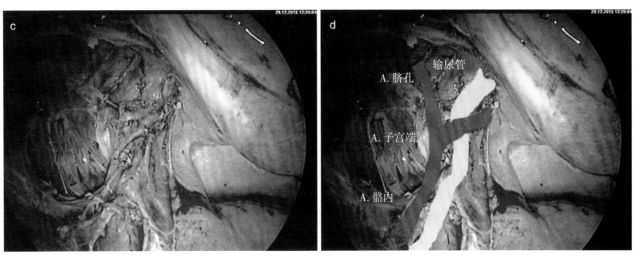

图 53.27（续）

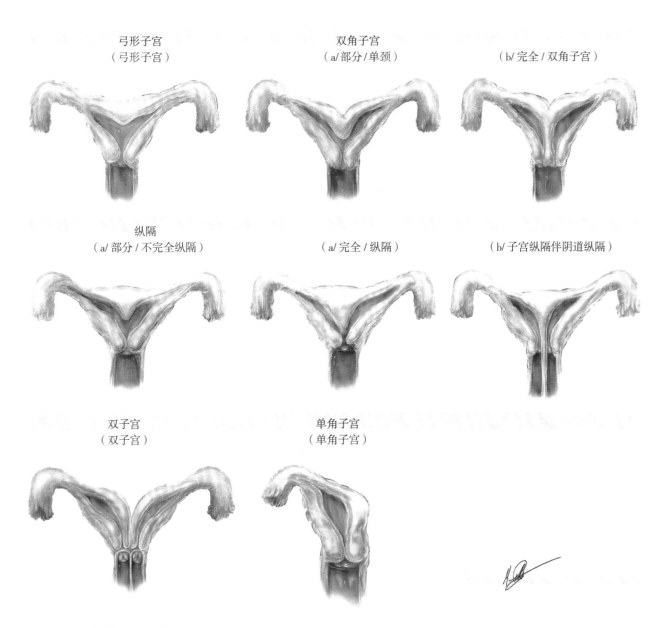

图 53.28　子宫畸形示意图

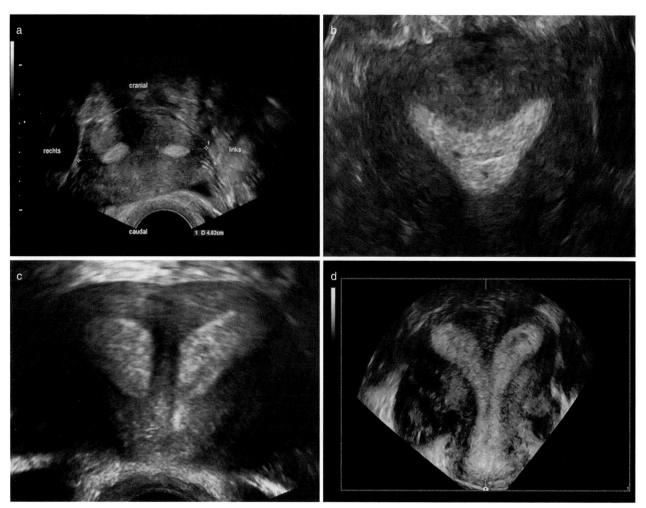

图 53.29　（a）横向扫描宫底清晰的显示出两部分子宫内膜互相分离。（b）3D 超声显示子宫底增厚，呈弓形子宫。（c）横向扫描宫体显示子宫内膜分为两部分。通过自宫底向宫颈连续横向面扫描再反扫一遍进一步证实为子宫纵隔。（d）通过 3D OmniView 技术扫描显示整个子宫的长度，清晰地展示了纵隔子宫形态

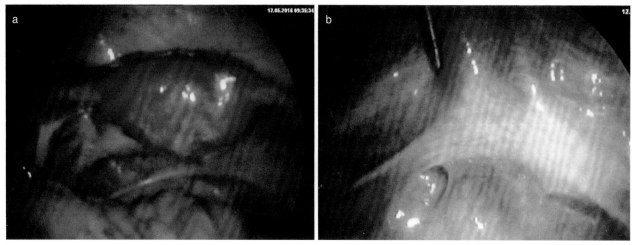

图 53.30　（a）怀疑子宫纵隔的患者腹腔镜下示意图。宫底清晰可见，腹腔内可见单个宫颈背面观（b）、正面观（c）。（d）同时宫腔镜检查，降低腹腔内光线可见双宫角

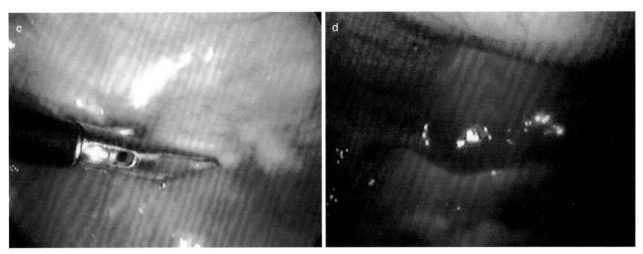

图 53.30（续）

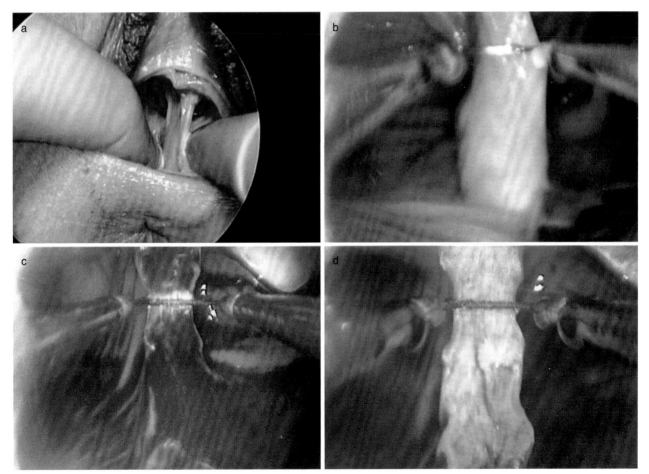

图 53.31　与图 53.30 中为同一患者。（a）经阴道检查可见明显增厚的完全性阴道纵隔。（b）纵隔可切除，例如使用宫腔镜单极电切环。（c）阴道深处纵隔组织血管化明显。（d）继续切开纵隔组织直至可以看到两个宫颈

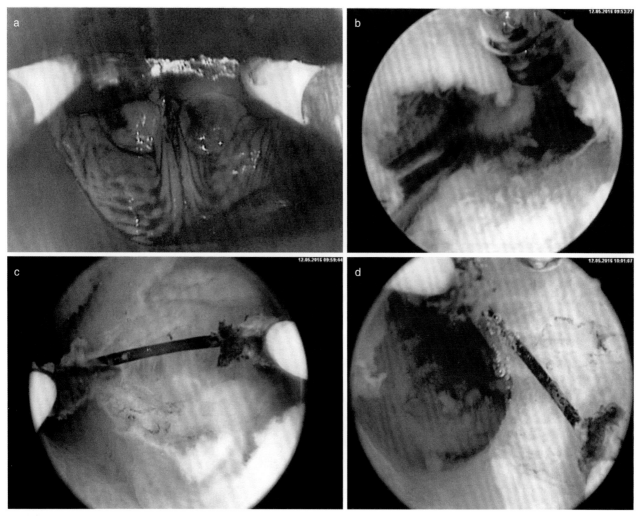

图 53.32 与图 53.30 及图 53.31 中为同一患者。（a）完全切除阴道纵隔后阴道示意图。（b）探针插入一侧宫颈后可至右侧宫腔，表明患者有阴道纵隔、双宫颈以及子宫纵隔但双侧宫角水平有相通。（c）宫腔内纵隔较宽，可通过单极直形环进行切除。（d）可以安全地继续进行切除，直到到达子宫底为止，因为腹腔镜检查排除了双角子宫的存在

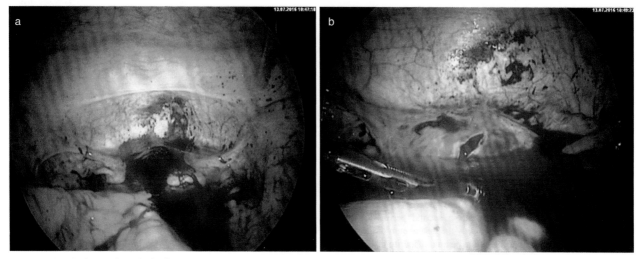

图 53.33 患者 32 岁，患有持续阴道出血，产次 1 次，怀疑产后 5 周胎盘残留。（a,b）子宫增大，较柔软，因胎盘残留刮宫时前壁穿孔。只有同时腹腔镜检查才能确定穿孔程度。术中可见活动性出血、血肿、积液（宫腔镜膨宫液）。（c,d）穿孔处使用粗的单股缝线进行缝合，并体内打结

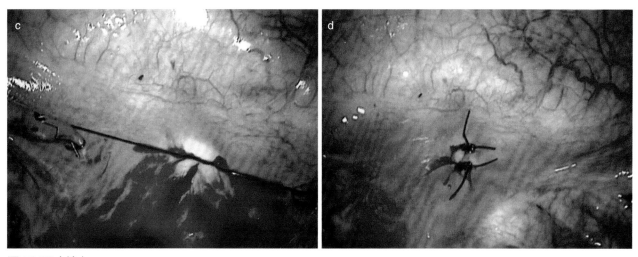

图 53.33（续）

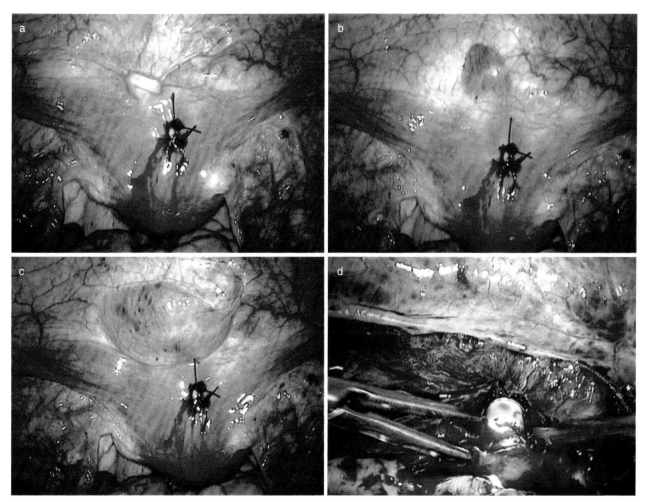

图 53.34　与图 53.33 为同一患者。（a）试图在腹腔镜监视下刮宫，结果在宫体－宫颈转化区发生第二次穿孔。膀胱腹膜依然完整。（b）腹膜下开始出血。（c）一开始试图通过宫腔镜来改善穿孔结果导致腹膜下间隙水肿。（d）因此，需打开腹膜，充分暴露子宫前壁与阴道，仅将宫腔镜伸入宫腔不使用膨宫液，在腹腔镜下识别并处理穿孔。左侧抓钳可固定穿孔部位远端组织。由此检查宫体远端的情况

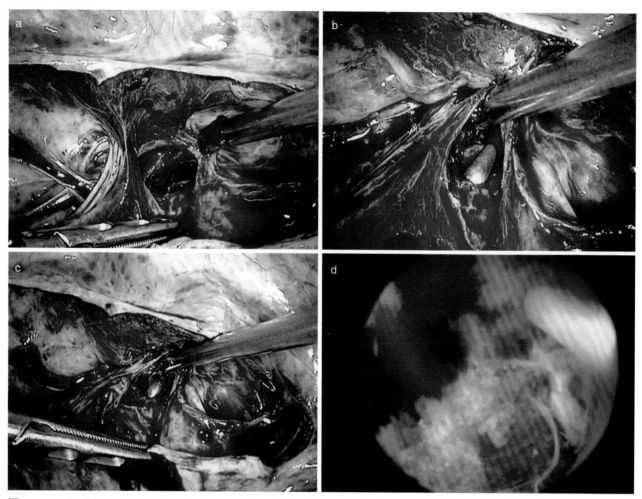

图 53.35 与图 53.33 及图 53.34 中为同一患者。（a）子宫前壁完全暴露后，保护阴道间隙韧带。（b）将探针伸入宫颈。（c）腹腔镜监测下进入宫腔。使用探针将穿孔处两端连在一起，通过体内全层缝合修补穿孔。（d）宫腔镜下见到胎盘残留，可逐步切除。穿孔修补后，不再漏液，可使用膨宫液，使视野清晰

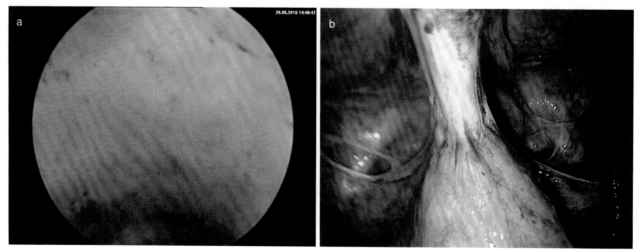

图 53.36 35 岁患者，产次 1 次，发展中国家行剖宫产后（a）怀疑形成剖宫产瘢痕缺损。宫腔镜显示宫壁边缘与剖宫产瘢痕处，瘢痕表面仅覆盖一层腹膜。（b）腹腔镜下可见子宫前壁与腹腔前壁有一致密粘连带。打开左侧（c）右侧（d）阔韧带前叶后，尽量远离膀胱，可以看清剖宫产瘢痕缺损

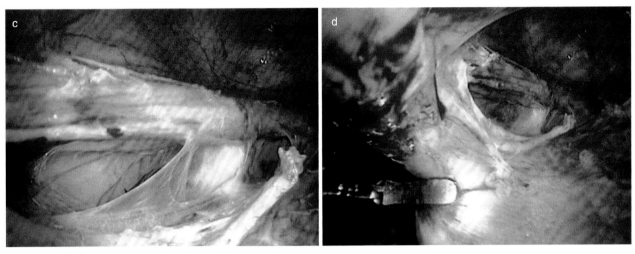

图 53.36（续）

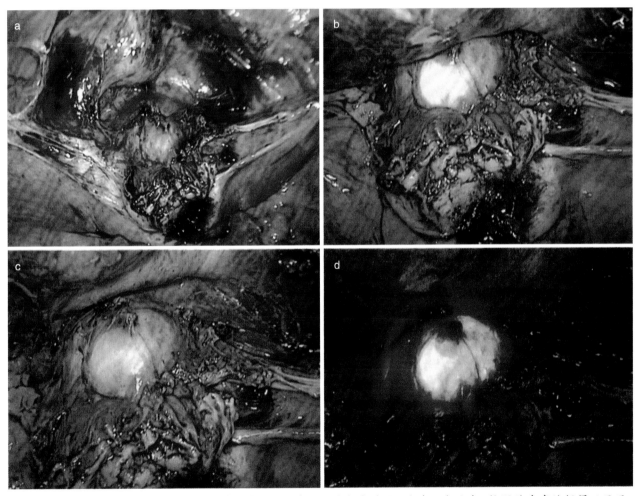

图 53.37　与图 53.36 中为同一患者。（a）粘连完全松解后，使分离膀胱，使其远离子宫，较深的瘢痕缺损得以显现。（b）同时进行宫腔镜检查，确认缺损部位。（c）宫腔镜下膨宫后，可看到缺损处覆盖组织薄弱。（d）腹腔内光线调暗后，宫腔镜光源可暴露缺损部位

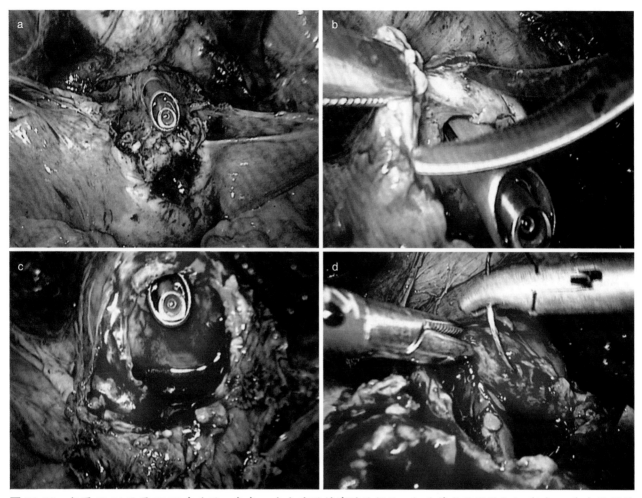

图 53.38 与图 53.36 及图 53.37 中为同一患者。（a）宫腔镜穿透缺损处，切除特定位置的组织（b）。（c）缺损范围通过宫腔镜得以识别。（d）缝合缺损

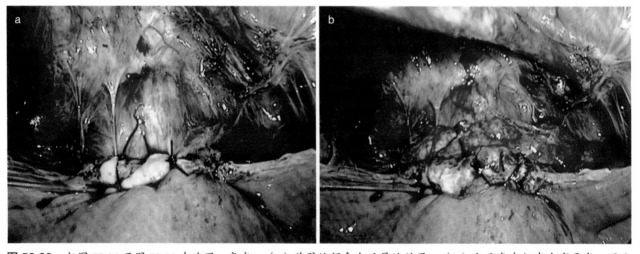

图 53.39 与图 53.36 至图 53.38 中为同一患者。（a）前壁缺损愈合后最终结果。（b）由于患者仍有生育需求，因此在前壁涂抹了防粘连凝胶（Hyalobarrier，Nordic Pharm，Germany）

参考文献

请登录 www.wpcxa.com "下载中心" 查询或下载。

第54章 宫腔镜下子宫内膜切除术在现代妇科学中有作用吗?

Jose Carugno, Fausto Andrade

54.1 引 言

月经过多是一种常见的主诉,也是转诊给妇科医生的主要原因,约占妇科门诊就诊人数的1/3[1]。在育龄期,1/7的女性会出现异常子宫出血(AUB),其中月经过多是最常见的[2]。异常子宫出血的定义是月经在规律性、频率、持续时间或量方面的任何异常。月经过多(HMB)定义为在一个月经周期中失血量> 80mL,代表了一种更客观的以患者为导向的观点[3]。然而,经过评估,以月经过多为主诉而就诊的患者中,每个月经周期的出血量超过80mL的人不足半数[3-4]。2007年,英国国立临床规范研究所(NICE)在其HMB指南中提出了更全面的定义。在他们的报告中,HMB被定义为"对女性的生理、社交、情感和(或)物质生活质量造成影响的月经过多"[5]。学者普遍认为,患者对失血的感受是她后续治疗的关键决定因素。历史上,月经过多一直是子宫切除术的常见指征,子宫切除术仍然是美国最常见的非产科手术。但是,微创治疗方式有利于HMB患者。考虑到这一点,子宫内膜切除术的出现扩大了月经过多的治疗选择范围。子宫内膜切除术是一种耐受性良好的微创手术,通常在门诊便可进行,患者的满意率接近90%,因此越来越受欢迎[6]。在本章中,我们讨论子宫内膜切除术治疗月经过多(HMB)患者的现状。

54.2 子宫内膜切除术的简要历史和类型

54.2.1 历 史

1981年,Goldrath等首先描述了采用子宫内膜切除术治疗HMB,并发表了他们的经验[7],他们对22例月经过多患者行子宫内膜钕-YAG激光汽化治疗,取代了子宫切除术。1987年,DeCherney等[8]使用泌尿外科电切镜完成了第一例宫腔镜下子宫内膜切除术,不久之后,滚球子宫内膜切除设备被发明出来[9]。这种高效的治疗方式仅限于宫腔镜操作熟练的外科医生。为了使手术更安全,更易于操作,随后的第二代子宫内膜切除装置,也称为整体子宫内膜切除装置(GEA)被开发出来。1997年,第一个可用的二代子宫内膜切除设备 Gynecare ThermaChoice® 子宫球囊 (Ethicon Women's Health and Urology, Somerville NJ) (图54.1)被推出。随后,出现了其他几种装置,如热水灌注内膜去除(HTA)系统(Boston Scientific, Natick, MA)(图54.2)、HerOption 冷冻去除系统(American Medical Systems, Minnetonka, MN)(图54.3)和 NovaSure 双极射频系统(Cytyc Corporation, Marlborough, MA)(图54.4,图54.5)[10]。目前,所有这些第二代设备通常用于治疗HMB患者。

J. Carugno, M.D., F.A.C.O.G. (✉) • F. Andrade, M.D.
Obstetrics and Gynecology Department, Miller School of Medicine, University of Miami, 1120 NW 14th Street, Suite 1155, Miami, FL 33136, USA
e-mail: jac209@med.miami.edu

© Springer International Publishing AG 2018
A. Tinelli et al. (eds.), *Hysteroscopy*, https://doi.org/10.1007/978-3-319-57559-9_54

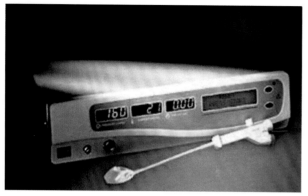

图 54.1 Gynecare ThermaChoice® 子宫球囊系统（Gynecare, Inc., Somerville, NJ, USA）Ethicon Women's Health and Urology, Somerville NJ。本产品被爱惜康公司于 2016 年 3 月 1 日停产，与其安全性及功效无关

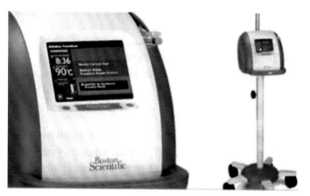

图 54.2 Genesys HTA 系统。热水灌注内膜去除系统。Boston Scientific, Natick, MA

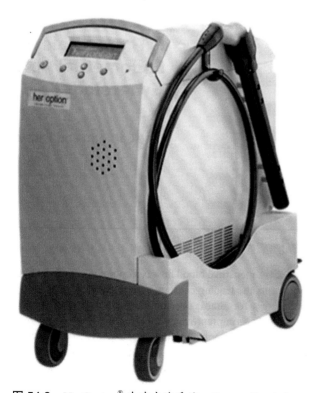

图 54.3 HerOption® 冷冻去除系统。Cooper Surgical

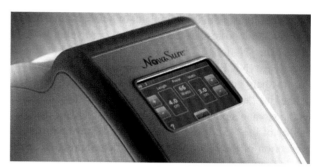

图 54.4 NovaSure® 系统，Hologic，USA

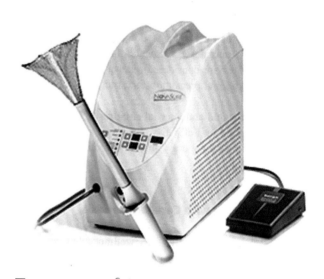

图 54.5 NovaSure® 完全展开的子宫内装置

54.2.2 子宫内膜切除术的类型

手术破坏子宫内膜可以通过不同的方式实现。普遍认为，为了确保治疗效果，必须将子宫内膜破坏或切除至基底层，深度约为 6mm。在目前妇科领域，有两种主要的子宫内膜切除方式。

54.2.2.1 子宫内膜切除术

也称为经宫颈子宫内膜切除术（TCRE）。这种手术的主要优点是可在宫腔镜直视下使用电外科器械或激光进行切除。有 4 种模式：

（1）使用滚球电极或者桶状电极切除子宫内膜。

（2）子宫内膜电切。

（3）射频汽化。

（4）激光汽化。

所有这些方法均使子宫内膜破坏至基底层，造成子宫内膜功能层永久性破坏。唯一需要切除组织的方式是使用电极进行子宫内膜切除，可以使用单

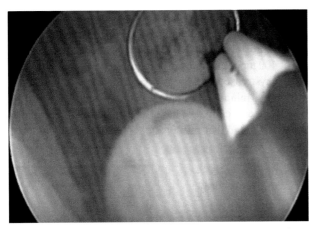

图 54.6 电切镜子宫内膜切除术。请注意，这种方式可以切除宫腔内病变，为病理评估提供组织

极或双极。这种电切镜的优点是可以在去除子宫内膜之前切除宫腔内病变，如黏膜下肌瘤和（或）息肉。并且可为病理学诊断提供组织（图 54.6）。

54.2.2.2 非宫腔镜下子宫内膜切除术

这种去除术使用一次性设备，将设备通过子宫颈插入子宫腔提供破坏子宫内膜的能量。这些技术也称为整体子宫内膜切除术。较新的整体子宫内膜切除系统的优点包括操作时间更短，操作更容易，操作者需要的训练更少，相对无痛。这使得患者对手术的耐受性更好，手术可在门诊安全地进行，手术费用有所减少，且为患者提供治疗更加便利[11]。FDA 批准了 5 种可在美国使用的非切除性子宫内膜切除技术。2016 年 3 月 1 日，Ethicon 决定自愿停止 Gynecare ThermaChoice® Ⅲ 的全球商业化（销售、分销和推广）。这是一项与系统安全性或功效无关的自愿召回。

整体子宫内膜切除设备（表 54.1）：

（1）冷冻治疗（HerOption®）Cooper Surgical。

（2）热气囊（Gynecare ThermaChoice®）Ethicon（被爱惜康公司自行终止，与其安全性或功效无关）。

（3）微波（Microsulis Endometrial Ablation System）Microsulis Medical/Hologic。

（4）射频电外科（NovaSure®）Hologic，USA。

（5）热水灌注内膜去除系统（Genesys® HTA Hydro Thermal Ablation）Boston Scientific。

54.2.3 患者选择

异常子宫出血是非妊娠妇女一种常见的妇科症状，可见于多种疾病。一项美国全国健康调查显示，育龄期妇女月经紊乱患病率为 53%，这是最常见的妇科疾病[12]。并且对妇女的生育和生活质量有重大影响[13]。

子宫内膜切除术主要适用于绝经前妇女因良性疾病导致的 HMB，且患者无生育要求。理想状态下，患者应该是对药物治疗无效，持续的严重阴道出血，已经影响其生活质量。它也可用于有 HMB 药物治疗禁忌的患者。

在进行任何类型的子宫内膜切除术之前，必须进行全面的检查，以确定 HMB 的病因。首先，必须进行全面的病史和体格检查。必须确保患者没有怀孕，排除活动性盆腔感染，并进行子宫内膜活检以排除子宫内膜癌或癌前病变。在手术之前，还必须评估宫腔以确定其大小和形状。同时，在内膜去除术前建议进行诊断性宫腔镜检查以排除宫腔内病变（图 54.7）。

子宫内膜切除术的绝对禁忌证包括确认或怀疑妊娠，子宫内膜增生或子宫内膜癌，绝经后出血以

表 54.1 可用的整体子宫内膜去除技术

商品名	Her Option®	Gynecare ThermaChoice® Ⅰ，Ⅱ，Ⅲ[a]	NovaSure®	Genesys® HTA	Microsulis®（MEA）
FDA 批准年份	2001	1997	2001	2001	2003
能量形式	冷冻	热球囊	双极射频	热溶液	微波
宫颈扩张（mm）	5	5	8	8	8.5
治疗时间（min）	10	8	2	10	3.5
宫腔镜可视化	否	否	否	是	否
宫腔大小范围（cm）	< 10	4~10	6~10	< 10.5	6~12

[a] 已停用

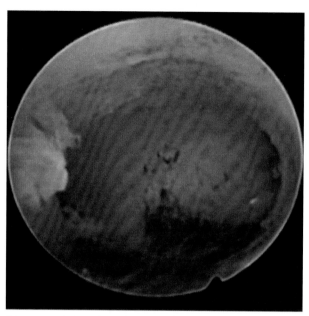

图 54.7 诊断性宫腔镜检查。在进行子宫内膜去除术之前，建议先行诊断性宫腔镜检查以排除宫腔内病变

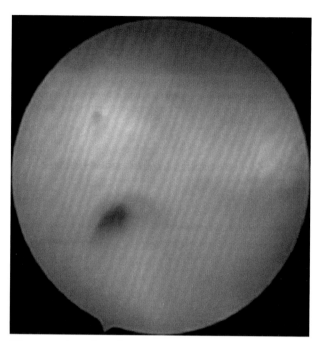

图 54.8 宫颈管狭窄。注意这个未生育患者的针尖样宫颈

及活动性或近期盆腔感染。其他情况被认为是相对禁忌证，如子宫肌瘤，宫腔过大，米勒管畸形，子宫手术史，带有 Essure® 绝育器，是否有子宫内膜癌高危因素如病理性肥胖、无对抗性雌激素刺激，高血压，糖尿病等，需要另外的预防措施并进行个体化评估。

宫腔镜和子宫内膜切除术是安全的，通常耐受性良好且有效；然而，一些已经存在的临床情况可能会影响手术结果。

54.2.4 宫颈狭窄的患者

宫腔镜手术失败的常见原因是难以进入宫腔，导致了约半数与宫腔镜相关的并发症的发生[14]（图54.8）。为了更容易地进入宫腔，宫颈狭窄的患者通常推荐使用米索前列醇来促进宫颈管扩张。在一项随机对照试验（RCT）中，当给予患者米索前列醇时，通过张力计评估的将宫颈扩张至 6mm 所需的力量减小。米索前列醇组宫颈扩张后疼痛也显著降低[15]。作者由此得出结论，在宫腔镜手术前 12~24h 时阴道内放置 400μg 米索前列醇可减少手术过程中的疼痛，副作用仅为轻微的痉挛性疼痛[15]。但是，也有报道提出了与之矛盾的数据。Fernandez 等[16]发现经阴道使用 3 种不同剂量的米索前列醇均不利于宫腔镜手术，而且增加术中疼痛。并且在热水灌注内膜去除术时，使经宫颈渗漏的热水增加。增加了阴道和其他邻近器官热损伤的潜在风险。在整体子宫内膜切除术前使用米索前列醇的益处尚不清楚；这将取决于宫颈的均一性和使用特定器械所需的扩张程度。

54.2.5 子宫腺肌病

对于子宫腺肌病患者可以安全地进行子宫内膜切除术。一项对 816 例接受子宫内膜切除术的患者的系统性综述，发现年龄小于 45 岁、有输卵管结扎和术前痛经是治疗失败的独立危险因素。术前超声检查提示子宫腺肌病的患者，第一次手术失败需随后进行子宫切除术或二次子宫内膜切除术的风险增加 1.7 倍[17]（图54.9）。

45 岁以下患者闭经与治疗失败的关系可能与未确诊的子宫腺肌病有关。此外，子宫腺肌病侵入的深度似乎与子宫内膜切除或切除的结果相关。子宫内膜侵入深度较浅或浅表子宫腺肌病的患者比深部浸润性患者的手术效果更好[18]。重要的是，在子宫内膜切除术之前，应该告知患者术后腺肌病可能持续存在，并且引起术后盆腔痛，往往子宫切除术是最终治疗方法[19]。

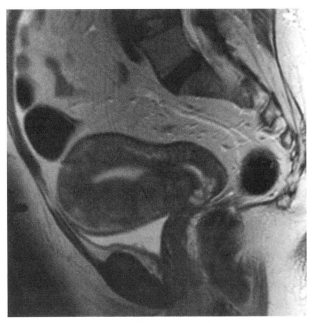

图 54.9 子宫腺肌病。在这个子宫腺肌病浸润的 MRI 图像中，可以看到由于子宫内膜侵入肌层导致子宫壁不对称。图片由 Natalie Yang 博士提供

54.2.6 子宫内膜息肉

子宫内膜息肉是局灶性子宫内膜赘生物，可发生在子宫腔内的任何部位。一般成年人群中的患病率为 10%~15%[20]。关于息肉引起异常子宫出血的机制尚不清楚。子宫内膜息肉通常通过盆腔超声或子宫超声造影发现。然而，确诊子宫内膜息肉的金标准是宫腔镜检查及其引导下的活组织检查。尚无证据表明子宫内膜切除术对已经形成的子宫内膜息肉的影响。此外，推荐在进行子宫内膜电切时或者在非电切性子宫内膜切除术之前将息肉自基底部切除并进行组织学检查（图 54.10 至图 54.13）。

54.2.7 子宫平滑肌瘤

肌瘤是异常子宫出血（AUB）的常见病因。黏膜下子宫肌瘤不是子宫内膜切除术的禁忌证。与子宫内膜电切术相比，非电切性子宫内膜切除术是一种不太具有挑战性的技术，也可在门诊完成。然而，在理论上宫腔内肌瘤的存在可能会增加非电切性子宫内膜切除术失败率的风险。

异常子宫出血合并黏膜下肌瘤的患者，热水灌注内膜去除术（HTA）似乎是子宫切除术的可接受替代方案。Glasser 等[21] 在一项大型回顾性队列研究中，对 246 例接受过 HTA 治疗的女性进行了

研究，据报道，与没有子宫肌瘤的患者相比，小于等于 4cm 的宫腔内子宫肌瘤患者的闭经率较低（38% *vs* 61%），失败率较高（23% *vs* 4%），子宫切除率较高（11% *vs* 0.7%）。相比之下，在一项单臂前瞻性研究中，对 65 例接受阻抗控制的双极射频消融（NovaSure®）的黏膜下肌瘤（≤ 3cm）患者，术后随访 1 年，成功率为 95%。在这些患者中使

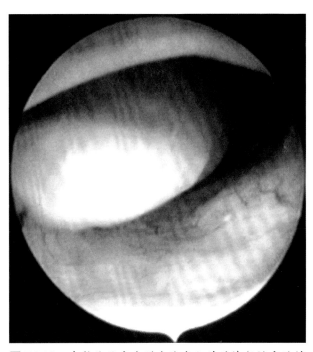

图 54.10 在整体子宫内膜去除术之前的诊断性宫腔镜检查中发现子宫内膜息肉

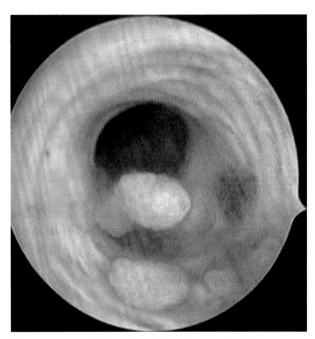

图 54.11 宫颈管内可见小的宫颈息肉。图片由 Christian Sanchez 博士提供

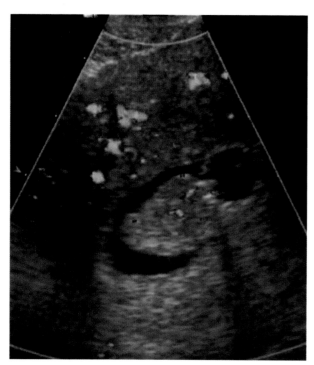

图 54.12 子宫内膜息肉超声图像

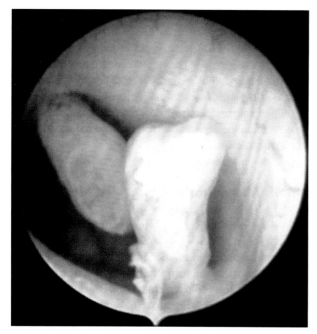

图 54.13 数个小的子宫内膜息肉

用 NovaSure® 系统，与没有宫腔内肌瘤的患者相比，在减轻出血和痛经方面效果相同[22]。

一项随机临床试验，比较了微波子宫内膜切除术（MEA）与滚球电极去除术（REA），肌瘤患者12个月的成功率与没有肌瘤的患者相比，没有显著差异。MEA 术后肌瘤患者的闭经率高于 REA，

但是差异无统计学意义[23]。

需要更多的研究来确定对于宫腔内子宫肌瘤患者，最适当的子宫内膜切除术，并且更好地确定选择患者的标准。由于功能性子宫出血和子宫肌瘤一直是子宫切除术的主要原因，因此将子宫内膜切除术作为一种可行的、微创的治疗 AUB–L 的方法是很重要的（图 54.14 至图 54.17）。

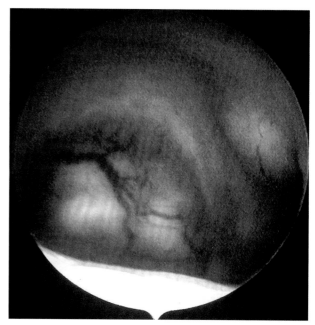

图 54.14 2 型黏膜下肌瘤

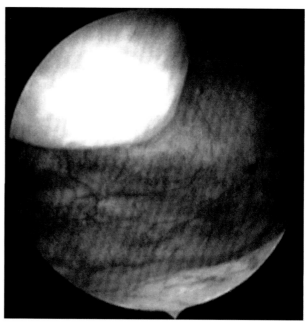

图 54.15 位于子宫底的 0 型黏膜下肌瘤

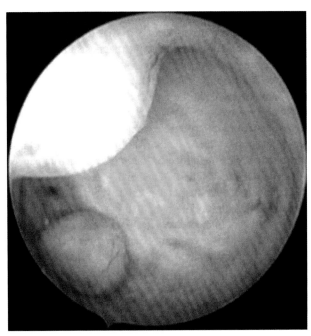

图 54.16　1 型黏膜下肌瘤合并子宫内膜息肉

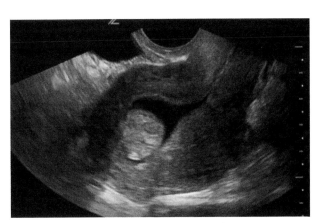

图 54.17　后壁子宫内膜息肉的子宫超声造影图像

54.2.8 子宫内膜恶性肿瘤或癌前病变

　　子宫内膜癌是美国最常见的妇科恶性肿瘤。异常子宫出血，包括绝经后出血是该病的主要症状。此外，大多数病例发生在具有相关危险因素的女性中，包括无对抗的雌激素刺激、肥胖、慢性无排卵、糖尿病和高血压[24-25]。子宫内膜切除术对子宫内膜癌发病率的影响尚不清楚[26]。有假设认为，随着子宫内膜的破坏，子宫内膜癌的发生率在子宫内膜切除术后可能会降低。然而，有人担心子宫内膜切除术产生的瘢痕可能会延迟对未来发生的子宫内膜癌的诊断。Neuwirth 等[27] 的一项超过 500 例患者的回顾性队列研究证明，用第一代子宫内膜切除技术治疗的患者的子宫内膜癌发病率与一般人群的预

期发病率相似。近期，Alhilli 等[26] 在一项大型系统性综述中发现了 22 例子宫内膜切除术后子宫内膜癌患者。关于子宫内膜切除术（EA）是否可以预防子宫内膜癌或延迟诊断尚未确定。此外，也没有确定术后适当的监测方法。在大多数情况下，早期症状如出血或疼痛可以提示诊断。子宫内膜切除术后的子宫内膜癌最常发生在具有危险因素的患者中，如复杂的子宫内膜非典型增生、肥胖、高血压和（或）糖尿病，这就强调了仔细选择患者的重要性。子宫内膜切除术应限于没有子宫内膜癌危险因素的绝经前患者，并且术前排除了子宫内膜癌或癌前病变。

54.2.9 子宫手术史

　　既往的子宫手术史可能导致子宫壁变薄，增加了术中并发症如膀胱或肠管损伤的风险。美国妇产科医师学会（ACOG）对子宫内膜切除术的安全性提出了关注，因为子宫肌瘤切除术或剖宫产术后子宫肌层可能会变薄[28]。建议对已知有子宫手术史如经典剖宫产史或透壁子宫肌瘤切除术的患者应该小心慎重。然而，随着子宫下段横切口剖宫产率以及保留子宫的子宫内膜切除技术的有效性和安全性的增加，临床医生将经常面对有一次或多次子宫下段横切口剖宫产手术史的患者，要求行子宫内膜切除术。因此，确保有子宫手术史的患者子宫内膜切除术的安全性和有效性非常重要。Gangadhan 等[29] 描述了使用热球囊对 26 例有剖宫产史的患者进行非宫腔镜下子宫内膜切除术的安全性，得出结论，对于有剖宫产手术史的 HMB 患者而言，该方法是安全的。Khan 等[30] 报道了一项针对有一次或多次剖宫产史的患者进行子宫内膜切除术的大型队列研究。在总共 704 例患者中，162 例（23%）有 1 次或多次剖宫产史。将他们与没有剖宫产史的患者进行比较，在第 5 年的时候两组的子宫内膜切除失败率、闭经率以及手术并发症发生率相当。所使用的子宫内膜切除设备的类型和既往剖宫产次数不影响手术结果。子宫穿孔率为 0.6%（704 例中有 4 例穿孔），没有穿孔发生在子宫下段或剖宫产瘢痕处。然而，作者建议在子宫内膜切除术之前用宫腔镜对子宫腔进行评估，以排除那些有明显异常的患者。Rooney 和 Cholhan 等[31] 报道了一例 54 岁

的女性，既往有 3 次子宫下段剖宫产史，并接受了 Novasure® 子宫内膜切除术。术后约 2 周出现阴道漏尿伴周期性血尿。随后该患者被诊断为膀胱 – 子宫瘘。他们建议对有多次剖宫产史的患者，在考虑子宫内膜切除术时，应该小心谨慎，避免盲目手术，并且支持在手术过程中采用能够实时直接观察子宫内膜腔的技术。

54.2.10 宫腔镜下放置绝育器线圈(Essure®)

大多数行子宫内膜切除术（EA）的女性都是育龄期妇女，许多人希望做绝育手术。子宫内膜切除不是一种避孕方式。子宫内膜切除术后的避孕需求是患者及医生共同关心的问题。据报道，子宫内膜切除术后妊娠率为 0.7%[32-34]。已经有关于子宫内膜切除术后成功怀孕的案例报道；然而，接受子宫内膜切除术的患者，妊娠相关并发症的风险似乎更高，包括胎膜早破、早产、胎儿宫内生长受限、高剖宫率以及胎盘异常（粘连 / 植入）[35]。

在过去的几十年里，子宫内膜切除术不断发展。一种流行的绝育技术是宫腔镜下放置 Essure® 线圈（图 54.18）。最初的临床指南不允许在 Essure® 线圈存在的情况下行子宫内膜切除术。目前，NovaSure®、HTA 和 Gynecare ThermaChoice® 已获得美国 FDA 的批准，可与 Essure® 一起使用。对这种操作的担忧包括理论上的风险，即金属线圈可以将能量传递到邻近的腹部器官，导致腹膜内器官损伤，而内膜去除后腔内频繁的瘢痕形成也妨碍了避孕器

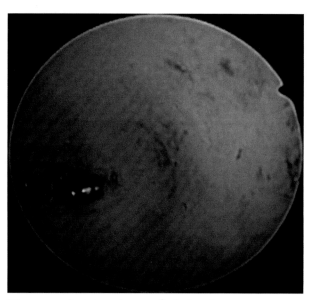

图 54.18 宫腔内可见 Essure® 放置正确

放置术后 3 个月通过子宫输卵管造影对输卵管阻塞效果的评估。然而，有研究对上述问题进行评估，并发现同时进行子宫内膜切除和宫腔镜下 Essure® 绝育手术既安全，耐受性又好，也不影响子宫输卵管造影对确认输卵管阻塞的评估[36-37]。在一项回顾性队列研究中，研究者在两个单独的诊室，对 117 例患者先行 Essure® 放置术，然后行 NovaSure® 治疗，术后 3 个月行子宫输卵管造影，发现 95% 的患者 Essure® 放置效果满意，没有不良反应。所有接受联合手术的患者均对手术 "满意" 或 "非常满意"。作者的结论是，Essure® 放置之后，随后行 NovaSure® 治疗是安全的，并没有降低任何一种方法的有效性[36]。此外，这些成功的避孕效果验证试验和无意外怀孕病例说明，宫腔镜下绝育器放置与子宫内膜切除术联合不会降低二者的效果。

54.2.11 子宫内膜切除术后放置宫内节育器(IUD)

宫内节育器的使用可能有一定的作用，特别是在一些临床情况下，使用左炔诺孕酮宫内释放系统 – 曼月乐宫内节育器（Mirena®）。在一项开放的随机观察研究中，Maia 等[38] 评估了子宫内膜切除术后，曼月乐对子宫腺肌病引起的月经过多的效果。与对照组相比，曼月乐组的闭经率显著升高。对照组中有 19% 的女性进行了二次手术以控制出血，而曼月乐组则没有。他们认为，子宫内膜切除术后放置曼月乐是治疗子宫腺肌病所致的月经过多的有效方法。

54.2.12 前次子宫内膜切除术失败：二次手术还有作用吗?

子宫内膜切除术失败的定义是出血没有改善，短期内又出现大量出血，需要再次治疗，或因去除术而出现新的不良反应，如疼痛。

一些确定的与失败相关的患者特征如下：

（1）年龄小于 45 岁。

（2）双侧输卵管结扎史。

（3）存在子宫肌瘤。

（4）手术前存在盆腔痛或痛经。

（5）存在子宫腺肌病。

值得注意的是，大多数失败发生在初次去除术后的前 2 年[39]。尽管并发症发生率较高，但可以考虑再次进行宫腔镜手术切除[40]。在考虑任何形

式的再次手术治疗之前，建议彻底的重新评估以排除新的病理情况的存在。

结　论

　　子宫内膜切除术是可代替子宫切除术的一种安全、有效且经济的方法。它要求医生熟悉各种不同的方式，其中一些可以在门诊、手术中心或手术室进行。重要的是术前对患者进行彻底的评估，以排除妊娠、活动性盆腔感染、子宫内膜癌或癌前病变如子宫内膜增生。我们鼓励将子宫内膜切除术作为一种微创的、保守的方法来治疗月经过多的患者。

参考文献

　　请登录 www.wpcxa.com "下载中心"查询或下载。

第55章 手术性宫腔镜的刨削技术

Guiseppe Bigatti

55.1 材料与方法：设备的历史

55.1.1 2009年6月至2011年6月

IBS® 的第一个原型由带直角的6° 光学视管（Karl Storz gmbh of Tuttlingen）和带有可通过刨削系统的通道和进出水的镜体双鞘组成。双鞘与维持宫腔视野的膨宫泵（HamouEndomat® Karl Storz gmbh of Tuttlingen）连接[1]（图55.1）。镜体外鞘直径8mm（24-Fr）。硬性IBS刨削系统由两个相互配合的可重复使用的中空金属管组成。内管在外管内旋转，并连接到一个由脚踏板和手术室常规负压系统控制的手持式（Drill cut-x® Karl Storz gmbh of Tuttlingen）电机驱动装置（Unidrive® eco Karl Storz gmbh of Tuttlingen）。脚踏板激活刨削刀尖端的转动以及负压吸引，同时在手术期间为了在管口尖端上保持连续的抽吸力，由护士按照医生的要求夹住或释放抽吸管来控制。IBS® 的刨削刀尖端是经过专门设计的，可以对任何类型的组织进行切割。内部旋转管有一个双窗口刀片，其上有一排非常锋利的齿（图55.2）。在外管的边缘有一个窗口，也有不同尺寸的齿：$10mm^2$，$17mm^2$，$20mm^2$，$25mm^2$（图55.3）。所使用的振荡旋转功率为300~450/min。使用Hegar扩张器将宫颈内口扩张至8.5号后，将具有连接Endomat泵流入和流出通道的全景光学视管插入子宫腔中。我们使用生理盐水冲洗和膨宫。最大流量设定为450mL/min，保持宫内压低于95mmHg。一旦发现病变，我们就使用可连接到马达驱动单元以及手术室负压装置的硬性刨削系统开始手术。只有当医生要求护士释放置于吸管上的夹子时才开始抽吸。依靠内管刀片的旋转和振荡运动对组织进行切割，并使用负压抽吸切除的组织进行组织学检查。通过检查由Endomat泵吸入的液体量和连接到刨削系统的抽吸管内加上收集到放置在患者下方的刻度塑料袋中的液体量来计算正确的液体平衡。

55.1.2 2011年6月至2015年9月

在IBS® 发展的第二个阶段，进行了以下改进。带直角的6° 光学视管（Karl Storz gmbh of Tuttlingen）带有连续灌流外鞘和另外的操作通道，硬性刨削系统是相同的。连续灌流外鞘连接到膨宫泵（HamouEndomat® Karl Storz gmbh of Tuttlingen），以维持宫腔内的最佳扩张和可视化。

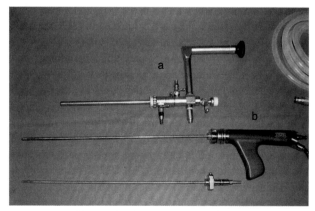

图55.1 IBS®：（a）带直角的0° 光学视管（Karl Storz gmbh of Tuttlingen），具有双鞘和另外的操作通道的硬性刨削系统（b）

G. Bigatti, M.D., Ph.D.
Div. di Ginecologia ed Ostetricia, Ospedale Centrale di Bolzano Azienda Sanitaria dell'Alto Adige, 39100 Bolzano, Italy
e-mail: g.big@tiscalinet.it, giubigat@gmail.com

© Springer International Publishing AG 2018
A. Tinelli et al. (eds.), *Hysteroscopy*, https://doi.org/10.1007/978-3-319-57559-9_55

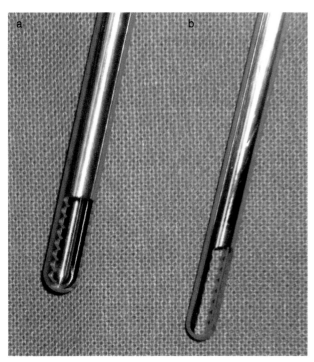

图 55.2 （a）IBS®25mm² 刨削刀头，具有（b）双窗口刀片，其上有一排非常锋利的齿

硬性刨削系统由两个相互配合的中空可重复使用金属管组成（图 55.4）。内管在外管内旋转，并连接到新的手持式（Drill cut-x® Karl Storz gmbh of Tuttlingen）电机驱动单元（Unidrive®SIII Karl Storz gmbh of Tuttlingen）和另外的由脚踏板控制的吸引泵（Endomat®LC Karl Storz gmbh of Tuttlingen）（图 55.5，图 55.6）。后面两个新的单元相互连接并同步化。脚踏板同时激活刨削刀尖端和吸引泵，从而在手术过程中保持窗口尖端的连续吸力。第一个脚踏板开关仅启动吸引泵以便将病变部位吸入窗口，而第二个开关启动刀片的发动机，以便刨开病理组织。我们使用了两种不同形状的刀片：类似于鲨鱼钳口的 SA/25mm² 椭圆形开口，SB/25mm² 长笛形状开口（图 55.7）。电机驱动单元（Unidrive®SIII，Karl Storz gmbh of Tuttlingen）提供高达每分钟 5000 转的振荡旋转功率。该单元的设计是为了将振荡运动分成 3 个步骤。通过这些修改，可以增加切割刀片与病理组织接触的时间。使用的平均功率为每分钟 2500 转。吸引泵（Endomat®LC，Karl Storz gmbh of Tuttlingen）提供高达 1000mL/min 的抽吸流量。使用该吸引泵，可以在手术前进行设置，而不再由护士控制。使用 250mL/min 的负压抽吸，子宫腔不

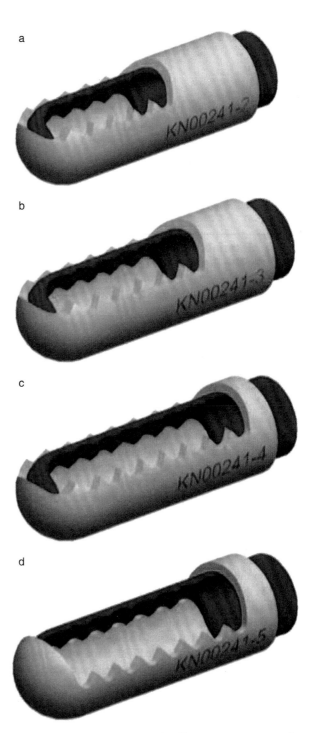

图 55.3 宫内 Bigatti 刨削刀（IBS®）尖端：（a）17mm²，（b）20mm²，（c）25mm²，（d）25mm² 宽开口

会塌陷，从而在手术过程中获得完美的视野。在看到病变部位之后，将硬性刨削系统（连接到马达驱动单元和吸引泵）插入操作通道中并开始操作。负压抽吸仅可通过按压吸引泵踏板激活，以防止子宫腔因大量液体流出塌陷。通过刨削系统内刀片的旋转和振荡运动对组织进行切割。然后将切除的组织

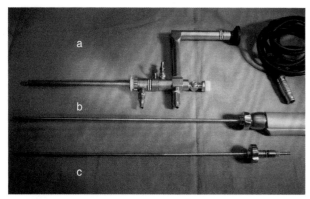

图 55.4 宫内 Bigatti 刨削刀（IBS®）：（a）带直角的 6° 光学器件（Karl Storz GmbH of Tuttlingen），带有双鞘和用于插入（b）刚性刨削系统的另外通道（c）可重复使用的刀片

直接吸入与吸引泵相连的玻璃瓶中，作为组织学标本。通过检查 HamouEndomat® 吸出的液体总量以及刨削系统连接的吸引泵（Endomat® LC Karl Storz GmbH of Tuttlingen）吸入的液体加上底层刻度塑料袋收集的液体，计算出正确的液体平衡。

55.1.3 2015 年 9 月至 2015 年 12 月

IBS® 的最后一次改进仅涉及硬件方面。

Endomat®LC 和 HamouEndomat® 被称为 EASI® 的双吸引泵取代（图 55.8）。该泵与 Unidrive SIII 以及之前的系统连接并同步。随着该装置的推出，整个系统的推荐设置（图 55.9）变得非常简单和容易。蓝色标记的流入管从液体袋到吸引泵，再从吸引泵到光学视管的流入阀。红色标记的流出管从刨削刀手柄的后部到吸引泵，再从吸引泵到过滤标本的容器。踏板仍保持其双重功能：第一个开关仅启动吸引泵以便将病变部位吸入窗口，而第二个开关启动刀片的发动机，以便剖开病理组织。通过 EASI 泵自动计算并维持宫腔内压力和流出量。

55.2 经 验

55.2.1 人 群

从 2009 年 6 月到 2015 年 12 月，我们使用 IBS® 进行了 797 例手术：141 例（17.6%）子宫肌瘤切除术，566 例（71%）息肉切除术，5 例（0.6%）粘连松解术，34 例（4.2%）息肉切除术 + 子宫肌瘤切除术，5 例（0.6%）息肉切除术 + 粘连松解术，3 例（0.3%）子宫肌瘤切除术 + 粘连松解术，

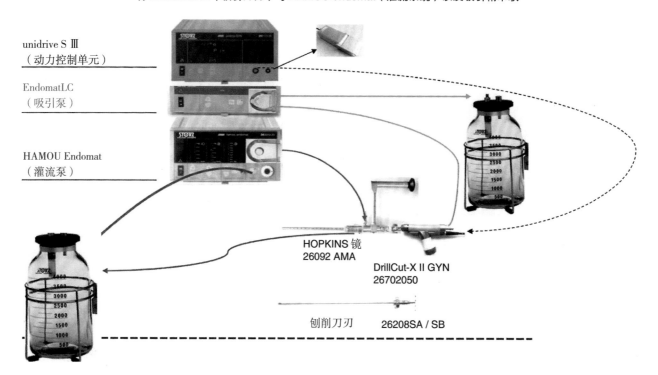

IBS – 宫内 Bigatti 刨削刀

将 Endomat LC（吸引刀刃）与 HAMOU endomat（灌流系统）以及吸引鞘串联

unidrive S Ⅲ（动力控制单元）

EndomatLC（吸引泵）

HAMOU Endomat（灌流泵）

HOPKINS 镜 26092 AMA

DrillCut-X II GYN 26702050

刨削刀刃　　26208SA / SB

图 55.5 宫内 Bigatti 刨削刀（IBS®）推荐的设置

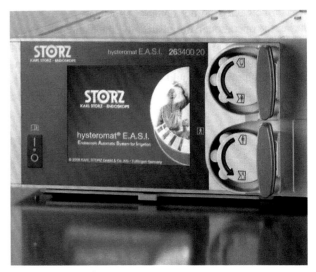

图 55.8　EASI® 泵

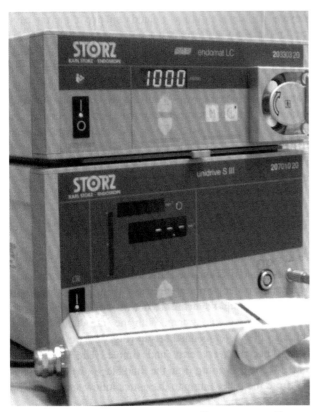

图 55.6　宫内 Bigatti 刨削刀（IBS®）：Endomat®LC，Unidrive®SIII 脚踏板（Karl Storz GmbH of Tuttlingen）

12 例（1.5%）胎盘残留切除术，1 例（0.1%）胎盘残留切除术＋粘连松解术，16 例（2%）子宫内膜去除术，10 例（1.2%）子宫成形术，1 例（0.1%）子宫成形术＋粘连松解术，3 例（0.3%）息肉切除术＋子宫成形术（表 55.1）。肿瘤病例被排除在外。所有患者均行全身麻醉或局部麻醉，并在手术室使用标准的妇科手术设置进行手术。

55.2.2 并发症

我们报告了以下并发症：1 例（0.2%）子宫穿孔，2 例（0.4%）液体超负荷，9 例（1.7%）术中出血，

表 55.1　6 年个人病例（2009 年 6 月至 2015 年 12 月）

手术类型	病例数（百分比）
子宫肌瘤切除术	141（17.6%）
息肉切除术	566（71%）
粘连松解术	5（0.6%）
息肉切除术＋子宫肌瘤切除术	34（4.2%）
息肉切除术＋粘连松解术	5（0.6%）
子宫肌瘤切除术＋粘连松解术	3（0.3%）
胎盘残留切除术	12（1.5%）
胎盘残留切除术＋粘连松解术	1（0.1%）
子宫内膜去除术	16（2.0%）
子宫成形术	10（1.2%）
子宫成形术＋粘连松解术	1（0.1%）
息肉切除术＋子宫成形术	3（0.3%）
合计	797

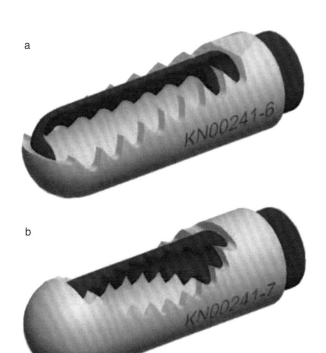

图 55.7　宫内 Bigatti 刨削刀（IBS®）刀片：（a）长笛形状，（b）鲨鱼钳口形状

IBS – 宫内 Bigatti 刨削刀

将 Endomat LC（吸引刀刃）与 HAMOU endomat（灌流系统）以及吸引鞘串联

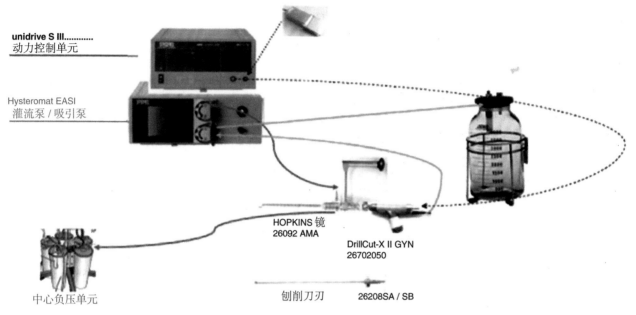

图 55.9 目前的 IBS® 推荐设置

表 55.2　IBS® 的并发症

并发症	病例数
体液超负荷综合征（发生率 0.4%）	2
息肉切除术	1
子宫肌瘤切除术	1
子宫穿孔（发生率 0.2%）	1
息肉切除术	1
术中出血（发生率 1.7%）	9
息肉切除术	3
子宫肌瘤切除术	6
阴道及宫颈裂伤（发生率 0.9%）	5
息肉切除术	5
假道形成（发生率 0.2%）	1
息肉切除术	1

5 例（0.9%）宫颈裂伤，1 例（0.2%）假道形成。这些并发症均未对患者产生严重后果（表 55.2）。

55.3 评　述

我们今天所了解的第一个电切镜可以追溯到 1926 年，被 Stern 用来切除 3 片前列腺组织。几年后制造的 Stern–McCarthy 电切镜使用了 0° ~30° 不同角度的光学视管，被认为是我们今天使用的设备的前身 [2]。目前，双灌流单极或双极电切镜仍被认为是大多数宫腔镜和泌尿外科手术的首选设备 [3]。尽管它具有通用性，但许多与技术相关的问题仍然没有解决。在使用单极技术的情况下，大量吸收低黏度非电解质液体如山梨醇 – 甘露醇可能会导致水中毒和液体超负荷 [4]。液体超负荷可能导致肺水肿，水中毒可能导致低钠血症、低渗透压和脑水肿。使用双极技术也不能防止这些并发症的发生。如果使用等渗溶液（如 0.9% 氯化钠溶液）可防止稀释性低钠血症，但液体超负荷的风险仍然存在。此外，一些病例报道显示宫腔镜下子宫肌瘤切除术中大量液体吸收导致严重的高氯离子代谢性酸中毒和稀释性凝血功能障碍，利尿剂治疗可以解决上述问题 [5–6]。另一个大问题是切除过程中高频单极或双极电流的使用。子宫穿孔和肠管损伤可能由电切环引起，这迫使外科医生进行腹腔镜或剖腹探查以修复损伤 [7]。此外，在大息肉或肌瘤切除过程中，子宫腔内的组织碎片会使手术视野变小，增加了穿孔的风险。因为必须将组织碎片移出宫腔以保持手术视野的清晰，因此手术非常耗时。这一比较麻烦的过程容易增加患者的血管受损和宫颈裂伤风险。

另一个小但重要的问题是，由于传统电切镜的直径较大，导致超过半数的子宫穿孔与手术时进入宫腔相关[8]。所有这些观察结果都解释了为什么这种技术有如此长的学习曲线，为什么只有少数外科医生可以进行宫腔镜手术[9]。为了改进传统电切镜的结果，已经研发出了带有双窗口刀片的子宫内 Bigatti 刨削刀（IBS®）。IBS® 能够在切除的同时去除组织碎片，使手术始终在可视下进行，变得更快，更精确，更容易操作，并发症更少。2012 年 2 月，Bigatti 等在 *Gynaecological Surgery* 杂志上发表的一项随机前瞻性研究显示，特别是对于 2cm 以下的大息肉和肌瘤的治疗，IBS® 具有几个明显的优点[10]（图 55.10 至图 55.12）。正如 Emanuel 等所讨论的，子宫内病变的直径与手术时间和并发症发生率密切相关[11]。切除组织的体积可用公式 $4/3\pi r^3$ 来计算，如果采用传统的单极电切环以 $0.5cm^3/min$ 的速度进行切除，那么我们切除一个直径为 2cm 的病变需要 8.4min，3cm 大小的需要 28.2min，而切除直径 4cm 的病变则需 67.0min。双极环更小，切除时间将相应增加。这个切除时间，我们没有计算清除组织碎片所需的时间，而这又是切除大肌瘤的主要问题。第一代双极电切环甚至比传统的单极或第二代双极电切环小，这导致切除所有超过 2cm 的病变都具有挑战。IBS® 似乎比 Versapoint® 快得多。这可能是因为 IBS® 一直在直视下连续切割，并且在切割的同时立即清除组织碎片，从而导致肿块体积更有效地减少。Bigatti 等的研究表明，IBS® 在手术及切除时间上更有优势，并且有统计学意义[10]。IBS® 组未观察到出血或严重并发症。IBS® 系统，不仅操作时间缩短，而且总液体流失似乎也更少。事实上，这项研究表明，使用 IBS® 进行肌瘤切除术，总手术时间的中位数为 23.25min（范围 6.5~66min），切除时间的中位数为 15.08min（范围 0.9~50min）（表 55.3）。尽管平均总液体使用量为 9925mL，但液体丢失量控制在 666.66mL。这是由于使用 IBS® 时，液体丢失和出血更少。虽然上述结论在息肉切除术中已被证实，但对于肌瘤，这项研究无法得出有可比性的结论。遗憾的是，电切镜组未纳入足够的肌瘤切除术病例并且较大的肌瘤（> 2cm）都由 IBS® 完成。很明显，由于肌瘤致密性及其壁内位置的不同，息肉切除术的结果不能推论到肌瘤切除术上。无论如何，所有类型的黏膜下肌瘤，包括被关于旋切器的类似研究排除的 G2 肌瘤，都包括在本研究中[12]。此外，IBS® 的主要优点是可以将肌瘤从肌瘤窝中有效地剥除，并且也可切除壁内部分。与不太精确的传统电切镜相比，避开了周围正常的子宫内膜，使其免于热损伤。不需要电凝，也没有出血过多的问题。需要谨记的是，用电切镜进行肌瘤切除术已报道过并发症，如大出血，体液超负荷，两步法手术但术后粘连形成更为明显。据 Deans R 和 Abbott J 的报道，单个肌瘤切除术后粘连形成率为 31.3%，而多发性肌瘤切除术后为 45.5%[13]。特别是对于较大的和多个肌瘤的治疗，将 IBS® 作为传统电切镜的替代方案可能更令人关注并且对患者有益。本研究的另一项重要发现是 IBS® 与电切镜之间学习曲线的差异。与电切镜相比，IBS® 更容易学习，且这种差异具有统计学意义。这种改进为经验不足的宫腔镜医生进行非常常见的妇科手术如息肉切除术时提供了机会。与其他不可视的宫腔内设备相比，IBS® 的主要优势在于外科医生始终在直视下进行手术，可以自动且轻松地将组织碎片去除。有随机对照试验[14]已经证实，减小器械直径可提高门诊诊断性宫腔镜检查的普及性，IBS® 增加了大多数宫腔镜手术的可及性。因此，如前所述，

表 55.3 肌瘤切除 IBS® *vs* Versapoint®[10,16]

肌瘤切除术	A 组（IBS®）				B 组（Versapoint®）				P
	中位数	范围	平均值	DS	中位数	范围	平均值	DS	
扩宫（min）	1.5	1~2.5	1.37	0.42	1.5	1~12	4.83	5.66	0.020 2
手术时间（min）	23.25	6.5~66	27.41	18.95	8	8~13	9.66	2.34	0.139 2
切除时间（min）	15.08	0.9~50	19.92	15.29	5	2.5~9	5.34	2.7	0.133 3
液体使用量（mL）	9250	2000~20 000	9925	5351.6	1700	1000~2000	1566.6	418.99	0.020 8
液体丢失量（mL）	550	100~2000	666.66	488.76	200	200~300	233.33	47.140	0.159 6

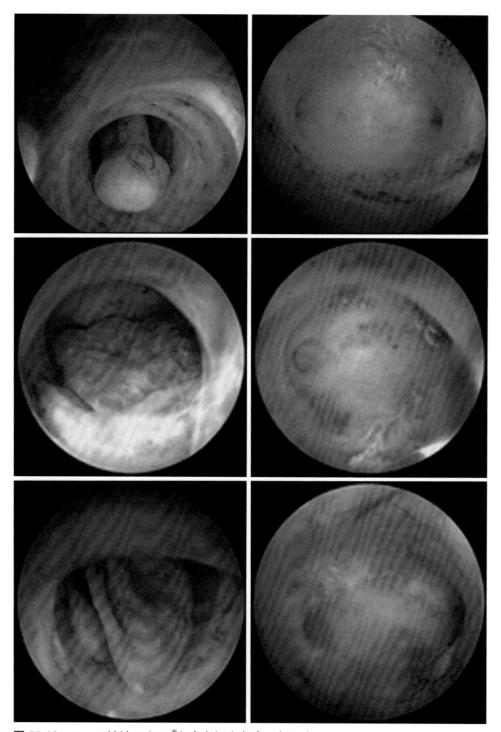

图 55.10　Bigatti 刨削刀（IBS®）息肉切除术前、术后对比

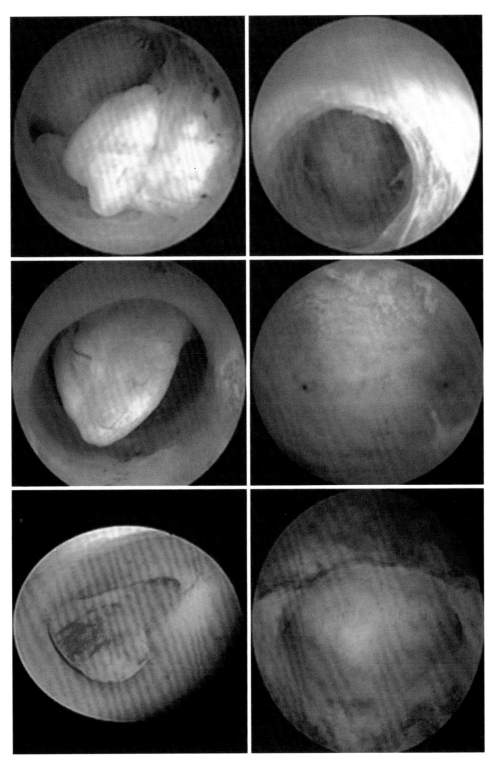

图 55.10（续）

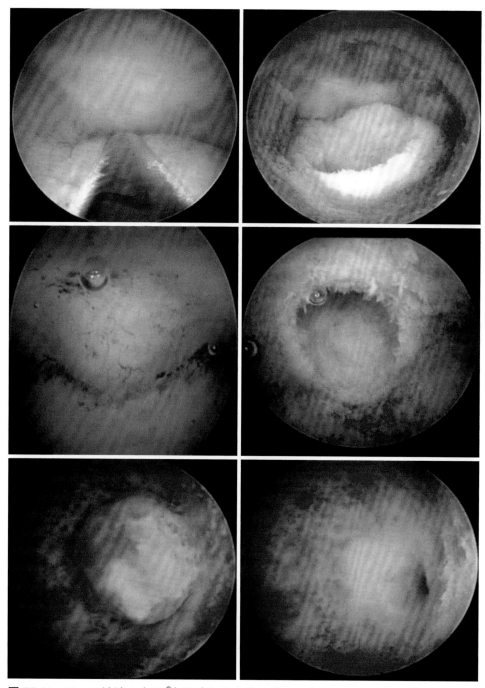

图 55.11　Bigatti 刨削刀（IBS®）肌瘤切除术前、术后对比

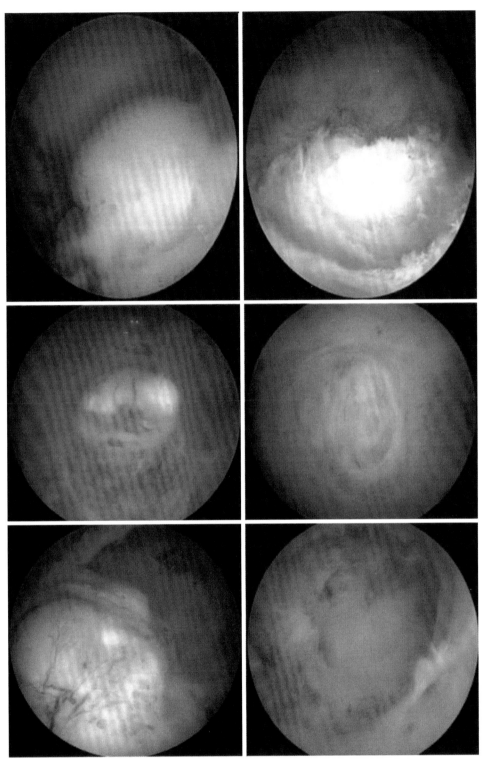

图 55.11（续）

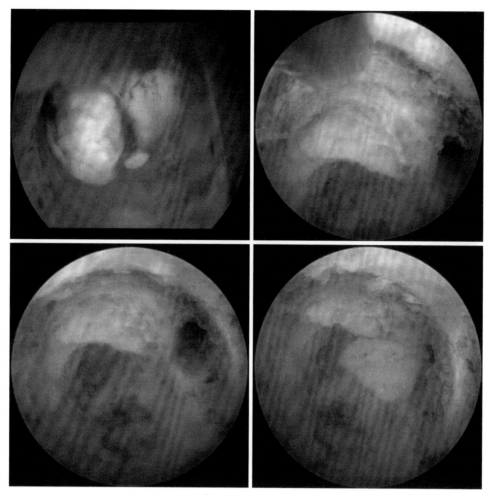

图 55.12 Bigatti 刨削刀和剪刀（IBS®）肌瘤切除和粘连松解术前、术后对比

由于本研究中的子宫肌瘤切除术是非随机配对的，因此不能进行比较分析。2014 年 1 月，Bigatti 等在 *Gynaecological Surgery* 杂志上发表的第二项研究评估了刨削刀与 Versapoint® 在子宫肌瘤切除术中的实际效果 [15]。本研究比较了 76 例用 IBS® 和 51 例用 Versapoint® 的子宫肌瘤切除术，以评估这项新技术是否具有真正的优势。对切除时间、液体丢失量、宫颈扩张以及是否需要进行第二步手术或将刨削刀转换为传统的双极进行了评估。以 3cm 为界根据肌瘤的大小对结果进行分层。两组病例分布类似，如都包含有 G2 型肌瘤和大于 3cm 的肌瘤。结果显示，两组间在宫颈扩张、切除时间和液体丢失量方面无差异，但对于小于 3cm 和 G2 型肌瘤，IBS® 在一步手术中切除率分别为 93.5%（$P=0.3753$）和 62.5%（$P=0.5491$）。IBS® 组需要第二次手术的总数显著低于 Versapoint® 组（$P=0.0067$）。关于 IBS® 二步操作及术式转换总次数与 Versapoint®

二步操作总次数之间比较的数据还不明确。尽管在切除时间方面没有显著差异，但已经证明 IBS® 能够通过非常精确且简单的一步法切除所有类型的黏膜下肌瘤，特别是直径小于 3cm 的肌瘤。目前，IBS® 可被视为传统双极电切镜的有效替代选择。

55.4 未来展望

尽管刨削刀技术具有良好的优势，但大于 3cm 的肌瘤具有较高的致密度，通常需要进行第二步操作或转换为传统的双极切除术（图 55.13）[16]。为了改善 IBS® 的结果，有两种可能性。第一种是通过一次性刀片或新设计的刀片来增加其刨削能力，这些刀片显示出对肌肉组织更强的破坏性。第二种可能性是通过药物治疗降低肌瘤的致密度。关于这一选择，我们认为一个较可行的方法是将黄体酮和醋酸乌利司他作为黏膜下肌瘤患者的术前治疗。黄体酮术前使用的基本原理

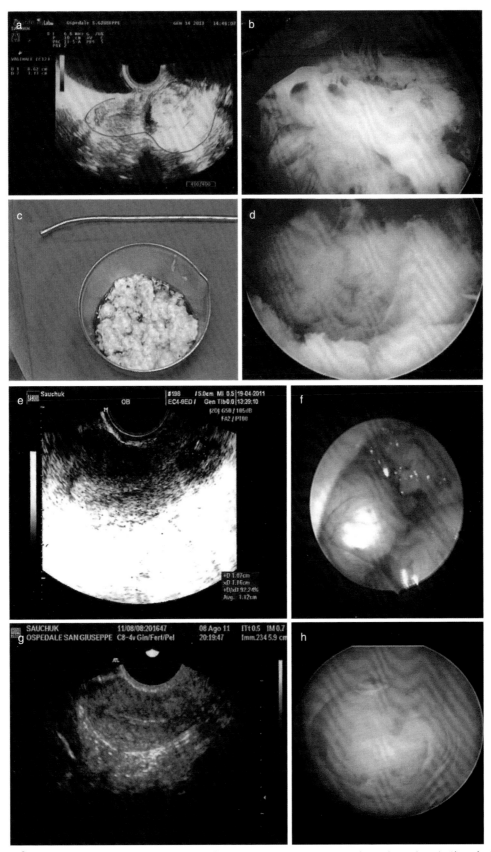

图 55.13　用 IBS® 切除一例 4cm 的 G2 宫颈黏膜下肌瘤。Bigatti et al. Gynecol Surg（2012）。（a~d）第一步手术：（a）超声显示 4cm 大的 G2 型黏膜下肌瘤，（b）手术前的宫腔镜所见（c）切除组织体积为 50mL，（d）第一步手术后的宫腔镜图像。（e，f）（e）第一步手术后 2 个月超声检查显示残留 1cm 大小的 G1 型肌瘤，（f）宫腔镜图像。（g，h）第二步手术：（g）在第二步手术后 2 个月超声显示完美的宫腔，（h）宫腔镜图像

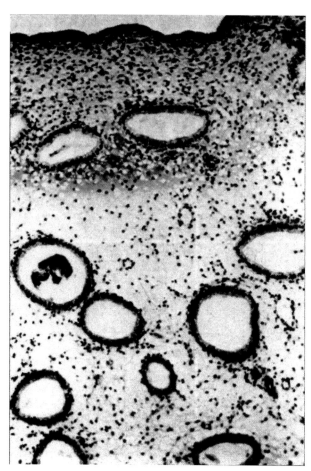

图 55.14 *裸露的腺体 – 间质模式（Kurman [17]）*

是其对浸润到子宫肌层中的子宫内膜的作用。在分泌晚期，黄体酮增加了螺旋动脉的血管通透性，导致子宫内膜结缔组织水肿，形成典型的裸露腺体 – 间质模式（图 55.14）[17]。另一方面，是考虑到仅限于平滑肌细胞的醋酸乌利司他的凋亡效应。这两种效果都可降低肌瘤的致密度，增加刨削刀的切割效果。我们也希望减少总手术和切除时间，并减少两步法或转换为传统技术的次数。黄体酮治疗可能的缺点是肌瘤体积和术中出血的增加，刨削刀技术可以很好地避免这一点。目前，我们正在进行一项前瞻性随机对照研究，以评估使用刨削刀进行黏膜下肌瘤手术时，术前使用黄体酮和醋酸乌利司他的效果。

参考文献

请登录 www.wpcxa.com "下载中心" 查询或下载。

第56章　阴道病变的宫腔镜诊断与治疗

Brunella Zizolfi, Fabrizia Santangelo, Ursula Catena, Carmine Nappi, Attilio Di Spiezio Sardo

56.1 引　言

当提到宫腔镜时，通常针对的是子宫腔的病变，并且可以使用这种方法进行诊断及可能的治疗。然而，人们必须意识到，阴道也可能存在各种病变，而这些病变经常被忽略，因此得不到充分的治疗。因为在传统的宫腔镜检查中，通常倾向于忽略或只是草率地检查阴道。尽管宫腔镜检查被认为是目前评价子宫腔和宫颈管的金标准，但其在阴道检查中的作用尚未得到广泛认可[1-2]。近年来，科学技术的快速发展开辟了新的视野。现在，除了用于宫内病变的诊治外，宫腔镜还可以作为识别和治疗宫颈及阴道病变的新兴工具[3-5]。

然而，阴道内镜使得宫腔镜医生将重点放在阴道壁和穹窿上，且可采用与传统评估宫腔方法准确性和结构相同的方法。因此，阴道的病理诊断现在可以通过阴道内镜来完成。

阴道疾病（炎症、肿瘤、医源性病变、畸形）可能是引起生殖道症状（如性交痛、异常出血和阴道分泌物异常等）的一种不常见且经常被低估的病因[5]。传统上，阴道病变的诊断方法包括妇科双合诊以及通过窥器暴露仔细检查阴道和子宫颈。必要时，临床医生可能进行活检或细胞学和（或）基于培养的检查。

传统方法可能会使患者感到一些不适，特别是当使用宫颈器械时，这种器械具有相当的侵入性并且可能导致阴道壁受损或撕裂。此外，传统的方法不适用于无性生活或者阴道口严重狭窄而禁止或者无法使用窥器的患者。

术语"阴道内镜"在20世纪50年代首次被提出，是指不用窥器来检查阴道[6]。Cameron-Myers阴道镜是一种检查儿童阴道的早期流行技术，是由兽医的耳镜改进而来，该耳镜具有多种直径，远端的管状结构可互换。Killian鼻腔镜也被用于治疗和检查儿科患者[7-8]。然而，这些仪器仅有助于检查大的病灶或者与阴道壁颜色不同的病变。Huffmann创造了真正的第一台阴道镜，是由Kelly膀胱镜改造而成；这一原始的阴道内镜有一个外部光源，但是Huber后来将"光纤"作为光源对其进行了修改。

1997年，Bettocchi和Selvaggi[9]从小儿阴道镜的原理出发，提出了一种无需借助窥器或拉钩即可识别宫颈外口的无创伤的插入宫腔镜的替代方法。这种技术——阴道内镜或无接触式技术——是指将宫腔镜直接置入阴道。液体介质膨宫后，可以使用宫腔镜仔细探查阴道并进行最终的治疗[10-13]。

阴道内镜的使用促进了宫腔镜在门诊的发展和广泛应用[11]，减少了患者的不适，适合那些没有性生活或严重阴道萎缩或狭窄的女性使用[14]。此外，阴道内镜检查有助于对阴道壁、穹窿和宫颈阴道部进行详细的评估，所有这些都可以通过显示器上放大的图像轻松且准确地检查。

B. Zizoli, M.D. (✉) • C. Nappi • A. Di Spiezio Sardo
Department of Public Health, School of Medicine, University of Naples "Federico II", Naples, Italy
e-mail: brunellazizoli@hotmail.it

F. Santangelo • U. Catena
Department of Neuroscience, Reproductive Sciences and Dentistry, School of Medicine, University of Naples "Federico II", Naples, Italy

© Springer International Publishing AG 2018
A. Tinelli et al. (eds.), *Hysteroscopy*, https://doi.org/10.1007/978-3-319-57559-9_56

现代微型宫腔镜的普及以及使用液体作为膨宫介质已被认为是成功进行阴道内镜检查的基本要素。

尽管如此，在阴道内镜检查过程中仍有一些技巧可以帮助术者[15]。例如，当尝试通过宫颈外口时，术者应谨慎使用所有现代宫腔镜提供的12°和30°的斜视图：屏幕中间观察到的图像实际上低于12°或30°的位置（取决于视野）。因此，所需的结构（即宫颈外口或宫颈管）应出现在屏幕的下半部分而不是屏幕的中心。另外，如果阴道扩张不充分，用手指闭合阴唇以增加压力和增加阴道壁的扩张可能是有用的。

以下是与阴道病变相关的大量临床病例，这些病例引自目前的文献或临床实践，并且已经通过宫腔镜诊断和（或）治疗。

56.2 阴道息肉

阴道息肉是一种罕见且经常被低估的引起异常子宫出血的疾病。通常，它是由血管和结缔组织组成的良性肿瘤，覆盖有上皮组织，并且大小和形态可变。在鉴别诊断方面，这种病变应与恶性肿瘤相鉴别，其中最重要的是胚胎型横纹肌肉瘤[16]。

56.2.1 病例1

56.2.1.1 相关的个人数据

年龄：72岁；最后一次月经（LM）：50岁。

56.2.1.2 临床病史

患者因反复阴道鲜红色分泌物被转诊给我们。

56.2.1.3 专科检查

- 阴道内镜：在仔细探查阴道壁后，发现靠近宫颈后唇有一直径约1cm的菜花状息肉样病变，提示阴道息肉。在检查的同时，使用双极和鳄鱼钳将病变摘除，无需任何镇痛和（或）麻醉。组织学检查证实为纤维上皮性质的息肉样病变。

56.3 异　物

阴道内异物偶尔会被漏诊且可导致疼痛、阴道出血、分泌物增多和反复阴道感染。当谈及阴道内异物时，既往史询问必须包括婴儿期和儿童期在内的与性活动有关的所有问题。然而，以下病例表明实际的临床问题可能更加多样和复杂。

56.3.1 病例1

56.3.1.1 相关的个人数据

年龄：75岁；LM：50岁。

56.3.1.2 临床病史

该患者60岁时因宫颈深部浸润鳞状细胞癌接受放疗。在随后的几年随访期间，未发现任何复发的证据。因发现生殖道粉色分泌物数日，被转诊给我们。

56.3.1.3 专科检查

- 阴道内镜检查：阴道内未发现提示肿瘤复发的出血性或黏膜损伤性病变。在阴道穹隆处，可能由于放疗而无法看到宫颈的轮廓，唯一能提示宫颈外口的征象是一个细长的、突出的线状结构。近距离观察宫颈外口，可以看到宫颈管内难以识别的异物并最终用鳄鱼钳将之取出。显微镜下发现该异物由植物组织组成（图56.1）。曾在一位居住在山区的饲养山羊的老人体内检测到外来植物组织，这一信息解释了患者的症状。

56.3.2 病例2

56.3.2.1 相关的个人数据

年龄：15岁，无性生活史。

56.3.2.2 临床病史

该患者有高热，因怀疑粟粒性结核扩散至肠道的感染性疾病收入我科，并因腹部和盆腔X线检查异常被转诊给妇科医生。无盆腔及阴道的疼痛或流液。

56.3.2.3 专科检查

- 腹部-盆腔X线检查：耻骨联合（右侧）存在不透射线的异物，可能为耳环（图56.2）。

- 门诊阴道内镜检查：在彻底探查阴道壁后，在距离宫颈外口约1.5cm处的阴道右侧壁水平，发现一直径约1cm的金属异物。仔细观察后，确认该异物为带扣的耳环。未使用任何镇痛或麻醉，用鳄鱼钳取出耳环（图56.3a~c）。然而，环扣似乎嵌顿到阴道内的异物肉芽组织中，由于患者在术中出现不适，（图56.4a，b），因此无法继续将其取出。

- 全身麻醉下阴道内镜检查：为了便于去除环

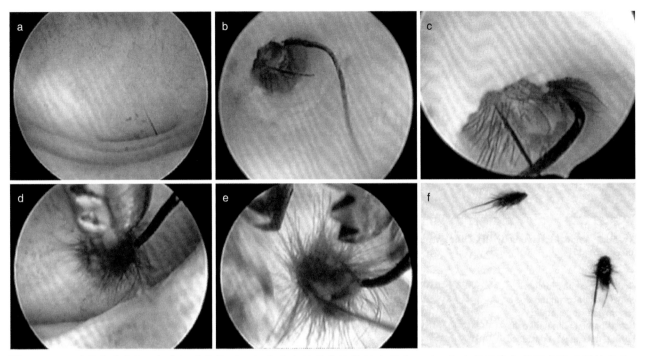

图 56.1 阴道异物（Ⅰ）。（a）阴道内镜下。（b）当内镜的尖端接近宫颈外口时。（c）宫颈管中发现来源不明的异物。（d，e）用鳄鱼钳将异物移除。（f）显微镜下，异物由植物组织组成[5]

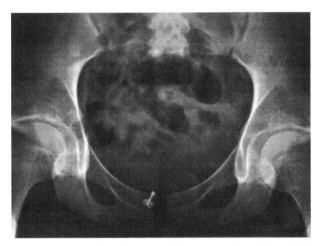

图 56.2 阴道异物（Ⅱ）。腹部及盆腔部位的 X 线检查显示右侧耻骨联合处的不透射线的异物[17]

扣，首先，用双极小心地清除肉芽肿，使积聚的黏液样物质排出。然而，环扣仍然牢固地黏附在阴道组织上，这就是为什么仅使用一个 5-Fr 的"鳄鱼"钳无法取出的原因。然后决定使用一种新的"双器械"方法：当术者通过宫腔镜的操作通道用双极继续切开阴道组织时，不要向前推进太多，在宫腔镜引导下，直接将鳄鱼钳放入阴道，然后抓住异物。这有利于异物向侧边移动并更好地识别环扣的底部卡在正常阴道和肉芽组织的位置。这样，取下耳环扣便不再困难。这位少女和她的母亲认出这个耳环

是她的第一份圣餐礼物（约 8 年前）[17]。

56.3.3 病例 3

56.3.3.1 相关的个人数据

年龄：67 岁，无性生活史。LM：40 岁（手术绝经）。

56.3.3.2 临床病史（1）

47 岁时行阴式子宫切除及阴道成形术，随后因直肠膨出复发行修补术；62 岁时，因阴道前壁息肉行硝酸银治疗。因生殖道出血被转诊给我们。

56.3.3.3 专科检查

- 阴道内镜检查：在阴道前壁上，可见一无任何血管增粗异型的带蒂息肉样病变。使用双极切除息肉样病变。组织学检查证实了阴道息肉的诊断（组织学报告：血管和结缔组织表明糜烂，缺乏上皮内膜，伴急性炎症）。

56.3.3.4 临床病史（2）

患者在初次检查后 2 个月再次出现生殖道出血。

56.3.3.5 专科检查

- 阴道内镜检查：阴道前壁明显息肉样病变，与之前的检查相比，其血管分布更加明显。在切除

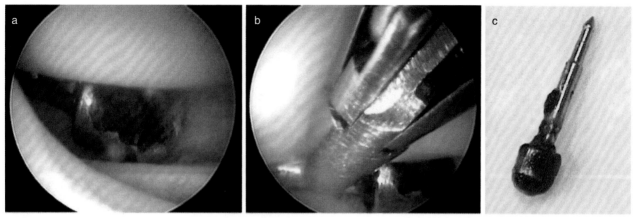

图 56.3 阴道异物（Ⅱ）。使用液体介质扩张后行门诊阴道内镜检查：用鳄鱼钳取出耳环（b）[17]

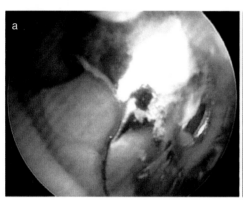
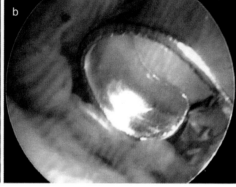

图 56.4 阴道异物（Ⅱ）。使用液体介质扩张后行门诊阴道内镜检查：与耳环不同，环扣嵌入阴道组织中，被包在异物肉芽肿中（a,b）[17]

息肉样病变的过程中，在阴道壁的底部，发现一根 Dexon 缝合线残留，这可能是之前阴道成形术时留下的，然后用鳄鱼钳去除。缝线去除后，在阴道前壁可见一假腔，是不可吸收 Dexon 缝合线所在位置。为了检查更全面，随后进行了尿道膀胱镜检查，以排除由 Dexon 线和（或）其去除可能造成的损伤。

56.4 阴道隔

阴道隔可分为纵隔和横隔，进一步可细分为完全性或部分性。

阴道纵隔源于米勒管融合缺陷；主要表现为阴道内部分性纵隔，常见于下半部分，而其上方为单一的腔。

阴道横隔起源于米勒管和泌尿生殖窦（或阴道的下 1/3）之间的垂直融合缺陷。近期对动物的研究表明，中肾管在雌性胚胎发生过程中并未完全消退，而是在中线融合，将泌尿生殖窦的头部与米勒管的尾部连接起来。因此，后一种结构可能参与阴道畸形的发病机制，因其可能有助于阴道的适当发育。阴道横隔的厚度通常小于 1cm 且可以在阴道的每个水平上出现：上 1/3 位置约占 46%，中 1/3 约占 40%，下 1/3 约占 14%。

阴道纵隔，无论是完全性的，部分性的，还是部分性横隔，通常是在因其他疾病或怀孕期间进行妇科检查时偶然发现的。在某些病例中，这种畸形与白带异常、隐性月经、阴道反复感染、性交痛或性交后出血有关。极罕见的完全性横隔可在新生儿期或青春期诊断出来。前者是阴道上段阴道内母性雌激素环境引起的黏液息肉，或来自宫颈的黏液分泌物聚集。第二种情况表现为原发性闭经，盆腔疼痛，或由阴道积血、子宫积血或输卵管积血导致的盆腔肿块。在这类患者中，经血逆流可能促进盆腔子宫内膜异位症的发展。文献报道中描述的一些病例，同时存在阴道横隔和先天性膀胱阴道瘘，导致月经血流入尿液中。在极少数病例中，完全性阴道横隔在成年期才被诊断出来。在这些患者中，月经初潮正常可能导致诊断延迟。然而，这种情况可导致月经紊乱，如月经过少、痛经或性交困难。此外，在这些患者中，由于隔膜板上微小的孔闭塞，可能发生继发性闭经[18-24]。

阴道纵隔可定义如下：

– 隔膜两侧阴道通畅：这些病例几乎都是无症状的并且是偶然发现，但需要作出更详细的诊断，以明确是否同时存在双子宫（图 56.5）。

– 一侧阴道通畅和一侧阴道闭锁：如果同侧的宫腔功能正常，则由于宫腔积血而发生痛经。如果与功能正常的宫腔不相通，它也有可能偶尔将月经血排空，引起非周期性出血。

– 一种特殊的类型是存在 Gartner 导管囊肿（在胎儿发育期间 Wolffian 导管重新吸收时部分残余），一个与子宫颈阴道部和阴道平行的囊袋结构，通常伴有双角子宫和一侧与宫腔不相通的单宫颈单角子宫。即使在这种情况下，如果不通的一侧宫腔功能正常，任何症状都与可能引起盆腔疼痛的积血和可触及的肿块有关。

– 另一种特殊的临床病例是所谓的 Herlyn–Werner–Wunderlich 综合征（HWW），即一侧阴道无孔伴双子宫和同侧肾脏发育不全。是上述病例的一个变体，有一个 Gartner 导管囊肿，开口朝向宫颈而不是同侧阴道。前一种情况，突出的症状是痛经加重，最终发展成子宫阴道积血；而在后者中，症状的发作通常伴随着性生活开始而引起脓性阴道分泌物。

简单的双合诊以及患者的临床病史可能引起对先天性阴道畸形的怀疑。在阴道横隔的病例中，使用窥器有助于观察不易接近的宫颈部位，或者提供盲端阴道的证据。

当怀疑先天性生殖道畸时，通过阴道内镜对阴道进行检查至关重要。事实上，大多数的米勒管畸形都涉及子宫腔和阴道，使用窥器和宫颈钳的传统宫腔镜技术，可能会妨碍对某些类型的阴道畸形的识别。阴道内镜检查可以观察阴道的形态和大小，以及是否存在隔膜。然而，可视下检查阴道纵隔，尽管理论上很简单，但也存在一些实际的困难，这与操作者必须将宫腔镜放置在两侧阴道腔中的一个（通常是体积更大的一侧）这一事实有关。在无法获得足够的阴道扩张时，已经证明用手指闭合两侧阴唇以增加压力和子宫壁的扩张是有用的，以便于识别是否有纵隔或横隔。确认呈袋状盲端的阴道而观察不到相邻结构，去建立鉴别诊断以在两个明确不同的病理改变中确定其中之一的类型：一方面，存在一个完全性的阴道横隔，但子宫腔正常，另一方面，有一个盲端阴道伴子宫发育不良。在这种情况下，超声检查结合患者的病史可以为这两种假设提供线索。完全性阴道横隔的初步诊断与节段性阴道闭锁的鉴别诊断相关。在这里，MRI 可以提供帮助：如果上段阴道和下段阴道之间的距离大于或等于 1cm，则有证据支持节段性阴道闭锁的诊断；如果测量的距离较小，则应认为存在阴道横隔。

大多数阴道畸形可通过经典方法使用剪刀或电刀进行手术矫正，通常通过腹腔镜 / 剖腹术进行，以避免对膀胱和肠道的医源性损伤。然而，文献中的一些研究已经证明，通过宫腔镜手术可以有效且安全地治疗某些阴道畸形。

宫腔镜治疗有两种方法可供选择——电切术与门诊微型宫腔镜手术。切除术方法是指使用直环或 Collins 电极以顺时针方向（从底部到顶点）连续细

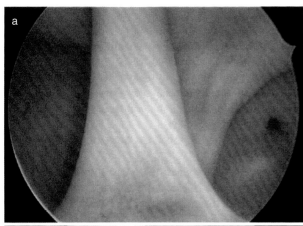
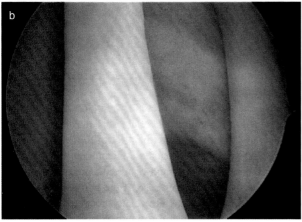

图 56.5 （a）液体膨宫后，宫腔镜下发现部分性阴道纵隔。（b）注意纵隔如何破坏近端和远端之间的连续性[5]

致地切除隔膜，与治疗子宫纵隔的方法类似。与传统技术相比，该方法似乎具有优势，因为放大的图像和扩张的阴道使得切除时的安全性更高，避免了对直肠和膀胱的医源性损伤。由于阴道隔膜主要由纤维组织构成，因此通过使用电切镜施加的电能可以引起隔膜上小血管的完全闭塞，从而达到充分止血的效果。然而，由于手术部位的空间狭窄且该手术经常需要全身麻醉，因此切除的方法可能具有挑战性。

门诊微型宫镜手术是宫腔镜治疗阴道畸形的有效和创新性的替代选择，尤其是对于无性生活史和有麻醉禁忌的患者，非常有优势。使用生理盐水充分扩张阴道后，用双极以顺时针方向切除阴道隔膜。像在电切术中一样，在切除过程中施加的电能导致隔膜血管闭塞，发挥充分和迅速的止血作用。当阴道无法充分扩张时，用手指闭合阴唇从而通过过度膨胀的方式引起压力升高，这一方法比较合适。

56.5 阴道子宫内膜异位症

当子宫内膜异位病灶浸润腹膜后间隙深度≥5mm时，被定义为深部浸润性子宫内膜异位症，通常浸润到直肠子宫陷凹（子宫颈后内膜异位症）和直肠阴道隔。

阴道子宫内膜异位症通常被认为是这种子宫内膜异位病灶的并发症。

阴道子宫内膜异位症在临床中很少见，通常表现为致密的蓝色息肉状／结节性病变，最常见于后穹隆。患者可能会表现为异常阴道出血和（或）性交痛；可能有不孕症、痛经和盆腔子宫内膜异位症等病史。当怀疑有阴道子宫内膜异位症时，建议在阴道内镜

检查时评估宫颈阴道部、穹隆和阴道壁，以寻找可能与该病理相关的体征（获得性或病理性异常）。

阴道子宫内膜异位症的确诊是通过组织学评估来完成。因此，宫腔镜医生的首要任务是为组织病理学家提供可以代表可疑病变的满意活检标本[25]。

56.5.1 病例 1

56.5.1.1 相关的个人数据

年龄：36 岁。

56.5.1.2 临床病史

31 岁时自然流产 1 次；不孕 3 年。

56.5.1.3 专科检查

– 阴道内镜检查：在右侧阴道壁穹隆处可见呈红色的斑点，经过仔细检查，可在邻近的阴道壁上发现突起的肿块。用鳄鱼钳将其夹除。随后的组织学评估证实为子宫内膜异位病灶。

56.5.2 病例 2

56.5.2.1 相关的个人数据

年龄：42 岁。

56.5.2.2 临床病史

严重的性交痛。

56.5.2.3 专科检查

– 阴道内镜检查：在后穹隆水平，可见多个带蒂的息肉样病变，质软，呈棕色，大小从 0.5mm 到 1cm 不等（图 56.6）。使用双极切开病灶，可见其内有巧克力样褐色液体排出。从病变处获得的

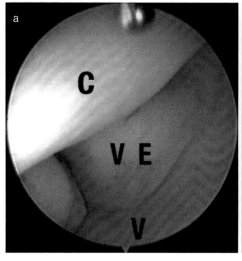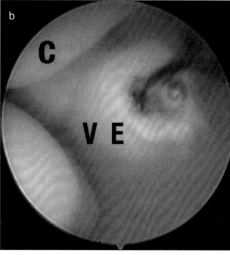

图 56.6 阴道子宫内膜异位症。用膨宫液扩张阴道后进行门诊阴道内镜手术。注意在用双极切开阴道子宫内膜异位症后，其内排出巧克力样褐色液体。V：阴道壁；VE：阴道子宫内膜异位症；C：子宫颈[25]

活组织标本的病理学检查证实了阴道子宫内膜异位症的诊断。随后患者接受了腹腔镜检查，发现直肠阴道隔处存在子宫内膜异位症。

56.6 阴道穹隆处病变

在子宫切除术后对阴道穹隆的随访评估中，阴道内镜检查越来越重要，并改变了诊断方法。在这些患者中，尤其是在恶性疾病的根治性治疗之后，由于放射治疗后组织的进行性萎缩以及性生活的减少，内镜检查通常比较困难。在这些情况下，阴道流血和（或）尿可能会让患者意识到需要立即就诊，如病例 1 所示。此外，阴道内镜检查可以识别直肠阴道病变，并通过在瘘管中灌注造影剂来增强效果，如病例 2 所示。

56.6.1 病例 1

56.6.1.1 相关的个人数据

年龄：50 岁；LM：40 岁（手术绝经）。

56.6.1.2 临床病史

在 40 岁时，因宫颈鳞状细胞癌 IA2 期（最大间质浸润 9mm）行腹腔镜下全子宫切除术 + 双侧输卵管卵巢切除术，宫旁及阴道旁组织无肿瘤浸润。由于在手术过程中遇到技术困难，未进行更彻底的淋巴结清扫术。患者拒绝术后放疗。在 45 岁时，出现了伴有恶臭的血性分泌物。

56.6.1.3 专科检查

－窥器检查：非常困难，并且患者感到很痛苦；看到有血液流入阴道，阴道穹隆上可见坏死病灶。

－阴道内镜检查：在阴道穹隆处可以看到与窥器检查相同的表现，有坏死组织及血凝块。向膀胱内注入亚甲蓝染料后可见其迅速大量地进入阴道，证实了膀胱阴道瘘的存在。在活组织检查中，从该部位所采集的标本在显微镜下经过组织学证实为恶性肿瘤，也证实了膀胱阴道瘘是癌症复发造成的。

患者接受了膀胱切除和尿道改道的外科补救 / 重建手术。然而，患者最终因疾病进展在 4 个月后死亡。

56.6.2 病例 2

56.6.2.1 相关的个人数据

年龄：79 岁；LM：50 岁。

56.6.2.2 临床病史

在 64 岁时，患者因良性子宫病变接受了腹腔镜下全子宫及双侧附件切除术。在妇科检查后（24h 内），该患者出现液体性粪便自阴道渗出，于是转诊到我们这里。由于症状持续存在，计划行妇科阴道内镜检查。

56.6.2.3 专科检查

－阴道内镜检查：在阴道内，有明显的粪便残留。用盐水冲洗阴道后，在左侧阴道穹隆处可见粉红色的黏膜，其上有一小凹陷，通过调整膨宫压力后，可以看到粪便自此凹陷排入阴道。扩大镜子范围可以清楚地看到被挤出的粪便残留物，将镜子退回，可以看到病变外观呈息肉状，其内衬黏膜类似于肠黏膜。在阴道内镜引导下，将一个小的导尿管插入瘘管，然后缓慢注入不透射线的造影剂，上述发现支持直肠阴道瘘的诊断，并可以依此切除受影响的结肠段。造影剂增强成像还发现结肠憩室，这可能是瘘管形成的主要原因。

通过腹腔镜进行矫正，完美地恢复了肠道功能的完整性。

56.6.3 病例 3

56.6.3.1 相关的个人数据

年龄：87 岁。LM：50 岁。

56.6.3.2 临床病史

在 50 岁时，患者因为良性病变接受了腹腔镜手术；因为阴道出血被转诊给我们。

56.6.3.3 专科检查

－阴道内镜检查：在阴道穹隆处可以见到一个色素过度沉着区域，外观较薄且柔软，没有血管异形，经活组织检查发现，这是一种侵入真皮表皮交界处的恶性上皮内黑色素细胞肿瘤，与浅表弥漫性黑色素瘤相同。进一步深入阴道，可见左前壁向腔内突起的病变，使得该处阴道壁变形。病变外观表现为伴有坏死区域的糟脆组织，触之易出血。从该处取标本送组织病理学检查证实为未分化的恶性肿瘤，其免疫组织化学反应性与黑色素瘤（S100 +，Vimentin +，HMB 45 +，PNL2 +）一致。阴道穹隆无肿瘤浸润。

56.6.4 病例 4

56.6.4.1 相关的个人数据

年龄：74 岁；LM：47 岁。

56.6.4.2 临床病史

在 47 岁时，患者因月经过多进行过 3 次诊刮。于 2011 年接受了直肠膀胱膨出手术和阴道成形术。患者因阴道出血被转诊给我们。

56.6.4.3 专科检查

－门诊阴道内镜检查：在阴道左前外侧穹隆处可见血管化息肉样病变；阴道前壁也可见另外一个小的息肉样病变。首先对后一个病变进行凝固，然后再评估患者的凝血参数（患者正在使用华法林治疗高血压性心脏病）后住院手术切除前一个病变。

－全身麻醉下的阴道内镜：使用双极和把持钩解剖并切除上述息肉样病变。

要谨慎地防止医源性因素损伤周围正常的阴道黏膜。切除的息肉样病变的组织学检查显示慢性炎症肉芽组织完全上皮化，符合阴道壁肉芽肿的诊断。

结　论

异常阴道流液和阴道出血是儿童和青少年人群中较常见的症状。主要病因为较严重的疾病，如生殖道恶性肿瘤、异物、感染或生殖道畸形[26]。众所周知，即使在麻醉下，对儿童进行妇科检查也是很困难的，这可能是由于诊断和治疗的延迟导致的。阴道内镜检查有助于对妇科儿童主诉的症状进行检查，对下生殖道进行全面评估，以及进行阴道内手术[27]。此外，阴道内镜检查已被推荐作为随访工具，用于评估接受过先天性畸形手术矫形的患者，以及评估阴道肿瘤患者对化疗的反应和缓解情况[27]。

总之，传统上认为宫腔镜只用于宫腔评估的观点可能已经过时了。已发表的数据和临床经验都强调了这样一个事实，即宫腔镜检查宫腔之前应先行"阴道内镜检查"，这样，操作者便可以仔细探查阴道和穹隆。因此，在临床和外科常规操作中使用"阴道内镜检查"这个词似乎更合适。此外，因为内镜检查的准确性和特定的微型化器械的使用，阴道内镜不仅应被视为一种更简便的方法，而且还应作为妇科医生诊断和治疗阴道病变的重要工具。更小的机械性器械和双极电外科系统已经彻底改变了大多数此类病变的治疗方法，而在过去，需要的是更具创伤性的技术。

参考文献

请登录 www.wpcxa.com "下载中心"查询或下载。

第十三部分
感染与炎症

第 **57** 章　慢性子宫内膜炎

Ettore Cicinelli, Paola Carmela Mitola, Francesco Maria Crupano, Raffaele Tinelli,
Giuseppe Trojano

慢性子宫内膜炎（CE）是一种不被大多数妇科医生所知的病理状态，近年来，由于其在使用膨宫液的宫腔镜下的特殊表征而被"揭开"。

根据定义，慢性子宫内膜炎是一种病理状态，特征为子宫内膜的慢性炎症[1]。

慢性子宫内膜炎患者可以有轻微症状或没有任何症状，并且没有特定的体征。自发性盆腔疼痛、性交困难、异常子宫出血（AUB）以及分泌物增多通常可能与该病有关[2]。相应地，超声检查时也无特定的特征。然而，在自然妊娠或体外受精（IVF）助孕的不孕症女性中，慢性子宫内膜炎比较常见。具体而言，在 50%~60% 的反复妊娠丢失（RPL）妇女[3-5] 和 30%~60% 的反复着床失败（RIF）妇女[6-8] 中均有慢性子宫内膜炎。同样，诊断为慢性子宫内膜炎的女性，在 IVF 周期后[9] 种植率较低（11.5%）。此外，也有文献报道了慢性子宫内膜炎与产科和新生儿并发症之间的关系[10]。

然而，将慢性子宫内膜炎作为解释 IVF 失败原因的相关性受到其他研究的质疑。Kasius 及其同事认为慢性子宫内膜炎的作用微乎其微，因为他们只在约 2% 的无症状不孕患者中诊断出慢性子宫内膜炎[11]。作者在另一篇文章中称，慢性子宫内膜炎不会对辅助生殖技术（ART）的生殖结局产生不良影响，并且子宫内膜炎的未知临床意义需要进一步研究[12]。

不同文献中数据差异较大，这可能与诊断的困难性以及缺乏标准化及可重复性的诊断标准有关。

实际上，慢性子宫内膜炎如何影响子宫内膜容受性尚不清楚。根据既往研究，慢性子宫内膜炎可能通过不同的机制阻碍生殖能力，包括淋巴细胞亚群的种类异常[13]、子宫内膜微环境异常、参与炎症级联和细胞复制有关的某些基因表达的改变[14]、排卵期和黄体中期的子宫收缩性和子宫内膜蠕动波形改变[15]。

慢性子宫内膜炎的病因不明且有多种影响因素，至今仍是一个难题。约 60% 的病例中子宫内膜细菌培养阳性。在阳性病例中，最常见的病原体是普通细菌（约 70% 的病例）、支原体和脲原体（约 20% 的病例）及衣原体（约 10% 的病例）[5-17]。

诊断的金标准是组织学检查，基于对子宫内膜间质中白细胞及浆细胞的鉴定[11-19]。然而，浆细胞通常存在于子宫内膜中，特别是在月经期前。因此即使是组织学检查也可能误诊。近期，有人描述了在组织学上，一些与慢性子宫内膜炎相关的新的形态学标志。特别是，慢性子宫内膜炎的特征是由于白细胞浸润、腺体浸润和破裂、腔内渗出液积聚以及肉芽肿的形成而引起的子宫内膜损伤[8-20]。此外，Kurman 和 Mazur 在文献中首次描述了子宫内膜间质中存在"纺锤状细胞"的改变[21]。在 70%

E. Cicinelli, M.D. (✉) • P.C. Mitola, M.D. • F.M. Crupano, M.D.
G. Trojano, M.D., Ph.D.
Department of Obstetrics and Gynecology 2, University of Bari,
Bari, Italy
e-mail: ettore.cicinelli@uniba.it; paola.mitola@gmail.com;
francesco.crupano2@yahoo.it; giutrojano@gmail.com
R. Tinelli, M.D., Ph.D.
Department of Obstetrics and Gynecology, Perrino Hospital,
Brindisi, Italy
e-mail: raffaeletinelli@gmail.com

© Springer International Publishing AG 2018
A. Tinelli et al. (eds.), *Hysteroscopy*, https://doi.org/10.1007/978-3-319-57559-9_57

受慢性子宫内膜炎影响的患者中发现了间质细胞的这种改变[8,20]。

近期，已经有人提出 CD138 特异性浆细胞表面抗原的免疫组织化学（IHC）检测可作为诊断慢性子宫内膜炎的可靠且不依赖于操作者的技术。CD138 检测显示出更高的灵敏度，并提高了准确性，减少了因操作者而引起的差异[22]。在有 RPL 病史的女性中，CD138 的 IHC 染色诊断慢性子宫内膜炎灵敏度为 56%，而苏木精 – 伊红染色诊断慢性子宫内膜炎的灵敏度为 13%[4]。

液体膨宫的诊断性宫腔镜检查是诊断慢性子宫内膜炎的有效手段。先前对慢性子宫内膜炎的诊断性描述是基于 CO_2 膨宫的宫腔镜检查，表现为腺体开口周围子宫内膜充血（草莓样），但临床结果显示 CO_2 膨宫的宫腔镜检查诊断慢性子宫内膜炎的灵敏度较低[21-23]。使用生理盐水作为宫腔的膨宫介质，可以更精细地检查子宫内膜。使用生理盐水可以使宫腔的扩张更加平滑，对于任何小的表面病变其压迫程度都较小。在既往文献中，我们报道了液体宫腔镜检查慢性子宫内膜炎的诊断性特征，即使没有经验的操作者也可以很容易地观察到。这些特征包括：

·由于间质水肿（分泌期的正常表现），卵泡期子宫内膜变厚、发白（图 57.1）。

·息肉样子宫内膜（图 57.2）。

·局灶性或弥漫性子宫内膜充血（图 57.3，图 57.4）。

·存在微小息肉（图 57.1，图 57.5）[17-25]。

微小息肉是诊断慢性子宫内膜炎最具特异性的标志，当其漂浮在膨宫介质中时很容易被观察到。微小息肉是小于 1mm 的小型赘生物，具有明显的结缔组织 – 血管轴。

从技术方面而言，宫腔镜检查诊断慢性子宫内膜炎应该在月经周期的卵泡早期到卵泡中期之间进行。用作膨宫介质的生理盐水压力应不高于 70mmHg，以避免液体经输卵管流出。在全面检查

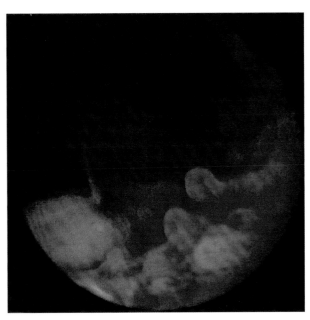

图 57.2　息肉样子宫内膜

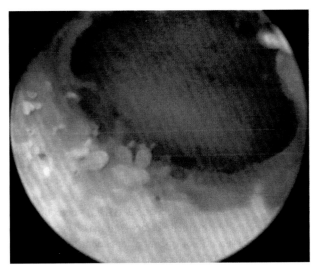

图 57.1　由于间质水肿（分泌期的正常表现），卵泡期子宫内膜呈现变厚、发白的外观；微小息肉

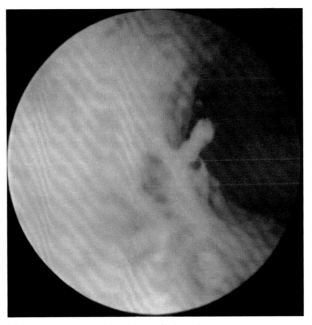

图 57.3　局灶性或弥漫性子宫内膜充血

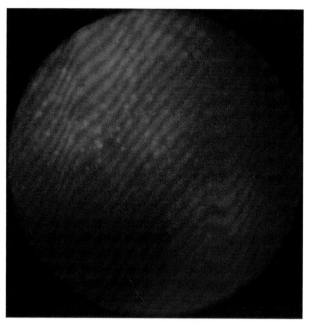

图 57.4 局灶性或弥漫性子宫内膜充血

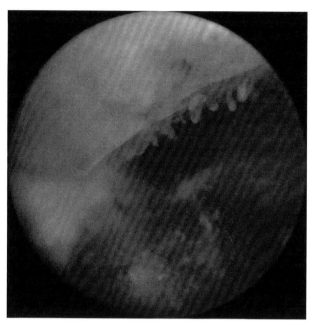

图 57.5 微小息肉

整个宫腔后，宫腔镜应与子宫内膜走行平行，以便获得内膜表面的切线图像。这使得微小息肉和微小的浅表病变更容易被观察到。

已经证实了液体宫腔镜检查结果和组织学检查结果之间存在对应关系[26]。通过液体宫腔镜检查可以评估子宫内膜炎的严重程度。息肉状子宫内膜和微小息肉的存在表明子宫内膜炎症程度较重，而

仅存在局灶性或弥漫性内膜充血可能表明炎症较轻。基于此标准，可以根据病情的持续时间或改善情况来评估抗生素治疗的效果。

参考文献

请登录 www.wpcxa.com "下载中心" 查询或下载。

第**58**章 结核病与宫腔镜

Sushma Deshmukh

58.1 引 言

结核病（TB）一直是全世界疾病和死亡的主要原因之一，并且仍然是一个重要的健康问题。女性生殖器结核（FGTB）在发达国家是一种罕见疾病，但它是慢性盆腔炎性疾病的常见原因，可导致子宫粘连、不孕症以及其他严重盆腔疾病，这种情况在发展中国家尤为严重。宫腔镜检查是诊断子宫内膜 TB 的有效方式。它在子宫腔的评估中起着重要作用，对治疗不孕症和妊娠失败十分有益。

TB 是一种非常古老的疾病，早在公元前 1000 年就被认为是一种临床疾病。然而，直到 1744 年，Morgagni 才对死于结核病的 20 岁女性进行尸检，发现子宫和输卵管充满了干酪样物质，并描述了第一例生殖器结核病。结核病这个词最早是在 1834 年使用的，但直到 1882 年，Koch 才发现结核杆菌[1]。

生殖器结核（GTB）是一种没有症状或与其他妇科疾病类似的疾病，大多是在对不孕症患者进行评估时诊断出的。在 GTB 中，输卵管和子宫内膜受累非常常见，因此几乎不可能自然怀孕[2]。辅助生殖技术（ART）为这些绝望的夫妇提供了一线希望。为了使生殖器结核病患者接受 ART 后有好的结局，至少卵巢和子宫内膜在解剖学上和功能上都应该是正常的。实际上，宫腔镜已成为诊断和治疗子宫内膜结核的重要手段。它和 ART 一起，为不孕症患者带来生命和光明。

58.2 全球结核病的影响

1993 年，世界卫生组织（WHO）宣布结核病为"全球紧急情况"，因为它对个人健康造成了影响，并对一个国家的整体发展产生了更广泛的社会与经济影响。2006 年，全球估计有 1440 万例结核病，新发病例为 920 万（发病率），结核病死亡人数为 170 万[3]。

2015 年，全球抗击结核病的努力挽救了近 300 万人的生命，但在防治结核病方面进展缓慢——TB 已经超过艾滋病成为全球主要的传染病。2014—2015 年，全球结核病发病率的变化率相对稳定地维持在 1.5%。据估计，2015 年出现了 1040 万新发结核病例，其中 120 万（11%）也是艾滋病病毒感染者[4]。

6 个国家（印度、印度尼西亚、中国、尼日利亚、巴基斯坦和南非）的新发结核病例占全球所有新发结核病例的 60%[4]。全球年新发病例约为 890 万例。

58.3 流行病学

女性生殖器结核在肺结核广泛存在的国家并不少见。从侵入人类肺部的初始阶段开始，结核分枝杆菌可以通过淋巴管或血液播散到体内的任何器官或组织。术语肺外结核（EPTB）用于描述肺以外部位孤立发生的结核病。

肺部感染仍然是最常见的类型，但是肺外结核，例如生殖器和泌尿系结核，目前在年轻人群中更加普遍[5]。

S. Deshmukh
Director-Central India Test Tube Baby Centre,
Deshmukh Hospital, 60, Surendranagar, R.P.T.S. Road,
Nagpur 440015, Maharashtra, India
Department of Obstetrtics and Gynaecology, Getwell Hospital and
Research Institute, Nagpur, Maharashtra 440012, India
e-mail: sushma.citt@gmail.com

© Springer International Publishing AG 2018
A. Tinelli et al. (eds.), *Hysteroscopy*, https://doi.org/10.1007/978-3-319-57559-9_58

据估计，所有肺结核患者中有 5%~13% 患有生殖器结核 [6]。

生殖器结核病占所有盆腔感染的 5%。女性生殖器结核也可能导致不孕症，据统计，其与 5%~10% 的不孕症病例有关。但具体影响范围在各国不等，美国的数据小于 1%，而在印度可达到或超过 10%。该疾病通常是在不孕症检查时发现的无症状性疾病 [7]。

生殖器结核的确切发病率难以定论。大多数病例在临床上都是没有症状的，并且没有可靠的确诊检查。最常见的受结核病影响的生殖器官受累次序依次为输卵管（95%~100%）、子宫内膜（50%~60%）、卵巢（20%~30%）、子宫颈（5%~15%）、外阴及阴道（1%~2%）[8]。

92% 的生殖器结核病继发于肺部、淋巴结、泌尿道、骨骼和关节的病灶。鉴于女性生殖器结核病的激素依赖性，90% 的病例发生在 40 岁以下的女性。然而，生殖器结核病诊断的主要问题是医学界对于这一疾病的认识不足。生殖器结核是一种独特的没有特征性的疾病，在发展中国家普遍存在，甚至在怀疑病情之前就会造成非常大的损害。

58.3.1 发病机制与传播方式

女性生殖器结核（FGTB）几乎都是继发于机体其他部位的原发病灶。结核病的蔓延或传播方式通常有血液传播、淋巴传播、直接蔓延三种。在最初的肺部受累后，结核杆菌在很短的时间内由淋巴管携带到区域淋巴结。从淋巴结中，结核杆菌被带到静脉，然后到达右心房，从右心房通过肺部进入左心房。随着血液，结核杆菌几乎分布到身体的所有部位。通常，输卵管的黏膜首先受到影响。在输卵管最初受累后，结核感染通过直接蔓延扩散到子宫和卵巢。子宫的感染通常沿着子宫内膜，很少进入子宫肌层。整体而言，子宫内膜受累在大多数情况下似乎并不明显，可能是因为内膜周期性脱落。在各种研究中可观察到不同的子宫内膜形态。在一项 1436 例病例的研究中，Nogales-Ortiz 及其同事发现 79% 的子宫内膜受累 [9]。

58.3.2 生殖器结核及影响

（1）不孕症：这是 GTB 最常见的表现（占 40%~80%，包括原发性和继发性不孕症，特别

是在发展中国家）。虽然生殖器结核的发病率为 5%~10%，但报道的发病率更高。

如下所述，结核病通过影响生殖器官的所有重要结构而导致不孕：

· 输卵管堵塞，结核性输卵管内膜炎、输卵管周围炎导致输卵管功能丧失、粘连和 TO 肿块。

· 卵巢感染导致无排卵、卵巢脓肿和结构破坏。

· 结核性子宫内膜炎造成：

－ 粘连。

－ 颗粒状溃疡性病变。

－ 宫颈内口纤维化。

－ 子宫腔阻塞。

－ 子宫内膜具有免疫活性的 LGL（大颗粒淋巴细胞）的改变→炎症→干扰细胞因子平衡→TH1 占优势→抑制滋养细胞侵袭和植入→流产。

（2）妊娠失败：患有生殖器结核病时很难怀孕，即使怀孕，也会出现流产或异位妊娠。

结核病和 GTB 都不属于本章讨论的范围，在此，我们仅限于讨论子宫内膜结核。

58.3.3 子宫内膜结核

整体而言，子宫的大小和形状可能正常。结核的播散通常局限于子宫内膜，在宫底最为广泛，向子宫颈逐渐减少。通常不涉及子宫肌层。在绝经前的患者中，大部分受感染的组织在月经期脱落，每个月经周期中子宫内膜通过输卵管而再次感染。

子宫内膜结核病往往表现为不孕和（或）下腹痛。子宫内膜结核可能对不孕症中自然和体外受精（IVF）周期产生严重的生殖后果。

58.3.4 结核性子宫内膜炎

特别值得注意的是结核性子宫内膜炎；这是一种影响子宫内膜容受性的慢性子宫内膜炎症，因此，即使是优质胚胎，也会因为子宫内膜本身存在问题而无法种植。在 GTB 中，子宫内膜容受性通过 3 种方式受到影响：①对免疫生理"标志物"或分子的不利影响；这些分子对于子宫内膜接受胚胎植入至关重要。②子宫内膜血管化异常——通过免疫调节机制引起血管血栓形成，抗磷脂抗体活化，结核通过子宫内膜基底层动脉血行传播侵及子宫内膜基底层，引起子宫内膜下血流减少。③子宫内膜萎缩和粘连形成。

58.3.5 子宫内膜结核病的影响

如上所述，子宫内膜由大量免疫活性细胞组成。这些细胞的表型组成在维持胚胎形成、种植以及胎盘形成的免疫平衡中起着非常重要的作用。在增殖期和分泌期，大量大颗粒淋巴细胞（LGL）是子宫内膜白细胞中最普遍的群体。子宫内膜的 LGL、T 细胞和巨噬细胞是细胞因子的主要来源，其在怀孕期间提供 Th-2 占主导的免疫应答[10]。细菌感染引起子宫内膜 LGL 数量的改变，这种炎症干扰细胞因子的平衡（Th-1 主导）。这些改变抑制滋养层侵入并导致流产。因此，最初的慢性子宫内膜炎会导致病理性级联反应。反应→粘连和较厚的粘连→子宫内膜腔阻塞→闭经不孕。这些改变也是反复流产的原因。

58.3.6 临床表现

大多数患者处于育龄期。

75% 的患者为 20~45 岁。绝经后的患者占生殖器结核的 7%~11%。

临床表现为：

· 原发性或继发性不孕症，这是最常见的表现。

· 月经异常是第二位最常见的表现，其中闭经是主要症状。

· 还有流产率增加、慢性盆腔痛等。

58.3.7 诊　断

作为一种含菌量少的疾病，不可能在所有病例中都检测到结核分枝杆菌。

各种血液学检查、非特异性检查、血清学检查（如 PCR）、USG、HSG 和 MRI 等超声放射学检查都试图诊断该疾病。

超声检查（USG）在子宫内膜 TB 诊断中的作用非常有限。但是一些经阴道超声检查（TVS）结果提示怀疑结核病。这些结果可能是子宫内膜粘连、子宫内膜腔内液体聚集、子宫内膜不规则以及子宫内膜不响应卵泡期激素导致不随卵泡的生长而增长。

A. Khurana 及 G. Sahi 的研究结果包括各种类型，如超声检查显示子宫内膜正常、子宫内膜中断、宫腔积液、钙化、带状或均匀、薄型子宫内膜或弥漫性增厚、宫角阻塞、促排卵周期中子宫内膜血管受损和子宫内膜下钙化[11]。

多普勒研究显示，人绒毛膜促性腺激素（hCG）触发和胚胎移植时子宫动脉灌注低且阻力指数高。

子宫输卵管造影术（HSG）是一种评估子宫腔内部结构非常有用的方法。在宫腔粘连的病例中，其有助于了解宫腔的轮廓及不规则性。在对情况非常复杂的宫腔粘连病例进行宫腔镜检查时，术前子宫输卵管造影有指导作用。

- 在子宫内膜 TB 中，宫腔粘连呈现出不规则、角形、星状且边界清晰。

- 单侧瘢痕可能导致一侧子宫腔闭塞，从而形成假性单角子宫。

- TB 中的瘢痕可能导致三角形子宫腔转变为 T 形宫腔。不对称的小宫腔通常是由于结核所致。

宫腔镜检查：宫腔镜检查是一种简单、无损伤、可重复的技术，不需要任何用药或麻醉。

大多数情况下，在宫腔镜检查时，我们都未对子宫内膜 TB 保持警惕。月经史、高度怀疑以及既往 USG、HSG 有时会给出考虑这种疾病的线索。

58.3.8 宫腔镜和子宫内膜结核病

宫腔镜检查是诊断子宫内膜结核的有效方式。当检查在早期卵泡期进行时，可能会由于每月子宫内膜脱落而漏诊疾病。大多数情况下，在疾病的初始阶段没有引起注意，并且由于反复的子宫内膜周期性剥脱而使得疾病的影响最小化。因此，进行宫腔镜检查的最佳时间应在月经期前，以便子宫内膜表面任何的沉积物都不会被遗漏。

子宫内膜结核病的宫腔镜检查非常具有挑战性，应该谨慎进行。从开始，即从宫腔镜进入宫颈外口直到通过子宫颈管、内口到达子宫腔，都可能会遇到困难。

通常宫腔镜的进入不会有什么困难，2.9mm 的宫腔镜可以轻松通过宫颈外口进入。

阴道、子宫颈、子宫颈管和子宫腔的宫腔镜检查的合理性是基于对生殖道的整体解剖学的分析以及在放大的视野中观察微小细节是否存在问题。我们可以在检查的同时进行治疗。现在，宫腔镜检查在诊室就可以做，并且对患者而言舒适度极高。

58.3.9 宫颈外口处的困难

子宫颈的外口是到达子宫腔的主要入口。利用诊室宫腔镜，我们可以进行阴道宫腔镜检查。初步检查阴道后，第二步是详细评估宫颈的位置、形态。可能会看到外观正常的子宫颈，也能发现针孔样外口、位置朝后的外口或狭窄口。逐步按流程操作，通过观察子宫颈及穹隆的全貌来识别不同的宫颈外口。在已知有狭窄的患者中，可以在术前1d睡前阴道内放置200~400μg米索前列醇。但根据我们的经验，可以在2.9mm宫腔镜和半刚性5-Fr抓钳和镊子的帮助下通过宫颈外口。在严重狭窄的情况下，通过使用5-Fr双极在宫颈3点、6点、9点和12点方向做3~4个放射状的切口来通过宫颈外口。在我们的一个案例中，患者35岁，原发性不孕15年，月经量少。我们在宫颈外口发现了纤维带。我们可以切除纤维组织（图58.1）或纤维环，并在宫腔镜引导下进一步进入。有时在一些慢性的病例中，我们可能会看到宫颈营养性、乳头状或肥大性生长，伴或不伴有溃疡。在这种情况下，可能像宫颈癌一样有接触性出血[12]。病变可能主要是溃疡样。

58.3.10 宫颈管处的困难

- 进入宫颈管后，我们可能会发现宫颈管内情况不一。除了其他变化，通常常见的是宫颈管粘连。

宫颈管粘连是宫颈管内壁的粘连。它可导致宫颈管狭窄、变形、部分或完全闭塞。与子宫粘连一样，宫颈粘连也分为轻度、中度和重度。

- 轻度粘连可以通过2.9mm宫腔镜和5-Fr抓钳钝性分离。我们可以见到不同类型的粘连。在子宫内膜TB中也可见宫颈管内瘢痕。宫腔镜检查可以直接看到任何类型的宫颈粘连，非常适合确定其范围、位置和均一性。通过适当的可视化和持续的压力控制、膨宫，我们可以在视野下借助抓钳和镊子进行操作。也可用双极来切开致密的粘连。

- 有时，我们可能无法获得典型（皱襞呈树枝样向上向外侧伸出）宫颈管的图像。图58.2为宫颈管变钝。

- 有时可见轻度粘连与结节（图58.3）。宫腔镜下，当粘连表现为膜状或半透明时，认为是轻度粘连。致密的粘连为重度粘连。

- 纤维组织增厚（图58.4）。

- 以前使用Hegar扩宫棒盲法扩张宫颈管的方法与扩宫棒放置错误或者假道最终导致子宫穿孔的潜在风险有关。

58.3.11 宫颈内口处的困难

· 宫颈内口呈椭圆形（前后扁平，横向直径大于垂直直径），未产妇的内口横径为4~5mm，经产妇的横径为7~8mm。我们可以使用2.9mm Bettocchi宫腔镜轻松地通过前方椭圆形的宫颈内口。然后可以仅将导光束旋转90°继续操作。

· 在GTB中，可能存在宫颈内口粘连（图58.5）、内口纤维化。宫腔镜下，我们可以分离并切断粘连（图58.6）。在轻度和中度粘连患者中，可以使用钝性分离或使用诸如抓钳、镊子等微型

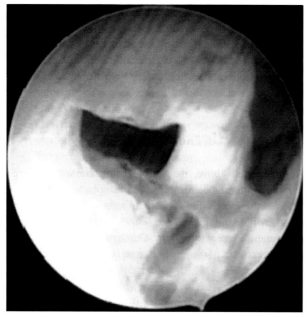

图58.1 宫颈外口上方的纤维带

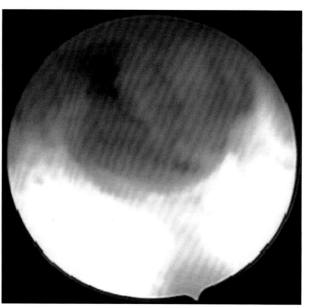

图58.2 宫颈管变钝

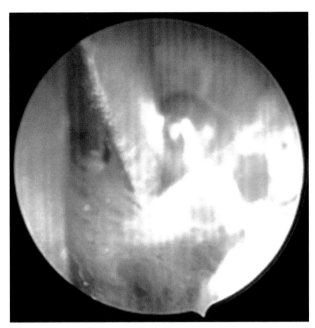

图 58.3　宫颈管粘连及小结节

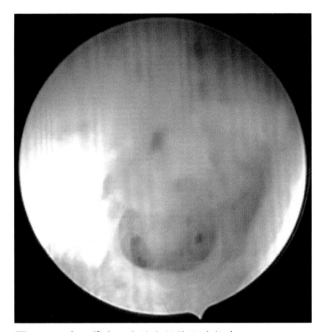

图 58.5　宫颈管内口变钝和纤维化伴粘连

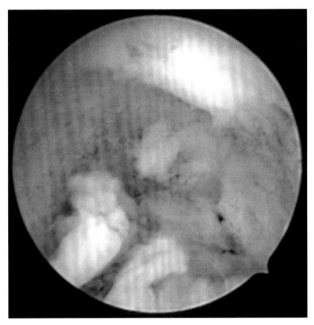

图 58.4　宫颈管及内口处增厚的纤维组织

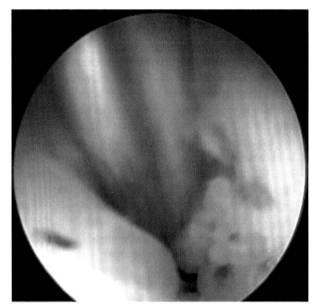

图 58.6　使用镊子通过狭窄的内口

（5-Fr）机械器械进行宫腔镜下粘连松解术。

58.3.12 宫　腔

70% 不孕的 GTB 患者宫腔正常，双侧输卵管开口可见，子宫内膜外观正常。子宫内膜结核的典型宫腔镜检查结果是苍白的子宫内膜看上去较粗糙且不干净（图 58.7），腺体开口未见，内膜表面有白色沉积物[13]。

不过，在单一病例中可能并不会看到上述所有特征。可以看到的表现各有不同，因此，检查者应

该熟记这些特征。

镜下表现可能有：

– 增殖晚期粗糙的子宫内膜表面。

– 子宫内膜可能看起来苍白（图 58.8，图 58.9）、变薄、不规则，伴或不伴有局灶性的充血。

– 可能部分或几乎完全被多个不规则的白色沉积物覆盖。

– 白色沉积物是结核病最典型的病理表现，但并不是每一例都能见到。

– 这些结节通常出现在经前期的子宫内膜表

面，通常位于输卵管口附近。

－白色沉积物以及充血性子宫内膜形成了类似地图状的外观（图 58.10）。Cicinelli 等发现子宫内膜轻度充血并且被多个白色不规则沉积物近乎完全覆盖，导致表面呈"地图样"外观[14]。

－有时白色沉积物不会覆盖在子宫内膜上，而是黏附在膜状粘连上[15]（图 58.11）。这些膜状粘连在月经期间不会脱落，因此即使在月经期之后也可见粘连内嵌入的白色沉积物。

－有时输卵管口可见纤维化（图 58.12）或粘连带，因此输卵管口可能被粘连阻塞导致宫腔镜下看不到输卵管口（图 58.13）。我们可以将微型宫腔镜

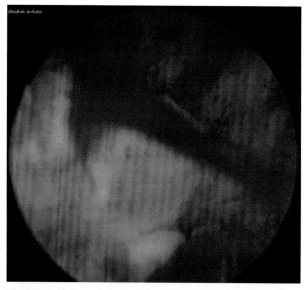

图 58.9 苍白、疏松的子宫内膜伴有出血

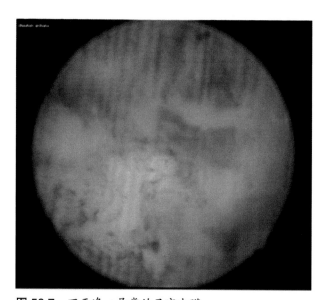

图 58.7 不干净、异常的子宫内膜

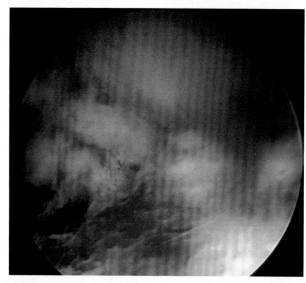

图 58.10 子宫内膜后壁白色沉淀物伴充血

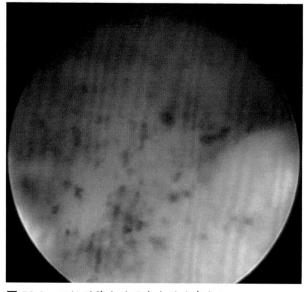

图 58.8 不规则苍白的子宫内膜伴有出血

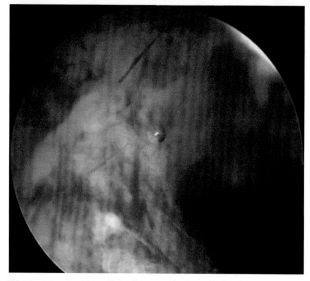

图 58.11 粗糙，看起来不干净的子宫内膜：膜状粘连伴结节

538

尖端放置在靠近输卵管口处，镜子可以放大倍数来观察输卵管间质部管腔内的粘连（图58.14）。

－很少有肉芽肿。

－在无干预的情况下出现粘连——不同程度的粘连部分或完全闭塞苍白的子宫腔。

－扩张性差。

－干酪样病变和溃疡发生在晚期，可能导致粘连（Asherman综合征）。

－白色沉积物大小不一，边界不规则（图58.15），用宫腔镜触碰时容易剥离。即使在晚期盆腔结核病的病例中，宫腔内也很少见到干酪样纤维化和钙化。

－宫腔可能看起来很小并且变窄（图58.16）。

－宫腔被广泛纤维化阻塞。

－在一些病例中，结核性子宫内膜炎患者在宫腔镜检查中可见子宫内膜微小息肉[16-17]。

－星空样外观：

有时看不到白色的沉积物。但是，经亚甲蓝（输卵管通液）染色后沉积物显现。此时可观察到在深蓝色子宫内膜背景下闪闪发光的强反射性的沉积物，类似"星空样"。似乎亚甲蓝染料不会被干酪样结核沉积物吸收，而是被周围的子宫内膜吸收。

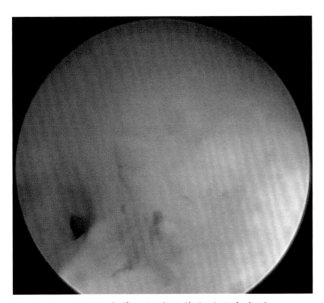

图58.12 右侧输卵管口粘连及苍白的子宫内膜

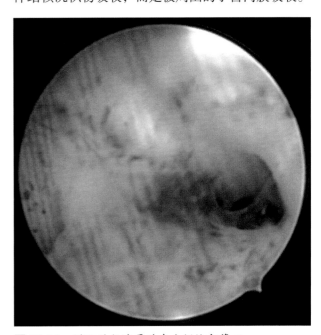

图58.14 膜状的粘连覆盖在左侧输卵管口

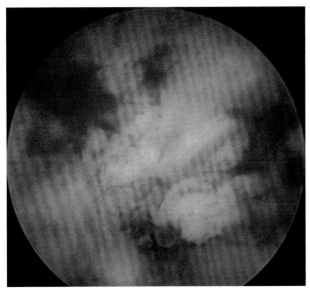

图58.13 粘连覆盖在输卵口上：在6点钟方向

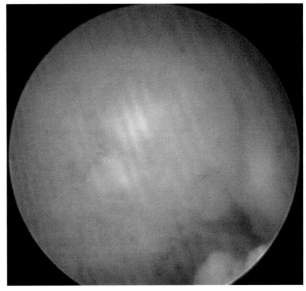

图58.15 苍白色子宫内膜伴有中央部位的结节

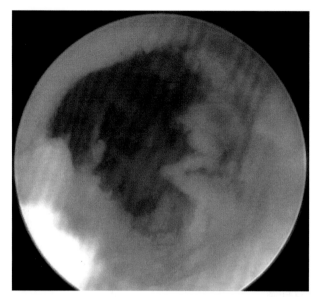

图 58.16　通过狭小的内口观察缩小的子宫腔

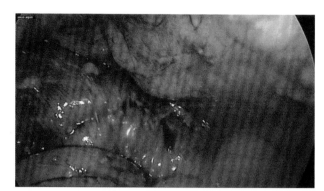

图 58.18　冰冻骨盆、小肠及子宫粘连伴有结节

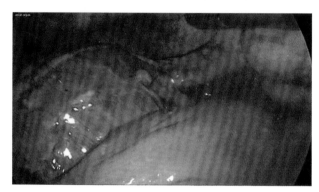

图 58.19　冰冻骨盆：同一患者中，仅可见部分子宫前壁及右侧圆韧带

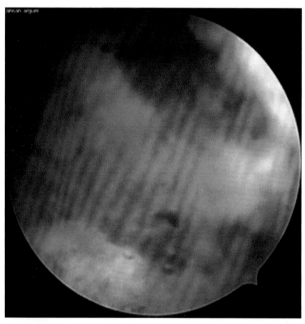

图 58.17　注入亚甲基蓝之后及白色沉积物

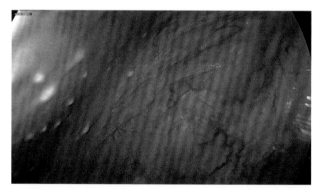

图 58.20　腹壁上多发结节

未染色的干酪状沉积物反射白光（图 58.17），与周围的深蓝色子宫内膜形成对比，从而呈现出星空样的表现[18]。

　　对子宫内膜结核患者进行腹腔镜检查一直是非常重要的。大多数情况下，根据严重程度我们会看到各种各样的表现（图 58.18 至图 58.21）。

58.3.13 治疗及宫腔镜二次检查的作用

　　如果不孕症患者在宫腔镜检查时被诊断为子宫内膜结核，接受了抗结核治疗，那么可以行第二次宫腔镜检查以观察残留的病灶。特别是当计划

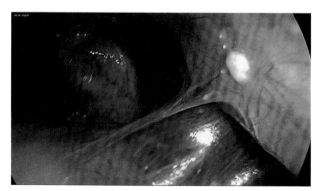

图 58.21　结节伴有肝脏旁的膜状粘连

行 IVF 时，可以了解子宫内膜的状态。在抗结核治疗后，宫腔镜下子宫内膜病变通常有所改善。放大倍数后的近距离观察有助于显示抗结核治疗后结核病理的改善情况。有时，生殖器结核患者在临床上无症状，在检查妇科症状时，可能偶尔会根据宫腔镜和腹腔镜检查结果被诊断为子宫内膜结核。因此，在这些患者中，我们可以进行粘连松解术（图58.22）。由结核导致的完全性宫腔粘连行宫腔镜下粘连松解术后预后很差[19]。在印度生殖器结核是 Asherman 综合征的一个重要原因[20]。在这些患者中进行粘连松解时必须非常小心，因为存在子宫穿孔和破裂的可能性[21]。

58.3.14 注　意

－生殖器结核行宫腔镜检查时必须小心，因为子宫颈经常受限和狭窄，宫腔镜扩张会很困难。

－有可能出现假道和穿孔。

－很多时候，宫腔镜检查出现问题而难以进行下去是由于膨宫不充分。

－许多研究发现，女性 GTB 中 Asherman 综合征的发病率非常高[22]。

58.3.15 宫腔镜检查的优势

·可视下诊断。最好是对子宫内膜进行可视化检查，因为许多时候组织病理学检查以及 PCR 结果可能出现假阴性。

·我们有机会得到组织病理学样本并确诊。

·诊断的同时我们也可以进行有益于患者的治疗，例如粘连松解术。

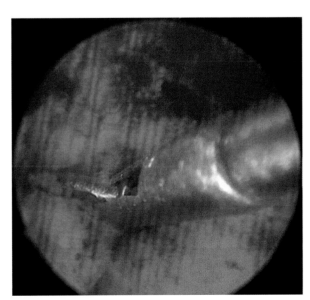

图 58.22 在子宫内膜结核中使用抓钳分离粘连

·在宫腔镜二次探查时，我们可以对治疗的效果以及生育能力进行考察。

58.4 总　结

生殖器结核是一种没有症状的疾病。大多数时候，是在不孕症的检查过程中发现的。

由于宫腔粘连和不孕症，生殖器结核可导致严重的盆腔疾病。因此，生殖器结核与原发性和继发性不孕症有很强的关联性。

宫腔镜检查是诊断子宫内膜结核的一种很好的方式。它在治疗上也很有帮助。

结核病是发展中国家女性不孕症的主要病因之一。通过宫腔镜检查进行初步评估，然后对结核分枝杆菌进行 PCR 检测，可以及早发现。随后的抗结核治疗可以逆转生殖能力并防止对女性生殖器官的永久性损伤。

抗结核治疗后再次行宫腔镜检查，可指导外科医生判断女性在不孕症和生殖潜力方面的预后。还可提供有关抗结核治疗结果的想法。

生殖器结核在印度似乎是导致 Asherman 综合征的重要和常见原因，可导致月经过少或闭经及不孕。

宫腔镜检查在 TBC 中的作用，包括在可视下诊断和取样以进行组织病理学确诊；粘连松解术也是其他方法无法比拟的。治疗的主要目的是恢复宫颈管和子宫腔正常功能。宫腔镜二次探查，有助于了解 TB 治疗后子宫内膜的状态。

子宫内膜结核病，
诊断即困难重要，
研究多歧路，讨论存争议。
可造成不孕且影响妊娠，
轻微病例可能会被漏掉，
严重病例存在粘连和纤维化。
在进行下列操作时可能会遇到困难：
　找宫颈，进入宫颈时，
　维持膨宫液持续灌流时，
　观察子宫内膜光泽时。
请保持冷静，并对宫腔镜检查有信心，
这将有助于评估、诊断及治疗后评估！

Sushma

参考文献

请登录 www.wpcxa.com "下载中心"查询或下载。

第 **59** 章　近端输卵管阻塞的治疗

Shlomo B. Cohen, Jerome Bouaziz

59.1 引　言

由输卵管引起的生育力低下占女性所有不孕症原因的 25%~35%[1]。其中 10%~20% 可能出现输卵管近端阻塞[2]。其诊断由子宫输卵管造影（HSG）（图 59.1）完成，但由于各种独立因素的影响可能会误诊，腹腔镜下输卵管导管插管术仍然是诊断近端输卵管阻塞（PTO）的金标准[3]。这是因为导致 PTO 的一些主要疾病包括慢性盆腔炎（PID），其是超过 50% 的病例的发病原因，而且可能影响输卵管的多个部位[4]。

其他临床情况包括既往盆腔手术史、异位妊娠、纤维化、子宫内膜异位症、峡部息肉、结核病后子宫手术史，以及结节性输卵管炎[5-6]。一些生理原因也可引起输卵管问题，包括 HSG 操作时由于疼痛引起近端输卵管痉挛，或者卵泡期的高水平雌激素对输卵管的近端部分产生不良影响并导致间歇性痉挛[7]。输卵管口狭窄和该处较厚的子宫肌层下方纤毛功能受损也可能导致反复性 PTO[8]。

输卵管通畅度是不孕症检查的重要环节，作为检查的环节之一，我们建议患者行 HSG[9]。如果 HSG 显示输卵管通畅，则不太可能存在 PTO[10]。Dessole 等的一项研究表明[11]，60% 的 PTO 患者

在 1 个月后再次行 HSG 时结果正常。HSG 诊断为 PTO 的患者通过腹腔镜检查证实假阳性率为 62%[10]。此外，腹腔镜下输卵管导管插管术并不是完美的金标准，因为 2% 的双侧输卵管阻塞患者能够自然受孕[12]。Sulak 等的另一项研究[13] 报道了 18 例 HSG 和腹腔镜检查均显示双侧 PTO 患者，其中 11 例的组织学检查表明输卵管通畅。

评估输卵管通畅度的另一选择是子宫输卵管超声造影（sono-HSG）：一种基于超声的评估输卵管通畅度的技术。它是一种快速且耐受性良好的门诊检查，具有避免辐射和避免与 HSG 相关的碘过敏风险的优点。与 HSG 相比，sono-HSG 在检查子宫腔异常方面具有更高的灵敏度和特异度[14-15]，并可在可视下观察卵巢和子宫肌层[9]。近期的一项荟萃分析评估了 sono-HSG 检查输卵管通畅度的准确性，结论是 sono-HSG 能够在生育力低下夫妇的初步检查中取代 HSG[16]。

目前，大多数被诊断为 PTO 的生育力低下的患者都在妇科医生的指导下接受体外受精（IVF）

Electronic Supplementary Material The online version of this chapter (https://doi.org/10.1007/978-3-319-57559-9_59) contains supplementary material, which is available to authorized users.
S.B. Cohen, M.D. (✉) • J. Bouaziz, M.D.
Minimal Invasive Gynecological Surgeries, Department of Obstetrics and Gynecology, Sheba Medical Center, Sackler School of Medicine, Tel Aviv University, Tel-Aviv 52621, Israel
e-mail: shlomo.cohen@sheba.health.gov.il

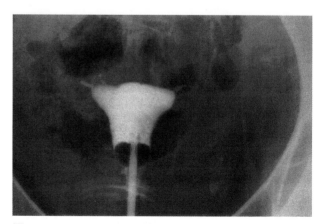

图 59.1　HSG 显示双侧 PTO

而不是输卵管导管插管术（TC），尽管后者的临床结果也不错。在一些国家，行 IVF 助孕并非易事，因此 TC 变得非常重要。本章将探讨 PTO 的不同治疗方法及其妊娠成功率。

59.2 治疗 PTO 的方法

在历史上，最初治疗 PTO 的方法是取出子宫角并将近端输卵管移植到宫腔。该手术的妊娠率很低且存在妊娠期间子宫角破裂的风险，因此后来摒弃不用。随后在 20 世纪 70 年代后期引入显微外科手术；将输卵管切除并在其近端部位重新吻合。

多年来，由于为心脏导管开发的导管设备越来越小型化，人们认为导管通过输卵管腔而不引起穿孔是不可能的。

1985 年，透视引导下的经输卵管导管插管术（TTC）被首次提出[17]（图 59.2，图 59.3）。两年后，Sulak 等[18] 描述了宫腔镜下输卵管插管术。此后，陆续有几篇报道介绍了成功使用不同导管进行输卵管插管的案例，包括用于硬膜外阻滞、输尿管支架以及其他几种不同导丝等。近期，又出现了同轴系统[2]，它可以穿透近端输卵管并使管腔可视化，可取出可能阻塞管腔的碎片并分离粘连。表 59.1 列出了不同的 TC 方法。

本章作者[19] 的一项研究，描述了 US（超声）引导下的 TC 新模式（图 59.4 至图 59.6）。

由于本书的范围是宫腔镜检查，我们将详细描述这些方法。

表 59.1　输卵管再通的不同方法[20]

内镜
- 腹腔镜 – 宫腔镜导丝插管
- 宫腔镜输卵管插管术和输卵管通液术
- 腹腔镜 – 宫腔镜选择性输卵管插管术，注入油溶性不透射线的染料
- 宫腔镜 – 输卵管镜 – 腹腔镜
  - 输卵管水分离术
  - 导丝插管
  - 导丝扩张
  - 同轴输卵管插管
  - 直接球囊输卵管成形术
- 非 – 宫腔镜下输卵管镜检查
  - 直线可外翻导管

透视镜
- 同轴球囊导管经宫颈球囊输卵管成形术
- 选择性输卵管造影和输卵管导管插管术

超声
- 超声引导下经宫颈球囊输卵管成形术
- 超声引导下腹腔镜下输卵管再通术
- 彩色多普勒超声引导下同轴插管和经宫颈导丝输卵管成形术
- 使用超声造影剂行超声造影引导下经宫颈输卵管导管插管术

触觉导管插管术

联合操作
- 在透视引导下选择性输卵管造影及宫腔镜下输卵管导管插管术

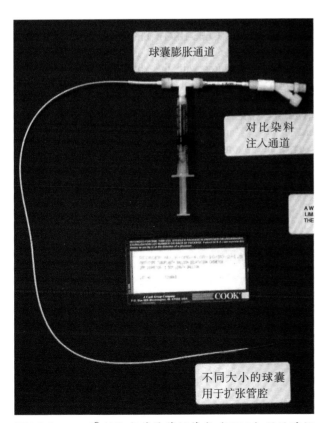

图 59.2　Cook® 经输卵管导管插管术（TTC）用于透视治疗近端输卵管阻塞（PTO）

球囊膨胀通道

对比染料注入通道

不同大小的球囊用于扩张管腔

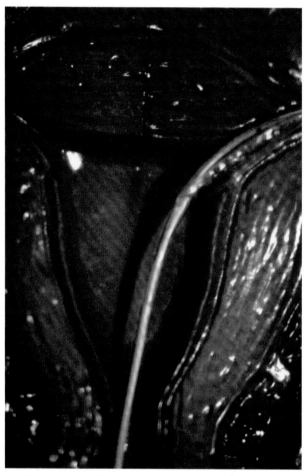

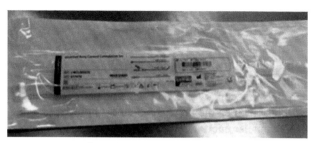

图 59.4 Novy® 导管用于宫腔镜经输卵管导管插管术（TTC）

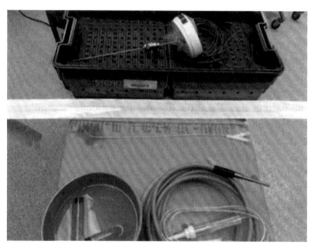

图 59.3 输卵管导管插管术（TC）Cook® 球囊治疗近端输卵管阻塞（PTO）

图 59.5 Novy® 导管用于超声引导下的宫腔镜经输卵管导管插管术（TTC）

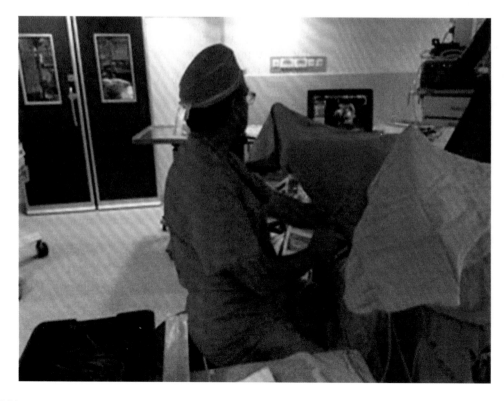

图 59.6 宫腔镜引导下经阴道超声输卵管导管插管术（TVUS TC）

59.3 宫腔镜 - 腹腔镜引导下的输卵管导管插管术

标准装置包括 Novy 宫角插管导管[2]。该方法需要带有工作通道的 5mm 标准宫腔镜完成。通过工作通道，可插入一个 5-F 导管（第一个）；它有两个通道：一个用于放置闭孔器，另一个也可以插入一个 3-F 辅助导管（第二个）。医生必须了解输卵管近端部分的解剖结构，因为有 3 种可能的形式[21]：迂曲、笔直和弯曲。黏膜褶皱的方向朝向输卵管口，且输卵管内导管插入疏通时可能出现内口括约肌痉挛。同时进行诊断性腹腔镜检查，并且应在显示器上同时显示来自宫腔镜检查和腹腔镜检查的图像。如果患者有远端阻塞，应终止手术并建议进行输卵管切除术，建议患者接受 IVF。如果远端边缘没有粘连，则通过 3-F 导管注射造影剂（稀靛蓝胭脂红）。3-F 导管有一个 1cm 的标记。如果染料未通过导丝，则应通过主导管注入，并拧紧连接器。首先应穿过导丝，然后 3-F 导管从导丝上穿入。穿入导丝时应格外缓慢以避免输卵管穿孔或进入假道。如果染液在此时轻松扩散，则认为这一操作成功，并且可以建议患者尝试自然怀孕。如果导丝可以通过，但染液不能通过，则尝试在腹腔镜下边移动输卵管边注射染液，如果此时仍无染液流出，则应停止手术并建议患者接受 IVF[22]。

宫腔镜下输卵管插管的禁忌证：

·活动性盆腔感染。
·月经过多。
·疑似怀孕。
·子宫恶性肿瘤。
·已知对造影剂过敏。

宫腔镜下输卵管导管插管后可能出现的并发症包括：

·正常输卵管损伤。
·夹层。
·穿孔。
·疼痛。
·异位妊娠。

59.4 宫腔镜引导下经阴道超声输卵管导管插管术

这种新颖的门诊手术具有以下优点：它既可检查宫腔又可评估输卵管的通畅性，以及行治疗性输卵管再通术[19]。

宫腔镜引导下经阴道超声输卵管导管插管术（TVUS TC）的具体方法：

步骤 1：经阴道超声检查

该方法首先通过经阴道超声检查对子宫和卵巢进行检查，应特别注意观察直肠子宫陷凹和（或）输卵管中可能存在的相关病变。

步骤 2：诊断性宫腔镜

仅在排除输卵管积水或直肠子宫陷凹中的任何病变后进行。不使用窥器，在进行阴道镜检查后使用无菌生理盐水将宫腔镜插入宫颈口。

使用了本章作者所描述的方法中的 Versascope 宫腔镜（Gynecare，Ethicon Inc.，Somerville，NJ，USA），检查宫腔并确定输卵管口。

步骤 3：输卵管通畅性的评估

在宫腔镜检查后，立即进行经阴道超声扫描，同时用 20mL 注射器注入盐水和空气的混合液来逐渐增加通液压力，使混合液注射入输卵管。

在手术开始时，仔细观察直肠子宫陷凹中是否存在游离积液以及是否存在输卵管积水。

如果观察到输卵管充满盐水，但直肠子宫陷凹无液体流入，则诊断远端输卵管阻塞并终止手术，并建议患者接受 IVF。

如果没有液体进入输卵管中并且只有子宫腔充满盐水，则诊断为近端输卵管阻塞并进行下一步骤，即输卵管导管插管术。

步骤 4：输卵管导管插管术

通过 5-F 的工作通道引入改良的 Novy J-NCS-503570 宫角插管装置（Cook Medical，Inc.，Bloomington，IN，USA）。将导管插入输卵管口并通过输卵管内壁后，在阴道超声引导下通过 Novy 导管注射无菌盐水 - 空气混合物来确认输卵管通畅度。当显示有盐水通过输卵管时则证实恢复了输卵管的通畅性。

如果输卵管仍然阻塞（没有盐水通过），则通过主 Novy 导管将第二个 3-F 导管插入输卵管内。

然后用无菌盐水 – 空气混合物冲洗内导管来重新评估输卵管是否通畅。如果输卵管仍然阻塞，则通过第二个导管插入金属导丝以去除细胞和黏液碎片。将导丝插入输卵管内 2~3cm，然后去除导丝并在超声引导下再次输卵管通液。在去除导丝并通液之后，要么立即有液体通过，要么没有液体通过，或导丝不能通过。如果导丝通过但没有液体通过，则再试一次。如果第二个导丝未能通过阻塞部位，则停止操作。如果不确定盐水 – 空气混合物是否通过时，则行彩色多普勒检查。

59.5 输卵管导管插管术后的产科结局：不同技术的比较

表 59.2 总结了不同内镜再通术后的结局。从大多数方法中可以看出，粗略估计的妊娠率约为 35%。在由作者描述的系列宫腔镜引导的 TVUS TC 中，妊娠率为 38%，无论是自然的还是氯米芬 +/–IUI 诱导[19]（表 59.3，表 59.4）。所有方法中活产抱婴回家率为 22%。

表 59.2　不同内镜再通方法的结果总结[20]

研究	技术	病例数（n）	适应证	再通成功率	妊娠率	随访（月）	参考文献
宫腔镜下输卵管插管							
Spiewankiewicz, Stelmachów	宫腔镜输卵管导管插管术	15	输卵管近端阻塞	73.33%	13.3%		[7]
Deaton 等	腹腔镜 – 宫腔镜输卵管导管插管术	11	宫角阻塞	73%	54.55%		[1]
Burke	腹腔镜 – 宫腔镜输卵管导管插管术 经宫颈输卵管导管插管术	120	双侧宫角阻塞	80%	47.92%		[57]
Zhu 等.	腹腔镜 – 宫腔镜插管及导丝插管	37	输卵管管内壁阻塞	77.4%			[56]
Lei 等	宫腔镜输卵管通液术	20	近端输卵管阻塞	40%	35%	3	[60]
Li 等	宫腔镜输卵管插管及通液术	54	部分性阻塞 / 管内壁阻塞 / 远端管阻塞	87.5%/62.5%/13.3%	34.29%	1~18	[61]
Li	透视引导下宫腔镜输卵管插管联合选择性输卵管造影	28	输卵管间质部阻塞	57.14%	31.25%	6	[63]
输卵管镜下输卵管插管							
Schill 等	输卵管镜和腹腔镜下输卵管扩张	42	单侧 / 双侧近端输卵管阻塞	61.9%（26/42）	12%	3~6	[15]
Rimbach 等	输卵管镜下导管插管术	38		80%			[38]
Surrey 等	同轴输卵管镜	16	近端输卵管阻塞	85%（双侧）			[39]
Rimbach 等	输卵管镜 – 宫腔镜 – 腹腔镜同轴输卵管插管	367（639双侧）		69.6%（双侧）			[40]
Pennehouat 等	输卵管镜 – 宫腔镜 – 腹腔镜同轴输卵管插管	66	近端输卵管阻塞	83%			[41]
Kerin 等	输卵管镜 – 宫腔镜 – 腹腔镜导丝插管及输卵管成形术	35	近端输卵管阻塞	81.4%（双侧）			[36]

续表

研究	技术	病例数（ n ）	适应证	再通成功率	妊娠率	随访（ 月 ）	参考文献
Sueoka 等	输卵管镜检查和直线可外翻导管	50	近端，中端 及远端输卵管阻塞	79.4%	22%	2~36	[42]
Dechaud 等	输卵管镜检查和直线可外翻导管	75	输卵管及不明原因不孕	94.5%（双侧）	27.6%		[47]
Lee	输卵管镜检查和直线可外翻导管及腹腔镜	20	输卵管阻塞	93%（双侧）			[34]

表 59.3　宫腔镜引导下的经阴道超声输卵管导管插管术（TVUS TC）结局

	单侧输卵管阻塞	双侧输卵管阻塞
病例数	9	18
输卵管阻塞	9	36
输卵管插管后通畅	6/9（66.6%）	17/36（47.2%）
至少单侧输卵管通畅	9（100%）	10（55.5%）

表 59.4　经阴道超声引导下的宫腔镜输卵管插管后妊娠结局

妊娠方式	妊娠数量	流产	异位妊娠	活产	正在妊娠	未获得数据
自然怀孕	5	1	0	3	1	0
克罗米芬	3	0	0	2	0	1
促性腺激素类	2	0	1	1	0	0
合计	10	1	1	6	1	1

59.6 推　荐

宫腔镜引导下的经阴道超声输卵管导管插管术（TVUS TC）是一种新的诊室操作，可以为患有 PTO 且不存在男性不育症原因的年轻患者提供帮助。该方法可以节省 IVF 治疗的费用并减少并发症。这种方法具有良好的妊娠率和活产抱婴回家率。

已知有慢性盆腔疼痛、附件肿块、既往慢性盆腔炎病史或有盆腔手术史的患者可能同时获益于诊断性宫腔镜和诊断性 / 治疗性腹腔镜，以便更好地评估不孕情况，而不仅仅是通过 HSG 进行评估。

参考文献

请登录 www.wpcxa.com "下载中心" 查询或下载。

第 60 章　子宫内膜骨化生

Enric Cayuela, Josep Vilanova, María del Río, Federico Heredia, Laura Acín,
Patricia Zarco, Natalia Giraldo, Estefania Llanos

60.1 引　言

子宫内膜骨化生（EOM）是指子宫腔内有骨组织的存在。一般认为骨化生是由于非骨性结缔组织转变为成熟骨，主要的组织学特征是存在成骨细胞。

子宫内膜骨化生比较罕见，1884 年被首次提出[1]，其与不孕、出血和骨盆疼痛有关。在超过 80% 的病例中，它常常与自然流产或自愿流产史有关[2]。

然而，该疾病的病理生理学仍然存在巨大争议。为了确定子宫内膜骨化生的原因，我们回顾了文献中可获得的数据，其中包括当前假说以及与导致细胞分化机制相关的基础生物学概念。

60.2 流行病学：发病率

子宫内膜骨化生在文献中被经典地描述为一种非常罕见的实体。虽然这个实体的流行程度仍然未知，但近期的数据显示，其真实发病率比历史上认为的更高。Khan 等[2]发表的一篇综述，纳入了 155 篇已发表论文和 293 例患者资料。这些数据显示实际发病率高于预期。此外，由于无症状患者和生活在诊断资源稀缺地区的患者可能无法得到确诊，我们也许低估了这种临床状况的实际发病率。

另一方面，当我们尝试比较已发表的数据以便得出一些有关子宫内膜骨化生病因学结论时，我们发现了一些重要的局限性，例如病例样本小，或者各种各样的异质性数据，这些数据不能得出任何可靠的结论。

60.3 病因学

如前所述，子宫内膜骨化生的病因仍然存在巨大争议。我们将关注两种被更广泛接受的理论：

胎儿骨组织残留：第一个假说，由于子宫内膜骨化生和流产之间的关联，子宫内胎儿骨的存在被认为是流产后残留的胎儿碎片，并发展为骨向分化成为骨结构。这个假说在不同出版物中仍然被认为是唯一的假说。虽然这个理论初看很合乎逻辑，但我们想强调两个重要问题。首先，流产是一个术语，包括早期妊娠的各种不同阶段，如空孕囊、未知胎龄的自然流产或自愿终止妊娠。所有这些都是不同的临床状况，假说认为它们可能起源于胚胎或胎儿组织且具有截然不同的骨化能力。其次，那些没有妊娠史的子宫内膜骨化生病例不符合这一理论。

子宫内膜骨化生：有趣的是，该假说（第二个假说）是 Virchow[1] 在 1884 年提出的第一个病因。该理论的反对者当时由于缺乏专业知识，基于他们的观点，认为"凭空出现"能解释骨碎片的起源。

当对胚胎学和生物科学的新认识出现时，这种想法发生了变化。对细胞分化的知识开辟了新的理解之路，并将我们带到了当下。我们现在的认识到

E. Cayuela (✉) • M. del Río • F. Heredia • L. Acín • P. Zarco
N. Giraldo • E. Llanos
Department of Obstetrics and Gynecology, Hospital General
Universitari de l'Hospitalet, Consorci Sanitari Integral,
Av Josep Molins 29-41, 08906 L'Hospitalet de Llobregat,
Barcelona, Spain
e-mail: ecayuela@ub.edu
J. Vilanova
Department of Anatomy, University of Barcelona,
Barcelona, Spain

© Springer International Publishing AG 2018
A. Tinelli et al. (eds.), *Hysteroscopy*, https://doi.org/10.1007/978-3-319-57559-9_60

哪一步了呢？我们认为真正的化生会发生，且新生骨组织的出现并不需要子宫内残留胚胎组织。然而，这并不排除子宫内膜骨化生与许多病例有流产史之间的关系。

为了巩固这一理论，以下是必要的：组织存在能够将自身分化为骨组织的能力；导致这一机制发生的生物学证据；确定此过程的起因；最后，找到诊断方法，提供数据解开子宫内膜骨化生的未知机制。

（1）能够在子宫内膜中形成骨组织的生物材料。我们必须考虑到在每个月经周期内子宫内膜的生长、分化和脱落。已经证实了子宫内膜基底层中存在干细胞[4]。

（2）解释化生的机制。同样的研究[4]表明，在特定的培养基中培养这种细胞可以诱导其向骨组织分化。

（3）子宫内膜局部刺激，如 IUD、刮宫或其他引起炎症的原因，可导致化生所必需的生长因子的激活。此外，自然流产或流产手术也可以被认为是一种局部刺激，因此有利于化生。

（4）子宫内膜骨化生起源的最确凿的证据是鉴定骨组织来自患者，而没有外来生物材料的贡献。这一因素在两项将骨组织 DNA 与患者 DNA 进行比较的研究中得到了证实[5]（图 60.1）[3]。

Cayuela 等和 Parente 等分别比较了宫内骨组织的 DNA 与患者的 DNA，并且在所有病例中，证实骨组织的 DNA 与患者的 DNA 相同。这些发现重申了化生理论的准确性。

虽然在 DNA 研究的最新发现中，一些医生可能仍然认为，在某些情况下，胎儿骨组织残留可能是原因，并且在一些病例中，确实发生了真正的化生。但是，很难理解两个完全不同的过程如何导致完全相同的结果。因此，我们强烈建议对每个可能的新病例进行 DNA 研究，以便阐明子宫内膜骨化生的病因。

60.4 临　床

文献描述了子宫内膜骨化生中的各种体征和症状。因此，我们无法真正称其为临床综合征。事实上，它是子宫内膜中的异物，具体可以以两种不同的方式表现：作为无生物活性的惰性材料或作为活性材料。

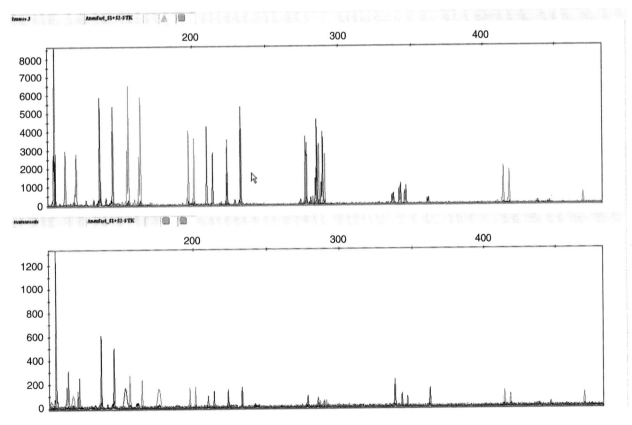

图 60.1　来自同一患者的血液样本（上）和子宫内膜骨（下）的等位基因长度相同

文献所描述的症状不是非常具体，并且是其他疾病所共有的。Khan 等[2]的研究结果显示，最常见的症状是不孕症（56%），其次是月经不调（20%）、盆腔疼痛（8%）和分泌物增多（6.4%），5.6% 的患者无症状。

60.5 诊　断

经阴道超声检查是最有效的诊断工具之一[1,6]。如果在子宫腔内发现高回声组织（图 60.2），同时也在子宫内膜甚至是宫颈内发现[7]，则应考虑诊断子宫内膜骨化生。一旦怀疑有子宫内膜骨化生，经阴道超声检查是诊断检查的第一步。此后，宫腔镜检查可在直视下观察宫腔内容物并确定骨样组织的存在，但最终只能通过组织学检查来确定（图 60.3）。骨组织通常以扁平骨小梁（图 60.4）和（或）长骨（图 60.5）两种形式呈现。

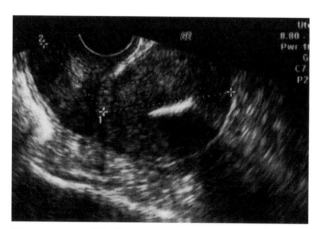

图 60.2　经阴道超声检查显示与骨化生相对应的宫腔内高回声结构

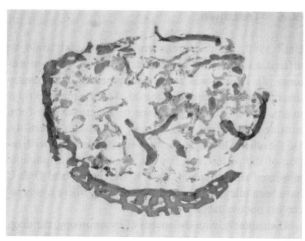

图 60.3　骨化生的组织学研究

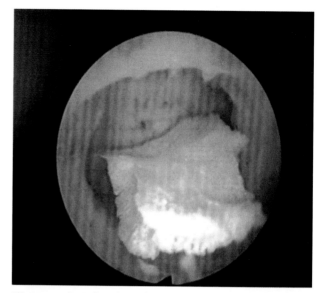

图 60.4　宫腔镜下宫内骨小梁图像

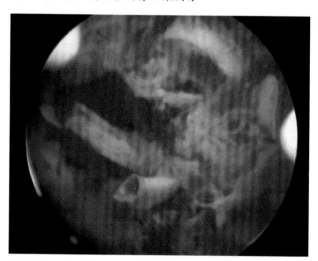

图 60.5　宫腔镜下显示宫内的长骨图像

60.6 治　疗

直到 1980 年，唯一可以用于子宫内膜骨化生治疗的方法是宫颈扩张及刮宫术（D&C）或子宫切除术[2]。D&C 是一种盲操作的外科手术，不能保证去除所有残留骨碎片。在极少数情况下，可能会形成瘢痕组织或粘连，导致 Asherman 综合征，从而导致不孕症。另一方面，子宫切除术意味着患者将会绝育，并且手术本身是一种可能存在副作用的大手术。事实上，子宫切除术和 D&C 是第二选择，仅在没有宫腔镜的地区作为治疗方案。

毫无疑问，随着宫腔镜的出现，子宫内膜骨化生的诊断和治疗已经有了大幅改善，很明显，有症状的患者选择的治疗方法是使用宫腔镜取出碎片。另一种情况是无症状患者，影像学筛查显示宫内存在骨组织。在这些患者中，可以告诉其有两种治疗选择，期待治疗或宫腔镜去除子宫内膜骨化生，并解释每种治疗方案的优缺点。

60.7 门诊宫腔镜

这种方法非常简单，且与宫腔镜的任何其他适应证一样。重要的是在宫腔镜诊室有操作熟练的工作人员和适当的设备[8]，除了内镜，我们还需要如下条件：

（1）可用生理盐水使子宫腔扩张的膨宫泵或加压带。

（2）连续灌流式宫腔镜，直径在4~5.5mm，30°前倾斜镜头，5-Fr（1.65mm）工作通道，可允许抓钳通过。

（3）该技术可以在有或没有局部麻醉的情况下进行。向宫腔内注入盐水使得压力维持在80mmHg，将宫腔镜放入宫腔。随着扩张，可以看到整个子宫腔，不仅有骨组织的存在，而且还有子宫内膜、输卵管口和子宫颈黏膜。通常，骨组织不附着在子宫内膜上，可以使用5-Fr抓钳取出。奥林巴斯有一把抓钳5-Fr-A4827（图60.6），其特点是在尖端有3个齿，能够牢固地固定骨头碎片，使其更容易取出（图60.7）。

60.8 手术室宫腔镜

有时，骨组织穿透子宫内膜、子宫肌层，或者位于子宫内膜下。在这些情况下建议使用电切镜[9]。此时，在宫腔镜手术室，需要有经验的工作人员来进行操作，同时保证充足的器械非常重要[8]。

（1）如果使用电切镜，则需要进行局部麻醉

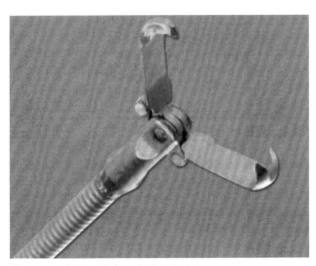

图60.6 奥林巴斯有3个齿的抓钳

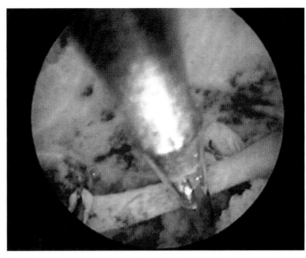

图60.7 使用抓钳取出长骨的宫腔镜图像

或全身麻醉。

（2）膨宫泵也是必要的，同时需计算所用液体的量。

（3）一个24或26 Charr（8/10mm）倾斜12°的电切镜，带有电极环和双极能量。

（4）膨宫介质使用生理盐水，已证实其在预防诸如液体超负荷的并发症方面表现出更高的安全性。

（5）技术：仅使用不通电的电切环是有可能取出骨骼碎片的。当碎片嵌入表浅的子宫肌层时，必须注意在使用电切时不要损伤正常的子宫内膜。

60.9 有症状者治疗的结果

由于大多数已发表的数据都是单独的病例报道，因此关于结果的数据并不多；然而，在大多数报道的病例中，宫腔镜切除宫内碎片后，患者都恢复了生育能力。已发表的最长系列病例[2]报道了治疗后症状明显改善，81%合并炎症的患者症状消退，在子宫内骨组织取出后尝试怀孕的不孕患者中有72.6%恢复了生育能力[6,10]。

60.10 未来展望

我们认为，想要更好地了解子宫内膜骨化生的发病机制，未来需要对每一个新病例进行基因鉴定检测，并参考包括最重要的流行病学和临床变量在内的详尽问卷，以比较所有报道的病例。

参考文献

请登录 www.wpcxa.com "下载中心" 查询或下载。

第十四部分
Asherman
综合征

第 **61** 章 宫腔粘连：发病机制

José Luis Metello, José Florencio Jimenez

61.1 引言

宫腔粘连是指子宫壁完全或部分粘连从而导致月经量过少、闭经、痛经、腹痛、不孕、反复流产、早产以及胎盘植入异常等临床表现。

病理学上也将宫腔粘连称为 Asherman 综合征（AS），由 Heinrich Fritsh 于 1894 年初次提出。1927 年，Bass 记录下了 20 例因流产而导致宫颈阻塞的病例[1]。1946 年，Stamer 发现了流产后及产后的数例宫腔粘连病例[2]。但宫腔粘连的完整特征是由 Joseph Asherman 提出的[3]。他主要考虑了两方面，一是创伤因素，二是宫颈内口的狭窄。此外，他还将子宫内膜损伤和粘连与月经紊乱、腹痛以及生育问题联系在了一起。此外，他认识到该病的病因与子宫内膜损伤有关，而不是与单纯阻塞经血流出有关。他将此描述为子宫内膜诊刮的副作用，子宫壁之间的粘连的病因为炎症反应，并且多数为无菌性炎症反应。自那之后，也有人提出其他病因[4-5]。

61.2 定义

宫腔粘连是由瘢痕–纤维化组织组成，可导致子宫内膜之间粘连。粘连范围可以很大，例如在某些情况下，它们会形成薄片状粘连带，可以轻易分离（图 61.1）；在另一些情况下，在严重病例中，子宫内膜有可能完全消失，被致密的纤维组织代替（图 61.2，图 61.3）。

关于宫腔粘连与 Asherman 综合征这两个概念之间的不同，有一些讨论。多数情况下，此两种概念可通用。但是，"综合征"代表某一疾病的一些特定症状与医学体征。考虑到这一点，在无任何症状时应避免使用 Asherman 综合征。但也有人提出[6]，由于妊娠造成的子宫内膜损伤从而导致宫腔粘连的病例应被称作"Asherman 综合征"。

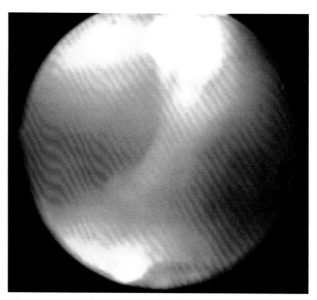

图 61.1 宫腔镜下薄片状粘连带

J.L. Metello, M.D. (✉)
Hospital Garica de Orta, Almada, Portugal
Ginemed-Maloclinics, Lisbon, Portugal
e-mail: jmetello@gmail.com

J.F. Jimenez, M.D.
Clinica "Leopoldo Aguerrevere", Caracas, Venezuela
Unidad de Fertilidad Unifertes, Caracas, Venezuela
e-mail: fertilidad@gmail.com

© Springer International Publishing AG 2018
A. Tinelli et al. (eds.), *Hysteroscopy*, https://doi.org/10.1007/978-3-319-57559-9_61

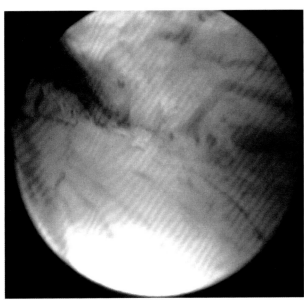

图 61.2　宫腔镜下致密粘连带

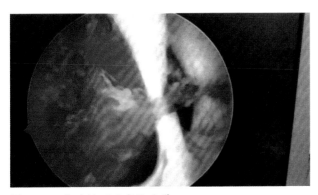

图 61.3　宫腔镜下致密粘连带

61.3 发病率

　　估计宫腔粘连的真实发病率比较困难，特别是在很多时候，宫腔粘连并没有任何症状，因此很难被诊断出来。1982 年的一篇综述中指出，世界不同地区宫腔粘连的发病率差异很大，以色列的宫腔粘连发病率尤其高[4]。作者试图凭借不同地区的流产是否合法以及产后子宫内膜炎的发病来解释这一现象。产后清宫与流产后清宫的技术水平也是影响因素之一。其他影响因素也包括医生的熟练度、诊断的标准以及生殖系统结核的发病率。

　　考虑到这些因素，宫腔粘连在总人口中的真实发病率估计在 0.3% 左右，在进行输卵管造影的人群中约为 1.5%[7]，在反复流产的女性人群中为 5%~39%[8-10]，在产后清宫的女性中可高达 21%[11]，在因妊娠物残留进行手术清宫的人群中比例可高达 40%[12]，在不孕症女性中，这个比例超过 2%。

61.4 病因学

61.4.1 妊娠相关

　　多数粘连是由妊娠期宫腔内受到损伤所致[13-14]（表 61.1）。造成这一现象的损伤可以是清宫，也可以发生在自然流产、人工流产之后或产后。根据 Schenker 与 Margalioth 的综述研究[4]，在总结了 1856 例 Asherman 综合征病例后发现，在 90% 的病例中，怀孕是重要因素。在其他描述中（表 61.1），67% 的病例发生于流产后清宫，22% 发生于产后清宫，2% 的病因为剖宫产，另外有 1% 是发生在因葡萄胎清宫后（图 61.4）。

　　Westendorp 等[12] 报道了在产后二次清除胎盘残留以及不全流产后反复清宫人群中宫腔粘连的发生率，其中 50 例患者在术后 3 个月行宫腔镜探查，发现粘连比例占 40%，其中 75% 达到 Ⅱ～Ⅳ度粘连。作者讨论了几种高危因素并总结，在伴有感染、哺乳或流产史的情况下，患宫腔粘连的风险会升高。

表 61.1　Schenker 与 Margalioth 综述中关于 Asherman 综合征的统计（1982 年，依据 1856 例病例）

危险因素	百分比
流产后清宫	66.70%
产后清宫	21.50%
感染（生殖器结核）	4%
剖宫产	2%
滋养细胞疾病清除	0.60%
诊断性刮宫	1.60%
经腹肌瘤切除术	1.30%
放置宫内节育器	0.20%

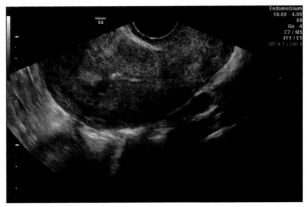

图 61.4　妊娠早期刮宫后发生粘连的宫腔超声影像

手术后月经紊乱的女性患宫腔粘连的概率大幅升高，研究中发现伴随各类月经紊乱的患者（13/25）患有宫腔粘连。

2014 年，Hooker[15] 发表了一篇大数据研究，其中招募了 900 例女性，在自然流产后 12 个月内进行宫腔镜检查，研究发现宫腔粘连的发病率为 19.1%（图 61.5，图 61.6）。研究发现当清宫次数在两次或以上时，粘连发生风险增加（ RR 2.1）。Fejgin 在一篇综述中提出[16]，流产后反复清宫可使粘连发生率从初次的 8% 增加至第 3 次清宫后的 35%[17]。Gilman[17] 发表的一篇关于 884 例患者的综述中提到了早期流产的积极管理。根据患者的症

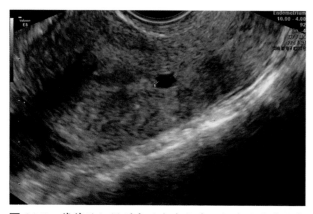

图 61.5 葡萄胎妊娠刮宫后发生粘连，粘连处伴随狭窄的子宫内膜囊肿

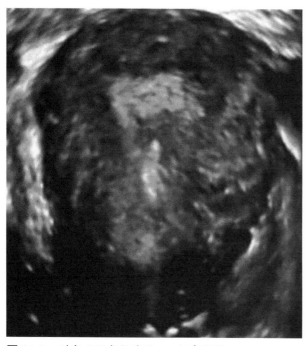

图 61.6 刮宫后形成粘连的 3D 超声影像

状，6 例被发现患有 Asherman 综合征，都有清宫史，其中 3 例患者刮宫不止 1 次。经手动式负压吸引清宫术后的患者中，没有发现 Asherman 综合征（0/191）；经药物米索前列醇治疗后的患者中也没有发现 Asherman 综合征（0/210）。同一作者在 2016 年的文章中认为宫腔粘连与宫颈扩张及刮宫术（D&C）和子宫增大（尤其是多胎时）之间存在相关性，但与手动负压吸引之间无相关性[18]。

其他学者报道不全流产或稽留流产后粘连的发病率普遍在 17%~30%[19-21]。Lurie 等发现妊娠中期流产的女性刮宫后宫腔粘连的发生率为 39%[22]，而 Golan 等发现，在 48 例女性流产后进行人工胎盘取出，在这些女性中，宫腔粘连的发生率为 2%[23]。可见与产后 48h 内刮宫相比，产后 2~4 周刮宫为导致粘连的高危因素，这或许是体内雌激素水平不同所导致[24]。

因产后出血行子宫压迫缝合的女性亦有宫腔粘连的风险，研究表明，在这类女性患者中，粘连的发生率为 10%~25%[25-27]。宫腔粘连在这类患者中发生的原因还不确定，但 B-Lynch 缝合法会导致"贴合效应"，使子宫前后壁贴合导致子宫血流不畅，最终形成粘连[28]。

关于严重产后出血治疗后宫腔血流不畅而导致的宫腔粘连也有几例报道[29]。一篇 2014 年发表的综述中描述了 12 例患者中的 2 例经双侧子宫动脉及卵巢悬韧带结扎后导致的子宫粘连/坏死[30]。另外 10 例双侧子宫动脉结扎的患者并无其他并发症记录。

61.4.2 非妊娠期

妊娠并非唯一与宫腔粘连相关的因素。根据 Schenker 与 Margalioth 的研究[4]，在 1856 例病例中，30 例（1.6%）曾有过诊断性刮宫史，24 例有过经腹肌瘤剔除术，10 例有宫颈活检或息肉切除术，另外有 3 例放置过宫内节育器。

在相当长的一段时间内，大家认为粘连的形成是宫腔镜手术的并发症，尤其是在肌瘤剔除术中。Taskin[31] 针对不同手术后的宫腔镜二次探查时发现的粘连发生率开展了研究，得出结论，息肉切除术和纵隔切除术后的粘连发生率较低，轻度粘连的患者占单发肌瘤术后人群的 31%，占多发肌瘤术

人群的 45%。她们中的多数在宫腔镜探查时很容易进行松解。也有其他研究记录下不同的数据[32-34]，如 Mazzon 的文章中记录了 688 例女性患者有单发或多发的 Ⅰ～Ⅱ型肌瘤，经环状冷刀切除肌瘤后，有 29 例（4.2%）患者出现了粘连[35]。

双侧子宫动脉栓塞（UAE）治疗也与粘连的形成有关，报道的发生率介于 10%~14%[36]。栓塞治疗的预后较差，发生重度宫腔粘连的概率显著高出接受其他方式治疗的患者。Song 提出假说称，与因妇科原因接受 UAE 治疗的患者相比，因分娩并发症接受 UAE 治疗后形成宫腔粘连的预后较差。

我们不难想象，子宫内膜电切是导致宫腔粘连的重要因素之一。虽然电切的方式很多，但不论哪一种，当操作不当时，都会造成子宫内膜基底层损伤，从而导致瘢痕纤维化组织形成。研究表明，35% 的女性在子宫内膜电切后都在宫腔镜检查下发现了粘连[37-38]。

虽然子宫内膜结核可导致宫腔粘连的形成[39-40]，但多数发生在欠发达地区，例如印度北部。在 Schenker 与 Margalioth 发表的综述中提到[4]，仅有 4% 的粘连与结核有关。血吸虫病也是致病因素之一[41]，但与结核一样，这种情况在发达地区是很罕见的。

其他与宫腔粘连形成相关的因素还有先天性子宫发育异常。Stillman 与 Asarkof 在研究中指出[42]，43 例因米勒管发育异常而患有不孕症患者中的 7 例（16%）同时伴有宫腔粘连。但他们无法判断的是，粘连的发生究竟是子宫发育异常所致，还是子宫发育异常引起的反复流产所致。

盆腔放疗也可能是宫腔粘连较罕见的原因[4]。所谓的遗传易感性可能有其作用。不同人对损伤的反应可能存在个体差异。同样的损伤在一些人群中可能会导致 IUA 的形成，而在另外一些人群中则不会。

61.4.3 发病机制

关于宫腔粘连的发病机制说法有几种。一种是强调了妊娠期子宫内膜的功能层比正常的子宫内膜脆弱，因此更容易受到永久性损伤[5]。另外一种解释是子宫内膜的生长需要依赖雌激素，因此在哺乳期的低雌激素状态下子宫内膜损伤不易修复，从而

导致粘连的形成。

感染因素并未做过多的阐明。一方面，结核或血吸虫病可导致宫腔粘连，但这些情况在较发达的地区非常罕见；另一方面，产后或流产后子宫内膜炎则更加充满争议。Polishuk 等使用宫腔造影检查了 171 例剖宫产术后的女性患者[43]。其中 28 例患有子宫内膜炎，但仅有 1 例形成了粘连。Charles[44] 在研究中指出，仅有 1% 的患者在术前有过感染史。但 Yu 等在研究中指出[5]，一些研究人员相信，感染与创伤在子宫内膜损伤方面具有协同作用。

综上所述，宫腔粘连的自然史尚未可知。有些女性虽有 Asherman 综合征，但仍有正常的月经。Schenker 与 Margalioth 报道了 292 例未接受任何治疗的患者的妊娠结局[4]，其中仅有部分患者经宫腔镜确诊，因此，一些患者能恢复月经可能是因为宫腔积血的压力克服了宫颈狭窄的阻力。虽然 46% 患者成功怀孕，但其中仅有半数胎儿存活，有 13% 被查出胎盘粘连。

61.4.4 组织病理学

宫腔粘连患者正常的子宫内膜被纤维化组织代替。粘连带有可能覆盖子宫内膜、子宫肌层或结缔组织。

正常子宫内膜包含简单的柱状腺体，部分带有纤毛，以及带有血管的基质部分，其中包含结缔组织与丰富的螺旋动脉。育龄期女性的子宫内膜可清晰地分为两层。功能层（海绵层）靠近宫腔并会根据月经周期雌孕激素的变化而变化，腺体均匀分布。基底层靠近肌层，与功能层不同的是，基底层在月经期不会脱落。这一层受到雌孕激素的影响较小，腺体多数不均匀，并且基质致密。螺旋动脉在此处也有不同，血管壁通常较厚[45]。

当粘连发生时，基底层与功能层的界限变得不清晰[46]。功能层被单层上皮细胞代替，形成的上皮无法对激素刺激做出反应。失活的腺体分布稀疏。在多数情况下，组织无血管分布，但也有少数情况下可见扩张毛细血管[47]。Yaffe[48] 对比了宫腔粘连患者与对照组的子宫内膜活检样本，发现粘连患者活检样本中纤维化组织占 50%~80%，而对照组仅为 13%~20%。而且，McCulloch[49] 的研究发现，经宫颈进行子宫内膜切除术后组织学变化类似

Asherman 综合征的特征。发生变化的组织会呈现萎缩状态，并产生大量的结缔组织，这一变化还会逐渐蔓延到周围未经手术的内膜组织。这便可以解释为何有时"月经过少"这一症状的发生率远比粘连的发生率要高（图 61.7）。

在电子显微镜下[50]，腺体上皮细胞呈现出肿胀的状态，并且核糖体减少，内质网扩张。线粒体嵴变短变少并形成空泡。间质松散，内皮细胞间隙

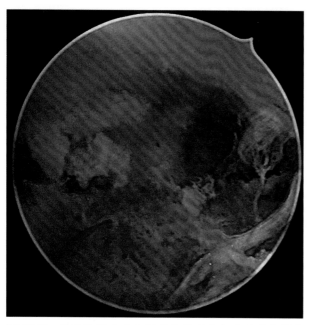

图 61.7 粘连松解术后左侧宫角处子宫内膜呈现出萎缩状态，肌层轻微出血

变小，毛细血管关闭。在分子水平，与细胞黏附性有关的趋化因子，例如转化生长因子 β、血小板源性生长因子、碱性成纤维细胞生长因子等，都有可能与宫腔粘连的形成有关[51]。

盆腔血管造影术显示，患有重度月经减少及闭经的女性子宫肌层血流减少。有时甚至会发生子宫基质钙化或僵化。

血管内皮生长因子（VEGF）的表达有可能起着至关重要的作用[50]。Chen 对比了治疗前后的患者，发现患有宫腔粘连的患者显微镜下血管呈现闭合及低氧改变，接受治疗后可明显改善。而在治疗后，VEGF 的表达显著提高。

Malhotra[52] 对比了宫腔粘连松解术前、术后在月经第 2 天或第 3 天时子宫内膜厚度与螺旋动脉血流，发现术后子宫内膜厚度显著增加，并且血流变得更加丰富。

显然，粘连是可以发展的，它们可以由初期的薄型粘连带最终演变成致密的粘连带。当出现肌层粘连时，则意味着子宫内膜基底层消失，因此手术后子宫内膜所剩无几，从而导致预后更差[53]。

参考文献

请登录 www.wpcxa.com "下载中心"查询或下载。

第62章 粘连与流产

Jude Ehiabhi Okohue

62.1 引 言

宫腔粘连指瘢痕组织在宫腔内生长，1894 年由 Heinrich Fritsch 首次提出[1]。1984 年，以色列妇科专家 Joseph Asherman 在 29 例闭经及宫颈内口相关的狭窄的女性患者中确诊了宫腔粘连。2 年后，他又凭借子宫 X 线检查记录了一系列关于宫腔的变化[2]。当这些变化与明显的症状联系在一起时，如月经异常与不孕，人们才将这一现象定义为 Asherman 综合征。"Asherman 综合征"与"宫腔粘连"这两种说法通常可以互换。有时宫腔粘连的患者有症状，但其粘连并非与妊娠有关；这种情况下，"Asherman 综合征"这个术语依然可以使用[3]。

62.1.1 流产的定义

流产的定义有时会充满争议，因此，流产的定义通常是多种多样的。普遍公认的流产是指获得一个可存活的胎儿之前的妊娠终止[4]。关键在于可存活胎儿的条件有哪些？美国疾病预防控制中心（CDC）与世界卫生组织（WHO）将流产定义为妊娠于 20 周之前终止或胎儿重量不超过 500g 时终止妊娠[5]。在尼日利亚等一些发展中国家，流产指妊娠 28 周内、胎儿可存活之前的自然或人为的妊娠终止[6]。

流产可分为以下几种：自然流产 / 人工流产，先兆流产 / 难免流产，不全流产 / 完全流产，以及流产合并感染。

62.1.2 流产的流行病学

由于部分地区有限制流产的法律，因此想得到确切的流产率是很难的[7]。有研究估计在世界范围内，每年有 26 000 000~53 000 000 例人工流产[8]。在尼日利亚，据估计，每年人工流产次数约为 610 000 次[9]。据 CDC 报道，2008 年美国 15~44 岁的女性每 1000 人中就有 16 人选择过终止妊娠，与 1999 年的数据相比减少了 4%[10]。据估计，全球 15~44 岁女性做过人工流产的比例为 28‰[11]。在西欧地区记录的流产率最低，而东欧地区 2008 年的流产率达到全世界最高，15~44 岁女性中做过人工流产比例约为 43‰[11]。在美国，所有人工流产中 42% 的流产并非首次[10]。

在有明确禁止人工流产法律的国家，不安全流产是一个十分严重的问题。在大多数发展中国家，如尼日利亚，正规流产手术的价格十分昂贵。因此，可负担得起此项服务的女性很少[12]。正因如此，全球发展中国家每年有约 70 000 人因不安全流产而死亡，这其中超过 90% 都来自发展中国家[8]。在尼日利亚，据统计，2012 年有 1 250 000 例人工流产，在 15~44 岁女性人群中占 33‰[13]，每年因不安全流产而导致的死亡约为 20 000 例[14]。

流产的方法主要有药物和手术两种。药物流产是使用药物，手术流产包括刮宫或使用负压吸引。药物方法和手术方法都是安全、有效终止妊娠的方法，只是选择时应当考虑条件、孕期以及患者个人因素[15]。与手术流产相比，药物流产时胚胎排出体外所需的时间更长。常用的两种药物是米非司酮（一种抗孕激素药物）和米索前列醇（即前列腺素），

J.E. Okohue, M.B.B.S., F.W.A.C.S., F.M.C.O.G
Gynescope Specialist Hospital/Madonna University,
22 Gynescope Drive, Port Harcourt, Rivers State, Nigeria
e-mail: judosca@yahoo.com

© Springer International Publishing AG 2018
A. Tinelli et al. (eds.), *Hysteroscopy*, https://doi.org/10.1007/978-3-319-57559-9_62

单独或联合使用。这两种药物在怀孕 70d 之内都可以使用[16]。有循证医学证据的药物使用方法应为口服米非司酮 200mg，14~48h 后于口腔内含服 800μg 米索前列醇，并在随后的 1~2 周内随诊[17]。

阴道放置米索前列醇与口腔内含服同样有效，但有报道过罕见病例在经阴道放置米索前列醇后出现了梭菌脓毒症甚至死亡[18-19]。

阴道放置米索前列醇后给予氨甲蝶呤也是一种常见的方法，88%~96% 的妊娠可被有效终止[20]。此方法的缺点是会延长胚胎排出体外的时间。在 Pazol 的研究中，在小于 13 周的妊娠患者中，76% 的患者采取了负压吸引的方法，只有 15% 采取药物流产[10]。在尼日利亚的贝宁市进行了另一项研究，研究发现超过 70% 的流产是通过宫颈扩张及刮宫术完成的，且患者有过至少 1 次流产史[21]。负压吸引法可用于妊娠 14 周以内的流产。该法流产后若不给予抗生素，子宫内膜炎发生率为 5%~20%，当给予预防性抗生素治疗时，这一比例可大幅降低[22]。因此，预防性抗生素治疗应作为常规治疗的一部分[23-24]。但药物流产后预防性抗生素治疗是有争议的[25]，在几项前瞻性研究中，药物流产后感染率仅为 0.3%[26-28]。

遗憾的是，至今仍无随机对照试验来证明预防性抗生素治疗是否应作为早期妊娠流产后常规治疗的一部分。美国计划生育联合会进行了一项研究，研究纳入了 227 000 例妊娠 63d 以内的女性，考察其在使用米非司酮／米索前列醇流产后严重感染发生的比例。研究发现，在给予预防性抗生素后，严重感染发生率从 0.93‰ 下降至 0.06‰[18]。目前，计划生育协会虽然认可这些探索性预试验的结果，但并不推荐将预防性抗生素治疗作为药物流产后的常规治疗手段。

一篇系统性综述对比了手动负压吸引与电动负压吸引在终止小于 10 周的妊娠时的作用，两种治疗手段均能达到患者满意的效果，并未发现有显著差异[29]。

中期妊娠的终止与更高的发病率和死亡率相关。中期妊娠流产时可通过刮宫或药物来实现。但妊娠中期刮宫和负压吸引终止妊娠时并发症较多，如胎儿骨组织残留，因此这种手术方式的应用在现代妇产科临床实践中受到限制[30]。约有 10% 的女性在接受了中期妊娠药物流产后，需手术以去除胎盘残留[31]。

62.1.3 宫腔粘连的流行病学

由于宫腔粘连常常是没有任何症状的，因此无法得到其在总人口中的真实流行病学数据。Hooker 等在近期的一篇大数据分析报告中通过宫腔镜检查了 912 例在 12 个月之内经历过自然或人工流产的女性[32]。约 86% 的患者接受过诊刮，宫腔粘连的发生率约为 19.1%。导致宫腔粘连最常见的原因为因自然流产或人工流产而进行清宫，导致子宫基底层受损[33]。剖宫产、肌瘤切除术（开腹或宫腔镜）、B-lynch 压迫缝合、宫内节育器的放置、生殖系统血吸虫或结核的感染以及米勒管畸形手术等均有可能形成粘连[34-35]。

Schenker 与 Margalioth 在对 1856 例 Asherman 综合征患者进行研究后，发现 90.8% 的患者有过流产刮宫史[36]。其中 66.7% 曾因自然或人工流产进行刮宫，21.5% 因产后出血行刮宫术，2% 有过剖宫产史，0.6% 因葡萄胎清宫。稽留流产一经发现通常会立即处理，但清宫越晚则越容易造成宫腔粘连。由于残留组织的成纤维细胞活动，胎儿死亡时间与刮宫的时间间隔越长，形成粘连的概率就越大[37]。对于个人而言，多次手术也会增加宫腔粘连的风险，一次诊刮的风险为 16%，3 次以上则上升至 32%[38]。

一项随机对照试验通过 3 种不同手段分析了 82 例稽留流产女性：保守治疗、药物流产以及手术流产。结果表明，保守治疗和药物治疗的效果与手术治疗一样可有效清除宫腔内残留组织[39]。但治疗后 6 个月进行宫腔镜探查时，仅在手术治疗组发现了宫腔粘连[39]。对于早期妊娠流产的女性，手动吸刮术清宫后没有发生 Asherman 综合征的情况，这一方法显然比锐利的刮宫器械更加安全[40]。

不安全流产是指由缺乏经验或技巧的操作人员在不达标的医疗环境下进行的流产。不安全流产是导致宫腔粘连的常见因素[6,41]。在有严格流产法律的国家，一些女性选择自己私自进行流产。据记录，可以造成流产的工具有：自行车轮辐、吸管、木棍、草药、用力按压腹部、盐水、氨苄西林胶囊、青柠、碳酸钾等[42-43]。这其中多数都可对子宫内膜造成严重损伤，从而导致 Asherman 综合征。

在巴西，人工流产仍是违法的，有些女性自行服用米索前列醇进行流产，当发生胎盘残留时，再去医疗机构寻求帮助（这本身也是违法的）[44]。由于自行服药而引发腹痛的女性，大多数都会被迫去医院寻求治疗[45]。一项研究指出，这样自行使用药物引发流产比其他流产方式更好，因为包括感染和宫腔粘连在内的种种风险都要小于其他流产方式[45]。感染诱发宫腔粘连的概率并不明确[46-47]。有人提出，感染才是导致粘连的罪魁祸首[48]。支持这一观点的研究发现，在宫腔粘连的患者中可发现输卵管周围的粘连、子宫内膜炎，且能分离出细菌[49]。相反，另一项研究指出，在宫腔粘连患者的子宫内很难分离出细菌，并且组织学检查发现，炎症细胞、细胞退化后产物以及组织水肿在患有宫腔粘连的患者子宫内与正常子宫内并无差异[50]。美国生育学会提出，子宫内膜炎患者诊刮与粘连的形成并无关联[51]。但感染后的炎症反应可使得子宫内膜损伤恶化，这是毋庸置疑的[48]。

子宫内膜基底层受到损伤后，子宫内壁上的肉芽组织可互相贴合，从而形成粘连，导致宫腔形态部分或完全丧失。电子显微镜下，重度宫腔粘连患者子宫内膜腺体细胞呈现出明显亚细胞结构变化，如核糖体减少、线粒体肿大、血管封闭，以及细胞的缺氧变化[52]。Malhotra 及同事在一项前瞻性研究中观察了 40 例 Asherman 综合征患者子宫内膜的螺旋动脉阻抗[53]。作者推测，是阻抗升高导致了子宫内膜容受性下降以及组织修复力不足。子宫内膜功能不全导致了胚胎种植失败[54]。血供不足也有可能造成早期妊娠流产[55]。反复流产通常与宫腔粘连有关，5%~39% 有反复流产史的女性患有宫腔粘连[46,49,56-58]。

62.2 诊　断

宫腔粘连 /Asherman 综合征常常会被漏诊。患者可能有月经异常，例如月经过少或闭经、周期性下腹痛 / 盆腔痛、反复流产及不孕。这些都可以是宫腔粘连造成的。根据上述病史可建立 Asherman 综合征的诊断依据。

62.2.1 宫腔镜诊断

宫腔镜是建立诊断的金标准。宫腔镜下，可以看到粘连带并且据此判断严重程度，见图 62.1 至

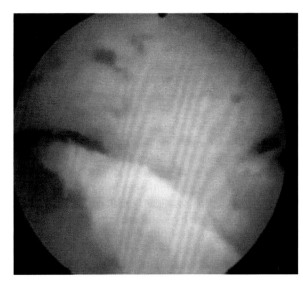

图 62.1　宫腔粘连（版权属于 Madonna 大学妇科专科医院）

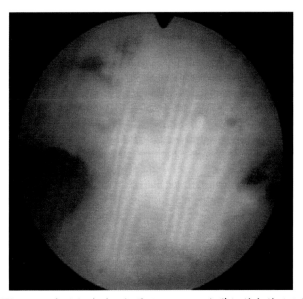

图 62.2　宫腔粘连（版权属于 Madonna 大学妇科专科医院）

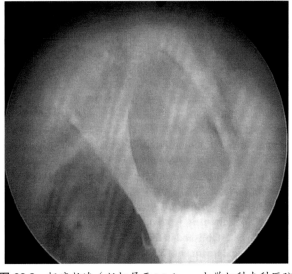

图 62.3　轻度粘连（版权属于 Madonna 大学妇科专科医院）

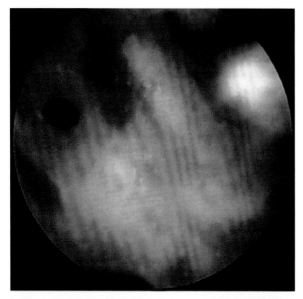

图 62.4 宫腔粘连（版权属于 Madonna 大学妇科专科医院）

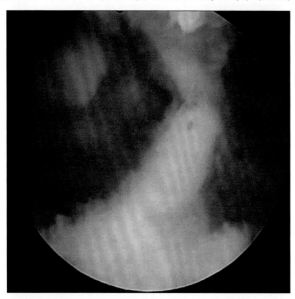

图 62.5 正在切除的宫腔粘连

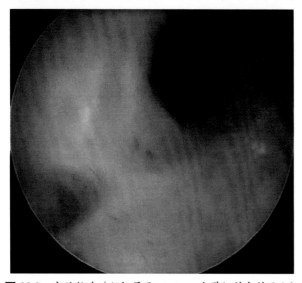

图 62.6 宫腔粘连（版权属于 Madonna 大学妇科专科医院）

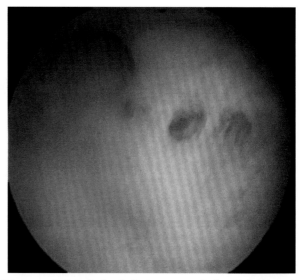

图 62.7 宫腔粘连（版权属于 Madonna 大学妇科专科医院）

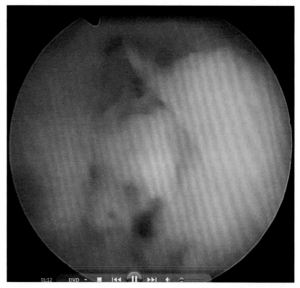

图 62.8 重度宫腔粘连（版权属于 Madonna 大学妇科专科医院）

图 62.8，并且可以估计残留正常内膜的面积，评估预后情况。

62.2.2 子宫输卵管造影（HSG）诊断

子宫输卵管造影是一种影像学手段，可以帮助诊断宫腔粘连。这种手段可以显示宫腔的形态（图62.9，图 62.10）。但这种方法不能完全看清粘连程度。在重度粘连病例中，通常会出现宫腔狭窄及形态失常。

62.2.3 盐水灌注宫腔超声造影（SIS）诊断

与诊室宫腔镜检查相似，这项检查在诊室便可轻松操作，可以辅助宫腔粘连的诊断。子宫输

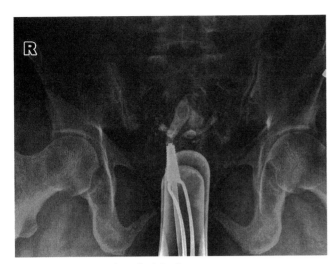

图 62.9　HSG 下发现宫腔粘连

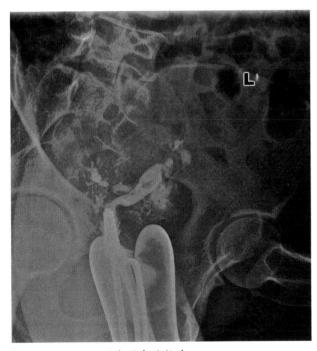

图 62.10　HSG 下发现宫腔粘连

卵管造影和 SIS 诊断宫腔粘连的准确率相似，约为 75%[59]。

62.2.4 经阴道超声扫描（TVS）

虽然有经验的超声学家可以通过这一方法看出宫腔粘连，但整体而言，这一方法并不是一种有效的宫腔粘连诊断方法[60]。与宫腔镜检查类似，经阴道超声多多少少可以判断患者的预后情况。

62.2.5 磁共振成像（MRI）检查

在宫腔粘连的诊断中，MRI 是一种不常用的手段。由于其昂贵的检查费，使得它在 Asherman 综合征的诊断中受到了限制。3D 超声同样可以用于 Asherman 综合征的诊断。

62.3 分　类

宫腔粘连应根据严重程度而建立适当的分类方法，这样才能够更好地评估患者的预后[61]。

目前有许多分类方法，然而并没有关于各种方法的对比研究，因为不同的方法之间判断的等级很难相互转换。两种常用的方法包括：表 62.1 的欧洲宫腔镜学会分类法和表 62.2 的美国生育学会分类法。

62.4 治疗方法

宫腔镜最原始的治疗方法是在不可视条件下进行分离。可惜的是，并没有关于这些方法的随机对照试验或不同治疗方法之间的对比。因此，治疗在很大程度上是根据医生的个人经验、曾经的病例、发表的病例报道，以及患者个体化需求。

对于没有任何症状及生育需求的患者，通常不给予任何治疗。曾有报道指出，多达 78% 的患者在 7 年之内月经可自行恢复[36]。由于宫腔镜下粘连松解术可在很大程度上改善月经并提高成功受孕率，因此，对于已有多种症状的患者应考虑接受宫腔镜治疗[62]。宫腔镜至今仍是宫腔粘连的最常用治疗方法[63]。

治疗的目标是恢复宫腔的正常解剖形态，并且预防粘连的再次形成。在重度粘连病例中，致密的粘连带可造成"假道"。因此，此类手术最好在超

表 62.1　欧洲学会宫腔粘连的宫腔镜分类标准

等级	粘连程度
I	片状粘连带较薄，可轻易被宫腔镜分离，双侧宫角正常
II	宫腔不同部位单一片状粘连带，双侧输卵管口可见，粘连带无法被宫腔镜分离
IIA	宫颈内口因粘连闭塞，其余宫腔部分正常
III	多处致密粘连带，宫腔被分成多个腔，一侧输卵管口阻塞
IIIA	宫腔被大量瘢痕组织覆盖，患者闭经或月经量少
IIIB	结合 III 与 IIIA
IV	子宫可见大量致密粘连带，双侧输卵管口阻塞

表 62.2　美国生育学会宫腔粘连分类

患者姓名＿＿＿		日期＿＿＿		病史＿＿＿		病史＿＿＿	
年龄＿＿＿	孕＿＿＿	产＿＿＿	自然流产	主动终止妊娠	异位妊娠	不孕（是）	（否）
其他重要病史（如手术、感染等）＿＿＿＿＿＿＿＿＿＿＿＿＿＿＿＿							
子宫输卵管造影＿＿＿		超声检查＿＿＿		影像学检查＿＿＿		腹腔镜手术＿＿＿	开腹手术＿＿＿
宫腔粘连范围	＜ 1/3，1 分	1/3~2/3，2 分	＞ 2/3，4 分				
粘连类型	薄膜样 1 分	薄膜与致密之间 2 分	致密粘连 4 分				
月经情况	正常为 0 分	月经过少为 2 分	闭经为 4 分				
预后分级		造影评分	宫腔镜评分	其他发现			
Ⅰ级（轻度）评分	1~4 分	＿＿＿	＿＿＿	＿＿＿＿＿			
Ⅱ级（中度）评分	5~8 分						
Ⅲ级（重度）评分	9~12 分						

声引导下进行。一些医生提出，在遇到这类困难病例时，可以联合腹腔镜或荧光透视镜引导下进行手术 [64-65]。对于宫颈狭窄的患者，可以在手术前一晚经阴道放置米索前列醇栓剂，以确保术中宫颈可以顺利扩张 [66-67]。

轻度粘连可在宫腔镜下进行简单治疗，在膨宫液的压力下，使用宫腔镜前端进行钝性分离 [68]。有些医生习惯使用剪刀进行粘连松解，因为这种方法不会对周围子宫内膜造成太大的损伤（图 62.11 至图 62.14）。但也有其他医生习惯使用能量器械，如单极或双极，尽管这类器械有可能会对周围残留的正常内膜造成损伤 [3,46]。

其他也有报道的治疗方法包括 Nd：YAG 与 KTP 激光，但由于这两种方法会对子宫内膜造成较大损伤，现已不再使用 [69]。关于如何治疗重度 Asherman 综合征的病例报道层出不穷。Mccomb 和 Wagner 曾报道了用一种新颖的方法治疗 6 例粘连患者，其中 5 例完全封闭宫腔，1 例不完全封闭宫腔 [70]。在腹腔镜监视下，他们使用两支 13-Fr 的扩宫棒将宫腔分为了两部分腔道。随后在宫腔镜下使用剪刀将中间形成的纤维化膜分离至宫底。然而由于与该方法相关的并发症发生率较高，因此并不推荐 [71]。

在一项前瞻性观察研究中，Protopapas 及其同事阐述了宫腔镜下使用 Collins 电刀自宫底向子宫峡部切出 6~8 条 4mm 宽的切口，切口深至肌肉层 [72]。这一操作的目的是为了扩大宫腔，希望可以暴露功能层。在所有接受治疗的女性中，月经量均有显著增多，其中包括 2 例闭经患者。术后 3~4 个月，宫腔镜下发现 5 例患者的宫腔呈现正常大小，其中 3 例患者怀孕 4 次，分别为 1 次稽留流

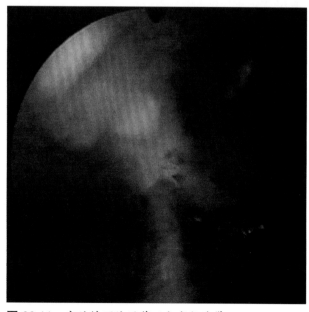

图 62.11　宫腔镜下使用剪刀分离粘连带

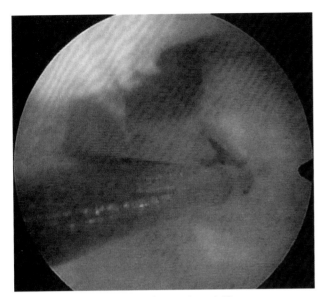

图 62.12 宫腔镜下使用剪刀分离粘连带

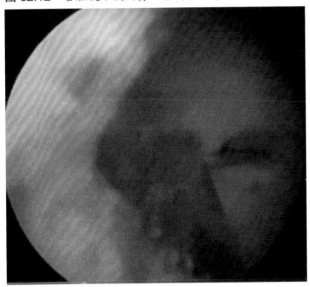

图 62.13 宫腔镜下使用剪刀分离粘连带

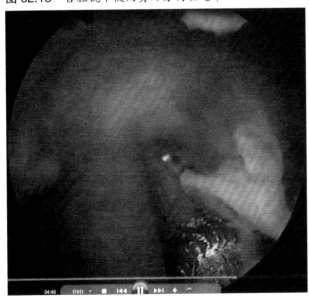

图 62.14 宫腔镜下使用剪刀分离粘连带

产；1次输卵管妊娠；1次正在怀孕，妊娠7周；1次由于胎膜早破于36周早产。开腹子宫切开宫腔粘连松解术是针对重度宫腔粘连的传统方法，但目前已经很少进行了，仅在粘连非常严重且其他手段无法应用时考虑[47]。

62.5 术后预防粘连形成

术后采取一定措施预防粘连的再次形成是非常重要的，因为粘连再次形成可能会对妊娠结局带来很大的影响。

62.5.1 放置宫内节育器（IUD）

这是一种物理屏障，可在粘连松解术后将子宫内膜膜分隔开。可以选择的IUD有Lippes环，但由于经济原因，其现已停产[73]。铜质T形IUD因带有铜离子，因此具有抗炎作用[74]，但它的缺点是表面积较小[75]。

我们的工作中遇到个别重度粘连的患者宫腔太小无法放置Foley导管时，我们仍可以将铜质T形IUD的铜质部分从IUD主体部分拆除后放入宫腔，但是否可以防止粘连再次形成仍有待进一步探索。

62.5.2 宫内放置 Foley 导管

这也是物理屏障的一种。在一项非随机试验中，对比了术后放置Foley导管10d以及放置IUD 3个月的效果，结果发现放置Foley导管组的感染率较低，而且HSG评估后发现粘连复发的比例小于IUD组[76]。治疗后仍闭经的患者在Foley导管组占19%，而在IUD组占38%。但对于使用Foley导管或IUD是否可以有效预防粘连，仍有待进一步研究证实[71]。

62.5.3 宫内放置球囊支架

与Foley导管相似，但它的优势在于其自身的形状为三角形，与宫腔的形状类似。近期一项纳入107例Asherman综合征患者的研究发现，使用支架与IUD或透明质酸凝胶相比，术后粘连的复发率更低[77]。

62.5.4 宫腔内涂抹凝胶

透明质酸凝胶是正常组织间存在的一种润滑剂，也可起到维持组织结构完整的作用。一项纳入92例女性的随机试验观察了术后使用透明质酸凝胶与聚乙烯氧基羧甲基纤维素钠预防粘连复发的效果。结果发现，术后 3 个月时，使用凝胶组的复发率显著低于不使用凝胶组（14% *vs* 32%）[78]。近期一篇系统性综述与大数据分析指出，宫腔内涂抹凝胶是一种有效的预防术后粘连复发的手段 [79]。

62.5.5 子宫内膜再生

宫腔镜下粘连松解术后重要的目标是刺激剩余子宫内膜的生长。人们曾提出过不同的雌激素给予方式与剂量，以及是否应同时给予孕激素治疗。然而并没有研究对比不同雌激素的使用量以及联合孕激素的相关治疗效果 [71]。

Schenker 与 Margalioth 尝试给稽留流产的患者刮宫后服用雌激素，同时放置 IUD，治疗效果良好 [36]。March 等推荐使用微粒化雌二醇（每次2mg，每天 2 次，连续应用 30~60d），并且在后5d 服用醋酸甲羟孕酮（10mg/d）[34]。

也有其他一些研究观察了术后给予增加血流的药物的治疗效果。治疗药物包括阿司匹林、硝酸甘油、枸橼酸西地那非等。这些药物都可增加子宫内膜的血流 [80~83]。但接受治疗的患者人数十分有限。

美国妇产科学会制定了在妇科手术中使用抗生素的管理条例，在诊断与治疗性宫腔镜手术中并不推荐使用抗生素 [71]。

62.6 最新进展

这一领域的新进展主要包括干细胞疗法。1 例患有重度宫腔粘连的女性刮宫后接受了 IUD 与激素疗法，6 个月后收效甚微。随后接受了自体骨髓干细胞移植。子宫内膜血管生成干细胞通过免疫磁珠分离后，在超声监测下在初次诊刮时被放回宫腔内。随后患者同样接受了激素治疗。在后续观察中发现，该患者的子宫内膜厚度达到了 8mm，并且内含丰富的血流。该患者在接受 IVF 后成功受孕 [84]。

62.7 患者随访与治疗结果

为及时发现粘连复发并给予治疗，患者随访是极其重要的。随访时主要的评估手段有：

· 诊室宫腔镜检查。
· 生理盐水灌注超声检查。
· 子宫输卵管造影。

轻度与中度粘连的复发率约为 33%，重度粘连的复发率约为 66%[71]，因此，需要对患者进行适当的术后并发症的咨询，包括宫内生长受限、宫颈功能不全、早产、胎盘粘连等。

62.8 小结与建议

自然流产与人工流产均为诱发宫腔粘连的重要因素。对于女性的有效的健康教育，尤其是对青少年群体，将大大减少流产的发生，从而避免 Asherman 综合征。在一些发展中国家，有法律明确规定禁止流产，却默许私下流产，这也大大增加了宫腔粘连及其后遗症的发生率。人类社会应推崇更加自由的流产法律。同时，应加强针对医疗人员的培训和继续教育，特别是对负压吸引器的使用，这样才能更好地控制宫腔粘连带给患者的危害。

参考文献

请登录 www.wpcxa.com "下载中心" 查询或下载。

第**63**章 Asherman 综合征的宫腔镜治疗

Mark Hans Emanuel, Miriam Hanstede

63.1 引　言

宫腔粘连是一种不常见的疾病，主要由与妊娠相关的宫腔操作引起，包括流产后刮宫或产后胎盘残留刮宫。宫腔粘连不会先天形成。在月经量过少或闭经患者中，如果患者有生育需求，则应接受宫腔镜治疗。由于 Asherman 综合征治疗方法的报道并不多见，因此，现有的治疗多是基于医生自身的经验。这种疾病并不常见，但所需治疗的人数可能总是很多，因此，寻找 Asherman 综合征（AS）的一级预防证据似乎很不合理。但寻找手术治疗后防止复发的措施却是合乎逻辑的，迫切需要研究最好是随机试验。

63.2 宫腔镜治疗的历史

Heinrich Fritsch 首次报道宫腔粘连的治疗是在1894 年 [1]。在 Joseph Asherman 最初的文章中，他仅描述了用宫腔探针进行缓慢宫腔探查，探入宫颈时受到了阻碍 [2-4]。如果第 1 次尝试失败，建议进行观察，因为许多患者的月经可恢复。如果患者或者医生觉得效果不满意，在观察一段时间后进行第2 次尝试。如果还没有进一步恢复，医生则会建议行剖腹探查及在子宫前壁切开子宫，手术中医生会

用食指缓慢分离粘连，并检查整个宫腔。随后将一软硬适中的导管插入并且由宫颈伸出至阴道。子宫壁在手术结束时会分两层缝合，表面覆盖膀胱腹膜或圆韧带。3d 后拔除导管。从那时起，人们就已经认识到，刮宫并不能解决这个问题，并且有人提出，"需要研究是否可以通过宫腔镜指导在可视下进行手术"。

在 20 世纪 70 年代，世界各地开始涌现首例使用宫腔镜治疗宫腔粘连的病例 [5-10]。30 年后，在1978 年，日本京都的 Sugimoto 记录了使用宫腔镜治疗宫腔粘连的病例，并记录了对手术效果随访的结果 [9]。在 192 例患者的宫腔镜检查中发现了宫腔粘连，分别描述了两种类型的粘连：中央型粘连呈现"搭桥"状，将子宫前后壁连接在一起；边缘型粘连表现为宫腔侧壁呈楔形样的粘连组织。所有中央型粘连以及部分边缘型粘连都可在可视操作下使用宫腔镜的外鞘前端进行分离。此外，宫腔镜下可通过分离所需的力度和粘连带的残端来判断病理学上的严重程度。粘连松解术的效果评估主要是观察患者术后月经量以及妊娠结局。在 192 例患者中，143 例患者恢复了原来的月经量，其余月经量仍较少。79 例怀孕的患者中，45 例成功分娩一活产儿。文章的最后强调："对重度粘连患者而言，如何改善子宫内膜功能是亟待解决的问题"。在近 40 年后的今天，这一观点仍未过时。

63.3 宫腔镜设备与技巧

随着宫腔镜等微创手术的普及，有针对性地解决宫腔内病灶并且在最大限度上减少患者的痛苦为患者与医生均带来了福利。对于有生育需求的女性，

M.H. Emanuel, M.D., Ph.D.
Department of Gynaecology and Reproductive Medicine,
University Medical Center Utrecht, Heidelberglaan100, 3584 CX
Utrecht, The Netherlands
University Hospital Ghent, De Pintelaan 185, 9000 Ghent, Belgium
e-mail: mark@emanuel.nl

M. Hanstede, M.D.
Department of Obstetrics and Gynaecology, Spaarne Gasthuis
Hoofddorp, Spaarnepoort 1, 2134 TM Hoofddorp, The Netherlands

© Springer International Publishing AG 2018
A. Tinelli et al. (eds.), *Hysteroscopy*, https://doi.org/10.1007/978-3-319-57559-9_63

最重要的是不再需要切开子宫。

宫腔镜是在可视条件下经宫颈进入宫腔进行手术操作的技术。基本器械是一根细长的镜体与光源相连，从而照亮宫腔内区域使我们可以看到内部情况。患者处在截石位时，宫颈口会暴露在医生的视野中，宫腔镜前端通过宫颈并最终在可视条件下穿过宫颈到达宫腔。宫腔镜前端装有摄像头，可将图像传递到显示器。由于宫腔镜的安全性与有效性，检查镜与手术镜都已成为妇产科必备设备。在过去的几十年中，镜头和光缆的改良都使得这项技术更加先进，显示分辨率更高，手术操作更加精细[11]。许多宫腔镜操作已经代替了古老的有创手术，比如诊刮和子宫切除术。

硬质可视宫腔镜原型来自膀胱镜，使用液体或气体充盈宫腔，使我们可以获得更宽的视角。这样的宫腔镜需利用镜头和棱镜组合，以保障操作人员可以看到明亮的视野与清晰的对比度。最常用的光学宫腔镜的外鞘有 3~4mm，但是最新发明的硬质镜具有光缆，并且直径可小于 2mm。

光纤维宫腔镜的作用是通过气体膨宫介质充盈宫腔，从而探查宫腔内部。光纤维宫腔镜在评估宫腔时不如直接宫腔镜系统，因为前者的图像由多个光纤分别采集后合成，从而导致分辨率较低。

光学宫腔镜和光纤维宫腔镜都是单通道镜，使操作者对深度的感知十分有限。两者的前端角度可为 0°~70° 中任意角度。30° 光学镜是最常用的检查镜和手术镜。使用时镜体可被牢牢固定在金属外鞘上或直接与金属外鞘是一体的。检查镜外鞘直径多为 2.5~4.5mm，手术镜的镜鞘直径多为 3.5~6.5mm。

现代检查镜镜鞘与手术镜镜鞘都可单独拆卸，双通道可保证膨宫介质连续灌注。膨宫液的流入与流出由两个单独通道进行，以保证最佳膨宫状态及图像的清晰，同时维持最佳的宫腔压力。流入和流出都可由独立的阀门控制。手术镜镜鞘还可以接一个或多个手术器械。

目前的创新主要着重于如何在减小镜鞘直径的前提下不影响清晰度。对于宫腔镜下宫腔粘连松解术而言，这一点尤为重要，因为多数宫腔粘连患者宫腔空间十分有限。虽然新式宫腔镜的膨宫液"流入"与"流出"通道是独立的，但"流入"通道通常也是手术操作器械的工作通道。在直径很小的宫腔镜中"流入"通道很有可能被手术器械阻塞导致视野不佳。因此，进一步减小宫腔镜直径的同时应保证通道直径足够膨宫液与手术器械互不影响。在光学元件越来越发达的今天，我们期待着宫腔镜技术的进一步发展。

膨宫液体输送系统也是多种多样的，这些系统在输送膨宫液体的同时会准确地记录下流入与流出的体积。这是一个很重要的功能，因为膨宫液体除了"流出"通道外，也有可能从宫颈或输卵管口流出，或者渗入血管内。膨宫机可以监测膨宫压力以及膨宫液的体积。

正常的生理盐水以及乳酸林格溶液是等渗液体，可导电且流动性低，是检查镜和机械性手术镜操作时良好的膨宫介质。血管内渗比较罕见，但也会发生，等渗液体出现这种情况时可使用利尿剂治疗。因此，血管内渗在手术时是可以接受的。通常情况下，多数手术操作指南中会规定，1500mL 是生理盐水血管内渗的最大限度。

低渗、不导电、流动性低的液体，如 5% 甘露醇、3%~5% 山梨醇以及 1.5% 甘氨酸溶液仅被用于单极手术操作时。

在进行宫腔镜手术时最重要的因素是在保证手术视野清晰的条件下使用最低的宫腔压力。这就需要使用连续进液的镜鞘。膨宫介质经内鞘流入宫腔，带有孔洞的外鞘用来收集或引导膨宫介质流出。至于流出介质是否与负压吸引装置相连则是个人喜好问题。膨宫介质与清晰度虽然随着宫腔压力与流速的提高而提高，但仍建议在清晰度足够的情况下使用较低的膨宫压力与流速。这是为了在可以看清粘连情况的条件下尽可能避免液体流失。手术范围较广泛时应在手术室中设置测量液体流失的系统，来监测流在手术铺巾、毛巾和地板上的液体。在宫腔镜检查以及小手术时，则没有必要设置这样的系统，因为在有限的时间里血管渗透不会太多。

子宫是血流丰富的器官，并且会因为某些疾病的发生血流分布更加密集。低膨宫压高流速通常比高膨宫压低流速能创造出更好的可视化视野效果。膨宫液体较快的流速可以迅速冲洗出血造成的视野模糊，因此，术中出血通常并不会给手术带来较多不便。仅在较多液体流失的情况下推荐插导尿管。

宫腔镜手术中会用到硬质、半硬质和软器械等几种以满足不同手术的需求。硬质与半硬质的器械包括剪刀、抓钳与活检钳。用这些器械操作时应格外小心，它们的柄、杆以及尖端都很容易损坏。前文描述了不同宫腔镜操作技巧。为了避免对子宫内膜造成进一步的损伤，应使用传统器械。在Asherman 综合征患者手术时应避免使用高频用电手术器械（如电极或电刀）。电器械局部及周围的散热都有可能对残存内膜造成损伤。

宫腔粘连可使用标准的硬式宫腔镜进行切开，绝不可盲目地扩张宫颈。因为这样做可能会破坏一些细节，比如可吸收更多光的暗区代表着进入宫腔（或部分宫腔），或不同的颜色代表不同的宫腔阻塞深度，这些可能有助于正确地找到宫腔其余部分。当宫腔镜进入宫腔后，剪刀可通过手术通道进入宫腔并对粘连带进行分离（图 63.1 至图 63.3）。薄膜状粘连带通常通过使用镜鞘或膨宫液压力即可分离。粘连松解应从中央区域开始逐渐向宫腔两侧进行。特别是在肌层血管，可以显示原始宫腔的边缘，此时应在保证视野清晰度的前提下使用最小的膨宫压力。使用传统器械比如剪刀和抓钳，可避免对周围子宫内膜造成损伤。即使在分解致密粘连带时，也没有必要使用单极或双极电刀、电针、电切环或 Nd：YAG 激光。应避免这类能量器械给子宫内膜带来进一步的损伤。在对大范围或致密粘连带进行分离时，往往难以分辨宫腔形态，此时可以在荧光镜、超声，甚至腹腔镜的引导下进行手术。

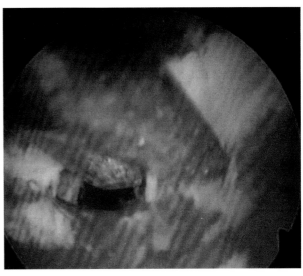

图 63.2　使用传统抓钳进行粘连分离

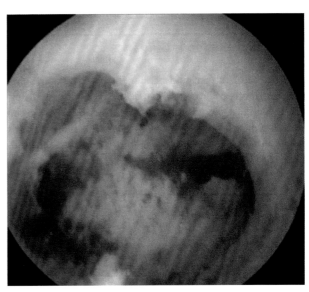

图 63.3　粘连松解术后的宫腔形态

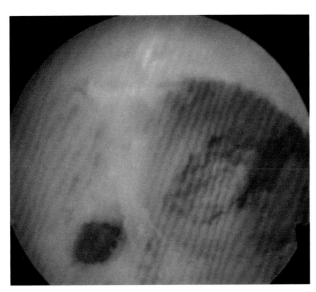

图 63.1　宫腔镜下看到的宫腔粘连

宫腔镜下粘连松解术是宫腔镜手术中难度最高的一种（根据 ESGE 与 AAGL 指南）。学习曲线较长，并且这种类型的手术一般在日常操作中很难熟能生巧。此外，由于一些原因，外科实习生和妇科医生所做的手术数量也少于过去。这也影响了大多数医生的手术例数。在一项研究中，我们通过数年来医生行宫腔镜下子宫肌瘤切除术的数量来观察医生的手术例数 [12]。手术例数较多的医生比手术例数少的医生在手术时效率更高，并且术后并发症更少。

宫腔镜术后感染率很低，因此预防性应用抗生素并不是常规治疗的一部分。唯一的随机对照试验观察了宫腔镜术后给予预防性抗生素治疗与菌血症发生率的相关性后得出结论，抗生素的使用并没有表现出统计学差异 [13]。

63.4 同步监测技术

在宫腔镜行宫腔粘连松解术时，需要进一步同步指导的情况下，可以使用荧光造影检查，但也有其他方法，如超声或腹腔镜监测，但并没有证据表明哪种方法更好。不同学者总结了根据自身经验而得出的操作指南。在表 63.1 中，列出了一些方法。

经腹或阴道超声检查的优点有限。有时这种方法可被用来寻找子宫上段增生的内膜。

荧光透视镜的优点在于它可以找到"封闭"的区域，以及被宫腔镜镜体遮挡的粘连带下面的子宫内膜 [15,22]（图 63.4）。造影剂会从粘连带的小孔隙中流过，从而对宫腔镜无法到达的区域提供信息（图 63.5a~f）。另外，输卵管的通畅情况也可在操作中探查得知，这是尤为重要的，因为识别输卵管（至少一侧）是恢复宫腔正常解剖形态的重要标志，也可保证未来的生育功能。另一个优点是可以及时识别"假道"或穿孔。

一些医生习惯使用腹腔镜来降低子宫穿孔的风险，但腹腔镜并不能避免穿孔，只能减少肠管损伤的风险。

子宫穿孔是一些困难宫腔镜手术常见的并发症。荷兰的一项前瞻性研究表明，在宫腔镜检查与手术中，子宫穿孔总发生率约为 0.6% [23]。另有一些美国的研究报道这一数据为 1.5% [24]。几乎所有研究都指出，在 Asherman 综合征的治疗中，宫腔镜下粘连松解术的子宫穿孔率是最高的。当宫腔镜进入子宫或传统手术器械（如抓钳或剪刀）在可视下造成子宫穿孔时，腹腔出血或肠管穿孔十分罕见，采取期待治疗即可。若由能量器械在工作时造成穿孔（不论是电刀还是旋切器），都应紧急进行腹腔镜手术以排除腹腔出血以及肠管损伤。

63.5 手术结局

关于手术结局，并没有统一的说法。一些研究认为，宫腔形态恢复正常即视为手术成功。Fedele 等在 1986 年的一项研究中纳入了 31 例宫腔粘连患者，其中 27 例粘连在手术中完全得到松解 [25]。数月后，一项宫腔造影检查与宫腔镜手术结合研究表明 62.5% 的宫腔形态在术后恢复正常。Pace 等在 2003 年的文章中报道，75 例患者中的 70 例（93.3%）在术后恢复了正常宫腔形态 [26]。Fernandez 等在 2006 年报道，在 71 例患有 Ⅱ ~ Ⅳ 度 Asherman 综合征的患者中，31 例（51.6%）患者在初次手术后恢复了正常宫腔形态 [27]。Capella 和 Allouc 于 1999 年报道，在 31 例重度宫腔粘连的患者中有 51.6%

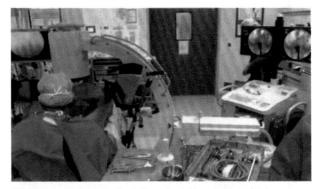

图 63.4 荧光透视镜引导下宫腔镜下粘连松解术

表 63.1 部分描述同时监测宫腔镜下粘连松解术的研究

监控技术	作者	年份	研究类型	N	穿孔率
荧光透视镜	Hanstede 等 [14]	2015	回顾性研究	638	2.5%
	Broom 等 [15]	1999	回顾性研究	55	3.6%
超声	Bellingham [16]	1996	回顾性研究	6	16%
	Deans 等 [17]	2003	综述		5%
腹腔镜	Valle 等 [18]	1988	回顾性研究	187	2.7%
	Mc Comb 等 [19]	1997	临床研究	6	50%
	Capella-Allouc 等 [20]	1999	回顾性研究	4	12.9%
不监测	Pabuccu 等 [21]	1997	回顾性病例报道	40	2.5%

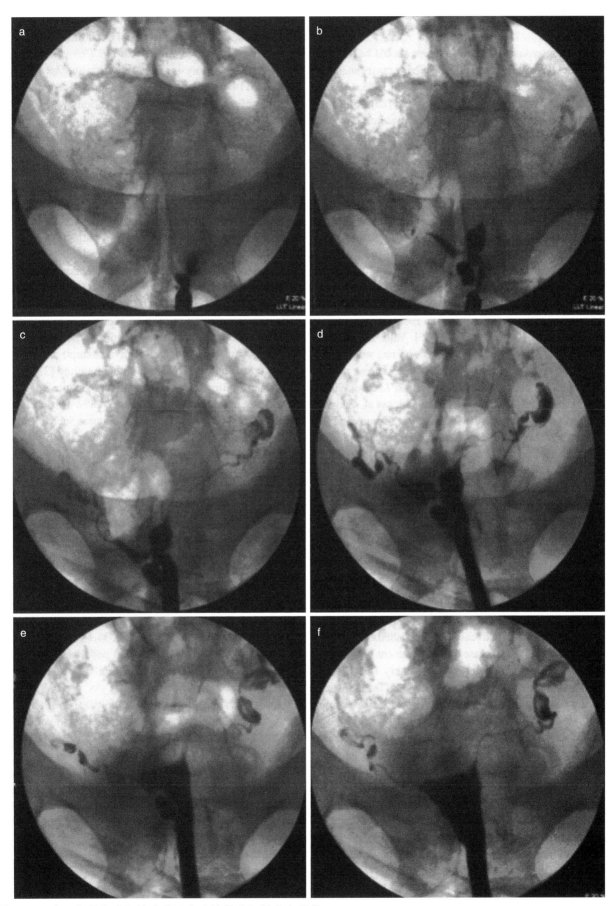

图 63.5　（a~f）荧光透视镜引导下宫腔镜粘连松解术中图像

的患者完全恢复了正常宫腔形态[20]。

自 1986 年起，逐渐有关于月经恢复正常或改善的研究发表。Fedele 等于 1986 年在一篇文章中报道，21 例患者中手术的成功率为 67.7%[25]。Valle 和 Sciarra 于 1988 年发表的文章中纳入了 169 例患者，其中成功率为 88.2%[18]。Pabuccu 等报道了 34 例患者，其中成功率为 81%[21]。Preutthipan 等在 2000 年报道了 73 例病例的成功率为 90.0%[28]。2004 年，Zikopoulos 等报道了 46 例患者成功率为 92.4%[29]。Yasmin 等 2007 年报道 20 例患者中 96% 月经恢复了正常[30]。2007 年，Thomson 等报道在 30 例患者中的成功率为 81.5%[31]。最后，Robinson 等 2009 年报道在 24 例患者中的成功率为 95%[32]。

2003—2013 年，荷兰一项研究中，97.8% 的患者成功恢复了月经[14]。这项研究中如此高的成功率反映了荷兰集中护理 Asherman 综合征的效果。荷兰并不算大，人口也只有约 1700 万（人口密度约为 450/km²）。由于交通便利，因此将难度较大的病例集中治疗相对容易。Asherman 综合征是一种较罕见的疾病，并且它的治疗被认为是宫腔镜手术中难度最大的（根据 ESGE 与 AAGL 的指南）。此外，宫腔形态或功能恢复不完全为未来妊娠带来了较大困难。宫腔粘连的集中手术治疗显得尤为重要，并不仅是因为手术例数与结果呈正相关，也是因为这样可以便于针对宫腔粘连患者的管理，包括教育、认识疾病及科普等。

最近 25 年来，Asherman 综合征逐渐向荷兰的一个医疗中心集中。一些医生已经完成了超过 2000 例手术（MHE）。

2003—2013 年，638 例患者接受了总共 770 次手术治疗。在初次粘连松解手术后，512 例（80.3%）患者恢复了正常的宫腔形态。但其中 46 例患者虽然恢复了宫腔形态，却仅有一侧输卵管口可见。其他 126 例（19.7%）患者在初次手术后仍有部分宫腔粘连。在这些患者中，有 114 例患者选择了再次手术，12 例患者由于其他原因拒绝手术。在二次手术中，80 例（剩余患者中的 70.2%）手术成功，术后恢复正常宫腔形态。但仍有 19 例患者仅可见一侧输卵管口。在二次手术后，仍有 34 例（29.8%）患者宫腔形态不能完全恢复正常。随后，34 例患者中 13 例患者拒绝再次手术，剩余的 21 例患者接

受了第 3 次手术治疗。术后 14 例患者宫腔形态恢复正常，但其中 7 例仅单侧输卵管口可见。因此，共有 7 例（占总人数 638 的 1.1%）患者在 3 次手术后仍无法恢复正常的宫腔形态，见图 63.6。据此，可得出合理结论，虽然多次手术时每一次的成功率在逐次递减，但仍不应将手术治疗限制在一次。这也与文献中的记录相符[33]。

在初次手术时，子宫穿孔率为 2.5%，在第 2 次手术时为 3.5%，第 3 次手术时为 4.8%。这一数据较文献中记录的数据更低。这其中大部分功劳来自荧光透视镜的术中监测。术后 2 个月进行宫腔镜探查时，患者的月经情况被记录下来。在全部的 638 例患者中，624 例（97.8%）患者恢复了月经，14 例（2.2%）患者仍然闭经。606 例患者恢复了正常的宫腔形态，粘连消失，并且宫腔镜下至少一

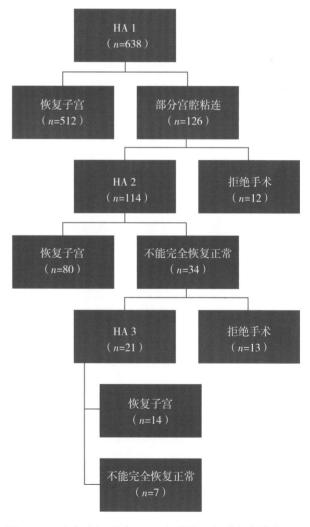

图 63.6　治疗流程图（HA：宫腔镜下粘连松解术）

侧输卵管口可见。如果将 24 例接受了不完全宫腔粘连松解而拒绝再次手术的患者计算在内，总成功率则高达 95%（以恢复宫腔形态及月经为标准）。

研究纳入的患者平均年龄为 34.1 岁（s=4.30，范围 21~50 岁）。497 例（77.9%）患者患有月经异常，如闭经或月经过少（闭经 64.4%，月经过少 30.1%）。44 例（6.9%）患者患有不孕，97 例（15.2%）患者患有月经异常的同时伴有不孕。共有 276 例（43.3%）患者仅怀孕过一次。362 例（56.7%）患者曾有过至少两次怀孕史，320 例（50.2%）患者有至少一个活产儿。99.8% 的患者的宫腔粘连是由妊娠相关的宫内手术操作造成的。超过半数的诱因是妊娠早期流产或葡萄胎刮宫（n=371，58.2%），另有 243 例（38.1%）由产后手术操作所致，23 例（3.6%）由于剖宫产所致。只有 1 例（0.2%）是由于产后子宫内膜炎导致的宫腔粘连。

Asherman 综合征的高危因素是反复刮宫[34-35]，但我们应严格区别，是因再一次妊娠而做的反复刮宫，还是因同一次妊娠中妊娠物残留而进行的反复刮宫[36]。这一高危因素在最初的患者群体中并未被发现。进一步针对妊娠早期流产手术的群体研究（如自然流产、人工流产、葡萄胎）发现，

在 373 例患者中，239 例（64.1%）在初次刮宫后出现了宫腔粘连，73 例（19.6%）患者在再一次怀孕刮宫后出现粘连，仅 61 例（16.4%）在因持续妊娠物残留而进行反复刮宫后出现了宫腔粘连。此外，患者在妊娠早期刮宫形成的粘连多为轻度粘连（1 度或 2/2a 度），由产后手术导致粘连的患者通常粘连程度较重（3、4、5 度，图 63.7）。

患者因妊娠早期刮宫导致的粘连与产后所致粘连相比，有更高的成功进行经阴道或宫腔镜下粘连松解术（TCA）的机会。后者更容易造成重度粘连，因此成功分离粘连的难度较大。此外，此类患者粘连复发的概率也较高。因此，我们推荐针对产后女性的治疗应尽量在宫腔镜下进行，而不是盲刮，目的是将对子宫的损伤最小化，特别是宫腔镜下旋切技术对防止宫腔内粘连的形成似乎有显著效果[37-38]。

63.6 辅助治疗及术后护理

几乎所有的作者都报道过自发性粘连复发率。从 3% 至 60% 不等，这反映了所描述病例之间的巨大异质性。在针对预防粘连复发的治疗手段上也有较大的差异。表 63.2 中列出了部分用于防止粘连形成的治疗手段。

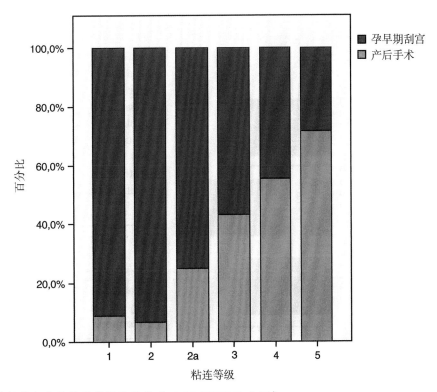

图 63.7 妊娠相关操作与宫腔粘连等级的关系（ESGE/ESHRE 分级）

606 例在我中心成功进行宫腔镜下粘连松解术的患者中，粘连复发占 28.7%（n=174）。6 例（3.4%）患者拒绝再次手术，42 例（24.1%）患者的粘连较轻，因此在宫腔镜复查过程中给予分离，47 例（27.0%）患者仅通过简单宫腔探查或扩张宫颈即可将粘连分离。68 例（39.1%）患者需要新型宫腔镜手术，11 例（6.3%）患者需要二次手术来分离复发的粘连。

自发性粘连复发可能与最初的粘连程度有关。如果最初的粘连程度为中度（1~2a 度），则粘连复发率为 20.8%（1 度）~25%（2a 度）。3 度粘连复发率为 29.1%，4 度粘连为 38.5%，5 度为 41.9%。这一结果的多因素分析表明，除粘连程度外（P=0.021），患者年龄也是影响复发的重要因素（P=0.044）。

我们中心大多数患者在预防粘连复发时采取的方法是放置 IUCD（其中的铜质部分被去掉）结合激素疗法 6 周。早在 1964 年时，Wood 与 Pena 就发现雌激素可刺激子宫内膜生长并且改善上皮再生[45]。含有左炔诺孕酮的 IUCD 在此不可以使用，因为它可造成子宫内膜萎缩。同理，口服避孕药也具有相似的作用，含有黄体酮的药物不会刺激子宫内膜生长，反而会导致萎缩。术后 2 个月推荐进行宫腔镜二探。如果发现对侧子宫内膜虽然相互贴合，但宫腔可轻易膨起，并且粘连可由镜鞘分离，则不视为粘连复发。

对于预防粘连复发已经提出了很多方法，常见的如术后放置 IUCD 或 Foley 球囊导管、给予防粘连药物以及给予激素治疗。一项回顾性研究表明，使用球囊和 IUD 比使用透明质酸凝胶更加有效[40]。此外，宫腔内凝胶（喷剂）也有使用[46]。近期一项随机对照试验中对比了术后放置 IUD（n=80）与球囊的效果（n=82），粘连复发率为：球囊组 30%，IUD 组 35%，两组差异并不显著[41]。

根据我们的经验，不论何种治疗手段，粘连复发都是医生们面临的最大的问题。我们需要更多的随机对照试验来研究粘连术后防止复发的方法。

我们进行了一项随机对照试验，观察了 6 周内辅助使用含有雌激素连续和孕激素序贯的药物对于术后粘连复发的影响，我们期待这项研究的结果。近期，组织工程学领域的数项设计巧妙的研究应用到了生殖领域中，这些研究对动物和人类组织均有

表 63.2　预防粘连复发的治疗手段

防止粘连复发的治疗手段							
治疗手段	作者	年份	研究类型	N	考察标准		比例
激素	San Fillipo 等[39]	1982	非随机试验（激素组 vs 激素/宫内节育器）		粘连复发	不显著	
宫内节育器	Lin 等[40]	2013	回顾性队列研究	28	宫腔镜二探时粘连无改善	2/28	7.1%
	Lin 等[41]	2015	随机对照试验	80	宫腔粘连复发	28/80	35%
Lippes 环	Orhue 等[42]	2003	回顾性队列研究	59	恢复正常月经		62.7%
Cook 球囊	Lin 等[43]	2015	随机对照试验	82	宫腔粘连复发	25/82	30.5%
	Lin 等[40]	2013	回顾性队列研究	20	宫腔镜二探时粘连无改善	1/20	5%
Foley 导管	Orhue 等[42]	2003	回顾性队列研究	51	恢复月经		81.4%
透明质酸凝胶	Mensitieri 等[43]	1996	回顾性队列研究	43	恢复月经	6/43	14%
	Lin 等[40]	2013	回顾性队列研究	18	宫腔镜二探时粘连无改善	6/18	33.3%
羊膜	Amer 等[44]	2006	病理研究汇总	25	粘连复发		48%
无	Mensitieri 等[43]	1996	回顾性队列研究	41	粘连复发	13/41	31.7%
	Lin 等[40]	2013	回顾性队列研究	41	宫腔镜二探时粘连无改善	12/41	29%

涉及。此外，另有报道使用骨髓源性干细胞疗法来恢复子宫内膜功能，治疗 Asherman 综合征 [47]。

大多数（95%）Asherman 综合征的患者，都可以在术后恢复正常的宫腔形态与月经。真正亟待解决的问题是如何防止术后复发。未来的研究应着重于通过随机对照试验观察辅助用药降低复发率的效果。对于宫腔粘连的一级预防，应重点关注产后宫腔残留的患者，因为去除这类残留容易导致重度粘连。

最后，对于 Asherman 综合征的治疗应当推行集中化，因为医生的手术例数会影响手术结果，并且这样有利于研究中心开展有针对性的研究，更加有利于随机对照试验的患者招募。

参考文献

请登录 www.wpcxa.com "下载中心" 查询或下载。

第**64**章 宫腔镜手术后再次粘连的预防

Narendra Malhotra, Shally Gupta, Rahul Manchanda, Jaideep Malhotra, Keshav Malhotra, Manpreet Sharma, Shemi Bansal

粘连的定义是位于非正常部位组织表面的异常纤维化组织连接[1]。宫腔粘连可带来严重的生育问题[2-3]，如不孕、反复流产、异常子宫出血、闭经、痛经、胎盘异常或宫腔积血及慢性盆腔痛[4-6]。粘连可发生在宫腔内（相关性更高）或宫颈内（图64.1）。

根据粘连的发生情况可分为原发性和继发性。原发性即初次发现粘连形成，继发性即继发于宫腔粘连松解术后。

继发性粘连多发生在子宫手术之后（妇科或产科均有可能），如诊断性或治疗性刮宫、肌瘤切除或其他医源性原因如宫腔镜下子宫成形术及因异常子宫出血进行的子宫内膜去除术[5,7]。宫腔镜是重

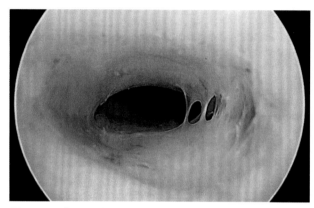

图64.1 宫颈粘连

度宫腔粘连诊断的金标准。为防止宫腔粘连的形成，大家提出了一系列手术及药物治疗方法。但目前仍没有哪一种方法被证实能有效预防术后宫腔粘连的形成（表64.1）。

某些感染也可导致宫腔粘连，如结核、子宫内膜炎及流产合并感染等。宫腔粘连可分为致密或非致密型、浅表型或深层型（粘连深度到达黏膜层或肌层）以及部分粘连或完全粘连。粘连的形成也受个体因素的影响，如年龄、营养状况、免疫状态或与其他疾病相关的健康状态（图64.2至图64.4）。

为预防宫腔粘连而采取的措施分为以下四大类：

（1）手术方法。

（2）早期二次探查。

（3）物理屏障。

（4）药物治疗。

N. Malhotra, M.D., F.I.C.O.G., F.R.C.O.G., F.I.C.S. (✉)
Professor, Global Rainbow Healthcare, Rainbow Hospital,
NH-2, Guru ka Taal, Agra 282007, India
e-mail: mnmhagra3@gmail.com, shallygupta28@gmail.com

S. Gupta, D.G.O., D.N.B. • K. Malhotra, M.B.B.S., M.C.E.
Consultant, Rainbow IVF, Rainbow Hospital,
NH-2, Guru ka Taal, Agra 282007, India
e-mail: shallygupta28@gmail.com; dr.keshavmalhotra@gmail.com

J. Malhotra, M.D., F.R.C.O.G., F.R.C.P.I., F.I.C.S.
Proferror, Rainbow IVF, Rainbow Hospital,
NH-2, Guru ka Taal, Agra 282007, India
e-mail: jaideepmalhotraagra@gmail.com

M. Sharma, M.B.B.S., M.S. • S. Bansal, M.B.B.S., D.I.P.G.O.
Consultant, Global Rainbow Healthcare, Rainbow Hospital,
NH-2, Guru ka Taal, Agra 282007, India
e-mail: shallygupta28@gmail.com; shallygupta28@gmail.com

R. Manchanda, M.D., F.I.C.O.G.
Consultant, Global Rainbow Healthcare, Rainbow Hospital,
NH-2, Guru ka Taal, Agra 282007, India
Manchanda's Endoscopy Center, New Delhi, India
e-mail: drrahulmanchanda@rediffmail.com

© Springer International Publishing AG 2018
A. Tinelli et al. (eds.), *Hysteroscopy*, https://doi.org/10.1007/978-3-319-57559-9_64

表 64.1　宫腔粘连的分类

参考文献	分类概括
March 等[8]	根据宫腔镜检查中所见粘连覆盖面积分为轻、中、重度粘连
Hamou 等[9]	根据宫腔镜检查中所见分为峡部粘连、边缘粘连、中央粘连及重度粘连
Valle、Sciarra[10]	根据宫腔镜检查中所见及子宫输卵管造影阻塞情况（部分或完全阻塞）分为轻、中、重度粘连
Wamsteker; 欧洲宫腔镜学会[11]	细致的分类法，将宫腔粘连分为 I～IV类及相关亚类，并且综合了宫腔镜及子宫输卵管造影情况以及临床症状
美国生育学会[12]	细致的评分法，宫腔镜或子宫输卵管造影下根据粘连累及宫腔范围、粘连类型及月经情况将粘连分为轻、中、重度
Donnez , Nisolle[13]	宫腔镜或子宫输卵管造影下，根据粘连部位、术后妊娠率（认为宫腔粘连部位对术后妊娠率有重要影响），将粘连分为六级
Nasr 等[14]	细致的分类法，结合宫腔镜检查与月经及孕产史得出预后分数

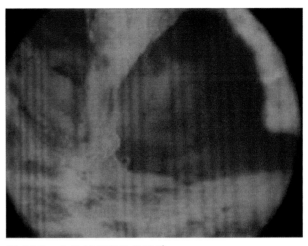

图 64.3　宫腔镜下膜状粘连带

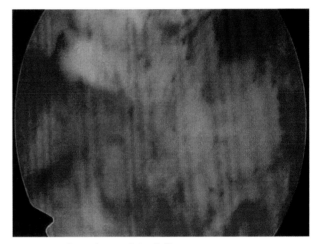

图 64.4　宫腔镜下致密粘连带

64.1 手术治疗

　　坚持适当的宫腔镜手术方法可最大限度地减少术后宫腔粘连的风险。通常采取的建议是避免伤及病灶周围正常的子宫内膜及肌层并尽量减少使用能量器械，尤其是在切除肌壁间肌瘤时，并且应在术中尽量减少对宫颈造成损伤[3,15-16]。各种宫腔镜手术技术均可减少术后粘连的形成[17-18]（图 64.5）。

　　诸如环状冷刀技术等方法的应用，使得宫腔镜手术已经在最大限度上避免了粘连的形成。双极电凝导致粘连的概率也较低。在针对异常子宫出血的治疗中，滚球电极仅针对宫腔前后侧的子宫内膜进行切除，不会触及宫角，因此也较好地避免了粘连的发生。在胎盘残留的治疗中，宫腔镜下胎盘残留组织的取出较盲刮而言具有很大的优势（图 64.6，图 64.7）。

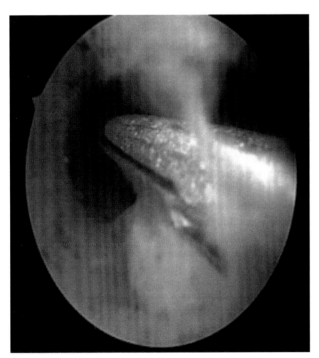

图 64.2　宫腔镜下非致密粘连

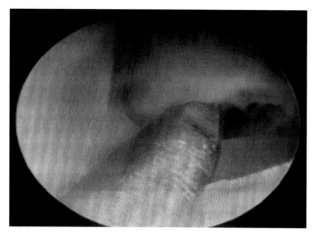

图 64.5 宫腔镜剪刀

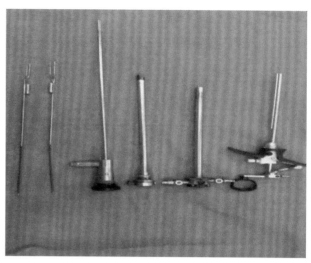

图 64.7 检查镜与电切镜

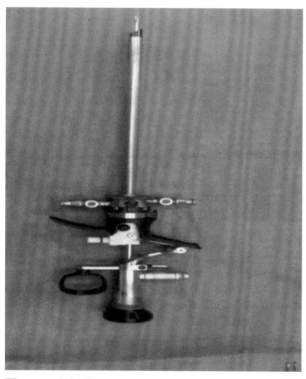

图 64.6 电切镜

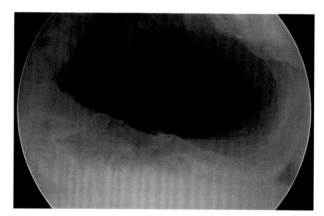

图 64.8 粘连术后宫腔镜二探

64.3 物理屏障

物理屏障是预防粘连的常用手段，是宫腔镜手术后使用如宫内节育器（IUD）等，将其置于宫腔中使得子宫内膜之间暂时相互分离，从而达到防止粘连形成或复发，促进内膜生长的作用[20-21]。

可以使用的屏障主要是 IUD，其中包括 Lippes 环和 Foley 导管。然而，关于这类物理屏障的确切作用很难预测，因为在大多数情况下，患者同时服用的雌激素和抗生素，对子宫内膜有一定的影响[22-23]。哪一类屏障的作用最佳至今仍存有很大争议。含铜 IUD 与孕激素宫内系统（IUS）作为物理屏障，似乎表面积太小而不能预防粘连复发，且含铜 IUD 本身也可引发过度炎症反应。事实上，环形 IUS 的效果最佳，因为它们可以在最初的伤口愈合阶段保证创面相互分离从而减少术后再粘连。宫内球囊或 Foley 导管在防止粘连形成方面或许更

64.2 早期宫腔镜二次探查

一些研究表明，术后 1 周左右的宫腔镜早期二探比配合雌孕激素人工周期 1~3 个月后再进行的二探效果更好[19]。Pabuccu 等研究了宫内节育器与术后 1 周进行早期宫腔镜二探对于宫腔粘连的作用[20-21]。研究表明，与对照组相比，在术后 2 个月时进行二探的试验组粘连发生率更低（图 64.8）。

加有效，但并没有随机对照试验来证明其效果优于
IUD[24-25]（图 64.9，图 64.10）。

　　新鲜羊膜或晾干后的羊膜也被当作物理屏障使
用过，并且效果优于 Foley 球囊导管，因为羊膜不
但可以防止粘连形成，也可促进子宫内膜生长。使
用时将羊膜附着在导管前端放置于宫腔内 2 周。虽
然晾干后的羊膜显示其效果与新鲜羊膜所差无几，
但相关报道很少，尚无定论。

　　常用的防粘连凝胶有自交联透明质酸（ACP）
凝胶、透明质酸 – 羧甲基纤维素薄膜（CH）及聚
氧乙烯羧甲基纤维素钠（POC）凝胶。比较上述几
种物质作用的研究并不多见。Guida[26]、Acunzo[27]
及 De Iaco[28] 等研究发现透明质酸凝胶可显著减少
粘连的发生。ACP 凝胶的物理特性使得其使用起
来更加容易。在宫腔镜手术结束时，通过电切镜
的膨宫液流出通道将 ACP 凝胶送入宫腔内，同时，
医生应逐渐控制膨宫液的流入。在宫腔镜下观察，
当凝胶代替膨宫介质自输卵管口至宫颈内口充满
整个宫腔时，方可停止。凝胶的高黏度与高黏性
使得很容易将其送入宫腔内，并且经超声证实，
ACP 凝胶在宫腔内停留至少 72h（图 64.11，图
64.12）。

　　羧甲基纤维素（CH）凝胶可单独使用或与透
明质酸凝胶或海藻酸配合使用。联合使用时效果优
于 CH 凝胶单独使用。

　　POC 凝胶或薄膜更广为人知的作用是用于腹
腔镜手术后防止组织粘连。但在 Di Spiezio Sardo 等

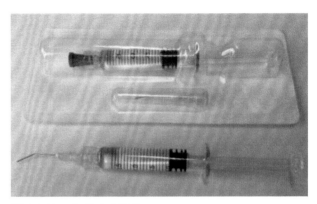

图 64.11　透明质酸凝胶

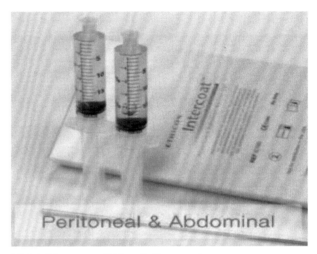

图 64.12　POC 凝胶 / 涂层 / Oxiplex

的研究 [29] 中，于术后宫腔镜复查时发现，POC 凝
胶可显著降低新的宫腔粘连的形成并改善宫颈内口
的通畅性。

64.4 术后使用抗生素的作用尚未可知

　　不建议在宫腔镜手术术前、术中和术后为预防
术后 IUA 而给予抗生素抗感染治疗 [30]。从防感染
的角度看，抗生素的使用或许对防止粘连进一步形
成有一定的帮助，但并没有任何国际科学组织如美
国妇产科医师学会或美国妇科腔镜协会声明不推荐
术前、术中或术后使用抗生素的 [31]。

64.5 术前激素抑制子宫内膜生长

　　GnRH 类似物或达那唑常用于一些重要的宫腔
镜手术前（如内膜切除术、肌瘤剔除术及子宫成形
术）为手术营造更佳的宫腔环境（抑制子宫内膜及
抑制血管生成与组织水肿），同时也可减少围手术
期的并发症（如子宫穿孔、液体超负荷及出血等）。

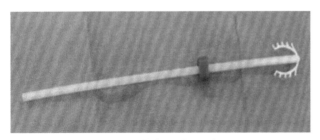

图 64.9　含铜 T 形宫内节育器（IUD）

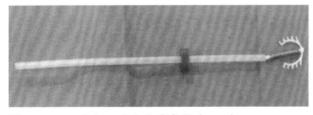

图 64.10　不含铜 T 形宫内节育器（IUD）

电切手术前使用激素抑制子宫内膜生长这一手段对于术后宫腔粘连形成的影响已被质疑。

64.6 术后激素治疗

雌孕激素的作用至今仍不明确。术后连续服用结合雌激素（1.25~5mg/d）30~60d，并在周期方案中加孕激素治疗似乎可以刺激子宫内膜生长，从而促进瘢痕部位上皮再生。人们相信这一作用是基于激素本身对于子宫内膜的刺激生长作用，但由于使用该疗法时通常还同时使用了其他治疗方法，因此，在没有进一步随机对照试验证明之前，我们对于激素本身对宫腔粘连的作用还无法下结论。

64.7 宫腔粘连松解术后干细胞治疗

研究者已经可以从人的子宫内膜中分离出极其稀有的具有高度再生能力的上皮干细胞和间充质干细胞/基质细胞。这表明，在子宫内膜中存在成年祖细胞[32]。这些祖细胞存在于子宫内膜基底层，并且是月经及分娩后子宫内膜再生的源泉。但在子宫内膜基底层严重损伤之后，局部的祖细胞可能被毁灭殆尽或失去了再生的能力。众所周知，来自成年人骨髓的间充质祖细胞具有修复及再生的能力。他们的作用主要是维持组织的稳态，在组织损伤后或细胞更新时提供新的细胞代替凋亡细胞。这些骨髓细胞（CD9+、CD90+、CD133+）在移植后可产生有容受性的子宫内膜。CD133 标记着一类稀有的具有内皮祖细胞活性的造血干细胞亚型；CD90 与 CD9 都是用来筛选间充质干细胞与成纤维细胞的标记蛋白。宫腔内移植此类细胞后，产生的营养因子可促进子宫内膜再生，促进血管生成与组织生长。并且此类细胞可通过刺激休眠的子宫内膜干细胞/祖细胞使其进入激活状态，从而促进局部子宫内膜干细胞生成，达到子宫内膜再生。

64.8 富含血小板血浆

自体富含血小板血浆（PRP）与单核细胞在体外受精过程中可促进子宫内膜生长并改善妊娠结局[33]。PRP 可通过离心的方法从自身血液中收集，在激素替代疗法（HRT）周期的第 10 天将 0.5~1mL 的 PRP 宫腔内灌注。如果子宫内膜于 72h 内并无增厚，则重复灌注 PRP。通过激活 PRP 中的血小板，使细胞因子和生长因子（GF）具有生物活性，并在凝血后 10min 内分泌出来。这些因子包括血管内皮生长因子（VEGF）、转化生长因子（TGF）、血小板源性生长因子（PDGF）和表皮生长因子（EGF）。它们调控细胞迁移、黏附、增殖及分化，并且促进细胞外基质的积累。

总之，宫腔粘连在月经过少或闭经的女性患者中很常见，特别是在发展中国家，在各类宫内感染及结核病的患者人群中更加多见。宫腔粘连松解术后宫腔镜再次探查是常用手段之一。我们应尽可能采取一切手段预防粘连的形成，以获得最优结局。

参考文献

请登录 www.wpcxa.com "下载中心"查询或下载。

第65章 难治性 Asherman 综合征的宫腔镜与干细胞治疗

Xavier Santamaria, Keith Isaacson

65.1 引 言

子宫内膜是遍布于宫腔表面的组织，主要功能是在适当的时机使得胚胎可以成功着床。当没有胚胎着床发生时，子宫内膜会部分脱落，形成月经，然后在下一次月经周期中会形成新的内膜组织。因此，这是一个在激素调控下具有高度再生（"自我更新"）能力的组织[1]，在育龄期女性中，可进行 400~500 次这样为期 28d 的生长、分化、最后脱落的周期。绝经后女性如果给予适当的激素替代治疗，也可再次拥有同样的生理周期。这种水平的组织再生能力只有其他高度活跃的组织可以与之媲美，如表皮、消化道上皮以及骨髓。在过去的十年里，越来越多的研究开始着眼于此类子宫内膜干细胞（EDSC）[2]。子宫内膜在组织学上分为两层：基底层与功能层。功能层可受到雌孕激素的调节，并且可于月经期完全脱落。基底层不受雌孕激素的影响，并且不会脱落，而新的子宫内膜则由此处生长而来。人类的子宫内膜主要包含两种细胞，上皮细胞（腔上皮细胞和腺体上皮细胞）与起着支撑作用的间质细胞（即基质细胞），还有少量的内皮细胞与白细胞。此外，子宫内膜–肌层结合区是不规则的，并且没有黏膜下组织将子宫内膜腺体组织与位于其下的平滑肌组织分开[3]。

月经周期的生理学特征是严格受调控并且是一系列复杂的生理效应的结果，涉及下丘脑、垂体、卵巢以及作为最终靶器官的子宫内膜。在月经期，子宫内膜在女性体内由于低雌激素水平的作用经过一系列变化最终脱落。增殖期是由月经期后至排卵这段时期。伴随着雌激素水平的升高，子宫内膜开始增厚，表现出增殖特征。雌激素激活间质及腺体的增殖以及螺旋动脉的延伸变长。另一方面，分泌期对应着排卵到月经来潮这段时间。排卵之后，孕激素水平在分泌期早期便已开始升高。这会导致组织大量分泌糖原与黏液。在分泌期的中期，子宫内膜蜕膜化从而变得适合受精卵着床。最后，在分泌晚期，若未成功受孕，则随着雌孕激素水平的降低导致螺旋动脉收缩，进一步导致子宫内膜退化形成月经[4]。

子宫内膜最终的功能是使受精卵成功种植。但种植并不是一个理想的过程，因为在健康且有规律性生活的年轻夫妇中，每个月经周期自然妊娠率仅为 25%。约 2/3 的受精卵着床失败原因是子宫容受性不足，而胚胎本身的原因约占 1/3[5]。

子宫内膜所具备的高度再生能力极有可能是由其内部含有干细胞造成的。这些干细胞受干细胞龛的调节。龛是指根据组织的需要，龛细胞分泌用以调节干细胞增殖与分化的物质从而形成的特殊生理微环境[6]。龛对于维持组织稳态至关重要。干细胞龛在子宫内膜中的位置也很重要。有研究表明，表

X. Santamaria, M.D., Ph.D. (✉)
Asherman's Project Director, Igenomix, Paterna, Spain
Ob/Gyn IVI Barcelona, Barcelona, Spain
e-mail: xavier.santamaria@igenomix.com

K. Isaacson, M.D.
Minimally Invasive Gynecologic Surgery and Infertility, Obstetrics and Gynecology, Newton Wellesley Hospital, Harvard Medical School, Boston, MA, USA

© Springer International Publishing AG 2018
A. Tinelli et al. (eds.), *Hysteroscopy*, https://doi.org/10.1007/978-3-319-57559-9_65

皮细胞形成的龛与基质细胞形成的龛均存在于子宫内膜基底层[7-8]。如图65.1，基底层中遍布螺旋动脉。

在这一方面，有几个研究小组已率先发现了具有成体干细胞活性的子宫内膜细胞。包含上皮细胞、间质细胞及内皮细胞在内的具有干细胞特征的子宫内膜细胞已得到了确认，它们都在月经期后对子宫内膜的迅速再生有一定的贡献[1,8-10]。此外，另有研究证明某些子宫内膜细胞可以分化成3个不同胚层的细胞，如软骨细胞、神经细胞[11]以及胰岛素分泌细胞[12]。

除此之外，两组独立的研究人员已经证实了子宫内膜中有一类细胞具有侧群细胞（SP）的特征[即有能力通过ATP结合转运因子G2（ABCG2），将可与DNA结合的荧光染料Hoechst排出细胞外，此特征通常为干细胞特有表型]，并且经细胞培养实验、动物模型及人体试验均证实其可促进子宫内膜生长[13-14]。另一些近期的研究显示了骨髓与子宫内膜生理的相关性。有研究表明骨髓源性干细胞可修复并且帮助再生其他组织和器官[15]，其中包括鼠类[16-18]及人类的子宫内膜[19-23]。根据这些发现，骨髓源性干细胞具有分化为具有全功能的子宫内膜基质细胞与上皮细胞的能力。但是，骨髓源性干细胞是否可促进子宫内膜的修复仍未可知。

最后，某些疾病具有一些共同的病理特征，例如Asherman综合征（AS）与子宫内膜萎缩都是由于子宫内膜功能的缺失而导致不孕。因此，针对子宫内膜干细胞龛最终改善子宫内膜功能的干细胞疗法或许能为AS与子宫内膜萎缩的治疗带来新的曙光。

65.1.1 Asherman综合征与子宫内膜萎缩(EA)

AS是一种后天获得的疾病，由于刮宫或感染（子宫内膜炎）史导致子宫内膜干细胞缺失，主要表现为子宫内膜粘连即宫腔壁相互粘连，是一种慢性疾病。AS可导致盆腔痛、反复流产、不孕、闭经以及相关症状带来的精神压力。AS亦可被称为宫腔粘连/瘢痕或Fritsch综合征[24]。

AS的患病率在不同的国家和地区有很大差异。这主要是因为在妇科医疗水平欠发达地区，妇科检查手段可直接成为AS的诱因（如产后或清宫时使用锐器、钝器或吸引器等清宫器械），或者女性可能需要一次或多次在恶劣的医疗条件下接受某些非法医疗干预手段（如人工流产）。此外，其他致病因素如生殖系统结核，在一些国家发病率很高。

在欧洲，AS的患病率很难计算，这是因为在不孕症妇女中缺乏诊断子宫病变的高质量指南。但是据估计，在15~44岁欧洲女性中约有1 500 000人患有不孕症[25]。由于子宫因素而导致不孕的在女性中占2%~3%[26]，其中AS患者约占40%。而且，1.5%的做过子宫输卵管造影的女性以及5%有反复流产史女性也患有AS[27]。

虽然其他诊断方法也有采用，如宫腔声学造影及子宫输卵管造影（HSG），但宫腔镜始终是诊断AS的金标准。宫腔镜可提供宫腔内的实时视野，从而使我们可以准确地看到病灶的位置、范围及特征，而且宫腔镜也是评估子宫内膜的最佳手段。目前，这一技术已可以在诊室进行，比HSG带来的不适感更小，并且在某些特定情况下可达到同时治疗的目的[28]。此外，放大后的视野以及粘连带部位直观的图像让我们可制定更加精准、安全的治疗方案。

最重要的是治疗AS需要医生根据丰富的经验在宫腔镜下去除瘢痕组织。但是粘连通常会复发，特别是在重度粘连的病例中。目前，已经提出几种手段可防止AS术后瘢痕再度形成。据报道，在去除粘连组织时应从子宫下段开始，并且逐渐向上进行。宫腔中间的致密粘连带应及时打开，以确保宫腔可以被充分膨起。致密的侧壁粘连带应最后处

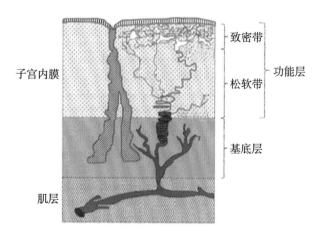

图65.1 龛位于子宫内膜基底层，负责调节子宫内膜组织稳态。基底层中遍布螺旋动脉并且在月经期不会脱落

理，并且在处理时应谨记此处易造成子宫穿孔及出血[29]。冷刀手术可避免能量器械对子宫内膜带来的热损伤，并且可以降低术中子宫穿孔的风险。虽然能量器械（如电器械或激光）也被证实可在宫腔镜下有效去除粘连组织，然而，却可能对残存的子宫内膜组织造成损伤[29]。

Asherman综合征的宫腔镜治疗效果通常很好，多数患者的月经可以得到恢复[30]。患者术后能否重获生育能力则受到多种因素的影响，包括手术前后的月经情况、粘连严重程度以及术后粘连复发情况。关于生育结局的数据多数来自非随机对照试验或前瞻性试验。此外，准确地评估患者的严重程度通常是具有挑战性的，因为每例患者的分级以及治疗都非常个体化，因而存在很大的差异。有研究报道，术后成功妊娠率为 40%~63%[28,30]。其他常见的由 AS 导致的影响妊娠结局的问题还有反复流产、宫内生长受限、胎盘植入等[31]。

在另一方面，宫腔镜也有某些潜在的并发症，如重度粘连患者在治疗时较易发生子宫穿孔。发生这一情况的概率取决于医生的操作经验，通常发生率为 2%~5%。6%~27% 的患者术中会伴随出血[31]，而伤及子宫肌层血管造成的出血可阻挡医生的视线并使得膨宫介质大量被吸收，将进一步导致电解质失衡及低钠血症。

由于存在粘连复发的可能，所有因宫腔粘连或子宫纤维化而进行手术的患者术前都应被充分告知有再次手术的风险。对于重度粘连患者，这种风险往往更高，由于手术的操作难度大并且粘连复发的概率高，该类患者常常需要进行数次手术[32]。

很多医生在术后会于宫腔中放置球囊或其他物理屏障以阻断宫壁相互接触，并且嘱咐患者口服雌激素来刺激子宫内膜生长。另有一些医生推荐患者术后每周来诊室进行宫腔镜探查，检查中可以随时分离新形成的粘连带。其他的治疗手段还包括放置宫内节育器、宫内球囊以及使用透明质酸等等。这些手段的最终目的只有一个，即确保宫腔与宫颈内无瘢痕组织并且恢复患者生育能力，但截至目前仍无研究可以明确地证明哪种治疗手段可以完全做到这一点。

根据 Asherman 最初的描述，对 Asherman 综合征分类方法的定义有很多尝试。其中最准确的分类

应该包含对粘连严重程度的综合性描述，并且该方法应该为临床医生提供实际的指导，例如如何选择最优的治疗方案以及预后如何。截至目前，仍无有关这些分类方法的对比分析。在我们的研究中，一般使用美国生育学会分类法。

虽然对于轻度 AS 而言，宫腔镜是有效的解决手段，但根据已有的报道，中度粘连与重度粘连患者人群的术后复发率往往是密切相关的。在两项前瞻性研究中，750 例患者接受了宫腔镜手术，妊娠率在中度与重度粘连患者中分别为 66%[33] 与 30%~35%[34]。此外，其他的回顾性研究对中、重度粘连患者宫腔镜手术后妊娠结局的评估也得出了相似的数据[32,35]。

从组织学上看，AS 可造成子宫内膜纤维化，其中间质组织被大量的纤维化组织替代，腺体变成无活性的柱状子宫内膜上皮细胞。功能层与基底层界限模糊，功能层被单层上皮细胞替代并对激素刺激无法响应，宫腔中可见大量纤维组织粘连带。组织中血管分布消失，偶见扩张的薄壁毛细血管[36]。

子宫内膜间质钙化也是 AS 的特征之一，其中腺体呈囊性扩张。子宫内膜的各层、子宫肌层或其他结缔组织都可参与粘连的形成。在大部分重度粘连中，粘连带可由类似正常的肌层组织一样的成分构成，其中包括胶原蛋白束、条状纤维组织以及肌肉组织[36]。

在子宫内膜取样活检中，与无粘连患者相比，粘连患者的子宫壁上 50%~80% 为纤维化组织，而正常患者仅为 13%~20%。这大大限制了子宫肌层的活动，并且使得类固醇激素难以到达正常内膜组织，从而导致子宫内膜萎缩[37]。

子宫内膜萎缩并不多见，通常患者的子宫内膜过薄，厚度甚至无法超过 5~6mm[38]。导致 EA 的因素包括长时间口服避孕药与他莫昔芬，但在更多情况下无法明确得知导致 EA 的因素。子宫内膜萎缩在行辅助生殖技术的女性群体中约占 0.5%[38]。无论是给予大剂量的雌激素治疗，还是合并使用己酮可可碱与维生素 E、西地那非、L- 精氨酸或宫腔内灌注粒细胞集落刺激因子（G-CSF），患有 EA 的女性很难成功受孕[39-40]。然而，上述治疗方法均无法有效治疗 EA。

子宫内膜干细胞的研究可以帮助我们更好地了

解子宫内膜的生理机制。新的干细胞疗法或许可以有效治疗子宫内膜萎缩与 Asherman 综合征。

65.2 干细胞治疗

针对子宫内膜自身可以不断增殖生长这一特性，Asherman 综合征的细胞疗法听起来十分吸引人。子宫内膜自我更新通常发生在月经或分娩之后。如前所述，大量文献证实成年子宫内膜中存在上皮祖细胞与间充质干细胞（MSC）[10]。这些细胞可作为治疗的靶点，最终达到激活萎缩或功能障碍的子宫内膜自身再生能力的目的。在一项重度 AS 的病例报道中，患者被给予自体骨髓中分离的干细胞进行治疗[41]。该患者曾有不孕史且月经过少，并曾于宫腔镜下进行粘连松解术，术后放置宫内节育器6个月。在此期间，给与雌激素和孕激素联合治疗（炔雌醇与甲羟孕酮）。最终，雌孕激素无法重建正常子宫内膜。遂于月经第2天刮宫后于宫腔内植入子宫内膜干细胞。之后，患者接受了异体胚胎移植并成功受孕。虽然我们需要更多的试验来验证，但这些先驱研究为我们打开了 AS 治疗的新篇章。

我们的研究小组使用 CD133⁺ 骨髓干细胞进行了概念验证试验，结果表明，在最初的3个月内，自体干细胞移植结合激素疗法可显著增加月经量，延长经期，增加子宫内膜厚度，促进血管生成，降低宫腔粘连程度[42]。

65.2.1 干细胞治疗背景

干细胞是未分化的细胞，可增殖生成更多未分化的干细胞（自我更新）或分化形成成熟的功能细胞[43]。许多成年组织都含有干细胞，使得机体在遭遇创伤后具有自我修复的能力。这类细胞可以从特定组织中分离，亦可能存在于某些作为干细胞储存库的组织中[15]。胚胎干细胞、诱导多功能干细胞、造血干细胞与间充质干细胞都可被用来制造成熟细胞，以达到组织修复与再生的目的[2]。

成年人的骨髓是重要的干细胞储备库，其中重要的一种就是血管祖细胞。不同研究均表明，骨髓干细胞在各种生理/病理过程中对血管生成起着重要作用，例如伤口愈合、四肢缺血、心肌梗死、移植血管中内皮生长、新生儿血管生成以及肿瘤生长[44]。骨髓源细胞通常同时表达 CD133 与

VEGFR2 两种标记蛋白，即内皮祖细胞这一细胞种群（EPC）[45]。此外，这类细胞可迁移至外周循环，被称为循环内皮祖细胞（CEPC），从而改善外周组织中内皮上的新血管生成。

一些研究证明了 CD133⁺ 细胞可分化成为非造血干细胞子代细胞，并且在免疫缺陷小鼠模型中可长期维持较高的增殖能力[46]。另有研究检查了接受过骨髓移植的女性子宫内膜，发现某些细胞具有骨髓源性，它们由骨髓干细胞分化为子宫内膜成熟细胞[21,23]。这些结果都表明，未来或许可以通过激活干细胞的方法来治疗顽固性 Asherman 综合征。

在临床研究方面，关于自体骨髓 CD133⁺ 干细胞移植疗法的报道已有很多，多是用于治疗（血管）慢性完全闭塞及缺血、心肌梗死、肝纤维化、肝再生以及骨再生，并且安全性良好。这些发现都支持我们将干细胞用于治疗与 AS 及 EA 类似的子宫内膜病变。

65.2.1.1 CD133⁺ 骨髓源性干细胞

来源于骨髓并且同时表达 CD133 与血管内皮生长因子受体2（VEGFR2）两种标记蛋白的细胞代表了内皮祖细胞这个种群（EPC）。该种群的细胞具有增殖产生内皮细胞的能力[45]，并可转移至体循环进一步改善外周组织的新血管生成。CD133⁺ 骨髓源性干细胞已在临床试验中用于治疗非血液系统疾病[44]，在功能上有助于伤口愈合、四肢缺血、心肌梗死后、血管内皮生长、动脉粥样硬化、肾脏及淋巴器官的新血管生成及肿瘤生长过程中新血管生成[44]。此外，目前 CD133 表面标记也被用作从脑组织[47]、肾脏[48]、前列腺[49]以及肝脏[50]中分离干细胞。大量临床前期数据表明 CD133⁺ 细胞（即 CD34⁺ 祖细胞）通过分化可形成血管并主要通过旁分泌途径激活血管生成信号通路（如骨形态蛋白6、血小板源生长因子 β、血小板反应蛋白1、肿瘤坏死因子 α 及胰岛素样生长因子1）。通过这些机制的共同作用，这些细胞可以诱发子宫内膜受损上皮层的毗邻子宫内膜细胞增殖。

人类 CD133 蛋白是一个含有865个氨基酸的跨膜糖蛋白，分子量为120kDa。CD133 含有一个细胞外氨基端、五个跨膜结构域、两大细胞外环状结构域以及一个含有59个氨基酸的胞内残端[51]。

CD133 存在于除外周血白细胞外的许多细胞系及成年组织中，但其被广泛认为仅限于在未分化细胞中表达，如内皮祖细胞、造血干细胞、胎儿大脑干细胞、胚胎上皮细胞、前列腺上皮干细胞以及肌肉干细胞等。

CD133 的表达受许多细胞内外因子调控，并且与细胞类型和功能的改变相关。某些特定的机制，如低氧、线粒体功能障碍或线粒体 DNA 缺失都会诱发 CD133 的可逆性表达上调[51]。

在生理学方面，CD133+ 细胞数量在骨髓、血液以及不同组织包括肿瘤中可维持相对稳定。当细胞或组织受到化学、物理或突变等损伤时，这类细胞就被激活从而进行自我更新、增殖及分化，用以修复损伤。综上所述，CD133 表达是动态的，随细胞微环境的变化而发生可逆性动态改变[51]。

当我们着眼于 CD133+ 细胞的再生功能时，我们更需牢记在心的是，这类细胞可从骨髓、脐带血、外周血以及组织或肿瘤中分离出来，并且经动物模型与人类临床试验的验证，对于受损伤组织有修复作用。

使用 CD133 抗体从外周血液中分离出的细胞在小鼠脊髓损伤模型中可增强血管生成、星形细胞增生，促进神经元生长及功能性恢复[52]。在其他研究中，CD133 细胞被埋入去端肽胶原中并置于硅质导管中，用以连接大鼠模型中坐骨神经上两个相距 15mm 的残端。坐骨神经结构与功能均在 8 周内恢复，并且移植的 CD133 细胞分化成为施万细胞[53]。在一例大鼠肌肉损伤模型中，G-CSF 刺激外周血 CD133+ 细胞间接改变了局部微环境，从而诱导肌细胞再生，改善了受损骨骼肌功能[54]。

如前文所述，子宫内膜干细胞龛位于基底层螺旋动脉内皮周围[55]。对此，有两例已发表的报道，暗示我们骨髓源性干细胞可用于治疗某些特定的子宫内膜病变[41,56]。

最后，CD133 骨髓源性干细胞用于治疗 Asherman 综合征已经在一项先驱研究中投入临床试验，这是一项非随机非对照前瞻性研究，共招募患者 16 例（5 例患有子宫内膜萎缩，11 例患有中度至重度的 Asherman 综合征）。在试验中，患者手术后接受 CD133+ 细胞灌注治疗。研究表明，患者经期长短与出血量可得到显著改善，经宫腔镜探查证实子宫内膜形态好转，同时，妊娠结局也得到改善。

65.2.2 CD133+ 骨髓源性干细胞治疗 Asherman 综合征的临床前研究

为研究干细胞治疗对 Asherman 综合征的意义，研究人员建立了 AS 的动物模型[57-58]。选择 8 周左右的雌性 NOD-SCID 小鼠，用浸有印度墨水的 24-G 针头插入到小鼠的宫腔中并旋转。通过三色染色法，可看到这样做造成了子宫内膜瘢痕及纤维化生成，包括胶原蛋白与黏多糖沉积，因此建立小鼠的 AS 模型。

成功建模后，动物被分为两组[58]：A 组，小鼠两条宫角均诱导损伤，随后向宫腔内注射事先用超顺磁性氧化铁标记的人细胞；B 组，仅左侧宫角诱发损伤，人细胞通过尾静脉注射入小鼠体内。A 组和 B 组分别于 90d 与 12d 后收取子宫，并进行普鲁士蓝、Ki67 与三染色并进行旁分泌基因分析。该实验中用到的干细胞与前文提到的先驱试验中治疗 AS 与 EA 用到的细胞相同[42]。移植的细胞与分布通过普鲁士蓝染色分析，子宫内膜细胞增殖通过 Ki67 染色与目标基因的荧光定量逆转录聚合酶链反应（Qrt-PCR）测定。

普鲁士蓝用于检测超顺磁性氧化铁标记细胞。不论人细胞何时经何种途径移植入小鼠体内，人细胞多数聚集于损伤宫角部位的子宫内膜毛细血管周围。通过定量发现宫腔注射组的人细胞约占 0.59%，尾静脉注射组的人细胞约占 0.65%。但脾脏、肝脏与肾脏中均未检测出注射细胞。因此，我们得出结论，局部注射或全身注射 CD133+ 的细胞均有能力迁移至受损的子宫内膜部位，但不会转移到脾脏、肺脏、肝脏或肾脏。

另一方面，无论是直接注射还是尾静脉注射 CD133+ 细胞，接受细胞移植的宫角中 Ki67 的表达均显著提高。子宫局部注射细胞后第 90 天时，细胞增殖率由 14% ± 10.37% 提高至 23.15% ± 10.89%（$P < 0.01$），尾静脉注射第 12 天时 Ki67+ 细胞由 6.92% ± 7.03% 增加至 20.55% ± 10.89%（$P < 0.05$）。同时，我们通过 qRT-PCR 对比了旁分泌因子如骨形态蛋白 6（Bmp6）、血小板源生长因子 β（Pdgfβ）、血小板反应蛋白 1（Thbs1）、肿瘤坏

死因子 α（TNG-α）及胰岛素样生长因子1（IGF-1）的表达。在 A 组中，接受干细胞注射的宫角与对照组相比，Thbs1 显著上调（2.065 *vs* 0.752；$P < 0.05$），IGF-1 显著下调（0.651 *vs* 0.995；$P < 0.05$）。

这些结果表明，人 CD133 骨髓源性干细胞可诱导受损伤的宫角的邻近子宫内膜上皮细胞增殖。然而，子宫内膜细胞的增殖更多源自局部可溶性因子的旁分泌作用，而不是移植细胞自身的增殖。

65.2.3 CD133⁺ 骨髓源性干细胞治疗 Asherman 综合征与子宫内膜萎缩的临床试验

根据现有发现，我们设计了一项前瞻性非对照开放标签研究。研究包含了年龄在 30~45 岁的 18 例患有 AS 或 EA 的患者，其中 16 例成功完成了这项研究。研究旨在评估 CD133⁺ 骨髓源性干细胞治疗难治性 AS 与 EA 的临床意义。在开始招募之前，11 例患者中的 8 例被诊断患有 AS，其余的 EA 患者之前平均接受过 2 次（范围 1~9 次）宫腔镜检查以及 2 个周期的人工激素治疗，结果并无好转。

这项研究结果见图 65.2。患者被招募入组后，我们即为其在子宫内膜增殖期建立了原始的影像学与宫腔镜下的诊断档案。宫腔状况根据美国生育学会分类标准进行评估。评估后，AS 组于宫腔镜下使用剪刀进行粘连分离，见图 65.3 至图 65.5。所有患者在术后均接受 2 个月的人工激素周期治疗。

宫腔镜术后数日，患者接受重组人粒细胞集落胞刺激因子（G-CSF）[10 μg/（kg·d）] 治疗，从而诱导人骨髓源性干细胞迁移。自体或异体 G-CSF 均在临床被广泛用于这一用途[59]。末次注射后次日通过外周静脉血单核细胞单采术分离 CD133⁺ 细胞。平均采集数量为 124.39×10⁶ 细胞（范围 42×10⁶~236×10⁶）。采集的细胞通过导管送到螺旋动脉内宫。如图 65.1 与图 65.7 所示，螺旋动脉位于子宫内膜干细胞龛周围。因此，此输送方法既有效又微创，并且可以均匀地将这些细胞送至子宫内膜龛周围。

研究方案

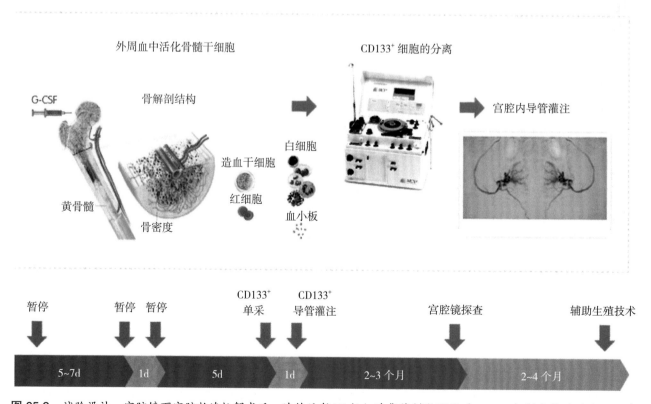

图 65.2 试验设计。宫腔镜下宫腔粘连松解术后，连续注射 5d 粒细胞集落刺激因子（G-CSF）刺激骨髓源性干细胞迁移。随后通过血细胞单采术分离外周血中的骨髓源性干细胞并将其通过导管注射入子宫动脉。2~4 个月后，宫腔镜再次探查，患者行辅助生殖技术（ART）助孕

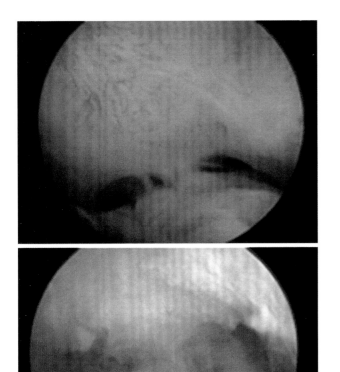

图 65.3　宫腔镜下，1 例重度宫腔粘连患者的宫腔。此为增殖期，纤维化粘连覆盖了 70% 以上宫腔区域

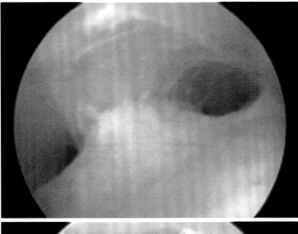

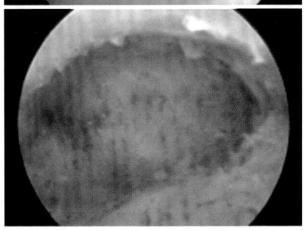

图 65.4　CD133⁺ 骨髓源性干细胞治疗后 3 个月的宫腔。粘连带较薄且范围减小。患者月经量增多（按卫生垫数/天计算）

干细胞移植 3 个月后，于子宫内膜增殖期进行宫腔镜探查并根据美国生育学会分类法重新评估宫腔。某些患者在干细胞治疗后 5~6 个月时接受了第 3 次宫腔镜检查。尽管，并不是所有患者的宫腔都恢复正常，但子宫内膜评分以及粘连程度在所有的患者中均有改善。值得注意的是，所有被诊断为Ⅲ度宫腔粘连的病例全部改善至Ⅰ度，2 例Ⅱ度粘连的患者中 1 例宫腔完全恢复正常，另 1 例改善至Ⅰ度。其余Ⅰ度粘连的患者在内膜评分上均有改善。

此外，这些宫腔镜检查中所见到的改善与临床表现相关。患者的月经量及经期长度均明显改善，特别是干细胞治疗后的前 3 个月，如图 65.8 至图 65.11 所示。然而，细胞治疗后，经期由第 1 个月的平均 5.06d（3~7d）缩短至第 3 个月的平均 3.25d（1~3d）。月经量通过使用卫生垫的数量评估，同样从第 1 个月的平均 2.69 片（范围 1~5 片）减少

至了第 3 个月的平均 1.75 片（范围 1~4 片）。

此外，子宫内膜显著增厚。AS 患者的子宫内膜厚度由治疗前的 4.3mm（范围 2.7~5.0mm）增加至 6.7mm（范围 3.1~12mm；$P=0.004$）。EA 患者的子宫内膜厚度由 4.2mm（范围 2.7~5.0mm）增加至 5.7mm（范围 5~12mm；$P=0.03$）。图 65.12、图 65.13 为其中 1 例患者的图像。

由于 CD133⁺ 骨髓源性干细胞可以作为内皮祖细胞迁移并且改善新血管生成，我们同时评估了子宫内膜血管生成。接受干细胞治疗后 3 个月时，子宫内膜血管数显著增多，并且可以观察到子宫内膜上皮层与间质层组织学方面明显改善（图 65.14，图 65.15）。但是，这一效果如同患者月经情况一样，在治疗后 6 个月时有所下降。在这一研究中，每例患者均为自身对照。患者经历了数个周期辅助生殖治疗后均失败，这期间全程记录了每例患者的病理生理特征，所有患者自初次宫腔镜或超声检查后均

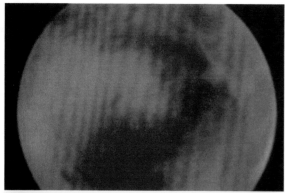

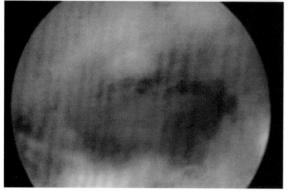

图 65.5 虽经过数次手术，但仍可见大量纤维化粘连带覆盖了大部分宫腔

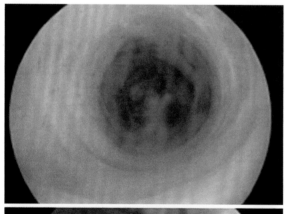

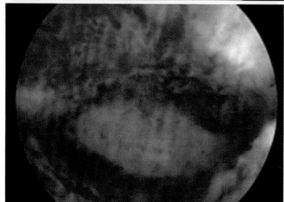

图 65.6 手术后经 CD133+ 骨髓源性干细胞治疗 3 个月，可见宫腔仍有部分被粘连带覆盖，但粘连面积较之前减小，粘连带变薄且宫腔血管丰富，子宫内膜厚度接近正常水平。这些宫腔镜检查结果与患者月经特征相符

未孕[42]。正常的子宫内膜组织学标准为可观察到有功能的腺体和正常的基质结构。子宫内膜功能通过术后接受辅助生殖技术的患者妊娠结局来评估。所有患者在术后宫腔镜探查确认子宫状况改善后均接受了辅助生殖技术助孕，并且没有因干细胞治疗而引发的不良反应。

子宫内膜功能通过接受辅助生殖技术的患者妊娠情况来评估。3 例患者在细胞治疗后 2 个月、4 个月与 19 个月时自然怀孕，其中 2 例获得健康活产儿，另 1 例在孕 17 周时因胎膜早破流产。接受辅助生殖的患者共移植 14 枚胚胎，其中 7 枚胚胎显示妊娠阳性，但最终 2 例为生化妊娠，1 例于孕 9 周因胚胎染色体异常（通过对妊娠产物分析）流产，1 例宫外孕。最终有 2 例患者成功妊娠而分娩 3 个健康新生儿，其中 1 例为双胎。此外，1 例受试者因所有胚胎染色体均异常而取消移植，另 1 例由于干细胞治疗失败未进行胚胎移植。

另有其他两项研究也肯定了自体骨髓分离出的干细胞对 AS 有治疗作用[41,60]。一项病例报道[41]指出，从自体骨髓中分离出表达 CD9、CD40 与 CD90 的细胞直接注射入宫腔对 AS 有治疗作用。另有报道将未鉴定的干细胞注射入子宫内膜下区域。在这项研究中，6 例年龄 25~35 岁患有难治性宫腔粘连的女性接受了治疗，结果表明子宫内膜厚度与治疗前相比显著增加（$P < 0.05$），其中 5 例患者恢复了月经[60]。单核细胞（MNC）通过 Ficoll 密度梯度离心法分离，随后将得到的 3mL 单核细胞注射入

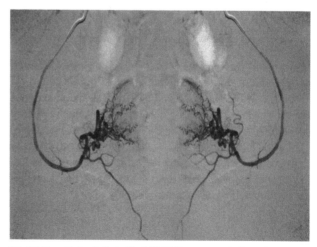

图 65.7 子宫动脉血管造影影像。干细胞自子宫动脉远端灌注时子宫内膜基底层螺旋动脉清晰可见

子宫内膜 – 肌层结合区下方 2~3 个部位（宫底、子宫前壁和后壁）。然而，此研究并未评估患者的妊娠结局。

综上，这些发现都证明了自体细胞疗法在因难治性 Asherman 综合征或子宫内膜萎缩而导致不孕的患者中有一定作用。当然，要将这一方法正式纳入正规临床治疗还需要更多努力，如确定最佳剂量，长期随访，并且必须经过随机试验结果论证。但这些现有的试验可作为初步证据，为我们今后的试验提供理论依据。

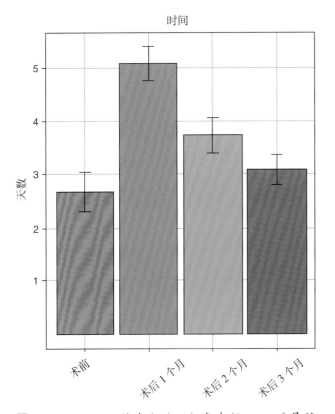

图 65.8 Asherman 综合征（AS）患者经 CD133[+] 骨髓源性干细胞治疗后月经经期持续时间。治疗初期的经期时间延长，但效果维持时间有限。所有的患者在此期间均接受激素周期治疗

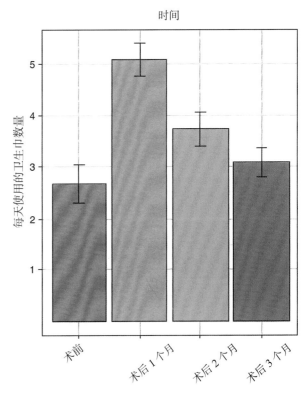

图 65.9 Asherman 综合征（AS）患者 CD133[+] 骨髓源性干细胞治疗前后的月经量测量，依据是每天使用的卫生巾数量。所有患者治疗后月经量均有增加，但效果随时间推移有所下降。通过患者自行记录获取数据，所有患者均接受激素周期治疗

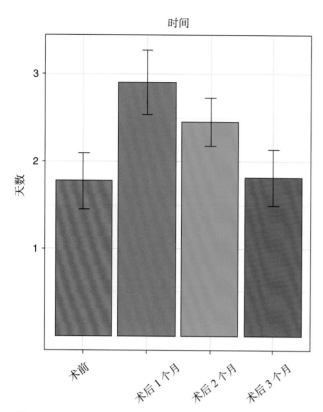

图 65.10　子宫内膜萎缩（EA）患者经 CD133[+] 骨髓源性干细胞灌注后经期持续时间。治疗初期月经持续时间延长，但效果维持时间有限。所有患者在此期间均接受激素周期治疗

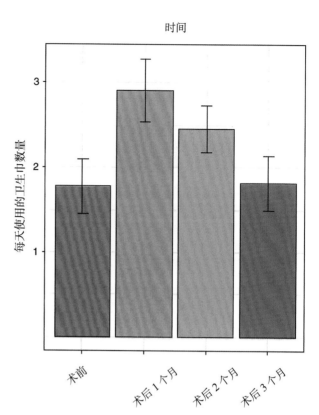

图 65.11　子宫内膜萎缩（EA）患者 CD133[+] 骨髓源性干细胞灌注前后的月经量测量，依据是每天使用的卫生巾数量。所有患者治疗后月经量均有增加，但效果随时间推移有所下降。通过患者自行记录，所有患者均接受激素周期治疗

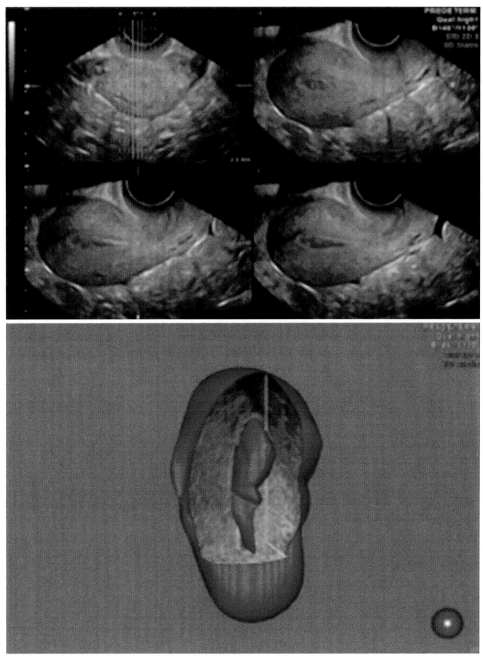

图 65.12　1 例中度 Asherman 综合征患者干细胞治疗前宫腔的 3D 重建图像。虽经过宫腔镜治疗，但中央型粘连带仍然存在，并大幅减少了子宫内膜的体积

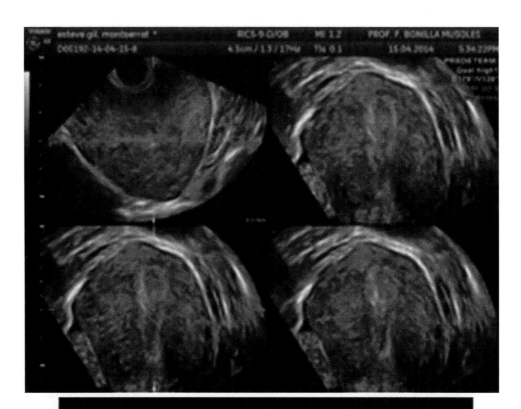

子宫内膜厚度：8mm

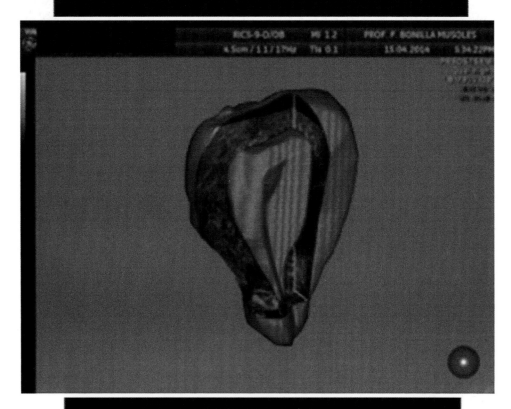

子宫内膜厚度：2.1cm³

图 65.13 同一例中度 Asherman 综合征患者接受宫腔镜下粘连松解术与 CD133⁺ 骨髓源性干细胞治疗后宫腔的 3D 重建图像。子宫内膜体积恢复到正常水平，并且超声检查下未见中央型粘连带

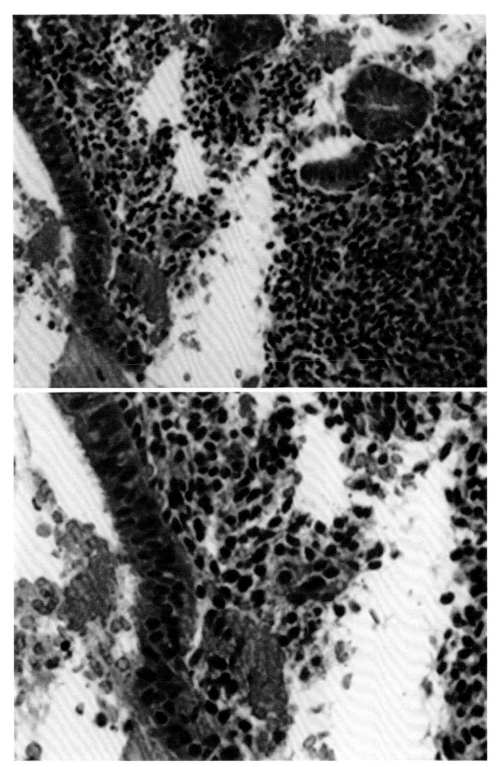

图 65.14 1 例中度 Asherman 综合征患者子宫内膜的病理解剖学分析。样本取自未接受干细胞灌注治疗前第 1 次宫腔镜检查。在子宫内膜的间质中观察到纤维化改变，这种改变严重影响内膜正常组织学结构

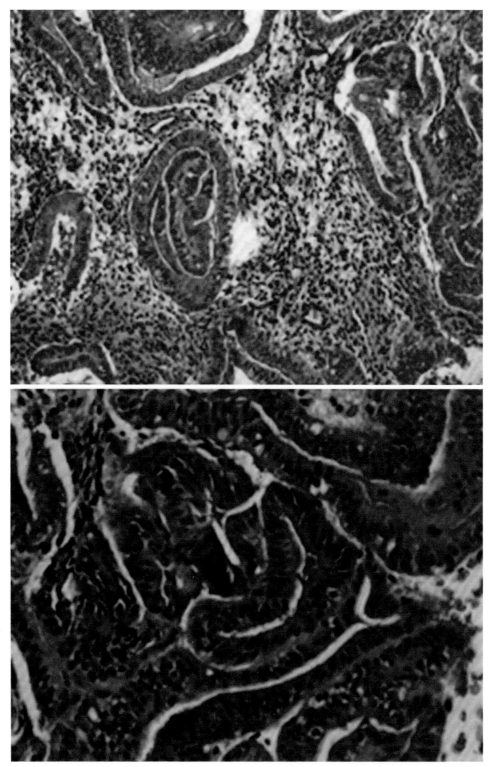

图 65.15 同一例患者接受 CD133[+] 骨髓源性干细胞治疗后 3 个月时的子宫内膜病理解剖学分析。子宫内膜组织学正常化，可见正常腺体与内膜基质结构

参考文献

请登录 www.wpcxa.com "下载中心" 查询或下载。